龙江医派现代中医临床思路与方法丛书

总主编　姜德友　李建民

疑难病辨治思路与方法

主　编　姜德友

科学出版社

北　京

内 容 简 介

本书为"龙江医派现代中医临床思路与方法丛书"之一。第一章主要探讨对疑难病的认识、病因病机特点、辨证论治思路以及常用治则治法。第二至十六章介绍了 44 种疑难疾病，每种疾病的论述包括概念与流行病学研究、临床诊断要点与鉴别诊断、审析病因病机、明确辨证要点、确立治疗方略、辨证论治、中成药选用、单方验方、中医特色技术、预防与调护及各家发挥。第十七章为少见疑难病验案选析，共 10 节内容，计 113 种病案并附按语。本书旨在帮助读者掌握疑难病的辨治思路与方法，建立疑难病现代中医临床诊疗模式。

本书适用于中西医临床工作者和学生参考阅读。

图书在版编目（CIP）数据

疑难病辨治思路与方法 / 姜德友主编. —北京：科学出版社，2019.1
（龙江医派现代中医临床思路与方法丛书/姜德友，李建民主编）
ISBN 978-7-03-060002-8

Ⅰ. ①疑… Ⅱ. ①姜… Ⅲ. ①疑难病–辨证论治 Ⅳ. ①R241

中国版本图书馆 CIP 数据核字(2018)第 276544 号

责任编辑：陈深圣 ／ 责任校对：邹慧卿
责任印制：赵 博 ／ 封面设计：北京图阅盛世文化传媒有限公司

科 学 出 版 社 出版
北京东黄城根北街 16 号
邮政编码：100717
http://www.sciencep.com
北京厚诚则铭印刷科技有限公司印刷
科学出版社发行 各地新华书店经销
*
2019 年 1 月第 一 版 开本：787×1092 1/16
2025 年 1 月第 三 次印刷 印张：34 1/2
字数：882 000
定价：**188.00** 元
（如有印装质量问题，我社负责调换）

《龙江医派现代中医临床思路与方法丛书》
总编委会

总 主 编
姜德友　李建民

副总主编
周亚滨　邹　伟　刘松江　张铁林　王丽芹

编　委
（按姓氏笔画排序）

于学平	马　建	王　军	王　珏	王　珑	王　海
王　颖	王东梅	王建伟	王玲姝	王树人	王桂媛
王宽宇	方东军	尹　艳	艾　民	冯晓玲	宁式颖
刘　莉	刘朝霞	安立文	孙　凤	孙　秋	孙丽华
严　斌	李　妍	李　晶	李竹英	李泽光	李晓南
李晓陵	杨素清	时国臣	吴效科	宋爱英	张　弘
张　伟	张　旭	张　茗	张丹琦	张传方	陈　波
陈英华	武桂娟	苑程鲲	周　凌	赵　军	赵　钢
赵　楠	姜益常	姚　靖	耿乃志	聂　宏	聂浩劫
徐京育	栾金红	梁　群	葛明富	韩凤娟	程为平
程永志	程丽敏	蔡宏波	阚丽君		

学术秘书
谢春郁　孙许涛　田　伟

总　序

　　龙江医派群贤毕至，少长咸集，探鸿蒙之秘，汇古今之验，受三坟五典，承金匮玉函，利济苍生，疗民之夭厄，独树北疆，引吭而高歌。

　　昔亘古洪荒，有肃慎油脂涂体，至渤海金元，医官设立，汇地产药材朝贡贸易，明清立法纪医馆林立，民国已成汇通、龙沙、松滨、呼兰、宁古塔、三大山六大支系；后高仲山负笈南渡，学成而还，问道于岐黄，沉潜力研，访学于各地，汇名家于一体，广纳龙江才俊，探讨交流，披荆斩棘，开班传学，筚路蓝缕。至于现代，西学东渐，人才辈出，中西汇通，互参互用，承前辈实践经验，融现代诊疗技艺，参地域气候特点，合北疆人群体质，拼搏进取，承前启后，自成一派，独树北疆。

　　《龙江医派丛书》集前辈之经验，付梓出版，用心良苦，《龙江医派现代中医临床思路与方法丛书》承先贤之技艺，汇古通今，蔚为大观。二者相辅相成，互为经纬，一者以名家个人经验为体系，集史实资料，有前辈幼承庭训、兼济苍生之道途，有铁肩担道、开派传学之事迹，又有临证心得、个人经验之荟萃；另者以临床分科为纲领，汇中西之论，有疾病认识源流、历代论述之归纳，有辨证识病、处方用药之思路，又有地产药材、龙江经验之心悟。二者相得益彰，发皇古义，探求新知，集龙江之学，传之于世。

　　丛书收罗宏博，取舍严谨，付梓出版，实为龙江中医之幸事。其间论述，溯本求源，博采众长，述前人之所未逮；提纲挈领，珠玉琳琅，成入室之津梁，临证思考跃然纸上，嘉惠后学功德无量。

　　忆往昔命途多舛，军阀迫害，日伪压迫，国医几近消亡，吾辈仗义执言，上书言志；中华人民共和国成立，国泰民安，大力扶持，蒸蒸日上；时至今朝，民族自豪，欣欣向荣，百花齐放，虽已年近期颐，逢此盛世，亦欢欣鼓舞，然中医之发展任重道远，望中医后学，补苴前贤，推陈出新，承前启后，再接再厉！

　　爱志数语，略表心忱，以为弁言！

张琪

2017 年 9 月

总　前　言

中医药学源远流长，中华版图幅员辽阔，南北气候不同，地理环境有别，风俗习性各异，加之先贤探索发挥，观点异彩纷呈，各抒己见、百花齐放，逐渐形成了风格各异的诊疗特色和学术思想，共同开创了流派林立的学术盛况，中医学术流派的形成和发展是中医学的个体化治疗特点、师承学习的结果，是中医学理论和实践完善到一定程度的产物，同时也是中医学世代相传、得以维系的重要手段。

龙江医派作为我国北疆独树一帜的中医学术流派，受到北方寒地气候特点、多民族融合、饮食风俗习惯等多种因素的影响，加之北疆地产药材、少数民族医药观念与经验汇聚，结合中医三因制宜、辨证施治等理念，共同酝酿了学术思想鲜明、诊疗风格独特的北疆中医学术流派——龙江医派。针对外因寒燥、内伤痰热、气血不畅等病机，积累了以温润、清化、调畅气血为常法的诊疗经验和独具特色的中医预防养生方式，体现了中医学术流派的地域性、学术性、传承性、辐射性、群体性等诸多特点。

回首龙江医派的发展，由荆棘变通途，凝聚了无数人的汗水和努力，在前辈先贤筚路蓝缕、披荆斩棘，皓首穷经，沉潜力研等龙医精神的感召下，当代龙江中医人系统传承前辈学术经验，结合现代医学临床应用，立足黑土文化特色，荟萃龙江中医学术，付梓出版《龙江医派现代中医临床思路与方法丛书》，本集作为《龙江医派丛书》的姊妹篇，从现代医学疾病分科的角度，对龙江中医临床诊治的经验进行系统的总结与荟萃，覆盖内、外、妇、儿等各科常见疾病，并囊括针灸、推拿、护理等专业，共分 24 册。丛书遴选黑龙江省在相关领域具有较高学术影响力的专家担任主编，由临床一线的骨干医生进行编写，丛书广泛搜集并论述黑龙江省对于常见病、疑难病的治疗思路，吸纳国内当代中医名家的学术精华，系统整理中医在各科疾病治疗中的先进理念，承前辈经验，启后学医悟，博采众长，汇古通今。

在编撰过程中，丛书注重对学术经验的总结提炼，强调对龙江地域特色学术观点的应用，开阔思路，传递中医临床思维，重视对龙江地区常见病、多发病的诊疗思路，在对患者的辨证处方过程中，在对疾病的分型治疗等方面，着重体现北方人群体质特点与疾病的关系，在养生防病的论述中也突出北疆寒地养生防病特征，在用药经验中更是强调道地药材、独创中成药和中医特色诊疗技术的应用，着力体现龙江人群的体质特点和处方用药的独到之处。

中医药学博大精深，龙江医派前辈先贤拼搏进取的精神鼓舞着一代代龙江中医人前赴后继、砥砺前行，在丛书出版之际，向为龙江中医前辈经验传承和编撰本部丛书付出辛劳、作出贡献的各位同仁致以谢意，同时感谢科学出版社对本丛书出版的大力支持。

由于水平所限，时间仓促，虽几易其稿，然难免有疏漏之处，希望广大读者在阅读过程中多提宝贵意见，以便修订完善。

《龙江医派现代中医临床思路与方法丛书》总编委会

2017 年 9 月

前　言

　　自古以来，疑难病便对人类健康构成较大危害，因其难以诊断，治疗相对困难且治疗周期长，给患者家庭及社会带来极大负担，故受到医学界广泛关注。近数十年来，医学界对于疑难病的流行病学调查以及其中若干疾病的病因病理研究，取得了一定进步，但仍缺乏突破性进展。

　　中医学以其独特的理论体系及显著的临床疗效，在疑难病的诊治方面发挥所长，起到积极作用，积累了丰富的临床经验及独具特色的治疗方法。先贤有言："医不贵能愈病，而贵能愈难病"。在当代科技发展的大环境下，中医学兼容并蓄，不断吸收现代医学知识，应用现代医疗技术，在疑难病的诊疗上，发挥重要作用，体现其独特价值。

　　辨证论治是中医临床诊疗疑难病的重要思维方式，若能将疑难病诊疗经验上升为理论，则能进一步提高中医学术影响力及临床疗效，对临床具有普遍的指导价值。本书通过总结古今医家的学术思想，融合现代医学研究成果，佐以临床各家诊疗经验，试图将疑难病的诊疗从经验层面凝练提升到治疗思路层面上，以期对广大医疗从业者辨治疑难病有所启迪。

　　本书共分 17 章。第一章主要探讨对疑难病的认识、病因病机特点、辨证论治思路以及常用治则治法。第二至十六章共 15 章，撷取《龙江医派现代中医临床思路与方法丛书》各分册中 44 种疑难疾病，以学科为纲，病种为目，结合龙江医派著名医家的临床发挥，组织人员重新审辑。每种疾病的论述包括概念与流行病学研究、临床诊断要点与鉴别诊断、审析病因病机、明确辨证要点、确立治疗方略、辨证论治、中成药选用、单方验方、中医特色技术、预防与调护及各家发挥。第十七章为少见疑难病验案选析，共 10 节内容，计 113 种病案并附按语。以期读者能够全面掌握疑难病之病因病机、辨治思路及方法，同时培养诊疗疑难病的思维模式。

　　由于临床经验和学术水平有限，书中尚有疵漏之处，请诸位同仁斧正。通过交流，共同进步，以推进中医药事业发展，为健康中国和人类健康服务。

《疑难病辨治思路与方法》编委会

2018 年 8 月

目 录

第一章 绪 论

第一节 概 述

一、疑难病的概念

近年来，随着中医药研究的发展与进步，有关于疑难病诊疗的讨论日渐增多。何为疑难病？何者属疑难病？为了更好地探讨有关疑难病的证治，有必要明晰疑难病的概念及认知。

"疑"的涵义，《辞海》释义为"迷惑""是非不决""疑惑费解之事"；"难"的释义则为"难为""艰难""不容易"。因此，仅从字面意义上而言，"疑难病"一般是指在诊疗中，病因复杂未明、诊断难以统一、医治难度较大的一类疾病。它并不是一个规范的学术名词，而仅仅是医学界和民间广泛流行的口头术语。可以说，疑难病涉及人体的各个系统，包括了现代医学的许多疾病，概括了临床上众多的奇病、怪病、宿疾、顽症，以及病情复杂、病情严重的疾病；也包括某些功能性疾病、某些慢性疾病、某些精神疾病和诸多诊断不明的疾病、恶性肿瘤及众多的综合征等，是一个广义的概念。疑难病之称谓，医学界或是普通民众都常习用，但疑难病的概念和范畴是什么，一般认为其是给人类健康构成极大危害的疾病。全国首届疑难病学术会议指出："疑是疑惑不解，认识不清，诊断上难于定论；难是治疗上有难度，缺乏有效的治疗方法"。故疑难病的定义可以概括为：在现有的医疗水平下，对病因病机、发病规律与病程进展的认识，以及诊断、治疗等方面存在一定困惑、疑难的疾病。简而言之，疑难病一是指难以治疗的疾病，二是指难以诊断的疾病。

相对于其他疾病而言，疑难病具有复杂性和难治性的特点。复杂性表现为，在病因上存在多种因素或不明确因素，病理上涉及多个脏器系统；难治性则在于病机难于辨识，证候不易明确，缺乏有效的治疗手段。此外，由于疑难病具有治疗困难及治疗周期长的特点，给家庭乃至社会带来极大的负担，故受到医学界的广泛关注。值得一提的是，随着医学的发展，各种新理论的发现，使得既往许多疑难病可以更明确地诊断；而新技术的应用，也使难于治疗的病证变得可治。然而，伴随着环境、社会的变革，人类疾病谱也发生了变化，出现了许多新的疑难病证。故医者当以发展的眼光，积极探求、大胆假设、小心验证，不断推动医疗技术的发展。

二、中医对疑难病认识沿革

早在春秋时期，即有了关于疑难病的记载，只是名称有所不同。《黄帝内经》（简称《内经》）中将病情复杂、治疗难以取效、预后不良的病证归为难治、逆证、死证，这与现代所认识的疑难病相似。如《素问·玉机真藏论》载："形气相得，谓之可治……形气相失，谓之难治。"又如《素问·奇病论》言："病名曰厥，死不治。"可以认为，在当时的医疗水平下，《素问·奇病论》中所记载的相关病证，就属于"疑难病"范畴。初步估计，《内经》中所记载的疑难病，多达数十种。最主要的有真心痛、偏枯、癥瘕积聚、臌胀、消渴、厥逆、痹、疝、痉等，并从不同角度论述了其诊治具有疑难的特点。

特别需要指出的是，《灵枢·九针十二原》论曰："疾虽久犹可毕也，言不可治者，未得其术也。"由此可知，古人已经用动态的视角来看待疑难病，不可治者，仅仅是因为"未得其术"，若得其术，则病就变得可以治愈了。而所谓的"术"，则是指医学理论的发展、医疗技术的应用，以及医者自身经验的积累，是一个综合体现。"世所称之奇难杂症，主要由于这些病比较复杂，顽固难愈，又或较为少见，故名之曰奇、曰难。其实，奇与难乃相对而言，医者少接触这种病，对病情了解不多，故认为'奇'，但另一医者对此种病诊治较多，已理解其机理并掌握其变化规律，则不觉其为奇矣。又或有对某种病诊治不多，对它没深入认识，缺乏经验，治疗便没有把握，则感到其'难'了。但别的医者对该病积累了较多的经验，能掌握内在的规律，因而临证时处方用药，成竹在胸，自不觉其为难矣"（罗元凯《奇难杂症新编》）。可以说，罗元凯的这段论述，是对"未得其术"最为精辟的阐述。

《伤寒论》作为我国第一部论述多种外感疾病和内伤杂病辨证论治的典籍，在治疗疑难病方面奠定了新的里程碑。在《伤寒论》成书以前，以东汉时的医疗认知水平，外感病中相当大的部分，当属于"疑难病"范畴。广义的伤寒是一切外感病的总称，现代所认识的流行性脑膜炎、乙型脑炎、霍乱等病症，以当下的医疗水平仍属于难治病，何况东汉时期受诊疗水平的限制，疑难病的范围应当更广一些。《金匮要略》中所记载的杂病，是指伤寒以外的多种内科病证。诸如"百合狐惑阴阳毒""中风历节病""消渴病""水气病"等，即使以现代的医学认知，仍有许多属于疑难病。可以说，自仲景所创立的理论和经验问世以后，其辨证论治的诊疗观念和方法，以及诸多经方的运用，为中医领域带来了一次划时代的变革，这次变革不仅为当时的疑难病提供了可借鉴的治疗方案，使之得到遏制，而且对后世疑难病的辨治奠定了基础，产生了深远的影响。同样的，也证明了疑难病的概念具有一定的时限性，它会随着医学水平的更新而变为易于诊疗的内科常见杂病。

唐代孙思邈在《备急千金要方》中记载了大量的民间单方验方，对于疑难病的治疗具有极大的启发。"圣人不治已病治未病"，可以说，《备急千金要方》中关于养生的理论和方法，将中医治未病的理论思想落实于临证，对预防疑难病的发生具有积极作用。王焘的《外台秘要》中记载的用验尿法诊断消渴病及用帛浸染验尿判断黄疸轻重，对于疑难病诊断有一定的创新。全书 40 卷所载内容之广博，对于探寻唐以前的疑难病诊疗，是很有价值的研究资料。

宋金元时期，中医学蓬勃发展，多种理论的丰富，多种专科研究和专著的增加，使得这一时期对于疑难病的论述更为深入细腻。刘完素阐发火热论，将《素问》中"病机十九条"中有关火热病证的范围加以扩大，其所倡导的"六气皆从火化"及治法，不仅为温病学的建立奠定了基础，也为发热性疑难病的诊治提供了指导意见；张从正的"攻邪论"，对于疑难病的证治启发良多，特别是他对于汗、吐、下三法的运用，为后世治疗疑难病提供了很好的借鉴；朱震亨的"阳常有余，阴常不足"论，为疑难病的诊断开辟了一个新的领域，其创立的养阴泻火滋阴的理论和治疗方法，将一些当时内科疑难病的诊疗提升到一个新的水平；张元素以脏腑寒热虚实来分析病证的演变，探讨脏腑虚实病机，提出了药物性味归经和引经报使理论，对于指导临床治疗疑难病的用药具有极大的参考价值；朱震亨发展了痰郁学说，倡导治疗疑难病要重视治痰治郁，为疑难病的研究提供了新的途径，至今仍为众多医家所采用，而事实证明，这在疑难病治疗中确实是行之有效的方法；李东垣创立"内伤脾胃，百病由生"的论点及其发明的升阳泻火和甘温除热的用药法度，为脾胃论奠定了基础，并且治疗了许多疑难病症。及至今日，这些宝贵的理论和经验，在疑难病的证治中也有进一步挖掘的价值和必要。另外，陈自明的《妇人大全良方》对妇科学的进步和妇科疑难病的诊治多有贡献；钱乙的《小儿药证直诀》对儿科四大疑难病证的论述翔实，其所记载的六味地黄丸，是治疗许多疑难病的良方、效方。

明代医家张景岳在《景岳全书》中根据阴阳互根互用的观点提出"善补阳者，必于阴中求阳，则阳得阴助而生化无穷；善补阴者，必于阳中求阴，则阴得阳升而泉源不竭"，这对于部分疑难病的诊疗，是极为重要的原则。另外，他还专列"杂症谟"一篇，专述疑难杂症的证治。

及至清代，医学理论有了更大的丰富、创新，相关著作也逐渐丰富。温热病大家叶天士关于温病理论的确立，使长期困扰医者的一些外感热病有了全新的理论指导和行之有效的治疗方法。其创立的"久病入络"理论和养胃阴的理论，使一些久病难愈的病证，有了新的治疗准则，为当时许多疑难病的治疗提供了解决办法。现代仍有许多学者在《临证指南医案》中寻求诊治疑难病的理法方药，可见其影响之深远。此外，清代专科著作的林立，使各科疑难病的治疗有了新的突破和进步，如医家王清任的《医林改错》，为中医理论贡献良多，其有关于血瘀的见识和理解，较前人有所开拓，其创立的逐瘀汤类方，切实提高了不少疑难病证的临床疗效，为后人留下了宝贵的启示。又如医家唐容川，对血证有颇高的造诣，其在《血证论》一书中提出的治血四法具有独到的见解，对于血证中的疑难病诊疗具有指导意义。

由上可知，从《内经》时期至当代，有关于疑难病的认识和研究一直存在且从未中断。自医学诞生之日起，医家们就面临着各种各样的疑难病证。每一种从实践中产生的新理论、新技术、新方药，都对疑难病的诊疗产生积极的影响，使疑难病的认识获得新的解读，为疑难病的治疗提供新的突破。

近年来，疑难病得到学术界的广泛关注，相关的论文、专著及专题会议逐渐增多，人们对于疑难病的认识也日趋一致。疑难病广泛存在于临床实践中，是经常会遇到的一大类疾病，其分属各科各系统。虽然就目前医学水平而言，有些疑难病可能仍无法突破，在未来也会有新的疑难病产生，但这不会妨碍我们对疑难病的探索，我们要认真整理，继承发掘，研究疑难病的理论和经验，不断提出新理论，发明新技术和新方法，开拓进取，不断提高疑难病的诊疗防治水平。

三、疑难病特点

（一）发病隐匿，潜伏期长

大多数的疑难病具有隐匿渐进的发病特点，其潜伏期多漫长。在疾病发生早期，病邪伏于脏腑，损伤脏器，机体功能失调呈现隐匿性，故临床症状不明显。随着疾病的发展，病理损害逐渐加重，临床症状开始显露，而当有明显的临床症状出现时，多已具备了积年累月的病史，病程已趋中晚期，对脏腑经络、气血精津已经产生了本质性的损害，故使治疗陷入困难的境地。

另外，由于中医在辨证上采用司外揣内的临床思维模式，需依据疾病反映出的临床症状，推论疾病的病因病机，推导病程演变。但疑难病多为隐匿性发病，临床症状出现较晚，这不仅使患者的就医时机推迟，也使医生无法捕捉到相关症状而造成漏诊，最终延误最佳治疗时机，使得病证难以治愈或疗效欠佳。

（二）脏腑为主要病位，累及多种组织

疑难病在病程演变过程中，致病因素往往针对相关脏腑产生专一性侵害，形成以原发脏腑为中心的病理损害，随着病程进展，脏腑受损蔓延加重，病变累及其他脏腑及组织器官，出现脏腑多重损伤，打破脏腑功能的动态平衡，令疾病进入复杂阶段。如仲景所言："见肝之病，知肝传脾。"

若疑难病随着病程演变，侵及他脏，预示着疾病进入了重症阶段，其进程取决于中心病变脏腑的损伤程度，然而造成疾病危重的原因，多不是原发病变脏腑，而是相关被侵及的组织器官。例如，糖尿病（消渴病）后期，病变中心外展，出现并发的相关性肾病、冠心病、周围血管及神经病变。单纯的糖尿病如积极治疗，不会危及生命，但其并发出现的相关性疾病，可能是造成死亡的直接原因，并且治疗也十分困难。因此，对于疑难病病位的确定，不能局限于原发病变脏腑，要以动态的视角，审视疾病的演变进程，既要认清受病中心脏腑的原发病变，又要辨明病变外展所累及的相关脏腑组织，理清内外联系和演变顺逆走势，进而有助于明确治疗方案，提升治疗效果。

（三）病机虚实间杂，脏腑质亏形损

虚实转化是疑难病病机的一大特点，也是机体邪正盛衰变化的病理归结。不论病程的长短，脏腑虚损与内邪滋生始终存在于整个病程演化中。正虚不能祛邪或邪盛正气难复，正邪交争的情况造成了疑难病虚实夹杂的证候特点。

在疾病的演变转化中，正气发挥着决定性作用，正气盛则病邪退，正气衰则病邪进，故在治疗中要始终将扶正设定在一个适宜的程度。一方面，要兼顾虚实的性质和程度，即使邪气过盛时需要峻剂攻逐，扶正也需要紧随其后。另一方面，虚实相兼并存时，需要辨明主次之别，在不同病理阶段的分段治疗中，补虚与泻实总要有所侧重，所谓标本缓急，治当以解决主要矛盾为突破契机。

《内经》云："精不足者，补之以味，形不足者，温之以气。"所谓脏腑亏损包括脏腑的质亏及形损。质亏是指濡养脏腑的阴津精血亏损；形损则是指脏腑受损，功能失调或减退。脏腑亏损是疑难病的另一大病理特点，是病机"虚"的具体体现。在疾病的隐匿阶段，虽症状不显，但脏腑的隐形损伤确实存在；在邪正交争阶段，虽然虚象不突出，但是邪气必然对脏腑有所侵袭损害。因此，脏腑亏损的程度影响着各个病理阶段的邪正盛衰变化，精血阴津是脏腑功能活动的物质基础，其亏损必然以损伤脏腑实质为代价；脏腑的阳气是其功能活动的体现，阳气的虚耗以功能失常、病理性产物蓄积为表现。

就质亏与形损的先后因果关系而言，通常涉及心、肺、脾的疾病，多是先伤气损形，继而劫阴损质；而肝、肾病变，则是质亏阴损为先，继而耗损阳气。同时，由于精血阳气性质的特异，在损伤程度上，阴虚质亏较之阳虚形损更为深重，阴精的恢复比阳气的复生更为缓

慢。诚如古之医家所言："有形之血不能速生"。

（四）风毒痰瘀为主要致病因素

疑难病因脏腑虚损，功能失调，必然会滋生内邪。而内邪停聚，耗伤正气，加快了脏腑质亏形损的进程，使得组织器官变性，最终表现为病证的加重及治疗的困难。在疑难病的辨证中，内风、邪毒、痰浊、瘀血四者，是最为典型的致病因素及病理性产物。

内风是疾病进程中阳气变动后所产生的内邪，如肝阳上亢而成肝风内动、血燥血虚失于濡养而化风等，进而在临床上产生一系列的症状变化，如眩晕、肢体震颤、麻痹、肢体脱屑角质等。

疑难病所涉及的邪毒，指的是致病因素对机体的损害达到了一定的程度，"极而生毒"的一种表现。凡有害物质对机体的伤害及自身代谢产生的病理性产物的堆积，造成机体严重损害者，皆可视为"毒"。邪是毒的依存条件，毒才是导致病发病损的重要因素，故现代对于疑难病的认知中，毒是较为普遍存在的、对机体损害较大的邪气的统称。

痰浊和瘀血主要为脏腑受损、功能失调，气血津液运行失常，进而逐渐凝变而形成的病理性产物。气不行血则血滞成瘀，气不布津则湿聚成痰，痰浊与瘀血形成后，阻滞脉络，影响脏腑正常生理功能。由于瘀血与痰浊有互结性，故二者产生后可以单独存在，亦可互结为患，后者多会进一步诱发多脏器损伤。

通过诊治疑难病发现，内风、邪毒、痰浊、瘀血四者，在生产过程中可互为因果，彼此滋生，在同一个疾病中常可数邪共存，其结果在很大程度上形成一个自成体系的邪实内结的病理结构，这一病理过程与脏腑受损、功能失调相关，同时也意味着疾病本质趋于复杂化，治疗进展缓慢，取效较难。

（姜德友　张志刚）

第二节　疑难病辨治思路

疑难病由于病情错综复杂，诊断不易，治疗难于收效。而中医诊疗要求审证求因，辨证论治。因此要提高疑难病的整体诊疗水平，不但需要夯实中医理论功底，还需要正确的辨证思路与方法。有关疑难病的辨治思路方法，历代医家已经积累了丰富而宝贵的经验，而现代学者也多有创新，我们应借鉴这些宝贵的经验，并在此基础上实践发挥。

一、熟读经典，博采众长

熟读经典，深入研究经方运用，临证时灵活运用经方，不失辨治疑难病的临证思路。经方之所以称为经典方剂，盖因其临床疗效经千百年的临床检验而得到肯定。虽然时代变迁，疾病谱发生很大变化，但活用经方，确实可以巧妙地治疗许多临床疑难病症。如仲景创立的桂枝茯苓丸、当归贝母苦参丸等，本用于治疗妇科杂病，有医家审证辨因，灵活运用其治疗男科前列腺增生、慢性前列腺炎等疾病，获得良好疗效；又有用治疗蛔厥证的乌梅丸治疗慢性溃疡性结肠炎的病案记载。这些个案报道皆证明经方对于疑难病诊疗的实用性。此外，借鉴仲景辨证论治的指导思想，若患者所表现的诸多证候符合某一条文论述，即使其病因病机难以辨明，不妨运用对应的经方一试，或收奇效，这亦不失为一条辨治思路。

中医学是经验医学，千百年来，历代医家为我们提供了丰富的理论及大量的临证经验，这些都记载于浩如烟海的中医典籍中。熟读经典，广纳众家理论，不断丰富中医理论基础，这样在临证实践中，遇到难于辨治的疑难病时，既往研读的某一段理论或某一则医案，往往会成为我们确定诊疗思路的灵感或借鉴。如温病学派擅长治疗外感热病和湿温病，当面对反复不愈的低热或高热时，尝试运用温病医家的方药多能获得满意的疗效。又如王清任善用行气活血法分部位治疗血瘀证，临证时针对诸如失眠、心悸、色斑、疼痛、躁狂、抑郁等疑难杂症，若可明确诊断为血瘀实证，可灵活选用逐瘀汤类化裁治疗。

前事不忘，后事之师。许多疑难病例由于久病乏效，辗转求医，其中必不乏具有真知灼见的良医大家，其辨证精当，用药法度严谨，虽最终以疗效不佳或失败告终，然前车之鉴却很宝贵，值得我们认真借鉴和参考。为医者，在接诊疑难病患时，首先应当仔细了解前医的辨治思想及治疗方法，从中寻找失败的原因或疗效不佳的教训，力求有所突破，以避免重蹈覆辙，这对于提高疑难病证的疗效尤为重要。可以说，总结前事之宝贵经验，是辨治疑难病的有效思维方式之一。

二、病证结合，把握主因

辨病施治是中医诊疗之原始。现存最早的《五十二病方》即体现了辨病用药的思想。仲景著《金匮要略》，全书以病名篇，以病统证，初步确立了基于据病定证，依证立法的辨病辨证治疗体系。疑难病无论多"疑难"，总能摸索出主要矛盾，因此辨病与辨证论治是中医诊治疑难病的基本原则与思维方法。

一种疾病在其病程演变过程中，必然由其主导因素所控制，因此在接诊疑难病例时，首先要辨清其主导因素为何，再视具体情况确定以辨病为主或辨证为主予以诊疗。

辨病就是确定病位以明确诊断，辨病可以把握各具独立性的疑难病的演变轨迹，确定整体治疗目标；辨证就是对疾病动态的中医证候信息进行临床思维，确定病性，辨证可以依据疾病演变发展进程中某一阶段的特异性本质，确立针对性的治疗方案。病是整体，证为阶段，辨病应注意整体病程的特点，注重疾病本身不同于其他病的个性特点；辨证则应针对当前病程的发展阶段或特定环境中的证候表现。辨病可以避免忽视整个病程特点的辨证之不足，而辨证则可以弥补不注重阶段性个体差异的辨病之不足。二者结合，能在发挥各自优势的基础上，克服相互的局限性。故针对疑难病的治疗，应当首抓主导致病因素，坚持辨病与辨证相结合的诊疗思路。至于以何为主、以何为辅，就需要医者根据自身经验阅历，参合前人理论经验和具体病情，灵活变通，制订出针对当前病情的、最适宜的诊疗方法及方案。

三、师西长技，中西结合汇参

疗效是任何医学体系的生命力。中医学以辨证论治的临床思维模式在难治疾病治疗方面仍发挥着不可估量的作用，然而对于疑难病的辨治，突出中医药优势和特色固然重要，但对于许多疑难病，在一定条件下应当兼容西医之长，中西汇参以取得更好的疗效。在科学技术发展的今天，中医学只有不断与现代科学技术密切结合，用先进的诊疗技术给中医注入学术发展的活力，才能在疑难病治疗方面取得突破性进展。

从中医的角度进行中西医相融，就是要在辨证论治的基础上，容纳现代科学、医学技术，拿来为我所用，给中医渗入现代科学技术的成分，提高疗效标准，取得社会的认同。如在诊断上充分利用现代检测手段与先进的诊断技术明确西医诊断，提高病名诊断的符合率；在辨证治疗中规范证候，进行证候的微观检测，加入量度指标，尽可能辨病定位，辨证定性，检测指标定量，规范治疗过程；并结合证的微观辨病治疗，增加现代医学的学术理论成分。我们认为，凡是一切对中医辨证论治有参考价值的现代科学检查或诊断，均不必排斥，且应尽量为我所用。其次，在用药过程中将辨证治疗经验用药与现代药理学相结合。经验用药是从获得理想疗效病案中逐渐摸索筛选出来的，作用不可忽视，但还应在精准度上再下功夫，使之更为针对所治疾病的病理变化。现代中药药理学是现代中医药的研究成果，当在微观辨病治疗中发挥其应有的作用。例如，人参、黄芪能够提高机体免疫力，川芎嗪具有扩张心脑血管的作用，丹参及其制剂可降低心肌耗氧量、降血脂等。在辨证论治的前提下，若能合理地利用这些现代药理学研究成果，必有望提高辨治水准和临床疗效。

此外，因为中医对疗效的判定，注重症状与体征的改善，造成判断结果的直观性与测量语言的相对模糊性，使疗效判定缺乏客观指标。例如，对肾炎水肿患者，治疗一旦水肿全消，症状解除，按传统中医的疗效标准就算治愈了，但实验室检查血液和尿可能仍有异常，肾功能尚未完全恢复，其病理变化并未消除。因此，中医治疗疑难病的疗效要取得社会普遍认同，在疗效的判定中必须加入实验检测的硬指标。只有将中医症状判断的软指标与实验检测的硬指标相结合，把中医对疑难病疗效判断的不确定性限定在确定性之中，使疗效的判定度量化，消除客观化进程中重复、不可测量的干扰因素，其疗效才能被社会普遍认同。当然改善症状和体征也是疗效评价的重要内容，也是患者希望达到的目标之一。

四、重视邪正盛衰，把握病势

疑难病的病理特征表现为脏腑功能的逆乱，出现违背生理特性的病势趋向。在治疗时，当重视机体邪正盛衰的演变，根据病势选择不同治疗法度，调治功能逆乱，以恢复各脏腑的生理特性。

调治病势要根据具体脏腑病变的特异性证候特征，视其邪正盛衰，采用适宜的治疗方法，其基本原则可以概括为：损有余而补不足。若邪正交争，则当以祛邪为主，兼保正气；若邪盛正衰，则当以补虚为要务，缓泻其邪，徐徐图之以竟其功。如高血压头昏眩晕，肝气升发太过化为风阳上旋，治当以攻邪为主，平肝潜阳，兼润乙木阴精；又如萎缩性胃炎腹满纳差，为脾之升运呆滞，则宜培补中土，舒展脾气。

另外，引起人体功能逆乱的病变，其邪正盛衰的演变不但反映在单脏失调，也可表现为脏腑间相互的功能失衡上，"见肝之病，知肝传脾"，因此在厘定治法时，要以先病之脏为主，兼顾所累及的其他脏腑，最终使失衡的脏腑回归平衡。脏腑失衡以肾与脾最为关键。肾为先天之本，是脏腑功能活动的原动力。所谓"五脏之阳气非此不能发"，只有肾阳（命火）的蒸腾气化，脾土才能斡旋升运；只有肾气封藏摄纳，阴精方能藏而不泄，肺气才能降而不逆。肾阳不足，不能温蒸气化，便导致脾寒不运湿、肺寒不化水，痰湿即生。此为正虚而邪恋，故治当温补肾阳以助蒸化，藉以祛除水湿痰浊。脾为后天之本、脏腑气机运转之枢纽，脾不运则水谷不能升华，谷反为滞，津凝为湿，可成脘痞、腹胀、腹泻等升运呆顿疾病；脾主升运，如脾虚清阳不升则成眩晕，阳气下陷则发为脏器脱垂。以上种种，其病位虽在肠、在脑，治皆宜恢复脾土功能为主。

疑难病的病机常处在一个动态演变之中，疾病由经及络，由气及血，由实到虚或由虚到实，由一脏受病到多脏腑受累，都按自身的动态演变规律令病情加重、加深。所以，在接诊一例难于诊断的疑难病时，要抓准主要病因病机，仔细斟酌其可能的病程进展；而治疗一个诊断明确的疑难病，则要先把握病机，准确预测其证型的演化，瞻前预测可以使治疗占主动地位。在治疗疾病刻下证候的同时，临床思维的触角要延伸到下一个可能转归的证候中去，治疗药物也应随之提前介入，进行即将转归证候的干预性治疗。治现防变，将疾病控制在轻浅阶段，围而歼之，截断病势的逆转。

总之，在治疗时要有先见之明，超前预测病机的变化趋势，提前加入相应药物介入下一个可能出现的证候中。截断病机向深层次演进，是治疗疑难病的一个不可忽视的思维模式，也是治疗方案能够奏效的关键所在。

五、精选方药，知常达变

在疑难病的治疗中，以选方不当、用药不严、剂量偏颇等原因引起疗效不佳的案例比比皆是。这是因为中药和方剂数量众多，医者纵勤勉不怠，对于许多药物仍然认识不足，或仅停于书本知识，或受限于个人阅历，故在疑难病的遣方用药环节，常常不能做出最佳选择，导致疗效不够理想。故在中医理论指导下如何精选方药治疗疑难病，是提高疗效的关键之一。精选方药可以从以下几个方面思考：其一，要吸收与总结临床用药经验，提高疑难病临床用药的有效性与精准性；其二，传统辨证用药与现代药理相结合，提高微观层次用药的特效性；其三，注意毒性药物的应用，提高方药的生物活性。

中医方药理论是与临床经验捆绑在一起的，医者当合理应用此理论治疗疑难病。选方遣药时，用药贵在精准，精准务求精细，因此医者必须熟悉药物性能，积极吸收古今用药经验，躬身实践，总结自己临床用药经验，丰富并积累深厚的中医药知识。疑难病用药，如良将用兵，贵在知药善用，组方遣药如陈家珍，瑕瑜有别。在组方中要应用特效性药物，摒弃非相关性药物，探求以最少的药味、最小的剂量，达到最高疗效的方药配伍。中药现代药理是中医药研究成果的反映，医者在治疗疑难病按辨证论治的思维方式组方用药的同时，必须吸收现代中医药研究成果，注重疾病微观层次的治疗，为疑难病的诊疗注入现代研究的学术成分，形成以宏观"证"的治疗为主，微观"病"的治疗为辅的方药格局，以提高疗效。

若按传统的理法方药治疗效果仍不理想，可寻觅散落民间的秘验方，有时或可取得意想不到的效果，使治疗有所突破。俗语云"单方一味，气煞名医"，并不是没有道理的。劳动人民是历史的创造者，也是医药的创造者，他们在长期的劳动实践和与疾病斗争的过程中所创造积累的医药经验自然有其独特的魅力。可以说，单方、验方、偏方是民间医疗经验的结晶，用之得当，可使某些难治病的治疗走出"山重水复疑无路"的困境。

另外，治疗疑难病要重视毒性药物的应用。毒性药含有的生物活性高，对某些难治病确有出奇制胜的疗效，虽然其毒性往往使医者畏而不用，但如能依法炮制，严格控制用量，将毒性限定在安全范围内，就可以运用。

六、多种方式联合，效则守方，徐图缓进

疑难病的病机错综复杂，加之治疗过程中的某些偏差或失误，进而导致病势难愈。临床中，许多医者往往侧重于运用传统方药，以一法一方治疗复杂病证，但这种方式有时并不可取。中医发展历经千年，有价值的治疗方法不只方药一途，尚有针灸、按摩、导引、祝由等

法，任由医者随证选取。治疗疑难病时，不应固守旧习，而当选取各种中医疗法之长，如内治外治结合、针灸药物并举、导引按跷齐施等，只要能有效配合，发挥协同作用，均可尝试。当然，各种疗法也应有主次之分，而不是盲目应用，一切皆应视病情需要。

另外，有相当多的疑难病，其病程悠长，具有一个缓慢发生发展的过程，如高血压、糖尿病、冠心病等。这类疾病的病情一般变化不大，但治疗效果往往不甚满意。对于这些久治不愈的疑难病，只要辨证准确，在拟定治疗方法时，要有打持久战的思想准备，不能贪图冒进。只要用药无误并起到治疗效果，就应当坚持守方不易，徐缓图之。切不可为图速效而动辄改弦易辙，或大方重剂。即便在治疗过程中又出现新的变化，只要病机未变或变化不大，仍然要守持原方原法，坚持治疗。总而言之，对于大部分慢性难治病证，"效则守方，徐图缓进"是重要的临床辨证思路之一。

（姜德友　张志刚）

第三节　疑难病常用治法

中医在几千年来的医疗实践中积累了丰富的经验，其所创造的理法方药在临床中可以有效针对多种疾病。但我们也需要直面一个客观事实，在某些疑难病的治疗方面，确实无法完全取得显著疗效。尤其在 21 世纪，中医药的发展面临与现代医学对话对接，力求在疑难病的治疗上有显著突破，成为中医药界广泛关注的重点。

要解决疑难病疗效的难题，除医者要具备坚实的理论基础、丰富的临床经验及正确的辩证思维外，还要有正确的、针对性的治疗方法，而研究疑难病治法是提高治疗水平的一个重要方面。由于疑难病的复杂性和其病程及病情的特殊性，在临证时，如果用常规治法不能解决，就必须调整治疗思路，开辟新的治疗路径。治法的创新，要学会异中求同，在疑难病的特殊性症状中寻找具有普遍性的病理特征，在理论与实践结合、传统与现代结合的理性临床思维中，开创具有经验性、有效性、有学术价值的治疗方法，指导疑难病的处方用药。

一、常用祛痰化瘀之法

（一）怪病奇症，治痰为先

痰是众多疑难病的病因之一，古即有"怪病多痰"之说。众所周知，中医认为痰有广义、狭义之别。狭义之痰，咳吐可出，有形质可见；而广义之痰，则是津液凝聚而成的病理产物，随气而流动，无处不到，若流积脏腑窍道、经络，则无形症可查。因为无形之痰相对缺乏临床特征，辨之隐晦难明，往往被人们所忽略。而因痰所致的疑难病一旦发作，其病证往往无一定规律，症状表现离奇古怪。对于因痰致病的广泛性，医者要对痰在疑难病中的病理地位有足够重视，尤其对疑惑不解，或采用其他治法而疗效不确切的疑难病，当调整思路，从痰论治寻觅出路。

痰性黏滞，对机体的病理损害主要是影响气血津液的流通，它可以黏着凝聚于人体任何脏腑组织器官，造成脏腑组织器官的特异性损伤，出现诸多病证。总结古今医案及现代研究，可以认为痰证的临床表现大致为：①神志恍惚或抑郁；②神疲乏力，嗜睡困顿；③形体肥胖、肌肉松弛，掌厚指短，手足作胀；④低热身困或自觉身热；⑤头晕目眩，头痛如裹；⑥呕恶或呕吐痰涎，或口舌黏腻，口干不欲饮；⑦如鲠在喉，吞吐不利；⑧厌食油腻而喜食素；⑨大便不畅或便溏黏腻；⑩溃疡、糜烂，渗出液黏稠，创口不易收口，或有局部皮肤增厚、肿物；⑪肿块、结节，或结于皮下，或凝于腹内，或增生于其他脏器之中；⑫胖大舌，舌质润而多津，舌苔厚腻，脉象濡滑。众多难治病的发病与痰息息相关，临证接诊疑难病，在诊查辨证时若有上述痰证特点者，对其治疗可从化痰、消痰入手。同时，由于痰流侵袭的部位不同，属性各异，兼夹有别，故治疗时应追求个体化，选用有针对性的祛痰药。

清代名医喻昌有论："治痰之法，曰祛、曰导、曰涤、曰化、曰涌、曰理、曰降火、曰行气。"可谓治痰法之大要。在临床中，可视具体病患特点，酌情选用燥湿化痰、清热化痰、温阳化痰、理气化痰、软坚化痰、逐瘀化痰等法。

此外，治痰要善治源头。痰的生成与脏腑的气化功能有关，尤其与脾的运化、肾的温化、肺的布化最为密切，治痰要善于调节脾、肾、肺的相关功能，以绝生痰之源；痰的聚散与气机的滞畅息息相关，所谓"气滞则痰凝，气顺则痰消"，疏利气机有利于痰的消除；痰又与血、湿具有亲和性，尤其在代谢不利或代谢障碍类疾病中，痰与血相混、与湿相凝的机会最多，因此，治痰又要善于与血、湿同治。

总之，对某些疑难病，尤其是疑惑不解的疾病，从痰论治确能取得一定的疗效。

（二）久病顽疾，化瘀取效

瘀血是存在于久疾难病中比较广泛的一种病理改变。中医学早就有"久病多瘀"之说。《素问·调经论》载："病久入深，营卫为之行涩，经络时疏，故不通。"医圣仲景在《伤寒论》中不但提出了"蓄血""瘀血""干血"等概念，并创制了桃核承气汤、抵当汤、大黄䗪虫丸等方，古今一直沿用，是治疗疑难病的常用良方。清代叶天士亦明确指出："病初气结在经，病久则血伤入络。"

瘀血通常是在气机不利或气乏不运的基础上形成的，所谓"经主气，络主血"。人体经络外达四肢，内通脏腑，瘀血形成之后可随经移动入络，外滞形体，内凝脏腑，形成脏腑经络阻滞性病理损害。瘀血留蓄影响气机则气机不利，血瘀与气滞相兼，影响气化则津凝成水，瘀血与水湿共存；瘀从热化则伤津，脉道干枯，血液在热气持续熏灼下黏稠坚凝，使病久不解；瘀从寒化则阳伤，血液在寒气的持久困滞下冰凝难消，且与湿相混，胶着黏滞，使病深难愈。可见，在众多难治病的形成与演变过程中都可形成瘀血，使治疗进入艰难阶段。

大凡瘀血证，其外证多为久痛，痛点不移，痛如针刺；舌质紫暗，舌下络脉曲张或怒张；脉涩等。然临床中，若遇疑难病伴有出血、动静失调、久病、午后病进、经前病甚等，在无其他明显证明是其他证候时，可以辨为瘀血证，诸瘀血证的表现不必悉具。

瘀血多是广泛存在于心脑血管疾病、代谢性疾病、免疫系统疾病和多种老年疾病中的基本病邪。治疗要以活血化瘀为主，促进血液运行，消散凝瘀败血，但在具体应用中，则要根据瘀血的部位、病损的脏腑、病性的寒热异化，以及是否与他邪互兼等问题，制订不同的活血化瘀方案。一般而言，心血管疾病、肝胆疾病、瘀血多兼气滞，活血化瘀兼要行气，即古人所谓"治气滞不必活血，治血瘀必当行气"。

近年来对瘀血证及活血化瘀的研究取得了长足进展，尤其将血液流变理论引入临床，使瘀血证的诊断标准客观度量化，使一大批症状不显，凝瘀难晓的难治病通过微观检测被证实有瘀血的存在，从而提高了瘀血证的诊断与治疗水准。例如，在对心脑血管病的治疗中，通过血液黏度计、红细胞电泳等仪器的应用，增加了瘀血证的度量性依据，使诊断更加确切。

由此可见，在难治病中充分利用现代科技的检测手段诊断瘀血证及判定疗效，会使瘀血证的诊治水平得以提高。

临床中常用的活血化瘀药，其归经有走脏、走络之异，药性有寒、热、温、凉之别，尤其药力有强、弱、峻、缓之分。依据其药力，一般可分为三类：如丹参、当归、山楂、丹皮、赤芍、泽兰之属，活血化瘀作用平和；第二类如桃仁、红花、三棱、莪术、乳香、没药等，为活血祛瘀力较强者；至于水蛭、虻虫、土鳖虫等，则属于药力峻猛、破血消癥的活血化瘀药。需要注意的是，此三类活血化瘀药，在临证应用中有其原则法度。就其层次而言，瘀血初凝而病轻者，用作用平和的药物；瘀凝较久，用作用稍强的药；瘀血缘于气滞者，用活血兼行气之药；瘀血日久，与痰湿凝滞，或有形之癥瘕积聚者，用峻猛之破血逐瘀药；瘀血疼痛甚者，用长于止痛的活血化瘀药。就治疗部位而言，心肺瘀血，当用平和之药，盖心性清灵，消瘀过猛则损心，肺为娇脏，化瘀过峻则伤络；肝脾瘀血，化瘀当用破血力峻之品，因其瘀血的形成经久蓄积，多在气机郁滞的基础上与痰湿混凝，渐缓积蓄而成，力缓性平和之药不足以逐瘀破结；腹内瘀血多为气食相凝，化瘀当用兼可消积之品。对各种经久不愈或疼痛剧烈的瘀血证，从"久痛入络"理论出发，可用具有通络作用的虫类祛瘀药。

（三）邪结病痼，痰瘀并治

疑难病经久不愈，致脏腑隐形损伤、组织器官变性、代谢产物蓄积，从邪的角度讲多预示着有痰瘀久羁不除。瘀有外症可见，被人重视；痰多隐晦难测，外症不露，易被忽视。瘀多生于气机不利，痰多生于气化失司，二者的生成具有同源性，又二者皆属于阴，瘀可滞津生痰，痰可黏血成瘀，生成后又有互结性。从病机的深层分析，瘀血证中痰的存在有着必然性，因此，对疑难病，治瘀应当考虑有痰的存在，痰瘀并治往往能取得满意的疗效。

痰与瘀恋结的病理特性黏滞凝涩，痰瘀凝结之后滞经滞络，阻气阻血阻津，尤其阻碍气机运行，实则形成瘀血、痰凝、气滞鼎足为三的病理改变。三者恋结不解，疾病根深蒂固，酿成难治之疾。痰瘀互结的治疗要痰瘀并治，消痰与散瘀并驾齐驱。具体治法要根据不同疾病痰瘀凝结的所在部位、病理属性、痰与瘀生成的因果关系和孰轻孰重，采用不同的治疗方法。

二、活用解毒攻毒之法

中医理论认为，许多疾病都兼有"毒邪"或以"毒"为主要致病因素。现代中医学研究也证实，毒邪不但是危重险恶疾病的致病因素，也是许多现代疑难病的病因之一。对毒的认识，不能局限于急性热病中的热毒、疫毒、脏毒。热病之毒，"毒随邪来，热由毒生"，而在疑难病中，大凡内邪滋生，代谢不利，致有害物质蓄积，损伤机体正气或组织器官者，皆可视之为"毒"，其相当于现代医学之"内毒素"，如血毒、痰毒、溺毒、火毒、便毒等。所谓"物之能害人者，皆曰毒"，表明毒在疑难病中是广泛存在的病邪。

由于毒可致热，又可伤阴耗气，动血腐肉，损伤脏腑，因此对于某些因素导致的疑难病，应酌情、正确地运用宣透外毒、通下攻毒、疏利解毒、清热解毒、化浊解毒、化痰解毒、扶正解毒、活血解毒等治疗方法。

值得一提的是，由于疑难病中的毒邪是一种内滋的顽固毒邪，治之难除，除之复生，远非一般清热解毒药能胜任。故在疑难病顽毒的治疗上，可根据中医"以毒攻毒"的理论，用有毒性的药物治疗，以药物之毒攻击凝蓄于机体脏腑组织之顽毒，促病康复。从现代药理学角度观察，毒性药物都含有较高的生物活性，毒性越强，生物活性越大，临床疗效越显著。用毒性药物治疗疑难病之顽毒，要针对不同的疾病，选用特异性攻毒药物。如治疗消化性溃疡、慢性胃炎，可将幽门螺杆菌视为滋存胃壁之顽毒，可用黄连、蒲公英、红药子等品化解顽毒；而治疗类风湿关节炎时，由于寒湿瘀毒损伤筋骨，则可用川乌、草乌、马钱子、全蝎等辛热有毒之药攻散顽毒；治疗肿瘤时，痰湿瘀血凝聚为有形之顽毒，可用䗪虫、土贝母、山慈菇、半枝莲、露蜂房攻散结聚顽毒；又或治疗臌胀病（肝硬化腹水），可选用大戟、商陆、二丑攻泻水毒。

以毒攻毒是中医治疗险恶大病的治法思路之一。这一治法思想也给疑难病的治疗开辟了新天地。较为典型的案例应用当属张亭栋用中药砒霜制成三氧化二砷制剂"癌灵一号"，用于治疗急性白血病。可见以毒攻毒治疗疑难病具有广阔的研究前景。

但是，因有毒药物伤害机体，往往令人畏而不用。有言道"药弗瞑眩，厥疾弗瘳"，瞑即指毒性反应，无毒则难以达到理想的治疗效果，若治疑难病以求稳，用药平平，往往无功而返，用毒走险或许可以出奇制胜。一般来说，只要严格掌握剂量，如法炮制，合理组方配伍，可将毒性降低到安全范围之内，多数不会发生毒性反应。

三、善用虫药通络之法

"病初气结在经，病久血伤入络"，络脉凝滞是众多疑难病病变由经入络、由气及血演变的必然归宿。经主气，络主营，疾病进入络脉凝滞阶段，瘀血常夹带痰湿凝滞络脉，久酿邪羁，治之颇难。治疗理当疏通络脉凝瘀滞邪，但邪入络脉，病深邪痼，非草木活血通络药所能通达。此时当用虫类药搜剔凝瘀、通络脉、疗顽痛以起沉疴。由于虫药具行窜之性，可入络搜剔窜透，"松动根基"，剔除凝滞痰瘀，故古今医家遇到久治无效的疑难病，在诸法无功，治疗乏术时，利用虫剂药性峻烈入络搜邪的特点，往往可以收到消痼疾、起沉疴的意外疗效。

虫药的共同特点是，大多性燥而有毒，药性峻烈。因此在应用时，要根据不同疾病的特异性症状表现，针对性地选用不同性能的虫类药。如全蝎、蜈蚣等长于通络祛风，僵蚕长于化痰，对血管神经性头痛、面神经麻痹等风痰瘀凝络之头面疾患用之为宜；地龙、水蛭长于通络化瘀，多用于中风后遗症半身不遂；白花蛇、乌梢蛇、蕲蛇长于通络祛风定痛，骨与关节疾病用之为妥；䗪虫、斑蝥、蜣螂、蛴螬、蝼蛄长于破瘀消癥，对肿瘤、肝硬化用之有效。需要注意的是，遣方之时，不可忽视虫类药易伤正的影响，必须适当佐以扶正养阴之品，如补气健脾之党参、白术，补血养阴之当归、麦冬之类，以纠其偏性和烈性。

另需一提的是，有些虫药对人体的神经系统或凝血机制有不同程度的影响，用时须注意炮制，且一般不宜入煎剂，以研末冲服或装入胶囊内吞服为妥，以便控制剂量。又由于人体对毒性药耐受性有差异，用时宜由小剂量开始，逐渐增大剂量，以确保其安全性。

络脉病变并不是一朝一夕形成的，都有一个微积渐凝的量变过程。在这一过程中往往瘀血与痰湿相凝，络瘀与络脉津枯并存，使病深难治，故在使用虫类药时要建立在辨证论治的基础上，组成契合病机的方药格局，通络与濡润同施，虫药与他药相配，整体调治与局部疏通相结合，方可取得满意的疗效。

四、巧用攻逐祛邪之法

在疑难病的病程中，通常会造成脏腑功能呆滞，使机体代谢缓慢，令内生之邪日渐增蓄；

或外源性有害物质对机体的伤害持续日久，损伤脏腑功能，进而阻滞气血运行，使痰浊瘀血凝滞，由于邪不得外泄，久则酿成壅塞郁滞的病机特征。可以预见的是，不论是气血郁滞，还是痰瘀毒壅，在内难以疏通，在外宣泄无门，均会影响脏腑气机的运行，进而使疾病出现加深加重的病理趋势。

针对此种病理特征，就需考虑应用攻逐之法，针对体内壅郁之邪、内蓄之毒，采用通利胃肠、疏利三焦、宣通表气等法，以疏通理顺人体功能，条畅气机，破泄壅塞郁滞之邪，使内邪外出，毒邪外排。金代明医张从正乃是攻邪大家，尤善用破泄通下、驱邪外出法治疗重症，他认为：下法可使壅碍既夺，重积得减，则气血流通，而自身体健，胜于服补药。其所著医籍，记载了诸多的攻下法准则和成功验案，为我们提供了相当丰富且具有学术价值的临证经验。

通大便利肠胃，可排出肠道内积滞，荡涤实热，攻逐水饮、痰浊、瘀血。现代研究也证实，通下大便的诸多药物，通过刺激胃肠蠕动，能够排除积蓄于肠中的代谢产物及毒素，可改善肠道血液循环，降低毛细血管通透性，降低颅内压，也有一定减轻肺瘀血、脑充血的作用。因此，只要辨证准确，运用得当，对于某些疑难病症，采用通利大便、攻逐内邪之法，可以获得较好的疗效。

攻下药中常用的包括大黄、芒硝、番泻叶等，其中大黄的使用面最广，除用于黄疸、胆石证、消化道出血等肝胆消化系统疾病外，也可应用于高血压、脑卒中、精神分裂症及慢性肾炎尿毒症等疾病的治疗中。然民间有"人参杀人无过，大黄救人无功"之论，许多医家因大黄峻烈的泻下荡涤作用而不敢使用。须知，诸药运用之妙存乎一心，在丰富理论及经验的指导下，只要辨证准确，炮制如法，剂量使用得当，大黄实为良药，可以大胆使用。其他如当归、肉苁蓉、麻子仁、柏子仁、郁李仁、蜂蜜等，在用量较大时，也可起到缓泻作用。可以针对不同病势，酌情选用。

三焦者，人体之水道也，勾连脏腑，外通经络。通过疏利三焦，可起到行气利湿的作用，从而有效地攻逐水气，放邪外出。此法可用于肾炎、肾盂肾炎、淋病等肾系疾病的疑难病症，同时在机体气化不利、水湿内停、痰湿凝结、风阳萌动等疑难病治疗中亦可灵活应用。

许多外科、皮肤科的疑难病症，其主要病机皆是致病因素郁于肌腠难以宣发，日久而变生诸多特异性症状。针对此种情况，可应用宣透表郁以祛邪的治疗方法。如治疗脂溢性脱发，酌加麻叶、桑叶、辛夷、零陵香等表散药宣泄表邪，放脂浊外出，以竟其功；风湿病及类风湿关节炎，风寒湿瘀羁留肢体，卫气不畅无汗者，可在祛风湿药中配麻黄、生姜宣畅卫气，使风寒湿邪随汗而解，令病证得愈。

总之，邪气壅塞郁滞，阻碍气血津精的代谢，是众多疑难病邪甚重症阶段共同的病理见症。攻逐郁滞之邪，祛其外出是治疗疑难病里气郁结，或浊毒内壅之重症行之有效的方法。要有"置之死地而后生"的胆识，大胆放邪以出路，排除体内毒邪。但应注意的是，本法属破壅重创邪气之法，用之使壅邪开泄之后，扶正当紧随其后。

五、多用固本培元之法

疑难病往往处于正邪盛衰、虚实消长的动态变化中，且病患大多久病缠绵，或素体先天不足，或久病后天失养，当疑难病程发展到后期，累及脾肾时，往往造成正虚邪恋不解、邪损正气难复的复杂病机，增加了治疗难度，诸多治法也收效甚微。因此，审时度势，扶助正气，固本培元，使正复邪却，对促进疾病康复具有积极的治疗意义。

脾肾者，乃先、后天之本，是体内阴阳气血津精化生之本源，而气血阴阳则是脏腑功能活动的物质基础。"后天之治本气血，先天之治法阴阳"，针对疑难病久病难愈，久及脾肾的病理特点，治疗应扶助正气，固本培元。固本是指养肾精，固护先天根本；而培源则是指益脾神，培育后天气血之源。《不居集·张仲景治虚损法》有言："治虚损之法，以行阳固阴为主，而补中安肾分别用之，故特立此二大法，可为万世之标准。"

五脏所伤，穷必及肾，明代医家张景岳有论："水亏其源，阴虚之病迭出；火衰其本，则阳虚之证丛生。故五脏为人体之本，肾为五脏之本，命门为肾之本，阴精为命门之本"，论述了肾脏的重要性。在进行疑难病证的治疗中，或佐补肾之品，安未受邪之地；或补肾为主，缓图治本兼顾他邪，是治疗疑难久病的当务之选。脏腑阴阳本源于肾中水火阴阳二气，肾之阴阳为生命活动的原动力，各脏腑在肾阴肾阳的滋养培育下以维持各自正常的生理功能。故治疗应抓住"固肾精之本，补肾阴肾阳之亏"这一根本。补肾的方药良多，有峻补缓补之别，有偏凉偏温之分，另外尚有补泻相兼之属，临证时当权宜病情，斟酌选用。一般而言，疑难病证中多以慢性病居多，因此除危急重症需大量峻补以解险情外，选药应当多侧重于性平力缓、温凉不过于偏颇的中庸之品，如山茱萸、枸杞子、杜仲、桑寄生等；而在组方时，也需要注重阴阳水火互济，不使温凉偏失，不使药性峻烈，过而不留，最终达到守效徐图，日久见攻。

脾胃为水谷之海，气血生化之源。《内经》言："安谷则昌，绝谷则亡。"临床中许多的疑难病证都与脾胃有密切关系，或由脾胃先病累及他脏，或由他脏病后再伤及脾胃，使得气血乏源，无以润养脏腑经络，正虚邪恋不解，最终导致病情复杂，迁延难愈。另外，现代临床治疗疑难病多以汤药为首选，而凡内治者均要通过脾胃的受纳运化，如果脾胃虚弱，失于健运，则不论所服何药，药物均不能发挥其应有的作用，必然无法获得理想的疗效。所以，治疗疑难病要注重扶土健运，培补气血之源。需要明确的是，举凡一切影响脾胃功能的因素，均应归属于调理脾胃的范畴，诸如温中、降逆、芳化、养阴、泻下、固涩等法，均可直接或间接地有助于恢复脾胃功能，进而安中焦而复气血之源。因此在临床中，对于培源健脾的方法，不应局限于益气健脾、升阳行气、燥湿健运等固定方式，而是应针对病情，合理恰当地综合运用多种手段，共同施为，以达到培补气血之源，扶正祛邪的目的。

此外，疑难病补肾健脾，固本培元虽为原则，但调治虚损则是一个缓慢的调补过程。损正是隐渐性的，脏腑正气久耗成损，扶正也非朝夕就能见效。因此在临证时，需守法徐图进补，若求愈心切，忽视病程规律，孟浪使用峻剂，或不效则数易其方，均会影响最终疗效，使疾病难以康复。

（姜德友　张志刚）

第二章 心血管系统疾病

第一节 心 律 失 常

心律失常（arrhythmia）是由于窦房结激动异常或激动产生于窦房结以外，激动的传导缓慢、阻滞或经异常通道传导，即心脏活动的起源和（或）传导障碍导致心脏搏动的频率和（或）节律异常。心律失常是心血管疾病中重要的一组疾病，可单独发病，亦可与其他心血管疾病伴发，多见于各种器质性心脏病，特别是冠心病、心肌炎、心肌病、风湿性心脏病、心力衰竭等，缺氧、自主神经功能调节失衡、电解质紊乱、内分泌失调及药物作用时也可出现心律失常，亦可见于健康者。

临床上按心律失常发作时心率的快慢分为快速性心律失常和缓慢性心律失常两大类。心律失常属于中医学"心悸""怔忡"等范畴。

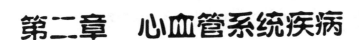

快速性心律失常

快速性心律失常的机制分为冲动形成异常、冲动传导异常及两者兼有。

一、临床诊断要点与鉴别诊断

（一）诊断标准

快速性心律失常的诊断参照 2012 版《心律失常的治疗指南》和《实用内科学》。

1. 窦性心动过速

（1）可见于正常人运动、吸烟、饮酒后，患者可有心悸、胸闷。病理情况下如发热、甲亢、贫血、心肌缺血及服用某类药物后可出现窦性心动过速。

（2）心电图诊断要点：①P 波频率＞100 次/分；②具有窦性心律的其他 3 项心电图特点，P 波在 Ⅰ、Ⅱ、aVF 导联直立，aVR 导联倒置；③P-R 间期固定于 0.12～0.20 秒。

2. 房性心动过速

（1）该心律失常包括许多起源于心房的不同类型的心动过速，占老年患者心动过速的10%～15%，常见于器质性或缺血性心脏病、慢性阻塞性肺部疾病、电解质紊乱或药物中毒（尤其是洋地黄），这类心动过速的典型发作为阵发性，少见于年轻、无基础心脏病人群。

（2）心电图诊断要点

1）自律性房性心动过速：①房性 P'波频率 100～200 次/分，发作初期频率渐趋稳定（温醒现象），而在终止前呈"冷却"现象；②P'波形态与窦性 P 波不同，取决于异位兴奋灶的部位；③P'-R 间期≥0.12 秒；④QRS 形态及时限多与窦性相同；⑤心电生理检查时，房性期前刺激不能诱发或终止。

2）折返性房性心动过速：①房性 P'波频率 130～150 次/分，偶可高达 180 次/分，较为规则；②P'波形态与窦性 P 波不同，与房内折返途径相关；③P'-R 间期≥0.12 秒，发生房室传导阻滞时不能终止发作；④QRS 形态及时限多与窦性相同；⑤心电生理检查时，房性期前刺激可诱发和终止。

3）紊乱性房性心动过速：①房性 P'波频率 100～130 次/分；②有 3 种或 3 种以上形态不同的 P'波，且 P'波之间可见等电位线；③P'-P、P'-R、R-R 间距不规则，部分 P'波不能下传心室；④心电生理检查时，房性期前刺激不能诱发或终止。

3. 室性心动过速

（1）3 个或 3 个以上起源于心室的搏动，是临床上较为严重的快速性心律失常，多数为阵发性。其表现多种多样，取决于临床情况、心率、基础心脏疾病等。①非持续性室性心动过速可能自行终止，通常无临床症状；②持续性室性心动过速常有心悸、胸闷、低血压、少尿、晕厥、气促、心绞痛等症状。严重者易引起休克、A-S 综合征、心力衰竭，甚至猝死。

（2）心电图诊断要点：①3 个或 3 个以上连续出现畸形、增宽的 QRS 波群，QRS 间期一般≥0.12 秒，伴有继发性 ST-T 改变，心室率 100～250 次/分；②大多数患者室性心动过速发作时的心室率快于心房率，心房和心室分离，P 波与 QRS 波群无关或埋藏在增宽畸形的 QRS 波群及 ST 段上而不易辨认；③心室夺获：表现为室性心动过速发作伴有房室分离时，偶有窦性激动下传心室，出现提前的窦性心搏，QRS 波群为室上性，其前有 P 波且 P-R 间期>0.12秒；④室性融合波：系不完全性心室夺获，由下传的窦性激动和室性异位搏动共同激动心室而形成，图形介于窦性和室速的 QRS 波群之间，心室夺获和室性融合波是室性心动过速的可靠证据；⑤室性心动过速常由室性期前收缩诱发。

4. 期前收缩

（1）正常人在某些生理情况下如情绪激动、精神紧张、疲劳、过度吸烟、饮酒等均可发生期前收缩；器质性心脏病常易发生期前收缩，如冠心病、高血压性心脏病等；亦可见于非心源性疾病，如甲状腺功能亢进症、败血症等；药物如洋地黄类药物、奎尼丁、三环类抗抑郁药中毒等。电解质紊乱常可诱发期前收缩，尤其是低血钾、低血镁、酸中毒等。期前收缩可无症状，可有心悸，表现为短暂心搏停止的漏搏感。期前收缩频繁者可以出现头晕、乏力、胸闷甚至晕厥等症状。

（2）心电图诊断要点：①房性期前收缩。心电图示：提早出现的 P'波，形态与窦性 P 波不同；P'-R 间期>0.12 秒；QRS 波形态通常正常，亦可出现室内差异性传导而使 QRS 波增宽或未下传；代偿间歇多不完全。②房室交界性期前收缩。心电图示：提早出现的 QRS 波而其前无相关 P 波，如有逆行 P 波，可出现在 QRS 波群之前（P'-R<0.12 秒）、之中或之后（RP'<0.20 秒）；QRS 波群形态可正常，也可因发生差异性传导而增宽；多呈完全性代偿间歇。③室性期前收缩。心电图示：QRS 波群提早出现，畸形、宽大或有切迹，QRS 波群时间达 0.12 秒；T 波亦异常宽大，其方向与 QRS 主波方向相反；呈完全性代偿间歇。

5. 心房扑动

（1）心房扑动常见于开胸心脏术后，以及其他与心房颤动有关的基础疾病，如肺部疾病、甲状腺毒症、二尖瓣或三尖瓣膜疾病引起的心房扩大和窦房结功能不全。心房扑动是仅次于心房颤动的最常见的房性快速性心律失常。临床表现多样，主要取决于基础心脏疾病、心室率和患者的整体状况。

（2）心电图诊断要点：心房扑动的心电图特点为 P 波消失，代之以连续的形态、波幅、间隔规则的锯齿状 F 波，扑动波之间常无等电位线，频率通常在 250～350 次/分；心室律可规则或不规则；QRS 波群形态多正常，当出现室内差异性传导或原先合并有束支传导阻滞时，QRS 波群增宽，形态异常。

6. 心房颤动

（1）心房颤动（atrial fibrillation，AF）是最常见的持续性心律失常，在人群中的发生率为 0.4%～1.0%。随年龄的增长，AF 发生率也逐渐增高，80 岁以上人群的 AF 发生率可达 10%。AF 的常见症状包括心悸、疲乏、呼吸困难、气短、眩晕、出汗。少见症状包括部分患者可能有血流动力学紊乱的某些严重表现，如胸痛、肺水肿和晕厥。

（2）心电图诊断要点：①P 波消失，仅见心房电活动呈振幅不等、形态不一、间隔绝对不规则的 f 波，频率为 350～600 次/分。②QRS 波群形态和振幅略有差异，R-R 间期绝对不等。③QRS 波群形态通常正常，当心室率过快，发生室内差异性传导时，QRS 波群增宽变形。

（二）鉴别诊断

1. 室上性心动过速与窦性心动过速鉴别

室上性心动过速心率多在 160 次/分以上，而窦性心动过速较少超过 160 次/分。室上性心动过速多突然发作与终止，绝大多数心律规则；而窦性心动过速皆为逐渐起止，且在短期内频率常波动。用兴奋迷走神经的方法，室上性心动过速可突然终止或无影响，而窦性心动过速则逐渐减慢。

2. 阵发性房性心动过速与阵发性房室交界性心动过速的鉴别

房室交界性心动过速时 P 波在 QRS 波群之前，P′-R 间期＞0.12 秒为房性心动过速。若逆行 P 波出现在 QRS 波群之前，且 P′-R 间期＜0.12 秒，或逆行 P 波出现在紧靠 QRS 波群为阵发性房室交界性心动过速。

3. 阵发性室性心动过速与伴有室内差异传导的阵发性室上性心动过速鉴别

（1）阵发性室上性心动过速常见于无器质性心脏病者，多有反复发作的既往史；而室性心动过速多见于严重器质性心脏病患者及洋地黄、奎尼丁中毒等。

（2）阵发性室上性心动过速伴有室内差异性传导，其 QRS 波群多呈右束支传导阻滞图形；阵发性室性心动过速心电图显示 QRS 波群呈左束支传导阻滞图形或 V₁ 的 QRS 波群呈 qR、RS 型或 QR 型。

（3）若偶尔发生心室夺获或心室融合波，则利于阵发性室性心动过速的诊断。

二、审析病因病机

（一）外感六淫

感受温热之邪或时行邪毒，病邪内传扰心，心失所主而发为心悸；或体弱虚怯之人，易招六淫邪气入侵，风为百病之长，多与他邪相兼为患，首先侵犯肌表，或由口鼻而入，可由表及里侵及于心脏；或由卫气逆传心包，或直接侵心，扰动心神，引发心悸。

（二）情志失调

忧思过度，劳伤心脾，阴血暗耗，生化无力，渐致气血亏虚，心失所养；或忧思过度，痰郁化火，上扰于心则致心悸；或情志不调，或耳闻恶语之声，或目击不遂之事，怒而伤肝，肝秉木性，喜条达而恶抑郁，为一身气机升降调节之枢纽，肝之疏泄正常，则气血和顺，郁怒伤肝，肝失疏泄，必致气滞血瘀，肝郁日久化热，肝热又可化火生风，风火上扰，引发心悸。

（三）体质素虚

先天禀赋不足或后天失养，致气血不足，无以奉养心神，故心悸不宁；劳欲过度，耗伤肾精，阴虚于下，水不济火，虚火妄动，上扰心神而见心悸。

心悸的病位在心，但其发病与肝、脾、肾、肺诸脏腑关系密切。体质素虚（久病或先天所致的气血阴阳亏虚或脏腑功能失调）、情志内伤及外邪侵袭三者常互相影响，互为因果，导致心悸的发生，其中体质素虚是发病的根本。病理机制包括虚实两方面，虚为气、血、阴、阳的亏虚，以致心气不足，或心失所养；实则多为饮邪上犯，瘀血阻络，以致心脉不畅，心神失宁。虚实常互相夹杂，虚证之中，常兼痰浊、水饮或瘀血；实证之中，则多有脏腑虚衰的表现。

三、明确辨证要点

（一）辨虚实

心悸病变特点多虚实相兼，因此要根据症状、病情区别心悸的性质，判断属实证、虚证或虚实夹杂。虚证指五脏气血、阴阳的亏损，实则多指痰饮、血瘀、火邪夹杂。痰饮、血瘀、火邪等虽属病理产物或病理现象，但在一定的情况下，如水停心下，或痰火扰心，或瘀血阻于心脉，均可成为心悸的直接病因。因此在辨证时不仅要重视正虚的一面，亦应注意邪实的一面，并分清其虚实的程度。

（二）辨脏腑

本病以虚为主，由于脏腑之间相互影响，心脏病变可以导致其他脏腑功能失调或亏损，其他脏腑病变亦可直接或间接影响于心。或因肾水不足，心肾失交；或因肝血亏虚，不能养心；或由脾肾阳虚，导致心气虚弱等，病情较为复杂。在一般情况下，仅心本身的虚损致病者，病情较轻，夹杂证少，其临床表现仅心悸、心慌、胸闷、少寐；兼肾脏病变者，可见腰膝酸软、阳痿、尿频、肢凉畏冷或手足心热；兼见肝脏病变者，可见头晕耳鸣、目眩口苦、烦躁胁痛；兼见脾胃病变者，可见纳呆、脘胀、身倦乏力、舌苔白腻。初发较轻，常以单脏病变为主；病久为重，多为数脏同病。分清心与他脏的病变情况，有利于判断疾病的轻重程度，决定治疗的先后缓急。

（三）辨脉象

心悸患者脉象变化较为复杂，可见数脉、促脉、疾脉、结脉、代脉、涩脉、弱脉、滑脉、浮脉等，有缓慢及参伍不调之异。以常见脉象而论，脉细数者，为心阴不足，兼滑者为夹痰；

脉迟者，多为心肾阳虚，无力鼓动心脉；其脉参伍不齐者，常为气血两亏，阴阳俱虚。若见浮脉，考虑六淫之邪侵及心。

四、确立治疗方略

临床上常常根据临证所得而采取不同方法来治疗，或攻重于补，或补大于攻，抑或攻补兼施。痰凝者则豁痰定惊，饮停者则逐水蠲饮；血虚者调养心血，气虚者补益心气；痰结者化痰，气郁者疏肝解郁；外物卒惊者，重镇安神。

五、辨证论治

1. 心虚胆怯证
（1）抓主症：心悸不宁，善惊易恐，坐卧不安。
（2）察次症：不寐多梦，易惊醒，恶闻声响，食少纳呆。
（3）审舌脉：苔薄白，脉细略数或细弦。
（4）择治法：安神定志，镇惊安神。
（5）选方用药思路：本证为气血亏损，心虚胆怯，心神失养所致，故方用安神定志丸加减。本方益气养心，镇惊安神，用于心悸不宁，善惊易恐，少寐多梦，食少，纳呆者。琥珀镇惊安神；酸枣仁、远志、茯神养心安神；人参、茯苓、山药益气；天冬、生地黄、熟地黄滋养心血；配伍少许肉桂，有鼓舞气血生长之效；五味子收敛心气。
（6）据兼症化裁：气短乏力，头晕目眩，动则为甚，静则悸缓，为心气虚损明显，重用人参，加黄芪以加强益气之功；心阳不振，用肉桂易桂枝，加附子，以温通心阳；心血不足，加阿胶、何首乌、龙眼肉以滋养心血；心气郁结，心悸烦闷，精神抑郁，加柴胡、郁金、合欢皮、绿萼梅以疏肝解郁；气虚夹湿，加泽泻，重用白术、茯苓；气虚夹瘀，加丹参、川芎、红花、郁金。

2. 心脾两虚证
（1）抓主症：心悸气短，纳呆食少。
（2）察次症：面色无华，倦怠乏力，头晕目眩，失眠健忘。
（3）审舌脉：舌淡红，脉细弱。
（4）择治法：补血养心，益气安神。
（5）选方用药思路：本证为心血亏耗，脾气失运，心神不宁所致，故方用归脾汤加减。本方有益气补血，健脾养心的作用，重在益气，意在生血，适用于心悸，健忘失眠，头晕目眩之症。黄芪、人参、白术、炙甘草益气健脾，以资气血生化之源；熟地黄、当归、龙眼肉补养心血；茯神、远志、酸枣仁宁心安神；木香理气醒脾，使补而不滞。
（6）据兼症化裁：阳虚而汗出肢冷，加附子、黄芪、龙骨、牡蛎；兼阴虚着，重用麦冬、生地黄、阿胶，加沙参、玉竹、石斛；纳呆腹胀，加陈皮、谷芽、麦芽、神曲、山楂、鸡内金、枳壳健脾助运；失眠多梦，加合欢皮、夜交藤、五味子、柏子仁、莲子心等养心安神；热病后期损及心阴而心悸者，合用生脉散加减，有益气养阴补心之功。

3. 心肾阴虚证
（1）抓主症：心悸易惊，心烦失眠，五心烦热。
（2）察次症：口干，盗汗，思虑劳心则症状加重，头晕目眩，急躁易怒。

（3）审舌脉：舌红少津，苔少或无，脉象细数。

（4）择治法：滋阴益肾，养心安神。

（5）选方用药思路：本证为心肾阴虚，水不济火，心火内动，扰动心神所致，故方用天王补心丹合朱砂安神丸加减。前方滋阴养血，补心安神，适用于阴虚血少，心悸不安，虚烦神疲，手足心热之症；后方可清心降火，重镇安神，适用于阴血不足，虚火亢盛，心悸，心神烦乱，失眠多梦等症。生地黄、玄参、麦冬、天冬滋阴清热；当归、丹参补血养心；人参、炙甘草补益心气；黄连清热泻火；朱砂、茯苓、远志、酸枣仁、柏子仁安养心神；五味子收敛耗散之心气；桔梗引药上行，以通心气。

（6）据兼症化裁：肾阴亏虚，虚火妄动，遗精腰酸者，加龟板、熟地黄、知母、黄柏，或加服知柏地黄丸；若阴虚而火热不明显者，可单用天王补心丹；若阴虚兼有瘀热者，加赤芍、牡丹皮、桃仁、红花、郁金等清热凉血，活血化瘀；若盗汗明显，可加龙骨、牡蛎、五味子收敛止汗。

4. 心阳不振证

（1）抓主症：心悸，胸闷气短，动则尤甚。

（2）察次症：心慌，惕惕而动，面色苍白，形寒肢冷。

（3）审舌脉：舌淡苔白，脉象虚弱或沉细无力。

（4）择治法：温补心阳，安神定悸。

（5）选方用药思路：本证为心阳虚衰，无以温养心神所致，故方用桂枝甘草龙骨牡蛎汤加减以温补心阳，安神定悸。桂枝温振心阳；人参、黄芪益气助阳；麦冬、枸杞滋阴，益阴生津；炙甘草益气养心；龙骨、牡蛎重镇安神定悸。

（6）据兼症化裁：形寒肢冷者，重用人参、黄芪、附子、肉桂温阳散寒；大汗出者重用人参、黄芪、龙骨、牡蛎、山茱萸益气敛汗，或用独参汤煎服；兼见水饮内停者，加葶苈子、五加皮、泽泻等利水化饮；夹瘀血者，加丹参、赤芍、川芎、桃仁、红花；兼见阴伤者，加麦冬、枸杞、玉竹、五味子。

5. 水饮凌心证

（1）抓主症：心悸眩晕，胸闷痞满，小便短少，或下肢浮肿。

（2）察次症：渴不欲饮，恶心，欲吐，流涎，形寒肢冷。

（3）审舌脉：舌淡胖，苔白滑，脉象弦滑或沉细而滑。

（4）择治法：振奋心阳，化气行水，宁心安神。

（5）选方用药思路：本证为脾肾阳虚，水饮内停，上凌于心，扰乱心神所致，故方用苓桂术甘汤加减。本方通阳利水，适用于痰饮为患，胸胁支满，心悸目眩等症。泽泻、茯苓淡渗利水；桂枝、炙甘草通阳化气；人参、白术、黄芪健脾益气助阳；远志、茯神、酸枣仁宁心安神。

（6）据兼症化裁：恶心呕吐，加半夏、陈皮、生姜以和胃降逆；兼见肺气不宣，有水湿证，咳喘，胸闷者，加杏仁、前胡、桔梗以宣肺，葶苈子、五加皮、防己以泻肺利水；兼见瘀血者，加当归、川芎、刘寄奴、泽兰、益母草。

6. 瘀阻心脉证

（1）抓主症：心悸不安，心痛时作，痛如针刺。

（2）察次症：短气喘息，胸闷不舒，形寒肢冷，唇甲青紫。

（3）审舌脉：舌质紫暗或有瘀斑，脉涩或结或代。

（4）择治法：活血化瘀，理气通络。

（5）选方用药思路：本证为血瘀气滞，心脉瘀阻，心阳被遏，心失所养所致，故方用血府逐瘀汤加减以养血活血，理气通脉止痛。桃仁破血行滞而润燥，红花活血祛瘀以止痛。赤芍、川芎助上药活血祛瘀；牛膝活血通经，祛瘀止痛，引血下行；生地黄、当归养血益阴，清热活血；桔梗、枳壳，一升一降，宽胸行气；柴胡疏肝解郁，升达清阳，与桔梗、枳壳同用，尤善理气行滞，使气行则血行；桔梗载药上行；甘草调和诸药。合而用之，使血活瘀化气行，则诸症可愈。

（6）据兼症化裁：气滞血瘀，加用柴胡、枳壳；兼气虚加黄芪、党参、黄精；兼血虚加何首乌、枸杞、熟地黄；兼阴虚加麦冬、玉竹、女贞子；兼阳虚加附子、肉桂、淫羊藿；络脉痹阻，胸部如窒，加沉香、檀香、降香；夹痰浊，胸满闷痛，苔浊腻，加瓜蒌、薤白、半夏、陈皮；胸痛甚，加乳香、没药、五灵脂、蒲黄、三七等祛瘀止痛。

7. 痰火扰心证

（1）抓主症：心悸时发时止，心烦，痰黏。

（2）察次症：口干苦，大便秘结，小便短赤，心胸痞闷胀满，受惊易作，失眠多梦，烦躁。

（3）审舌脉：舌红，苔黄腻，脉弦滑。

（4）择治法：清热化痰，宁心安神。

（5）选方用药思路：本证为痰浊停聚，郁久化火，痰火扰心，心神不安所致，故方用黄连温胆汤加减。本方清心降火，化痰安中，用于痰热扰心而见心悸时作，胸闷烦躁，尿赤便结，失眠多梦等症状者。黄连、栀子苦寒泻火，清心除烦；竹茹、半夏、胆南星、瓜蒌、陈皮清化痰热，和胃降逆；生姜、枳实下气行痰；远志、石菖蒲、酸枣仁、龙骨、牡蛎宁心安神。

（6）据兼症化裁：痰热互结，大便秘结者，加大黄；心悸重者，加珍珠母、石决明、磁石重镇安神；火郁伤阴，加麦冬、玉竹、天冬、生地黄养阴清热；兼见脾虚者加党参、白术、麦芽、砂仁益气醒脾。

8. 肝郁不舒证

（1）抓主症：心悸失眠，胸胁胀痛。

（2）察次症：胸闷，口苦咽干，急躁易怒，善太息。

（3）审舌脉：舌淡红，脉弦。

（4）择治法：疏肝解郁，调气宁神。

（5）选方用药思路：本证为肝气郁结，气滞不舒，心神不宁所致，故方用逍遥散加减。方中当归、白芍、熟地黄养肝血，柔肝疏肝；酸枣仁、茯苓、远志宁心定志；陈皮化痰理气；甘草调和诸药而安中。

（6）据兼症化裁：若心神不宁，难以入眠可加生牡蛎、龙骨、柏子仁镇心养心安神；如气郁化热者，加栀子、黄芩以清热；兼气滞血瘀者可加桃仁、红花以活血化瘀。

9. 风热扰心证

（1）抓主症：心悸，胸闷，身热，或微恶风寒。

（2）察次症：胸部隐痛，咽痛，四肢肌肉酸痛，乏力，心烦，或咳嗽咳痰。

（3）审舌脉：舌偏红，苔薄白或薄黄，脉浮数。

（4）择治法：疏风清热，通络宁心。

（5）选方用药思路：本证为风热外感，内犯于心所致，故方用"银翘散"加减。方中金银花、连翘、荆芥、淡豆豉疏风清热解毒；芦根、淡竹叶甘凉，清热生津；桔梗、牛蒡子、甘草宣肺利咽化痰；丹参、玉竹、太子参、苦参护阴宁心。

（6）据兼症化裁：若表邪深入气分，热毒炽盛宜酌加石膏、知母、黄连、板蓝根、蚤休以增强清热解毒之力。若热毒之邪渐清而气阴两虚症状明显，症见乏力汗出，心烦少寐，手足心热，可酌加沙参、麦冬、百合、酸枣仁、远志，以益气养阴，宁心安神。

六、中成药选用

（1）稳心颗粒：成分为党参、黄精、三七、琥珀、甘松。开水冲服。每次 1 袋，每日 3 次或遵医嘱。稳心颗粒益气养阴，活血化瘀。用于气阴两虚，心脉瘀阻所致的心悸不宁，气短乏力，胸闷胸痛；室性期前收缩、房性期前收缩见上述证候者。

（2）天王补心丹：主要成分为生地黄、五味子、当归、天冬、麦冬、柏子仁、酸枣仁、人参、玄参、丹参、茯苓、远志、桔梗。口服。每次 1 丸，每日 3 次。适用于阴亏血少。症见虚烦心悸、睡眠不安、精神衰疲、梦遗健忘、不耐思虑、大便干燥、口舌生疮、舌红少苔、脉细而数。

（3）柏子养心丸：由柏子仁、党参、黄芪、川芎、当归、茯苓、远志、酸枣仁、肉桂、五味子、半夏曲、炙甘草、朱砂组成。口服。每次 6g（约 33 丸），每日 2 次。补气，养血，安神。适用于心气虚寒，心悸易惊，失眠多梦，健忘。

（4）人参归脾丸：主要成分为人参、白术、茯苓、甘草、黄芪、当归、木香、远志草、龙眼肉、酸枣仁。口服。每次 1 丸，每日 2 次。具有益气补血，健脾养心的功效。用于气血不足，心悸，失眠，食少乏力，面色萎黄，月经量少，色淡。

（5）冠心片：赤芍、川芎、红花、丹参、降香。口服。每次 3～4 片，每日 3 次。具有活血化瘀的功效。用于瘀血内停所致的胸痹、心前区刺痛，适用于心血瘀阻患者。

（6）参松养心胶囊：成分为人参、麦冬、山茱萸、丹参、酸枣仁、桑寄生、赤芍、土鳖虫、甘松、黄连、五味子、龙骨。口服。每次 4 粒，每日 3 次。具有益气养阴，活血通络，清心安神的功效。用于治疗气阴两虚，心络瘀阻引起的冠心病室性期前收缩，症见心悸不宁，气短乏力，动则加剧，胸部闷痛，失眠多梦，盗汗，神倦懒言。

七、单方验方

（一）名医专家经验方

稳心汤治疗快速性心律失常（崔振儒）

组成：黄芪 20g，生晒参 20g，丹参 20g，桑寄生 50g，降香 10g，石菖蒲 20g，珍珠母 50g，甘松 20g，苦参 10g，重楼 15g，功劳叶 20g。

主治：快速性心律失常。

加减：若痰重胸闷者，可酌加瓜蒌、薤白；夜寐欠佳者，可酌加茯神、远志、龙齿、柏子仁等安神之品。

（二）其他单方验方

（1）紫石英，水煎服，每日 2 次。适用于心悸偏于心阳虚者。

（2）苦参，水煎服，每日2次。适用于心悸脉数或促，热象较明显者。

（3）珍珠粉，每次0.9～1.5g，水冲服，每日2次。适用于心气不敛所致心悸。

（4）朱砂、琥珀，吞服，每日2次。适用于心悸脉数者。

（5）玉竹，水煎服，每日2次。适用于心悸心阴虚者。

（6）黄连，水煎服，每日2次。适用于脉数、促，心肝经有热的心悸患者。

（7）青松针（松树的针状叶）、红枣，水煎服，每日2次。治疗心悸心血虚者。

（8）人参、丹参、苦参、三七（研末冲服）、麦冬、五味子、生地黄、当归、瓜蒌、茯苓、炙甘草，水煎服，每日2次。适用于气阴两虚的心悸患者。

（9）半夏、麦冬、五味子、枳实、丹参、沙参、茯苓、川芎、赤芍、酸枣仁、柏子仁、朱砂，水煎服，每日2次。适用于心悸痰瘀互结者。

（10）三七、黄连、琥珀、当归、西洋参、冬虫夏草、肉桂，研末，等份和匀，水冲服，每次3g，每日2次。适用于气虚血瘀的心悸患者。

八、中医特色技术

（一）艾灸法

取心俞、内关、神门、巨阙穴，艾条灸，每日1～2次，每次15分钟，10日为1个疗程。

（二）推拿按摩疗法

（1）躯干部位：先用一指禅推法施于膻中、中庭、巨阙、心俞等穴，手法以得气为度，每穴操作2分钟；再用掌心振法施于至阳穴，操作1分钟；最后用指揉法揉周荣穴，手法由轻到重，以得气为度，时间1分钟。

（2）四肢部位：先用指按法按压神门穴，持续1分钟；再用掐法施于通里穴，手法以患者能忍受为度，重复刺激2～3次。

（3）擦背法：患者俯卧位，在背部脊柱两侧膀胱经连线上，从上至下施以擦法约2分钟。

（三）针灸治疗

（1）针刺疗法：用30～32号的针灸针，取穴以手少阴、厥阴经为主，佐以背俞穴，根据主症之不同，针用补法、泻法、平补平泻法。具体取穴如下。

1）主穴：间使、神门、心俞、巨阙。

2）配穴：若心血不足，加膈俞、脾俞、足三里；肝肾阴虚，加厥阴俞、肾俞、太溪；水饮内停，加脾俞、三焦俞、气海等；痰热上扰，加肺俞、尺泽、丰隆；心虚胆怯，加内关、厥阴俞、太溪等；瘀血证加曲泽、少海、气海、血海、神门。

（2）耳针：穴位取心、皮质下、交感、神门。方法：每次选择2～3穴，捻转轻刺激，留针15分钟。

（3）三棱针：主穴取心俞、神门。配穴取足三里、三阴交。方法：点刺出血，少量，隔日1次。

（4）穴位注射：主穴取内关、心俞、督俞、厥阴俞、足三里。配穴：胸部闷痛配膻中；失眠配神门、三阴交；痰多配丰隆。治法：每次选2～3个穴，选用5ml注射器和5.5号针头，针尖垂直刺入所选穴，上下提插2～3次，有酸胀感后，每穴用5%当归注射液0.5～1ml注入，每日 1 次，10 次为 1 个疗程。

九、预防与调护

（一）预防

（1）由于心悸每因情志内伤而发，故经常保持心情愉快，可避免情志为害，减少发病。

（2）适当参加体育锻炼，如散步及练太极拳、体操、气功等，可调节脏腑功能，提高身心素质，有助于疾病康复。

（3）饮食有节，起居有常。平素饮食不宜过饱，宜少食辛辣刺激食物，生活要有一定的规律，要保证足够的休息和睡眠，注意劳逸结合。

（4）由药物引起的心悸患者，应停止用药。若按医嘱服抗心律失常药物，不可自行减量或擅自换药，观察药物疗效和不良反应，有异常时应及时就诊。

（5）倘若患者为孕妇，心悸甚者，必要时终止妊娠。

（二）调护

（1）注意精神调理：由于心悸的发生与发展不仅与患者脏腑功能失调关系密切，且与社会、环境及情志、劳累因素有关。因此，要加强身心护理，鼓励其消除各种顾虑，以积极乐观的精神状态与疾病作斗争。

（2）饮食调护：心悸属虚者，饮食应注意营养，可给予高蛋白、高热量和高维生素饮食，宜食用瘦肉、鱼类、豆制品、鸡蛋及新鲜蔬菜、水果等；属实者，饮食宜清淡、易消化，并注意规律饮食。水肿患者要限制水、盐的摄入；心悸患者，无论虚实，都应该忌食辛辣、醇酒、咖啡、浓茶等刺激性食物，禁吸烟。

（3）病室要保持安静，空气新鲜，保暖防寒。轻症患者，可做适当的体力活动，以不感觉劳累为限度，应避免剧烈运动和强体力劳动；重症患者，平时即觉心悸，气短较甚，甚至面浮肢肿、脉象结代者，则应卧床休息。

（4）注意寒暑变化，避免外邪侵袭。防止因感受风、寒、湿、热等外邪，而诱发心悸，或使病情加重。

（5）有晕厥史的患者应避免有危险的工作，因黑矇时需立即平卧，以免晕厥发作时摔伤。

（6）对反复发生心律失常，危及生命者，令家属学习心肺复苏及紧急药物的服用，谨记抢救电话。当患者发生危险时切勿惊慌，先就地抢救，当症状好转后护送患者到医院。

十、各家发挥

（一）辨治思路

1. 从外感论治

张琪认为外感之邪为本病的病因之一。本病主要病机为湿热毒邪入侵，正气虚弱，正邪交争，正不胜邪，邪毒直入于里，蕴结于心所致。起病首先是由于邪毒客心、正邪交争而发病；其次是邪毒炽盛与正气亏虚并存，如果邪胜正衰则可以出现心阳虚衰，甚则亡阳；继而是邪去正虚（气虚、血虚、阴虚、阳虚）不能及时治愈则导致心脏虚损，气机不利，无力推血运行，导致血行不畅，五脏六腑失其所养，故变证百出。

2. 从心脾两虚论治

周亚滨认为心悸的发病原因与心脾两虚有关，病机为本虚标实，在治疗上从心脾两虚论治。因心主血脉，心气不充，阴阳不和，则生血行血无力；脾为后天之本、气血生化之源，脾运不足，气血生化乏源。心脾两虚使周身气血阴阳俱损，致心气血阴阳亏虚，心失所养或不宁，而致悸动不安为其本；脾气虚弱，脾失健运，则痰湿、水饮停聚，阻于脉道，血行不畅，则日久成瘀。痰饮、瘀血等病理产物阻滞心脉，内攻于心，均可发为心悸，在临床上周亚滨善用养心汤加减进行治疗。

（二）特色治法及用药

1. 益气养阴法治疗快速性心律失常

张琪经过大量临床观察认为，气阴两虚往往出现于本病中后期，起病初期由于邪毒炽盛，正气受损往往不明显，中后期气阴两虚症状已经十分突出。目前本病求治于中医的患者，多为西医常规治疗无效者，基本上急性期已过，处于病程中后期，故治疗本病以益气养阴法为主，同时配合大剂量清热解毒药物，使毒邪尽去，正气来归。实践证明，效果理想。

2. 治疗"八法"的临床应用

王德光认为凡五脏违和，邪气犯扰心之气血者，皆可致心律失常。故王德光在治疗上形成了自己独特的辨证辨病、治法之纲，提出了治疗心律失常的"八法"：即补气滋阴法，方用生脉散加减；活血化瘀法，方用血府逐瘀汤加减；重镇安神法，方用磁朱丸加减；温宣心阳法，方用麻黄附子细辛汤加减；化痰消瘀法，方用二陈汤合三子养亲汤加减；疏肝解郁法，方用柴胡疏肝汤加减；滋阴清热法，方用天王补心丹加减；养血安神法，方用复脉甘草汤加减。王德光在临床上治疗心律失常时，还在辨证基础上加入苦参 20g。现代药理研究，苦参的有效成分具有多种抗心律失常之功用。

缓慢性心律失常

缓慢性心律失常以窦性缓慢性心律失常和各种传导阻滞为常见。这些心律失常中许多为无症状性，且不需要特殊治疗；而另外一些可危及患者生命，需要迅速干预。

一、临床诊断要点与鉴别诊断

（一）诊断标准

缓慢性心律失常的诊断参照 2012 版《心律失常的治疗指南》和第 8 版《西医内科学》教材。

1. 窦性心动过缓

（1）某些生理情况：运动员、体力劳动者或睡眠时；颅内压增高、黄疸、黏液性水肿、冠心病、病态窦房结综合征等；某些药物引起，如 β 受体阻滞剂、利血平、洋地黄等。

（2）心电图诊断要点：①P 波频率＜60 次/分；②P 波在 Ⅰ、Ⅱ、aVF 导联直立，aVR 导联倒置，P 波 P-R 间期固定于 0.12～0.20 秒；③P-P 间期互差＜0.12～0.16 秒。

2. 窦性停搏

（1）可由于迷走神经张力增高或颈动脉窦过敏、急性心肌梗死、窦房结变性与纤维化、脑血管意外、应用洋地黄药物等引起。过长时间的窦性停搏如无逸搏发生，患者可出现黑矇、短暂意识障碍或晕厥，严重者可发生 A-S 综合征以致死亡。

（2）心电图诊断要点：①在正常窦性节律后，突然出现一个较长的无窦性 P 波的长间歇；②明显延长的 P-P 间期与原窦性周期不成倍数关系，但常超过基本窦性周期的 1.5 倍；③在长间歇中可由次级起搏点发出的逸搏或逸搏心律代偿性地控制激动。

3. 房室传导阻滞（AVB）

（1）正常人或运动员可发生文氏型房室阻滞，与迷走神经张力增高有关。心肌缺血及电解质紊乱、药物中毒等可引起房室传导阻滞，一度房室传导阻滞常无症状，二度房室传导阻滞常有心悸、乏力等不适，三度房室传导阻滞的症状取决于发病原因和心室率快慢，常有心悸、心绞痛、眩晕或晕厥，甚至发生猝死。

（2）心电图诊断要点：①一度房室传导阻滞。每个窦性 P 波后均有随之相关的 QRS-T 波群，P-R 间期＞0.20 秒或超过该年龄、心率及 P-R 间期的最高限度。②二度Ⅰ型房室传导阻滞。一系列规则出现的窦性 P 波后，P-R 间期依次逐渐延长，直到 P 波不能下传心室，即 P 波后未随之 QRS 波群，发生心室脱落。在心室脱落后的第一个 P-R 间期又恢复至初始的时限后再次逐渐延长，这种周而复始的现象称为文氏现象。二度Ⅱ型房室传导阻滞：一系列规则出现的窦性 P 波后，P-R 间期相等（可正常或延长），但有周期性 P 波不能下传心室，发生心室脱落。发生心室脱落时的长 R-R 间期等于短 R-R 间期的 2 倍或整数倍。③三度房室传导阻滞。P-P 间期和 R-R 间期有各自的自律性，P 波与 QRS 波群无关；P 波频率较 QRS 波频率为快；QRS 波群缓慢而规则，为被动出现的逸搏心律。

4. 室内传导阻滞

引起室内传导阻滞的原因可为心肌炎、心瓣膜病或心肌病、冠心病、高血压、肺源性心脏病；少数由先天性心脏病、药物中毒、高血钾、心脏手术损伤引起。束支或分支阻滞本身多无明显症状，但严重的三分支阻滞和双束支阻滞因可发生心室停搏而出现心悸、头晕、晕厥，甚至 A-S 综合征。

心电图诊断要点：①完全性右束支传导阻滞。QRS 波群时限≥0.12 秒；QRS 波群形态，V$_1$ 导联常呈 Rsr′波形，R′波宽大而有切迹，偶呈有切迹的宽大 R 波，V$_5$、V$_6$、aVL 导联常有终末宽而粗顿的 S 波，aVR 导联常有终末粗顿的 r 波或 r′；ST-T 波段在 V$_1$、V$_2$ 导联与 QRS 主波方向相反；QRS 心电轴可右偏，一般＜+110°；若 QRS 时限＜0.12 秒，而具备上述其他表现者为不完全性右束支传导阻滞。②完全性左束支传导阻滞。QRS 波群时限≥0.12 秒；QRS 波群形态，V$_1$ 导联常呈 rS 波形，r 波极小，而 S 波粗宽，偶成 QS 型。V$_5$、V$_6$、Ⅰ、aVL 导联呈增宽而有切迹的 R 波，一般无 Q 波或 S 波；ST-T 波段在 V$_1$、V$_2$ 导联与 QRS 主波方向相反；QRS 心电轴可轻度左偏，一般不超过–30°；若 QRS 时限＜0.12 秒，而具备上述其他表现者为不完全性左束支传导阻滞。

（二）鉴别诊断

1. 二度窦房阻滞与窦性心动过缓鉴别

当发生 2∶1 或 3∶1 窦房阻滞时，心率慢，类似窦性心动过缓，两者可依据下列方法鉴别：经阿托品注射或体力活动后（可做蹲下、站起运动），窦性心动过缓者的窦性心率可逐渐加快，其增快的心率与原有心率不成倍数关系；而窦房阻滞者心率可突然增加 1 倍或成倍增加，窦房阻滞消失。

2. 未下传的房性期前收缩二联律与窦性心动过缓鉴别

未下传的房性期前收缩 P′波，一般是较易识别的，P′波重叠于 T 波上时不易分辨，可被误认为窦性心动过缓，其鉴别点为：TP'混合波与其他 T 波的形态是不同的；可从 T 波低平的导联上寻找未下传的 P'波；心电图描记时可加大电压（增益）：走纸速度增至 50～100m/s，重叠于 T 波的 P'波可显露。

二、审析病因病机

（一）感受外邪

外感温邪，温邪上受，逆传心包；或久居寒湿之地，湿邪困阻气机，发为心悸。

（二）饮食失调

嗜食肥甘厚味，或饮食无度，伤及脾胃，运化失司，水湿不化，聚而为痰，痰浊中阻，发为心悸。

（三）年老体弱

年老体虚，阳气不足，不能温煦心脉，发为心悸。

总之，本病病位在心，与肺、脾、肾三脏关系密切。总因心阳不足，痰瘀互结，心脉痹阻，而致传导失常，搏动无力，脉气不相接续。

三、明确辨证要点

（一）辨虚实

本病属本虚标实，临床常以心脉不通为主要表现，脉来迟缓，时有一止。从外在来看，常以虚损证候外现，然而其证亦有邪实表现。阳虚日久，水液不化，血行迟滞，气亦时常不足，寒状充斥全身；气为血之帅，气滞不行，血亦不动，从而导致气滞血瘀，同时痰饮水邪上犯，与瘀血相结；亦可由痰饮阻滞血行，致使气血运行不畅，旷日持久，痰瘀互结，难解难分。因此在看到正虚表现的同时，亦不可忽视其标实的严重程度，辨清虚实两面，临证方可取效。

（二）辨寒热

本证多因迁延日久，或素体禀赋不足，日久劳伤而多见阳虚证候。其多属虚寒，多见胸闷气短，少气懒言，四肢浮肿，肢冷蜷卧，乏力倦怠，面色白。但本病属本虚标实，痰瘀互结，郁久化热。日久化热伤阴后，亦可见到潮热盗汗，手足心热，失眠心悸。但患者因阳虚为本，所以热象多不明显，临床可见畏寒、畏热并见。如病程进一步发展迁延，转化为寒热错杂，阴阳两虚之证。

（三）辨脏腑

本病病位在心，除脉迟证候，亦可见到胸痹、心悸等症状。然而本病又与肺、脾、肾三脏关系密切。此三脏不仅在生理活动上相互联系，病理活动中也常相互影响，故临证当辨清孰轻孰重。脾阳虚者，症见脘腹冷痛，痞满，不思饮食；肾阳虚者，症见腰膝酸软，小便清长，五更泄泻，阳痿早泄。在此基础之上，还应审其气、血、精之偏，详加辨别，分清主次。

四、确立治疗方略

阳气虚衰是导致本病的主要原因。而阳气虚衰是在气虚的基础上发生的，所以认为益气温阳是治疗本病的根本大法。而在本病病程中出现的痰湿、血瘀等证是因虚致实的标证，不是疾病的本质，临床上应从整体观念出发，在以温补方药为主的基础上，针对不同的病理产物，适当配合行气、活血、化痰、养阴的药物，随证治之。

五、辨证论治

1. 心肾阳虚证

（1）抓主症：心悸气短，动则尤甚，形寒肢冷。

（2）察次症：面色淡白、浮肿，腰膝酸软，耳鸣，神疲乏力。

（3）审舌脉：舌淡苔白厚，脉沉弱或结代。

（4）择治法：振奋心阳，温壮肾阳。

（5）选方用药思路：本证为肾阳不足，心阳虚，不能温运血脉所致，故方用麻黄附子细辛汤合右归丸加减。方中附子大辛大热，温壮心、肾之阳；细辛、麻黄芳香气浓，性善走窜，通彻表里，助血脉通行表里；肉桂、鹿角胶温补肾阳，填精补髓；熟地黄、枸杞、山茱萸、山药滋阴益肾，养肝补脾。佐以菟丝子补阳益阴，固精缩尿；杜仲补益肝肾，强筋壮骨；当归养血和血，助鹿角胶以补养精血。诸药配合，共奏温补肾阳，温通心脉之功。

（6）据兼症化裁：若水肿较甚者，加猪苓、茯苓、椒目、大腹皮以利水消肿；若瘀血内阻者，加益母草、泽兰、红花以活血化瘀；若痰湿内盛者，加瓜蒌、薤白、半夏以通阳散结；若心神不宁者可加龙骨、牡蛎以镇惊安神。

2. 气阴两虚证

（1）抓主症：心悸，乏力气短，手足心热。

（2）察次症：心烦，自汗盗汗，腰膝酸软，头晕耳鸣，失眠多梦。

（3）审舌脉：舌红少津，脉虚细或结代。

（4）择治法：益气养阴，调畅心脉。

（5）选方用药思路：本证属心之气阴两虚，心阳不振所致，故方用炙甘草汤合生脉饮加减。方中炙甘草、人参、大枣益心气，补脾气；五味子敛汗滋阴；生地黄、阿胶、麦冬、麻仁滋心阴，养心血，充血脉；桂枝、生姜辛行温通，温心阳，通血脉。诸药合用，滋而不腻，温而不燥，使气血充足，阴阳调和。

（6）据兼症化裁：若兼血瘀者，加川芎、红花、降香、赤芍以活血化瘀；夹痰湿者，加半夏、胆南星以除痰化湿。

3. 阳虚欲脱证

（1）抓主症：心悸气短，汗出如珠，四肢厥冷。

（2）察次症：气促，胸闷，面色青灰，精神萎顿，下肢浮肿，唇甲青紫。

（3）审舌脉：舌质淡，脉迟。

（4）择治法：益气回阳救脱。

（5）选方用药思路：本证为阳气暴脱所致，故方用独参汤或参附汤加减。方中人参甘温大补元气；附子大辛大热，温壮元阳。二药相配，共奏回阳固脱之功。

（6）据兼症化裁：若兼有阴虚者，加玉竹、天冬、太子参以养阴生津；夹痰浊、血瘀者，可分别加陈皮、枳壳、丹参、红花、郁金以理气化湿或活血化瘀；心血不足者可加当归温补心血；汗出不止者可加浮小麦、黄芪、白术以敛汗止汗。

4. 痰湿阻络证

（1）抓主症：心悸气短，胸痛胸闷，咳嗽有痰。

（2）察次症：胸痛彻背，背痛彻心，体胖，头晕目眩。

（3）审舌脉：舌质淡，苔白滑，脉缓。

（4）择治法：健脾祛湿，化痰通络。

（5）选方用药思路：本证为痰湿阻络，心血不畅所致，故方用六君子汤合瓜蒌薤白半夏汤加减。方中人参大补元气，白术健脾化痰；半夏、陈皮行气化痰；茯苓健脾除湿；瓜蒌、薤白化痰通络；炙甘草调和诸药。

（6）据兼症化裁：若血瘀明显，加丹参、枳实、延胡索、郁金以活血化瘀；若痰多而有寒象者，加附子、干姜等以温阳化痰；若痰多而眩晕者，加天麻、菊花等清利头目；若湿重气滞，脘痞不舒者，可加砂仁、藿香以行气化湿。

5. 心脉瘀阻证

（1）抓主症：心悸气短，胸痛或刺痛阵作。

（2）察次症：唇甲青紫，四肢厥冷，自汗。

（3）审舌脉：舌质紫暗，或有瘀点，脉涩或结代。

（4）择治法：温阳益气，活血化瘀。

（5）选方用药思路：本证为阳气虚衰，心血瘀阻所致，故方用桃红四物汤加减。方中桃仁、红花，力主活血化瘀；熟地黄、当归滋阴补肝、养血调经；白芍养血和营，以增补血之力；川芎活血行气、调畅气血，以助活血之功。

（6）据兼症化裁：若寒凝血虚者，可加桂枝或肉桂、高良姜、薤白；若气滞重者，胸闷、痛甚，可加沉香、檀香、荜茇等；兼见痰浊之象者，可加茯苓、白术、白蔻仁以健脾化痰；兼见纳呆、失眠等症状的心脾两虚者，加茯苓、茯神、远志、半夏、柏子仁、酸枣仁；若气虚血瘀者，可合用人参养荣汤，并重用人参、黄芪。

六、中成药选用

（1）心宝丸：成分为洋金花、人参、肉桂、附子、鹿茸、冰片、人工麝香、三七、蟾酥。口服。①慢性心功能不全按心功能Ⅰ、Ⅱ、Ⅲ级分别服用。Ⅰ级：每次120mg（2丸），每日3次；Ⅱ级：每次240mg（4丸），每日3次；Ⅲ级：每次360mg（6丸），每日3次。一疗程为2个月，在心功能正常后改为日维持剂量60～120mg（1～2丸）。②病态窦房结综合征病情严重者每次300～600mg（5～10丸），每日3次，疗程为3～6个月。③其他心律失常（期前收缩）及心房颤动、心肌缺血或心绞痛：每次120～240mg（2～4丸），每日3次，一疗程为1～2个月。具有温补心肾，益气助阳，活血通脉的作用。用于治疗心肾阳虚，心脉瘀阻引起的慢性心功能不全；窦房结功能不全引起的心动过缓；病态窦房结综合征及缺血性心脏病引起的心绞痛及心电图缺血性改变。

（2）参附注射液：主要成分为红参、附片。肌内注射，每次2～4ml，每日1～2次。静脉滴注，每次20～100ml（用5%～10%葡萄糖注射液250～500ml稀释后使用）。静脉注射，每次5～20ml（用5%～10%葡萄糖注射液20ml稀释后使用），或遵医嘱。具有回阳救逆，益气固脱之功效。主要用于阳气暴脱的厥脱症（感染性、失血性、失液性休克等）；也可用于阳虚（气虚）所致的惊悸、心悸、喘咳、胃疼、泄泻、痹证等。

七、单方验方

（1）益气温阳化瘀汤：人参、檀香、附子、桂枝、薤白、黄芪、丹参、干姜、川芎、甘草。水煎服，每日2次。适用于心悸属阳虚血瘀者。

（2）参花三香汤：丹参、红花、木香、檀香、降香。水煎服，每日2次。适用于心悸属血瘀者。

（3）通滞汤：丹参、降香、石菖蒲、瓜蒌、郁金、血竭粉、沉香粉、麝香（冲）各0.1g。水煎服，每日2次。用于心悸属气滞者。

（4）升率汤：丹参、附子、红参、麻黄、麦冬、当归、郁金、细辛。水煎服，每日2次。用于心悸属心阳虚者。

（5）起率合剂：党参、附子、黄芪、丹参、麦冬、淫羊藿、细辛、炙甘草、麻黄。水煎服，每日2次。用于心悸属阳虚者。

（6）羌桂合剂：桂枝、甘草、羌活、乳香、没药。水煎服，每日2次。适用于心悸属心阳不振者。

（7）活窦丸：炙甘草、仙茅、淫羊藿、丹参、党参、黄芪。将上药共研细末，炼蜜为丸，每日2次。用于心悸属阳虚者。

八、中医特色技术

（一）推拿按摩疗法

取心俞、膈俞、至阳等背部穴位，另加内关穴，采用点、揉、按等手法，由轻到重，每日1次，每次15分钟。

（二）针灸疗法

1. 体针

方法一：主穴取神门、太溪；配穴取心俞、完骨、膈俞、神堂、志室、膻中。每日1次，12次为1个疗程。

方法二：第一组取内关、神门、足三里；第二组取心俞、神堂，配三阴交。所有穴位均取双侧。针刺心俞、神堂时取俯卧位，针身与皮肤成70°角向脊柱方向斜刺，深度为1寸。其余穴位均按一般方法行针。两组穴位交替使用，每日1次，留针30～45分钟，中间行针2次，每次约1分钟。7日为1个疗程。

方法三：针刺双侧内关、太渊两穴，捻针20分钟；或取人中、膻中、心俞穴，人中穴向鼻中隔斜刺0.5寸，行雀啄手法，另两穴用捻转补泻法，每日施针1～2次。

方法四：选心俞、厥阴俞、通里、太冲穴，并随证加减，每日1次。

方法五：针刺人中、内关、足三里，用强刺激、持续施治5～10分钟，艾灸百会、气海、关元。适用于厥脱症之急救。

2. 三棱针

刺人中、涌泉穴，配合毫针刺内关穴，艾条灸百会、足三里，隔日1次。

3. 穴位注射

主穴取内关、心俞、厥阴俞、足三里；配穴取通里。每次选 2～3 穴，用当归注射液 1ml 注射，隔日 1 次。

九、预防与调护

一般情况的预防与调护参见快速性心律失常的预防与调护。此外，对住院患者，应密切关注心率的变化。当发现心率低于 40 次/分或者心电监护显示心脏停搏，应立即报告医师，并做好急救准备。值得一提的是，缓慢性心律失常的患者因心率减慢可致心排出量下降，从而引发心力衰竭。因此当患者出现呼吸困难时，应让患者吸氧，高枕卧位或半坐位，同时报告医师。

十、各家发挥

（一）辨治思路

1. 从肝论治

张琪教授认为，心悸病位不仅在心，关键在肝，尤其以女性为主。"有余于气，不足于血"，各种诱因首伤于肝，加重原本失衡的脏腑、气血之间的关系，导致气郁化火扰心、气滞化痰生瘀、血虚不养心，而见心悸一证。心病及肝、心肝同病为此病的病机关键。因此，治疗心悸重在疏肝气、养肝血以治本，根据痰、火、瘀之偏重以治标，心肝同治，气血并调。肝气郁结证治宜疏肝理气，宁心安神。心肝血虚证治宜养血安神。肝阴亏虚证治宜养阴柔肝。阴虚阳亢者治宜平肝潜阳、宁心定志。肝郁脾虚证治宜柔肝健脾，化痰宁神。肝火扰心证治宜疏肝清热，宁心安神。心肝血瘀证治宜活血化瘀，行气通络。

2. 从脏腑论治

卢芳认为缓慢性心律失常应从脏腑论治。心主阳气，心脏赖此阳气维持其生理功能，鼓动血液运行及肾脏的温煦等。若心阳不振，心气不足则无以保持血脉的正常活动，心失所养而为悸。临床上处方以人参、附子、干姜、炙麻黄、细辛、石菖蒲等治疗。卢芳认为它脏病变亦可累及心。若饮食劳倦损伤脾气，致脾的运化失常，气血生化之源不足，心脾两虚，心失所养而心气不匀。若年老久病，肾阴阳俱亏，肾阴不足，上奉于心不足，则心阴不足或心肾阴虚，心之阴阳失和则心气不匀。若肾阴不足则肝阳偏亢，阴亏肝旺；若肾阳不足则脾失温煦，脾肾两虚。总之，卢芳认为心、肝、脾、肾功能失调皆可导致心悸。

（二）特色治法及用药

扶阳气法的临床应用：吴惟康认为阳气虚衰是导致心悸的主要原因，因黑龙江省气候偏寒，人体易受寒邪侵袭，而常常导致阳气被伏或阳气受损，故在治疗上提出扶阳气法。心主血脉而藏神，心阳不振，首选桂枝甘草汤；对气血两虚、阴阳双亏者，用炙甘草汤；心肾阳虚者用桂枝附子汤；心脾肾阳俱虚者用附姜归桂参甘汤。

（金　娟　徐京育）

第二节　心　肌　梗　死

心肌梗死（AMI）是指心肌的缺血性坏死，为在冠状动脉病变的基础上，冠状动脉的血流急剧减少或中断，使相应的心肌出现严重而持久的急性缺血，最终导致心肌的缺血性坏死。急性心肌梗死是心内科常见的急危重症，发病率逐年上升，就 2012 年中国心血管病报告指出，截至 2011 年年底，我国 AMI 患病人数已达 250 万，比 2010 年新增 50 万。近年来，由于黑龙江地域及饮食结构特点，其发病率也呈上升趋势。

本病属于中医学"胸痹心痛""真心痛""卒心痛"等范畴。

一、临床诊断要点与鉴别诊断

（一）诊断标准

心肌梗死的诊断参照 2018 年中国医师协会中西医结合医师分会、中国中西医结合学会心血管病专业委员会、中华中医药学会心血管病分会共同制定的《急性心肌梗死中西医结合诊疗指南》。

1. 临床分型

2012 年公布的《第三次心肌梗死全球统一定义》将心肌梗死分为以下 5 种类型：1 型是自发性心肌梗死，由冠脉斑块破裂、裂隙或夹层引起冠脉内血栓形成的缺血性心肌梗死；2 型是继发性心肌梗死，继发于心肌氧供需失衡（如冠脉痉挛、心律失常、贫血、呼吸衰竭、高血压或低血压）导致的心肌梗死；3 型是指疑似为心肌缺血导致的心源性猝死，或怀疑为新发生的心电图缺血变化或新发生的左束支传导阻滞（LBBB）致心源性死亡；4 型是指经皮冠状动脉介入治疗（PCI）或支架血栓相关所致的心肌梗死，包括球囊扩张和支架植入过程；5 型是冠状动脉旁路移植术（CABG）相关的心肌梗死。根据心电图是否有 ST 段抬高，可将急性 AMI 分为 ST 段抬高型心肌梗死（STEMI）与非 ST 段抬高型心肌梗死（NSTEMI）两种。

2. 临床表现

（1）症状及体征：AMI 的临床表现多样，随梗死面积的大小、部位、发展速度和基础心脏功能情况等有不同的表现，最常见的症状是疼痛。典型的疼痛症状为胸骨后或心前区剧烈的压榨性疼痛，并且向左上臂、颈或颌部放射，持续时间常超过 10~20 分钟，休息或服用硝酸甘油难以缓解，常伴有烦躁不安、出汗、恐惧，甚至有濒死感。部分患者疼痛部位不典型，个别患者无胸痛症状，还有一些患者以呼吸困难、心律失常、休克或急性心力衰竭为原发临床表现。

（2）体格检查：检查患者的生命体征，观察有无皮肤湿冷、面色苍白、烦躁不安等早期血流动力学障碍表现。应该重视心、肺听诊：肺部听诊注意有无湿啰音；心脏可有轻到中度增大；心率增快或减慢；心尖区第一心音减弱，可出现第三或第四心音奔马律。

3. 辅助检查

（1）心电图：对疑似 AMI 的患者，应在医生、护士或急救人员首次接触（first medical contact，FMC）患者 10 分钟内记录其 12 导联心电图，如不排除下壁和（或）正后壁心肌梗死，需做 18 导联心电图。典型的 STEMI 超急期心电图可表现为异常高大且两支不对称的 T 波；早期心电图表现为 ST 段弓背向上抬高（呈单向曲线）伴或不伴病理性 Q 波、R 波减低（正后壁心肌梗死时，ST 段变化可以不明显）。根据心电图上不同导联的病理性 Q 波、ST 段抬高及 T 波高尖的情况，可对心肌梗死进行定位。NSTEMI 心电图无 ST 段抬高，而多见持续的 ST 段下移≥0.1mV 和（或）对称性 T 波倒置。

首份心电图不能明确诊断者，需在 10～30 分钟内复查，并与前一份心电图进行比较以发现其动态演变。新出现的 LBBB 按 AMI 心电图对待；既往有 LBBB 影响心电图诊断 AMI 者，需结合临床情况仔细判断。

（2）血清心肌损伤标志物

1）肌钙蛋白（troponin，Tn）是肌肉组织收缩的调节蛋白，在心肌中可分为肌钙蛋白 I（cTnI）、肌钙蛋白 T（cTnT）及肌钙蛋白 C（cTnC）3 个亚型。cTnT 是高度特异及敏感的心肌损伤标志物，通常在 AMI 后 2～4 小时开始升高，10～24 小时达到峰值。

2）肌红蛋白多在 AMI 发病后 0.5～2 小时内升高，12 小时内达到峰值，24～48 小时内恢复正常，因其出现时间较心肌肌钙蛋白（cTn）及其他心肌损伤标志物更早，故更有助于 AMI 早期识别。但其特异性较差，只能作为早期诊断的参考。

3）其他：如不能检测 cTn，肌酸激酶同工酶（CK-MB）也可用于 AMI 的诊断。

（3）超声心动图：可发现室壁节段运动异常，对心肌缺血区域做出判断。其在评价有胸痛症状而无特征心电图改变时，对除外主动脉夹层有帮助。超声心动图还可评估心脏整体与局部功能、乳头肌功能、室壁瘤、附壁血栓、室间隔穿孔及心包积液等。

（4）冠脉 CT 检查：冠脉 CT 可显示冠脉狭窄及钙化，明确冠脉病变情况，对诊断与除外冠心病有较高价值。其对 AMI 的早期诊断有一定价值。

（5）冠状动脉造影术（coronary angiography，CAG）：可明确 AMI 的诊断，并在此基础上进行 PCI，疏通梗死相关冠状动脉。在 CAG 基础上，冠脉血管内超声（intravenous ultrasound，IVUS）检查，可以更准确地了解冠脉病变情况，但在 AMI 时不建议使用。

4. 诊断标准

当临床存在心肌损伤生物标志物（首选 cTnI）升高，至少有 1 次数值超过参考值上限的 99 百分位值，并有以下至少一项心肌缺血的证据，即可诊断为心肌梗死：①心肌缺血症状；②心电图示新出现的 ST-T 改变或新出现的 LBBB；③心电图出现病理性 Q 波；④影像学显示有新的存活心肌丧失或新的区域性室壁运动异常；⑤冠脉造影或尸检证实冠脉内有血栓。

（二）鉴别诊断

1. 急腹症

急性胰腺炎、消化性溃疡穿孔、急性胆囊炎、胆石等，患者可有上腹部疼痛及休克，可能与急性心肌梗死患者疼痛波及上腹部者混淆。但仔细询问病史和体格检查，不难做出鉴别，心电图检查和血清心肌酶测定有助于明确诊断。

2. 急性心包炎

心肌梗死要注意与急性心包炎鉴别诊断，尤其是急性非特异性心包炎，可有较剧烈而持久的心前区疼痛，心电图有 ST 段和 T 波变化。但心包炎患者在疼痛的同时或以前已有发热和血白细胞计数增高，疼痛常于深呼吸和咳嗽时加重，体检可发现心包摩擦音，病情一般不如心肌梗死严重，心电图除 aVR 外，各导联均有 ST 段弓背向下的抬高，无异常 Q 波出现。

3. 心绞痛

心绞痛的疼痛性质与心肌梗死相同，但发作较频繁，每次发作历时短，一般不超过 15 分钟，发作前常有诱发因素，不伴有发热、白细胞增加、红细胞沉降率（ESR）增快或血清心肌酶增高，心电图无变化或有 ST 段暂时性压低或抬高，很少发生心律失常、休克和心力衰竭，含硝酸甘油片疗效好等，可资鉴别。

4. 急性肺动脉栓塞

肺动脉大块栓塞常可引起胸痛、气急和休克，但有右心负荷急剧增加的表现，如右心室急剧增大、肺动脉瓣区搏动增强和该处第二心音亢进、三尖瓣区出现收缩期杂音等。发热和白细胞增多出现也较早。心电图示电轴右偏，Ⅰ导联出现 S 波或原有的 S 波加深，Ⅲ导联出现 Q 波和 T 波倒置，aVR 导联出现高 R 波，胸导联过渡区向左移，左胸导联 T 波倒置等，与心肌梗死的变化不同，可资鉴别。

二、审析病因病机

（一）年老体衰，阳气不足

年老体虚，精血亏虚，肾阳虚衰，不能鼓舞五脏，而致心气不足、心阳不振，心脉失于温运，痹阻不通，严重者闭塞心脉，则发为真心痛。

（二）七情内伤，气滞心胸

忧思伤脾，脾失健运，津液不布，化为痰浊；大怒伤肝，肝失疏泄，肝郁气滞，气滞心胸。痰浊、气滞均导致血脉不畅，气滞血瘀，心脉痹阻，发为真心痛。

（三）寒邪侵袭，瘀阻心脉

寒为阴邪，易伤阳气，寒性凝滞，寒主收引，寒邪侵袭人体，可使气机收敛，腠理、经络、筋脉收缩而挛急。寒邪侵袭人体，筋脉拘急，瘀阻心脉，不通则痛，发为真心痛。

（四）过食肥甘，劳倦内伤

过食肥甘厚味，饮食不节，损伤脾胃，脾失健运，聚湿生痰，痰阻心脉，心脉痹阻，严重者发为真心痛；或劳倦内伤，损伤脾胃，气血生化乏源，气血不足则无以濡养心脉，心脉拘急而发为真心痛。

总之，其病机和"胸痹"一样，本虚是发病基础，发病条件是标实。如寒凝气滞，血瘀痰浊，闭阻心脉，心脉不通，出现心胸疼痛（心绞痛），严重者部分心脉突然闭塞，气血运行中断，可见心胸猝然大痛，而发为真心痛（心肌梗死）。若心气不足，运血无力，心脉瘀阻，心血亏虚，气血运行不利，可见心动悸，脉结代（心律失常）；若心肾阳虚，水邪泛滥，水饮凌心射肺，可出现心悸、水肿、喘促（心力衰竭），或亡阳厥脱，亡阴厥脱（心源性休克），或阴阳俱脱，最后导致阴阳离决。总之，本病病位在心，其本在肾，总的病机为本虚标实，而在急性期则以标实为主。

三、明确辨证要点

（一）辨缓急

真心痛可分为急性期及缓解期，应视其不同的临床表现辨证论治。急性期疼痛剧烈，持续时间长，病情危重；缓解期疼痛多不明显，伴胸闷、气短、乏力等，多为顺证，病情较轻。故临床应分清疾病的轻重缓急，避免延误病情。

（二）辨虚实

真心痛为本虚标实之证，本虚是其发病基础，标实是其发病条件。急性期为实证，疼痛剧烈，难以忍受，持续时间长，面色苍白，大汗淋漓，患者常有濒死感。缓解期以本虚为主，胸闷气短，伴乏力、汗出心悸，舌体胖大，边有齿痕，脉弦细，多属气虚血瘀；若兼见神疲乏力，形寒肢冷，舌质暗淡，苔白腻，脉沉无力，多属寒凝心脉。

（三）辨疼痛性质

刺痛多由血瘀或痰瘀互结所致；灼痛多由阴虚或痰火所致；绞痛多由阳虚阴寒凝滞心脉所致；闷痛兼胁肋胀，善太息者属气滞；兼痰涩，阴天易发，苔腻者，属痰浊；兼气短心慌者属心气不足。

（四）辨气血阴阳

气虚者疲乏，气短，心悸，舌质淡胖嫩或有齿痕，脉濡或沉细结代；阳虚者在气虚基础上伴有畏寒肢冷，精神倦怠，自汗，面白，舌淡或胖，脉沉细、沉迟；阴虚者心悸易惊，失眠盗汗，口干烦热，舌红少苔，脉细数或促；阳脱者四肢厥冷，大汗淋漓，精神萎靡，表情淡漠，脉微欲绝，面色苍白或暗淡或浮红，舌质暗淡。

四、确立治疗方略

真心痛的治疗原则为急则治标，缓则治本。标要分清阴寒、痰阻、血瘀、气滞；本要分清气、血、阴、阳亏虚。祛邪治标常以芳香温通、宣痹豁痰、祛瘀生新、镇痛止悸为法；扶正固本常以温阳补气、养血滋阴、调肝益肾为主。总的治则不外"补""通"二义。

五、辨证论治

1. 气虚血瘀证

（1）抓主症：心胸刺痛，胸部闷滞，动则加重。

（2）察次症：短气乏力，汗出心悸。

（3）审舌脉：舌体胖大，边有齿痕，舌质暗淡或有瘀点、瘀斑，舌苔薄白，脉弦细无力。

（4）择治法：益气活血，通脉止痛。

（5）选方用药思路：本证因各种原因导致脏腑气机衰减，气虚推动无力，血行不畅而发，故方用保元汤合血府逐瘀汤加减。人参、黄芪补益心气；失笑散、桃仁、红花、川芎活血化瘀；赤芍、当归、丹参养血活血；柴胡、枳壳、桔梗行气豁痰宽胸；甘草调和诸药。

（6）据兼症化裁：若瘀重刺痛明显，加莪术、延胡索，另服三七粉；口干，舌红，加麦冬、生地黄养阴；舌淡肢冷，加肉桂、淫羊藿；痰热内蕴，加黄连、瓜蒌、半夏。常用药：人参、黄芪、桃仁、红花、川芎、丹参、赤芍、当归、柴胡、枳壳、桔梗、甘草。

2. 寒凝心脉证

（1）抓主症：胸痛彻背，胸闷气短，心悸不宁。

（2）察次症：神疲乏力，形寒肢冷。

（3）审舌脉：舌质淡暗，苔白腻，脉沉无力、迟缓或结代。

（4）择治法：温补心阳，散寒通脉。

（5）选方用药思路：本证因素体阳虚，胸阳不振，阴寒之邪乘虚而入，寒凝气滞，胸阳不振，血行不畅，心脉痹阻不通而发，故方用当归四逆汤加味。当归补血活血；芍药养血和营；桂枝、附子温经散寒；细辛散寒，除痹止痛；人参、甘草益气健脾；通草、三七、丹参通行血脉。

（6）据兼症化裁：若寒象明显，加干姜、蜀椒、荜茇、高良姜；气滞加白檀香；痛剧急予苏合香丸之类。常用药：当归、芍药、桂枝、附子、细辛、人参、甘草、通草、三七、丹参。

3. 正虚阳脱证

（1）抓主症：胸中憋闷或心胸绞痛，重则神志昏迷。面色苍白，大汗淋漓，四肢厥冷，口开目合，手撒尿遗。

（2）察次症：喘促不宁，或有窒息感，或表情淡漠，心慌，烦躁不安。

（3）审舌脉：脉疾数无力，或脉微欲绝。

（4）择治法：回阳救逆，益气固脱。

（5）选方用药思路：本证因心气不足，运血无力，心脉瘀阻，心血亏虚，气血运行不利，导致阳气虚衰而发，故方用四逆加人参汤加减回阳救逆，益气固脱。红参大补元气；附子、肉桂温阳；山茱萸、龙骨、牡蛎固脱；玉竹、炙甘草养阴益气。

（6）据兼症化裁：若阴竭加五味子，并可急用独参汤灌服或鼻饲，或参附注射液静脉用药。亦可选用蝮蛇抗栓酶、蚓激酶、三七总皂苷、毛冬青甲素、川芎嗪等活血药物，具有一定程度的抗凝和溶栓作用，并可扩张冠状动脉。常用药：红参、附子、肉桂、山茱萸、龙骨、牡蛎、玉竹、炙甘草。

六、中成药选用

（1）麝香保心丸：成分为麝香、人参、人工牛黄、肉桂、苏合香、蟾酥、冰片。口服，每次 1～2 丸，每日 3 次；或症状发作时服用。具有芳香温通，益气强心的功效。适用于气滞血瘀所致的胸痹，症见心前区疼痛、固定不移；心肌缺血所致的心绞痛、心肌梗死见上述证候者。

（2）速效救心丸：主要由川芎、冰片组成。含服，每次 4～6 粒，每日 3 次；急性发作时，每次 10～15 粒。具有行气活血，祛瘀止痛，增加冠脉血流量，缓解心绞痛的作用。用于气滞血瘀型冠心病心绞痛的患者。

（3）复方丹参滴丸：成分为丹参、三七、冰片。吞服或舌下含服，每次 10 丸，每日 3 次，4 周为 1 个疗程；或遵医嘱。作用为活血化瘀，理气止痛。用于气滞血瘀所致的胸痹，症见胸闷、心前区刺痛；冠心病心绞痛见上述证候者。

（4）通心络胶囊：成分为人参、水蛭、全蝎、赤芍、蝉蜕、土鳖虫、蜈蚣、檀香、降香、乳香、酸枣仁、冰片。口服，每次 2～4 粒，每日 3 次。具有益气活血，通络止痛的作用。用于冠心病心绞痛属心气虚乏、血瘀络阻证，症见胸部憋闷，刺痛，绞痛，固定不移，心悸自汗，气短乏力，舌质紫暗或有瘀斑，脉细涩或结代。亦用于气虚血瘀络阻型中风，症见半身不遂或偏身麻木，口舌㖞斜，言语不利。

（5）心欣舒胶囊：组成为黄芪、生地黄、五味子、丹参、赤芍、桂枝、人参。口服，每次5粒，每日3次。具有益气活血，滋阴荣心作用。用于气阴两虚所致的胸痹、心悸，以及冠心病心绞痛、心肌炎属上述证候者。

（6）丹参舒心胶囊：主要成分为丹参。口服，每次1～2粒，每日3次。具有活血化瘀，镇静安神的作用。适用于冠心病引起的心绞痛、胸闷及心悸等。

七、单方验方

（一）名医专家经验方

1. 三参丹饮（段富津）
组成：白参、生黄芪、川芎、丹参、三七、龙血竭、当归。
主治：气虚血瘀型胸痹心痛。

2. 师传丹参饮（崔振儒）
组成：黄芪20g，生晒参20g，丹参20g，川芎20g，葛根20g，桑寄生50g，青皮10g，瓜蒌30g，降香10g，酸枣仁20g，石菖蒲20g，珍珠母50g。
主治：气虚血瘀、夹痰痹阻型胸痹。

（二）其他单方验方

（1）三棱、莪术粉各1g，温开水送服，每日2～3次。用于治疗气血郁滞型冠心病。

（2）太子参15g，茯神10g，石菖蒲10g，远志10g，丹参10g，桂枝15g，炙甘草5g，麦冬10g，川芎10g。每日1剂，水煎服。用于治疗阳气虚所致的冠心病心绞痛等。

八、中医特色技术

（一）穴位贴敷疗法

心绞痛贴膏（药物组成：川芎、丹参、冰片、乳香、没药、檀香、延胡索等）穴位贴敷，每贴含药量0.1g，每日1次，维持24小时，取穴双侧心俞、双侧足三里、神阙，每穴1贴，疗程7日。用于治疗气虚血瘀型冠心病不稳定型心绞痛、心肌梗死后期。

（二）针灸治疗

1. 毫针针刺
（1）常用穴位：主穴取合谷、血海、膈俞。配穴取神门、郄门、三阴交、膻中、胃俞、脾俞、肺俞、足三里、内关、太冲。合谷属手阳明大肠经，位于第一、二掌骨间；太冲属足厥阴肝经，位于第一、二跖骨间。两穴同为原穴，又都分布在四肢歧骨部，犹如四虎把关，故古人将左右合谷、左右太冲合称为"四关"穴。发病时取双侧合谷刺入，留针20分钟左右，一般疼痛会在3～5分钟后缓解。膈俞属足太阳膀胱经，位于第七颈椎下，两旁各1.5寸，为八会穴之血会；血海、膈俞虽不同经，但在临床上均有调血功能，可同治血病，在运用中又各有所长，血海、膈俞配伍具有统摄、补养全身阴血，畅通全身瘀血及清热凉血的作用。

（2）针刺手法：选准穴位后，快速刺到皮下，然后不变角度慢慢地进针1.5～2寸，针尖遇有抵触感为止，再将针提起 0.1～0.2 寸，患者出现感应时，即可刺激。针感特点：针刺时患者产生麻胀感、闷压感及揪心感。

（3）常用手法和疗程

1）手法：根据患者敏感情况，使用不同手法中等刺激，留针 10～20 分钟，配合使用提插、捻转、刮针和抖针等。

2）疗程：通常每日针 1 组穴位，10～20 次为 1 个疗程，疗程间隔 3～5 日。如病情重者可每日针 2 次。

2. 揿针针刺

（1）常用穴位：主穴取心、肾上腺、小肠、皮质下。配穴取肺、交感、肝、内分泌、神门。揿针即小型针灸针，贴敷于耳穴双侧心、肾上腺、小肠、皮质下、肺、交感、肝、内分泌、神门。心、脾、肾三者相生相克，共同维持人体水液的合理分布，促进体内水液循环，体内外液体趋于平衡状态。防止液体蓄积，避免水液潴留的现象。

（2）操作手法：局部常规消毒后，拆下揿针密封纸，将塑料容器向后曲折，用拇指和食指夹紧其中一半剥离纸和胶布，将它们一并从另一半剥离纸中分开，并从塑料容器中取出，将针直接应用在已消毒的皮肤上，按压、黏附、扎好，除去剥离纸，将胶布压好以确保黏附稳妥。嘱患者每日按压 3～5 次，每次按压 10 分钟，以刺激局部穴位。

九、预防与调护

（一）预防

（1）注重真心痛的诱因作用：注意气候影响，做好防寒保暖，防止外邪诱发；调节情绪，预防情志引发真心痛的发作；饮食宜清淡而富营养，忌生冷、肥甘、辛辣、海鲜发物等，以免伤脾生痰。

（2）鼓励患者根据个人身体情况，选择太极拳、内养功、呼吸体操等长期锻炼，增强体质，预防感冒。

（3）预防心肌梗死的危险因素。

1）劳累：过度疲劳和连续紧张的劳累等是心肌梗死的诱发因素之一，专家表示劳累可使心脏的负担明显加重，心肌需氧量突然增加，造成心肌短时间内缺血、缺氧，发生心肌坏死，乃至心肌梗死。

2）激动、紧张、愤怒等激烈的情绪变化。

3）暴饮暴食：进食大量高脂肪、高热量的食物后，血脂浓度突然升高，导致血液黏稠度增高，血小板聚集性增高，在冠状动脉狭窄的基础上形成血栓，引起急性心肌梗死。

4）寒冷、低温：这也是常见的心肌梗死的诱发因素之一，专家介绍，突然寒冷刺激可能诱发急性心肌梗死。冠心病患者应十分注意防寒保暖。在冬春寒冷季节，持续低温、大风、阴雨天气，急性心肌梗死发病率较高。

（二）调护

（1）急性期需绝对卧床休息：卧床期间应加强护理。进食、洗漱、大小便均要给予协助，尽量避免患者劳力，以后可按病情逐渐增加活动量。休养环境应安静、舒适、整洁、室温合适。

（2）避免肢体血栓形成及便秘：对于卧床时间较长的患者应定期做肢体被动活动，避免肢体血栓形成。由于卧床及环境、排便方式的改变，容易引起便秘。要提醒患者排便忌用力过度，因排便用力可增加心脏负荷，加重心肌缺氧而危及患者生命，可给些轻泻剂或开塞露通便，便前可给予口含硝酸甘油片或吲哚美辛等。

（3）饮食宜清淡：要吃易消化、产气少、含适量维生素的食物，如青菜、水果和豆制品等；每日保持必需的热量和营养，少食多餐，避免因过饱而加重心脏负担，忌烟、酒；少吃含胆固醇高的食物，如动物内脏、肥肉和巧克力等；有心功能不全和高血压者应限制钠盐的摄入。同时正确记录出入水量。

（4）警惕不典型的发病表现：有时心绞痛或心肌梗死的症状很不典型，如有的患者可出现反射性牙痛，也有的心肌梗死先发生胃痛。遇到这种情况，务必提高警惕，凡有冠心病病史的患者，均不可忽视，应尽早就医诊治。在病情平稳恢复期要防止患者过度兴奋，使其保持稳定的情绪、适量的体力活动，以预防病情反复。

十、各家发挥

（一）辨治思路

1. 从脏腑论治

马骥认为胸痹多因郁怒、忧思及饮食不节而诱发，气滞血瘀是胸痹发生的主要病理因素之一，多涉及肝、脾等脏器。肝气郁结，疏泄功能失司；忧思伤脾及饮食不节可导致脾气亏虚，聚湿生痰，痰瘀互阻，闭阻脉络。故马骥在治疗上以通阳宽胸散结，疏肝活血通络为主，常以瓜蒌薤白白酒汤为基础方进行加减治疗。

2. 从气机论治

李敬孝认为本病是由于胸中大气下陷，气虚血瘀而发病，在治疗思路上从气机论治。因胸中大气下陷，故症见胸闷、气短；气虚不能推动血液运行而致血瘀，故胸前区刺痛，乏力。故在治疗时应通过升举气机，活血化瘀来治疗气虚夹瘀型真心痛。李敬孝用升陷汤升举下陷之气机，配合丹参饮活血化瘀进行治疗，有较好的临床疗效。

3. 从气虚血瘀论治

徐京育认为真心痛的基本病机为气虚血瘀，此乃本虚标实。本虚以心气虚为主，标实以血瘀为常见。徐京育认为本病的高发人群为中老年人，因年老体衰，正气亏虚，脏腑阴阳气血功能失调。由于心气不足，帅血无权，心脉瘀阻，导致心胸刺痛，胸部闷滞，故气虚血瘀证为真心痛常见证型，症见心胸剧痛，痛有定处，气短乏力，心悸自汗，面晦唇青，诸症动则加剧，舌质紫暗，或有瘀斑，脉弦细无力。临床治以益气活血，通脉止痛之法。

（二）特色治法及用药

1. 三参丹饮的临床应用

段富津认为本病发病主要与寒邪内侵、饮食不节、情志内伤及久病体虚等有关；其主要病机为心脉瘀阻；将本证分为虚证和实证。段富津认为虚证以气虚为主，实证以血瘀为最。临床实践上多见于虚实夹杂之证。段富津根据多年临证诊治气虚血瘀型胸痹心痛的经验，化裁三丹参饮，并制成成药。本药由白参、生黄芪、川芎、丹参、三七、龙血竭、当归组成，其功效为益气养心，行气活血。方中以白参为君药，以补不足之气。生黄芪补中气、固表气，为臣药，与君药相伍，白参偏于补中气，黄芪偏于固表气，二者相伍，补一身内外之气。三七功善化瘀止血，与白参、生黄芪相伍，达益气活血之效，为臣药。当归补血和血，川芎为血中气药，擅能活血利气，祛瘀止痛；丹参善入心经，有活血化瘀止痛之功；血竭散瘀定痛，四药共助三七活血化瘀止痛，且活血而不伤血，共为佐药。以上诸药合用，共达益气养血，活血止痛之效。

2. 温阳散寒、活血化瘀法治疗胸痹心痛

崔振儒认为黑龙江地区气候寒冷，或肥甘厚味、偏嗜辛辣和烟酒等不良饮食习惯，或现代人不良生活习惯、生活节奏快、工作压力大等因素与胸痹心痛发病均密切相关。胸痹病机为本虚标实，结合黑龙江地区气候、人们的饮食习惯和体质等特点，本虚为心阳不振、阴虚不足，标实为血瘀为主，痰湿、寒凝、气滞、郁热次之，病位在心，与五脏均相关。崔振儒认为本病以心阳亏虚，寒凝血瘀，痹阻心脉最为常见，临床中见胸痛剧烈、遇寒加剧，或见心胸刺痛等症。崔振儒常用自拟宁心汤为基础方，通过温阳散寒、活血化瘀治疗取得显著效果。崔振儒在继承前辈治疗胸痹方剂基础上进一步发展，自拟宁心汤，药物组成：黄芪 20g，生晒参 20g，制川乌 5g，细辛 5g，丹参 20g，川芎 20g，桑寄生 50g，葛根 20g，青皮 10g，郁金 20g，降香 10g，石菖蒲 20g，珍珠母 50g，酸枣仁 20g。胸痹患者多年过五十，多见乏力，遇劳则发或加重等气虚之症，所以崔振儒在宁心汤中使用生晒参补益心气。

3. 善用药对进行治疗

姜德友临床辨治用药时擅于运用药对，根据药物性味、归经、升降浮沉、毒性、功效和病证，或以药对成方，或以药对合于方中，以达相协、相制、减毒增效之旨，取药物之所长，去药物之所短。如麦冬和五味子，麦冬甘寒，养阴清热、润肺生津；五味子酸温，敛肺止汗，生津止渴，一润一敛，使气复津生，汗止阴存，可治疗气阴两虚之胸痹。薤白和瓜蒌，瓜蒌理气宽胸，涤痰散结；薤白通阳散结，行气止痛，两药相配既祛痰结，又通阳气，相辅相成，为治疗胸痹胸痛的常用药对。

（李　杨　高恩宇）

第三节　慢性心力衰竭

慢性心力衰竭（chronic heart failure，CHF）是指持续存在的心力衰竭状态，可以稳定、恶化或失代偿。慢性心力衰竭是心血管疾病的终末期表现和最主要的死因，是 21 世纪心血管领域的两大挑战之一。其发病率呈逐年上升趋势，具有发病率高、再住院率高、病死率高的特点。心力衰竭发病率有明显地区差异性，我国成年人心力衰竭发病率北方高于南方，并且北方的发病率呈上升趋势。治疗慢性心力衰竭的目标不仅是改善症状、提高患者生活质量，而且要针对心肌重构的机制，延缓和防止心肌重构的发展，降低慢性心力衰竭的住院率和死亡率。

本病属于中医学"心悸""怔忡""心水""心痹""喘证"等范畴。

一、临床诊断要点与鉴别诊断

（一）诊断标准

慢性心力衰竭的诊断参照 2014 年《中国心力衰竭诊断与治疗指南》。

1. 诊断要点

左室舒张期松弛能力和顺应性降低，僵度增加，充盈受损，心搏量减少，可与收缩功能障碍同时或单独存在。

（1）主要临床表现：①有典型心力衰竭症状体征；②左室射血分数（LVEF）正常或轻度下降（≥45%），左室不大；③存在结构性心脏病证据或舒张功能不全；④超声心动图准确性不够，E/e 增加，E/A 异常（＞2 或＜1）；无心瓣膜病，无心包疾病、肥厚型心肌病及限制型心肌病等。

（2）其他需考虑的因素：①本病患者多为老年人，尤以女性多见，有高血压史或伴糖尿病、肥胖、心房颤动等；②心力衰竭定量标志物（BNP）或 N 端前脑钠肽（NT-proBNP）轻至中度升高。

2. 临床状况评估

（1）判断心脏病的性质及程度

1）依据病史、症状、体征判断。

2）心力衰竭的常规检查：①二维超声心动图及多普勒超声（Ⅰ，C），不推荐常规反复监测。②心电图（Ⅰ，C）。③实验室检查：血浆利钠肽[B 型利钠肽（BNP）]或 N 末端 B 型利钠肽原（NT-proBNP）测定[BNP＜35ng/L，NT-proBNP＜125ng/L 不支持慢性心力衰竭诊断（Ⅰ，A）]；心肌损伤标志物（cTn）（Ⅰ，A）；纤维化[可溶性 ST2（Ⅱa，B），半乳糖凝集素-3（Ⅱb，B）]，炎症，氧化应激，神经激素紊乱，心肌和基质重构的标志物。

3）其他辅助检查：①X 线胸片（Ⅱa，C）；②心脏磁共振（CMR）；③冠状动脉造影；④核素心室造影，核素心肌灌注或代谢显像；⑤负荷超声心动图；⑥经食管超声心动图；⑦心肌活检（Ⅱa，C）。

（2）判断心力衰竭的程度

1）NYHA 心功能分级：Ⅰ级，活动不受限；Ⅱ级，活动轻度受限；Ⅲ级，活动明显受限；Ⅳ级，休息时也有症状，又分为Ⅳa 级、Ⅳb 级。

2）6 分钟步行试验：6 分钟步行距离＜150m 为重度心力衰竭，150～450m 为中度心力衰竭，＞450m 为轻度心力衰竭。

（3）判断液体潴留及其严重程度：参考体质量、肝颈静脉回流征、肺部啰音、肝脏充血（肝脏肿大）及水肿（下肢和骶部水肿、胸腔积液、腹水）。

（4）其他生理功能评价：①有创性血流动力学检查；②心脏不同步检查，可用超声心动图判断。

（5）治疗评估

1）治疗效果的评估：①NYHA 心功能分级；②6 分钟步行试验；③超声心动图；④利钠肽测定；⑤生活质量评估。

2）疾病进展的评估。

3）预后的评定。

（二）鉴别诊断

1. 支气管哮喘

左心衰竭患者夜间阵发性呼吸困难，常称之为"心源性哮喘"，应与支气管哮喘相鉴别。前者多见于器质性心脏病患者，发作时必须坐起，重症者肺部有干、湿啰音，甚至咳粉红色泡沫痰；后者多见于青少年，有过敏史，发作时双肺可闻及典型哮喘音，咳出白色黏痰后呼吸困难常可缓解。测定血浆 BNP 水平对鉴别心源性和支气管性哮喘有较大的参考价值。

2. 肝硬化腹水伴下肢水肿

肝硬化腹水伴下肢水肿应与慢性右心衰竭相鉴别，除基础心脏病体征有助于鉴别外，非心源性肝硬化不会出现颈静脉怒张等上腔静脉回流受阻的体征。

二、审析病因病机

（一）外感六淫

久居潮湿，冒雨涉水或气候寒冷潮湿，水寒内侵，邪犯心阳；或外感风寒之邪，逆传心肺，心主血脉的功能受其影响，心阳不振，水气凌心射肺，使人烦躁心悸，喘促不宁，腹大胫肿，不能平卧，发为心力衰竭。

（二）饮食不节

嗜食肥甘厚腻，损伤脾胃，脾胃失养，不能运化水谷精微，心脉失养，心阳不振，不能鼓动血脉，故见喘促；或饮食无度，损伤脾胃，不能运化水湿，水湿不化，水液不能下输膀胱，泛溢于肌肤，故下肢浮肿，水凌心肺，发为心力衰竭，症见咳嗽、气急。

（三）内伤劳倦

劳倦过度、久病损伤、年老气弱等导致气虚，气虚则无力助血运行，血液瘀滞，心神失养则心悸怔忡；脉络瘀阻，血不利则为水，水液停聚，故下肢水肿，发为心力衰竭。

心力衰竭病位在心，涉及肾、脾、肝、肺诸脏。外感六淫、饮食不节、内伤劳倦等耗损气血津液，导致脏腑功能失调，心失营运。而心居胸中，为阳中之阳，心主血脉，血脉的运行全赖心中阳气的推动，阳气亏虚，失于温运，心无所主，严重者可致心肾之阳暴脱。心力衰竭多见于年老、体弱、久病之人，以心肾阳虚为主。本病本虚标实，虚实夹杂。

三、明确辨证要点

（一）辨病势缓急

辨缓急者，意在知其病势，勿失良机。而缓急之辨者，当须首辨临床证候。其病势缓者，虽见心悸气短、疲倦乏力、咳嗽咳痰，但汗出较少，体力活动轻微受限，夜不能卧，面色如常，舌淡红或暗红，脉弦滑或沉细；其病势急者，症见急性病容，喘促气急，焦躁不安，汗出如珠，乏力，面色苍白，口唇紫暗，舌淡暗或紫暗胖大、瘀点瘀斑，脉沉细或促、结、代或脉微欲绝。

（二）辨虚实

心力衰竭多是由于久病体虚、年老体弱，或先天不足、后天失养致心气亏虚，鼓动无力。临证以心气虚乏、心阳不振、脾肾阳虚等虚证居多。然而，部分心力衰竭患者病程长、病变较重、兼证多，偶触外邪、劳累、情志不调等，极易诱发或加重。病情之繁杂，绝非一个"虚"

字所能概之。患者有心悸气短，汗出乏力，形寒肢冷，舌质淡胖、有齿痕等阳气虚乏证者为虚证；患者见咳嗽痰多，胸闷憋气，不能平卧，下肢浮肿，大便干结，舌质紫暗，有瘀斑、瘀点，舌苔厚腻等痰瘀症者为实证。

（三）辨轻重

此病病情复杂，在论治的过程中，应注意辨别轻重以达到针对性用药的效果。症见轻微胸闷憋气，心悸失眠，乏力，舌暗红，苔白或白腻，脉弦细，病位在心、肝，病势较轻；若症见较强体力活动后出现心悸气短，胸闷憋气，舌暗红，苔白，脉弦细，则病位在心、肝、脾，病势稍重，应密切观察病情，及时治疗；若一般体力活动后出现心悸气短，乏力汗出，夜不能卧，舌暗红，苔白，脉沉细或细数，下肢轻度浮肿，病位在心、脾、肺，病势重，应及时治疗；病势严重者，卧床休息仍心悸气短，疲倦乏力，形寒肢冷，咳逆倚息不得卧，便溏尿少，舌淡暗，舌体胖大、有齿痕，苔白，脉细弱或结代，下肢中重度浮肿，病位在心、脾、肾，应密切注意患者的病情变化，及时对症治疗。

（四）辨脏腑

心力衰竭患者多表现为心气虚乏，或心阳不振，心之泵血、鼓动、推动之力减弱，而致血行迟缓，病位在心，然与五脏六腑相关。情志不调，肝气郁滞，久则由气及血，血瘀络阻，络阻成积，而致心脉痹阻，病位在肝；饮食不节，脾失健运，制水失用，水停犯心，病位在脾；年老体弱或劳倦过度，致肾阳虚衰，主水无权，水气凌心，病位在肾；水饮凌肺，肺失肃降，肺气上逆，病位在肺。

总之，病由肝、肺所致者，病变较轻，以气虚推动无力多见，且兼证少，传变慢，治疗较易，预后较好；病由脾、肾所致者，病变较重，阳虚水泛多见，且兼证多，易于传变，治疗较为棘手，预后较差。凡治本病者，须明知此理，巧辨病位，审慎用药，遏其传变。

四、确立治疗方略

心力衰竭的患者，多本虚标实，病情复杂。虚者多以气血阴阳虚损为主，兼顾外邪痹阻心脉，水邪上泛、痰阻、血瘀等，因此在治疗时当注意标本兼顾，扶正祛邪。首先应补气通阳，鼓舞正气以助达邪，故以扶正复元为主。其次因水饮凌肺，则肺气不降；水饮停积阻遏心阳，无以主血脉；血脉滞涩，瘀血难消，故亦应注意祛邪。在治疗时还应该辨别病位，心力衰竭病位当属于心，然与五脏六腑皆息息相关。其在肝者，因于气，乃情志不调，肝气郁滞，治在理气宽胸；其在肺者，以水饮凌肺，肺失肃降为特点，治在降肺利水；其在脾者，以脾虚制水失用，水停犯心为特点，治在健脾养心；其在肾者，以肾虚，主水无权，水气凌心为特点，治在滋阴清热，温阳化水。

五、辨证论治

1. 水邪上犯，上凌心肺证
（1）抓主症：喘咳倚息不得卧，水肿。
（2）察次症：咳痰清稀，或咳出痰血，心悸，怔忡，尿少，烦躁出汗。
（3）审舌脉：舌质紫暗，苔滑，脉数、疾。

（4）择治法：泄肺利水。

（5）选方用药思路：本证为水邪上犯，上凌心肺所致，故方用葶苈大枣泻肺汤合五苓散以泄肺利水。方中葶苈子、大枣泄肺利水，降气平喘；桂枝温阳；茯苓、车前子、猪苓、泽泻利水消肿；丹参、红花活血化瘀；牛膝、益母草益肾。

（6）据兼症化裁：阳气欲脱、大汗、厥逆者，加人参、附子；兼咳出痰血者，加三七；兼痰热者，加黄芩、鱼腥草、瓜蒌。

2. 肝郁气滞，气滞血瘀证

（1）抓主症：胸胁满闷，唇甲青紫。

（2）察次症：心悸怔忡，胁下积块，疼痛不移，颈部青筋暴露，下肢水肿，或面白神疲。

（3）审舌脉：舌质紫暗，脉沉涩或结代。

（4）择治法：益气活血，化瘀利水。

（5）选方用药思路：本证为肝郁气滞，气滞血瘀，心阳痹阻所致，故方用血府逐瘀汤以活血化瘀，行气止痛。方中桃仁破血行滞而润燥；红花活血祛瘀以止痛；赤芍、川芎助上药活血祛瘀；牛膝活血通经，祛瘀止痛，引血下行；生地黄、当归养血益阴，清热活血；桔梗、枳壳，一升一降，宽胸行气；柴胡疏肝解郁，升达清阳，与桔梗、枳壳同用，尤善理气行滞，使气行则血行；桔梗载药上行；甘草调和诸药。合而用之，使血活、瘀化、气行，则诸症可愈。

（6）据兼症化裁：气虚甚者，加人参；阳气虚衰者，加桂枝、附子；血瘀日久，积块坚实者，加三棱、莪术、水蛭、土鳖虫、桃仁。

3. 心阳不振，阳虚水泛证

（1）抓主症：心悸气喘或不得卧，畏寒肢冷，尿少，下肢水肿。

（2）察次症：水肿多由下而上，朝轻暮重，甚则全身水肿、腹水、胸腔积液。

（3）审舌脉：舌质淡胖或淡暗，脉沉细无力或结代，或雀啄脉。

（4）择治法：温阳利水。

（5）选方用药思路：本证为心阳不振，水津不布所致，故方用真武汤合五苓散以温阳利水。方中附子、桂枝振奋心阳；白术、茯苓、泽泻、车前子利水消肿；生姜温阳。

（6）据兼症化裁：气虚者，加人参、黄芪；血瘀者，加活血化瘀之品，如丹参、桃仁、牛膝等；肾不纳气者，加人参、蛤蚧、胡桃以固肾纳气。

4. 心阳虚衰，阳虚气脱证

（1）抓主症：胸闷痛，喘促不得卧，甚则气不得接续。

（2）察次症：额汗入珠，颜面、唇、甲青紫，形寒肢厥，尿少或无尿，神志恍惚或昏不知人。

（3）审舌脉：脉微欲绝或结代。

（4）择治法：回阳固脱。

（5）选方用药思路：本证为阳虚日久，损气耗气所致，故方用参附龙牡救逆汤加减，以回阳固脱。方中人参益气固脱；附子振奋心阳；龙骨、牡蛎安神定志；丹参、红花、川芎活血；白芍、甘草和营护阴。诸药合用，有回阳救逆，潜阳护阴之功。

（6）据兼症化裁：脾气大虚，泄泻不止者，加炮姜、赤石脂；阴阳俱虚者，可加麦冬、五味子。

5. 心脾两虚，气血不足证

（1）抓主症：心悸怔忡，气短乏力。

（2）察次症：面色㿠白，食少纳呆，心悸怔忡。

（3）审舌脉：舌红少苔，脉细数无力。

（4）择治法：益气补血，健脾养心。

（5）选方用药思路：本证为心力衰竭日久，气阴两虚所致，故方用归脾汤以益气补血，健脾养心。方中黄芪、人参、白术、甘草补气健脾；龙眼肉、酸枣仁、当归补血养心；茯神、远志宁心安神；木香行气醒脾，以使本方补不碍胃、补而不滞；少配生姜、大枣以和中调药。

（6）据兼症化裁：下肢水肿者，加茯苓。

6. 肾精不足，阴阳两虚证

（1）抓主症：心悸怔忡，口干舌燥，恶风畏寒，下肢水肿。

（2）察次症：头晕目眩，耳鸣耳聋，腰膝酸软，气短乏力，失眠盗汗，肌肤甲错，咳逆气喘。

（3）审舌脉：舌淡或红，苔薄白，脉细弱或细数、结代。

（4）择治法：滋肾阴，补肾阳。

（5）选方用药思路：本证为心力衰竭日久，阴损及阳，阳损及阴所致，故方用地黄饮子加减，以滋肾阴，补肾阳。方中熟地黄、山茱萸滋补肾阴；肉苁蓉、巴戟天温壮肾阳；附子、肉桂辛热，以助温养下元，摄纳浮阳，引火归元；石斛、麦冬、五味子滋养肺肾，金水相生，壮水以济火；石菖蒲、远志与茯苓合用，以开窍化痰，交通心肾；生姜、大枣以调和诸药。

（6）据兼症化裁：若咳逆倚息不得卧者，加葶苈子、大枣；胁痛积块者，加山楂、丹参。

7. 外感邪气，痰热壅肺证

（1）抓主症：咳嗽喘促，不能平卧，痰多色黄而稠。

（2）察次症：小便短赤，下肢浮肿，或身热口渴，大便秘结。

（3）审舌脉：舌红，苔黄腻，脉滑数。

（4）择治法：清化痰热，利水消肿。

（5）选方用药思路：本证为痰热壅盛，阻塞气道所致，故方用清金化痰汤加减，以清化痰热，利水消肿。方中黄芩、知母、桑白皮、贝母清热化痰；瓜蒌、桔梗清热涤痰，宽胸开结；泽泻、车前子利水消肿。

（6）据兼症化裁：痰热甚者，加鱼腥草；下肢水肿者，加泽泻、车前子；舌红者，加沙参、玉竹、麦冬；神志不清者，加石菖蒲、郁金。

六、中成药选用

（1）参附强心丸：组成为人参、附子（制）、桑白皮、猪苓、葶苈子、大黄。口服，每次2丸，每日2次或3次，每丸3g。具有益气助阳，强心利水的功效。用于慢性心力衰竭引起的心悸、气短、胸闷喘促、面部肢体水肿等证属心肾阳衰者。

（2）芪参益气滴丸：主要由黄芪、丹参、三七、降香油组成。餐后半小时服用，每次1袋，每日3次，4周为1个疗程或遵医嘱。具有益气通脉，活血止痛的作用。用于气虚血瘀型胸痹，症见胸闷，胸痛，气短乏力，心悸，自汗，面色少华，舌体胖大、有齿痕，舌质紫暗或有瘀斑，脉沉或沉弦；冠心病心绞痛见上述证候者。

（3）芪力强心胶囊：成分为黄芪、人参、附子、丹参、葶苈子、泽泻、玉竹、桂枝、红花、香加皮、陈皮。口服，每次4粒，每日3次。具有益气温阳，活血通络，利水消肿功效。用于冠心病、高血压所致轻、中度心力衰竭证属阳气虚乏，络瘀水停者，症见心慌气短，动则加剧，夜间不能平卧，下肢浮肿，倦怠乏力，小便短少，口唇青紫，畏寒肢冷，咳吐稀白痰等。

（4）补益强心片：主要由人参、黄芪、香加皮、丹参、麦冬、葶苈子组成。口服，每次4片，每日3次，2周为1个疗程。有益气养阴，活血利水的作用。用于冠心病、高血压性心脏病所致慢性充血性心力衰竭（心功能分级Ⅱ～Ⅲ级），中医辨证属气阴两虚兼血瘀水停证者。症见心悸，气短，乏力，胸闷，胸痛，面色苍白，汗出，口干，浮肿，口唇青紫等。

（5）参脉胶囊：组成为人参、麦冬、五味子。口服。每次3粒，每日3次。具有益气复脉，养阴生津的作用。用于气阴两亏证，症见心悸气短，脉微自汗等。

七、单方验方

（1）人参、黄芪、当归、川芎、玉竹、桂枝、附子、白术、葶苈子（布包）、猪苓、泽泻。水煎服，每日2次。用于阳虚水停型心力衰竭。

（2）人参、附子、黄芪、炙甘草、桂枝、五加皮、葶苈子、红花、丹参、川芎、白果、桑白皮。水煎服，每日2次。用于气阴两虚型心力衰竭。

（3）消水圣愈汤：桂枝、甘草、干姜、大枣、麻黄、杏仁、附子、知母、防己。水煎服，每日2次。用于阴阳两虚，血瘀水停型心力衰竭。

（4）心痹汤：黄芪、党参、白术、茯苓、当归、丹参、桃仁、红花、水蛭、虻虫、炙甘草。水煎服，每日2次。用于阳虚血瘀水停型心力衰竭。

（5）银翘白虎汤：连翘、金银花、防己、木瓜、知母、粳米、石膏、甘草。水煎服，每日2次。用于外邪侵袭型心力衰竭。

八、中医特色技术

（一）冬病夏治穴位贴

方药组成：太子参、桂枝、商陆、白芥子，辅料为姜汁。
功效：益气温阳，活血利水。
组方分析：太子参，味甘、微苦，性平，入脾、肺经。功能益气健脾，生津润肺。用于脾虚体倦，食欲不振，病后虚弱，气阴不足，自汗口渴，肺燥干咳等。现代药理研究证实其主要成分为太子参多糖，可改善心肌供血，增强心肌收缩力。桂枝，味辛、甘，性温，入肺、心、膀胱经。功能温经通脉，助阳化气。现代药理研究证实其有效成分桂皮油可扩张冠状动脉，调节血液循环，改善心脏功能。商陆，味苦，性寒，入脾、膀胱经。功善利水消肿，祛痰平喘。主治水肿、胀满。白芥子，味辛，性温。功善温肺豁痰利气，散结通络消肿。主治痰饮咳喘，胸满胁痛，肢体麻木，关节肿痛，湿痰流注，阴疽肿痛等。

（二）针灸

（1）常用穴位：主穴取心俞、厥阴俞、内关。配穴取神门、通里、三阴交、期门、膻中、胃俞、脾俞、肺俞、足三里、下侠白。心动过速，加内关、间使；心动过缓，加内关、通里；肝大、肝痛，加肝俞、期门、太冲；水肿，加肾俞、脾俞、三焦俞、膀胱俞、维道、水分、三阴交、中极、阴陵泉；腹胀，加足三里、天枢、气海；咳喘，加肺俞、孔最、丰隆、少府、合谷、膻中；失眠，加内关、间使、郄门、曲池、三阴交、膈俞；食欲缺乏（调节胃肠功能），加足三里、脾俞。

心俞、厥阴俞为足太阳膀胱经在背部的腧穴，心俞与心相关，厥阴俞与膀胱相关，针刺此二穴可壮心阳；内关为手厥阴心包经的络穴，别走少阳，针此能安心神，并善于调理脾胃以治本，故以此三穴为主穴。神门为手少阳三焦经的原穴，通里为手少阴心经的络穴，三阴交为足三阴之交会穴，针此三穴皆有清心安神的作用，并能滋养心血。郄门为手厥阴心包经的郄穴，膻中为宗气之所聚，针此二穴者能理气以治心痛。又因心脏病变常出现脾、肺、肾的症状，针肾俞，补肾纳气以壮真阳；针脾俞、足三里以健脾胃而治本；肺俞是肺气所输之处，针肺俞、下侠白能宽胸理肺，并能清肃肺热。故取此诸穴为配穴。主穴与配穴可适当编组，用 30～32 号毫针，每组 3～4 个穴，交替使用，如此以调整气血、强壮机体，调节机体与内外环境的统一，达到治疗的目的。

（2）背俞穴针刺手法和针感：①选用 28 号毫针，选准穴位后外旁开 0.3～0.5 寸，针柄向外成 45°角，快速刺入皮下，然后不变角度慢慢地进针 1.5～2 寸，针尖遇有抵触感为止（触及横突根部），再将针提起 0.1～0.2 寸，患者出现感应时，即可刺激。②针感特点：针刺时患者产生由背向胸前传导的麻胀感、闷压感及揪心感。

（3）常用手法和疗程：根据患者敏感情况，使用不同手法中等刺激，留针 10～20 分钟，配合使用提插、捻转、刮针和抖针等手法。通常每日针 1 组穴位，10～20 次为 1 个疗程，疗程间隔 3～5 日。如病情重者可每日针刺 2 次。

（4）耳针辅助治疗：主穴取心、肺、内分泌、肾上腺。配穴取脑干、皮质下、脾、肾、小肠、神门。

（5）穴位按摩：对于少数针感不好、经常晕针或不能接受针刺的老年人和小儿，采用穴位按摩治疗，用右手拇指顶端压住穴位，逐渐加压，按照经络上下移动，使患者出现类似针刺的酸麻胀感觉。

九、预防与调护

（一）预防

预防感冒，适量活动，饮食宜清淡，及时治疗各种心脏病的原发疾病，如脚气病、甲状腺功能亢进、高血压、风湿病、动脉硬化等。

（二）调护

对于慢性心力衰竭患者来说，养成良好的生活方式极为重要，是维持病情稳定和提高生活质量的保证。

十、各家发挥

（一）辨治思路

1. 从"水"论治

张琪认为本病病机为心肾阳衰，水气凌心。因肾阳不足，气不化水则小便不利，手足厥冷；水湿溢于肌表则肢体浮肿；水邪上凌心阳则心悸气短，不能平卧。水之所制在脾，水之所主在肾，肾阳虚不能化气行水，脾阳虚不能运化水湿，则水湿内停；心阳不振则鼓动无力，血脉瘀阻，导致水气凌心。故张琪辨治本病通常从"水"论治，采用益气温阳，化气利水兼暖脾健脾的治疗原则。

2. 从阳虚论治

周亚滨认为心肾阳虚是导致心力衰竭的主要病因。若阳气不振则心气虚，心气虚则心动无力。肾为诸阳之本，日久必累及肾，导致心肾阳虚，阳气亏虚则机体失于温煦，津液无以敷布，血液运行不畅，继而导致水液停聚，瘀血内停。本病多属本虚标实之证，而以心肾阳虚为本，气滞、水停、血瘀为标，病位在心，涉及肺、肝、脾、肾，但究其根本原因，本病的发生与心、肾的关系最为密切，为疾病发生、发展的核心。

3. 从气虚论治

徐京育根据多年治疗心力衰竭的临床经验发现，心力衰竭的发生与心气亏虚有关。徐京育认为气虚是心力衰竭发病之本，在心力衰竭的患病人群当中，老年人居多，由于久病年老体衰，多为心气亏虚。发病初期为气虚，随着病情的变化发展为阴虚、阳虚，即气阴两虚、气阳两虚。气虚无力推动血液运行，血行迟滞而成瘀。津液代谢异常而形成痰浊，瘀、痰结于体内，病性属于本虚标实。徐京育也指出在临床上也应注意虚实的侧重，因黑龙江地区心力衰竭的发病人群多为老年人，纯虚、纯实者少，虚实夹杂者较多见，故在治疗上应注意补虚泻实，标本同治。

（二）特色治法及用药

1. 从本虚标实治疗

姜德友认为心力衰竭以本虚标实为基本特征，治疗上应根据本虚标实进行治疗。本虚系心之本位正气不足，包括心气虚、心阴虚、心阳虚、心阴阳两虚，日久可累及肺、脾、肾三脏，导致心肺不足、心脾两虚、心肾亏虚等证。标实包括水饮、痰浊和瘀血，邪实发于本虚之上，脏腑体用不足，致体内水液和血液循行异常，致饮、痰或瘀为患，形成水饮内停、痰浊蕴肺、水血互结、痰瘀互结等证。疾病日久，多脏腑正气衰败，致喘脱重证。姜德友临证将本病分为二期八证，二期即慢性稳定期和急性加重期。慢性稳定期包括心气虚证，气阴两虚、心血瘀阻证，气虚血瘀证，心肾阳虚证和阳气亏虚、血瘀水停证；急性加重期包括阳虚水泛证、痰浊壅肺证和阳虚喘脱证。

2. 以益气温阳法治疗

刘莉认为阳虚水停是重度心力衰竭的主要病理，提出以益气温阳为治疗法则，依据此法组方而成参芪益心方。其方药为人参、黄芪、桂枝、丹参、白术、茯苓、葶苈子、益母草、淫羊藿、仙鹤草、甘草。方中太子参、黄芪为君药，益气温阳；附子温肾，以助阳气；桂枝既助附子温阳通脉，又具平冲降逆之性，治疗喘息咳唾；丹参、赤芍活血化瘀利水以治其标；葶苈子泄肺气之壅闭而通调水道，下气平喘；五加皮利水消肿；五味子既起到敛肺之功，又具有宁心安神之效；麦冬制约附子之辛燥；甘草调和诸药。诸药合用具有益气温阳的疗效，在临床取得良好的效果。

（金　娟　陈　飞）

第三章　呼吸系统疾病

第一节　慢性阻塞性肺疾病

慢性阻塞性肺疾病简称慢阻肺（COPD），是以持续气流受限为特征的可以预防和治疗的疾病，其气流受限多呈进行性发展，与气道和肺组织对香烟烟雾等有害气体或有害颗粒的异常慢性炎症反应有关。根据 2015 年《慢性阻塞性肺疾病发病与人群防治研究》得出东北地区慢阻肺的发病率高达 8.2%，而其中只有 35.1% 的患者曾经被诊断为慢阻肺，其诊断率远远低于患病率。根据世界卫生组织（WHO）的资料显示，全球慢阻肺的疾病负担从 1990 年的第 12 位上升到 2010 年的第 5 位，而在中国其疾病负担未来有可能上升到第 1 位。

本病属于中医学的"咳嗽""喘证""肺胀"等范畴。

一、临床诊断要点与鉴别诊断

（一）诊断标准

慢阻肺的诊断参照 2010 年《慢性阻塞性肺疾病全球创议》（GOLD），诊断根据发病的危险因素、临床症状、体征及肺功能检查等综合分析确定。不完全可逆的气流受限是慢阻肺诊断的必备条件。

1. 肺功能检查

肺功能测定指标是诊断慢阻肺的金标准，吸入支气管舒张剂后第 1 秒用力呼气容积/用力肺活量（FEV_1/FVC）<70%，可确定存在持续气流受限。慢阻肺与慢性支气管炎和肺气肿有密切关系，当慢性支气管炎、肺气肿患者肺功能检查出现持续气流受限时，则诊断为慢阻肺。2010 年 GOLD 指出，如果使用支气管扩张剂后 FEV_1/FVC 在 0.6～0.8，应在另一场合再次测量予以确诊。

2. 胸部 X 线检查

慢阻肺早期胸片可无异常变化，以后可出现肺纹理增粗、紊乱等非特异性改变，也可出现肺气肿改变。X 线胸片改变对慢阻肺诊断特异性不高，但对与其他肺疾病的鉴别具有非常重要的价值，对明确自发性气胸、肺炎等常见并发症也十分有用。

3. 胸部电子计算机断层扫描（CT）检查

CT 检查可见慢阻肺小气道病变的表现、肺气肿的表现及并发症的表现，但其主要临床意义在于排除其他具有相似症状的呼吸系统疾病。

4. 血气检查

血气检查对确定发生低氧血症、高碳酸血症、酸碱平衡失调，以及判断呼吸衰竭的类型有重要价值。

5. 其他

慢阻肺合并细菌感染时，外周血白细胞增高，核左移。痰培养可能查出病原菌。

（二）鉴别诊断

1. 支气管哮喘

支气管哮喘多在儿童或青少年时发病，以发作性喘息为特征，每日症状变化快，夜间和清晨症状明显，发作时两肺布满哮鸣音，呼气时间明显延长，心率加快。常有家族史或个人过敏史，症状经治疗后可缓解或自行缓解。哮喘的气流受限大部分可逆，支气管舒张试验阳性。

2. 支气管扩张

支气管扩张具有咳嗽、咳痰反复发作的特点。合并感染时有大量脓痰，常反复咯血，肺部听诊常有固定性湿啰音，多位于一侧且固定在下部，部分胸部 X 线常见肺纹理粗乱或呈卷发状，支气管造影或肺部 CT 可以鉴别。部分患者可出现杵状指（趾）。

3. 弥漫性泛细支气管炎

弥漫性泛细支气管炎主要发生在亚洲人群，大多数为男性非吸烟者，几乎所有患者有慢性鼻窦炎，胸部 X 线和高分辨率 CT 显示弥漫性小叶中央结节影和过度充气征，红霉素治疗有效。

二、审析病因病机

本病的发生多因久病肺虚，痰瘀互结所致，每因复感外邪诱使本病加剧。

（一）肺病日久，传变他脏

本病病位首先在肺，继则影响脾、肾，后期累及心、肝。因肺主气，开窍于鼻，外合皮毛，主表卫外，故外邪从口鼻、皮毛入侵，每多首先犯肺，导致肺气宣降不利，上逆而为咳，升降失常则为喘，久则肺虚，主气功能失常。若肺病及脾，子盗母气，脾失健运，则可导致肺脾两虚。肺为气之主，肾为气之根，肺伤及肾，肾气衰惫，摄纳无权，则气短不续，动则益甚。肾主水，肾阳衰微，则气不化水，水邪泛溢则肿，水凌心肺则喘咳心悸。肺与心脉相通，肺气辅佐心脏运行血脉，肺虚治节失职，则血行涩滞，循环不利，血瘀肺脉，肺气更加壅塞，造成气虚血滞，血滞气郁，由肺及心的恶性后果，临床可见心悸、紫绀、水肿、舌质暗紫等症。心阳根于命门真火，肾阳不振，进一步导致心肾阳衰，可呈现喘脱危候。肺胀多由内伤久咳、久喘、久哮、肺痨等肺系慢性疾患迁延失治所致，是慢性肺系疾患的一种转归。

（二）六淫侵袭，本虚标实

外感六淫是本病发病的主要诱因，风、寒、湿等六淫之邪从口鼻侵入，首先犯肺。六淫既可导致久咳、久喘、久哮、支饮等病证，又可加重这些病证，反复乘袭，迁延难愈而成肺胀。肺胀患者以年老人为多，年老体虚，肺肾不足，卫外不固，六淫乘袭，反复罹病而正更虚，促使肺胀形成。

本病病理因素有痰浊、水饮、瘀血、气虚、气滞，它们互为影响，兼见同病。因肺虚不能布津，脾虚不能转输，肾虚不能蒸化，痰浊潴留益甚，滞塞气机，阻塞气道，肺不能吸清呼浊，清气不足而浊气有余，肺气胀满不能敛降，故胸部胀满，憋闷如塞。又因气根于肾，主于肺，本已年老体虚，下元虚惫，加之喘咳日久，积年不愈，必伤肺气，反复发作，由肺及肾，必致肺肾俱虚。肺不主气而气滞，肾不纳气而气逆，气机当升不升，当降不降，肺肾之气不能交相贯通，以致清气难入，浊气难出，滞于胸中，壅埋于肺而成肺胀。瘀血的产生，与肺、肾气虚，气不行血及痰浊壅阻，血涩不利有关。瘀血形成后，又因瘀而滞气，加重痰、气滞塞胸中，成为肺胀的重要病理环节。

总之，肺胀的病理性质多属本虚标实。标实为痰浊、水饮、瘀血和气滞，痰有寒化与热化之分；本虚为肺、脾、肾气虚，晚期则气虚及阳，或阴阳两虚。其基本病机是肺之体用俱损，呼吸功能错乱，气壅于胸，滞留于肺，痰、瘀阻结肺管、气道，导致肺体胀满，张缩无力，而成肺胀。如内有停饮，又复感风寒，则可成为外寒内饮证；感受风热或痰郁化热，可表现为痰热证。痰浊壅盛，或痰热内扰，蒙蔽心窍，心神失主，则意识朦胧、嗜睡甚至昏迷；痰热内闭，热邪耗灼营阴，肝肾失养，阴虚火旺，肝火挟痰上扰，气逆痰升，肝风内动则发生肢颤、抽搐；痰热迫血妄行，则动血而致出血。亦可因气虚日甚，气不摄血而致出血。病情进一步发展可阴损及阳，阳虚不能化气行水，成为阳虚水泛证；阳虚至极，出现肢冷、汗出、脉微弱等元阳欲脱现象。

三、明确辨证要点

（一）辨虚实

肺胀总属标实本虚，要分清标本主次，虚实轻重。一般感邪发作时偏于标实，平时偏于本虚。标实为痰浊、瘀血，早期痰浊为主，渐而痰瘀并重，并可兼见气滞、水饮错杂为患。后期痰瘀壅盛，正气虚衰，本虚与标实并重。

（二）辨病位

本病病位主要在肺、肾，病久可涉及心、脾、肝、脑。喘息急促，咳吐白痰，病位在肺；呼多吸少，喘声浊恶，病位在肾。实喘多责之于肺，虚喘多责之于肾。气喘伴见大汗淋漓，属心阳虚脱。

（三）辨脏腑阴阳

肺胀的早期以气虚或气阴两虚为主，病在肺、脾、肾，后期阴损及阳，以肺、肾、心为主，甚则阴阳两虚。

（四）辨痰

痰黄者属热，痰白者属寒。黄多白少者，寒热夹杂以热为主；黄少白多者，寒热夹杂以寒为主。痰夹腥臭为肺热，痰夹甜味为脾湿，痰夹咸味为肾虚。痰中带血，色鲜红为热证，色暗红为瘀血。

四、确立治疗方略

（一）按虚实论治

慢阻肺的治疗，应分清标本、虚实不同。一般感邪急性发作时偏于邪实，实喘治肺，侧重祛邪利气。根据病邪的性质，分别采取祛邪宣肺（辛温、辛凉）、降气化痰（温化、清化）、温阳利水（通阳、淡渗）、活血化瘀，甚或开窍、息风、止血等法。平时偏于正虚，虚喘治在肺、肾，以肾为主，治以培补摄纳，侧重扶正为主，根据脏腑病机的不同，采用补肺、纳肾、温阳、益气、养阴、固脱等法。虚实夹杂，当分清主次，权衡处理。缓解期以补虚为主，可采用补肺健脾、温阳益肾、气阴或阴阳双补等方法；发作期以祛邪为主，应注意宣散表邪。

（二）按疾病分期与病机的不同辨证论治

慢阻肺的病理性质多属本虚标实。慢阻肺急性加重期病机为痰壅（痰热、痰浊）或痰瘀互阻，气阴受损，时伴腑气不通，以痰瘀互阻为关键。稳定期痰瘀危害减轻，但稽留难除，正虚显露而多表现为气（阳）、阴虚损，集中于肺、脾、肾、气（阳）。阴虚损中以气（阳）为主，肺、脾、肾虚损以肾为基，故稳定期病机以气（阳）虚、气阴两虚为主，常兼痰，瘀。急性加重期以实为主，稳定期以虚为主。急性加重期常见风寒袭肺、外寒内饮、痰热壅肺、痰湿阻肺、痰蒙神窍等证；稳定期常见肺脾气虚、肺肾气虚、阳虚水泛等证。血瘀既是慢阻肺的主要病机环节，也是常见兼证，常兼于其他证候中，如兼于痰湿阻肺则为痰湿瘀肺证；兼于痰热壅肺证则为痰热瘀肺证；兼于肺肾气虚证则为肺肾气虚瘀证。治疗应遵"急则治其标，缓则治其本"的原则，急性加重期以清热、涤痰、活血、宣肺降气、开窍而立法，兼顾气阴。稳定期以益气（阳）、养阴为主，兼顾祛痰活血。

五、辨证论治

（一）急性加重期

1. 风寒袭肺证

（1）抓主症：咳嗽，喘息，恶寒，痰白或清稀。

（2）察次症：发热，无汗，鼻塞，流鼻涕，肢体酸痛，脉浮。

（3）审舌脉：舌苔薄白，脉紧。

（4）择治法：宣肺散寒，止咳平喘。

（5）选方用药思路：本证为风寒之邪外束肌表，内袭于肺，肺卫失宣，肺气闭郁所致。故方用三拗汤合止嗽散。前方用麻黄、杏仁、甘草，重在宣肺散寒，适用于初起风寒闭肺。后方以荆芥疏风解表；桔梗、白前升降肺气；紫菀、百部润肺止咳；桔梗、甘草、陈皮宣肺利咽。两方合用，尤宜于风寒外束肌表，内郁肺气之咳喘。

（6）据兼症化裁：若夹痰湿，咳而痰黏，胸闷，苔腻，可加半夏、厚朴、茯苓以燥湿化痰；肢体酸痛甚者，加羌活、独活；头痛者，加白芷、藁本；喘息明显者，紫苏改为紫苏子，加厚朴；若风寒外束，肺热内郁，俗称"寒包火证"，而见咳嗽暗哑，气急似喘，痰液黏稠，心烦，口渴，或有身热，加生石膏、黄芩、桑白皮以解表清里。

2. 外寒内饮证

（1）抓主症：咳嗽，喘息气急，痰多，痰多稀薄、泡沫，胸闷，不能平卧，恶寒。

（2）察次症：痰易咳出，喉中痰鸣，无汗，肢体酸痛，鼻塞，流清涕。

（3）审舌脉：舌苔白滑，脉弦紧。

（4）择治法：疏风散寒，温肺化饮。

（5）选方用药思路：本证为外有寒邪束表，内有痰饮阻遏，肺气壅滞，肺失宣降所致，方用小青龙汤。方中麻黄、桂枝、干姜、细辛温肺散寒化饮；半夏、甘草祛痰降逆；佐白芍、五味子收敛肺气，使散中有收。

（6）据兼症化裁：咳而上气，喉中如有水鸡声，加射干、款冬花；饮郁化热，烦躁口渴、口苦者，减桂枝，加生石膏、黄芩、桑白皮、知母；肢体疼痛者，加羌活、独活；头痛者，加白芷；饮邪内阻见痰多者，加杏仁、炒莱菔子；咳嗽甚者，加款冬花、紫菀，以宣降肺气止逆；若气喘者，加苏子、杏仁以降逆平喘；若痰盛者，加半夏、天南星燥湿化痰；若肢体浮肿者，加茯苓、车前子以健脾利湿；若兼肺肾气虚者，呼吸浅短难续，甚则张口抬肩，动则尤甚，倚息不能平卧，可加黄芪、人参、沉香、蛤蚧等补肺纳肾；面色青暗，唇甲青紫，舌质紫暗者，加桃仁、红花、当归、丹参等活血化瘀。

3. 痰热郁肺证

（1）抓主症：咳嗽，喘息，胸闷，痰黄、白黏干，咳痰不爽。

（2）察次症：胸痛，发热，口渴喜冷饮，大便干结。

（3）审舌脉：舌质红，苔黄厚腻，脉滑数。

（4）择治法：清肺化痰，降逆平喘。

（5）选方用药思路：本证为痰浊郁而化热，或寒邪入里化热，或风热入里，热与痰相结而成，方用越婢加半夏汤。方中麻黄、石膏，辛凉配伍，辛能宣肺散邪，凉能清泄肺热；半夏、生姜散饮化痰以降逆；甘草、大枣安内攘外，以扶正祛邪。

（6）据兼症化裁：痰鸣喘息而不得卧者，加葶苈子、射干、桔梗；咳痰有腥味者，加生薏苡仁、冬瓜仁、桃仁、金荞麦根；痰多质黏稠、咳痰不爽者，减姜半夏，加百合、沙参；胸闷、胸痛明显者，加延胡索、赤芍、枳壳；大便秘结者，加枳实、厚朴、大黄、芒硝（冲服）；热甚烦躁、面红、汗多者，加生石膏（先煎）、知母；热盛伤阴者，加生地黄、玄参、天花粉；痰少质黏，口渴，舌红苔剥，脉细数，为气阴两虚，减姜半夏，加沙参、太子参；兼外感风热者，加金银花、连翘。

4. 痰湿壅肺证

（1）抓主症：咳嗽，喘息，痰多，痰白黏，口黏腻。

（2）察次症：气短，痰多泡沫，痰易咳出，胸闷，胃脘痞满，纳呆，食少。

（3）审舌脉：舌苔白腻，脉滑。

（4）择治法：燥湿化痰，宣肺降气。

（5）选方用药思路：本证为肺虚脾弱，痰浊内生，上干于肺，肺气壅塞，失于宣降所致，方用二陈汤合三子养亲汤。方中半夏、陈皮燥湿化痰；茯苓、甘草和中运脾；苏子、白芥子、莱菔子化痰降逆平喘。

（6）据兼症化裁：痰多咳喘，胸闷不得卧者，加葶苈子、麻黄、厚朴；脾虚便溏者，加党参、白术；大便秘结者，加枳实、焦槟榔；形寒肢冷者，加细辛、干姜；脘腹胀闷、泛恶、纳呆者，加瓜蒌皮、豆蔻仁、枳实、法半夏、焦三仙等芳化痰浊，和胃降逆；外感风热者，加金银花、连翘；外寒风寒者，加麻黄、荆芥、防风。若痰浊夹瘀，兼见面唇晦暗，舌质紫暗，舌下青筋显露，苔浊腻者，可用涤痰汤，加桃仁、红花、丹参、地龙、赤芍、水蛭等，或配用桂枝茯苓丸涤痰祛瘀。

5. 痰蒙神窍证

（1）抓主症：喘息气促，神志恍惚，嗜睡，昏迷，谵妄。

（2）察次症：喉中痰鸣，肢体瘛疭甚则抽搐，咳痰黏稠或黄黏不爽。

（3）审舌脉：舌质暗红、绛紫，苔白、腻，脉滑数。

（4）择治法：豁痰开窍。

（5）选方用药思路：本证为痰浊上蒙神窍所致，方用涤痰汤。方中半夏、茯苓、橘红、胆南星涤痰息风；竹茹、枳实、甘草清热化痰；石菖蒲开窍化痰；人参扶正防脱。

（6）据兼症化裁：舌苔白腻有寒象者，加用苏合香丸，姜汤或温开水送服；痰热内盛，身热、烦躁、谵语、神昏，舌红，苔黄者，加黄芩、桑白皮、竹沥、天竺黄、浙贝母清热化痰；伴肝风内动、抽搐者，开窍可用紫雪，加用钩藤、全蝎、羚羊角粉凉肝息风；热结大肠，腑气不通者，酌加大黄、芒硝通腑泻热；热伤血络，皮肤黏膜出血、咯血、便血色鲜者，配水牛角、生地黄、紫珠草、牡丹皮，或合用犀角地黄汤清热凉血止血；瘀血明显，唇甲发绀者，加桃仁、红花、丹参、水蛭等活血通脉。

（二）稳定期

1. 肺脾气虚证

（1）抓主症：咳嗽，喘息，气短，动则加重，纳呆，乏力，易感冒。

（2）察次症：神疲，食少，脘腹胀满，便溏，自汗，恶风。

（3）审舌脉：舌体胖大、有齿痕，质淡，苔白，脉沉、细、缓、弱。

（4）择治法：补肺健脾，降气化痰。

（5）选方用药思路：本证为肺虚气失所主，脾虚中气不足所致，方用六君子汤合补肺汤。方中党参、白术、茯苓、甘草健脾益气；半夏、陈皮理气燥湿化痰；人参补益肺气；五味子敛肺平喘；熟地黄补阴；紫菀、桑白皮化痰清利肺气。

（6）据兼症化裁：咳嗽痰多，舌苔白腻者，加法半夏、白蔻仁；咳痰稀薄，畏风寒者，加干姜、细辛；纳差、食少明显者，加神曲、炒麦芽；脘腹胀闷者，减黄芪，加木香、莱菔子、白蔻仁；大便溏者，减紫菀、杏仁，加葛根、泽泻、芡实；自汗甚者，加浮小麦、煅牡蛎。

2. 肺肾气虚证

（1）抓主症：喘息，气短，动则加重，神疲，乏力，腰膝酸软，易感冒。

（2）察次症：自汗，恶风，胸闷，面目浮肿，耳鸣，夜尿多，咳而遗溺。

（3）审舌脉：舌体胖大，质淡，苔白，脉细、沉、弱。

（4）择治法：补肾益肺，纳气定喘。

（5）选方用药思路：本证为肺肾两虚，肺不主气，肾不纳气所致，方用补肺汤合参蛤散。方中黄芪、人参、茯苓、甘草补益肺脾之气；蛤蚧、五味子补肺纳肾；干姜、半夏温肺化饮；厚朴、陈皮行气消痰，降逆平喘。

（6）据兼症化裁：若喘逆，肾虚不纳气，加磁石、沉香、紫石英纳气平喘；肺虚有寒，怕冷，舌质淡者，加细辛、桂枝温阳散寒；兼阴伤，低热，舌红，苔少者，加生地黄、麦冬、知母、玉竹养阴清热；气虚瘀阻，面唇青紫，舌紫暗者，加当归、丹参、桃仁、红花、地龙活血通脉；若心气虚明显，心动悸，脉结代者，可合用炙甘草汤补益心气，温阳复脉；若见面色苍白，冷汗淋漓，四肢厥冷，血压下降，脉微欲绝等喘脱危象者，急加参附汤送服蛤蚧粉或黑锡丹补气纳肾，回阳固脱。另参附注射液、生脉注射液、参麦注射液也可酌情选用。

3. 阳虚水泛证

（1）抓主症：喘息，气短，咳喘不能平卧，咳痰清稀，胸满气憋。

（2）察次症：面浮，下肢肿，甚或一身悉肿，脘痞腹胀，或腹满有水，尿少，心悸，面唇青紫。

（3）审舌脉：舌胖，质暗，苔白滑，脉沉虚数或结代。

（4）择治法：温阳健脾，化饮利水。

（5）选方用药思路：本证为肺、脾、肾阳气衰微，气不化水，水邪泛溢所致，方用真武汤合五苓散。前方温阳利水，用于脾肾阳虚之水肿；后方通阳化气利水，配合真武汤可加强利尿消肿的作用。方中附子、桂枝温阳化气以行水；茯苓、白术、猪苓、泽泻、生姜健脾利水；白芍敛阴和阳。

（6）据兼症化裁：血瘀甚，发绀明显者，可加红花、赤芍、泽兰、益母草、北五加皮行瘀利水；水肿势剧，上渍心肺，心悸喘满，倚息不得卧，咳吐白色泡沫痰涎者，加沉香、牵牛子、椒目、葶苈子行气逐水。

六、中成药选用

（1）珍贝定喘丸：成分为珍珠 0.67g，川贝母 40.0g，琥珀 67g，人工牛黄 10g，细辛 27.0g，葶苈子 133g，肉桂油 0.2ml，陈皮 27.0g，紫苏油 0.15ml，麻黄 100g，五味子 130g 猪胆粉 30g，人参 167g，氨茶碱 8.0g，盐酸异丙嗪 10g。功效：理气化痰，镇咳平喘，补气温肾。用法：含服或温开水送服，每次 6 粒，每日 3 次，口服。主治：肺肾气虚型。适用于久病咳喘、痰多为主者。

（2）鲜竹沥口服液：成分为鲜竹沥、鱼腥草、生半夏、生姜、枇杷叶、桔梗、薄荷油。功效：清热化痰。用法：每次 10ml，每日 3 次，口服。主治：痰热郁肺型。适用于肺胀，咳嗽，痰黄，难以咳出者。

（3）蛇胆川贝液：成分为蛇胆汁、平贝母。功效：清热润肺，止咳化痰。用法：每次 10ml，每日 2～3 次，口服。主治：痰热郁肺型。适用于风热及肺热咳嗽，痰黄量多，气促者。

（4）桂龙咳喘宁胶囊：成分为桂枝、龙骨、白芍、生姜、大枣、炙甘草、牡蛎、黄连、法半夏、瓜蒌皮、炒苦杏仁。功效：止咳化痰，降气平喘。用法：每次 5 粒，每日 3 次，口服。主治：痰湿壅肺型。适用于外感风寒，痰湿壅肺引起的咳嗽、气喘、痰涎壅盛。

（5）气管炎丸：成分为麻黄、石膏、苦杏仁（去皮炒）、前胡、白前、百部（蜜炙）、紫菀、款冬花（蜜炙）、葶苈子、黄芩、远志（去心炒焦）、炙甘草。功效：散寒镇咳，祛痰定喘。用法：每次 30 粒，每日 2 次，口服。主治：风寒袭肺型。适用于外感风寒咳喘、喉中发痒、痰涎壅盛者。

（6）安达平口服液：成分是罂粟壳、枇杷叶、百部、白前、桑白皮、桔梗、薄荷脑。功效：养阴敛肺，镇咳祛痰。用法：每次 15ml，每日 3 次，口服。主治：肺脾气虚型。适用于久咳不愈，甚则肺胀者。

（7）玄麦甘桔胶囊：成分是玄参、麦冬、甘草、桔梗。功效：清热滋阴，祛痰利咽。用法：每次 3～4 粒，每日 3 次，口服。主治：肺肾阴虚型。适用于咳嗽痰黏，口鼻干燥，咽喉肿痛者。

（8）生脉胶囊：成分为红参、麦冬、五味子。功效：益气复脉，养阴生津。用法：每次3粒，每日3次，口服。主治：肺脾气虚型。适用于肺胀虚喘，心悸气短，脉微自汗者。

（9）橘红痰咳煎膏：成分是化橘红、蜜百部、茯苓、半夏（制）、白前、甘草、苦杏仁、五味子。辅料为蔗糖、麦芽糖、蜂蜜、香精、薄荷脑、苯甲酸钠、羟苯乙酯。功效：理气祛痰，润肺止咳。用法：每次15ml，每日3次，口服。主治：痰湿壅肺型。适用于咳声重浊，痰多，色白或带灰色者。

（10）金水宝胶囊：成分为发酵虫草菌粉（Cs-4）。功效：补益肺肾，秘精益气。用法：每次3粒，每日3次，口服。主治：肺肾气虚型。适用于肺胀虚喘日久，神疲乏力，不寐，健忘，腰膝酸软。

（11）百令胶囊：成分为发酵冬虫夏草菌粉（Cs-C-Q80）。功效：补虚损，益精气，保肺益肾，止咳化痰。用法：每次4粒，每日3次，口服。主治：肺肾气虚型。适用于肺胀见咳嗽，气喘，腰背酸痛者。

（12）天黄猴枣散：成分为天竺黄、天麻（制）、猴枣、珍珠、胆南星、僵蚕、冰片、薄荷脑、体外培育牛黄、珍珠层粉、全蝎。功效：清热化痰。用法：每次1支，每日3次，口服。主治：痰热壅肺型。适用于咳嗽痰黄量多者。

（13）痰热清注射液：成分为黄芩、熊胆粉、山羊角、金银花、连翘。功效：清热，化痰，解毒。用法：每次20～40ml，加入5%葡萄糖注射液或0.9%氯化钠注射液250～500ml中静脉滴注，每日1次。主治：痰热壅肺型。适用于咳嗽，气喘，痰多色黄者。

（14）参脉注射液：每毫升注射液含红参0.1g，麦冬0.1g。功效：益气固脱，养阴生津，生脉。用法：每次20～60ml加入5%葡萄糖注射液250ml中静脉滴注，每日1次。主治：肺脾气虚型。适用于咳喘日久，干咳无痰，口鼻咽干者。

（15）清开灵注射液：成分为胆酸、珍珠母（粉）、猪去氧胆酸、栀子、水牛角（粉）、板蓝根、黄芩苷、金银花。辅料为依地酸二钠、硫代硫酸钠、甘油。功效：清热解毒，化痰通络，醒神开窍。用法：每次20～40ml加入5%葡萄糖注射液200ml或生理盐水注射液100ml中静脉滴注，每日1次。主治：痰蒙神窍型。适用于痰热盛极，热病神昏、神志不清等。

七、单方验方

1. 名医专家经验方

雪羹汤治疗痰热型肺胀（王孟英）

组成：荸荠、海蜇头（洗去盐分）各60～120克，煮汤，每日2～3次分服。

主治：痰热咳嗽，痰黄黏稠者。

2. 其他单方验方

（1）矮地茶30g，水煎服，每日1次，服20～30日，功能清肺化痰，用于肺热咳嗽。

（2）珍珠层粉60g，青黛少许，麻油调服，分8次服，每日2次，用于肺热咳嗽、气急、口舌生疮者。

（3）将侧柏果壳（干）加水适量，煮2次，除去药渣，将药液配成1∶1浓度。每日2次服用，每次30ml（相当于生药60g/d），连服15日为1个疗程。用于咳嗽咳痰、气喘者。

（4）地龙研粉，每服3～6g，每日3次，用于热喘、实喘。

（5）生梨1个，洗净，连皮切碎，加冰糖水顿服。或用大生梨1个，切去盖，挖去心，加入川贝母3g，盖上盖，以竹签插定，放碗内隔水蒸2小时，喝汤吃梨，每日1个，功能润肺化痰，治疗肺燥咳嗽、咳痰量少、咳痰不爽者。

（6）猪胆汁烘干研粉，每日3～6g，每日3次，用于痰热实喘。

（7）姜汁、梨汁、白萝卜汁各30ml，鸡蛋清1个共蒸，每日2次，可治久咳不愈。

（8）猪肺1具，五味子30g，诃子10g，将猪肺洗净与药同煮至极烂，去药，食肺及汤，分数次吃。可治久咳不愈。

（9）五指毛桃根30g，毛将军（即山白芷）15g，百部9g，上药制成合剂30ml，为1日量，每日3次，每次服10ml，10日为1个疗程，中间停药3日。用以治疗老年慢性咳喘不愈。

（10）紫河车粉，每次1.5～3g，每日2次。用于治疗虚喘。

（11）红人参3g，五味子20粒（1次量），研末，每日2次。用于气虚之喘。

（12）葶苈子末3～6g，每日3次，饭后服。用于肺胀、心悸、气喘者。

（13）万年青根12～15g，红枣5枚，煎服。用于喘、心悸、水肿。

（14）水蛭粉1g，每日3次，口服。用于治疗肺胀、喘绀、面色晦暗、胁下积块、舌质紫暗者。

（15）大黄粉1.5g，每日3次。用于心悸、气喘合并呕血、便结者。

八、中医特色技术

（一）穴位注射疗法

（1）核酪注射液：主穴取肺俞、定喘；配穴取肾俞、丰隆、曲池，脾虚甚者加脾俞，喘甚者加天突，气血两虚者加足三里，每周2次，5～7次为1个疗程，每次每穴注射核酪注射液2ml，每次需要药量4ml，可以调气血，扶正培元。

（2）胎盘注射液：取双侧肺俞穴，分别注入胎盘注射液2ml，每日1次，15日为1个疗程。适用于反复咳嗽、体质虚弱者。

（3）补骨脂注射液：取双侧肺俞穴，分别注入补骨脂注射液2ml，每日1次，15日为1个疗程。适用于喘咳日久、腰酸乏力、痰色稀白、小便清长者。

（二）电针疗法

取孔最、定喘、内关、鱼际等穴，用毫针刺，得气后接电疗仪，先用密波，5分钟后改用疏密波，10分钟后将弱刺激量渐增到中等刺激。每日或隔日1次，10次为1个疗程，适用于各型慢阻肺患者。

（三）穴位按摩

常用桂椒（肉桂5g、白胡椒9g，共研极细末），用四层纱布包好，乙醇适量浸渍散药使之微湿润，取少许做按摩用。取穴：①肺俞（双）、膻中；②大椎、天突。每日1组，交替按摩。上药可供1人用10～15日。初伏开始，连续按摩3个月；每穴不超过0.5分钟；皮肤出现小水疱时，涂甲紫数次即愈。适用于稳定期患者预防反复发作者。

（四）耳针

取肺、脾、肾、气管、平喘（对屏尖）、三焦、神门（对屏尖），严格消毒后，用耳穴埋豆或埋针。有研究者观察用耳穴肺、气管、平喘，治疗前后测量肺功能 PEF、FEV_1、FVC 三项指标，结果表明治疗后三项指标均有显著差异（$P<0.01$），而对照组无显著变化（$P<0.05$）。两组患者肺功能变化有显著差异（$P<0.05$），证实耳针对肺功能改善有一定作用。

（五）耳穴贴压疗法

以王不留行贴压耳穴。选穴：肺、肾、心、气管、平喘、皮质下，3 日更换 1 次，两侧交替使用，7 次为 1 个疗程。

（六）拔罐疗法

取穴背部 1～12 胸椎两侧足太阳膀胱经第 1 侧线，两侧各拔火罐 5～6 只，以皮肤瘀血为度，隔 2～3 日拔罐 1 次。具有温肺散寒作用，可用于肺肾不足反复因寒冷诱发者。

（七）熏洗法

组成：石菖蒲、麻黄、葱白、生姜、艾叶各适量。治法：上药共研粗末，入锅内炒热后，用纱布包裹之，备用。用法：取药袋趁热在胸背部由上向下反复熨之，凉后再炒再用，每次热熨 10～15 分钟，每日 1 次。功用：温肺散邪，降逆止咳。主治：慢阻肺患者感受风寒咳嗽，或痰饮咳嗽。

（八）熏咳法

用药：款冬花（适量）。治法：蜜拌，晾干，将药放入有嘴壶中点燃烧之，吹熄后，盖住壶口，备用。用法：将壶嘴对准患者，用口吸烟。若胸中发闷，抬起头，以指掩壶嘴，稍定再吸。每次 3～5 分钟，每日 1 次。功能：降逆，化痰，止咳。主治：慢阻肺患者慢性久咳。

（九）推拿疗法

处方：开天门、分推坎宫、揉太阳、揉天突、推肺经、运内八卦、分推膻中、揉乳旁、揉乳根、揉肺俞、分推肩胛骨、按弦走搓摩、拿风池、拿肩井。

方解：开天门、分推坎宫、揉太阳、拿风池、拿肩井，具有疏风解表作用；揉天突、运内八卦、分推膻中、按弦走搓摩，具有宽中理气、化痰止咳作用；推肺经、揉肺俞、分推肩胛骨，具有宣肺理气作用。

（十）冬病夏治穴位贴敷

敷穴化痰散（黑龙江中医药大学附属第一医院院内制剂），药物组成：将白芥子、延胡索、甘遂、细辛、生半夏、冰片、胆矾、生附子、花椒、樟脑共为末，姜汁调至泥状。在夏季三伏中，分三次调敷天突、肺俞、膏肓、定喘、百劳等穴，1～2 小时去之，每 10 日敷 1 次。

（十一）针刺

急性加重期取天突、风池、合谷、天泽、肺俞、风门。寒邪犯肺者，加外关、列缺；邪热壅肺者，加鱼际、大椎。每次选 2～4 个穴，每日 1 次。稳定期，取穴肺俞、脾俞、足三里、丰隆。脾虚者，加内关、膻中、阴陵泉、中脘；肾虚者，加肾俞、膏肓俞、太溪、定喘。每次选 2～4 个穴，每日 1 次，留针 30 分钟。针刺可改善 FEV_1、FEV_1/FVC、最大通气量（MVV）、肺总量（TLC）、残气量（RV）、残总比（RV/TLC）。通过针刺以健脾益肺、调补肺肾、化痰平喘，可减轻症状，改善活动能力，提高活动耐力，提高生活质量，降低病死率。

（十二）艾灸疗法

取穴肺俞、风门、天突、足三里；大椎、膏肓、膻中、气海。两组穴位交替使用，用艾条温和灸法，每日 1 次，每穴灸 20 分钟，20 日为 1 个疗程。适用于稳定期患者表现为虚寒证者。

九、预防与调护

（一）预防

慢阻肺的预防主要是避免发病的危险因素、急性加重的诱发因素，以及增强机体免疫力。吸烟仍然被认为是慢阻肺最为危险和最为重要的危险因素，其他危险因素包括职业粉尘和化学烟雾，燃烧燃料所致的室内空气污染、厨房通风不佳等，排除这些危险因素是预防和控制慢阻肺的最重要措施。戒烟是最简单易行的措施，在疾病的任何阶段戒烟都有益于防止本病的发生和发展。积极防治婴幼儿和儿童期的呼吸系统感染，预防过敏反应，可能有助于减少本病的发生。适当锻炼、家庭氧疗、提高机体免疫力，是避免急性加重的重要措施。接种流感疫苗、肺炎链球菌疫苗等对防止本病患者反复感染可能有益，提高高危人群慢阻肺认知度的健康教育，对于有慢阻肺高危的人群，应定期进行肺功能检测，以期早诊断、早治疗。

（二）调护

（1）生活调护：戒烟，加强劳动保护，改善环境卫生。防寒保暖，及时治疗。气候变化而受凉感冒是引起慢阻肺急性发作最常见的诱因，及时治疗感冒及根治鼻炎、咽喉炎、慢性扁桃体炎等上呼吸道感染对预防本病发作有重要意义。另外，流感季节患者应避免去空气污浊、人群聚集的地方，保持室内空气流通，保持适当的温度及湿度。加强体育锻炼，提高抗病能力。慢阻肺患者治疗中一个重要的目标是保持良好的肺功能，只有保持良好的肺功能才能使患者有较好的活动能力和良好的生活质量，因此呼吸功能锻炼非常重要。患者可通过做呼吸瑜伽、呼吸操、深慢腹式阻力呼吸功能锻炼、唱歌、吹口哨、吹笛子等进行肺功能锻炼。耐寒能力的降低可以导致慢阻肺患者出现反复的上呼吸道感染，因此耐寒能力对于慢阻肺患者同样很重要。患者可采取从夏天开始用冷水洗脸，每日坚持户外活动等方式锻炼耐寒能力。

（2）饮食调养：慢阻肺患者饮食宜清淡，应选择营养丰富易消化吸收的食物，要有规律，少食多餐，配合中药食疗，更能调脾、肺、肾，扶正固本，提高机体抗病能力。

（3）精神调理：慢阻肺患者长期受疾病折磨，病情反复发作，迁延不愈并进行性加重，自理能力逐渐丧失、行动受限、生活质量下降，常常对治疗失去信心，表现为失望、抑郁、焦虑、烦躁等负性心理反应。因此在生活和饮食调理基础上，还必须进行精神调摄，使患者心情稳定，帮助患者树立战胜疾病的信心，保持乐观积极向上的心态，积极配合医护人员的治疗及康复训练。目前慢病管理模式在慢性阻塞性肺疾病管理方面日趋成熟，通过制定并实施医生、护士、患者、家庭及社会共同参与的慢性阻塞性肺疾病综合慢病管理的干预方案，能帮助患者了解疾病，加强沟通，增强信心。如果患者出现严重的心理障碍，应当进行相关心理咨询，及时调节心理状态。

十、各家发挥

（一）辨治思路

1. 从体质论治

李竹英认为慢阻肺稳定期的患者久病导致肺、脾、肾三脏亏虚，令患者存在不良的体质倾向。肺气亏虚是慢阻肺发病的首要条件，而气虚体质则是慢阻肺发病的重要条件。在确定补肺健脾治则的同时，应加用补气的方法重点调节患者的气虚体质。慢阻肺患者日久多累及肾，导致肺肾同时亏虚，肺肾亏虚的患者在临床上不仅具有肺系疾病的基本病证，而且还具有气虚体质、阳虚体质、阴虚体质等多种体质交叉存在的临床症状，对于这种多体质交叉存在的患者不仅要重视证型本身施治，更要注重调节患者多种体质偏颇，在确立补肺纳肾的基础治则之上加用补气、滋阴温阳之法。在后期的慢阻肺稳定期中，许多患者辨证属于痰瘀交阻型，此证型患者不仅具有肺系疾病的基本病证，还存在痰湿体质和血瘀体质的临床症状，在治疗过程中确定活血化痰的治则后，要重点改善痰湿体质和血瘀体质；对于阳虚体质的患者，在采用中药疗法的同时，可酌加养阳药物改善患者阳虚体质；对于素有气郁体质偏颇的患者，该类患者对外界不良刺激的耐受能力有所下降，易引发慢阻肺急性加重，因此让患者保持良好的心理状态有助于疾病的平稳。

2. 从肺脾论治

刘建秋治痰尤善从脾调治，认为慢阻肺在治疗上抓住脾土这一关键可以达到调治余脏、治理痰湿的目的。他认为治疗本病以消痰为要，生痰之本在虚，治痰勿忘补虚，方可消而不伤正。在该治则的指导下，他对痰浊阻肺型慢阻肺的基本治法为健脾燥湿、降气化痰、止咳平喘；辅助治法包括温阳化饮、清解郁热、理气活血、补益脏腑。

3. 从病期论治

杨质秀认为分期论治为慢阻肺的主要特色。本病急性加重期的主要病机为痰热夹瘀，采用清热消痰化瘀法论治；稳定期的主要病机为正气亏虚，痰瘀互结，采用益气化瘀消痰法论治。

（二）特色治法及用药

1. 辨体质用药

李竹英认为慢阻肺稳定期患者虽然病情相对平稳，但是病理因素复杂，在治疗上不仅要辨证治疗，更要结合患者自身的体质配伍用药。对于肺脾亏虚型兼气虚质的患者，在确定补肺健脾治则的同时可以加入党参、人参、黄芪、白术等补气的药物，在用药种类及用药剂量方面要以培补元气为主，切忌攻伐而耗散元气；对于肺肾亏虚型兼气虚质、阳虚质、阴虚质等多种体质交叉存在的患者，在补肺纳肾的基础上加用熟地黄、山药、山茱萸、杜仲、菟丝子等药物。

2. 治慢阻肺自拟方

杨质秀采用清热消痰化瘀法治疗慢阻肺急性加重，运用自拟方清热消痰化瘀汤，组成：瓜蒌 20g，川贝母 10g，姜半夏 15g，焦栀子 10g，桑白皮 20g，黄芩 15g，杏仁 20g，地龙 15g，水蛭 10g，大黄 10g，黄连 10g，陈皮 15g，枳实 15g，竹沥 30ml。采用益气化瘀消痰法治疗稳定期慢阻肺，运用自拟方益气化瘀消痰汤，组成：人参 20g，麦冬 25g，五味子 20g，陈皮 15g，姜半夏 15g，杏仁 20g，瓜蒌 20g，肉桂 10g，巴戟天 15g，浙贝母 20g，桃仁 15g，红花 15g，甘草 15g，白果 20g。

李竹英运用参芪补肺方治疗慢阻肺稳定期，组成：党参 20g，黄芪 20g，熟地黄 15g，补骨脂 15g，淫羊藿 15g，黄精 15g，川芎 15g，丹参 15g，五味子 15g，紫菀 15g，款冬花 15g，紫苏子 15g，清半夏 10g，地龙 10g，甘草 5g。

（王　珏　张　淼）

第二节　非特异性间质性肺炎

非特异性间质性肺炎是以肺的炎性病变与纤维化病变的病期相一致为前提，而又不能归属于既往已知的普通型间质性肺炎、脱屑性间质性肺炎、淋巴细胞性间质性肺炎、隐源性机化性肺炎、急性间质性肺炎等各种疾病的间质性肺炎类疾病。

本病属于中医学"肺痿"范畴。

一、临床诊断要点与鉴别诊断

（一）诊断标准

非特异性间质性肺炎的诊断参照美国胸科学会（ATS）和欧洲呼吸学会（ERS）2015 年联合发布的临床-影像-病理诊断（CRP 诊断）。

非特异性间质性肺炎暂无统一的诊断标准，现阶段只能根据临床表现、胸部影像学检查、肺通气及弥散功能、病理活检、糖皮质激素治疗后反应及排除其他已知原因导致的间质性肺疾病做出临床诊断。

1. 临床表现

非特异性间质性肺炎多发于 40～60 岁，大部分患者有吸烟史，发病过程通常呈渐进性，少数表现为亚急性。病程长短不一。咳嗽、呼吸困难和乏力是常见的症状，可伴发热和杵状指。双下肺可闻及吸气相末的爆裂音。

2. 胸部影像学

胸部 CT 检查表现为双肺斑片状磨玻璃影或实变影，呈对称性分布，并以胸膜下区域为显著，伴不规则线影和细支气管扩张；胸部 X 线检查主要表现为双肺网状或斑片状模糊影，多累及下肺。

3. 肺功能检查

大部分患者均有弥散功能减低，绝大多数患者可发展为限制性通气功能障碍，少数患者亦可出现阻塞性通气功能障碍，其中 2/3 伴有低氧血症。

4. 病理学表现

支气管肺泡灌洗液中的淋巴细胞比例增高，T 细胞亚群、CD4/CD8（cluster of differentiation 4/cluster of differentiation 8）有明显比例倒置。

（二）鉴别诊断

1. 普通型间质性肺炎

二者的鉴别非常重要，因为二者的临床、治疗和预后有显著的不同。普通型间质性肺炎也是以进行性加重的呼吸困难、咳嗽为主要症状，但其起病隐匿，就诊时通常已有 1～2 年的病史；发热很少见，杵状指多见；对激素不敏感，需环磷酰胺或甲氨蝶呤治疗。

2. 脱屑性间质性肺炎

脱屑性间质性肺炎病理特点是肺泡腔内弥漫分布的巨噬细胞聚集，可伴间隔内成纤维细胞增生，但胶原沉积不明显。部分非特异性间质性肺炎病例的肺泡腔内也可有巨噬细胞聚集，但呈局灶分布，伴明显的间质改变。

3. 急性间质性肺炎

临床上急性间质性肺炎起病急，由起初的呼吸困难迅速发展为呼吸衰竭。大部分病例对糖皮质激素治疗不敏感。急性间质性肺炎病理特点是全肺病变均匀一致，肺泡腔内出血、肺泡上皮破坏、透明膜形成和小动脉血栓形成。非特异性间质性肺炎的临床、病理与急性间质性肺炎明显不同，容易鉴别。

二、审析病因病机

（一）外邪侵袭，七情内伤

所谓外感之邪，不外六淫、疠气、毒邪之类。本病多以感受温热之邪为主，肺为娇脏，不耐火灼，一旦遭受邪势炽烈的温热邪毒重创，势必导致肺之津气骤然损伤。同时，暴感六淫之邪，肺气失于流畅，脉络随之涩滞而瘀阻，这是引起本病的重要原因。中医认为情志过度变化会导致人体生理变化而发生疾病。"百病皆生于气"。七情过多或不及，均能引起体内气血运行失常及脏腑功能失调，导致本病发生。

由于人体生活在大气中，空气环境污染，空气中存有大量的有毒粉尘和颗粒增多，以及病原微生物，当人体吸入呼吸道后，可引起呼吸道侵害，导致肺组织受到损伤，最终引起疾病的发生。

（二）正气虚弱，本虚标实

中医认为本病是因虚而得病，由虚而致实。虚是本病之本，可遍及全身；实为本病之标，表现于局部。或咳喘日久，伤及肺肾，经久难愈；或久病耗气伤阴，肺叶痿弱，宣降失司所致。肺肾之气亏虚是本病发生的内因。本病病机是以肺气虚证为主，肺失肃降则上逆而为喘咳。燥热灼伤肺阴，火邪刑金，渐致肺热叶焦，气滞血瘀；脾气虚弱，脾失健运，蕴湿化痰，造成痰瘀郁肺。痰热瘀阻、气血不通是本病急性期的基本病机特点；慢性迁延期以正虚邪实、虚实夹杂，络虚不荣，痰瘀阻络为主要病机特点；晚期病变主要涉及肺、肾、心三脏，以肺肾阴虚或肺肾气虚或气阴两虚为本，痰瘀阻络为标，其中本虚属主导地位。

（三）痰气内阻，虚瘀交结

"顽痰生百病"，因前人医家有"脾为生痰之源，肺为贮痰之器"的论述，故与肺、脾两脏关系密切。痰饮犯肺，阻塞气道，肺气不宣，则见咳喘咳痰；痰热互结，阻塞肺络，或痰饮泛滥，悬于胸中，皆可致病。慢性消耗，津竭气衰，血行受阻，由于病邪长期留滞于肺，造成肺气闭郁、肺津受损而功能失调。在病变过程中，气虚、阴伤与血瘀又互为因果，互相影响，从而加重了本病的程度。

在病变过程之中，气虚、阴伤、血瘀三者相互之间密切联系，互为因果，形成了相兼共存、虚实并见的复杂病机。气虚脏腑衰惫，津液化生乏源，则阴伤更甚；气虚无力鼓动，血液流行不畅，则易致血瘀；阴液亏虚，润养失职，则肺气愈损；津液不足，血液黏稠，则血行愈瘀。瘀血既成，内阻脉络，则气血津液运行失畅而不为所用，脏腑功能因之失调，从而进一步加重了肺的病理损伤。

总之，对于本病来说，气虚、阴伤、血瘀导致的病理变化并不是孤立产生的，而是相互影响、相合致病的结果。尽管病程中虚与实的孰重孰轻往往因人而异，或偏于虚，或偏于实，或虚实并重，但总以气虚、阴伤、血瘀为病机关键。

三、明确辨证要点

（一）辨寒热

虚热者是阴液水足，虚热内生；虚寒者是阳气耗伤，肺中虚冷。虚热日久，阴损及阳，可见阴阳两虚，或出现寒热夹杂现象。寒热夹杂者，应当辨其是以阴虚内热为主，还是以气阳虚冷为主，而后施治。

（二）辨兼证

本病病位主要在肺，肺阴不足可累及肾，致肾阴不足，症见潮热盗汗，手足心热，腰痛膝软，足跟疼痛等；肺气不足又可损及脾，致脾气虚损，症见身困乏力，纳少腹胀，大便溏稀，四肢沉重等。

（三）辨病期

根据本病病程长短及病情轻重可分为早、中、晚三期，各期又有夹感发作与慢性迁延之别。夹感发作时可见风寒痰阻及风热痰壅等标实之候；病程早期以肺脾气虚，痰瘀阻肺候多见；中期分肺肾阴虚之痰热瘀阻候和肺肾气阴两虚之痰瘀阻络候；晚期常见的辨证分型有肺肾两虚之痰瘀互结证和肺肾两虚之痰热蕴肺证两类。

四、确立治疗方略

本病的治疗法则为通补肺络法，结合先贤络病理论，具体治法如下。

（一）络虚最宜通补

所谓通补，应分阴血、阳气亏虚之不同。络虚属阴血虚者，络虚则热，治宜通经络，佐清营热、甘缓理虚；但久病已入血络者，兼之神怯瘦损，辛香刚燥，决不可用，宜通血络润补，勿投燥热劫液，治宜辛甘润温。

（二）络阻唯宜辛通

治肺络阻当辛以通之，盖肺络阻因于痰瘀互结者，辛之能行气破血逐痰，若兼热毒者，辛之可润。辛以通络，虽有气血之分，但气中有血，血中有气，两者相互依存，不可分割，故行气与活血不可截然分开。

五、辨证论治

1. 虚热证

（1）抓主症：咳吐浊唾涎沫，质较黏稠，或咳痰带血，咳声不扬，气急喘促。

（2）察次症：口渴咽燥，午后潮热，形体消瘦，皮毛干枯。

（3）审舌脉：舌红而干，脉虚数。

（4）择治法：滋阴清热，润肺生津。

（5）选方用药思路：本证为肺阴亏耗，虚火内炽，灼津为痰，肺失肃降所致，故方用麦门冬汤合清燥救肺汤加减。前方润肺生津，降逆下气，用于咳嗽气逆，咽喉干燥不利，咳痰黏浊不爽；后方养阴润燥，清金降火，用于阴虚燥火内盛，干咳少痰，咽痒气逆。太子参、甘草、大枣、粳米益气生津，甘缓补中；桑叶、石膏清泄肺经燥热；阿胶、麦冬、胡麻仁滋肺养阴；苦杏仁、枇杷叶、半夏化痰止咳，下气降逆。

（6）据兼症化裁：如火盛，出现虚烦、咳呛、呕逆者，则去大枣，加竹茹、淡竹叶清热和胃降逆；咳吐浊黏痰，口干欲饮，加天花粉、知母、川贝母清热化痰；津伤甚者加北沙参、玉竹以养肺津；潮热加银柴胡、地骨皮以清虚热，退骨蒸。

2. 虚寒证

（1）抓主症：咳吐涎沫，其质清稀量多，短气不足以息。

（2）察次症：不渴，头晕目眩，神疲乏力，食少，形体肢冷，小便数，或遗尿。

（3）审舌脉：舌质淡，脉虚弱。

（4）择治法：温肺补气。

（5）选方用药思路：本证为肺气虚寒，气不化津，津反为涎，肺气宣降失常所致，故方用甘草干姜汤或生姜甘草汤加减。前方甘辛合用，甘以滋液，辛以散寒；后方则以补脾助肺，益气生津为主。甘草、干姜温肺脾；人参、大枣、白术、茯苓甘温补脾，益气生津。

（6）据兼症化裁：肺虚失约，唾沫多而尿频者加煨益智仁；肾虚不能纳气，喘息、短气者，可加钟乳石、五味子，另吞蛤蚧粉。

3. 燥热伤肺证

（1）抓主症：胸闷气短，动则加重，干咳无痰，或少痰而粘连成丝，不易咳出，偶见痰中带血，咳嗽剧烈，阵咳，咳甚胸痛。

（2）察次症：口鼻咽干，可伴有发热、恶寒。

（3）审舌脉：舌尖红，苔少或薄黄，脉细数。

（4）择治法：清肺润燥，宣肺止咳。

（5）选方用药思路：本证为温燥伤肺，肺失清润所致，故方用桑杏汤加减。本方用于温燥外袭，肺津受灼之轻证。桑叶、薄荷、淡豆豉疏散风热；苦杏仁、前胡、牛蒡子肃肺止咳；

南沙参、浙贝母、天花粉生津润燥。

（6）据兼症化裁：若痰多难咳者加川贝母、瓜蒌润肺化痰；咽痛明显者，加玄参、马勃清咽润喉；热重不恶寒，心烦口渴，加石膏、知母、栀子清肺泄热；肺热阴虚较显，加桑白皮、地骨皮以清泻肺热；津伤较甚，干咳，咳痰不多，舌干红少苔，加麦冬、北沙参滋养肺阴；肺络受损，痰中夹血，加白茅根清热止血。

4. 痰热壅肺证

（1）抓主症：胸闷气短，动则加重，呼吸急促，咳嗽痰多，白黏痰不易咳出，或咳吐黄痰。

（2）察次症：心烦口苦，身热汗出，大便秘结。

（3）审舌脉：舌红，苔白或黄腻，脉弦滑或滑数。

（4）择治法：清肺化痰，止咳平喘。

（5）选方用药思路：本证为痰热壅肺，肺失肃降所致，故方用清金化痰汤加减。本方功在清热化痰，用于咳嗽气急，胸满，痰稠色黄者。黄芩、栀子、知母、桑白皮清泄肺热；苦杏仁、川贝母、瓜蒌、海蛤壳、竹沥、半夏、射干清肺化痰。

（6）据兼症化裁：痰热壅盛，腑气不通，胸满咳逆，痰涌，便秘，加葶苈子、大黄通腑逐痰；痰热伤津，口干，舌红少津，加北沙参、天冬、天花粉养阴生津；痰热郁蒸，痰黄如脓或有热腥味，加鱼腥草、金荞麦根、浙贝母、冬瓜子、薏苡仁等清热化痰；若热甚者，加竹茹、天竺黄、竹沥清热化痰；肺热伤络咯血者，加白茅根、白及、川牛膝清热凉血，引火下行。

5. 气虚血瘀证

（1）抓主症：胸闷气短，动则加重，干咳无痰。

（2）察次症：心慌乏力，口唇爪甲紫暗，肌肤甲错，杵状指。

（3）审舌脉：舌质暗或有瘀点、瘀斑，脉沉细或涩。

（4）择治法：益气活血，通络散瘀。

（5）选方用药思路：本证为气虚无力推动血行，血行不畅所致，故方用生脉饮加减。方中西洋参、麦冬、炙甘草、山茱萸益气养阴；三七粉、红景天活血化瘀；五味子、紫菀、白果敛肺止咳。

（6）据兼症化裁：兼寒凝气逆者，去麦冬，加苦杏仁、桔梗；兼痰浊阻滞者，加川贝母、陈皮、佛手。

6. 肺肾不足，气阴两虚证

（1）抓主症：胸闷气短，动则加重，干咳无痰或少痰。

（2）察次症：气怯声低，神疲乏力，汗出恶风，腰膝酸软，形瘦便溏，五心烦热。

（3）审舌脉：舌红少苔，脉沉细无力。

（4）择治法：调补肺肾，养阴益气。

（5）选方用药思路：本证为久病及肾，肾阴亏耗，肺失濡养所致，故方用四君子汤合沙参麦冬汤加减。方中人参、白术、甘草益气健脾；北沙参、玉竹、麦冬养阴润肺。

（6）据兼症化裁：阴虚若明显者去温补之品，加麦冬、玉竹；兼有血瘀者，加丹参、桃仁等。

六、中成药选用

（1）丹参注射液：成分为丹参。功效：活血化瘀，通脉养心。用法：丹参注射液 20ml，加入 250ml 液体中静脉滴注。每日 1 次，1 周为 1 个疗程。主治：慢性进展的患者。

（2）刺五加注射液：成分为刺五加。功效：平补肝肾，益精壮骨。用法：每次 300～500ml，每日 1～2 次，加入生理盐水或 5%～10%葡萄糖注射液中。主治：肺肾不足证。

（3）痰热清注射液：成分为黄芩、熊胆粉、山羊角、金银花、连翘。功效：清热，化痰，解毒。用法：静脉滴注，每次 20ml，加入 5%葡萄糖注射液 500ml，滴速在 60 滴/分内，每日 1 次。主治：风温肺热病痰热阻肺证。

（4）百合固金丸：成分为百合、生地黄、熟地黄、麦冬、玄参、川贝母、当归、白芍、桔梗、甘草。功效：养阴润肺，化痰止咳。用法：水蜜丸每次 6g，每日 3 次；大蜜丸每次 9g，每日 2 次。主治：肺肾不足，气阴两虚证。

（5）蛇胆川贝液：成分为蛇胆汁、平贝母。功效：清肺，止咳，化痰。用法：每次 0.3～0.6g，每次 2～3 次。主治：肺热，咳嗽，痰多。

（6）川芎嗪注射液：成分为盐酸川芎嗪。功效：理气，活血，化瘀。用法：1～2 支稀释于 5%葡萄糖注射液或氯化钠注射液 250～500ml 中静脉滴注，每日 1 次，10 日为 1 个疗程，一般 1～2 个疗程。主治：气虚血瘀者。

（7）蛤蚧定喘丸：成分为蛤蚧、瓜蒌子、麻黄、石膏、黄芩、黄连、苦杏仁（炒）、紫苏子（炒）、紫菀、百合、麦冬、甘草等 14 味。功效：滋阴清肺，止咳定喘。用法：水蜜丸每次 9g，每日 2 次；大蜜丸每次 1 丸，每日 2 次。主治：虚劳久咳，气短发热，不思饮食，舌红少苔，脉沉细无力。

（8）清肺消炎丸：成分为麻黄、石膏、地龙、牛蒡子、葶苈子、人工牛黄、苦杏仁（炒）、羚羊角。功效：清肺化痰，止咳平喘。用法：小蜜丸每次 50～60 粒，每日 2 次。主治：肺部感染所致的咳嗽痰稠等症状。

（9）痰咳净：成分为桔梗、苦杏红、远志、五倍子、冰片、甘草、咖啡因。辅料为淀粉、苯甲酸等。功效：宣肺降气，消炎止咳，促进排痰。用法：散剂每次 0.2g，吞服，每日 3～6 次；片剂每次 1 片，每日 3～6 次。主治：咳嗽、痰黏不易咳出者。

（10）鱼腥草注射液：成分为鲜鱼腥草蒸馏液、氯化钠、聚山梨酯、蒸馏水。功效：清热，解毒，利湿。用法：静脉注射每次 20～100ml，每日 1～2 次，可用 5%～10%葡萄糖注射液或 9%氯化钠注射液稀释或遵医嘱。主治：痰热咳嗽者。

七、单方验方

（一）名医专家经验方

1. 益气清热汤（张淑英）

组成：炙黄芪 10g，炒白术 10g，炙甘草 5g，苦杏仁 10g，陈皮 5g，半夏 5g，百部 10g，知母 10g，青蒿 5g，炙鸡内金 5g。

功效：益气清热。

主治：用于虚热型肺痿。

2. 决水搏石汤（惠如鲁）

组成：北沙参、麦冬各 30g，枳壳、橘红各 12g，黄芩、炙甘草各 6g，炙桑白皮、知母各 15g，苦杏仁、紫菀、川贝母、款冬花各 10g，每日 1 剂，水煎服，每次 250～300ml，10 日为 1 个疗程。

主治：肺虚久咳者。

3. 肺痿冲剂（张纾难）

组成：西洋参 15g，三七粉 3g，山茱萸 15g，五味子 15g，紫菀 15g，麦冬 15g，银杏叶 15g，炙甘草 10g。水煎服，每日 1 剂，分早、晚温服。

功效：益气活血。

主治：气虚血瘀型肺痿。

4. 薏苡仁散（方贤着）

组成：当归、白芍、麦冬、桑白皮、百部、薏苡仁各 10g，人参 3g 或党参 9g，黄芩 6g，五味子 3g。用生姜煎服，每日 1 剂。

主治：非特异性间质性肺炎气阴两虚者。

5. 安肺汤（武之望）

组成：茯苓、白术、甘草、麦冬、阿胶（烊化）、生姜各 10g，人参 6g 或党参 12g，川芎、五味子、桑白皮各 6g，当归、白芍各 9g。水煎服，每日 1 剂。

主治：非特异性间质性肺炎之气虚甚者。

6. 肺痿喘嗽秘方（华佗）

组成：防己末 6g，浆水 3g。水煎服，每日 1 剂。

主治：本病咳喘较甚者。

7. 百部煎（赵佶）

组成：百部、生地黄、生姜、百合、麦冬各 10～15g。水煎服，每日 1 剂。

主治：阴虚久咳者。

（二）其他单方验方

（1）龙眼参蜜膏：党参 250g，北沙参 125g，龙眼肉 120g，蜂蜜适量。先将党参、北沙参、龙眼肉浸泡发透后，加热煎煮，取液 3 次，加蜜，熬膏，待冷装瓶备用。每次 1 汤匙冲服，每日多次。用于虚热型肺痿。

（2）紫河车散：紫河车 1 具，焙干研末，每日 1 次，每次服 3g。适用于本病虚寒证者。

（3）西洋参、水蛭各 3g，全蝎 6g，僵蚕 10g，蝉蜕 10g，皂荚 3g，蛤蚧 1 对，黄芪 60g，白术 10g，冬虫夏草 2g，蚤休 6g，川贝母 10g，防风 10g，甘草 10g。水煎服，每日 1 剂。功效：通络益肺，化痰解毒，活血化瘀，扶正固本。用于毒损肺络，络虚不荣者。

（4）清肺喘：紫菀、川贝母、五味子各 45g，木通、大黄（蒸）各 60g，苦杏仁 21 枚，白前 30g，淡竹茹 21g。研为粗末，每次 15g，水煎温服，每日 3 次。用于肺热咳喘者。

（5）肺复康汤：成分为桃仁、红花、川芎、苦杏仁各 50g，当归、赤芍、麻黄、车前子各 75g，百部 60g。水煎 2 次，浓缩成 500ml。每日 100ml，分 3 次服用。2 个月为 1 个疗程。用于瘀血阻肺者。

（6）九仙敛肺汤：款冬花、紫菀、桑白皮各 15g，乌梅、罂粟壳、浙贝母、阿胶、桔梗各 10g，党参、五味子各 12g。水煎服，每日 1 剂。用于本病肺虚久咳者。

（7）百合汤：百合 30g。水煎服，每日 1 剂。用于虚热型肺痿。

（8）泻肺方：马兜铃、茯苓、桑白皮、甜杏仁、款冬花、甘草、葶苈子、防己、陈皮、皂荚各适量。制成丸剂口服。用于痰多，咳嗽者。

（9）清肺化痰止咳汤：麻黄、苦杏仁、甘草、川贝母、桔梗各 9g，矮地茶 15g，鱼腥草

（后下）20g。水煎服，每日 1 剂。用于咳嗽痰黄者。

（10）人参胡桃汤：人参 15g，胡桃肉 5 个，生姜 5 片。水煎服，每日 1 剂。用于肺肾不足者。

（11）白及合剂：白及、怀山药各 50g，生蛤壳 75g。水煎服，每日 1 剂。用于肺气亏虚，气阴两伤者。

八、中医特色技术

（一）穴位贴敷

中药选择温补心阳之药，细辛、甘遂各 15g，白芥子 30g，共研细末，生姜调汁成糊，敷于直径 3cm 油纸上，外用胶布覆盖。一般根据患者的病情选择相应的穴位，常选任、督二脉之阳穴如天突、膻中、神阙、大椎、双肺俞。时间选一年中阳气鼎盛时的伏天的每伏第一天。中医将以上称为三阳合一。此种疗法主要功能意在激发阳气、经气，使机体阳气充盛，而提高机体免疫力，达到扶正祛邪，治病求本的目的。

（二）耳穴针刺

耳穴针刺一般指应用毫针刺激耳穴达到治疗疾病目的的一种方法，根据疾病反映到耳部的有关穴位，进行耳穴针刺治疗。主穴选肾、肺、气管、对屏尖、肾上腺；配穴取脾、交感、神门、内分泌、大肠。慢性病一般每日或隔日 1 次，每次取一侧耳穴，两耳交替，10 次为 1 个疗程，休息 7～10 日，可继续第二个疗程。急性病每日 1 次或每日 2 次，经耳穴针刺好转或治愈时，应再针刺 1 次巩固疗效，不分疗程。

（三）足部药浴

用木桶或浴盆，装水高度应使双足完全浸入。药浴所需中草药应根据本病患者的辨证分型选取。水温应以热而不烫为宜，最好在 50℃左右（需不断加热水，以保持水温恒定）。每次浸泡的时间为 15～20 分钟。足浴时双足要不停地互相摩擦，以浴后两足浸在药水中的皮肤呈微红色为恰到好处。足浴后要马上擦干双足，并用手在足背、足心处各揉擦 200 次。

（四）中药熏洗

中药熏洗具有显著、强大、持久的生理、药理效应，这两个效应是熏蒸的热能与对症使用的药物共同协作而产生。在治疗过程中，热与药这一对治疗因子相互影响、共同作用于机体而产生协同和增效作用；而药疗效应或是由熏蒸药物中逸出的中药粒子作用于体表有直接杀菌、消炎、治痛等作用，或是经透皮吸收入体内通过组织细胞的受体或参与调节新陈代谢水平等生化过程发挥药疗作用。中药熏洗的种类：①熏洗法；②淋洗法；③溻渍法。有根据熏洗部位不同又分为全身、头面、手足、坐浴熏洗法等。

（五）中药雾化

中药雾化协定方组成为百部、苦杏仁、枇杷叶、前胡、甘草、桔梗、黄芩、枳实。将上述中药熬煎蒸馏后用于雾化吸入，对痰液的稀释及排出非常有利，并可湿化肺的纤毛上皮，使受创的上皮细胞功能恢复，缓解支气管痉挛，改善肺泡的通气。

（六）针灸按摩

针灸包括传统的针刺疗法、皮肤针疗法、三棱针疗法和近代发展起来的电针、水针、头针等疗法。针刺穴位：有咳嗽、气喘者可选用肺俞、气海、肾俞、足三里、太渊、定喘等，进针 0.5～1 寸，留针 5～10 分钟。针刺通过经络的感应、传导和调节作用发挥疗效，故针刺疗病以"得气"为要。按摩手法有按法、摩法、推法、拿法、揉法、点法等。郁者通之，虚者补之，是为常法，一般认为手法较重，刺激较强者为泻，用于实证；手法轻柔，刺激较弱者为补，用于虚证。按摩选择：揉膻中、肺俞穴各 50～100 次，背、肋部捏脊和按摩分别 5 次和 50 次，每日 1 次，10 日为 1 个疗程，共 3 个疗程。

九、预防与调护

（一）预防

防治非特异性间质性肺炎常用的中药有苦杏仁、山药、茯苓、白芝麻、百合、白芍、冬虫夏草等，尤其是冬虫夏草越来越受到重视。清代吴仪洛的《本草从新》认为冬虫夏草性甘，味温。功能补肺益肾，化痰止咳。可用于久咳虚喘、产后虚弱等"虚"的病证。一般可将冬虫夏草研成细粉，或者再灌制成胶囊。每日分 2 次服用，每次服用 0.5g。长期坚持服用，会减缓非特异性间质性肺炎的进展程度。由于冬虫夏草价格昂贵，可采用北虫草或具有冬虫夏草有效成分的人工培养制剂如百令胶囊、金水宝等成药替代。

（二）调护

（1）生活调理：第一，居住环境宜舒适，空气新鲜，气流通畅，避免烟雾、香水、空气清新剂等带有浓烈气味的因素刺激，同时要避免吸入过冷、过干、过湿的空气。第二，远离外源性变应原，如鸟类、饲养动物、发霉稻草暴露、农业杀虫剂等。不宜铺设地毯，不宜种养花草，被褥、枕头不宜用羽毛或陈旧棉絮等易引起过敏的物品填充。第三，注意保暖，避免受寒，预防各种感染。每日需要保证足够的休息时间，使精力充沛。自我按摩，取足三里、迎香、太阳、百会轻轻顺时针方向按揉，常年不断。

（2）自我调理：第一，树立长期正确合理的治疗思想；第二，充满信心和具有顽强毅力，保持良好的精神状态，避免精神紧张和情绪波动；第三，加强日常自我调养，避免过度操劳，适当做胸部按摩，增强胸部呼吸功能。

（3）饮食调节：第一，提倡在饮食方面要以清淡、易消化为准，或进食困难者以流质或半流质为主。第二，多吃瓜果蔬菜，多饮水，避免食用辛、酸、麻、辣、油炸的食物及蛋、鱼、虾等易诱发过敏反应的食物和有刺激性的食物等。第三，非特异性间质性肺炎患者大多数为阳虚体质，可适当多吃些能温补阳气的食物。

十、各家发挥

（一）辨治思路

1. 从气阴两虚论治

刘建秋认为益气养阴应贯穿本病治疗始终；强调肺为清虚之脏，过用滋腻厚味恐阻遏气机，益气养阴须清补灵动，选用甘润生津益气之品，补而不腻，使气机流动，以甘味药等为补益之主体，以甘寒之品配伍运用，阳中有阴，阴中有阳。

2. 从表邪阻络论治

刘建秋认为，肺间质纤维化的发病机制更似中医肺痿之病，其急性发作期治疗以解表通络为主，选用解表药物，以解表通络，止咳平喘。肺纤维化急性发作期以肺气亏虚，络脉瘀阻，气血不通，复感六淫之邪为诱因，以风、寒、湿、热、燥等阻滞肺络最为多见，致正不胜邪，导致肺脏功能失调，肺失宣肃。针对肺纤维化急性发作期的治疗刘教授以解表通络为主，宜选用解表药物，当辛以行之，宣通肺络。

3. 从痰瘀阻络论治

刘建秋认为肺纤维化为宿疾久病，正气亏虚，肺络萎缩，痰瘀沉积肺络；或经年累月，外邪留着，气血皆伤，痰、瘀二者胶着，化为败血凝痰，滞于经络。痰、瘀是肺纤维化形成过程中肺、脾、肾三脏功能失调的病理产物，又是肺纤维化进一步发展加重的致病因素。痰瘀阻塞肺络则出现咳嗽少痰，痰难以咳出，或刺激性干咳等临床症状。因此应在益气养阴，补益肺、脾、肾之时酌加化痰通络，活血化瘀之品，并贯穿于整个治疗的始终，不仅可改善现有痰瘀症状，也可预防肺纤维化进一步发展。

（二）特色治法及用药

1. 泄补双用治疗肺痿

江柏华认为气阴两虚，瘀血痰浊型肺痿，应采用泄补双用的方法，以通络为主，辅以补气益血之药，共同达到标本兼治的目的。临床常用丹贝益肺汤进行治疗，其组成为丹参、平贝、川芎、桃仁、地龙、黄芪、党参、麦冬、五味子、补骨脂、桔梗。诸药合用共奏活血祛瘀，化痰通络，补益肺、脾、肾之功。

2. 喘息三方治疗肺痿

吴惟康对肺痿常用本事黄芪汤、开郁正元散、利气汤加减论治。本事黄芪汤组成为炙黄芪、茯苓、天冬、酒炒白芍各15g，熟地黄20g，人参、麦冬各10g，五味子、炙甘草、乌梅各5g，生姜5片，大枣3枚，水煎温服。吴惟康指出"凡属气阴两亏而致的虚喘证，用之多效"。开郁正元散组成为茯苓、香附各15g，炒白术、青皮、陈皮、焦三仙、延胡索、砂仁、海浮石、桔梗、甘草各 10g。吴惟康认为脾胃损伤，土不生金，母病及子可导致肺气不足，那么若痰食阻滞中焦，脾胃升降失常，自然也会阻碍肺气的下降而导致疾病。因此开郁正元散的理脾、疏气、豁痰之功用，定能为肺气下降开通道路。故吴老将此方运用于因中焦痰食阻滞，脾胃升降失司而致肺气郁闭的喘息证。利气汤是吴惟康在《伤寒论》小陷胸汤的基础上加入金银花、桔梗、知母、青皮等药，诸药合用聚苦寒直折，开胸散结于一方，功能清热解毒，涤痰开结，适用于肺痿之属火热为病者。

（王　珏）

第三节　肺　脓　肿

肺脓肿是肺组织坏死形成的脓腔，它是由多种病原体引起的肺部化脓性感染。早期为肺组织的感染性炎症，继而坏死、液化，由肉芽组织包裹形成脓肿。临床以高热、咳嗽、咳大量脓臭痰为特征。病程超过 3 个月，迁延不愈者称为慢性肺脓肿。本病发病男性多于女性，自抗生素广泛应用以来，其发病率已明显降低。

肺脓肿属于中医学"肺痈"范畴。

一、临床诊断要点与鉴别诊断

（一）诊断标准

肺脓肿的诊断标准参照《临床诊疗指南——呼吸病学分册》。

1. 临床症状

患者多有齿、口咽部感染病史，或发生于口腔手术、昏迷呕吐、异物吸入后。发病多急，有畏寒、高热、咳嗽等症状，体温达 39～40℃。咳吐黏浊痰，或大量腥臭脓痰，或脓血相兼，痰液静置后分三层。双肺听诊呼吸音减弱，或闻及湿啰音。

2. 影像学诊断

（1）胸部 X 线检查：可见肺野大片浓密阴影，有脓腔及液平面，或见两肺多发性小脓肿。

（2）CT：能更准确地定位及区别肺脓肿和有气液平的局限性脓胸，发现体积较小的脓肿和葡萄球菌肺炎引起的肺气囊，并有助于体位引流和外科手术治疗。

3. 细菌学检查

痰涂片革兰染色，痰、胸腔积液和血培养包括需氧和厌氧培养，以及抗生素敏感试验，有助于确定病原体和选择有效的抗生素。尤其是胸腔积液和血培养阳性对病原体的诊断价值更大。

4. 纤维支气管镜检查

纤维支气管镜检查有助于明确病因和病原学诊断，并可用于治疗。如有气道内异物，可取出异物使气道引流通畅。疑为肿瘤阻塞，则可取病理标本。还可取痰液标本行需氧和厌氧菌培养。可经纤维支气管镜插入导管，尽量接近或进入脓腔，吸引脓液、冲洗支气管及注入抗生素，以提高疗效与缩短病程。

（二）鉴别诊断

1. 细菌性肺炎

早期肺脓肿、细菌性肺炎的临床表现、X 线胸片都很相似。但肺炎链球菌肺炎多伴有口唇疱疹，咳铁锈色痰，而无大量脓臭痰，胸部 X 线检查示肺叶或肺段实变，或呈片状淡薄炎性病变，边缘模糊不清，其间无空洞形成，痰和血的细菌培养可做出鉴别。经抗生素治疗后高热不退，咳嗽、咳痰加剧，并咳大量脓痰时，应考虑为肺脓肿。

2. 支气管肺癌

支气管肺癌阻塞支气管，引起远端肺组织化脓性感染，其形成脓肿和支气管阻塞的过程相对较长，故患者病程多较长，痰液较少，毒性症状多不明显。阻塞性感染由于支气管阻塞引流不畅，发热和感染不易控制。因此，对 40 岁以上患者局部肺部反复感染，抗生素治疗效果不佳时，要考虑有支气管肺癌所致阻塞性肺炎的可能，可在痰中寻找癌细胞，并进行纤维支气管镜、肺 CT 等检查，以明确诊断。支气管鳞癌病变可发生坏死，形成空洞，但一般无毒性或急性感染症状。胸部 X 线检查示空洞壁较厚，癌灶坏死，液化形成癌性空洞，一般无液气平面，常呈偏心性空洞，残留的肿瘤组织使内壁凹凸不平，空洞周围亦少有炎症浸润，由于癌肿常发生转移，可有肺门淋巴结肿大，故不难与肺脓肿鉴别。可行纤维支气管镜、胸部 CT 及于痰液中找癌细胞等检查，有助于支气管肺癌的诊断。

3. 空洞性肺结核继发感染

空洞性肺结核起病缓慢，病程较长，常伴有结核中毒症状，如长期咳嗽、午后低热、乏力、盗汗或反复咯血等。胸部 X 线检查示空洞壁较厚，一般无液平面，周围可见结核浸润病灶，或呈斑点状、条索状、结节状，或肺内有其他部位的结核播散灶。痰中可查到结核杆菌。应注意肺结核在合并化脓性感染时也可有急性感染症状和咳大量脓痰，更由于化脓性细菌大量繁殖而痰中难以找到结核杆菌，故应仔细鉴别，以免误诊。如鉴别有困难，可先控制急性感染，再做胸部 X 线检查，可显示纤维空洞及多行性的结核病变，痰结核杆菌试验可阳性。

二、审析病因病机

（一）外邪侵袭，痰热内蕴

本病主要成因为感受外邪，内犯于肺，或因痰热素盛，蒸灼肺脏，以致热壅血瘀，蕴酿成痈，血败肉腐化脓。风热邪毒自口鼻或皮毛侵犯于肺，或风寒袭肺，蕴结不解，郁而化热，肺受邪热熏灼而成。平素嗜酒太过，或食辛辣厚味，酿湿蒸痰化热，熏灼于肺；或肺脏原有宿疾，痰热蕴结不化；或其他脏腑痰浊瘀热，上干于肺，形成肺痈。

（二）正虚邪实，热壅血瘀

正虚邪盛或内外合邪，劳伤精气，卫外不固，外邪乘袭；或中毒、溺水、昏迷不醒，致正虚无力驱邪，热痰污浊内侵于肺；或宿有痰热蕴肺，复加外邪侵袭，内外合邪，以上内外相因，更易引发肺痈。本病病位在肺，由于邪热蕴肺，蒸液成痰，邪阻肺络，血滞为瘀，痰热与瘀血郁结不解，蕴酿成痈，血败肉腐化脓，肺络损伤，脓疡溃破外泄。其主要表现为邪盛的实热证候，脓疡溃后，方见阴伤气耗之象。

总之，本病病理演变过程一般有初期、成痈期、溃脓期及恢复期等不同阶段。初期为风热（寒）侵袭卫表，内郁于肺；或内外合邪，肺卫同病。成痈期为痰浊、热毒浸淫及血，血脉凝滞不畅，痰热、瘀血郁结成痈。溃脓期是痰热、瘀血壅阻肺络，肉腐血败化脓，肺络损伤，脓疡溃破，排出大量腥臭脓血、浊痰。恢复期多属脓疡溃后，邪毒渐尽，病情亦日趋好转，但因肺体损伤，可见邪去正虚，阴伤气耗的病理过程。随着正气的逐渐恢复，病灶趋向愈合。溃后如脓毒不净，邪恋正虚，每致迁延反复，日久不愈，病势时轻时重，而转为慢性。

三、明确辨证要点

（一）辨痰浊

发热、胸痛、咳嗽气急、咳出浊痰等症，为一般外感咳嗽所共有，若辨其是否为肺痈，关键需辨清痰浊。肺痈初期咳痰色白微黄，质黏，量少，无特殊气味；成痈期痰液呈黄绿色，质稠，量较多，有腥臭味；溃脓期痰液呈黄红色，如米粥，量多，腥臭异常；恢复期痰液呈黄白色，质清稀，量少，臭味渐减。在治疗过程中，根据痰浊的不同变化而随时调整遣方用药，将会收到较好的疗效。

（二）辨虚实

肺痈在发展的不同阶段，有虚、实不同的病机及病理表现。在肺痈的初起及成痈阶段，症见恶寒高热，咳嗽气急，咳痰黏稠量多，胸痛，舌红，苔黄腻，脉滑数，属于实证、热证；溃脓之后，排出大量腥臭脓痰，咳痰呈黄白色，身热也随之减退，但伴有胸胁隐痛，短气自汗，面色不华，消瘦乏力，脉细或细数无力，属于虚实夹杂之证；久咳伤津耗气，可出现阴虚或气虚的证候，属于虚证。

（三）辨顺逆

肺脓肿之溃脓期是病情顺逆的转折点。顺证：溃后声音清朗，脓血稀释且量少，臭味减轻，饮食知味，胸胁稍痛，身体不热，坐卧如常，脉缓或滑。逆证：溃后声音无力，脓血如败卤，腥臭异常，气喘，胸痛，坐卧不安，身热不退，颧红，脉短涩或弦急。

（四）辨病机

在肺痈的表证期、成痈期、溃脓期和恢复期四个阶段，成痈期为治疗关键，溃脓期为病情顺逆之转折，因此，抓住这两个时期的治疗，尤为重要。成痈期为邪热壅肺，脓痰刚成，此时的治疗要切中病机，若治疗及时、得当，则病情按规律顺势发展；否则，邪热内陷，灼阴伤血，病势逆向发展，甚而可出现谵妄、惊风的危象。在溃脓期，若引流干净，病势控制较好，则身热渐退，病情渐愈；若贻误病情，引流不彻底，则咳嗽不退，胸胁隐痛，自汗盗汗，疾病迁延不久，转向慢性阶段。

四、确立治疗方略

本病治疗当以祛邪为原则，采用清热解毒、化瘀排脓的治法，脓未成应着重清肺消痈，脓已成需解毒排脓。按照有脓必排的要求，尤以排脓为首要措施。具体处理可根据病程，分阶段施治。初期风热侵犯肺卫，宜清肺散邪；成痈期热壅血瘀，宜清热解毒，化瘀消痈；溃脓期血败肉腐，宜排脓解毒；恢复期阴伤气耗，宜养阴益气；若久病邪恋正虚者，则应扶正祛邪。

（一）紧扣病机，祛邪为主

虽然传统上将肺痈分为表证期、成痈期、溃脓期及恢复期，但在具体辨证论治时，应紧扣实热病机，采取清热解毒，化瘀排脓和养阴兼清脓毒的治法。即使慢性肺脓肿若见脓痰壅塞，早期亦可用三白散峻剂以荡涤，中期以葶苈大枣泻肺汤合苇茎汤以泻肺清热解毒排脓，勿拘泥于慢性多虚不可峻剂之说，循证以求因，有是证即可用是方，邪去则正安。

（二）注重清热，排脓解毒

肺脓肿的病理关键是脓疡在肺，尽快、彻底地排脓祛邪是辨证论治的要点。在脓成之前，要尽早消散。同时要注意的是，虽然肺脓肿早期有高热、吐大量脓痰、舌黄腻脉滑等邪热之象，但在辨证时不可忽视患者素体正气不足或阴虚内热之体质，而应在清热排脓祛邪的同时结合运用补养扶正之品。邪衰正虚时期，脓痰未尽，余热尚未清，在用清养补肺法以扶养正气之外，应适当运用祛痰排脓、清热解毒之品，祛邪务尽。

五、辨证论治

1. 初期

（1）抓主症：恶寒发热，咳嗽，咳吐白色黏痰，痰量日渐增多。

（2）察次症：胸痛，咳则痛甚，呼吸不利，口干鼻燥。

（3）审舌脉：舌苔薄黄，脉浮数而滑。

（4）择治法：疏风散热，清肺化痰。

（5）选方用药思路：本证为风热外袭，卫表不和，邪热壅肺，肺失清肃所致，故方用银翘散加减。方中金银花、连翘、芦根、竹叶疏风清热解毒；桔梗、贝母、牛蒡子、前胡、甘草利肺化痰。

（6）据兼症化裁：若表证重者加薄荷、豆豉疏表清热；热势较甚者，加鱼腥草、黄芩清肺泄热；咳甚痰多者，加杏仁、桑白皮、冬瓜子、枇杷叶肃肺化痰；胸痛者加郁金、桃仁活血通络。

2. 成痈期

（1）抓主症：身热转甚，时时振寒，继则壮热，汗出烦躁，咳嗽气急，咳吐浊痰，呈黄绿色。

（2）察次症：胸满作痛，转侧不利，自觉喉间有腥味，口干咽燥。

（3）审舌脉：舌苔黄腻，脉滑数。

（4）择治法：清肺解毒，化瘀消痈。

（5）选方用药思路：本证为热毒蕴肺，蒸液成痰，热壅血瘀，蕴酿成痈，故方用千金苇茎汤合如金解毒散加减。方中薏苡仁、冬瓜仁、桃仁、桔梗化浊行瘀散结；黄芩、金银花、鱼腥草、红藤、蒲公英、紫花地丁、甘草、芦根清肺解毒消痈。

（6）据兼症化裁：若肺热壅盛，壮热，心烦，口渴，汗多，尿赤，脉洪数有力，苔黄腻，配石膏、知母、黄连清火泄热；痰热郁肺，咳痰黄稠，配桑白皮、瓜蒌、射干以清化痰热；痰浊阻肺，咳而喘满，咳痰脓浊量多，不得平卧，配葶苈子、大黄泻肺通腑泄浊；热毒瘀结，咳脓浊痰，有腥臭味，可合用犀角丸以解毒化瘀。

3. 溃脓期

（1）抓主症：咳吐大量脓痰，或痰血相兼，腥臭异常，有时咯血。

（2）察次症：胸中烦满而痛，甚则气喘不能卧，身热面赤，烦渴喜饮。

（3）审舌脉：舌苔黄腻，舌质红，脉滑数或数实。

（4）择治法：排脓解毒。

（5）选方用药思路：本证为热壅血瘀，血败肉腐，痈肿内溃，脓液外泄所致，故方用加味桔梗汤。方中桔梗、薏苡仁、冬瓜子排脓散结化浊；鱼腥草、金荞麦根、败酱草清热解毒排脓；金银花、黄芩、芦根以清肺热。

（6）据兼症化裁：若痰热内盛，烦渴，痰黄稠，加石膏、知母、天花粉清热化痰；津伤明显，口干，舌质红，加沙参、麦冬养阴生津；气虚不能托脓，气短，自汗，脓出不爽，加生黄芪益气托毒排脓。

4. 恢复期

（1）抓主症：身热渐退，咳嗽减轻，咳吐脓痰渐少，臭味亦淡，痰液转为清稀，精神渐振，食纳好转。

（2）察次症：胸胁隐痛，难以平卧，气短，自汗盗汗，午后潮热，心烦，口燥咽干，面色无华，形体消瘦，精神萎靡。

（3）审舌脉：舌质红或淡红，苔薄，脉细或细数无力。

（4）择治法：清养补肺。

（5）选方用药思路：本证为邪毒渐去，肺体损伤，阴伤气耗，或为邪恋正虚所致，故方用沙参清肺汤或桔梗杏仁煎加减。方中沙参、麦冬、百合、玉竹滋阴润肺；党参、太子参、黄芪益气生肌；当归养血和营；贝母、冬瓜仁清肺化痰。

（6）据兼症化裁：若阴虚发热，低热不退，加青蒿、白薇、地骨皮以清虚热；脾虚，食纳不佳，便溏，配白术、山药、茯苓以培土生金；肺络损伤，咳吐血痰，加白及、白蔹、合欢皮、阿胶以敛补疮口；若邪恋正虚，咳吐腥臭脓浊痰，当扶正祛邪，治以益气养阴，排脓解毒，加鱼腥草、金荞麦根、败酱草、桔梗等。

六、中成药选用

（1）清开灵注射液：成分为胆酸、珍珠母（粉）、猪去氧胆酸、栀子、水牛角（粉）、板蓝根、黄芩苷、金银花。辅料为依地酸二钠、硫代硫酸钠、甘油。功效：清热解毒，镇静安神。用法：每次20～40ml，加入5%葡萄糖注射液500ml，每日1次。静脉滴注。主治：肺痈痰热壅盛证，高热不退，烦躁不安，咽喉肿痛，舌质红绛，苔黄，脉数等症。

（2）鱼腥草注射液：成分为鲜鱼腥草蒸馏液、氯化钠、聚山梨酯、蒸馏水。功效：清热，解毒，利湿。用法：每次20～100ml，用5%～10%葡萄糖注射液稀释后应用，每日1次。静脉滴注。主治：肺痈痰热壅盛证，痰热咳嗽，舌红苔黄等症。

七、单方验方

（一）名医专家经验方

1. 消痈汤（赵柄南）

组成：金银花、黄芩、杏仁、薏苡仁、陈皮、桔梗、桃仁、芦根，初期加用薄荷、淡豆豉；极期加用蒲公英、穿心莲、金银花；末期加用败酱草、紫花地丁。每日1剂，4日为1个疗程，一般用6～9个疗程。

功效：清热解毒，散瘀消肿，活血止痛。

主治：痈证初起。

2. 加减苇茎汤（刘建秋）

组成：苇茎、冬瓜仁、薏苡仁、桃仁、蒲公英、金银花、紫花地丁、连翘、黄连、栀子、甘草，口渴加石膏、天花粉；吐血加白及、仙鹤草；后期邪退正虚加沙参、麦冬、黄芪、黄精，每日1剂，水煎服。

功效：清肺化痰，逐瘀排脓。

主治：肺痈热毒壅滞，痰瘀互结证。

3. 加减仙方活命饮（陈自明）

组成：金银花、蒲公英、鱼腥草、天花粉、桔梗、浙贝母、赤芍、当归尾、乳香、没药、炮山甲、皂角刺、防风、白芷，每日1剂，水煎服。

主治：肺痈热毒壅肺，蒸灼肺络，郁腐成痈者。

（二）其他单方验方

（1）鱼腥草，每日30～60g，水煎服。

（2）鲜薏苡根适量，捣汁，热服，每日3次，能下臭痰浊脓。

（3）金荞麦根茎30g，水煎服，每日1次。

（4）丝瓜水：丝瓜藤尖折去一小段，以小瓶在断处接汁，一夜得汁若干，饮服，适用于溃脓期。

八、中医特色技术

（一）冬病夏治穴位贴敷

敷穴化痰散（黑龙江中医药大学附属第一医院院内制剂），药物组成：将白芥子、延胡索、甘遂、细辛、生半夏、冰片、胆矾、生附子、花椒、樟脑共为末，姜汁调成泥状。在夏季三伏天，分3次调敷天突、肺俞、膏肓、定喘、百劳等穴，1～2小时去之，每10日敷1次。

（二）耳针疗法

选用肺、神门、气管、耳尖、下耳背或下屏尖等穴位。方法：每次取2～3穴，捻转中、强刺激，留针20～30分钟。

（三）针灸疗法

肺痈表证期选用大椎、合谷、曲池、外关、尺泽、鱼际等穴位，用泻法；在成痈期和溃脓期，可选用肺俞、大椎、太溪、期门、内关等穴位，用泻法；在恢复期，可选用肺俞、气海、太溪、天门、复溜等穴，采用平补平泻法。

九、预防与调护

凡属肺虚或原有其他慢性疾患，肺卫不固，易感外邪者，当注意寒温适度，起居有节，以防受邪致病；并禁烟酒及辛辣食物，以免燥热伤肺。一旦发病，则当及早治疗，力求在未成脓前得到消散，或减轻病情。

对于肺痈患者的护理，应做到安静卧床休息，每日观察记录体温、脉象的变化和咳嗽的情况，以及咳痰的色、质、量、味。注意室温的调节，做好防寒保暖。在溃脓后可根据肺部病位，予以体位引流。如见大量咯血，应警惕血块阻塞气道，或出现气随血脱的危症，当按咯血采取相应的护理措施。

饮食宜清淡，忌油腻厚味，禁烟酒及辛辣食物，以免燥热伤肺。高热者可予半流质饮食，多吃水果、蔬菜，如橘子、梨、枇杷、萝卜等，这些均有润肺生津化痰的作用。每日可以用薏苡仁煨粥食之，并取鲜芦根煎汤代茶。禁食一切其他刺激及海腥发物，如辣椒、葱、韭菜、黄鱼、鸭蛋、虾子、螃蟹等。

十、各家发挥

（一）辨治思路

1. 从痰瘀论治

刘建秋认为肺脓肿的病因病机主要是痰郁而化热，灼伤肺津，热炼液成痰，壅遏肺气，痰与热互结为其病理因素并且贯穿病程始终。他主张从清热、补虚、燥湿化痰、活血祛瘀、扶正固本等方面对肺脓肿的不同阶段进行辨证论治。刘建秋治疗肺脓肿，先辨病因，外感内伤，新病久病，寒热虚实，后根据病机分析疾病之进展，辨证论治，急则治其标，缓则治其本。

2. 从痰热论治

卢芳认为肺脓肿的病因病机是外感风热病邪初客，肺卫受病，热伤肺气，气分之毒热浸淫及血，热壅血瘀，蕴酿成痈，痈腐血败，瘀结成脓。或素有五脏蕴崇之火，蓄结日久，上蒸于肺，或复受外感风热毒邪，引动内热而发病。卢芳强调本病多起病急骤，以外感时邪为主，病情迁延，转为痰热闭阻，病程日久，气阴两虚，正虚邪恋，为肺脓肿恢复期或慢性阶段。

（二）特色治法及用药

1. 经方加减治疗肺脓肿

刘建秋认为治疗肺脓肿时，因其病情不是一成不变的，故治疗方法应建立在整体与动态的基础上，因症施治，不拘泥于一方一证。根据临床常见症状，可分为痰浊壅肺型，治法：理气健脾，燥湿化痰。方药：三子养亲汤加减。肝火犯肺型，治法：清肝泻火，解毒消痈。方药：千金苇茎汤加减。痰热蕴肺型，治法：清热化痰。方药：清金化痰汤加减。气阴两虚型，治法：滋阴补气，止咳化痰。方药：沙参麦门冬汤加减。肺脾两虚型，治法：补肺纳气，健脾化痰。方药：六君子汤加减。

2. 自拟龙衣汤治疗肺脓肿

宋敏自拟龙衣汤治疗肺脓肿的成痈期、溃脓期疗效卓著。宋敏认为成痈期治则为清热解毒，化瘀散结，生津。方药：地龙、苇茎、冬瓜仁、鱼腥草、瓜蒌各 50g，蝉蜕、川贝母、桔梗各 30g，桃仁 25g，赤芍、知母各 15g。溃脓期治则为清热解毒，化瘀排脓。方药：地龙、苇茎、红藤各 50g，蝉蜕、桔梗、桃仁、川贝母、冬瓜仁、黄芪各 30g，党参 25g，以上各方每日 1 剂，每次 80～100ml，每日 2 次。如病情加重，每日 3 次。恢复期，热已消退，痰量减少，痰呈白黏液性，可益气养阴，化痰健脾，以巩固疗效。

3. 自拟清肺排脓汤治疗肺脓肿

李月白认为肺脓肿的病理机制多为风热犯肺或热毒痰盛，以致热伤肺络，蒸热成痰，热壅血瘀，肉腐血败，成痈成脓，属于实热证候。李月白自拟清肺排脓汤治疗肺脓肿溃脓期，组成：金银花、连翘、鱼腥草各 50g，元芩 25g，蒲公英 50g，紫花地丁 20g，虎杖 30g，川芎 20g，桃仁 20g，红藤 20g，石膏 35g，玄参 20g，川贝 20g，桔梗 20g，瓜蒌 20g，白及 30g。治法：清肺化瘀消痈。

4. 自拟清热解毒排脓方治疗痰热闭阻型肺脓肿

卢芳认为肺脓肿以痰热闭阻型为多见，故临床自拟清热解毒排脓方治疗此型肺脓肿，疗效卓著。组成：桔梗 50g，鱼腥草 100g，红藤 50g，金银花 50g，败酱草 50g，紫菀 15g，葶苈子 25g，苇茎 50g，川军 25g，皂角 25g。胸痛甚者加瓜蒌、郁金；痰带血丝加仙鹤草、藕节；纳呆加厚朴、枳实；兼外感加桑白皮、柴胡。卢芳根据多年临床经验，认为金银花、连翘、黄芩、山栀子、一枝黄花、千里光有很强的抑菌作用，同时桔梗、浙贝母、鱼腥草有很强的排脓作用，根据现代药理实验研究，中药对于治疗肺脓肿前景明朗。

（王晶波）

第四章 消化系统疾病

第一节 胃食管反流病

胃食管反流病（GERD）是指由于过多的胃、十二指肠内容物反流入食管，进而引起烧心等症状，并且可以导致食管炎，以及咽喉、气道等食管以外的组织受到侵害。主要包括非糜烂性反流病、糜烂性食管炎和 Barrett 食管三种类型，而以非糜烂性反流病最为常见。非糜烂性反流病系指存在与反流相关的不适症状，但在内镜下未见到 Barrett 食管及食管黏膜破损；糜烂性食管炎系指内镜下可见食管远段黏膜破损；而 Barrett 食管则指食管远段的柱状上皮取代鳞状上皮。胃食管反流病流行病学调查显示，我国东北地区老年人糜烂性胃食管反流病内镜检出率为 8.9%，中青年人为 4.3%。

本病属于中医学"吐酸""吞酸""嗳气""烧心""嘈杂""噎膈"等范畴。

一、临床诊断要点与鉴别诊断

（一）诊断标准

胃食管反流病的诊断标准参照《内科学》教材第 8 版。

1. 常规诊断

本病的诊断基于：①有反流症状；②胃镜下发现反流性食管炎（RE）；③食管过度酸反流的客观证据。如患者有典型的烧心和反酸症状，可做出胃食管反流病的初步临床诊断。胃镜检查如发现有 RE 并能排除其他原因引起的食管病变，本病诊断可成立。对有典型症状而内镜检查阴性者，监测 24 小时食管 pH，如证实有食管过度酸反流，诊断成立。

由于 24 小时食管 pH 监测需要一定仪器设备且为侵入性检查，常难于在临床上常规应用。因此，临床上对疑诊为本病而内镜检查阴性患者常用质子泵抑制剂做试验性治疗，如有明显效果，本病诊断一般可成立。对症状不典型患者，常需结合胃镜检查、24 小时食管 pH 监测和试验性治疗进行综合分析来做出诊断。

2. 实验室及其他检查

（1）胃镜：是诊断 RE 最准确的方法，并能判断 RE 的严重程度和有无并发症，结合活检可与其他原因引起的食管炎和其他食管病变（如食管癌等）作鉴别。胃镜下 RE 分级（洛杉矶分级法）：正常，食管黏膜没有破损；A 级，一个或一个以上食管黏膜破损，长径小于 5mm；B 级，一个或一个以上黏膜破损，长径大于 5mm，但没有融合性病变；C 级，黏膜破损有融合，但小于75%的食管周径；D级，黏膜破损融合，至少达到75%的食管周径。

正常食管黏膜在胃镜下呈均匀粉红色，当其被化生的柱状上皮替代后呈橘红色，此为 Barrett食管，多发生于胃食管连接处的齿状线近端，可为环形、舌形或岛状。

（2）24小时食管pH监测：应用便携式pH记录仪监测患者24小时食管pH，提供食管是否存在过度酸反流的客观证据，是诊断胃食管反流病的重要方法。

（3）食管X线钡餐：该检查对诊断RE敏感性不高，对不愿接受或不能耐受胃镜检查者，X线钡餐有助于排除食管癌等其他食管病。

（4）食管测压：其可测定食管括约肌（LES）的压力、显示频繁的一过性LES松弛和评价食管体部的功能。当胃食管反流病内科治疗效果不好时，可作为辅助性诊断方法。

（二）鉴别诊断

本病的鉴别主要应排除其他易致胸骨后烧灼感或疼痛、咽喉部刺激症状等食管疾病，以及呼吸、循环等系统疾病。要注意与药物性食管炎、霉菌性食管炎、腐蚀性食管炎、免疫相关的食管病变及食管癌鉴别，特别需注意有无重叠症状（如同时患有胃食管反流病和肠易激综合征或功能性消化不良）、焦虑、抑郁状态、睡眠障碍等。

1. 非糜烂性反流病应与功能性烧心鉴别

根据罗马II标准，功能性烧心的诊断标准为患者有烧心症状，但缺少反流引起该症状的证据：①内镜检查无食管黏膜损伤；②24小时食管pH监测示食管酸反流阴性或症状指数＜50%。PPI试验阴性提示烧心症状与酸反流的关系不密切，并非胃食管反流病，但因其特异性不高，故阳性结果不能排除功能性烧心。功能性消化不良与功能性烧心症常有紧张、焦虑等精神因素，患者具有烧心、早饱、上腹胀等消化系统症状，但胃镜检查时食管常无炎症性病理改变，食管pH、LES压力测定均正常，亦无肝、胆、胰腺疾病存在。

2. 其他

少数胃食管反流病患者可伴有或仅表现为胸痛、咽喉部异物感，或疼痛、声嘶、咽球感、哮喘、咳嗽等食管外表现，当出现这些症状时，应注意与心源性胸痛、气管炎、肺炎、支气管哮喘等疾病相鉴别。

（1）心源性胸痛：患者常有高血压、糖尿病病史，年纪较大，多由于劳累、进食、激动诱发，胸痛有其特征性，与体位关系不明显，含化硝酸甘油等血管扩张药物有效，心电图常有特征性改变。

（2）气管炎、肺炎和支气管哮喘：患者多有呼吸系统疾病的病史，呼吸道症状明显，肺部可闻及干湿啰音、哮鸣音，胸片可见肺纹理增粗、肺实变等改变，血白细胞常增高，必须指出，胃食管反流病患者胃食管反流严重时，反流物坠积于支气管内，均可导致支气管炎、肺炎或哮喘的发作。

（3）本病还需与食管运动障碍性疾病如食管裂孔疝、食管良性及恶性肿瘤、感染性食管炎等疾病相鉴别。

二、审析病因病机

（一）饮食不节

患者或因食物过热，食物粗糙，损伤食管、胃脘，气机阻滞，胃失和降，胃气上逆；或过嗜烟酒、过食肥甘香辛燥热之品，致使胃肠积热，津液耗损，痰热内积。

（二）七情所伤

忧思伤脾，脾伤气结，水失健运，痰浊内生；恼怒伤肝，气机郁滞，气滞则血瘀，瘀血阻滞食管、胃脘而致本病。

（三）劳累过度

过度劳累，可致脾气虚弱，运化失司，痰浊内生，阻滞气机。

本病涉及肝、脾、胃、肺诸多脏腑，由于食管从中医角度讲属于胃，而胃又与脾相表里，主受纳水谷，与脾共司受纳、转运、输布之功，且脾胃的运化功能与肝之疏泄、肺之输布有关。综而述之，本病多由饮食不节、七情所伤、劳累过度引发，主要病位在食管，与脾、胃、肝、肺诸脏腑密切相关。病机关键为胃失和降，胃气上逆。

三、明确辨证要点

辨寒热：本病需辨别偏寒与偏热之不同。证属热者，多由肝郁化热而致；证属寒者，可由寒邪客胃，或素体脾胃虚寒所致。

四、确立治疗方略

本病的治疗应根据疾病表现的不同，找出其对应的病因病机发展规律进行辨证论治，如反流症状主要以和胃降逆为主，而反流所引起的症状主要以行气通降为主，食管外症状则要兼顾他脏，如此可将疾病的治疗改繁为简，提高诊疗效率。

五、辨证论治

1. 肝胃不和证

（1）抓主症：反酸，烧心，胸骨后疼痛，牵及两肋，嗳气。

（2）察次症：纳差，情绪不畅则加重，呃逆，恶心。

（3）审舌脉：舌质淡红，舌苔白或薄白，脉弦。

（4）择治法：疏肝理气，和胃降逆。

（5）选方用药思路：本证为肝失疏泄，胃失和降所致，故方用柴胡疏肝散加减。方中以柴胡疏肝解郁；香附理气疏肝以止痛；川芎活血行气以止痛；陈皮与枳壳理气行滞；芍药及甘草养血柔肝，缓急止痛；甘草能使诸药调和。以上诸药相合，共奏疏肝理气、和胃降逆之功。

（6）据兼症化裁：若见胁肋痛甚者，可酌加青皮、乌药、郁金以增强其行气活血之力。

2. 肝胃郁热证

（1）抓主症：反酸，嘈杂，胸骨后灼痛，两肋胀满。

（2）察次症：心烦，易怒，口干口苦，大便秘结。

（3）审舌脉：舌质红，舌苔黄厚或黄腻，脉弦滑。

（4）择治法：清肝泻火，和胃降逆。

（5）选方用药思路：本证为热郁肝胃，胃失和降所致，故方用左金丸合化肝煎加减。前方左金丸中黄连苦寒泻火；并佐以吴茱萸疏肝解郁，降逆止呕，共奏疏肝泻火，止呕和胃之功。后方化肝煎中陈皮与青皮理气和胃；芍药擅养血敛肝；而山栀与牡丹皮相合增强清肝泄热之力。诸药相合，共奏疏肝理气、泄热和胃之功。左金丸与化肝煎两方相合，旨在发挥清肝泻火，和胃降逆之力。

（6）据兼症化裁：若见两胁胀痛甚者，可酌加川楝子以行气止痛。

3. 中虚气逆证

（1）抓主症：反酸，泛吐清涎，嗳气呃逆，胃脘隐痛。

（2）察次症：食少纳差，胃脘痞满，神疲乏力，大便稀溏。

（3）审舌脉：舌质淡红，舌苔白薄或白腻，脉沉细或细弱。

（4）择治法：疏肝理气，健脾和中。

（5）选方用药思路：本证为中气虚衰，肝气上逆所致，故方用四逆散合六君子汤加减。前方四逆散中柴胡疏解肝郁、外透邪热；芍药养血敛阴；枳实行气散结，以增强疏畅气机之效；炙甘草缓急和中，且能调和诸药。以上诸药相合共奏疏肝和脾、解郁透热之功。后方六君子汤行益气健脾、燥湿化痰之职，与前方四逆散合用，两方旨在疏肝理气、健脾和中。

（6）据兼症化裁：若见气郁甚者，可酌加郁金及香附以理气解郁。

4. 痰湿内阻证

（1）抓主症：咽喉不适如有痰梗，情志不畅则加重，胸膺不适，烧心，反酸，吞咽不利。

（2）察次症：嗳气或反流，声音嘶哑，夜半呛咳或气喘，神情忧郁。

（3）审舌脉：舌质淡红，舌苔腻或白厚，脉弦滑。

（4）择治法：化痰祛湿，和胃降逆。

（5）选方用药思路：本证为痰湿内阻，气滞不畅，胃失和降所致，故方用温胆汤加减。方中半夏能燥湿化痰，和胃止呕；竹茹擅清热化痰，且能除烦止呕；陈皮理气行滞，燥湿化痰；枳实降气导滞，消痰除痞；茯苓健脾渗湿；生姜、大枣调和脾胃；甘草能使诸药调和。以上诸药合用，共奏化痰祛湿，和胃降逆之功。

（6）据兼症化裁：若见心热烦甚者，可酌加山栀、豆豉、黄连以清热除烦。

5. 气虚血瘀证

（1）抓主症：反酸时久，胸骨后刺痛，吞咽困难，咽中有异物感。

（2）察次症：面色无华，倦怠无力，形体消瘦，口干舌燥。

（3）审舌脉：舌质暗红或有瘀斑，舌苔白厚，脉弦细或弦涩。

（4）择治法：益气健脾，活血化瘀。

（5）选方用药思路：本证为气虚血瘀，胃失和降所致，故方用四君子汤合丹参饮加减。前方人参功擅益气，健脾养胃；白术健脾燥湿；茯苓健脾渗湿；炙甘草益气和中，调和诸药，共奏益气健脾之功。后方丹参活血化瘀；檀香与砂仁行气止痛，共奏活血化瘀，行气止痛之功。四君子汤与丹参饮两方相合，旨在益气健脾、活血化瘀。

（6）据兼症化裁：若见血瘀甚者，可酌加桃仁、红花以加强活血化瘀之力。

6. 寒热错杂证

（1）抓主症：胸骨后或胃脘部烧灼不适，反酸或泛吐清水，胃脘隐痛，喜温喜按，空腹胃脘痛，得食痛减。

（2）察次症：食欲不振，神疲乏力，大便溏薄，手足不温。

（3）舌脉象：舌质红，苔白，脉虚弱。

（4）择治法：辛开苦降，和胃降气。

（5）选方用药思路：本证为寒热错杂，胃失和降所致，故方用半夏泻心汤加减。方中半夏散结消痞、降逆止呕；干姜温中散邪；黄芩、黄连苦寒，散邪热消痞；人参、大枣甘温益气，补脾气；甘草调和诸药。以上诸药合用，共奏辛开苦降，和胃降气之功。

（6）据兼症化裁：若见中气不虚，或舌苔厚腻者，可酌去甘草、人参、大枣、干姜，加枳实、生姜以下气消痞止呕。

六、中成药选用

（1）乌贝散：成分为海螵蛸、浙贝母、陈皮油。用法用量：口服。每次3g，每日3次。功用主治：功可制酸止痛，收敛止血。适用于胃痛、泛酸者。

（2）金明和胃胶囊：成分为黄连、吴茱萸、半夏（姜制）、陈皮、鸡内金（炒）、玄明粉。用法用量：口服。每次3～5粒，每日3次。功用主治：功可理气和胃，清热止痛。适用于肝胃郁热之胃脘疼痛、泛酸等症的辅助治疗。

七、单方验方

（1）三叶鬼针草60g，蒲公英30g，败酱草15g，川楝子10g，延胡索10g，白芍20g，甘草3g。水煎服，每日1剂。

（2）云南白药1g，纯藕粉2匙。先取藕粉加温水少许，和匀后再加冷开水调匀，在小火上加热成糊状，再入白药、白糖适量拌匀。卧床吞咽取仰、俯、右、左侧位，各含一口，使药充分作用于患处，1小时内勿饮水。

（3）鸡蛋壳适量，焙干研末。每次3g，每日2～3次，开水送服。

八、中医特色技术

（一）重灸疗法

嘱患者平卧，将生姜完全捣烂成泥状，敷于中脘、天枢、神阙、气海，厚度为1～2cm，将2～3支艾条同时点燃，对准穴位距皮肤2～3cm灸烤，每次施灸时间为20～30分钟。后嘱患者俯卧，灸肝俞、脾俞、胃俞、肾俞及其他阳性反应点，操作方法同腹部。

（二）常规推拿疗法

第一步，患者仰卧位，医者坐于患者右侧，先用轻快的一指禅推法、摩法在胃脘部治疗，使热量渗透于胃腑，然后按、揉中脘、气海、天枢等穴，同时配合按揉足三里，时间约10分钟。

第二步，患者俯卧位，用一指禅推法，从背部脊柱两旁沿膀胱经自上而下至三焦俞，往返4～5次，然后按、揉肝俞、脾俞、胃俞、三焦俞，手法较重，时间约为5分钟。

第三步，患者取坐势，拿肩井循臂肘而下，在手三里、内关、合谷等穴做较强的刺激。然后搓肩臂使经络畅通，再搓抹其两胁，由上而下往返数次。以上治疗均每日1次，10次1

个疗程。

（三）二式三法推拿疗法

1. 二式

（1）腹部荡涤松弛法：嘱患者平卧，屈髋屈膝，术者立于患者左侧，右手置于患者左上腹，左手置于患者左后腰部向上托起，两手掌相对，嘱患者放松，双手同时向下推揉至髂前上棘，反复操作 3～5 分钟。

（2）腹部热补调胃法：接上式，术者将手掌搓热，右手置于患者左上腹，左手置于患者左后腰部，两手掌相对，进行热敷。同时双手相对用力按揉胃脘，以透热为度，反复操作 3～5 分钟。

2. 三法

（1）掌根揉摩点穴法：接上式，术者右手以肚脐为中心顺时针揉摩患者腹部 3～5 分钟，揉按中脘 5 分钟，点按天枢 2 分钟，点振气海 3 分钟，点按足三里 3 分钟，以能闻及患者肠鸣音为佳。

（2）腹部三线通经法：接上式，术者右手从患者剑突直推至耻骨联合上缘，反复操作 2～3 分钟，后双手分别从患者两侧肋弓下缘沿锁骨中线直推至髂嵴，反复操作 2～3 分钟。

（3）提拿腹肌旋腹法：接上式，术者双手沿患者腹中线提拿腹肌，反复操作 3～5 次，后将双手分别置于患者肚脐左右两侧，双手平行，指尖方向相反，围绕肚脐进行旋摩推动，反复操作 2～3 分钟，旋腹前，可在患者腹部涂擦凡士林等推拿介质，以免损伤皮肤。上述操作结束后，嘱咐患者俯卧，从下向上捏脊 3 遍。

（四）药浴疗法

将苦参 50g，薰衣草 150g，艾叶 150g，酸枣 30g，混合煎 30 分钟后取药液 5000ml，将药液与纱布包裹的药渣一起放入 45℃ 的 20kg 热水中，淹没膝盖，下肢和足部浸泡 30 分钟，先针灸再药浴，8 周为 1 个疗程。

（五）热敏灸疗法

探测足阳明胃经穴位，以及中脘、天枢两水平线间区域。手持点燃的艾条，在距离选定部位的 3cm 高度实施温和灸，当患者感到热感从皮肤表面向深层穿透或扩散、传热等时，即为腧穴热敏化现象，该探测点即为热敏点。然后分别在热敏点上施行温和灸，直至透热、扩热，至感传现象消失为 1 次施灸剂量。施灸时间一般以热敏穴的透热、扩热或传热现象消失为标准，时间 50～55 分钟，每日 1 次，连续治疗 14 日为 1 个疗程。

（六）药穴指针疗法

所用药方剂组成：郁金 24g，香附 20g，丁香 10g，黄连 6g，吴茱萸 10g，陈皮 18g，半夏 24g，旋覆花 15g，厚朴 24g，槟榔 24g，生姜 10g。

加工方法：把上药用棕色瓶装，加入 50°白酒 1L，浸制 48 小时后取药液。

治疗方法：治疗操作者每次以适量棉花缠指后，蘸少许药液涂敷于患者双侧足太阳膀胱经肝俞、胆俞、胃俞及脾俞上，先后按揉法、扪法及捏法进行操作；每次操作 15 分钟，每日 2 次，上、下午各 1 次。连续治疗 3 周为 1 个疗程。

治疗期间注意事项：避免睡前 3 小时进食；避免一些可引起胃食管反流的"核心"食物，如脂肪类食物、巧克力、咖啡、含酒精的饮料；避免一些刺激性食物，如辛辣食品和酸性饮料；限制饮酒，戒烟；保持大便通畅，控制体重；避免餐后立即卧床，睡眠应抬高床头 10～20cm。

（七）火针疗法

取穴：第一组取心俞、督俞、膈俞、脾俞、胃俞等；第二组取上脘、中脘、下脘、天枢、章门等；第三组取足三里、阳陵泉、三阴交、太冲等；第四组取手三里、内关、合谷等。以上穴位皮肤局部消毒后用火针点刺，然后以毫针刺入后留针 30 分钟，每日 1 次。以上治疗每周 3 次，9 次为 1 个疗程。

九、预防与调护

此类患者应以高蛋白、低脂肪食物为主，并减少每餐的食量，避免摄入脂肪含量大的食物，如肥肉和油炸食品。此外，应避免食用巧克力和祛风剂，如薄荷制剂。少食粗糙食物，如玉米食品、甜食、酸性食物等，避免饮茶和咖啡等饮料。戒除吃零食的习惯，尤其是睡前 2～3 小时尽量不进食。肥胖的患者应尽量减轻体重，达到合理的水平，有助于减轻反流的发生。此外，还应注意体位调护，在非睡眠时，宜多采取直立位，避免弯腰扫地和用力提重物等。睡眠时，应取半卧位，简单的方法是垫高床头约30°，但此种卧位易于下滑，最好是后背和床尾均垫高。

十、各家发挥

（一）辨治思路

1. 从肝脾论治

谢晶日强调肝脾在胃食管反流病的发生、发展过程中有着极为重要的作用。肝失疏泄，横逆犯胃，胃失和降，胃气上逆，实为本病的突出病机，亦最为常见。本病的发病，或因饮食伤脾，或因痰气郁滞，或因郁怒伤肝，无论邪气为湿、为痰、为食，均可郁久化热，为酸。"酸者，肝木之味也……不能平木，则肝木自甚，故为酸也。"肝主疏泄，性喜条达恶抑郁，能够条畅全身气机，有助于脾升胃降和两者之间的协调，胃气必得肝木条达，才会升降有度，所谓"土得木而达之"。肝气不调，则脾气不升，胃气不降，浊阴上逆，发为本病。故治疗应当重视肝脾，将疏肝理气、健脾和胃作为基本要务。

2. 从气机论治

谢晶日认为，本病的基本病机为气机升降失调，浊气上逆，治疗上当以调畅气机为主，同时注重脏腑气机之间的相互影响，平衡脏腑间气机升降出入。他在治疗胃食管反流病的过程中，以调畅气机为核心，同时重视脏腑气机之间的相互影响、相互作用，以和胃降逆为治疗大法，佐以疏肝、健脾、宣肺之法。平衡脏腑间气机升降出入，正所谓"以气相求，复运气机"，全身气机调畅，则诸症自痊。

3. 从郁火论治

马骥常以清火和中法治疗肝胃郁热型胃食管反流病，症见胃脘灼热，得热加重，得凉则缓，可兼见口干喜冷饮，口中异味，甚则口舌生疮，大便秘结。肝郁化热，横逆犯胃，郁极热蒸，可致吐酸；胃热内盛，伤及气血可致嘈杂。以上疾患皆因热郁中焦所致，故可用清火和中法治之。

（二）特色治法及用药

1. 治疗胃食管反流病常用药

谢晶日治疗本病时疏肝理气常用佛手、砂仁、苏子；健脾和胃常用茯苓、焦白术、黄芪；制酸常用黄连、吴茱萸、煅瓦楞子、海螵蛸；保护胃黏膜，促进修复溃疡面常用白及、三七、血竭、赤石脂；促进胃肠动力常用枳实、枳壳、槟榔；化瘀止痛常用制蒲黄、五灵脂、制乳香、制没药等。

2. 中西合用，重视调护

谢晶日在对本病诊治过程中，除运用传统医学进行整体调治之外，根据患者病情轻重，配合抑酸及护膜、促胃肠动力等西药，二者合一，疗效倍增。同时，他强调本病与生活习惯及情绪关系密切，更应当注重调节生活习惯和病愈后的护理。该病患者饮食忌过快、过于粗糙，忌辛辣灼热、暴饮暴食，提倡戒烟酒，尽量避免减低 LES 张力的食物，饭后忌立刻平躺等，日常要保持心情舒畅，加强身体锻炼，方能令机体阴阳得到持久平衡，肝脾胃功能调和。

3. 调节气机，以降为顺

谢晶日认为气机失调为本病的基本病机，临床施治时常以代赭石重镇降逆，平调下降之胃气，并能引胃气直达肠中。因寒而上逆者，多配以炙半夏、生姜以温中降逆，平降胃气；因热而上逆者，配伍黄连、黄芩、焦山栀以清热泻火，和胃降逆。此外，他还认为在降胃气的同时应注重顾护胃气，用药宜轻清平和。因为脾胃既病，胃气已伤，纵然有湿、痰、瘀等邪内阻，也不堪过于攻伐，再伤胃气，处方用药宜轻清灵动。理气而不耗气伤阴，芳化而不辛燥伤阴，行气而不破气伤正，养阴而不滋腻碍胃，使脾胃气和，中焦通达，升降协调，出入有序。

4. 燥湿健脾法治疗胃食管反流病

谢晶日认为，饮食、情志、劳倦均可损伤脾胃，导致痰湿内生，阻碍胃气下行；或平素脾胃虚弱，脾之升清功能失职，进一步影响胃之和降，故在治疗反胃、嗳气、饮食不化、脘腹胀闷等脾虚者时，以白术、太子参益气健脾和胃；伴大便稀溏者，加茯苓、山药健脾渗湿；脾虚易生湿化痰，痰湿阻滞中焦，气机不畅，不忘藿香、砂仁等醒脾化湿之品，以开运中焦。

5. 肝胃同治

谢晶日在治疗此病时从调畅肝气出发，如肝胃不和见嗳气、中上腹疼痛、反胃者用白芍、柴胡、香附、枳壳以疏肝和胃；肝胃郁热见泛酸、烧心、胸骨后疼痛者加黄连、焦山栀以疏肝清热泻火，火气降则气机畅；胆热犯胃见反酸、烧心、口苦口干者，疏肝的同时配以虎杖、龙胆草、郁金等清热利胆之品；对于热郁日久、化火伤阴者，酌以香橼皮、佛手等疏肝理气且不伤阴津之品。

6. 从胃止咳

谢晶日治疗本病伴呛咳症状者强调"从胃止咳"，在治法上通降和胃的同时配以宣肃肺气之品。若忧思恼怒，肝火犯肺或中焦湿热，上阻于肺，导致肺气不利发为夜间呛咳、泛酸、烧心者，取黄芩苦寒，入肺、胃、胆、大肠经，清上焦湿热，既可泻肺火上逆，又可清中焦湿热；若脾胃虚弱、痰湿上壅于肺者，用旋覆花降逆化痰，苏梗宣发肺气、行气宽中。

（李贺薇　刘朝霞）

第二节　肝　硬　化

肝硬化是一种由不同病因引起的慢性、进行性、弥漫性肝病。以肝脏弥漫性纤维化、再生结节与假小叶形成为特征，导致正常肝小叶结构与血管解剖的破坏。往往起病隐匿，病程逐渐进展，临床上常以肝功能损害和门脉高压症为主要表现，晚期则常出现多种并发症，如上消化道出血、肝性脑病、感染与肝肾综合征等。

本病属中医学"积聚""臌胀""胁痛""黄疸"等范畴。

一、临床诊断要点与鉴别诊断

（一）诊断标准

肝硬化的诊断标准参照中国中西医结合学会消化系统疾病专业委员会 2017 年发布的诊断标准。

1. 临床症状

临床上肝硬化常分为代偿期和失代偿期。

代偿期：症状较轻，有乏力、食欲减少或腹胀、上腹隐痛等症状。上述症状常因劳累或伴发病而出现，经休息和治疗后可缓解，肝功能正常或轻度异常。影像学、生化学或血液学检查有肝细胞合成功能障碍或门静脉高压症（如脾功能亢进及食管-胃底静脉曲张）证据，或组织学符合肝硬化诊断，但无食管-胃底静脉曲张破裂出血、腹水或肝性脑病等严重并发症。患者可有门脉高压症，如轻度食管-胃底静脉曲张，但无腹水、肝性脑病或上消化道出血。

失代偿期：症状显著，主要为肝功能减退和门脉高压症两大类临床表现。如血清白蛋白<35g/L，胆红素>35mol/L，谷丙转氨酶（ALT）、谷草转氨酶（AST）升高。患者可出现皮肤黏膜黄疸、肝掌和蜘蛛痣、胸腹水、脾大和食管-胃底静脉曲张；并可出现一系列并发症，如上消化道出血、肝性脑病、自发性腹膜炎、肝肾综合征和原发性肝癌。

2. 病史

有病毒性肝炎、长期大量饮酒、服用药物、输血、家族遗传性疾病等可导致肝硬化的有关病史。

3. 症状体征

有肝功能减退和门脉高压的临床表现。

4. 实验室检查及其他检查

肝功能试验有血清白蛋白下降、血清胆红素升高及凝血酶原时间延长等提示肝功能失代偿；超声或 CT 提示肝硬化及内镜发现食管-胃底静脉曲张。肝活组织检查见假小叶形成是诊断本病的金标准。代偿期肝硬化的临床诊断常有困难，对慢性病毒性肝炎、长期大量饮酒者应长期密切随访，注意肝脾情况及肝功能试验的变化，如发现肝硬度增加，或有脾大，或肝功能异常变化，超声检查显示肝实质回声不均等变化，应注意早期肝硬化，必要时肝穿刺活检可获确诊。

（二）鉴别诊断

1. 肝大

应除外原发性肝癌、慢性肝炎、血吸虫病和血液病等。

2. 脾大

临床引起脾大的原因较多，大致可分为感染性和非感染性两类。急性感染性脾大常表现为轻度脾大，质地柔软，常见于病毒、细菌、螺旋体、立克次体、寄生虫等感染；慢性感染性脾大见于慢性病毒性肝炎、慢性血吸虫病、慢性疟疾等。非感染性脾大包括瘀血性原因引起者，如慢性右心衰竭、慢性缩窄性心包炎、门脉血栓形成等；特发性门脉高压症引起者，其病理为肝内窦前性门脉纤维化与压力增高，临床表现为脾大、贫血、白细胞与血小板减少、胃肠道反复出血等。而肝脏无硬化的组织学改变，肝功能大致正常，出血后无腹水、黄疸、肝性脑病等失代偿表现，超声显示门静脉扩张，有助于诊断。其他如血液病、恶性淋巴瘤及结缔组织病等，都可出现脾大，各种类型的急、慢性白血病均可有脾大。其中急、慢性白血病引起脾大均以粒细胞型最多见，其次是淋巴细胞型，单核细胞型最少。白血病的诊断主要靠血常规和骨髓象；临床上发现脾大时，病史询问须注意急、慢性感染，出血倾向与贫血；体检特别注意有无伴发肝与淋巴结肿大，贫血与出血现象；血常规检查寄生虫与病理性血细胞，需要时可做血小板计数、肝功能试验、骨髓象及超声检查等。

3. 腹水的鉴别诊断

腹水由多种病因引起，如慢性肾小球肾炎、结核性腹膜炎、缩窄性心包炎等。根据病史及临床表现、有关检查及腹水检查，与肝硬化腹水鉴别并不困难，肝硬化腹水为漏出液；合并自发性腹膜炎为渗出液，以中性粒细胞增多为主；结核性腹水为渗出液伴腹水腺苷脱氨酶（ADA）增高，ADA>40U/L 应考虑结核；肿瘤性腹水比重介于渗出液和漏出液之间，腹水 LDH（乳酸脱氢酶）/血 LDH>1，可找到肿瘤细胞。必要时做腹腔镜检查常可确诊。

4. 肝硬化并发症的鉴别

（1）上消化道出血：需和其他原因引起的出血相鉴别，如消化性溃疡、胃炎等。消化性溃疡引起出血以青年人多见，平时常有周期性、节律性疼痛，出血前数日疼痛加重，出血表现为黑便，少数仅表现为大便潜血阳性，量大可呕血；食管-胃底静脉曲张破裂出血多骤然起病，以大量呕血伴黑便为主要症状，出血量大，色鲜红，反复发作，有慢性肝炎、慢性酒精中毒或肝硬化病史，出血后肝细胞损害加重，可出现黄疸、腹水、肝性脑病等。通过病史结合内镜检查可鉴别。

（2）肝性脑病：需与其他原因引起的神经精神症状鉴别，如尿毒症、糖尿病酮症酸中毒所引起的昏迷等，前者有慢性肾病史，尿素氮、肌酐明显升高；后者有糖尿病病史，查血糖可出现显著升高。肝硬化原因所引起者常有广泛门体侧支循环建立，有感染、上消化道出血、放腹水、大量利尿、服用镇静药物等诱因，反映肝功能的生化指标异常和（或）血氨升高，可出现扑翼样震颤。

（3）肝肾综合征（HRS）：需与肝病合并慢性肾炎相鉴别，慢性肾炎既往有浮肿、高血压等病史，氮质血症病程长，尿常规有蛋白、管型及红细胞，尿比重高而固定，尿钠显著增高，而肝肾综合征表现为少尿伴有尿比重高，而尿钠反低，两者有明显差别；另外需与肾前性氮质血症相鉴别，后者多由脱水、频繁呕吐、腹泻、放腹水引起全身循环血量不足，造成暂时性肾衰竭，出现少尿或无尿，尿钠<10mmol/L 与 HRS 相似，但前者常有低血容量休克，经扩容补液抗酸后肾衰竭迅速纠正，而 HRS 扩容后疗效差，HRS 无休克表现。

二、审析病因病机

（一）情志所伤

肝主疏泄，性喜条达。若因情志抑郁，肝气郁结，气机不利，则血液运行不畅，以致肝之脉络为瘀血所阻滞。同时，肝气郁结，横逆乘脾，脾失健运，水湿不化，以致气滞、血瘀交阻，水停腹中，形成臌胀。

（二）酒食不节

嗜酒过度，饮食不节，脾胃受伤，运化失职，酒湿浊气蕴结中焦，土壅木郁，肝气郁结，气滞血阻，气滞、血瘀、水湿三者相互影响，导致水停腹中，而成臌胀。

（三）感染血吸虫

在血吸虫病流行区，遭受血吸虫感染又未能及时进行治疗，血吸虫内伤肝脾，肝伤则气滞，脾伤则湿聚为水，虫阻脉络则血瘀，诸因素相互作用，终致水停腹中，形成臌胀。

（四）黄疸、积证失治

黄疸本由湿邪致病，属肝脾损伤之疾，脾伤则失健运，肝伤则肝气郁滞，久则肝脾肾俱损，而致气滞血瘀，水停腹中，渐成臌胀。积聚之"积证"本由肝脾两伤，气郁与痰血凝聚而成，久则损伤越重，凝聚越深，终致气滞、血瘀、水停腹中，发生臌胀。而且，臌胀形成后，若经治疗腹水虽消退，而积证未除，其后终可因积证病变的加重而再度形成臌胀，故有"积"是"胀病之根"之说。

（五）病后续发

肾主气化，脾主运化。脾肾素虚，或劳欲过度，或久病所伤，造成脾肾亏虚，脾虚则运化失职，清气不升，清浊相混，水湿停聚；肾虚则膀胱气化无权，水不得泄而内停，若再与其他诸因素相互影响，则即引发或加重臌胀。

本病涉及肝、胆、脾、肾等多个脏腑。肝、脾、肾三脏密切相关，或由肝病及脾，或由脾病及肝，且脾之阳气亏虚、肝之阴血不足，日久必然导致肾之阴阳亏虚，终致肝、脾、肾俱病。气、血、水相互交结于腹中，而成臌胀。本病病机较为复杂，早期多表现为湿热为患，致气血失调，瘀毒内结，正气受损，随着病情进展，若湿热久羁，热迫血行，或瘀血阻络，血不循经，溢于脉外，可见吐血、便血之变证；若痰湿、湿热蒙蔽心包，则成臌胀神昏之变证；肝肾阴虚，虚风内动，而致痉挛、抽搐之变证；五脏俱损，三焦气机不利，浊邪内聚，可致癃闭、关格之变证。综而述之，本病多由情志所伤、酒食不节、感染血吸虫、黄疸或积证失治及病后续发引发。主要病位在肝，与胆、脾、肾密切相关。病机关键为正虚邪伏。湿浊凝聚，络脉血瘀是本病的基本病机。

三、明确辨证要点

（一）辨标实

标实有气滞、血瘀、水停的侧重。以腹部胀满，脐突皮光，嗳气或矢气则舒，按之空空然，或叩之如鼓为主者，多以气滞为主；腹胀大，内有积块疼痛，外有腹壁青筋暴露，面、颈、胸部出现红丝赤缕者，多以血瘀为主；腹部胀大，状如蛙腹，按之如囊裹水，或见腹部坚满，腹皮绷急，叩之呈浊音者，多以水停为主。以气滞为主者，称为"气臌"；以血瘀为主者，称为"血臌"；以水停为主者，称为"水臌"。

（二）辨本虚

本虚有脾气虚、气阴两虚、脾阳虚、脾肾两虚、肝肾阴虚之不同。偏于气虚者，常有面色萎黄，神疲乏力，纳少不馨，舌淡，脉缓等；偏气阴两虚者，兼次证除脾气虚证外，还可见口干不欲饮，知饥不能纳，形体消瘦，五心烦热，舌红体瘦而少津等；偏脾阳虚者，常有面色苍黄，畏寒肢冷，大便溏薄，舌淡体胖，脉沉细无力等；偏脾肾阳虚者，兼次证除有脾阳虚证外，还可见腰膝冷痛，男子阴囊湿冷、阳痿早泄，女子月经短期、量少色淡等；偏于肝肾阴虚者，兼次证常有头晕耳鸣，腰膝酸软，心烦少寐，颧赤烘热，齿鼻衄血，舌红少苔，脉弦细而数等。

（三）辨虚实主次

本病证属虚中夹实，虚实并见，但虚实在不同阶段各有侧重。一般说来，臌胀初起，新感外邪，腹满胀痛，腹水壅盛，腹皮青筋暴露显著时，多以实证为主；臌胀久延，外邪已除，腹水已消，病势渐缓，见肝脾肾亏虚者，多以虚证为主。积证初起，正气未虚，以邪实为主；中期，积块较硬，正气渐伤，邪实正虚；后期日久，瘀结不去，则以正虚为主。正气亏虚是积聚发病的内在因素，积聚的形成及演变均与正气的强弱密切相关。

四、确立治疗方略

本病临床以正虚邪恋、虚实夹杂证多见，故其治疗宜谨据病机，以攻补兼施为原则。积证初期属邪实，应予消散；中期邪实正虚，予消补兼用；后期正虚为主，应养正除积。臌胀偏实证者，着重祛邪治标，根据具体病情，合理选用行气、化瘀、健脾利水之剂，若腹水严重，也可酌情暂行攻逐，同时辅以补虚；虚证为主则侧重扶正补虚，视证候之异，分别施以健脾温肾、滋养肝肾等法，同时兼以祛邪。

五、辨证论治

1. 肝郁脾虚证

（1）抓主症：面色萎黄，胁肋胀痛，便溏。

（2）察次症：纳差，食后腹胀，情志抑郁，善太息，神疲乏力。

（3）审舌脉：舌质淡红，苔薄白腻，脉弦细。

（4）择治法：疏肝解郁，益气健脾。

（5）选方用药思路：本证为肝郁气滞，脾虚不运所致，故方用逍遥散加减。方中柴胡、白芍、当归、薄荷疏肝解郁；香附、青皮、枳壳、郁金行气散结；白术、茯苓、生姜、甘草调理脾胃。以上诸药同用，共奏疏肝解郁，益气健脾之功。

（6）据兼症化裁：若兼见瘀象者，可酌加延胡索、莪术活血化瘀；若兼见热象者，可酌加左金丸泻肝清热；若兼见寒湿中阻，脘腹痞满，舌苔白腻者，可酌加木香顺气散以疏肝行气，温中化湿。

2. 脾虚湿盛证

（1）抓主症：面色萎黄，腹大胀满，按之如囊裹水，周身困重。

（2）察次症：纳差或食后腹胀，气短乏力，口淡不欲饮，便溏或黏滞不爽。

（3）审舌脉：舌体胖或齿痕多，舌质淡红，苔白腻或水滑，脉沉细或细弱。

（4）择治法：温阳健脾，行气利水。

（5）选方用药思路：本证为湿邪困遏，脾阳不振，寒水内停所致，故方用实脾饮加减。方中白术、苍术、附子、干姜振奋脾阳，温化水湿；陈皮、厚朴、草果、木香行气健脾除湿；连皮茯苓、泽泻利水渗湿。以上诸药共奏温阳健脾，行气利水之功。

（6）据兼症化裁：若兼见浮肿较甚，小便短少者，可酌加肉桂、猪苓、车前子温阳化气，利水消肿；若兼见胸闷咳喘者，可酌加葶苈子、苏子、半夏等泻肺行水，止咳平喘；若兼见胁腹痛胀者，可酌加香附、郁金、青皮、砂仁等理气和络；若兼见脘闷纳呆，神疲，便溏，下肢浮肿者，可酌加党参、黄芪、山药、泽泻等健脾益气利水。

3. 湿热蕴结证

（1）抓主症：目黄，身黄，尿黄，烦热口苦。

（2）察次症：渴不欲饮，恶心厌油，小便赤涩，大便秘结或溏垢。

（3）审舌脉：舌尖边红，苔黄腻或灰黑而润，脉弦数。

（4）择治法：清利湿热，攻下逐水。

（5）选方用药思路：本证为湿热壅盛，蕴结中焦，水浊内停所致，故方用中满分消丸合茵陈蒿汤加减。中满分消丸有清热化湿、行气利水作用，适用于湿热蕴结，脾气阻滞所致胀满；茵陈蒿汤清泄湿热，通便退黄，用于湿热黄疸。方中茵陈、金钱草、山栀、黄柏清化湿热；厚朴、苍术、砂仁行气健脾化湿；大黄、猪苓、泽泻、车前子、滑石分利二便。以上诸药共奏清利湿热，攻下逐水之功。

（6）据兼症化裁：若见热势较重者，可酌加连翘、龙胆草、半边莲清热解毒；若见小便赤涩不利者，可酌加陈葫芦、蟋蟀粉（另吞服）通利小便。

4. 水留瘀结证

（1）抓主症：面色晦暗，腹壁青筋怒张，胁肋刺痛，痛处不移。

（2）察次症：头、颈、胸壁等处可见红点赤缕，口欲饮水不欲下咽，齿衄或鼻衄，肌肤甲错，大便色黑。

（3）审舌脉：舌质紫暗或有瘀斑，脉细涩。

（4）择治法：活血祛瘀，行气利水。

（5）选方用药思路：本证为肝脾瘀结，络脉滞涩，水气停留所致，故方用调营饮加减。方中当归、赤芍、桃仁、三棱、莪术、鳖甲化瘀散结；大腹皮行气消胀；马鞭草、益母草、泽兰、泽泻、赤茯苓化瘀利水。以上诸药共奏活血祛瘀，行气利水之功。

（6）据兼症化裁：若见胁下癥积肿大明显者，可酌选加穿山甲、䗪虫、牡蛎，或配合鳖甲煎丸内服，以化瘀消癥；若见瘀血内停，腹部肿块，肌肤甲错，目眶暗黑，潮热羸瘦，经闭不行者，中成药可服大黄䗪虫丸以活血破瘀，通经消癥；若见病久体虚，气血不足，或攻逐之后，正气受损者，可酌用八珍汤或人参养荣丸等补养气血；若见大便色黑者，可酌加三七、茜草、侧柏叶等化瘀止血。

5. 脾肾阳虚证

（1）抓主症：面色苍黄，畏寒肢冷，下肢浮肿。

（2）察次症：腹胀便溏，胸脘满闷，或腹大胀满，形如蛙腹，撑胀不甚。

（3）审舌脉：舌淡胖、边有齿痕，苔白腻，脉沉弱。

（4）择治法：温补脾肾，利水消胀。

（5）选方用药思路：本证为脾肾阳虚，不能温运，水湿内聚所致，故方用附子理苓汤或济生肾气丸加减。前方由附子理中汤合五苓散组成，有温阳健脾、化气利水作用，适用于脾阳虚弱，水湿内停者。济生肾气丸即金匮肾气丸加牛膝、车前子，有温肾化气、利水消肿作用，适用于肾阳虚衰，水气不化者。附子、干姜、人参、白术、鹿角片、葫芦巴温补脾肾；茯苓、泽泻、陈葫芦、车前子利水消胀。以上诸药共奏温补脾肾，利湿消胀之功。

（6）据兼症化裁：若见偏于脾阳虚弱，神疲乏力，少气懒言，纳少，便溏者，可酌加黄芪、山药、薏苡仁、白扁豆益气健脾；若见偏于肾阳虚衰，面色苍白，怯寒肢冷，腰膝冷痛者，可酌加肉桂、仙茅、淫羊藿等，以温补肾阳。

6. 肝肾阴虚证

（1）抓主症：面色晦暗，腰膝酸软，两目干涩。

（2）察次症：口燥咽干，五心烦热，失眠多梦，齿鼻时或衄血。

（3）审舌脉：舌红绛少津，少苔或无苔，脉弦细数。

（4）择治法：滋养肝肾，利湿消肿。

（5）选方用药思路：本证为肝肾阴虚，津液失布，水湿内停所致，故方用六味地黄丸合一贯煎加减。前方重在滋养肾阴，用于肾阴亏虚，腰酸，低热，口干等症；后方养阴柔肝，用于阴虚肝郁，胁肋隐痛，内热烦躁，舌红少苔之症。沙参、麦冬、生地黄、山茱萸、枸杞子、楮实子滋养肾阴；猪苓、茯苓、泽泻、玉米须淡渗利湿。以上诸药共奏滋养肝肾，利湿除肿之功。

（6）据兼症化裁：若见津伤口干明显者，可酌加石斛、玄参、芦根等养阴生津；若见青筋显露，唇舌紫暗，小便短少者，可酌加丹参、益母草、马鞭草、泽兰等化瘀利水；若见腹胀甚者，可酌加枳壳、大腹皮以行气消胀；若兼有潮热，烦躁者，可酌加地骨皮、白薇、栀子以清虚热；若见齿鼻衄血者，可酌加鲜茅根、藕节、仙鹤草之类以凉血止血；若见阴虚阳浮，耳鸣，面赤，颧红者，可酌加鳖甲、龟板、牡蛎等滋阴潜阳；若见湿热留恋不清，溲赤涩少者，可酌加知母、黄柏、金钱草等清热利湿。

六、中成药选用

（1）和络舒肝胶囊：成分为当归、熟地黄、白芍、制何首乌、玄参、当归、虎杖、红花、生地黄、柴胡、香附、白芍、郁金。功用主治：功可疏肝理气，清化湿热，活血化瘀，滋养肝肾。适用于因湿热瘀血阻络、湿热蕴结、肝肾不足引起的胁下痞块，唇青面黑，肌肤甲错，腰酸，尿黄，舌有瘀斑，脉弦细之慢性肝炎、早期肝硬化。用法用量：口服。每次5粒，每日3次。

（2）舟车丸：成分为牵牛子（炒）、大黄、甘遂（醋制）、红大戟（醋制）、芫花（醋制）、青皮（醋制）、陈皮、木香、轻粉。功用主治：功可行气利水。适用于症见因浊水湿邪停聚腹中、气机阻滞引起的腹胀而坚，停饮喘急，甚则不能平卧，四肢水肿，口渴气粗，尿少便秘，舌淡红或边红，苔白滑或黄腻，脉沉数或滑数之肝硬化腹水。用法用量：口服。每次3g，每日1次。

（3）肝达康颗粒：成分为北柴胡、白芍、当归、茜草、白术、茯苓、鳖甲、湘曲、党参、白茅根、枳实、青皮、砂仁、地龙、甘草。功用主治：功可疏肝健脾，化瘀通络。适用于肝硬化因肝郁脾虚、瘀血阻络所致，症见胁下痞块，固定不移，舌淡或色暗有瘀点，脉弦缓或涩之肝硬化腹水。用法用量：口服。每次8g，每日3次。

（4）肝脾康胶囊：成分为柴胡、黄芪、青皮、白芍、白术、板蓝根、姜黄、茯苓、水蛭、三七、郁金、鸡内金（炒）、熊胆粉、水牛角浓缩粉。功用主治：功可疏肝健脾，活血解毒。适用于肝郁脾虚、毒瘀内蕴所致的胁肋胀痛，胸脘痞闷，食少纳呆，神疲乏力，面色晦暗，胁下积块之慢性肝炎、早期肝硬化。用法用量：口服。每次 5 粒，每日 3 次。

（5）中满分消丸：成分为党参、白术（麸炒）、茯苓、甘草、陈皮、半夏（制）、砂仁、枳实、厚朴（姜炙）、猪苓、泽泻、黄芩、黄连、知母、姜黄。功用主治：功可健脾行气，利湿清热。适用于因脾虚气滞、湿热壅盛、浊水骤停引起的腹水坚满，脘腹撑急疼痛，烦热口苦，渴而不欲饮，小便赤涩，大便秘结或溏泄，舌黄苔腻，脉弦数之肝硬化腹水。用法用量：口服。每次 6g，每日 2 次。

七、单方验方

（1）蝼蛄适量，蝼蛄去头、爪、翼，焙焦，研为细末，装瓶备用。每服 6g，每日 3 次，5～7 日为 1 个疗程，适用于肝硬化腹水。

（2）水苋菜 30g，石菖蒲 30g。水煎服，每日 1 剂，分 2 次服，适用于臌胀证属湿热蕴结者。

（3）鲤鱼（去鳞及内脏）、赤小豆。煎汤服，适用于臌胀虚证。

（4）陈皮 30g，木香 30g，厚朴 45g，槟榔 30g。研粉，每服 3g，用于气滞腹胀。

（5）陈葫芦、半边莲各 30～60g。水煎服，用于水臌。

（6）大浮萍、糖各 60g，清水 3 碗。煎成 1 碗，分 2 次服，忌食盐，用于水臌。

（7）醋制甘遂 15g，木香、砂仁、黄芩各 6g。共研细末，每服 7.5～10.5g，功能利水消胀，用于水臌。

（8）牵牛子 120g，小茴香 30g。共研细末，每次吞服 1.5～3g，每日 1～2 次，功能利水消胀，用于臌胀水邪难退，正虚不甚者。

（9）太子参 30g，白术 15g，赭石子 12g，川草薢 10g，云苓 15g，菟丝子 12g，土鳖虫 3g，甘草 6g，丹参 18g，鳖甲（醋炙）3g。土鳖虫烘干研成细末。水 3 碗，入鳖甲先煎半小时，纳诸药煎至 1 碗，冲服土鳖虫末，渣再煎服。每日 1 剂。

八、中医特色技术

（一）中药敷脐疗法

（1）中药敷脐治疗对肝硬化及并发症如腹水、自发性腹膜炎等有较好疗效，常用药物如下。

化瘀散结类：三棱、莪术、桃仁、红花、赤芍、姜黄、土鳖虫、半夏、芒硝等。

理气止痛类：延胡索、木香、厚朴、枳壳、大腹皮等。

消胀利水类：甘遂、芫花、牵牛子、葶苈子、大黄等。

清热解毒类：黄芩、黄连、黄柏、败酱草、蒲公英、紫花地丁等。

（2）红商陆根，捣烂，贴脐上以布固定，用于臌胀水邪壅盛者。

（3）肉桂 9g，甘遂末 6g，车前草 30g，大蒜头 2 枚，葱白 1 撮。将上药捣烂研末，加水调成稠糊状，备用。将药膏敷脐部后加以热敷，每日一换，5 日为 1 个疗程，配合内服养阴利水药。本方功能温经通络，逐水消胀，主治水臌。

（二）中药灌肠疗法

本法对缓解患者腹胀，清除肠道毒素有较好效果，常用解毒清热、健脾利水、清热通腑之法。灌肠治疗，药物经肠黏膜吸收发挥整体调理之功，局部又有改善微循环、消炎、改善肠道菌群紊乱、预防继发感染的作用。

（三）推拿疗法

本病治疗以利水消胀为治疗大法，用一指禅推、按、揉、摩、擦等法。

取穴及部位：中脘、水分、足三里、三阴交、腹部。

操作方法：患者取仰卧位，医者站于一侧。用轻快的一指禅揉法在中脘、水分施术，每穴5分钟，用按揉或一指禅推法在足三里、三阴交施术，每穴1分钟，四指摩腹或掌揉腹部3～5分钟。

随证加减：若见气滞湿阻者，可酌加按揉章门、期门、中冲、公孙穴，每穴1分钟；若见寒湿困脾者，可酌加按揉大椎、脾俞、胃俞穴，每穴1分钟；若见湿热蕴结者，可酌加按揉脾俞、膀胱俞穴，每穴1分钟，反复摩擦，以透热为度；若见肝肾阴虚者，可酌加按关元穴5分钟，按揉或一指禅推气海、肝俞、肾俞穴，每穴1分钟。

（四）平衡火罐疗法

本病治疗主要运用闪罐、走罐、留罐等多种手法，适用于肝硬化各证型，辨证取穴，走罐时选择背部督脉诸穴，以强身健体、散寒止痛。

（五）穴位注射疗法

用黄芪注射液或丹参注射液注入足三里，每次0.5～1ml，适用于气虚血瘀者。

（六）针灸疗法

（1）耳针疗法：辨证选穴，选取脾、肾、肝、胆、三焦、内分泌、耳中等穴，选取3～5穴，用王不留行贴压，每3～5日更换1次，两耳交替。

（2）灸法：用隔姜灸、隔附子饼灸或温和灸，适用于体质虚寒型患者。脾肾阳虚者选关元、肾俞、足三里等穴；脾虚乏力，白细胞低下者选脾俞、膈俞、胃俞、肾俞、足三里等穴；水臌小便不通者取食盐填满脐窝，放艾炷（如黄豆大）置盐面上点燃灸之，并加灸水分穴，连续灸至小便通利为度。

九、预防与调护

患有本病的患者应以低脂肪、高蛋白、高糖、高维生素和易于消化的饮食为宜；做到定时、定量、有节制。早期可多吃豆制品、水果、新鲜蔬菜，适当进食糖类、瘦肉、鸡蛋、河鱼；而肝功能显著减退并有肝性脑病先兆时，应限制进食肉类、鱼类及蛋类等蛋白质物质，并发腹水、尿少时需限制食盐的摄入。避免进食粗糙、坚硬食物以免损伤血管。避免饮酒。避免应用对肝脏有损害的药物。

此外还应避免与血吸虫、疫水接触；避免工农业生产中的各种慢性中毒；定期体检；病情活动期宜卧床休息为主。

十、各家发挥

（一）辨治思路

1. 从肝血论治

张琪认为在治疗本病的过程中，因其病情变化多样，况且证型也并非固定不变，因而常常多法并用，方能起到良好效用。肝主藏血，体阴而用阳，因而疏肝之时应注意忌用刚燥伐肝之品，须将疏肝与柔肝并用。本病日久则出现血瘀络阻之证，此时若盲目活血或破血，不仅无效，反而更会促使病情进一步恶化，须养血、活血并用方可。

2. 从养阴论治

谢晶日强调肝为阳脏，肝气郁结，气郁化火，火劫伤阴，可致肝之阴血亏损。若脾虚失运，水湿则停聚，且与气血搏结而为本病。由气滞血瘀发展为水湿内停时，常既有痰血互阻、腹水等邪实的一面，又伴有气血大亏与脾失运化等正虚的一面。水停是脾肾俱衰、运化无权与水无所制之故，而阴亏则因肝郁化火与营阴内耗或肝病及肾与肾阴受损而起。因此治疗本病应谨守病机，攻补兼施。此外，疏肝与健脾虽是治疗的重点，但亦应适当注意养阴利水。

3. 从湿阻经络论治

张福利认为肝硬化的患者多属阴虚之体，湿浊气阻，血瘀痰凝，久病入络，终成顽疾。故以滋阴、去湿、通络为基本治疗大法，辅以活血行气、软坚散结。他强调肝硬化患者多为阴虚湿浊之体，此为本病之发病基础。而无论阴伤或湿浊，终至气血不畅，痰瘀互结，络脉瘀阻，络息成积，发为肝之积聚。阴伤、湿浊、络脉不通均是其核心病机，遂以滋阴、利湿、通络为治疗大法，行气活血、软坚散结之法作为辅助。

4. 从血水互结论治

吴惟康根据《金匮要略》中桂枝茯苓丸与当归芍药散的组方大法，力主"血水同源互生""水瘀互结""血水同治"的思想，首次创造性地提出"化瘀利水"法，用于治疗多种瘀血相关的病证。又在《金匮要略》中"血不利则为水"的理论基础上，扩充了化瘀利水法的应用范围，将其灵活地应用于肝硬化腹水的治疗中。此外，他还根据临床经验，对化瘀利水法进行了扩充、提炼和升华，在经方、时方、验方的基础上大胆加减化裁，创制出了加味生化汤、加减温经汤、加味血府逐瘀汤等诸多方剂，灵活运用于各种水瘀互结之证。

（二）特色治法及用药

1. 治疗肝硬化的经验用药

张琪认为柴胡为疏肝之圣药，而常配白芍柔肝，以达到疏而不燥，柔而不滞的效用。而若肝病日久出现肝阴受损等征象，常选用木瓜、乌梅、五味子、白芍等药，须注意不可因有腹水存在便拒而不用。当归善于养血活血，丹参则能去瘀生新，鳖甲功可软坚散结，故常可相伍应用。若腹水需用峻下逐水之法时，可选用甘遂与大戟，但仍须醋炙后使用，起始量可因个人体质不同而有些许差异，常用5g，可逐渐加至10g。此外，"藻朴合剂"中的海藻为治腹水之效物，《本草纲目》记载海藻可治"大腹水肿"，且具有软坚散结之效，但在治疗本证时用量宜大，一般以25～50g为宜。

2. 运用养阴补气药物处方

谢晶日喜选甘平凉润、淡渗利湿之剂以养阴护肝、利水祛湿，方选一贯煎加减，药喜用沙参、麦冬、扁豆、山药、薏苡仁、白芍、石斛、茯苓、猪苓、泽泻之类。其认为本病应在疏肝健脾、化瘀消痰、软坚散结的基础上结合临床表现、理化检查而辨证施治，常用制鳖甲、牡蛎等药物以软坚散结，再配伍三棱、莪术、炮甲珠、红花、丹参、赤芍、白芍与延胡索以行气通络、消瘀散结。本病乃气虚之甚，气虚过极，不能行血化水，可致血瘀水结。其常用黄芪以补气升阳行水，本品再配软坚药可促使结块消散。此外，凡舌质淡有齿印，或舌体胖大湿润者，运用黄芪很快便可收气行水退之效，正所谓"大气一转，其结乃散"，而决不能一味破气，以免攻伐伤正，但对于阴虚火毒盛或出血者则应谨慎使用。

3. 治疗肝硬化常用组药

张金良总结前人经验及自家临床所得化裁出组药软肝散（鳖甲、丹参、生牡蛎），该药组可以起到软肝散结化瘀的功用，临床观察该配伍不仅可以减轻肝脏纤维化程度，而且可以改善门脉高压所致的脾功能亢进，并在一定程度上回缩肿大的脾脏，尤其对轻、中度脾大效果明显。对于转氨酶升高，在临床上常用组药降酶散（茵陈、败酱草、五味子等），对肝硬化伴有转氨酶升高者每每选用，降酶效果明显且很少有类似西药降酶易反弹的弊病。对于黄疸明显者选用消黄散（赤芍、金钱草、酒军等）。张金良认为热毒为重者，用清解散（苦参、金银花、土茯苓等）以清热解毒。对于腹水或小便偏少者，用组药加减四苓散（泽泻、车前子、猪苓、茯苓等）配合健脾、滋肾药物以求徐徐图之。另据本病多有本虚的病因，设补气散（白术、党参、黄芪等）、补肾散（枸杞子、生地、山茱萸等）、解郁散（柴胡、川楝子、枳壳等）；患者出现白蛋白降低，白球比倒置时，用扶正散（白花蛇舌草、灵芝孢子粉、冬虫夏草等）改善患者免疫力低下的情况。

4. 自拟蛇半汤治疗肝硬化腹水

卢芳认为慢性肝炎致肝硬化，脾肿大，腹水形成，证属湿热毒邪为重者，自拟蛇半汤治之。方中半枝莲、白花蛇舌草清热解毒；车前子、茯苓利湿祛除有形之水；鳖甲、大贝、夏枯草软坚；王不留行、泽兰、莪术、丹参、赤芍活血理气化积；黄芪补正祛邪，使湿、热、毒去，血活，积消而症消失。

5. 大剂量生半夏治疗肝硬化所致呕逆重证

王德光重用生半夏达30～40g治疗肝硬化后期常见的呕逆重证，古今文献皆载生半夏有毒，故临床用之多是经炮制后的清半夏或姜半夏。临床半夏生用者少，其用量如此之大者更为鲜见。王老在临床中善于应用生半夏燥湿化痰、和胃降逆，认为其效果要比制半夏好得多，此即《内经》所言"有故无殒亦无殒也"。

（张　冰　王　瑶）

第三节　溃疡性结肠炎

溃疡性结肠炎是一种长期、反复发作的直肠和结肠慢性非特异性炎症性疾病，病变主要局限于结肠黏膜与黏膜下层，以炎症和溃疡为主要病理表现。范围多累及远段结肠，可逆行向近段发展，甚至累及全结肠和末段回肠，呈连续性分布。临床症状以腹泻、黏液脓血便、腹痛为主。本病与克罗恩病统称为炎症性肠病。其病程迁延，易反复发作，且有癌变倾向，被世界卫生组织列为现代难治病之一。

本病属中医学"肠澼""滞下""痢疾""便血""泄泻""肠风"等范畴。

一、临床诊断要点与鉴别诊断

（一）诊断标准

溃疡性结肠炎的诊断标准参照全国慢性非感染性肠道疾病学术研讨会制定的《溃疡性结肠炎诊断及治疗标准（2017版）》。

诊断溃疡性结肠炎应首先把细菌性痢疾、阿米巴痢疾、慢性血吸虫病、肠结核等感染性结肠炎，以及缺血性结肠炎、放射性结肠炎、孤立性直肠溃疡、结肠克罗恩病排除，并符合下列标准：

1. 确诊

腹泻或便血6周以上，结肠镜检查发现一个以上的下述表现：黏膜易脆、点状出血、弥漫性炎性糜烂、溃疡；或钡剂检查发现溃疡、肠腔狭窄或结肠短缩。同时伴有明确的黏膜组织学改变：活动期炎性细胞浸润、隐窝脓肿、杯状细胞缺失。缓解期隐窝结构异常、隐窝萎缩。手术切除或活检标本在显微镜下有特征性改变。

2. 疑诊

病史不典型，结肠镜或钡剂灌肠检查有相应表现；或有相应病史，伴可疑的结肠镜检查表现，无钡剂灌肠检查；或有典型病史，伴可疑的钡剂灌肠发现，无结肠镜检查报告，均缺乏组织学证据。手术标本大体表现典型，但组织学检查不肯定。

3. 完整的诊断

（1）临床类型：初发型、慢性复发型、慢性持续型和暴发型。

（2）严重程度：轻度、中度和重度。

（3）病情分期：活动期、缓解期。

（4）病变范围：直肠炎、左半结肠和广泛结肠。

（5）肠外表现和并发症（大出血、穿孔、中毒性巨结肠和癌变等）。

（6）诊断举例：溃疡性结肠炎（初发型、中度、活动期、左半结肠受累）。

（二）鉴别诊断

1. 急性感染性结肠炎

急性感染性结肠炎包括各种细菌感染，如痢疾杆菌、沙门菌、直肠杆菌、耶尔森菌、空肠弯曲菌等。急性发作时有较明显的发热、腹痛，外周血血小板不增加，粪便检查可分离出致病菌，抗生素治疗有效，通常会在4周以内消散。

2. 阿米巴肠炎

该病病变主要侵犯右半结肠，亦可累及左半结肠，结肠溃疡较深，边缘潜行，溃疡间黏膜则多属正常。粪便或结肠镜取溃疡渗出物检查可找到溶组织阿米巴滋养体或包囊。血清抗阿米巴抗体阳性。抗阿米巴治疗有效。

3. 肠结核

肠结核多有肠外结核病史或临床表现，部分患者有低热、盗汗、消瘦、乏力等结核中毒症状。病变好发于回盲部，有腹泻，但血便少见。内镜下溃疡浅表、不规则，呈环形。组织病理学检查对于该病的鉴别诊断最有价值，肠壁和肠系膜淋巴结内大而致密的、融合的干酪样肉芽肿和抗酸杆菌染色阳性是肠结核的特征。不能排除肠结核时应行试验性抗结核治疗。也可以做结核菌培养、血清抗体检测或采用结核特异性引物行聚合酶链（PCR）反应检测组织中结核杆菌 DNA。

二、审析病因病机

（一）疫毒时邪侵袭

疫毒时邪侵袭主要指感受暑湿热之邪，痢疾多发于夏秋之交，气候正值热郁湿蒸之际，湿热之邪内侵人体，蕴于肠腑，乃是本病发生的重要因素。疫毒为一种具有强烈传染性的致病邪气，故称之疠气。疫毒的传播，与岁运、地区、季节有关。时邪疫毒，混杂伤人，造成痢疾流行。

（二）饮食不节

饮食不节是指平素饮食过于肥甘厚味或夏月恣食生冷瓜果，损伤脾胃；食用馊腐不洁的食物，疫邪病毒从口而入，积滞腐败于肠间，发为痢疾。痢疾为病，发于夏秋之交，此时暑、湿、热三气交蒸，互结而侵袭人体，加之饮食不节或不洁，邪从口入，滞于脾胃，积于肠腑。

本病涉及大肠、脾、肺、肾、肝等诸多脏腑。在发展的过程中可产生湿、热、瘀、毒、痰等诸多病理产物，使病情缠绵难愈。本病初病在气，久病入络，反复出血，瘀血留着，腹痛固定，腹部生块的络阻血瘀证也并见于病程后期。本病多由疫毒时邪侵袭及饮食不节引发。主要病位在大肠，但与脾息息相关，且与肾、肺、肝三脏关系亦较为密切。病机关键为湿热蕴肠，气滞络瘀。

三、明确辨证要点

（一）辨轻重缓急

掌握病情的轻重缓急对制订治疗方案和判断预后十分重要，如便下脓血，或纯下鲜血，大便日行 6 次以上，腹痛、腹胀较剧，或伴发热，属急症、重症。大便日行 3 次以下，腹痛、腹胀不甚，病情较缓，属于轻症。

（二）辨正邪虚实

虚则补之，实则泻之，不辨虚实易犯虚虚实实之戒。一般而言，活动期症见便下脓血，下利腹痛，里急后重，肛门灼热，舌红，苔黄厚腻，脉弦滑者，多属实证；缓解期便稀泄泻，或夹黏液，肠鸣腹胀，乏力倦怠，面色萎黄，舌边有齿痕，苔薄腻，脉沉细或弦细者，多属正虚邪恋。

（三）辨寒热阴阳

热者寒之，寒者热之，临证宜详辨之，如大便夹白色黏冻，形寒肢冷，或大便清稀，完谷不化，多属寒证；大便夹赤白黏冻，赤多白少，里急后重，腹痛，或色黄褐而臭，泻下急迫，肛门灼热，多属湿热证；舌红少苔，便下艰涩，血色紫暗，有凝块，脉细涩，多属热邪伤阴。

（四）辨脏腑气血

便溏、泄泻为主者，病多在脾；腹痛、肠鸣者，多为脾虚木乘，或为湿阻气滞，不通则痛；久痢久泻者，多脾肾两亏；黏液便为主者，多为脾虚痰湿下注，肺气失调。以便血为主者，病在血分，多属湿热炽盛，动血入络；亦有湿热伤阴，虚火内炽，灼伤肠络者。

（五）辨脓血便、黏液便

一般认为，脓白如冻属寒，脓色黄稠属热；黏液清稀属虚、属寒，色黄黏稠属有郁热。白多赤少，重在治湿、治气；赤多白少，重在治热、治血。血便是溃疡性结肠炎的主症之一，其辨证应结合病势、病程等综合考虑，血色鲜红多属热，若久病气亏、气不摄血，多血色淡稀；血暗多属瘀，然血瘀的病机亦可有虚实之异：急性期湿热酿毒可入络成瘀，多血色紫暗凝块腥臭；久病脾肾阳虚，运血无力可气虚为瘀或寒凝为瘀，多血色淡暗。

（六）辨腹痛

便前腹痛，便后则缓，肠鸣腹胀，多属脾虚肝旺，病在气分；痛处固定，缠绵反复，多为瘀血入络，病在血分；病久而腹痛隐隐，多属气虚血瘀。

四、确立治疗方略

本病临床以正虚邪恋、虚实夹杂证多见，治疗以扶正祛邪、标本兼顾为原则，同时应注意分缓急、标本、虚实、寒热。一般病程初期或急性发作，病以标实为主，多为湿热蕴结，气机阻滞肠络，治宜侧重祛邪，以清热燥湿、调气和络止血为主；病程较长或缓解期，多为脾肾亏虚或肝脾不调，兼有湿热，治宜补益脾肾、固肠止泻，或抑肝扶脾，兼以清热利湿。

本病的治疗应当内外并重，内治应调气通滞，外治强调生肌敛疡，行中药灌肠局部，使药物直达病所。

五、辨证论治

1. 大肠湿热证

（1）抓主症：腹痛，里急后重，下痢赤白脓血，赤多白少，或纯下赤冻。

（2）察次症：肛门灼热，小便短赤，或发热恶寒，头痛身楚，或口渴欲饮。

（3）审舌脉：舌质红，苔黄腻，脉滑数或浮数。

（4）择治法：清热化湿解毒，调气行血导滞。

（5）选方用药思路：本证为湿热之邪内犯大肠，熏灼肠道，传化失常所致，故方用芍药汤加减。方中芍药、当归、甘草和营理血，缓急止痛；黄芩、黄连清热燥湿解毒；木香、槟榔、大黄行气导滞，以除后重；肉桂辛温大热，辛能散结，热可防其苦寒太过。以上诸药合用，共奏清热化湿解毒，调气行血导滞之功。

（6）据兼症化裁：若见伴痢下鲜红者，可酌加地榆、桃仁、赤芍、牡丹皮以凉血化瘀。

2. 寒湿阻滞证

（1）抓主症：腹痛，里急后重，痢下赤白黏冻，白多赤少，或纯为白冻。

（2）察次症：脘闷，头身困重，口淡，饮食乏味。

（3）审舌脉：舌质淡，苔白腻，脉濡缓。

（4）择治法：温化寒湿，调气和血。

（5）选方用药思路：本证为脾胃阳虚，寒湿内盛所致，故方用胃苓汤加减。方中苍术、白术、厚朴健脾燥湿；桂枝、茯苓温化寒湿；陈皮理气散满。以上诸药合用，共奏温化寒湿，调气和血之功。

（6）据兼症化裁：若见痢下白中兼赤者，可酌加芍药、当归以调营和血；若见寒湿气滞明显者，酌加槟榔、木香、炮姜以散寒调气；若见表证者，可合荆防败毒散以逆流挽舟，祛邪外出。

3. 寒热错杂证

（1）抓主症：胃脘灼热，烦渴，腹痛绵绵，畏寒喜暖，下痢稀溏，时夹少量黏冻。

（2）察次症：饥而不欲食，强食则吐，四肢不温。

（3）审舌脉：舌质红，苔黄厚腻，脉沉缓。

（4）择治法：温中补虚，清热燥湿。

（5）选方用药思路：本证为痢疾日久，寒热错杂所致，故方用乌梅丸加减。方中乌梅涩肠止泻；黄连、黄柏清热燥湿止痢；附子、干姜、桂枝、川椒、细辛温肾暖脾而助祛寒；人参、当归益气补血而扶正。以上诸药合用，共奏温中补虚，清热燥湿之功。

（6）据兼症化裁：若见食滞者，可酌加神曲、山楂、莱菔子以消食导滞。

4. 瘀血阻滞证

（1）抓主症：腹部刺痛，拒按，下痢色黑，腹痛固定不移，夜间加重。

（2）察次症：面色晦暗，或腹部结块，推之不移。

（3）审舌脉：舌质紫暗或有瘀斑，脉细涩。

（4）择治法：活血祛瘀，行气止痛。

（5）选方用药思路：本证为痢疾日久，瘀血阻滞肠间所致，故方用膈下逐瘀汤加减。方中当归、川芎、桃仁、红花、赤芍、五灵脂、牡丹皮活血以祛瘀积；香附、延胡索、乌药、枳壳行气导滞而止痛；甘草调和诸药。以上诸药合用，共奏活血祛瘀，行气止痛之功。

（6）据兼症化裁：若见里急后重者，可酌加黄连、白头翁。

5. 肝郁脾虚证

（1）抓主症：下痢多因情绪紧张而发作，腹痛欲便，便后痛减。

（2）察次症：胸胁胀闷，善太息，嗳气，食少腹胀，矢气频作。

（3）审舌脉：舌质淡红，苔薄白，脉弦或弦细。

（4）择治法：疏肝理气，补脾健运。

（5）选方用药思路：本证为肝失疏泄，脾失健运所致，故方用痛泻要方加减。方中白术健脾补虚；白芍养血柔肝；陈皮理气醒脾；防风升清止泻。以上诸药合用，共奏疏肝理气，补脾健运之功。

（6）据兼症化裁：若见排便不畅、矢气频繁者，可酌加枳实、槟榔以理气导滞；若见胸胁胀痛者，可酌加青皮以疏肝理气。

6. 脾肾阳虚证

（1）抓主症：下痢稀薄，带有白冻，甚则滑脱不禁。

（2）察次症：腹部隐痛，喜温喜按，食少神疲，四肢不温，腰酸怕冷，或脱肛。

（3）审舌脉：舌质淡，苔白滑，脉沉细而弱。

（4）择治法：温补脾肾，收涩固脱。

（5）选方用药思路：本证为体质虚弱且感受寒邪较重，或因久病耗损脾肾之阳，引发大肠功能失调所致，故方用桃花汤合真人养脏汤加减。前方温中涩肠，后方兼能补虚固脱，两方合用温补脾肾，涩肠固脱，可治疗脾肾虚寒，形寒肢冷，腰膝酸软，滑脱不禁之久痢。赤石脂、罂粟壳涩肠止泻；肉豆蔻、诃子暖脾温中止泻；干姜、肉桂温肾暖脾；人参、白术、粳米益气健脾和中；当归、白芍养血和血；甘草缓急止痛；木香理气醒脾。

（6）据兼症化裁：若见脾肾阳虚重，手足不温者，可酌加附子以温肾暖脾；若见脱肛坠下者，可酌加升麻、黄芪以益气升陷。

7. 阴血亏虚证

（1）抓主症：下痢赤白黏冻，或下鲜血黏稠，脐腹灼痛。

（2）察次症：虚坐努责，心烦，口干口渴。

（3）审舌脉：舌质红少津，苔少或无苔，脉细数。

（4）择治法：养阴合营，清肠止痢。

（5）选方用药思路：本证为素体阴虚，感邪而病痢，或因久痢伤阴所致，故方用驻车丸加减。方中黄连清热坚阴，厚肠止痢；阿胶、当归养阴和血；少佐炮姜以制黄连苦寒太过；白芍、甘草酸甘化阴，和营止痛；瓜蒌润肠而滑利气机。以上诸药合用，共奏养阴合营，清肠止痢之功。

（6）据兼症化裁：若见口干口渴明显者，可酌加入石斛、沙参、天花粉以养阴生津；若见阴虚火旺，湿热内盛，下痢鲜血黏稠者，可酌加黄柏、秦皮、白头翁以清热化湿解毒，牡丹皮、赤芍、槐花以凉血止血。

六、中成药选用

（1）香连丸：成分为萸黄连、木香。功用主治：功可清热燥湿，行气止痛。适用于湿热泻痢。用法用量：口服。每次 3～6g，每日 2～3 次。

（2）肠胃康颗粒：成分为鸡眼草 300g，地服草 300g，谷精草 300g，夜明砂 300g，蚕沙 300g，蝉蜕 100g，谷芽 150g，盐酸小檗碱 10g，木香 50g，党参 150g，麦冬 150g，玉竹 150g，赤芍 80g，甘草 80g。功用主治：功可清热除湿化滞。适用于湿热泻痢。用法用量：开水冲服。每次 1 袋，每日 3 次。

（3）泻痢固肠片：成分为罂粟壳 560g，甘草 70g，陈皮 140g，肉豆蔻 70g，诃子（去核）70g，白芍 210g，白术 210g，党参 35g，茯苓 210g。功用主治：功可调胃化湿，益气固肠。适用于脾胃虚弱，久痢脱肛，腹胀腹痛，肢体疲乏。用法用量：口服。每次 4 片，每日 2 次。忌生冷、油腻食物。

（4）结肠炎丸：成分为乌梅或乌梅肉、黄连、干姜、木香、罂粟壳、延胡索。功用主治：功可调和肝脾，涩肠止痛。适用于肝脾不和，泻痢腹痛。用法用量：口服。每次 5g，每日 3 次。

（5）克痢痧胶囊：成分为白芷、苍术、石菖蒲、细辛、荜茇、鹅不食草、猪牙皂、丁香、硝石、白矾、雄黄、冰片。功用主治：功可解毒辟秽，理气止泻。适用于泄泻，痢疾和痧气。用法用量：口服。每次 2 粒，每日 3～4 次，中病即止。

（6）固本益肠片：成分为党参、白术、补骨脂、山药、黄芪、炮姜、当归、白芍等。辅料为淀粉、糊精、硬脂酸镁。功用主治：功可健脾温肾，涩肠止泻。适用于脾虚或脾肾阳虚所致久痢。用法用量：口服。每次 4 片，每日 3 次。

（7）补脾益肠丸：成分为黄芪、党参（米炒）、砂仁、白芍、白术（土炒）、肉桂、延胡索（制）、干姜（炮）、防风、木香、补骨脂（盐制）、赤石脂（煅）。功用主治：功可补中益气，健脾和胃，涩肠止泻。适用于脾胃虚弱者。用法用量：口服。每次 6g，每日 3 次。

（8）四神丸：成分为肉豆蔻（煨）、补骨脂（盐炒）、五味子（醋制）、吴茱萸（制）、大枣（去核）。功用主治：功可温肾暖脾，涩肠止泻。适用于脾肾阳虚之久泻、久痢。用法用量：口服。每次 9g，每日 2 次。

七、单方验方

（1）白蔹地下块根，晒干后研末，装胶囊，每粒装 0.3g，每服 5 粒，每日 2 次。

（2）白头翁、苦参、金银花、黄柏、滑石各 60g。上药加清水，浓煎成 200ml，先做清洁灌肠后，再以药液灌肠，每日 1 次，连续 3 日。

（3）乌梅 500g，煎汤放在桶内，坐熏肛门。

八、中医特色技术

（一）灌肠疗法

本病除内服药物外，亦可用灌肠疗法，使药物直达病所，提高疗效。凡下痢赤白脓血，里急后重者，常用如下方法。

（1）苦参、马齿苋以 1：2 比例，水煎收滤液 150ml 保留灌肠。

（2）黄连、黄柏、马齿苋、白头翁等量，水煎收滤液 150ml 保留灌肠。

（3）马齿苋 60g，地榆、黄柏各 15g，半枝莲 30g，水煎至 150ml 保留灌肠。

（4）白头翁根茎 30～50g，水煎至 100ml 保留灌肠。

（5）黄柏 15g，地榆 15g，马齿苋 60g，水煎至 100ml 加入锡类散 1g，云南白药 2 粒，保留灌肠。

上述方法，每日 1 次，以 7 日为 1 个疗程，以脓血尽、里急后重除为度。

（二）栓剂疗法

若病变主要累及近肛门的直肠及乙状结肠段，用栓剂直肠给药可使之与病灶直接接触，达到内病外治的效果，且方法简单，使用方便，更易为广大患者接受。如清肠栓（马齿苋、青黛散、参三七、五倍子等），功在清热解毒，化瘀止血，收湿敛疮，每次 1 粒，纳肛，每日 1～2 次。

（三）推拿疗法

推拿治疗具有益气健脾，祛瘀除湿，和中止痛之功。能改善局部微循环，减轻肠黏膜炎性反应，促进溃疡面血管新生，使黏膜修复，溃疡愈合，且能缓解平滑肌痉挛，解痉止痛，并能增强机体免疫力。

取穴及部位：中脘、天枢、肝俞、胆俞、脾俞、胃俞、三焦俞、肾俞、大肠俞、神阙、关元、气海、腹部、背部、肩及胁部。

（1）腹部操作：患者仰卧，医者以沉着缓和的全掌按揉法施于腹部，由中脘穴渐移至关元穴，往返 5 遍，继以柔和深透的一指禅推法施于以上部位，时间约 10 分钟；拇指按揉关元、气海、双侧天枢穴各 3 分钟；摩腹 5 分钟；施掌振法于神阙穴 1～3 分钟。

（2）背部操作：患者俯卧，以法沿脊柱两旁足太阳膀胱经循行部位治疗，自肝俞至大肠俞，时间 3 分钟；点按两侧脾俞、胃俞、三焦俞、肾俞、大肠俞诸穴，时间共 5 分钟；沿两侧腰部夹脊穴或膀胱经循行部位施平推法，透热为度。

（四）针灸疗法

（1）体针疗法：常用脾俞、天枢、足三里、大肠俞、气海、关元、太冲、肺俞、神阙、上巨虚、阴凌泉、中脘、丰隆等。若大肠湿热，取曲池、足三里、上巨虚，用泻法；若脾肾阳虚，艾灸脾俞、中脘、神阙、足三里、三阴交等穴。

（2）水针疗法：取脾俞、大肠俞、足三里、上巨虚，选取黄芪注射液或当归注射液 2ml，做穴位注射，后两穴交替使用，隔日 1 次，10 次为 1 个疗程。

（3）耳针疗法：取大肠、小肠、胃、脾、肾、交感、神门，每次 3～5 穴，隔日 1 次，10 次为 1 个疗程。

九、预防与调护

饮食失节是引发本病的主要诱因，此类病患应注意饮食上的调护。特别是酒精类及碳酸类饮料，是绝对禁忌。而诸如属性寒凉、具有刺激性的食物也应在避免进食之列。平素饮食应以高蛋白、低脂肪、低纤维为主，且在进食时建议患者做到细嚼慢咽。

十、各家发挥

（一）辨治思路

从本虚标实论治：谢晶日认为可将溃疡性结肠炎按活动期和缓解期分别进行中医辨证论治。活动期常以邪实为主，表现为肝郁不疏，木乘脾土，或忧思伤脾，木虚土乘。或湿热蕴结于里，下注大肠；或气机失调，气血不行而出现气滞血瘀证；甚则血肉败坏，毒邪内生，瘀毒互结。治以抑木扶土，且重视情志因素对疾病的影响。缓解期常以正虚为主，因先天禀赋不足，或素体后天之本虚弱，运化失司，加之饮食不当或病情日久失治误治，久病入肾、久病必虚而表现为肝肾阴虚、脾肾阳虚。谢老治疗本病时予以调补肝肾，温脾理气之法。

（二）特色治法及用药

祛邪扶正法治疗溃疡性结肠炎：谢晶日将溃疡性结肠炎按活动期和缓解期分别论治。活动期以邪实为主，他强调抑木扶土，药用柴胡、佛手、川楝子、吴茱萸等，若有明显湿热蕴结之象，用黄连、黄芩、大黄等，同时不忘调气行血，用防风、槐角、地榆炭、土鳖虫等，此则气血调畅，瘀毒可去。缓解期多治以调补肝肾，温脾理气，常用乌药、狗脊、续断、牛膝、淫羊藿等药；同时重视健脾燥湿，药用茯苓、炒白术、薏苡仁、苍术、厚朴等。由于临床中久病之人，多耗气伤血，易正虚邪恋，故其治疗时佐以涩肠止泻之品，如诃子、肉豆蔻、五味子、五倍子等。

（谢晶日　李国庆）

第五章　泌尿系统疾病

第一节　高血压肾病

　　肾脏是高血压的靶器官之一。长期高血压可导致肾小动脉硬化，其发生早晚和严重程度与高血压的病程、严重性及治疗效果有关。在轻、中度原发性高血压病程早期，相当长一段时间内，并没有明显的肾脏结构和功能上的改变，一般经过 5～10 年方可出现轻、中度的肾小球硬化，继而累及肾单位。但亦有 7% 的原发性高血压患者，短期内突然出现进行性血压升高而迅速出现肾衰竭。我国高血压病率正迅速增长，流行病学调查显示 1959 年其患病率为 5.11%，2002 年其患病率为 18.8%。不同地区高血压造成终末期肾脏病患病率不同，龙江地区为 27% 以上。

　　本病属于中医学"眩晕""水肿""腰痛""虚劳"等范畴。

一、临床诊断要点与鉴别诊断

　　高血压肾病的诊断参照《中国肾性高血压管理指南 2017》发布的高血压肾病标准。

（一）诊断标准

1. 必需的条件

（1）为原发性高血压。

（2）出现蛋白尿前一般已有 5 年以上的持续性高血压，程度一般＞150/100mmHg。

（3）有持续性蛋白尿（一般为轻至中度），镜检有形成分少。

（4）有视网膜动脉硬化或动脉硬化性视网膜改变。

（5）除外各种原发性肾脏疾病。

（6）除外其他继发性肾脏疾病。

2. 辅助或可参考的条件

（1）年龄在 40～50 岁及以上。

（2）有高血压性左心室肥厚、冠心病、心力衰竭病史。

（3）有脑动脉硬化和（或）脑血管意外病史。

（4）血尿酸升高。

（5）肾小管功能损害先于肾小球功能损害。

（6）病程进展缓慢。

（二）鉴别诊断

1. 慢性肾小球肾炎继发高血压

若先有尿异常，而后出现高血压，慢性肾小球肾炎可能性大；反之，原发性高血压引起的良性小动脉肾硬化可能性大。若病史中高血压和尿异常先后分辨不清，尤其已有肾功能不全的晚期病例，鉴别诊断可能存在困难，必要时可做肾活检鉴别。

2. 慢性肾盂肾炎继发高血压

因为有轻、中度蛋白尿和高血压，需与高血压肾小动脉硬化相鉴别。女性多次泌尿系感染发作、肾区叩击痛（尤其是一侧为主）、尿异常在先而高血压续后、尿白细胞增加、连续多次尿培养获阳性结果、B 超示两肾大小不等、核素肾图显示两侧病变不一致、肾盂造影有肾盂和肾盏扩张与变形及抗感染治疗有效均有利于慢性肾盂肾炎的诊断。

需注意，40～50 岁以上的女性有可能同时患有慢性肾盂肾炎和（原发性）高血压肾小动脉硬化，两病叠加时，病情表现趋于复杂，治疗效果不如单纯的慢性肾盂肾炎好。

3. 肾动脉粥样硬化

肾动脉粥样硬化是全身性动脉粥样硬化的一部分，但和全身其他部位的动脉粥样硬化程度未必平行。患者多在 50 岁以上，肾主干病变狭窄可引起肾血管性高血压和整个肾脏缺血缩小，主要分支狭窄则其供血范围的肾实质缺血纤维化，可引起肾表面比较明显的收缩瘢痕；患者可出现少量蛋白尿，亦可出现肾功能不全。

4. 原发性高尿酸血症引起的尿酸肾病

未经治疗的轻度原发性高血压患者由于肾小管缺血，分泌尿酸障碍，26%～33%的患者可伴有高尿酸血症，如果发生了高血压肾小动脉硬化，肾小球滤过率下降，可导致血尿酸进一步升高。因此，它必须与原发性高尿酸血症引起的尿酸肾病继发肾功能损害及高血压相鉴别。

鉴别要点：①病史，高血压及高尿酸血症谁发生在先是鉴别关键，阳性家族史供参考。②伴随症状，原发性高尿酸血症常伴痛风性关节炎及尿路结石，继发性者少有。③尿液尿酸水平，原发性高尿酸血症早期尿酸增高。而高血压所致继发性高尿酸血症尿酸减少。④必要时可做肾活检，通过病理检查帮助鉴别诊断。

5. 镇痛剂肾病

临床表现常有轻度蛋白尿，尿浓缩功能减退和血压偏高，故应与高血压肾小动脉硬化相鉴别。长期服药史（每日服用止痛药非那西丁、阿司匹林等 1g 以上，持续 2～3 年，药物累积量超过 1～3kg）为诊断本病所必需。

二、审析病因病机

（一）肾精不足

禀赋素弱，或久病伤肾，或纵欲过度，或年老肾亏，均能使肾精亏虚，封藏失职，髓海不充，脑失所养，发为眩晕；腰为肾之府，耳为肾之窍，肾虚则发为腰膝酸软，时作耳鸣；心肾不交，则见心悸健忘、失眠多梦；肾虚不固，精微与糟粕俱下，因而出现蛋白尿。

（二）阴虚阳亢

肝主藏血，体阴而用阳，主疏泄，理气机，肝肾同源，充养脑窍。若患者素体阳盛，肝阳上亢，或因长期忧郁恼怒，暗耗肝血，或肾阴素亏，肝失所养，均可导致肝肾阴虚，相火太过，疏泄不利，肝气上逆，升动肝阳，而发头晕；血随气升，而为头痛；气郁化火或阴虚火旺，则见面红、心烦、急躁易怒；腰为肾之府，肾精不足，则见腰膝酸软；阴虚火旺，灼伤阴络，则尿血；肾虚则封藏失职，精微物质下溢，故出现蛋白尿。

（三）气血亏虚

患者素体虚弱，化源不足，或久病体虚，气血亏耗，或过度劳累，气血虚损，导致气虚则清阳不展，血虚则脑失所养，故见眩晕，动则加剧，遇劳即发；血虚则四肢百骸失其濡养，而见面色苍白、神疲懒言、唇甲不华、发色不泽；心主血，气血亏虚，心脑失养，则见心悸少寐；气虚不能固摄，故而出现蛋白尿。

（四）痰浊阻滞

过食肥甘厚味，或久病伤肾，水泛为痰，或脾阳不振，聚饮生痰均致痰浊内阻，壅塞清窍，则见眩晕、头重如蒙。正如朱震亨所说："无痰不作眩"。痰浊阻碍气机，则见胸闷呕恶、纳差；痰浊内扰神明，则见多寐不醒；痰浊内阻，清阳不升而浊阴下泄，故而出现蛋白尿。

（五）瘀血阻络

情志不舒，肝郁气滞，或浊邪壅塞，气机不畅，或气虚无力，血行不畅，或久病入络，均可导致血瘀络阻，则清窍不利而见眩晕、头晕；在下午或夜间气虚尤甚，瘀血闭塞清窍更甚，故见头晕且痛，下午或夜间更重；瘀血内阻，精微不循常道而下泄，发为蛋白尿。

高血压肾病以肝、脾、肾亏虚为病理基础，气血同源，阴阳互根，所以病变过程常相互影响，出现一脏受损，累及他脏。其病位在肝、脾、肾三脏，关键在肾。病理因素为肝阳上亢、痰湿瘀血互结。肾虚精亏，腰府失养，肾失气化，分清泌浊失职，精微下注，故可见蛋白尿、腰膝酸软；肝肾阴虚，肝阳上亢，则可见眩晕耳鸣、失眠多梦。脾为后天之本、气血生化之源，肾为先天之本、元阴元阳之首，肾虚日久，累及于脾。

高血压肾病病程长，日久阴损及阳，阴阳俱损，主要以脾肾阳虚为主。病理性质有虚实之分，并可相互演变或夹杂。高血压肾病患者多有较长时间的高血压病史，中医认为"久病必虚"，故以虚证多见，临床以肝肾阴虚、气阴两虚和阴阳两虚为主。高血压肾病致肝、脾、肾亏虚，或阴虚，或气阴两虚，或阴阳两虚，病程迁延日久，因虚致实，以致肝阳上亢，痰湿互结，瘀血内停。三者相互影响，相互纠结，进一步损伤肾络，因实致虚，形成恶性循环，证属本虚标实，虚实夹杂。

三、明确辨证要点

（一）辨虚实

虚证可见疲乏无力，动则尤甚，腰膝酸软，纳呆便溏，食少等；实证可见头目胀痛，眩晕耳鸣，面红目赤，失眠多梦，身重困倦，纳呆泛恶等。

（二）辨三焦

浊毒之邪可以侵犯上焦、中焦、下焦，由于侵犯的脏腑不同，病情性质有别，治疗和预后也不相同。一般湿浊首先侵犯中焦，困阻脾胃，出现恶心呕吐、面色㿠白、神疲乏力、肢体困重、纳呆、尿少、水肿等症。以胃为主者，恶心呕吐较剧，舌苔厚腻，而纳呆、乏力、体困较轻；以脾为主者，神疲乏力、肢体困重、水肿较重，而恶心呕吐较轻。病邪侵犯上焦心包，可以导致痰浊蒙蔽清窍而出现神昏、谵语；心阳暴脱而见冷汗淋漓、喘息不能平卧；侵犯肺脏，可导致咳嗽吐痰、呼吸急促或微弱。浊邪侵犯下焦，既可损伤阴液，生风动血，又可损伤肾阳，导致阳气衰微。

（三）气血阴阳为纲，五脏虚候为目

由于高血压肾病成因不一，损伤的脏器不同，五脏气血阴阳的损伤各有侧重。又因气血同源，阴阳互根，五脏相关，故各种原因所致的高血压肾病往往相互影响，由一脏累及多脏，病情日趋复杂和严重，辨证时应多加注意。

四、确立治疗方略

"虚"是本病发生的根本，因此补益脏腑是治疗的第一要素，主要为补益肝、脾、肾，包括滋补肝肾、健脾补肾、温补脾肾等，肾为五脏阴阳之根本，故补肾尤为重要。瘀血贯穿疾病始终，故在治疗的过程中均应加入活血化瘀药。

"阴平阳秘，精神乃治"，脏腑阴阳平衡，气血调和才能使身体达到稳态。高血压肾病为本虚标实，虚实夹杂之证，根据"虚则补之，实则泻之"的原则，故治宜补益脏腑、调理气血阴阳，兼以活血化瘀、化湿泄浊、祛痰化浊、利水化湿、清热解毒、清泻肝火、平肝息风等。

五、辨证论治

1. 阴虚阳亢证

（1）抓主症：眩晕耳鸣，头痛且胀，每因烦劳或恼怒加剧，头痛加重。

（2）察次症：面色潮红，急躁易怒，腰膝酸软，五心烦热，心悸健忘，失眠多梦，蛋白尿或血尿。

（3）审舌脉：舌质红，舌苔薄黄或少苔，脉弦细数。

（4）择治法：滋补肝肾，潜阳息风。

（5）选方用药思路：本证为肝肾亏虚，阴虚阳亢所致，故方用天麻钩藤饮加减。方中天麻、钩藤平肝息风，止眩；川牛膝活血利水，引血下行；益母草合川牛膝活血利水；杜仲、桑寄生补益肝肾；夜交藤、茯神宁心安神；石决明平肝潜阳，并能除热明目；栀子、黄芩清肝降火。

（6）据兼症化裁：若肝阳上亢而头晕头痛甚者，可加珍珠母、白芍平肝潜阳；若胃肠燥热而大便干结者，可加大黄泻热通便；若尿频尿急者加金樱子、芡实、覆盆子、女贞子、桑螵蛸固涩止尿；水肿甚者加白马骨、罗布麻叶、积雪草、猫须草利水消肿；脾胃虚弱者加鸡内金、炒麦芽、焦山楂、神曲健脾和胃；阴虚明显者，可加服杞菊地黄丸。

2. 气血亏虚证

（1）抓主症：眩晕，动则加剧，劳累即发，面色苍白，唇甲不华。

（2）察次症：心悸少寐，神疲懒言，纳差便溏，发色不泽，甚或小便不利，尿蛋白或小便浑浊，肢体浮肿。

（3）审舌脉：舌质淡，苔薄白，脉沉细弱或结代。

（4）择治法：补益气血，健脾运胃。

（5）选方用药思路：本证为心脾两虚，气血不足所致，故方用归脾汤加减。方中人参、黄芪、白术、甘草甘温之品补脾益气以生血，使气旺而血生；当归甘温补血养心；茯神、酸枣仁、远志宁心安神；木香辛香而散，理气醒脾，与大量益气健脾药配伍，复中焦运化之功，又防大量益气补血药滋腻碍胃，使补而不滞，滋而不腻；炙甘草补气健脾，调和诸药；煎加姜、枣意在调和脾胃，以资气血生化之源。

（6）据兼症化裁：若尿有隐血加杜仲炭、大蓟炭、小蓟炭、茜草炭、藕节炭、生地黄炭、熟地黄炭止血；若恶心呕吐、脾胃虚弱加姜半夏、竹茹、藿香、鸡内金、炒麦芽、神曲、焦山楂健脾和胃、止呕；若肢体麻木、抽搐，皮肤瘙痒加僵蚕、地龙祛风止痉；若眼睑及双下肢浮肿加白马骨、罗布麻叶、积雪草、猫须草、蒲公英利尿消肿；若尿频尿急加桑螵蛸、白果、覆盆子、女贞子、金樱子、芡实固涩止尿。

3. 肾精不足证

（1）抓主症：眩晕耳鸣，失眠多梦，腰膝酸软。

（2）察次症：心悸健忘，小便浑浊。偏于阳虚者，四肢不温，形寒怯冷，纳差便溏；偏于阴虚者，盗汗，五心烦热，口干。

（3）审舌脉：偏于阳虚者，舌质淡，脉细无力；偏于阴虚者，舌尖红，脉细数。

（4）择治法：偏阴虚者，补肾滋阴；偏阳虚者，补肾助阳。

（5）选方用药思路：本证需要分辨是以肾阴虚为主，还是以肾阳虚为主，阴虚为主者，宜补肾滋阴，方用左归丸加减；阳虚为主者，宜补肾助阳，方用右归丸加减。

左归丸方中熟地黄滋肾填精，大补真阴；山茱萸养肝滋肾，涩精敛汗；山药补脾益阴，滋肾固精；枸杞子补肾益精，养肝明目；龟甲胶长于滋补肝肾之阴，又能潜阳；鹿角胶长于温补肾阳，又能益精补血，与补阴之药相配，实为"阳中求阴"；菟丝子平补阴阳，固肾涩精；川牛膝益肝肾，强腰膝，健筋骨。

右归丸方中附子、肉桂温补肾阳，填精补髓，补命门之火；鹿角胶补肾壮阳，益精养血；熟地黄、枸杞子、山茱萸、山药滋阴益肾，养肝补脾，填精补髓，取"阴中求阳"之义；菟丝子补阳益阴，固精缩尿；杜仲补益肝肾，强筋壮骨；当归补血养肝。

（6）据兼症化裁：若阴阳两虚均明显，两方可加煅龙骨、煅牡蛎、珍珠母，以潜浮阳；若心神不宁、失眠加柏子仁、石菖蒲、远志；若尿频、尿急加桑螵蛸、覆盆子、女贞子、金樱子、芡实；若阳虚精滑或带浊、便溏，加补骨脂以补肾固精止泻；肾泄不止，加五味子、肉豆蔻以涩肠止泻；饮食减少或不易消化，或呕恶吞酸，加干姜以温中散寒；腹痛不止，加吴茱萸以散寒止痛；腰膝酸痛者，加胡桃肉以补肾助阳强腰膝；阳痿者，加巴戟肉、肉苁蓉以补肾壮阳。

4. 痰浊阻滞证

（1）抓主症：眩晕，头重如蒙，胸闷呕恶，多寐纳差。

（2）察次症：形体偏胖，肢体浮肿，腰以下尤甚，小便不利，浑浊不清。

（3）审舌脉：舌体胖，舌质淡，舌苔白腻，脉弦滑或沉缓。

（4）择治法：燥湿化痰，健脾和胃。

（5）选方用药思路：本证为痰浊壅滞，阻滞气机所致，故方用半夏白术天麻汤加减。方中半夏燥湿化痰，降逆止呕；天麻平肝息风，而止头眩，两者合用，为治风痰眩晕头痛之要药；炒白术、土茯苓健脾祛湿；陈皮理气化痰，气顺则痰消；甘草调药和中。

（6）据兼症化裁：若呕恶甚可加竹茹、生姜止呕；若耳鸣可加郁金、石菖蒲，以通阳开窍；若血压升高可加夏枯草；若眩晕较重者，加僵蚕、胆南星；头痛较重者，加蔓荆子、菊花；若湿痰偏盛，舌苔白滑者，加泽泻、桂枝以温阳利湿化饮；若肝经有热目赤口苦者，可加菊花、夏枯草。

5. 瘀血阻络证

（1）抓主症：眩晕，头昏胀痛，在下午或夜间加重。

（2）察次症：小便浑浊或蛋白尿，神疲健忘，思维迟钝，肢体浮肿。

（3）审舌脉：舌暗或有瘀斑，脉弦细或涩。

（4）择治法：活血化瘀，行气利水。

（5）选方用药思路：本证为瘀血内阻，气机郁滞所致，故方用血府逐瘀汤加减。方中桃仁破血行滞而润燥；红花活血祛瘀而止痛；赤芍、川芎活血祛瘀；牛膝活血通经，祛瘀止痛，引血下行；柴胡疏肝理气，升达清阳；生地黄、当归养血益阴，清热活血；桔梗开宣肺气。

（6）据兼症化裁：若肢体浮肿可加白马骨、罗布麻叶利水消肿；若神疲乏力、脾胃虚弱可加黄芪、炒白术、土茯苓健脾；若气滞胸闷者，加瓜蒌、薤白以理气宽胸；瘀热甚者，可重用生地黄、赤芍，加牡丹皮以凉血退热。

六、中成药选用

（1）黄葵胶囊：主要成分为黄蜀葵花的提取物，黄蜀葵花味甘，性寒，归肾、肺、胃经，无毒，有清热利湿、解毒消肿的功效。适用于高血压肾病有水肿及蛋白尿者。本药首记载于宋代《嘉祐本草》，记载其具有"利水通淋、消肿解毒"功效，可治疗"小便淋及诸恶疮脓水"等。口服，每次 5 粒，每日 3 次。

（2）金水宝胶囊：主要成分为冬虫夏草菌的发酵菌粉。冬虫夏草为补阳药，其味甘，性温，归肾、肺经，主要功效为益肾补肺、止血化痰。适用于高血压肾病继发肾功能损伤者。口服，每次 3 粒，每日 3 次。

（3）肾炎康复片：由西洋参、人参、生地黄、杜仲、山药、丹参、白花蛇舌草、土茯苓、泽泻、白茅根、桔梗等中药组成。全方攻补兼施，祛邪扶正，达到益肾养阴、补肾健脾、清热解毒、凉血补血、利水消肿、活血化瘀等功效，从而减少蛋白尿、血尿、管型尿，改善肾功能。口服，每次 8 片，每日 3 次。

（4）尿毒清颗粒：成分为大黄、黄芪、党参、制何首乌、白术、茯苓、车前草、川芎、丹参、姜半夏、甘草等，具有滋肾填精、健脾利湿、通腑降浊、活血化瘀之功，用于高血压肾病导致的慢性肾衰竭氮质血症期和尿毒症早期，中医辨证属脾虚湿浊证和脾虚血瘀证，可降低肌酐、尿素氮，稳定肾功能，延缓透析时间；对改善肾性贫血、提高血钙、降低血磷有一定作用。温开水冲服，每日 4 次，6、12、18 时各服 1 袋，22 时服 2 袋，每日最大服用量为 8 袋。

七、单方验方

（1）将军九战丸：治头目眩晕，多是痰火，用大黄不拘多少，拌9次，蒸9次，以黑为度，晒干为末，水丸。每次50丸，临卧温水送下。

（2）双降汤：黄精20g，何首乌20g，山楂15g，菊花10g，草决明15g，丹参15g，桑寄生20g，豨莶草20g，泽泻20g。该方适用于肝肾阴虚，瘀浊阻滞的高血压肾病。

（3）自制眩晕片：天麻100g，钩藤300g，泽泻300g，生石决明300g，半夏100g，茯苓150g，白术100g，甘草40g。先将泽泻研成细粉过筛，其余药煎汤浓缩，然后拌入泽泻粉，压成片剂，糖衣包裹，每片含生药1.23g，每次6~18片，每日3次，温水送服。

八、中医特色技术

（一）口服化瘀

口服化瘀药多以熟地黄、丹参、当归、川芎、郁金、益母草、牛膝等为基本方。用量需考虑患者体质之虚实，宜从小剂量开始，切勿用量过度。

（二）灌肠泄瘀

高血压肾病患者常正虚邪盛，既不堪内服之剂峻攻又需导邪泄浊，此时用中药灌肠治疗可取峻药缓用之功，尤其是对临床上恶心呕吐、小便癃闭的患者疗效较好。

（三）药浴散瘀

中药药浴疗法是祖国医学治疗体系中古老而具特色的治法。元代《外科精义》指出药浴有"疏导腠理，通调血脉，使无凝滞"的功效。药浴既可以开散腠理，使小便及代谢产物通过汗液排出体外；又可解表宣肺，疏上源以利水道，即治疗水肿病常用的"提壶揭盖"之法。

（四）敷脐驱瘀

"任维诸脉，交通阴阳"，神阙穴为任脉主穴之一，为百脉之所聚，真气之所系，可主治腹泻、癃闭、虚劳、水肿诸证，加之神阙穴的位置表浅，药物渗入性强，可持续充分地发挥中药药理作用。

九、预防与调护

（一）预防

（1）中老年人要积极预防高血压，定期体检，发现高血压问题及早处理。

（2）患病之前，注意劳逸结合，特别是脑力劳动者，工作不能过于紧张，精神适当放松，并保证充足睡眠；注意合理安排饮食结构，不宜多吃高脂高糖食物，并戒烟酒；适当参加体育锻炼，增强抗病能力。

（3）一旦患高血压后应积极治疗，控制血压在正常范围内，并且定期检查尿液、心电图、眼底，以防发生肾、心、脑等重要脏器的损伤。出现肾损害后，应注意保护肾功能，切忌使用对肾有损害作用的药物，并及时使用中西药治疗，防止肾损害的进一步加重或肾功能恶化。

（二）调护

（1）保持心情愉快，消除紧张情绪，减轻精神负担，必要时可使用镇静药物。

（2）劳逸结合，起居适宜，保证足够的睡眠时间，保持充沛的体力。

（3）根据病情和体力情况，参加力所能及的工作、体育锻炼，一般适宜参加非紧张性工作和轻体力劳动，当出现严重合并症时，应适当休息，但不宜长期卧床。

（4）调整饮食结构，宜低盐、低脂饮食，肥胖患者还要控制食量和总热量，适当减轻体重。当出现肾损害时，不可进食大量蛋白食物。出现肾功能不全时，宜进食优质低蛋白饮食。

（5）节制性欲，减少性生活的频率，保证肾脏阴精的充盈。

（6）高度浮肿患者，要经常翻身，保持全身皮肤的清洁卫生，防止皮肤擦破而感染。

（7）本病病程较长，患者容易丧失信心。应帮助患者树立战胜疾病的信心和勇气，长期与疾病作斗争，坚持按时、定量服药。

（8）密切观察患者蛋白尿、心情、精神、表情等情况，发现问题时及时向医护人员报告，以便及时处理。

十、各家发挥

（一）辨治思路

从血瘀论治：张传方认为高血压肾病无论发生发展，均存在气虚血瘀的基本病理改变，为本虚标实之证，脾、肾之气虚为本，瘀血阻络为标，气虚血瘀在高血压肾病的发生发展过程中起着关键作用。结合中医学理论选方立法，遵循病因病机的特点创立健脾益肾、祛瘀通络，使虚可补，瘀可除的临床治疗原则。

（二）特色治法及用药

1. 潜镇化瘀治疗高血压肾病

张琪在治疗高血压所致肾衰竭的过程中以降血压为主，遵从张锡纯重镇潜阳之法，用镇肝熄风汤加减，重用代赭石、珍珠母、石决明达 30~40g，通过降血压可以减轻高血压对肾脏的负担，有利于肾功能恢复。张琪善用活血化瘀之品：牡丹皮、赤芍、水蛭、牛膝、益母草等，改善肾衰竭的血瘀状态，有利于促进恢复肾功能；葛根亦是张老常用药，认为对头晕、头项不适，现代医学的高血压、脑动脉硬化、颈性眩晕都有较好的疗效，现代药理证实其含有的黄酮类物质和葛根素能直接扩张血管，使外周阻力下降，有明显的降压作用，同时能抑制血小板凝集。

2. 补肾汤治疗脾肾两虚型高血压肾病

张传方认为高血压肾病的基本病机为气阴两虚，脾肾损伤。故立法立方，根据疾病的病机，治以益气养阴、补脾益肾，自拟补肾汤。组成：黄芪 30g，熟地黄 20g，白术 20g，山药 15g，茯苓 20g，当归 20g，白芍 20g，知母 20g，丹参 15g，牡丹皮 15g，甘草 10g，山茱萸 15g，枸杞子 15g，菟丝子 15g，龟板 15g，牛膝 15g，女贞子 15g。

3. 固本化瘀汤治疗高血压肾病

张传方认为高血压肾病夜尿增多的基本病机为脾肾气虚，瘀血阻滞。治疗应以健脾益肾、化瘀固摄为大法，自拟固本化瘀汤。组成：黄芪 20g，党参 20g，茯苓 15g，白术 15g，山药 20g，丹参 15g，红花 15g，菟丝子 15g，覆盆子 15g，沙苑子 20g，地龙 20g，杜仲 15g，牛膝 15g，益智仁 15g，莲子 15g，甘草 10g。诸药合用，健脾益肾、化瘀通络、固本培元、缩尿摄浊。

4. 治疗高血压肾病常用组药

卢芳认为临床对高血压肾病的辨证施治，关键在于脏腑、阴阳、虚实三个方面，而主要方面在于阴阳。在治疗方面，在辨阴阳基础上要辨虚实，采用温补脾肾、滋肾养肝、补益精髓、益气养阴、滋阴、平肝潜阳等法。卢芳强调这几种治疗方法并非孤立的，应根据临床表现灵活运用。根据卢芳多年临床经验，总结其治疗本病的常用药物，对于阴虚阳亢证，常加入牡丹皮、地龙、夏枯草、钩藤、决明子等；对于脾肾阳虚者，常用仙茅、淫羊藿、怀牛膝、天麻、杜仲、半夏、苍术等；有瘀象者，酌加化瘀药物，如川芎、牡丹皮、红花、鸡血藤等。在各型中都可加入潜阳药，如石决明、生龙骨、生牡蛎。

（赵大鹏　王　茹）

第二节　肾病综合征

Christian 于 1932 年应用肾病综合征（nephrotic syndrome，NS）这一名称来概括因多种肾脏病理损害所致的严重蛋白尿及其引起的一组临床表现。本病最基本的特征是大量蛋白尿。"大量"蛋白尿是一个人为的界限，历史上各国、各医院曾有不同的界限，目前定义为 $\geqslant 3.5g/d$，或 $3.5g/（1.73m^2 \cdot 24h）$，常伴有低蛋白血症（$\leqslant 30g/L$）、水肿、高脂血症。

在肾病综合征中，约 75% 由原发性肾小球疾病引起，约 25% 由继发性肾小球疾病引起，因此肾病综合征不是独立的一个疾病，而是在多种疾病发生过程中，损伤了肾小球毛细血管滤过膜的通透性而出现的一组症候群。

本病属于中医学"虚劳""腰痛"范畴。

一、临床诊断要点与鉴别诊断

（一）诊断标准

肾病综合征的诊断标准参照 2015 年《肾病综合征诊疗指南》。

1. 诊断条件

肾病综合征的诊断标准：①大量蛋白尿（>3.5g/24h）；②低白蛋白血症（血清白蛋白<30g/L）；③水肿；④高脂血症。其中①、②为诊断的必备条件。

肾病综合征的诊断并不困难，但确定其病因和病理类型有时有一定难度。要确定原发性肾病综合征，必须排除继发性肾病综合征。继发性肾病综合征常伴有全身症状（如皮疹、关节痛、各脏器病变等）、ESR 增快、血 IgG 增高、血清蛋白电泳 γ 球蛋白增多、血清补体下降等征象，而原发性则罕见上述表现。肾组织检查对病理类型诊断亦十分重要，对指导治疗十分有帮助，多数情况下也可作病因诊断，但有时相同的病理改变如膜性肾病，可由各种病因引起，故临床上必须结合病史、体征、实验室检查、病理形态、免疫荧光、电镜等检查做出综合诊断与鉴别诊断。

难治性肾病综合征：是指对激素治疗无效的原发性肾病综合征，可以是初次治疗效果不显或复发治疗效果不良的病例。即患者接受了足够诱导剂量的激素[泼尼松　1mg/（kg·d），儿童为1.5mg/（kg·d）]，连续治疗12周以后，水肿、尿蛋白不能消退者，可归为难治性肾病综合征范畴。

2. 病理分型

肾病综合征并非独立疾病，在肾活检基础上完善病理类型的诊断尤为重要。原发性肾小球肾炎引起的肾病综合征常见的病理类型如下。

（1）微小病变性肾病（minimal change nephropathy，MCN）：主要见于儿童和青少年，占儿童原发性肾病综合征的90%左右，占成人原发性肾病综合征的10%～30%。临床多表现为肾病综合征，血尿和高血压少见，但60岁以上患者，高血压和肾功能损害较为多见。光镜下所见病变不明显，免疫荧光阴性，只有电镜下可见肾小球足细胞的足突广泛融合消失。

（2）局灶节段性肾小球硬化症（focal segmental glomerulosclerosis，FSGS）：占原发性肾病综合征的20%～25%。临床主要表现为大量蛋白尿，多数患者伴有血尿，部分患者出现肉眼血尿；病情较轻者也可表现为无症状蛋白尿和（或）血尿。多数患者确诊时常伴有高血压和肾功能不全，以及肾小管受损表现。

根据病因可将FSGS分为原发性、继发性和遗传性三大类。原发性FSGS以青少年多见，男性多于女性，多为隐匿起病，部分病例提示可由微小病变型肾病转变而来。

本病免疫荧光的典型表现为节段性IgM和（或）补体C3呈颗粒状、团块状在毛细血管袢（硬化部位）和系膜区沉积。光镜下可见有局灶（部分肾小球）分布的节段性（部分毛细血管袢）硬化的肾小球，并可见多少不等的球性硬化的肾小球。在病变过程中还可见节段性毛细血管闭塞，球囊粘连，足细胞增生、肥大、空泡变形，节段性血管内或血管外泡沫细胞浸润。

病变肾小球相应的肾小管灶状萎缩，肾间质灶状淋巴细胞和单核细胞浸润及纤维化，常见小动脉管壁增厚。电镜检查病变肾小球可见硬化或节段性硬化，基底膜皱缩，毛细血管腔闭塞，系膜基质增生，有时可见代表血浆蛋白沉积的玻璃样物质沉积。肾小球上皮细胞足突弥漫融合或绒毛状形成；胞质内有大量吞噬空泡、脂肪滴、线粒体和内质网肿胀。

根据硬化部位及细胞增殖特点，FSGS可分为五种亚型：①非特殊型FSGS；②门部型FSGS；③细胞型FSGS；④顶端型FSGS；⑤塌陷型FSGS。其中非特殊型是FSGS中较常见的，占半数以上，可能是其他四型发展的结果。

（3）膜性肾病（MN）：是以肾小球基底膜（GBM）上皮细胞下免疫复合物沉积，伴肾小球基底膜弥漫增厚为特征的一组疾病，病因未明者称为特发性膜性肾病。膜性肾病根据病因可分为特发性膜性肾病和继发性膜性肾病。

1）特发性膜性肾病：好发于中老年人，发病高峰在45～65岁，男性多于女性（2:1）。特发性膜性肾病起病多隐匿，15%～20%以无症状性蛋白尿为首发症状，80%的患者表现为肾病综合征，血尿不明显，罕见肉眼血尿。早期血压和肾功能多正常，随病程进展，约50%的患者出现高血压，30%的患者可缓慢进展为慢性肾衰竭。

特发性膜性肾病另一显著特点是易合并静脉血栓，常见肾静脉血栓、下肢静脉血栓及肺栓塞等，所以临床常需警惕患者有无腰痛、伴肾区叩击痛、肉眼血尿，或一侧肾脏增大，或双下肢水肿且粗细不对称，这些均提示存在血栓、栓塞可能。

本病光镜表现为肾小球弥漫性病变。早期肾小球基本正常，仅见系膜细胞轻微增生，肾小球基底膜上皮侧细小嗜复红蛋白沉积。随疾病发展出现典型病变，肾小球基底膜弥漫增厚，呈钉突状改变，上皮细胞下、钉突之间颗粒状嗜复红蛋白沉积。晚期基底膜不规则增厚，可呈链状环，毛细血管袢受压。可伴有不同程度的肾小管上皮细胞变性、肾小管灶状萎缩、肾间质灶状细胞浸润及纤维化。免疫病理学检查可见免疫球蛋白（IgG）（其中 IgG4 为主）和补体 C3 沿肾小球毛细血管壁呈颗粒状沉积。电镜下可见肾小球基底膜不同程度增厚，上皮下和（或）基底膜内电子致密物沉积。后期可见系膜细胞和基质增生，上皮细胞或足细胞足突弥漫性融合，肾小管萎缩，肾间质纤维组织增生，小动脉管壁增厚。

　　2）继发性膜性肾病（或不典型膜性肾病）：如膜性狼疮肾炎、膜性乙型肝炎病毒相关性肾炎、膜性丙型肝炎病毒相关性肾炎等。

　　与上述典型的膜性肾病有以下不同：光镜下可见除肾小球毛细血管基底膜增厚外，还可见系膜细胞和基质等增生；免疫病理学表现 IgG（主要为 IgG1、IgG2、IgG3、IgG4）、IgA、IgM、C3、C1q 等呈颗粒状和团块状沿肾小球毛细血管壁和系膜区沉积；电镜下可见电子致密物沉积于肾小球上皮下、基底膜内、内皮下和系膜区多部位。

　　（4）系膜增生性肾小球肾炎：好发于青少年，男性多见。临床表现多样，有前驱感染者起病急，无前驱感染者常隐匿起病，还可见无症状性血尿和（或）蛋白尿、慢性肾炎等。

　　病理表现大体上无特异性。光镜下可见系膜细胞和基质不同程度增生，根据严重程度可分为轻度、中度、重度三种类型：轻度系膜增生呈弥漫分布，肾小管和肾间质无明显病变；中度系膜增生可呈弥漫性分布，也可呈局灶性分布；重度系膜增生呈局灶性分布。中度和重度系膜增生可导致肾小管灶状萎缩，肾间质灶状淋巴细胞和单核细胞浸润，伴有或不伴有纤维化。免疫病理学检查可见 IgG、IgM 沉积和（或）补体 C3 于肾小球系膜区或系膜区及毛细血管壁呈颗粒状沉积。电镜下可见系膜区电子致密物沉积。

　　（5）膜增生性肾小球肾炎（membranoproliferative glomerulonephritis, MPGN）：又称系膜毛细血管性肾小球肾炎，是肾小球肾炎中最少见的类型之一，其特点是肾小球基底膜增厚、系膜细胞增生和系膜基质扩张并插入到内皮细胞与肾小球基底膜之间。本病主要见于青少年，男女比例基本平衡。

　　根据电子致密物的沉着部位及基底膜的病变特点可将 MPGN 分为 I 型、II 型、III 型。三型的临床表现相似，几乎所有患者均有血尿，约 1/4 的患者表现为无症状性血尿和蛋白尿，半数以上患者表现为肾病综合征，20%左右的患者起病表现为急性肾炎综合征，以 II 型 MPGN 为常见。部分患者起病时即有高血压、肾功能损害的表现，还伴有持续性低补体血症，其中高血压在 II 型 MPGN 多见。

　　本病光镜下可见系膜细胞和基质弥漫性重度增生，广泛插入，基底膜弥漫增厚和双轨征形成。免疫病理学检查可见 IgG 和补体 C3 在系膜区和毛细血管壁呈花瓣状沉积。电镜下可见系膜细胞和基质增生、插入，系膜区、内皮下和（或）上皮下电子致密物沉积。

（二）鉴别诊断

1. 紫癜性肾炎

　　过敏性紫癜的肾损害概率为 80%，肾活检常见病理类型为系膜增生性肾小球肾炎伴不同程度的新月体形成，免疫病理以 IgA 及 C3 为主要沉积物。临床表现除有皮疹、关节症状、腹痛、黑便外，主要是镜下血尿和轻中度蛋白尿，肉眼血尿和肾病综合征并不多见。一般根据典型的出血性皮疹和肾损害诊断较易，但有少数患者皮肤紫癜出现后 3～5 个月才有肾损害或者肾损害发生在皮肤紫癜前，这些常常造成误诊。

2. 乙肝病毒相关性肾炎

乙肝病毒相关性肾炎是乙肝病毒感染后的一种主要肝外脏器病变。临床表现为肾性蛋白尿和肾病综合征。儿童及青少年多见。最常见的病理类型为膜性肾病（MN），还可见膜增生性肾小球肾炎（MPGN）等。诊断标准为：①血清乙肝病毒抗原阳性；②患肾小球肾炎，并可除外狼疮肾炎等其他继发性肾小球疾病；③肾组织切片上找到乙肝病毒抗原或 DNA。其中第③点为必备的诊断依据。

3. 狼疮肾炎

狼疮肾炎（lupus nephritis，LN）是系统性红斑狼疮（systemic lupus erythematosus，SLE）最为常见和严重的临床表现，主要由自身抗原抗体复合物沉积在肾小球和肾小管-间质所致。以生育年龄女性多见。临床表现为发热、皮疹、关节痛，以及心血管系统、呼吸系统、消化系统、血液系统和神经系统等多器官、多系统损害，可依据肾脏损伤程度的不同将 LN 大致分为轻型、肾病综合征型、慢性肾炎型、急性肾损伤型、肾小管损害型、抗凝脂抗体型。

其常见病理变化如下：肾小球内细胞增生及浸润是本病的基本病变，多为单核巨噬细胞及 T 淋巴细胞浸润；肾小球内免疫复合物沉着是本病的主要机制，可见血清抗核抗体、抗 ds-DNA 抗体、抗 SM 抗体阳性，补体 C3 下降，肾活检免疫病理呈"满堂亮"；当镜下毛细血管袢呈铁丝圈样时，又称"白金耳"现象；有时毛细血管腔内可见透明样血栓，系膜区电镜下呈指纹样改变；血管袢坏死，有时染色呈纤维素样，又称为纤维素样坏死。

4. 糖尿病肾病

既往常用糖尿病肾病（diabetic nephropathy，DN）这一名词特指为经过肾活检证实的由糖尿病引起的肾小球疾病，而由于大多数糖尿病肾病患者均为临床诊断，故国际相关组织和指南建议使用糖尿病肾脏疾病（diabetic kidney disease，DKD）这一名词。

DN 多发生于 10 年以上的糖尿病患者，家族中有并发肾脏病、明显高血压、胰岛素抵抗明显者，肾小球滤过率（GFR）明显过高或伴严重高血压者，多合并有糖尿病性视网膜病变和其他糖尿病并发症。早期表现为尿微量白蛋白排出率（UAE）升高，逐渐进展至临床糖尿病肾病期，即显性蛋白尿期，约 30% 的患者可出现肾病综合征，GFR 持续下降。

肾活检除提示肾小球基底膜增厚和系膜基质增生外，还出现典型的 K-W 结节。另外，原发性肾病综合征常规采用糖皮质激素治疗，可能诱发类固醇性糖尿病，应注意鉴别。

5. 肾淀粉样变

淀粉样变性是一种全身性疾病，主要侵及心、肾、消化道、肝、脾、神经和皮肤等，其中肾脏累及率为 75%～90%，多见于 50 岁以上，男性多见。25%～40% 表现为肾病综合征，少数表现为肾性糖尿、肾小管性酸中毒（Ⅱ型）及 Fanconi 综合征。

一旦出现肾病综合征，病情进展迅速，预后差，平均存活时间为 19 个月。病理上肾脏大小正常或轻度增大；光镜下早期可见系膜区呈无细胞性增宽，进而逐步发展为肾小球基底膜增厚、血管腔闭塞，形成无结构的淀粉样物质团块，当病变突出时，嗜银染色可呈类似膜性肾病所见的钉突样改变，称为"睫毛样"或"羽毛样"改变；可被刚果红染色成砖红色，偏振光下呈特有的苹果绿色双折光；免疫荧光显微镜下常见免疫球蛋白轻链呈弱阳性。

电镜可见特征性细纤维丝样结构，直径为 8～10mm，僵硬无分支，呈紊乱无规律排列。在淀粉样病变沉寂早期或较轻时，难以用刚果红染色证实，电镜超微观察成为最重要的，甚至唯一的病理学诊断依据。

二、审析病因病机

（一）外感风邪

外邪侵袭人体，多为风邪所袭，肺为水之上源，主一身之表，外合皮毛，最易遭受外邪侵袭，风寒或风热客于皮毛，外则营卫失和，内则肺失宣降，水液不能敷布，流溢肌肤，发为水肿。且风为阳邪，其性轻扬，"风善行数变"，风遏水阻，风水相搏，"风胜则动"，推波助澜，故水肿起于面目，随病情加重可致全身水肿。

（二）水湿浸渍

久居湿地、冒雨涉水等湿邪内侵，或饮食生冷，水湿内生，脾为湿困，运化失司，水湿不运，泛于肌肤而成水肿；或长期居住寒湿，伤及元阳，以致肾失开合，气化失常，水湿停聚而水肿。因湿性黏腻，不易骤化，其起病多缓，病程较长。

（三）湿热留滞

暑湿行令，湿热氤氲，或湿热久羁，或湿郁化热，中焦脾胃失其升清降浊之功，三焦为之壅滞，水道为之不通，伤及气化，水液停蓄而成水肿，多呈遍身水肿且绷急光亮。湿邪内滞，郁遏阳气，湿困脾胃，水湿内蕴，久郁化热，或用药温燥助阳，湿热交蒸、蕴结不解，更伤气损阴，致清气不升、浊气不降，浊与湿合，湿浊滞腻则病缠绵难愈。湿热之邪既可以困阻中焦，致脾不升清而清浊俱下，又可以扰乱下焦，致封藏失职，终致精微物质随尿排出而形成蛋白尿、水肿、血尿。

（四）疮毒浸淫

乳蛾红肿、猩红斑疹、疮疖脓疱，皆可内归脾、肺，伤及肾脏，气化不利，导致水液代谢受阻，郁遏肌肤而成水肿。

（五）气滞血瘀

水湿阻遏气机，气滞血瘀；或久病水湿，损伤阳气；或湿郁化热，热伤脉络等皆可导致血行不畅，血瘀水停。肾络通畅，能升能降，能开能合，能出能入，能收能放，各种精微物质得以输布于全身内外，以维护机体的各种生理活动。

久病必瘀，病理情况下水与血相互转化，终致水瘀互阻，阻碍气机畅行、水液敷布，致水道瘀塞，水湿内聚，开阖不利，是形成难治性水肿的一个重要原因。病久入络，瘀血阻络，精气不能畅流，壅而外溢，精微下泄亦可出现蛋白尿。

（六）三焦气化不利

三焦为人体水液升降出入的通道，三焦气化功能失常，水道不畅则水液停蓄，因水气同病，气滞不行则水湿停聚，一方面脾胃不和，失于运化，另一方面三焦气滞不通，气滞不行则水湿停聚，水积则气郁，气与水互结阻碍三焦运行。

（七）脏腑虚损

脾居中州，斡旋三焦，主运化水湿，为制水之脏，脾气亏虚，运化无力，水无所制而泛滥；肾主水，肾虚失其温化开阖则水无所主而妄行，则发为水肿；脾气亏虚可由饮食劳倦等所致，肾元受损可由生育不节、房劳过度等所致，肾精亏损，肾气内伐，不能化气行水，遂使膀胱气化失常，开阖不利，水液内停，形成水肿。上述各种原因，有单一发病者，亦有夹杂而致病者，从而使病情趋于复杂。

（八）气化功能障碍

水液的正常运行，依赖气的推动，主要与肺、脾、肾有关，但与肾的关系最为密切，是以肾为本，以肺为标。水肿的发生，主要是全身气化功能障碍的表现，故有"水气病"之称。可见本病发病机制是肺、脾、肾三脏功能失调，以阴阳气血不足特别是阳气不足为病变之本，以水湿、湿热及瘀血等邪实阻滞为病变之标，临床多虚实夹杂。

三、明确辨证要点

（一）辨病因

询问有无外感、皮肤疮疡、酒色劳倦、药毒损伤、疫苗接种及体质因素等诱因。

（二）辨阶段

区分新病或久病，水肿期或无水肿期，有无并发症。新病、水肿期阶段以邪实为主，久病、无水肿期以正虚为主。水肿期又有阴水、阳水之分。

阳水多有风邪外袭、水湿浸渍导致肺失宣降，脾失健运而成。阳水发病较急，水肿多由上而下，迅及全身，肿处皮肤绷急光亮，按之凹陷即起，兼见口渴、烦热、小便赤涩、大便秘结等表证、实证，一般病程较短。

阴水多因脾肾亏虚，气化不利所致。病多逐渐发生，或由阳水转化而来。水肿多由下而上，继及全身，肿处皮肤松弛，按之凹陷不起，甚则按之如泥，皮色常晦滞少华，兼见小便短少而不赤涩、大便稀溏、神疲气怯等里证、虚证、寒证，一般病程较长。

阴水与阳水虽有区别，但在一定程度上又可相互转化。如阳水日久不愈，正气日渐损耗，水邪日盛，可转为阴水；若阴水复感外邪，水肿剧增，也可急则治标，先按阳水论治。

（三）辨表里

肾病综合征或因外邪诱发，或因脏腑失调所致，故宜分清表里而治。表证由风、寒、湿、热等所致，表现为恶寒、发热、头痛、身痛、脉浮等。里证则由内脏亏虚，正气不足，或反复外感，损伤正气所致。

（四）辨虚实

因外邪而致病者多为实证，后期可因实致虚；因肺、脾、肾虚损而发者，多以虚为主，夹有实邪。故辨别虚实轻重当为其辨证要点之一。

虚证有气虚、阳虚、阴虚。气虚表卫不固，气血不能充盈血脉，形体失养，表现为乏力、面白、舌淡、脉弱等症；阳虚，脏腑功能低下，经脉失于温煦，表现为畏寒、肢冷、面色苍白、脉细弱或沉等症；阴虚，阴不敛阳，则生内热，表现为潮热、盗汗、虚烦、舌红少津、脉细数等症。

实证则有风水、湿热、气滞、瘀阻，不可拘泥于"肾无实证"之说。

（五）辨标本

水肿期病标为急，无水肿期本虚为主，水肿日久本虚标实。若伴有内伤腰痛时，也需区分虚实。内伤腰痛虚证是因腰为肾之府，肾精亏虚、腰府失养而致疼痛。如《医林绳墨》所提："痛之不已，乏力而腰酸者，肾虚也。"内伤腰痛实证则为湿痰、瘀血凝滞不通所致，如《医林绳墨》又曰"日轻夜重，不能动摇者，瘀血也；有形作痛，皮肉青白者，痰也"。

（六）辨病位

本病病位在肾，但涉及肺、脾、肝。一般风水涉及肺，出现咳嗽、气短、声低、易患感冒等症；湿热伤及脾，出现小便不利、短赤、大便干结等症；气滞影响肝，出现胸胁胀痛、嗳气不舒等症；气虚主在肾，出现眩晕耳鸣、腰膝酸软、阳痿遗精、多尿或不禁等症；阳虚在脾、肾，出现面色㿠白、四肢清冷、畏寒无汗、脘腹胀满、倦怠纳少、小溲短少、大便或干或溏等症；阴虚在肝、肾，出现双目干涩、性情急躁、腰膝酸软、盗汗、烦热等症。

（七）辨气、血、水关系

气不行，则水不布；血不利，则为水；水潴留，则气滞血瘀。三者相互影响，气滞、血瘀、水停互为因果。在肾病综合征发病过程中，血瘀尤为突出，是血栓、栓塞并发症的主要病机。

若伴见腰痛症状时有在气或在血之分。在气分者，疼痛多为胀痛，病势时作时止；在血分者，其痛多为刺痛，病势绵绵不绝。

（八）注意排除干扰因素

肾病综合征患者常服用激素、细胞毒药物，出现医源性实热证、医源性阴虚证，掩盖内在的本质性的证候，不可不察。张琪在《张琪讲临床》曾提到"激素为阳刚之物，大剂量应用必定导致阳亢，阳亢则伤阴，故阴虚火旺为激素最常见副作用。"

四、确立治疗方略

（一）宣肺开窍，提壶揭盖

对于头面部水肿，当治以发汗，使皮下水气从毛窍而出；外感风寒之邪，郁闭肺气，水道失于通调所致的水肿也可用宣肺开窍之法；全身性水肿或难治性水肿，佐以宣肺之品，可以起到"提壶揭盖"的作用，达到利尿的目的。

（二）补肾宜轻，健脾当重

肾主水，脾为制水之脏，故肾病综合征的水肿常与脾肾虚损有关。健脾益肾为正治之法，但应注意补肾要少用滋腻与大辛大热之品，以免导致湿邪留恋不去或伤及阴液，补肾药与淡渗利水药配合使用疗效最佳。健脾药物常需重用，以助脾之运化，在湿困脾土时尤为重要。

（三）气滞水阻，气行水行

水肿多伴有气滞，故治疗水肿应佐以行气药，起到气行则水行的辅助作用。

（四）水瘀互结，活血利水

久病水肿，多有瘀血阻络，此时佐以活血化瘀之品，可达到活血利水的目的。

（五）攻逐为权，少佐气药

水肿严重、水气凌心射肺时需行攻逐利水，攻逐之法不宜常用久用，恐伤正气，宜佐以少量补气、行气药以起到协同作用。

五、辨证论治

1. 风水泛滥证
（1）抓主症：以眼睑浮肿，继则四肢及全身皆肿，来势急骤，往往伴有外感风热证或风寒证。
（2）察次症：兼见恶寒，发热，肢节酸重，小便不利等症。偏于风热者，伴咽喉红肿疼痛，甚至溃烂；偏风寒者，兼喘促、咳嗽。
（3）审舌脉：偏于风热者，舌质红，脉浮滑数；偏风寒者，舌苔薄白，脉浮紧；水肿甚者亦可见沉脉。
（4）择治法：疏风清热，宣肺行水。
（5）选方用药思路：本证为风遏水阻，水液泛溢肌肤所致，故方用越婢加术汤。《金匮要略·水气病脉证并治》曰："里水者，一身面目黄肿，其脉沉，小便不利，故令病水。假如小便自利，此亡津液，故令渴也。越婢加术汤主之。"本方以麻黄、生姜宣肺解表以行水；生石膏解肌清热；白术健脾利水；大枣、甘草补益肺脾，使中焦健旺，营卫调和，风水随汗而解。可酌加浮萍、茯苓、泽泻，以助宣肺利水消肿。若风热偏盛者，可加金银花、连翘、鱼腥草、鲜白茅根、桔梗；若风寒偏盛者，去生石膏，加桂枝、防风、紫苏叶发汗祛风。
（6）据兼症化裁：若咽喉肿痛明显者，加牛蒡子、射干、蒲公英；若喘咳甚者，加葶苈子、苏子、杏仁。

2. 湿毒浸淫证
（1）抓主症：以眼睑浮肿，延及全身，小便不利，身发疮痍，甚者溃烂为特点。
（2）察次症：兼见恶风发热，恶心呕吐，食少纳呆。
（3）审舌脉：舌质红，苔薄黄，脉浮数或滑数。
（4）择治法：清热解毒，宣肺利水。
（5）选方用药思路：本证为水湿、毒邪相互胶结所致，常易化热，故方用麻黄连翘赤小豆汤合五味消毒饮。前方中麻黄、桑白皮、杏仁等宣肺行水，连翘清热散结，赤小豆利水消肿；后方金银花、野菊花、蒲公英、紫花地丁、紫背天葵加强清热解毒之力。
（6）据兼症化裁：若脓毒甚者，当重用蒲公英、紫花地丁，加蚤休清解湿毒；若脓毒内陷者，重加生黄芪托毒排脓；若湿盛而糜烂者，加苦参、土茯苓燥湿解毒；若风盛而瘙痒者，加白鲜皮、地肤子、赤芍凉血祛风；若大便不通者，加生大黄以通腑泄毒。

3. 气滞水阻证
（1）抓主症：腹胀满（高度腹水），胃脘胀满，四肢肿胀，呕吐少食，面目虚浮，大便秘结。
（2）察次症：兼见周身水肿，皮厚色苍，两胁胀痛，小便不利，口干咽干。
（3）审舌脉：舌苔白厚腻或稍黄，脉象沉滑有力。

（4）择治法：温振脾阳，疏肝理气，泻热利湿。

（5）选方用药思路：本证为气滞水阻，中焦痞塞所致，故方用木香流气饮。方中六君子汤健脾胃、除痰湿；丁香、肉桂、草果仁温振脾阳；枳壳、厚朴、槟榔、香附、青皮、木香疏郁理气以醒脾；大黄清泄胃热以利湿浊。

（6）据兼症化裁：若肿盛者，可加泽泻、猪苓以利水消肿。

4. 湿热壅盛证

（1）抓主症：遍体浮肿，皮肤绷急光亮。

（2）察次症：兼见胸脘痞闷，烦热口渴，小便短赤或大便干结。

（3）审舌脉：舌质红，苔黄腻，脉沉数或濡数。兼湿热者可见舌质红、苔黄腻。

（4）择治法：分利湿热。

（5）选方用药思路：本证为水湿内停，变生湿热所致，故方用疏凿饮子。方中商陆、槟榔攻逐水饮，通利二便；羌活、秦艽疏风解表，使在表之水从汗而解；大腹皮、茯苓皮、生姜皮协同羌活、秦艽以祛肌肤之水；泽泻、木通、椒目、赤小豆，协同商陆、槟榔通利二便，使在里之水邪从下而夺。疏表有利于通里，通里有助于疏表，如此上下表里分消走泄，使湿热之邪得以清利，则肿势自消。正如《医宗金鉴》所说："上下、内外，分消其势，亦犹神禹疏凿江河之意也。"

（6）据兼症化裁：若肿满不减，大便不通，体质尚实者，可加生大黄、黑丑、白丑攻逐二便，或合己椒苈黄丸，以助攻泻之力，使水从大便而泄；若湿热下注膀胱，伤及血络，尿痛、尿血者，可加大蓟、小蓟、白茅根以凉血止血。

5. 血瘀水阻证

（1）抓主症：水肿延久不退，肿势轻重不一，四肢或全身浮肿但以下肢为主，皮肤瘀斑。

（2）察次症：兼见腰部刺痛或伴血尿，小便不利，女子闭经。

（3）审舌脉：舌苔白，舌质暗或有瘀斑，脉沉细涩。

（4）择治法：活血利水。

（5）选方用药思路：本证多为病情迁延日久，瘀血内生，肾络痹阻，瘀水互结所致，故方用桂枝茯苓丸合桃红四物汤。前方用桂枝通阳、活血、利水，茯苓渗湿利水，牡丹皮、桃仁、芍药活血消瘀；后方助前方活血祛瘀之力，可酌加益母草、泽兰、车前子等。

（6）据兼症化裁：若气虚者，加生黄芪、党参、赤小豆以补气利水；气滞者，加槟榔、大腹皮、延胡索以行气利水；阳虚者，重加桂枝，并用熟附子以温阳活血利水；阴虚者，加生地黄、牡丹皮育阴清热；瘀血不去者，加蜈蚣、全蝎活血破瘀；尿血者，加三七粉、蒲黄以活血止血。

6. 气虚水溢证

（1）抓主症：浮肿，尤以下肢为甚，按之凹陷，或晨起面部浮肿，纳少便溏，倦怠乏力，动则气短。

（2）察次症：兼见小便余沥不尽，腰膝酸软。

（3）审舌脉：舌淡，边有齿痕，苔薄白，脉濡细。

（4）择治法：补脾益肺，利水消肿。

（5）选方用药思路：本证多见于体虚者、老年人或久病者，多有肺脾气虚之征，故方用防己黄芪汤合参苓白术散。前方用黄芪益气补虚，当重用之，防己渗湿利水，白术健脾渗湿消肿，甘草、生姜、大枣建中和胃；合用参苓白术散在于加强健脾益气、利水渗湿的作用。

（6）据兼症化裁：若兼气滞腹胀者，加木香、大腹皮、陈皮等；若腹水明显，腹胀难忍者，加大腹皮、槟榔、厚朴、泽泻以运脾利水，消滞疏中。

7. 脾阳虚衰证

（1）抓主症：身肿，腰以下为甚，按之凹陷不易恢复，面色㿠白，小便短少，纳减便溏。

（2）察次症：兼见脘腹胀闷，神倦肢冷。

（3）审舌脉：舌质淡，苔白腻或滑，脉沉缓或沉弱。

（4）择治法：温阳健脾，利水化湿。

（5）选方用药思路：本证为久病水肿，伤及脾阳，水湿内停所致，故方用实脾饮。本方用附片、干姜、白术、厚朴、草果、茯苓温运脾阳；木瓜、槟榔、木香理气行水；生姜、甘草、大枣补中温胃。脾胃阳气健旺，气化水行，则肿自消。

（6）据兼症化裁：若湿邪内盛，脘闷腹胀，苔厚腻者，可加白豆蔻、杏仁、苍术、木香以燥湿健脾，理气消胀；若气短声弱，气虚甚者，可加人参、黄芪以健脾益气；若小便短少者，可加桂枝、猪苓、泽泻以助化气行水；若脾肾阳虚者，可用补骨脂、菟丝子以温肾助阳。

8. 肾气衰微证

（1）抓主症：面浮身肿，腰以下尤甚，按之凹陷不起，心悸、气促、腰部冷痛酸重，尿量减少或增多。

（2）察次症：兼见四肢厥冷，怯寒神疲，面色灰滞或㿠白。

（3）审舌脉：舌质淡胖，苔白，脉沉细或沉迟无力。

（4）择治法：温肾助阳，化气利水。

（5）选方用药思路：本证为久病水肿，肾阳衰微所致，是水肿之重症，故方用济生肾气丸合真武汤。肾为水火之脏，根据阴阳互根原理，善补阳者，必以阴中求阳，则生化无穷，故用六味地黄丸以滋补肾阴；用附子、肉桂温补肾阳，两药配合，则补水中之火，温肾中之阳气；用车前子、白术、茯苓、泽泻通利小便；白芍调和营阴；牛膝引药下行，直趋下焦，强壮腰膝。

（6）据兼症化裁：若心悸、唇绀、脉虚数或结代者，乃水邪上逆，心阳被遏，瘀血内阻，宜重用附子，再加桂枝、丹参、红花以温阳化瘀；若见喘促、汗出、脉虚浮而数者，乃水邪凌肺，肾不纳气，宜重用人参、麦冬、五味子、蛤蚧、龙骨、牡蛎、葶苈子，以防喘脱。

9. 肝肾阴虚证

（1）抓主症：浮肿不甚，或伴血尿，口干，双目干涩，头目昏眩，性情急躁。

（2）察次症：兼见腰酸腿痛，盗汗，烦热，多见于长期服用激素或过用温燥之品者。

（3）审舌脉：舌红，脉细弦数。

（4）择治法：滋补肝肾，育阴利水。

（5）选方用药思路：肾病综合征患者多使用激素治疗，激素为阳刚之品，最易伤及阴液；此时如过用温燥药物，则更伤肝肾之阴，需用育阴利水之法，故方用知柏地黄丸合猪苓汤加减。肝肾阴虚，故症见口干、双目干涩、盗汗、烦热等，故治疗当祛其灼阴之火，滋其济火之水。方用知柏地黄丸，滋阴降火用于肝肾阴虚，虚火上炎之证，合用猪苓汤，渗湿利水而不伤阴，滋阴而不碍湿。

（6）据兼症化裁：头目眩晕较重者，可酌加石决明、钩藤、菊花以平肝潜阳息风；急躁易怒，舌红脉数者，可加龙胆草、黄芩、栀子清肝泄火；腰酸腿疼较重者，可酌加牛膝、菟丝子以滋补肝肾、强腰膝、健筋骨。

10. 气阴两虚证

（1）抓主症：全身浮肿，下肢尤甚，伴神疲短气，腹胀纳差，手足心热，自汗盗汗。

（2）察次症：兼见易感冒，口咽干燥，腰酸腰痛，头晕头痛，口渴喜饮或饮水不多。

（3）审舌脉：舌质淡红，有齿痕，苔薄，脉沉细或弦细。

（4）择治法：益气养阴，利水消肿。

（5）选方用药思路：本证为久病水肿，气阴耗伤所致，故缠绵难愈，故方用参芪地黄汤合五苓散加减。黄芪、党参、地黄、山茱萸、山药益气养阴；猪苓、茯苓、泽泻、牡丹皮健脾利湿清热；佐以白术补气健脾以运化水湿；又佐以桂枝温阳化气以助利水，并可辛温发散以祛表邪，一药而表里兼治。

（6）据兼症化裁：阴虚偏重者，加玄参、怀牛膝、麦冬、枸杞子以养阴；阴阳两虚者，应加益气温肾之品，如淫羊藿、肉苁蓉、菟丝子、巴戟天等阴阳并补。

六、中成药选用

（1）百令胶囊：主要成分为发酵虫草菌粉，冬虫夏草是传统益肺肾、补精髓的药用真菌。适用于肾病综合征肺肾两虚证者，具有增强免疫功能、抗氧化、抗纤维化、保护肾功能、抗肿瘤、抗炎等作用，与糖皮质激素或细胞毒类药物合用，初步认为有增效减毒的作用。口服，每次5～15粒，每日3次。

（2）肾炎康复片：主要成分为人参、西洋参、山药、生地黄、杜仲、土茯苓、白花蛇舌草、黑豆、泽泻、白茅根、丹参、益母草、桔梗。本品适用于肾病综合征因脾肾不足，气阴两虚，水湿内停所致的水肿。口服。每次3～5片，每日3次。

（3）血塞通：由单味三七提取总皂苷制成，具有活血祛瘀、通脉活络的作用。研究表明本品具有抗脑缺血、抗心肌缺血、抗血栓、降低血黏度、改善微循环等作用，可缓解肾病综合征的高凝状态。口服，每次50～100mg（1～2片），每日3次。

（4）参芪五味子片：主要成分为黄芪、五味子、酸枣仁。诸药合用益气健脾、宁心安神。有研究表明，参芪五味子片对原发性肾病综合征的治疗具有一定作用。口服，每次3～5片，每日3次。

（5）阿魏酸哌嗪：是中药川芎的有效成分阿魏酸经化学合成后的药物，能扩张微血管，缓解血管痉挛，减轻高凝状态，降低血黏度。本品用于肾病综合征患者，能增加肾脏的血流量，改善肾脏缺血，对肾小球基底膜的损伤有修复作用。口服，每次100～200mg，每日3次。

七、单方验方

（1）玉米须：每日60g，水煎煮后代茶饮用，有利水、缓解蛋白尿的作用。

（2）鱼腥草：干品100g，水煎煮后代茶饮用，有利水解毒的作用。

（3）肾茶：干品50g，水煎煮后代茶饮用，有利水消肿的作用。

（4）金樱子粥：金樱子30g，粳米50g，加水煮粥，每日1次，晚上睡前服，有缓解蛋白尿的作用。

（5）白茯苓粥：白茯苓粉15g，粳米50g，加水煮粥，每日1次，早晨服用，有健脾利水的作用。

（6）芝麻核桃散：黑芝麻500g，核桃仁500g，共研细末。服用时取此药散20g，以温水送下，服后嚼服大枣7枚，每日3次。药尽为1个疗程。

（7）归芪冬瓜汤：当归30g，黄芪30g，带皮冬瓜（去瓤）250g，共炖喝汤，有补益气血，利水消肿的作用。

（8）鲫鱼汤：鲜鲫鱼（250g）1条，去鳞及肠杂，洗净，生姜15g，葱白5根，陈皮30g，米醋30～30ml，共炖，不放盐，喝汤吃鱼，有利水消肿的作用。

（9）黄芪生姜鲤鱼汤：鲤鱼1条，黄芪30g，赤小豆30g，砂仁10g，生姜10g。先煎黄芪、赤小豆、砂仁与生姜，煮沸30分钟后，再将切块的鲤鱼放入，煮沸，用小火炖40分钟，去药渣，吃鱼喝汤。功能补气，固肾，利水。

（10）海带薏仁鸡蛋汤：水发海带30g，薏苡仁30g，鸡蛋2个，白糖适量。将海带洗净切细条，将薏苡仁去杂质洗净，放入锅内，加入海带和水煮沸，改为小火煮至海带与薏苡仁熟烂，打入鸡蛋轻轻推动，煮成蛋花，加入白糖煮沸出锅即成。佐餐食用。功能滋阴，利水，健脾。

八、中医特色技术

（一）中药浸泡法

肾病综合征常因低蛋白血症、低血容量、水肿、血液的高凝状态及长期服用肾上腺皮质激素等而并发深部静脉血栓。用中药浸泡局部肢体，可以刺激经络和腧穴，进而调节脏腑生理功能。可用中药红花15g，赤芍15g，桃仁15g，桂枝15g，五加皮20g，木瓜20g，透骨草15g，煎汤取汁，每日1次浸泡腿足，可有效缓解患者下肢的水肿，减少尿蛋白，改善腰膝酸软、乏力体倦及下肢疼痛等症状。

（二）穴位敷贴法

穴位贴敷是在中医理论指导下以中药或中药提取物与适当基质和（或）透皮吸收促进剂混合后，贴敷于皮肤表面或相应穴位以起到治疗作用的外治法。

肾康敷剂：丁香10g，肉桂10g，黄芪30g，黄精30g，大黄10g，甘遂8g，穿山甲15g，土鳖虫10g。以上诸药共研细末，用时取适量，配以姜汁、大蒜适量，调成糊状，外敷于双肾俞穴、涌泉穴及神阙穴，外以麝香壮骨膏固定。每晚睡时敷，晨起除掉，连用2个月，后隔月用1个月。用于治疗原发性肾病综合征。可起到减少尿蛋白，提高血浆白蛋白，缩短尿蛋白转阴时间，减少泼尼松的不良反应，降低复发率等作用。

肾敷灵：主要含黄芪、仙茅、肉苁蓉、吴茱萸、川芎等，冬季择时敷贴，即每年农历11月"立冬"至次年1月共3个月，其中每月前7日隔日敷1次，"一九""二九""三九"的第一日各敷1次，每次6小时，敷贴穴位以神阙、关元、肾俞、涌泉、三阴交、足三里等为主。用于治疗小儿原发性肾病综合征脾肾两虚证。可提高患者血清中皮质醇、血清IgG、血锌水平，降低尿 β_2-微球蛋白（β_2-MG）值及血黏度，达到改善患者脾肾虚弱症状，减少复发的目的。

敷脐消水方：组成药物为甘遂、甘草、肉桂、冰片、沉香等，选取神阙穴贴敷，用于治疗肾病综合征难治性腹水，可通过皮肤的渗透效应及应激效应发挥作用。

（三）中药灌肠疗法

中药保留灌肠源于张仲景蜜煎导法，在此基础上不断发展和完善，属于中医外治法之一，符合"清阳出上窍，浊阴出下窍"的中医理论。人体的结肠黏膜具有半透膜特性，具有分泌功能和吸收功能，能选择性地吸收和排泄。中药灌肠疗法通过中药进行灌肠使中药到达高位结肠，促进排便，使废物从肠道排出。可用大黄、槐米、积雪草各30g，水煎200ml，每日2

次保留灌肠，可明显缓解临床症状。

（四）穴位注射法

穴位注射疗法以经络学说为指导，在经络、腧穴或压痛点、皮下阳性反应点上适当注射液体药物，通过针刺和药物的双重作用，调整机体功能，改善病理状态。近年文献报道以补益脾肾、清化湿热为宗旨选穴，采用具有健脾益气、运化水湿、强心利尿作用的黄芪注射液穴位注射治疗肾病综合征，对减少尿蛋白有一定作用。

采用免疫调节剂"斯奇康"（卡介菌多糖核酸）进行穴位注射，肺肾气虚者取三阴交，脾肾阳虚者取足三里，用于治疗难治性肾病综合征顽固性蛋白尿患者，每次 2ml，隔日 1 次，9 次为 1 个疗程。

（五）穴埋闷灸法

穴埋闷灸即穴位埋线配合特殊灸法的一种治疗方法。可用于治疗难治性肾病综合征。穴埋闷灸的基本方法有两种，一是木箱闷穴灸，即先在患者肾俞穴进针，然后将艾条放在特制小木箱内，并将木箱置于患者腰部，待箱里艾条燃完冷却后起针；二是浸晒药线大剂量穴埋，即将特制肠线装入胸骨穿刺针芯内，在背部（脾俞、胃俞、三焦俞、肾俞）、腹部（中脘、关元）、四肢（足三里、三阴交、曲池、内关）进针并埋入肠线，每 2～3 个月埋 1 次，半年为1 个疗程，1 个疗程未缓解者可进行第 2 个疗程，直至长期缓解。

（六）中药离子导入法

中药离子导入的优势是可以把药物直接导入浅层病灶，在局部保持高浓度，并可持续渗透而维持治疗作用。该疗法可以避免口服药物的吸收和代谢过程，减少药物的毒副作用。

自拟方：党参 20g，黄芪 20g，山药 15g，芡实 15g，金樱子 15g，白术 15g，山楂 15g，猪苓 15g，薏苡仁 15g，泽泻 15g，三七 15g，丹参 15g，益母草 15g，木香 15g，甘草 5g。以上药物浓煎取汁，浸透纱布，敷于肾俞穴，予离子导入 30 分钟，每日 1 次，7 日为 1 个疗程，连续治疗 3 个疗程。有助于缓解原发性肾病综合征患者的腰痛、水肿等症状。

（七）针灸疗法

可用温针灸（即隔姜灸）分期治疗肾病综合征，水肿期可针刺水分（泻法）、气海（泻法）、关元（补法）。无水肿期取穴：①气海、关元、右带脉（均用补法）；②双肾俞、左带脉（均用补法），①、②两组交替应用。每次每穴灸 5 壮，隔日 1 次。连续 15 次为 1 个疗程，每疗程结束后停灸 5 日。有提高患者肾功能、降低复发率的效果。

九、预防与调护

（一）预防

（1）尽量寻找病因，若有皮肤疮疖疡疹、龋齿或扁桃体炎等病灶应及时处理。

（2）注意接触日光，呼吸新鲜空气，防止呼吸道感染。保持皮肤及外阴、尿道口清洁，防止皮肤及尿路感染。

（3）平素应避风寒，不可贪凉饮冷、冒雨涉水。中医认为肾病综合征与肺、脾、肾三脏功能失调密切相关。肺开窍于鼻，司呼吸，是抵御外邪的重要门户。因此，在日常生活中要保持室内清洁、经常开窗通风。保持良好的卫生习惯，经常用淡盐水清洁口腔和鼻腔。感染时应合理使用抗生素，禁用肾毒性的抗生素。可在辨证论治基础上，视病情加用清热解毒之品或此类中成药，如银翘解毒丸等。

（4）"正气存内，邪不可干"，在晴朗天气可适当进行步行等户外锻炼，但不要过于疲劳。

（二）调护

（1）肾病综合征患者有明显水肿和高血压时，需卧床休息。水肿基本消退，血压平稳后可以起床活动。病情基本缓解后，可适当增加活动量，以增强体质。若过于疲劳，可能导致病情反复或加剧病情。

（2）肾病综合征病程较长，患者无论在发病期，还是稳定期，乃至临床痊愈后，都应坚持治疗或定期复查随访，以提高和巩固疗效，减少复发。

（3）情志不舒往往是病情反复、血压波动的重要原因，愉快的心情是疾病康复不可缺少的环节。《素问·汤液醪醴论》云："精神进，意志治，病可愈。"肾病综合征病程较长，常因感染或不合理停药等因素反复发作。长期使用糖皮质激素及细胞毒类药物，会引起不同程度的不良反应。患者因此易出现悲观、失望、焦虑甚至恐惧心理。所以，应加深对此病的了解，理性对待疾病，树立信心，以良好的心态与疾病抗争。

（4）水肿期应控制水的摄入量，给清淡易消化食物。以高生物价的动物蛋白（乳质品、鱼肉、蛋类、禽肉、牛肉等）为宜，并避免过低或过高摄入。

十、各家发挥

（一）辨治思路

1. 从气机不通论治

张琪治疗肾病综合征水肿时提出外邪内伤导致肺、脾、肾、三焦气机不通为此类水肿的病机关键，故通调气机升降为水肿之根本治则。张老认为水肿发生的原因不外有二：外感与内伤，无论外感或内伤均为肺、脾、肾、三焦之气机不利，出现气机不通则病为水肿。张老强调治肿必以通为用，调畅肺、脾、肾、三焦气化为治肿之先。

2. 从湿毒论治

张佩青认为湿热毒邪为本病的病理产物之一，湿热毒邪蕴结体内，肺、脾、肾三脏功能受损，水液运化失职而发为水肿；脾气虚弱，摄精无力，湿热毒邪蕴结下焦，清浊不分，肾封藏失职，精微流失，则临床见大量蛋白尿。张佩青认为邪祛则正安，清热解毒利湿即可以清除体内的病理产物，在此基础之上正气渐复，更有利于疾病的恢复。但湿为阴邪，与热毒夹杂，不易速祛，故清热解毒利湿法应贯穿始终，以除残留之邪。而现代医学研究证明，清热解毒利湿药具备抗炎、调节免疫的作用，从而使本病得以有效治疗。

3. 从血瘀论治

张佩青认为血瘀为本病的病理产物，常为水邪致患，病程迁延，水肿反复难消，水阻经络，血行不畅，日久成瘀，或气虚无力推动血液运行，气滞血瘀，或湿伤阳气，阴盛则寒，寒凝血瘀。张佩青认为湿热毒邪与血瘀胶结是本病难以治疗的重要因素之一。

4. 从脾肾两虚论治

张佩青认为脾肾两虚在本病的发生发展中发挥着重要作用。脾为后天之本，肾为先天之本，而脾主运化水液，肾主一身之水液，脾肾两虚，水液无以运化，聚而为饮，饮溢周身则见浮肿；脾摄精无力，肾封藏失职，精微下注，则见蛋白尿。张佩青认为健脾补肾为治疗本病的重要大法，健脾则水湿得以运化；温补肾阳以化气行水，滋补肾阴则一身化源充足，先天之本得以充养，后天之本得以强健，人身之根本得以培护，正盛则邪祛，人身之疾则可无忧。

（二）特色治法及用药

1. 提壶揭盖法治疗水肿

张琪认为难治性肾病综合征患者由于长期反复服用激素及免疫抑制剂，多处于虚实夹杂状态，虚者以太阴、少阴不足为主，肺主皮毛，卫外之气源于太少之阳，故肺卫亦因温煦乏源而易受外邪所困，出现"内不得入于脏腑，外不得越于皮肤，客于玄府，行于皮里，传为跗肿"之风水。张老运用提壶揭盖法治疗风水时强调分清标本缓急，重视患者基本体质及外邪从化之局势以定夺遣方。

2. 温阳利水法治疗水肿

张琪认为脾运转输、肺之宣降、膀胱气化的动力根本源于少阴肾阳之温煦。水为阴邪，阳虚者阴必凑之，少阴肾火不足，阳衰气郁则决渎无权，水湿泛滥而成肿，治疗必振奋少阴肾阳以祛水散霾方为治本之法。而难治性肾病综合征患者因病程日久，常出现虚实夹杂、寒热交错、气血同病之候，临证需审慎明辨方能抓住主要矛盾而能兼顾全局。譬如患者出现水肿反复，畏寒肢冷，神倦等阳虚之候又伴有口唇发绀、面色晦暗等瘀象，治疗除温阳利水之外需注意加以活血剂与阳药合用则改善血行使脉道通利，方选真武汤与生脉饮加桃仁、红花、益母草以得温得"通"而利水；若为上热中虚下寒之寒热错杂证，表现为口干咽痛、四肢困重、形寒肢冷，则于温通下元以复其开阖之能的同时加以清肺健中之药，方选瓜蒌瞿麦丸加味。

3. 攻下法治疗腹水

张琪治疗肾病综合征高度腹水，中西医多方治疗无效者，往往用大黄、甘遂，配以枳实、厚朴、三棱、莪术、槟榔、牵牛子之类，实践证明，效果满意。然峻剂攻下易损伤人体正气，所以张琪在运用甘遂、大戟、芫花攻逐脘腹之水时，先以醋灸后再入药，以减少对胃肠道的刺激。以大黄、牵牛子荡涤胃肠实热、泻下攻积，量多少根据患者体质强弱及蓄水轻重程度而定。大黄一般用量为15g，最多曾用到50g，但是要注意中病即止，适时减量。临证观察有大量患者，在用药之后排出大量水样便，随后小便通利、增多，此是张琪用"茯苓导水汤"之类健脾行气，令尿量逐渐增加，腹水也随之逐渐消除。

4. 中医中药论治激素类药物产生的不良反应

张琪认为激素为阳刚之品，阴虚火旺为其最常见不良反应，肾阴虚则虚火上炎，肾经络于咽喉，阴虚阴精不能上承，则咽干口燥；肾水亏耗无以上滋心阴，则心火亢盛，故兴奋激动，烦躁不寐；毛发增生、皮肤痤疮多为热极所致；胃热亢盛则消谷善饥；养阴清热为治疗激素不良反应的关键，一般以知柏地黄汤合二至丸为基本方，伴有咽痛口苦加山豆根、马勃、薄荷；伴有肺炎、腹膜炎、尿道炎、丹毒、化脓性扁桃体炎等各种感染，加连翘、蒲公英、金银花、白花蛇舌草、萹蓄、瞿麦、滑石等；若热毒炽盛，伤及血络出现血尿，辨证加小蓟、白茅根、侧柏叶，或大黄、桃仁等。

5. 特异性药物的归类使用

张琪认为中药中的特异性药物应在中医理论归类下辨证使用。

（1）减少尿蛋白排出：具有类似激素样作用的药物有附子、冬虫夏草、肉桂、何首乌、杜仲、地黄、鹿茸、枸杞子、菟丝子、肉苁蓉、淫羊藿、巴戟天等；具有免疫抑制作用的药物有柴胡、天花粉、天冬、五味子、北沙参、黄芩、夏枯草、泽泻、山豆根等；具有血管紧张素转换酶抑制作用的药物有丹参、赤芍、水蛭、牛膝等；类似非甾体消炎药作用的药物有防风、细辛、羌活、益母草、桃仁、丹参、芍药、三七、柴胡、桂枝、当归、麦冬、女贞子、红花等。

（2）促进蛋白合成：党参、黄芪、白术、灵芝、三七、当归、熟地黄、冬虫夏草、黄精、淫羊藿、巴戟天等。

（3）调节免疫：黄芪、灵芝、人参、补骨脂、肉苁蓉、女贞子、麦冬、沙参、当归、白花蛇舌草、大青叶、蒲公英、山豆根、半枝莲、丹参、桃仁、赤芍等。

（4）抑制血栓形成：丹参、鸡血藤、当归、益母草、桃仁、赤芍、红花、王不留行、穿山甲等。

（5）降低血脂：丹参、红花、赤芍、鸡血藤、当归、益母草、泽泻、何首乌、杜仲、女贞子、桃仁等。

（6）利水消肿：泽泻、益母草、葶苈子、白茅根、猪苓、麻黄、茯苓、大黄等。

（7）抗肾脏纤维化：丹参、桃仁、赤芍、红花、王不留行、穿山甲、枸杞子、沙参、麦冬、黄芪、汉防己、茯苓、鳖甲等。

6. 健脾益肾治疗肾病综合征

宋立群认为肾病综合征后期的基本病理是肾之阴阳气血衰惫。常以杜仲、牛膝强腰膝，补肾精。肾主藏精，此精既可化为元阴元阳，又能生髓养血，故常以沙苑子、菟丝子补肾填精，平补阴阳。病本在肾，病及五脏，以脾脏为著，肾为水脏，肾气不充，气化失司，水湿内停，而脾土喜燥恶湿，水湿困脾，脾失健运则见倦怠乏力、食欲不振等症。宋立群多用炒白术、茯苓、黄芪之类，以收健脾气、畅利水湿之效。

7. 用免疫抑制剂时的中药调护

宋立群主张在使用激素或免疫抑制剂的同时，应根据患者病情及激素使用剂量的不同时期、病机特点，分别给予相应的治疗。激素使用后，患者一般有从阴虚火旺到气阴两虚或阴阳两虚的病机变化。

激素应用剂量较大阶段，致患者阴虚火旺之时，宋立群主张初期滋阴补肾降火，可用墨旱莲、女贞子等以滋阴清热。在激素减量阶段要更加注意阴阳双补，补益元气。由于本阶段多为阴虚向阳虚转化，有阴阳两虚之象，故在滋阴的同时，应逐步加用巴戟天、锁阳、淫羊藿等以温补肾阳，并增加益气药的使用，可减少人体对激素的依赖、防止反跳及避免出现激素撤减综合征。激素递减至维持量时，采用益气活血，养阴补肾的治法。停用激素后，仍需继服健脾补肾药物以巩固疗效，减少复发。对于激素治疗无效或激素依赖的肾病综合征，宋立群总结其病机为脾肾亏虚较严重，致水湿内停，运化失调，加之久服激素或免疫抑制剂，耗伤阴津过多，损伤脾胃致水湿运化失调更甚。此时可选用薏苡仁、白扁豆、冬虫夏草等药物。冬虫夏草具有扩张支气管、调节心率、镇静催眠、雄激素样作用，而且具有抗癌、降血糖、抗炎、免疫调节等作用。通过中西药物联合运用，可有效减少免疫抑制剂的毒副作用，使中药与西药协同作用而增效。

8. 活血化瘀法治疗原发性肾病综合征

卢芳认为本病以虚为本，以实为标。气虚则血涩，涩久则瘀，故治疗时，在补益脾肾的基础上，常佐以活血化瘀之法。因活血化瘀法有改善血液流变学指标，降低血液黏稠度，防治血小板聚集，改善微循环，抑制膜再生作用，故在辨证基础上，应用于肾病综合征及各型肾炎卓有良效。

（栾仲秋　向　月）

第三节　慢性肾衰竭

慢性肾衰竭（chronic renal failure，CRF）为各种原发性或继发性肾脏病导致肾功能持续性损伤，直至肾功能丧失出现以代谢产物潴留，水、电解质及酸碱代谢失衡和全身各系统症状为表现的一种临床综合征。近年来，慢性肾脏病已成为世界各国所面临的重要公共卫生问题。据国际肾脏病协会统计慢性肾衰竭在自然人群中的年发病率为（98～198）/100 万，在我国成年人中慢性肾脏疾病的患病率约为 10.8%，高发年龄为 40～50 岁。

目前一般认为，慢性肾衰竭属中医学"癃闭""水肿""关格""虚劳"等范畴。

一、临床诊断要点与鉴别诊断

（一）诊断标准

目前根据美国肾脏基金会制订的指南,国际上采用的慢性肾脏病的诊断与分期标准如下。

（1）各种原因引起的肾损伤≥3 个月，有或无 GFR 降低，肾损伤表现为肾脏形态学和（或）病理异常；或具备肾损害的指标，包括血、尿成分异常或肾脏影像学检查异常。

（2）或不明原因 GFR＜60ml/（min·1.73m^2）≥3 个月，有或无肾损害表现。

将慢性肾脏病分为 5 期（表 5-1），包括了疾病的整个过程，而慢性肾衰竭则代表了慢性肾脏病中 GFR 下降至失代偿期的那一部分群体，主要为慢性肾脏病 4～5 期。

表 5-1　慢性肾脏病的分期标准

分期	特征	GFR[ml/（min·1.73m^2）]
1	GFR 正常或升高	≥90
2	GFR 轻度降低	60～89
3a	GFR 轻到中度降低	45～59
3b	GFR 中到重度降低	30～44
4	GFR 重度降低	15～29
5	终末期肾脏病	＜15 或透析

（二）鉴别诊断

1. 肾前性氮质血症

在有效血容量补足 48～72 小时后，肾前性氮质血症患者的肾功能即可恢复，而慢性肾衰竭肾功能则难以恢复。

2. 急性肾损伤

根据患者的病史即可做出鉴别，若患者的病史欠详，可结合影像学检查（B 超、CT 等）或肾图检查，如双肾明显缩小，或肾图提示慢性病变，则支持慢性肾衰竭的诊断。

3. 血液病

慢性肾衰竭部分以贫血为主要临床表现者，需与血液病相鉴别。慢性肾衰竭为正色素正细胞性贫血，网织红细胞正常或稍降低，贫血常合并有高血压。骨穿刺和尿液检查、肾功能检查可帮助鉴别。

4. 消化道肿瘤

慢性肾衰竭常出现食欲不振、恶心呕吐、消瘦等，常被怀疑为消化道肿瘤（胃癌、肝癌等），肾功能检查及消化道造影、B 超、CT 等可帮助鉴别。

二、审析病因病机

（一）脾肾阳虚

先天不足或后天失于调养，而致脾阳受损；或久居湿地，涉水冒雨，湿浊内侵，湿困脾阳，则致脾阳亏虚；或饮食不节，暴饮暴食，饥饱不调，脾气受损，损伤脾阳；或先天禀赋不足，久病体虚，劳倦过度或房事不节，施泄过度或生育过多，使肾气耗伤，肾虚则气化不利，水湿内盛，湿为阴邪，易伤阳气，致肾阳不足。肾为先天之本，脾为后天之本，两者相辅相成，两者相互影响，终致脾肾阳虚，气不化水，阳不化浊，使水湿之邪更甚，进而发病。

（二）气阴两虚

先天禀赋不足、久病伤肾、药毒损肾、素体气虚或阴虚患本病等皆可形成气阴两虚证。肾阴虚可导致水液运化失调，水湿停聚，发为水肿，日久甚则出现湿浊、瘀毒等病理产物，继而导致气阴两虚等各种变证。

（三）阴阳两虚

阴阳互根互用，病久阳损及阴或阴损及阳，疾病后期多见阴阳两虚，阳虚不能温养，水湿运化不能，湿浊中阻，而成肾劳、关格之证。

（四）湿浊内蕴

久居湿地，或冒雨涉水，水湿邪气内侵；或平素饮食不节，嗜食生冷，脾阳受损；或久病伤及脾肾；或药毒损及脾肾等均可导致脾为湿困，运化失职，致使湿浊内阻，升降失司，清阳不升，浊阴不降，则发为水肿、关格之证。

（五）瘀血阻络

久病入络，或气虚血瘀，或湿阻致瘀，导致瘀阻络脉，或湿浊瘀毒相互搏结于肾络，最终导致肾脏生理功能失常。

（六）毒邪伤络

淫秽疫毒，毒邪侵袭，或药食之毒损肾，或久病脏腑亏损，脾失运化，肾的气化蒸腾功能受损，湿浊内停，久郁成毒，形成浊毒、溺毒等，进而损伤脾肾。而脾肾愈损，浊毒愈甚，浊毒还可与瘀血互结，癥结于肾，损伤肾络，使肾脏失去正常生理功能。

慢性肾衰竭病程日长，多由慢性肾病日久发展而来。在疾病不同的发展阶段，其临床特点不尽相同，但究其根本，与脾、肾功能密切相关。本病的基本病机是脾肾亏虚，导致水液运化失常、气化蒸腾及开阖失司，水湿内停，日久阻滞气血运行，湿、浊、瘀、毒等病理产物相互搏结，痼结于肾络，导致肾脏失去正常生理功能。本病本虚标实，以肾虚为本，湿浊为标，肾病及脾，而湿浊贯穿整个病程，后期变生瘀毒。瘀毒、湿浊的病理产物源于本虚，而其又会加重正气的虚耗，如此形成恶性循环。

综上所述，本病病位主在脾、肾，本虚标实，虚实夹杂，久病渐累及多脏，临证时要把握疾病的总体病机，同时又要明确不同发展阶段的特征，辨证施治。

三、明确辨证要点

（一）辨本虚

肾病多虚，肾主水，具有调节机体水液代谢的重要功能。本病多以肾气虚损为本，临床常见面浮肢肿等症状。肾气受损，脾失健运，水液内停，泛溢肌肤则为肢体浮肿；脾肾气虚，固摄无权，精微随尿液排出则为血尿、蛋白尿。慢性肾衰竭患者肾脏受损，肾阴不足，肾水不能涵养肝木，常导致肝肾阴虚阳亢。故慢性肾衰竭多以肾、脾、肝虚损为本，气化输布功能失调，泌别功能失司，导致水浊、瘀毒稽留而发病。

（二）辨标实

1. 瘀血

在慢性肾衰竭的发生发展过程中，病久气血阴阳俱虚，气虚则鼓动血液运行无力，血虚则脉道充盈不足而停积，阳虚则脉道失于温煦而滞涩，阴虚则脉道失于柔润而僵化；且久病入络，络脉受损，血溢脉外而成离经之血，或出现各种出血症状不能及时消散，留积体内而成瘀血。

瘀血形成后使肾病的病情更加复杂。血为气之母，血能载气，瘀血形成后，加重气机郁滞，气为血之帅，气机郁滞，又必然引起血液运行不畅，从而导致血瘀气滞、气滞血瘀的恶性循环；瘀血为病理产物，失去了对机体的濡养滋润作用，脏腑失养则功能受损，皮肤失养则可出现瘙痒等症状；瘀血日久不散，新血不生，故常出现肌肤甲错、毛发不荣等症状。

2. 痰饮

痰饮是水液代谢失常而停积于体内的病理产物，其形成与肾、肺、脾、三焦均关系密切。肾主调节水液而司开阖，肾虚开阖不利，加上命门火衰，不能温煦脾土，脾虚津液不能运化，水湿停积而酿成痰饮。

痰饮生成后或停于经脉，或滞于脏腑，阻滞气机，妨碍血液运行，可形成瘀血；痰饮停滞下焦，影响肾、膀胱气化，致水液潴留，出现少尿甚至无尿；痰饮为浊邪，尤易蒙蔽清窍，出现头晕目眩，甚至扰乱神明，出现神昏谵语等精神症状。

3. 湿浊

慢性肾衰竭多为各种慢性肾脏疾病迁延不愈或失治误治，病程日久而致，久病多损及脾肾，脾肾两脏主要起到调节水液代谢的作用。生理状态下，脾主运化水液，通过肾的气化，清者上输于肺而散布周身，浊者下输于膀胱而排出体外。若脾肾受损，脾虚不能制水，水液运化无权，水湿内停，以致湿浊内蕴；肾虚则命门火衰，气化不利，湿浊无以排除，而出现尿少、尿闭等症状。

另外，瘀血、痰浊、毒邪阻滞气机，水道运行不畅，也会加重湿邪的潴留。湿浊形成后，易伤阳气，阻遏气机，加重脾肾阳虚，而致水湿更甚。且湿浊黏滞，正是慢性肾衰竭起病缓慢、病程较长、反复发作、缠绵难愈的原因。

4. 毒邪

慢性肾衰竭的毒邪主要是指脏腑功能失调、气血阴阳失调和湿浊、痰饮、瘀血在体内蕴结所产生的内毒，以及肾毒性药物、食物等外来之毒。

毒邪性烈暴虐，可直中脏腑，损伤正气。毒邪若不能及时排出，会对脏腑经络及气血阴阳造成严重损害。慢性肾衰竭患者体内代谢产生的各种毒素如肌酐、尿素氮、胍类化合物等，以及西药如氨基糖苷类抗生素、造影剂等均属于毒邪范畴，可影响肾脏功能。

四、确立治疗方略

本病病性属本虚标实，本虚以脾肾两虚为主，标实则以湿浊、瘀血、毒邪为主；发病机制为脾肾虚损，运化失常，水湿内停，湿浊潴留，故临床常呈现虚实夹杂、寒热交错之证候。故治当以"急则治其标，缓则治其本"，兼固护脾肾，把握疾病进展规律，分期论治。其基本治则包括健脾益肾，扶正固本；化湿祛浊，通利三焦；活血利水，通络化瘀；泻浊排毒，祛瘀化湿。

五、辨证论治

（一）本虚证

1. 脾肾两虚证

（1）抓主症：疲乏无力，腰酸腰痛，脘腹胀满，食少纳呆，夜尿频多等脾肾亏虚之症。

（2）察次症：眼睑及双下肢浮肿，头晕，遇劳加重，反复发作。

（3）审舌脉：舌淡，苔白滑或白腻，脉沉细或沉紧。

（4）择治法：补益脾肾，扶正固本。

（5）选方用药思路：本期主要以脾肾两虚为主，故方用香砂六君子汤合肾气丸加减。香砂六君子汤补气健脾，行气化痰。肾气丸中熟地黄填精益髓，山茱萸补益肝肾，山药健脾气固肾精；桂枝、附子温肾助阳，鼓舞肾气；茯苓健脾益肾，且泽泻、茯苓均有利水渗湿、通调水道之功。诸药合用，共奏补益脾肾之功。

（6）据兼症化裁：若腰痛明显者，加生杜仲、桑寄生、续断；蛋白尿较多者，加芡实、金樱子、覆盆子、菟丝子、桑螵蛸等固精；有血尿者，加生地黄炭、熟地黄炭、大蓟炭、小蓟炭止血；恶心呕吐者，可加藿香、佩兰化湿止呕；小便不利者，可加五皮饮或肉桂温阳化气；食少纳呆者，可加焦山楂、神曲、炒麦芽、鸡内金等健脾助运；兼有瘀血者，可加丹参、桃仁、红花、益母草活血化瘀。

2. 气阴两虚证

（1）抓主症：倦怠乏力，腰膝酸软，口干，饮水不多，或手足心热，潮热盗汗。

（2）察次症：面色少华，食少纳呆，夜尿清长，大便或干或燥。

（3）审舌脉：舌淡，或边有齿痕，苔薄少津，或有裂纹，脉细数。

（4）择治法：益气养阴，健脾补肾。

（5）选方用药思路：本证为脾肾气虚与肾阴亏损并见，脾气虚则脾失升清，运化失常，肾气虚则失于固摄，肾不藏精，精微下泄。气阴两虚，血液推动无力，水湿不化，壅滞脉络。故方用参芪地黄汤加减。方中黄芪、党参合为君药，共奏益气健脾之功，其中黄芪为补气药之首；合六味地黄汤滋补肝肾，又合制首乌、菟丝子补益精血、平补阴阳；加丹参、川芎、玉米须活血利水。全方补阳益阴，升清摄精，补而不滞。

（6）据兼症化裁：若脾虚偏重，脘腹胀满、纳呆少食、下肢浮肿，加白扁豆、薏苡仁、莲子肉、车前子健脾利湿；若口干口渴，阴虚偏重者，方中党参改用北沙参，或西洋参；便秘者，可加火麻仁、郁李仁、苦杏仁、桃仁、当归等润肠通便；气虚血瘀者，可加丹参、桃仁、红花等活血化瘀。

3. 阴阳两虚证

（1）抓主症：神疲乏力，畏寒肢冷，或手足心热，口干欲饮，或腰酸腰痛。

（2）察次症：面色黧黑，下肢浮肿，潮热盗汗，大便溏稀，或五更泄泻，小便清长或黄赤，睡眠不佳。

（3）审舌脉：舌淡，有齿痕，苔白，脉沉细。

（4）择治法：温扶元阳，补益真阴。

（5）选方用药思路：本证为久病阳损及阴所致，阴阳两虚，故方用金匮肾气丸加减。方中以附子、肉桂温肾助阳，各取少量，取"少火生气"之意，鼓舞肾中阳气，引火归元；并以熟地黄、山茱萸、枸杞子、五味子固肾益精；怀山药滋补脾阴，固摄精微；茯苓健脾渗湿。方中补阳药与补阴药共用，根据阴阳互根的原理，阴阳并补，意在阴中求阳，使阳得阴助，而化生无穷。

（6）据兼症化裁：小便量多，浑浊或见夜尿频多者，加桑螵蛸、覆盆子、金樱子等益肾固摄；神疲困倦、气短乏力重者，加党参、黄芪补益脾气；食少纳呆、食欲不佳者加生山楂、焦神曲、炒麦芽、鸡内金；便溏、腹泻者，加炒山药、炒白扁豆、炒薏苡仁；手足心热，口干者，加葛根、生地黄、麦冬滋阴。

（二）标实证

1. 湿浊证

（1）抓主症：面色晦暗，恶心呕吐，食少纳呆，胸闷，或口淡黏腻，或口中氨味。

（2）察次症：头晕目眩，腰膝酸软，肢体困重，下肢浮肿。

（3）审舌脉：舌淡苔厚或滑，脉沉滑或沉缓。若湿浊化热可见舌苔黄腻。

（4）择治法：和中降逆，化湿泄浊。

（5）选方用药思路：本证为湿浊停留的标实证，慢性肾衰竭病程日长，阴阳俱伤，湿浊留驻，虚实夹杂，故方用小半夏加茯苓汤合香砂六君子汤加减。方中用半夏燥湿化浊，重用为君；生姜温胃止呕；茯苓淡渗利湿，引水下行；合香砂六君子汤益气健脾，助气血生化；并加入菟丝子、熟地黄补肾益精，全方补泻一体，使消得补则泄浊益彰。

（6）据兼症化裁：若水肿甚、小便不利者，加车前子、泽兰、桑白皮、大腹皮利水；纳食不香加神曲、山楂；腹泻甚者，加肉豆蔻、五味子以涩肠止泻；恶心呕吐倍用生姜，加竹茹、藿香。

2. 瘀毒内结证

（1）抓主症：面色晦暗或黧黑，口唇紫暗，腰酸腰痛，且痛处固定，或肢体麻木，小便不利或点滴不下，或尿血，大便秘结或不爽。

（2）察次症：乏力，发热，甚则高热神昏，头晕头痛，呕恶频频，不欲饮食，口干漱水而不欲咽。

（3）审舌脉：舌紫苔白或有瘀斑，舌下静脉紫暗，脉涩或结或代。

（4）择治法：活血解毒。

（5）选方用药思路：本证多见于慢性肾衰竭终末期，久病必瘀，气血运行不畅，瘀毒内结，故方用解毒活血汤加减治疗。方中桃仁、红花、当归、赤芍活血祛瘀；连翘、葛根、柴胡、生甘草清热解毒；少佐枳壳行气以助活血；生地黄清热凉血、养阴生津。

（6）据兼症化裁：乏力气虚较重者，合用四君子汤加减治疗；高热者，加紫雪丹；嗜睡者，加至宝丹；神昏谵语者，加安宫牛黄丸；吐血、咯血者，加瓜蒌、黄芩、金荞麦等；尿血者，加白茅根、小蓟、侧柏叶；痰热壅盛者，加竹沥、天竺黄；头痛、头晕甚者，可加天麻、钩藤；恶心呕吐者，可加代赭石、半夏、陈皮。

六、中成药选用

（1）百令胶囊：主要是由冬虫夏草菌种低温发酵而成。每次 5 粒，每日 3 次口服。具有补肺肾、益精气及化痰止咳的作用。适用于慢性肾衰竭肺肾气虚证，症见乏力、腰酸腰痛、耳鸣耳聋、头晕目眩、久咳盗汗、夜尿频多等。

（2）金水宝胶囊：其原料为发酵虫草菌粉。口服 3～5 粒，每日 3 次。具有补益肺肾，益精气的作用。具有双向调节机体免疫功能，改善肾功能，延缓肾小球硬化及肾间质纤维化，从而起到保护肾脏的作用。适用于慢性肾衰竭肺肾亏虚证，症见神疲乏力、头晕目眩、胸脘气闷、耳鸣耳聋、久咳盗汗等。

（3）右归丸：主要成分为熟地黄、附子、肉桂、山药、山茱萸、菟丝子、枸杞子、当归、鹿角胶等。口服 1 丸，每日 3 次。具有温补肾阳，填精止遗作用。主要用于肾阳不足、命门火衰之证，症见腰膝酸冷，精神不振，畏寒肢冷，阳痿遗精，小便频数清长。具有改善和调节 B 淋巴细胞功能，促进体液免疫，增强机体免疫功能的作用。阴虚火旺者禁用，忌食生冷。

（4）金匮肾气丸：主要成分是附子、肉桂、地黄、山药、茯苓、牡丹皮、泽泻、桂枝、牛膝、车前子等。口服 1 丸，每日 3 次。具有温补肾阳，化气利水作用。主要用于肾阳虚及肾阳虚水肿之证，症见水肿，腰膝酸软，小便不利，畏寒肢冷。

（5）清宁片：主要成分为熟大黄。口服 3～5 片，每日 3 次。用于慢性肾衰竭邪毒内盛，导致大便秘结之症。具有清热解毒，泻火通便作用。

（6）海昆肾喜胶囊：其主要成分是从海带中提取的褐藻多糖硫酸酯。每次 2 粒，每日 3 次，餐后 1 小时口服。用于慢性肾衰竭（代偿期、失代偿期和尿毒症早期）湿浊证。具有化浊排毒的作用。

（7）尿毒清颗粒：主要成分为大黄、黄芪、桑白皮、苦参、白术等。温开水冲服，每日 4 次，6、12、18 时各服 1 袋，22 时服 2 袋，每日最大服用量 8 袋；也可另定服药时间，但两次服药间隔勿超过 8 小时。用于脾虚湿浊证或脾虚血瘀证者。可降低肌酐、尿素氮，稳定肾功能，延缓透析时间。对改善肾性贫血、提高血钙、降低血磷也有一定作用。

（8）肾衰宁胶囊：其主要成分为太子参、黄连、法半夏、陈皮、茯苓、大黄、丹参、牛膝、红花、甘草等。口服，每次 4～6 粒，每日 3～4 次，45 日为 1 个疗程，小儿酌减。用于脾失运化，瘀浊阻滞，升降失调所引起的腰痛疲倦，面色萎黄，恶心呕吐，食欲不振，小便不利，大便黏滞及多种原因的慢性肾功能不全见上述证候者。

（9）黄芪注射液：主要成分为黄芪。用法：黄芪注射液 10～20ml，加 5% 葡萄糖注射液 150ml 溶解后，静脉滴注，每日 1 次。具有益气养元、扶正祛邪之效，适用于慢性肾衰竭脾肾气虚证，症见神疲乏力，气短懒言，头晕，食欲减退，大便溏稀等。

（10）川芎嗪注射液：川芎嗪为中药川芎的提取物。用法：2～4ml/kg，加入 10% 葡萄糖注射液中，静脉滴注，每日 1 次。适用于慢性肾衰竭瘀血阻络者，或兼见心脑血管疾病者，症见面色黧黑，头痛，胸闷气短，或疼痛，或见腰酸腰痛，痛有定处，舌紫暗，或有瘀斑瘀点，脉涩或结或代等。

（11）红花黄色素注射液：成分是中药红花的主要提取物之一。用法：注射用红花黄色素150mg，加生理盐水250ml溶解后，静脉滴注（滴速不高于30滴/分），每日1次，14日为1个疗程。可用于慢性肾衰竭瘀血内结者，若兼有心绞痛等冠脉供血不足者更为适宜。

七、单方验方

（一）名医专家经验方

1. 脾肾双补方（张琪）

组成：黄芪30g，党参20g，白术20g，当归20g，远志15g，首乌20g，五味子15g，熟地黄20g，菟丝子20g，女贞子20g，山茱萸20g，淫羊藿15g，仙茅15g，枸杞子20g，丹参15g，山楂15g，益母草30g，山药20g，水煎服。

主治：慢性肾衰竭早期脾肾两虚证。

2. 虫草肾茶（宋立群）

组成：冬虫夏草、黄芪、大黄、水蛭、草豆蔻、肾茶（猫须草）。每日1剂，水煎2次，分2次服。

主治：慢性肾衰竭。

（二）其他单方验方

桃仁20g，红花15g，当归15g，生地黄20g，赤芍20g，连翘20g，枳壳10g，葛根15g，柴胡15g，牡丹皮15g，丹参20g，大黄9g，甘草15g。水煎服，每日2剂。本方具有清热泻浊，化瘀解毒的功效，可用于慢性肾衰竭之瘀毒内结之证，症见头痛，心烦少寐，恶心呕吐，腰痛，舌紫少苔或苔垢腻，或有瘀斑瘀点，舌下静脉曲张，脉弦或弦数。

八、中医特色技术

（一）穴位贴敷

穴位贴敷是在特定的穴位上贴敷特定的药物，通过药物和穴位的共同作用以治疗疾病的一种外治方法。穴位贴敷法既有穴位刺激作用，又通过皮肤组织对药物有效成分的吸收，发挥药理效应，因而具有双重治疗作用。

此法可以弥补药物内治的不足，一般无危险性和毒副作用，是一种较安全、简便易行的疗法。对于衰老稚弱、病药格拒、药入即吐者尤宜。穴位贴敷疗法的穴位选择与针灸疗法一致，是以脏腑经络学说为基础，通过辨证选取贴敷穴位，并力求少而精。

实证：药物选择丹参、红花、红藤、赤芍、川芎、川乌、生大黄、乳香、没药、生甘草等，将诸药共研细末混合贴敷任脉、督脉、双肾俞穴、腰阳关、太冲、章门等穴位，具有活血祛瘀、温阳泄浊的作用。适用于慢性肾衰竭瘀血阻络证。

虚证：药物选择党参、杜仲、续断、牛膝、当归、黄芪、女贞子、菟丝子、沙苑子、芡实、山药、茯苓、生甘草等，将诸药共研细末混合贴敷任脉、督脉、双肾俞穴、足三里、三阴交、关元、气海、肺俞、脾俞等穴位。具有补肾健脾的作用，适用于慢性肾衰竭脾肾气虚证。

（二）中药灌肠疗法和结肠透析疗法

中药灌肠疗法常选用活血解毒，化瘀利湿，降浊排毒的药物，常用黄芪（炙）40g，蒲公英 30g，土茯苓 30g，丹参 15g，牡蛎（煅）30g，猫须草 15g，酒蒸大黄 10g，甘草（炙）15g，砂仁 15g，上述诸药水煎 200ml，温度保持在 37℃左右，备用，在灌肠前需排空大小便，取侧卧位，用一次性输液管或导尿管插入肛门 20～30cm，将药液缓慢滴入，保留灌肠 1～2 小时，每日 1～2 次。

结肠透析治疗需要使用结肠透析机，在专业人士的操作和指导下进行，选用中药汤剂或患者所需的透析液进行结肠透析治疗，每次 1 小时左右，每周 2～3 次。

结肠透析和中药灌肠皆具有降浊排毒，活血化瘀的功效，若两者同时配合使用效果更好。可用于慢性肾衰竭的辅助治疗，对降低血肌酐和尿素氮有一定的辅助作用。

（三）针灸治疗

慢性肾衰竭患者多以脾肾虚损为本，兼水湿、瘀血、浊毒等实邪，属虚实夹杂之证候。

虚证：取足少阴肾经和足太阴脾经的腧穴，意在补肾健脾，化浊利湿。常用肾俞、脾俞、足三里、三阴交，用毫针补法；阴陵泉、阳陵泉、丰隆、中脘、太溪等穴位用平补平泻法，每日针 1 次，留针 30 分钟。具有补益脾肾、利湿泄浊之效，同时可选关元、神阙、气海、足三里等穴位艾灸以温经扶阳，扶正以祛邪。

对于慢性肾衰竭脾气虚弱，中气下陷，清阳不升，浊阴不降，或肾气虚惫，命门火衰，气化蒸腾失司而导致的小便不利、膀胱胀满者，可针刺关元、秩边、膀胱俞、肾俞、脾俞等穴位，其中秩边用泻法，余用毫针补法，或用温针灸，其具有温补脾肾，益气启闭的作用。

实证：当活血化瘀，利湿降浊。取大椎、肾俞、关元、血海、水分、太溪、太冲、三阴交等穴位，其中肾俞、关元用毫针平补平泻法，余穴位用毫针泻法，每日针 1 次，留针 30 分钟。具有活血通络、利湿降浊之效。对于慢性肾衰竭标实证，而症见小便不利或癃闭者，可用毫针泻法针刺中极、膀胱俞、秩边、阴陵泉、三阴交等穴位，具有行气活血、清热利湿的作用。

（四）药浴和足浴治疗

药浴治疗是在中医理论的指导下，选配适当的中草药，煎汤取汁，进行全身或局部洗浴，以达到防治疾病的目的，是中医古老而有效的治疗方法。因皮肤具有分泌排泄和吸收作用，故皮肤有人体"第三肾脏"之称。皮肤面积较大（成人约为 1.73m^2，与肾小球滤膜面积接近），故通过药物作用改善皮肤的半透膜活性，能发汗消肿、祛风泄浊，改善水肿、皮肤瘙痒等症状，还具有清除体内毒素的作用。

足浴通过药液对足底反射区和穴位的刺激作用，可达到疏通经脉，促气血运行目的。通过足浴可取得发汗之效，不仅使毒物从腠理排出，同时又有"提壶揭盖"之效，使肺气得到提升，产生利尿的效果。取荆芥 50g，地肤子 50g，鸡血藤 30g，当归 30g，川芎 30g，白蒺藜 30g，土茯苓 40g，乌梢蛇 20g，细辛 15g。或加入川椒、麻黄、防风、艾叶等辛温发汗、温经活血的药物，煎汤取汁，再加温水至适量进行全身洗浴，或局部足浴、手臂浴等，每隔 2 日 1 次。适用于慢性肾衰竭皮肤瘙痒、下肢水肿等症状。

（五）中药穴位注射

穴位注射是结合针刺、穴位、药物三者共同作用，通过药物对穴位的刺激起到治疗作用。相同剂量的药物穴位注射产生的药效，强于皮下或肌内注射甚至静脉注射；或者达到同样药效时，穴位注射的剂量要小。局部注射药物具有促进机体血液循环，改善外周血液分布，降低组织损伤、抗炎、镇痛等作用。

常用的药物注射穴位有足三里、肾俞。足三里为养生保健常用穴，具有调理脾胃、疏风化湿、通调经络气血的功能；肾俞为调整肾脏功能的重要穴位，具有补肾脏、祛水湿、强腰脊、益水壮火的作用。丹参注射液、当归注射液有活血祛瘀的作用；黄芪注射液、肾康注射液有益气活血、降逆泄浊的作用；有研究认为，通过中医的经穴体系注射，可使中药注射剂的作用增强。

穴位注射时，患者取坐位，选取肾俞、脾俞、足三里、腰阳关、中脘、血海、气海、曲池等穴位，每次2～4穴，取5ml注射器抽取注射液2ml，在穴位上斜刺10～15mm，缓慢提插至有针感，抽吸针筒无回血后，注射药液（每穴注射药液0.2～0.4ml），隔日1次，6～10次为1个疗程。此法适用于慢性肾衰竭症见腰酸腰痛，乏力，恶心呕吐，小便不利等。穴位注射方法不良反应少，操作比较简单。

（六）中药肾区热敷

中药肾区热敷疗法是指根据中医辨证理论，将一定的药方研制成粉，入布袋进行隔锅蒸，趁热放置于双肾区，或将药粉调至糊状，敷于双肾区，用热疗仪照射进行治疗，通过热力的作用使药力透达肾组织，直接作用于肾脏。将红花、丹参、川芎、透骨草、益母草等中药各取适量，制成粉末，温水调成糊状，敷于肾区，使用DTP DⅢ-A型治疗仪照射30分钟，每周2～3次。具有温通经络，温肾助阳等作用，适用于慢性肾衰竭症见腰膝酸软、畏寒肢冷、少气乏力等。该疗法无须口服，没有胃肠道刺激，操作简单，有良好的疗效。

九、预防与调护

慢性肾衰竭时，肾脏呈进行性损伤，肾脏排泄、分泌、调节功能逐渐减退。当肾脏功能的损害发展到不能维持机体内环境的稳定时，便会导致体内毒性代谢产物的蓄积及水、电解质、酸碱平衡的紊乱。慢性肾衰竭一旦出现很难治愈，如病因不可逆转，病情将不断发展，直至出现终末期肾脏病，最终导致死亡。因此，做好慢性肾衰竭的预防与调护显得尤为重要。为了明确慢性肾衰竭防治中不同阶段的任务和目标，有关肾脏病学者提出了慢性肾衰竭的三级预防，具体内容如下。

1. 一级预防

一级预防又称早期预防，是指对已有的原发性肾脏疾病（如肾小球肾炎）或可能引起继发性肾脏损害的疾病（如糖尿病、高血压）进行有效治疗，以防止慢性肾衰竭的发生，其中包括对肾脏病的普查。慢性肾衰竭的早期预防应从以下几个方面入手。

（1）积极治疗原发病：预防慢性肾衰竭的关键在于很好地控制原发病。最常见的原发病是慢性肾小球肾炎，占所有发病因素的50%～60%，其他还有慢性肾盂肾炎、狼疮肾炎、尿路结石、糖尿病肾病、高血压、肾动脉狭窄、药物中毒性肾病等。对这些有可能引起慢性肾衰竭的疾病要重视，并且要早发现、早治疗。

（2）避免应用对肾脏有毒性的药物：最常见的对肾脏造成创伤及导致功能丧失的药物为各类止痛药、某些抗生素及造影剂等。糖尿病患者、老年人、轻微肾功能衰退者容易受到肾毒性药物的侵害，而导致肾脏发生可逆性或不可逆性的损伤，故在身体不适时应在医生的指导下服用药物。对长期服用止痛药者，要按处方剂量服用，以减少不必要的并发症发生。另外，有部分中药曾引起服用者发生急慢性肾衰竭，故在选药时应格外小心，以确保安全。

（3）合理的饮食方法：为了预防慢性肾衰竭的发生，在慢性肾脏病早期阶段就应该限制蛋白质的摄入量。高蛋白饮食，再加上生活的压力、工作导致的不良习惯等原因给肾脏带来了较重的负担。因此，坚持合理的饮食可预防肾衰竭的发生，加强患者的饮食护理尤为重要。

1）补充水分，某些饮水少、尿排泄少的人及经常泌尿道发炎、高尿酸血症或有某些新陈代谢疾病（如高钙血症、副甲状腺功能亢进、类肉瘤、库欣综合征、慢性小肠疾病）的人均易发生肾结石，肾结石可能会引发阻塞性肾水肿，进而发生肾衰竭。

2）控制血压，控制肾性或原发性高血压可阻止肾小球硬化的进展。前者主要是控制肾小球的高灌注，后者主要是应用降压药。控制高血压（或糖尿病肾病）可应用小剂量血管紧张素转换酶抑制剂（卡托普利等），可降低肾小球内压力，纠正肾小球的高灌注、高滤状态，有延缓肾衰竭发生的作用，适合在肾衰竭早期应用。

3）卫生宣教，加强疾病预防的知识宣教，提高患者对疾病的认识，使患者保持良好的心态。根据患者不同的心理状态向患者及家属耐心讲解疾病的起因、发展、转归、治疗经过及所用药物的作用和不良反应，使其对本病有正确的认识，树立战胜疾病的信心，积极配合治疗。

2. 二级预防

二级预防是指对轻中度慢性肾衰竭患者进行及时治疗，不仅要积极控制某些影响疾病渐进性进展的因素，如积极纠正脂代谢紊乱、进优质低蛋白饮食、控制高血压等，而且要避免可导致病情急剧加重的危险因素，适寒温，避风寒，避免感染，同时注意合理饮食和休息，以延缓慢性肾衰竭的进展。

3. 三级预防

三级预防是对早期尿毒症的患者及早采取治疗措施，以防止危及生命的严重并发症发生，如高钾血症、心力衰竭、尿毒症脑病、严重感染、上消化道出血、严重代谢性酸中毒等，提高患者的存活率和生活质量。

上述三级预防对保护慢性肾衰竭患者的健康与生命十分重要，缺一不可，其中早期预防具有更为重要的意义。

十、各家发挥

（一）辨治思路

1. 从脾肾论治

张琪认为在慢性肾衰竭的发病及整个演变过程中，虽然病因多样，病机复杂，但多属本虚标实，虚实夹杂之证，其中本虚以脾肾两虚为主，并贯穿在疾病的发生发展始终。故健脾补肾是治疗慢性肾衰竭的关键，应特别重视本病早期的治疗。早期机体的正气虽然受损，但邪气不盛，治疗以扶正为主，如正气恢复，则邪气自然消失。这个时期的治疗对整个疾病的发展和预后影响十分重大。在慢性肾衰竭中期，即肾功能不全失代偿期及肾功能不全衰竭期，张琪认为仍从脾肾论治。因此期体内毒素潴留增多，故治疗当补益脾肾，活血泻浊，方用扶正化浊活血汤。

2. 从气化角度论治

宋立群认为此病的证候表现多样、复杂，涉及各个系统。而从气化理论入手，可以执简驭繁，纲举目张。宋立群认为气化作用是阴阳之气运行化生及其对邪气发生反应等作用的高度概括，脏腑是气化的主体，气化运动是脏腑、经络、器官等组织生理功能活动的本质和核心内容。宋立群就慢性肾衰竭而言，无论始动因素为何，都表现出一个慢性进行性加重的过程，是机体逐渐出现虚损的过程。久病气虚，脾气虚弱，则清阳不升，而且容易内生湿邪，阻碍气机，又有生痰、成瘀、化火之变。湿、痰、浊、毒、瘀内聚，壅塞三焦，三焦气化不利，清阳不升而下陷，浊阴不降而反上逆，气机升降失调，清浊相混，升降反作。肾之本脏，阳气亏虚，蒸腾无力，则浊阴不降；阴精不足，虚火内灼，阴虚而阳亢。加之实邪（湿、浊、痰、瘀、毒等）内聚，正气更伤，不仅会进一步影响脏腑升降，使病情趋向恶化，而且会侵犯五脏，令变证百出。肾衰竭的病机虽然概括为"脾肾亏虚为本，邪实内聚为标"，但其实质是气化不利，升降失调，这是慢性肾衰竭发生的根本所在。

3. 从瘀论治

符强认为慢性肾衰竭病势缠绵难愈，主要病机为本虚标实，其中瘀血阻滞是导致慢性肾衰竭的最重要病机。其在各个阶段，均可出现瘀血证。正气不足，脏腑精气虚损，生理功能的减退可导致瘀血的产生。符强认为水湿内停也是导致本病瘀血阻滞病机的关键。慢性肾衰竭多为水肿日久不愈所致。故水湿内停，阻碍气机之上下出入，可致气滞血瘀。瘀血既成，又会转而影响人体水液代谢，即所谓"血不利则为水"，故在治疗上从瘀论治。

（二）特色治法及用药

1. 泻浊解毒法在慢性肾衰竭晚期的应用

张琪治疗慢性肾衰竭晚期重在泻浊解毒，顾护胃气。慢性肾衰竭发展到尿毒症期已是晚期，这一时期患者并发症多，症状严重，往往涉及多脏腑，湿热、浊毒、瘀血等标邪日盛，故当务之急就是祛邪，治疗上当采用复方大法。张琪常采用化浊泻热法和活血解毒法，常用的方剂有化浊汤和活血解毒汤。化浊汤的药物组成：大黄10g，黄芩10g，黄连10g，草果仁15g，藿香15g，苍术10g，紫苏10g，陈皮10g，半夏15g，生姜15g，茵陈15g，甘草10g；活血解毒汤的药物组成：连翘20g，桃仁15g，红花15g，当归15g，枳壳15g，葛根20g，赤芍15g，生地黄20g，牡丹皮15g，丹参20g，柴胡20g，甘草15g，大黄7g。此外张琪常将三个方剂用于本期的治疗，分别为加味甘露饮、中满分消丸、归芍六君子汤，可根据病情变化辨证选用。

2. 肠道给药的临床治疗

崔振儒在治疗慢性肾衰竭时，通常采用肠道给药的方式进行治疗，取得较好的疗效。在治疗中常常用大黄、草果等保留灌肠，加龙骨、牡蛎以潜阳降浊，加附子温阳降浊。慢性肾衰竭尿素氮增高的患者，用此类方法配合治疗，可降至正常，收到消肿快、症状改善明显和肾功能迅速恢复等效果。

3. 药对在慢性肾衰竭治疗中的应用

宋立群在治疗慢性肾衰竭时常运用药对，兹述如下：①罗布麻与杜仲炭。罗布麻，味甘、苦，归肝经。功在平抑肝阳，清热利尿。杜仲，味甘，归肝、肾两经。功在补肝肾，强筋骨，炒炭疗效较生用为佳。两药同入肝经，罗布麻得杜仲炭则清肝而不碍肝阴，杜仲炭得罗布麻则滋肝而不助肝火，一清一补，归于平衡。②姜黄与土鳖虫。姜黄有活血行气、通经止痛之效，土鳖虫有破血逐瘀、续筋接骨之功。两者合用，一活血一破血，相辅相成。并且姜黄兼入脾，兼入气，土鳖虫既搜经，又剔络，经主气，络主血，如此两者配伍主走血分入络脉。③积雪草与猫须草。积雪草为清热利湿之品，猫须草同为清热利湿之药。积雪草偏寒，可以消肿解毒；猫须草偏凉，可以通淋排石，是集药用和食用为一体的草本植物，有"肾茶"之称。积雪草与猫须草合用，协同为用，同类相从，但见血肌酐或尿素氮升高即用之。④酒蒸大黄与生牡蛎。大黄，味苦，性寒，宋立群常用酒蒸大黄，以减轻泻下之力，增加活血之力；生牡蛎，味咸、涩，性平，消瘰疬结核，老血癥瘕。两味相合，一泄一敛，一放一收，张弛有道，配伍巧妙。令六腑以通为用，以降为顺。

（贠 捷 莫陶然）

第六章　造血系统疾病

第一节　再生障碍性贫血

再生障碍性贫血（aplastic anemia，AA）是指由化学、物理、生物因素或不明原因引起的骨髓造血功能衰竭，以骨髓造血细胞增生减低和外周血全血细胞减少为特征，骨髓无异常细胞浸润和网状纤维增多，临床以贫血、出血、感染为主要表现的疾病。目前国际上将其分为重型再生障碍性贫血及轻型再生障碍性贫血。我国再生障碍性贫血的年发病率为 0.74/10^6，高于欧美诸国，其中急性再生障碍性贫血（acuate aplastic anemia，AAA）的发病率为 1.4/10^6，慢性再生障碍性贫血（chronic aplastic anemia，CAA）的发病率为 6.0/10^6。急性再生障碍性贫血发病急，病情重；慢性再生障碍性贫血相对发病率高，病程长，病情缠绵不愈，严重危害人类健康和生活质量。

本病属于中医学"虚劳""血枯""血证""温毒"等范畴。

一、临床诊断要点与鉴别诊断

（一）诊断标准

再生障碍性贫血的诊断标准参考英国血液学会 2009 年制订的《再生障碍性贫血诊断与治疗指南》。

1. 辅助检查

（1）血常规检查：全血细胞减少，校正后的网织红细胞比例＜1%，淋巴细胞比例增高。至少符合以下三项中两项：血红蛋白（Hb）＜100g/L；血小板（PLT）＜50×10^9/L；中性粒细胞绝对值＜1.5×10^9/L。

（2）骨髓穿刺：多部位（不同平面）骨髓增生减低或重度减低；小粒空虚，非造血细胞（淋巴细胞、网状细胞、浆细胞、肥大细胞等）比例增高；巨核细胞明显减少或缺损；红系、粒系细胞均明显减少。

（3）骨髓活检（髂骨）：全切片增生减低，造血组织减少，脂肪组织和（或）非造血细胞增多，网硬蛋白不增加，无异常细胞。

（4）除外检查：必须除外先天性和其他获得性、继发性骨髓衰竭性疾病。

诊断再生障碍性贫血后应进一步确定其临床型别，目前国际上普遍沿用再生障碍性贫血

Camitta（1976）分型标准，将再生障碍性贫血分型为重型再生障碍性贫血（SAA）和非重型再生障碍性贫血（NSAA），并于 1988 年增加极重型再生障碍性贫血（VSAA）诊断标准：

重型再生障碍性贫血（SAA）：骨髓细胞增生程度＜正常的 25%；如≥正常的 25%但＜50%，则残存的造血细胞应＜30%；外周血指标：具备下列三项中至少两项：中性粒细胞＜0.5×10^9/L；校正的网织红细胞＜1%或网织红细胞绝对值＜20×10^9/L；血小板＜20×10^9/L。

极重型再生障碍性贫血（VSAA）：中性粒细胞＜0.2×10^9/L，其余标准同 SAA。

非重型再生障碍性贫血（NSAA）：不符合 VSAA 标准，也不符合 SAA 的再生障碍性贫血。

国内除强调血象和骨髓象检查外，还将临床表现纳入再生障碍性贫血分型标准，将其分型为急性再生障碍性贫血和慢性再生障碍性贫血。急性再生障碍性贫血发病急，贫血进行性加重，常伴有严重感染和内脏出血；慢性再生障碍性贫血发病缓慢，贫血、出血和感染均较轻。

2. 急性再生障碍性贫血（SAA，又称重型再生障碍性贫血Ⅰ型，SAA-Ⅰ）**的诊断标准**

（1）临床表现：发病急，贫血呈进行性加剧，常伴严重感染、内脏出血。

（2）血象：除血红蛋白下降较快外，须具备下列诸项中之两项：①网织红细胞＜1%，绝对值＜15×10^9/L。②白细胞明显减少，中性粒细胞绝对值＜0.5×10^9/L。③血小板＜20×10^9/L。

（3）骨髓象：①多部位增生减低，三系造血细胞明显减少，非造血细胞增多。如增生活跃有淋巴细胞增多。②骨髓小粒中非造血细胞及脂肪细胞增多。

3. 慢性再生障碍性贫血（CAA）**的诊断标准**

（1）临床表现：发病缓慢，贫血、感染、出血均较轻。

（2）血象：血红蛋白下降速度较慢，网织红细胞、白细胞、中性粒细胞及血小板常较急性再生障碍性贫血为高。

（3）骨髓象：①三系或两系减少，至少 1 个部位增生不良，如增生良好，红系细胞中常有晚幼红细胞（炭核）比例升高，巨核细胞明显减少。②骨髓小粒中非造血细胞及脂肪增加。

（4）病程中如病情恶化，临床、血象及骨髓象与急性再生障碍性贫血相似，则称重型再生障碍性贫血Ⅱ型（SAA-Ⅱ）。

（二）鉴别诊断

1. 阵发性睡眠性血红蛋白尿症（PNH）

典型 PNH 有血红蛋白尿发作，易鉴别。不典型者无血红蛋白尿发作，全血细胞减少，骨髓可增生减低，易误诊为再生障碍性贫血。但该病主要特点是：动态随访，终能发现 PNH 造血克隆。流式细胞术检测 CD55、CD59 是诊断 PNH 的敏感方法。部分再生障碍性贫血患者会出现少量 PNH 克隆，可以保持不变、减少、消失或是增加。这是 PNH 患者的早期表现，还是提示该再生障碍性贫血患者易转化为 AA-PNH 综合征，尚不清楚。但若这些患者有实验室或临床证据表明存在溶血，应诊断为 PNH。尿含铁血黄素试验阳性提示存在长期血管内溶血，有利于 PNH 的诊断。网织红细胞计数、间接胆红素水平、转氨酶和乳酸脱氢酶定量对于评价 PNH 的溶血有一定作用。

2. 骨髓增生异常综合征（MDS）

低增生性 MDS，亦有全血细胞减少，网织红细胞有时不高甚至降低，骨髓低增生，易与再生障碍性贫血混淆，但 MDS 有以下特点：粒细胞和巨核细胞病态造血，血片或骨髓涂片中出现异常核分裂象。MDS 可伴骨髓纤维化，骨髓活检示网硬蛋白增加，而再生障碍性贫血不会伴骨髓纤维化。骨髓活检中灶性的髓系未成熟前体细胞异常定位非 MDS 所特有，因再生障碍性贫血患者骨髓的再生灶也可以出现不成熟粒细胞。红系病态造血在再生障碍性贫血中亦可见，不作为与 MDS 鉴别的依据。骨髓细胞遗传学检查对于再生障碍性贫血与 MDS 鉴别有重要意义，若因骨髓增生低下，细胞数少，难以获得足够的中期分裂象细胞，可以采用荧光原位杂交技术（FISH）鉴别。

3. 急性造血功能停滞

急性造血功能停滞又称再生障碍性贫血危象，常发生于溶血性贫血或正常人感染发作时。表现为外周血三系细胞骤然下降，血红蛋白常低至 15～20g/L，尤以红细胞明显，网织红细胞甚或缺少，骨髓中红系增生明显低下，只能见到晚幼红而无原始和早幼红细胞，出现巨大原始红细胞。其临床表现、血象、骨髓象酷似急性再生障碍性贫血，但经一般性治疗，血象、骨髓象可在短时间内完全恢复，与急性再生障碍性贫血预后显然不同。

二、审析病因病机

（一）脾肾亏损

血液的生成与脾、肾两脏有密切关系，肾主骨生髓，主藏精，精血同源，肾精不仅可以化生为肾气，也能够化生为血液。因此血的生成与肾精关系密切。在肾精充足的情况下，血液才旺盛，肾精不足时则血液亏少。

（二）髓海瘀阻

根据"久病在络"及"虚久必瘀"的中医理论，认为内损脾肾、气血两亏导致脉失统养，血行不畅，络脉痹阻，久则瘀阻髓海；或阴血亏耗，虚热内生，扰动营血，血溢络伤，瘀血内结均可引起骨髓受损，故认为瘀血内结是影响骨髓造血的病理因素之一。

（三）毒入骨髓

感受毒邪（如药物、化学、物理因素、病毒等），毒邪持续，或过强，或乘虚而入骨髓，炼精血为痰（骨髓被脂肪组织取代），精不化血，气血生化乏源，而见虚象；毒邪至深而肆虐，水已枯涸不胜火，以致气血逆乱而见鼻衄、齿衄、紫斑、呕血、便血诸出血证候。可见，再生障碍性贫血病机当为毒邪入髓—气血津精亏损—气不摄血—出血—血不养精—精髓枯涸—精不化血—血脉空虚—正虚邪入的循环往复过程。其病机转化易出现实证向虚证转化（特别是急性再生障碍性贫血），出血之后，临床多见阴血亏虚，气随血耗，毒邪未清或再感毒邪之虚实夹杂证候。

（四）肝火伏热

当感受病邪，其火热邪毒乘虚内伏少阴，耗伤肾精，以致热伏阴分，肝火内动，劫阴伤阳，损及骨髓，导致贫血加重或病久难愈。肝火伏热，损精伤髓，不独内耗肾阴，而且肝火犯脾，乏其气血化源。因此再生障碍性贫血患者肾虚精亏为本，肝火伏热为标，阴越亏，火越旺，致水火失济，本虚标实。肾虚阴亏是导致阴阳失调，精髓亏枯，生血障碍的根本原因，而肝火伏热是导致肾阴耗损、精髓消耗、气血不化的病理基础。

总之，再生障碍性贫血的病因不外六淫、七情、饮食不节、房劳过度、邪毒直中，伤及脏腑、气血、阴阳，主要涉及心、肝、脾、肾等主要脏器，尤其邪毒包含了药物、化学毒物、物理辐射、病毒等物质，入血伤髓，影响脏腑造血功能因而出现血虚证候。

三、明确辨证要点

（一）辨急性与慢性

本病辨证首先应分清疾病属于急性还是慢性，一般说来，起病急、病程短，高热，出血严重，乏力、头晕、心悸等症状明显甚至出现神志昏迷者为急性，多属热毒壅盛型；而发病隐匿，病程长，病情较轻，较少出现危重表现者多为慢性型。

（二）辨脏腑

以神疲乏力、心悸怔忡、夜寐不安、食欲不振、面色苍白、唇甲色淡、轻度出血者属心脾血虚；而见腰膝酸软、头晕耳鸣、五心烦热、盗汗或形寒肢冷、夜尿频多、有或无出血者，则为肾虚之象。

（三）辨肾阳虚与肾阴虚

肾阳虚衰可见面色苍白，腰膝酸软，畏寒肢冷，下利清谷或五更泄泻，舌质淡胖，有齿痕，苔白，脉沉细或沉迟；而肾阴不足，肾虚失养，腰为肾之府，故可见腰酸；肾阴虚衰，阴虚火旺，虚火伤及脉络，络破血溢，引起出血，而见出血症状。

（四）辨病久入络

疾病日久，久病入络，可出现面色黧黑、舌有瘀点瘀斑、肌肤甲错等瘀血症状，应参考血瘀辨证。

四、确立治疗方略

本病的治疗以补益为原则，以补肾填精为基本大法。再生障碍性贫血是骨髓造血功能障碍性疾病，中医认为肾主骨生髓，肾藏精，血为精所化，故肾与骨髓造血功能有着密不可分的关系。此外，中医认为脾与造血也有一定关系。因此，本病应以肾、脾为治疗主脏，尤其以肾为重。

急性再生障碍性贫血大致可分为三期，早期邪实为重，实火充炽，此阶段各症状危重，病情反复多变，虽见极度贫血，虚弱乏力等正虚症状，但治疗上应以祛邪为主，清解热毒，凉血止血。早期切忌温补，恐加重病情，但在用甘寒药物时，应佐以清补，调护脾胃，达到祛邪不伤正的目的。早期治疗非常关键，若用药得法，凶险病势则得以缓解。此阶段需严密观察，及时随证加减，以防祛邪太过。中期邪实与正虚并存，应重视调理脾胃，滋养精血，同时兼顾治标。后期则以本虚为主，治疗上应阴阳双补，以补肾为重，达到填精益髓、化生气血的目的。

根据多年中医中药治疗慢性再生障碍性贫血的经验可观察到，凉润滋阴药能缓解症状，温热补阳药能改善造血功能，从而总结出"补肾为主，补气为辅""补阳为主，滋阴为辅""先减症后生血""凉、温、热"等一系列治疗规律。初期患者多有明显发热、出血症状，需先用凉润药进行治疗，使发热、出血症状减轻或消失；当贫血成为主要临床表现时，宜改用温肾药，后期可用大热大补药加速造血功能恢复。

五、辨证论治

1. 热毒壅盛，迫血妄行证

（1）抓主症：起病急，壮热不退或持续发热，皮肤瘀斑、瘀点，斑色紫红，鼻衄、齿衄。

（2）察次症：烦躁，口渴，便干，溲赤，头晕乏力。

（3）审舌脉：舌苔黄，脉洪大数。

（4）择治法：清热解毒，凉血止血。

（5）选方用药思路：本证为脾肾俱损，气血生化乏源，气血亏虚，正虚无力抗邪，风、热、燥、火、毒邪入侵，热毒壅盛所致，故方用清瘟败毒饮加减。方中石膏、知母、竹叶、甘草清热解毒、凉血保津；黄连、黄芩、栀子通泄三焦火热；水牛角、生地黄清热凉血；芍药养血敛阴，助生地黄凉血和营泻热，牡丹皮凉血清热，活血散瘀。连翘、玄参解散浮游之火；桔梗载药上行。

（6）据兼症化裁：头痛者加菊花、夏枯草；热盛动风者加羚羊角、钩藤；出血严重者加生地榆、鸡血藤、仙鹤草、白茅根。若火热上炎见发热、咽痛者加金银花、连翘、蒲公英、大青叶、射干等以清热解毒利咽；肺热壅盛见胸痛、咳嗽、咳黄痰加麻黄、生石膏、黄芩、杏仁、鱼腥草、胆南星等以清热排脓，止咳化痰；伴发热腹痛者加大黄、牡丹皮、栀子等以通腑泻热，化瘀解毒；皮肤紫斑者加紫草、仙鹤草、旱莲草、牡丹皮等凉血止血；如实热导致的鼻衄、齿衄加生大黄、代赭石、生甘草等以清热凉血，降逆止血；尿血加小蓟、白茅根、栀子、玄参等清热泻火，凉血止血。

2. 肾阴虚证

（1）抓主症：腰膝酸软，面色苍白无华，手足心热，低热盗汗。

（2）察次症：眩晕耳鸣，唇甲色淡，五心烦热，或见衄血，女子月经淋漓不断。

（3）审舌脉：舌质淡，舌尖红，少苔，脉细数。

（4）择治法：滋阴益肾，补血生髓。

（5）选方用药思路：本证为肾阴亏虚则精血不足，失于濡养所致，故方用左归丸加减。方中山茱萸、熟地黄、当归、枸杞子、菟丝子、何首乌滋阴补血以养肝肾；龟板胶、鹿角胶大补精血；山药、焦山楂健脾胃助消化，以防滋腻补药碍滞脾运之弊。

（6）据兼症化裁：神疲乏力加太子参、黄芪益气；血虚明显加紫河车、阿胶滋阴补血。出血明显可加生地榆、水牛角、三七、鸡血藤、丹参、仙鹤草、白茅根等凉血活血以止血；潮热盗汗明显者可加五味子、浮小麦等收敛止汗。低热者可加地骨皮、青蒿、鳖甲、银柴胡等退虚热；便秘者可加生首乌、肉苁蓉润肠通便。

3. 肾阳虚证

（1）抓主症：腰膝酸软，面色苍白无华，形寒肢冷。

（2）察次症：心悸气短，唇甲色淡，食少纳呆，或有便溏，夜尿频多，面浮肢肿，一般无出血或轻度出血。

（3）审舌脉：舌淡胖，有齿痕，苔白，脉沉细无力。

（4）择治法：温肾壮阳，益气生髓。

（5）选方用药思路：腰为肾之府，本证为肾阳不足，失于温养所致，故方用右归丸加减。方中山茱萸、熟地黄、当归、枸杞子益肾滋阴养血；肉苁蓉、鹿角胶、肉桂温补肾阳，补养精血；山药、焦山楂益气健脾，消食助运，以防滋腻之品有碍脾运。

（6）据兼症化裁：腹胀、腹泻去熟地黄、当归、肉苁蓉，加煨木香、苍术、白术以行气助运；血虚重者加紫河车、阿胶以补精血；脾虚便溏可加党参、白术、肉豆蔻、茯苓等健脾化湿止泻；鼻衄、肌衄、月经量多者可加三七、小蓟、白及等活血止血。

4. 肾阴阳两虚证

（1）抓主症：腰膝酸软，面色苍白，五心烦热，盗汗自汗，畏寒肢冷。

（2）察次症：神疲乏力，心悸气短，唇甲色淡，或有夜尿频多，无出血或轻度出血。

（3）审舌脉：舌淡红，苔白，脉细略数或弱。

（4）择治法：滋阴壮阳，益气生髓。

（5）选方用药思路：本证为日久迁延不愈，阴损及阳，或阳损及阴所致，则见肾之阴虚、阳虚并见，故方用左归丸合右归丸加减。方中山茱萸、熟地黄、当归、枸杞子益肾滋阴养血；肉苁蓉、鹿角胶、肉桂、附子温补肾阳补养精血；山药、焦山楂益气健脾，消食助运，以防滋腻之品有碍脾运。

（6）据兼症化裁：鼻衄、肌衄、月经量多者可加三七、小蓟、白及等活血止血；腹胀纳呆者可加白术、茯苓、焦三仙、陈皮等理气健脾消食；失眠多梦者可加酸枣仁、夜交藤等养心安神。

六、中成药选用

（1）再造生血片：适用于肝肾不足、气血两虚型，由菟丝子、鹿茸、淫羊藿、补骨脂、墨旱莲、女贞子、枸杞子、制何首乌、熟地黄、麦冬、当归、阿胶、白芍、鸡血藤、益母草、仙鹤草、黄芪、党参、白术、黄精组成。每次 5 片，每日 3 次。

（2）六味地黄丸：适用于肾阴虚型，由熟地黄、山茱萸、牡丹皮、山药、茯苓、泽泻组成。大蜜丸每次 1 丸，每日 2 次。

（3）益血生胶囊：适用于脾肾亏虚型，由阿胶、龟甲胶、鹿角胶、鹿血、牛髓、紫河车、鹿茸等组成。每次 4 粒，每日 3 次。

（4）金匮肾气丸：适用于肾阳虚型，由地黄、茯苓、山药、山茱萸、牡丹皮、泽泻、桂枝、附子组成。大蜜丸每次 1 丸，每日 2 次。

（5）血宝：适用于气血亏虚型，由鹿茸、紫河车、人参、刺五加、水牛角、何首乌等组成。成人每次 4～5 粒，每日 3 次，小儿酌减，疗程不少于 3 个月。

（6）生血糖浆：适用于气血亏虚型，由黄芪、当归、锁阳、枸杞子、鹿茸、龟甲、牡丹皮、三七粉、炙甘草等制成糖浆。每日服 50～75ml，分 3 次。

（7）参芪扶正注射液：适用于气虚型，由黄芪、党参组成，250ml 每日 1 次静脉滴注。

（8）参麦注射液：适用于气阴两虚型，由红参、麦冬组成，10～60ml 每日 1 次静脉滴注。

（9）生脉注射液：适用于气阴两虚患者，由红参、麦冬、五味子组成，静脉滴注，每次 20～60ml，用 5% 葡萄糖注射液 250～500ml 稀释后使用。

七、单方验方

（1）芪归二仙汤：黄芪、党参各 50g，当归、补骨脂、仙茅、淫羊藿各 20g，甘草 10g。每日 1 剂，水煎取汁，分次温服。有益气养血之功，适用于再生障碍性贫血气血亏虚者。

（2）温阳益气汤：附子、党参各15g，枸杞子、山茱萸、菟丝子、何首乌各10g，茯苓、白术各12g，砂仁、甘草各6g，鹿茸（冲）2g，胎盘粉（冲）3g。每日1剂，水煎，分2次温服。有温阳益气之功，适用于再生障碍性贫血属阳气虚弱者。

（3）活血化瘀汤：当归、川芎各10～15g，鸡血藤、党参、黄芪各15～30g，赤芍15～25g。每日1剂，水煎，分2次服。有活血化瘀、补气生血之功。

（4）温肾益髓汤：鹿角胶、龟板胶、阿胶、淫羊藿、仙茅各15g，黄芪20g，人参、补骨脂、肉苁蓉、天冬、枸杞子、紫河车、生地黄、熟地黄、虎杖、鸡血藤、全当归各10g。每日1剂，水煎，分早晚服。疗程不少于3个月，有益气养血、温阳补肾之功。

（5）参芪归鹿汤：黄芪15g，潞党参、当归、鹿角胶、龟板、阿胶、赤芍、白芍、陈皮各9g，何首乌、枸杞子、生地黄各12g，淫羊藿10g，紫河车6g，红枣10枚。低热加地骨皮12g。每日1剂，水煎取汁，分次温服。有益气养血生血之功。

（6）四味保元汤：黄芪30～100g，党参30～50g，甘草10～50g，肉桂2g。每日1剂，水煎取汁，分次温服。有益气温肾生血之功。

（7）四合粉：徐长卿、紫河车、小叶凤尾草、生甘草各等量。每日2～4次，每次2～4g，1～4个月为1个疗程，饭前服为宜。具有健脾补肾、气血阴阳并补之功。

（8）五福饮：人参6g，熟地黄9g，当归9g，白术4.5g，炙甘草3g。有调补五脏、补益气血功效，适用于气血两虚型慢性再生障碍性贫血。

（9）乌龟粉：取乌龟洗净放在低温的铁板上烘烤，待壳、肉呈焦黄时研粉备用，每次3～5g，每日3次，具有补肾益髓之功，主治肝炎后急性再生障碍性贫血。

（10）充髓玉液：肉桂30g，制附子30g，玉竹60g，山药60g，山茱萸30g，水煎2次，然后合并浓缩至250ml，加白糖适量，每日3次，每次15ml，饭后服，功用益气补血、温肾填髓，主治脾肾阳虚型造血功能低下的再生障碍性贫血等证。

（11）羊脊胎方：羊脊骨髓2条，胎盘1个，黑豆90g。用水15碗，慢火煲至6小碗，贮好分3日服，每日2次，早晚各服1小碗。功效益精补髓，适宜于精血亏损的再生障碍性贫血。

八、中医特色技术

（一）穴位注射

取肝俞、脾俞、血海、足三里、曲池等穴位，药用维生素 B_{12} 当归注射液等，每次取4穴，每穴注射0.5ml，7～10日为1个疗程，休息7～10日重复下一个疗程。

（二）推拿疗法

膻中为诸气之海，按摩膻中可补气；足三里为强壮穴，揉按足三里，按摩中脘可健脾胃，补中气助运化。

（三）针灸疗法

1. 体针

再生障碍性贫血发病多责于脾肾，有的兼夹血瘀，故针灸取穴以补脾肾、益气血，兼活血化瘀为主。

健脾和胃、益气生血：取足三里、上巨虚、丰隆、曲池、肘髎、手五里、上廉穴。

健脾利湿、行气消肿：取水分、下脘、滑肉门、天枢、膏肓俞、气海、大椎等。

疏肝健脾、益气生血：选督俞、肝俞、胆俞、脾俞、肾俞等穴。

每穴每次 7 壮，每组穴连灸 2 日，8 日为 1 个疗程，共 6 个疗程。前 4 个疗程每完成 1 次停 14 日，后 2 个疗程每完成 1 次停 22 日，6 个疗程后症状和体征均可减轻或消失。

针灸对急性再生障碍性贫血的急劳髓枯而见血热妄行者可起到急救作用，一般根据出血部位选穴：咯血取肺俞、鱼际、尽泽、行间，针刺用泻法；鼻衄取神庭、天府、合谷、内迎香，针刺用泻法；便血取长强、上巨虚、承山、合谷，针刺用泻法。

2. 电针

采取循经取穴的方法，运用电针，选大椎、肾俞、足三里及大椎、膏肓、合谷、血海两组穴位，每日交替一组，15 日为 1 个疗程，疗程间隔 3 日，一般 2～3 个疗程。

九、预防与调护

有些再生障碍性贫血有因可查，如由药物、化学药品及电离辐射等引起，故临床用药应尽量避免使用影响造血的药物，必须使用时应监测血象变化。另外，避免接触化学药品及电离辐射。对于那些直接接触有毒化学药品及电离辐射的工作人员应加强防护，并定期检查血象，发现问题及时治疗。

加强体育锻炼，注意饮食卫生，调理情志，劳逸结合，增强机体的抵抗力，树立坚持长期治疗获得治愈的信心；患者的居室要保持空气新鲜，阳光充足，定时紫外线消毒；饮食卫生至关重要，加强饮食营养，进食易消化、高蛋白、高维生素、低脂饮食；应尽量避免不良精神刺激，要坚持治疗有恒心，长期施治有耐心，方能缓解乃至痊愈。

十、各家发挥

从肾论治：孙伟正认为慢性再生障碍性贫血主要是由肾精亏损所致，故当"从肾论治"。根据患者的临床表现，将本病分为肾阴虚、肾阳虚两个类型，并分别研制了专方——补髓生血 I 号、II 号。两方共用山药、山茱萸、茯苓、女贞子、菟丝子。I 号方另加生地黄、牡丹皮、泽泻、何首乌、枸杞子、旱莲草、麦冬、地骨皮、炙鳖甲等，以滋补肾阴；II 号方另加熟地黄、补骨脂、淫羊藿、巴戟天、仙茅、黄芪、肉桂等，以温补肾阳。应用时可随证加减，以治兼症。如针对患者易患感冒的特点，平时可加黄芪、白术、防风等益气固表；一旦出现呼吸道感染，可加鱼腥草、大青叶、板蓝根、连翘等，但应中病即止；如见出血，可加三七粉、侧柏炭、地榆炭、白茅根等；如伴心烦、失眠、心悸等症，可加养心安神之品，如酸枣仁、合欢花、夜交藤、石菖蒲、炙甘草等。

（尚溪瀛　陈　斌）

第二节　急性髓细胞白血病

急性髓细胞白血病（acute leukemia，AL）是一类造血干细胞的恶性克隆性疾病。其克隆中的白血病细胞增殖失控、分化障碍、凋亡受阻，而停止在细胞发育的不同阶段。在骨髓和其他造血组织中白血病细胞大量增生累积，并浸润其他组织和器官，使正常造血受抑制。急性白血病可根据细胞来源分为急性髓细胞白血病和急性淋巴细胞白血病（ALL）。

本病属于中医学"急劳""热劳""虚劳""血证""温病"等范畴。

一、临床诊断要点与鉴别诊断

（一）诊断标准

急性髓细胞白血病的诊断标准参照 2006 年美国国立综合癌症网络（NCCN）的急性髓白血病（AML）诊疗指南。

1. 急性髓细胞白血病的 FAB 分型

（1）M0（急性髓细胞白血病微分化型）：骨髓中原始细胞≥90%（NEC），胞浆大多透亮或中度嗜碱，无嗜天青颗粒及 Auer 小体，核仁明显，类似 ALL-L2 型；细胞化学过氧化酶及苏丹黑 B 染色<3%；免疫表型髓系标志 CD33 和（或）CD13 可阳性。淋系抗原阴性，但可有 $CD7^+$、TdT^+；电镜髓过氧化物酶（MPO）阳性。

（2）M1（急性粒细胞白血病未分化型）：骨髓原粒细胞（Ⅰ+Ⅱ型）≥90%（NEC），其中至少有 3%的原粒细胞过氧化物酶或苏丹黑染色阳性，早幼粒细胞以下的各阶段粒细胞或单核细胞<10%。

（3）M2（急性粒细胞白血病部分分化型）：原粒细胞（Ⅰ+Ⅱ型）<30%～90%（NEC），早幼粒细胞以下至中性分叶核粒细胞>10%，单核细胞<20%；如有的早期粒细胞形态特点既不像原粒细胞Ⅰ型或Ⅱ型，也不像早幼粒细胞（正常的或多颗粒型），核染色质很细，有 1～2 个核仁，胞浆丰富，嗜碱性，有不等量的颗粒，有时颗粒聚集，这类细胞>10%时，亦属此型。

（4）M3（急性早幼粒细胞白血病，APL）：骨髓中以异常的多颗粒早幼粒细胞为主。

（5）M4（急性粒单核细胞白血病）：有下列多种情况。

1）骨髓原始细胞>30%（NEC），原粒细胞加早幼、中性中幼及其他中性粒细胞占 30%～80%，不同成熟阶段的单核细胞（常为幼稚及成熟单核细胞）>20%。

2）骨髓象如上所述，外周血中单核细胞系（包括原始、幼稚及成熟单核细胞）≥$5×10^9/L$。

3）骨髓象如上所述，外周血单核细胞系<$5×10^9/L$，而血清溶菌酶及细胞化学支持单核细胞数量显著者。

4）骨髓象类似 M2，而单核细胞系>20%，或血清溶菌酶超过正常[（11.5±4）mg/L]的 3 倍，或尿溶菌酶超过正常（2.5mg/L）的 3 倍。

5）骨髓象类似 M2，而外周血单核细胞系≥$5×10^9/L$，时亦可划分为 M4。

M4EO（急性粒单核细胞白血病伴嗜酸粒细胞增多）：除具有上述 M4 的特点外，骨髓嗜酸粒细胞>5%（NEC），其形态除有典型的嗜酸颗粒外，还有大而不成熟的嗜碱颗粒，核常不分叶，细胞化学氯乙酸脂酶及 PAS 染色明显阳性。

（6）M5（急性单核细胞白血病）：又分为两种亚型。

M5a：骨髓原单核细胞Ⅰ+Ⅱ型≥80%（NEC）。

M5b：骨髓原单核细胞Ⅰ+Ⅱ型<80%（NEC），其余为幼稚及成熟单核细胞等。

（7）M6（红白血病）：骨髓原始细胞（原粒细胞或原单核细胞，NEC）Ⅰ+Ⅱ型≥30%，红细胞系≥50%。

（8）M7（急性巨核细胞白血病）：骨髓原巨核细胞≥30%，如原始细胞呈未分化型，形态不能确定时，应做电镜血小板过氧化物酶活性检查，或用血小板膜糖蛋白Ⅱb/Ⅲa或Ⅲa或ⅧR：Ag以证明其为巨核细胞系。如骨髓干抽，有骨髓纤维化，则需骨髓活体组织检查。用免疫酶标记技术证实有原巨核细胞增多。

2. 急性髓细胞白血病的 WHO 分型

（1）伴有再现性遗传学异常的 AML：伴有 t（8；21）（q22；q22）（AML1/ETO）的 AML；伴有 inv（16）（p13；q22）或 t（16；16）（p13；q22）（CBFβ-MYH11）和异常骨髓嗜酸粒细胞的 AML；伴有 t（15；17）（q22；q12）（PML/RARα）的 APL；伴有 11q23（MLL）异常的 AML。

（2）伴有多系病态造血的 AML：由 MDS 或 MDS/MPD（骨髓增殖综合征）发展而来的 AML；无先前的 MDS 或 MDS/MPD 病史，但二系或三系病态造血细胞占 50%。

（3）治疗相关性 AML 和 MDS（t-AML 和 t-MDS）：烷化剂或放疗所致的 AML/MDS；DNA 拓扑异构酶抑制剂所致的 AML/MDS（一些可能为 ALL）。

（4）无法按上述分型的白血病（NOC-AML）：急性微分化型白血病、急性未分化型白血病、急性部分分化型的白血病、急性粒单核细胞白血病、急性单核细胞白血病、急性红白血病（急性红系/粒单核系白血病和纯红系白血病）、急性巨核细胞白血病、急性嗜碱粒细胞白血病、急性全髓增殖症伴骨髓纤维化、髓系肉瘤。

（二）鉴别诊断

1. 再生障碍性贫血

该病呈全血细胞减少，有感染和出血，但无肝、脾、淋巴结肿大，无胸骨压痛。外周血无幼稚细胞，骨髓增生低下，易见非造血细胞团，巨核细胞不见或仅 1~2 枚，原始细胞不增多。

2. 骨髓增生异常综合征

该病的 RAEB-Ⅰ及 RAEB-Ⅱ型除病态造血外，外周血中有原始和幼稚细胞，全血细胞减少和染色体异常，易与白血病相混淆。但骨髓中原始细胞＜20%。

3. 巨幼细胞贫血

巨幼细胞贫血有时可与红白血病混淆。但前者骨髓中原始细胞不增多，幼红细胞 PAS 反应常为阴性，予以叶酸、维生素 B_{12} 治疗有效。

4. 某些感染引起的白细胞异常

如传染性单核细胞增多症，血象中出现异形淋巴细胞，但形态与原始细胞不同，血清中嗜异性抗体效价逐步上升，病程短，可自愈；百日咳、传染性淋巴细胞增多症、风疹等病毒感染时，血象中淋巴细胞增多，但淋巴细胞形态正常，病程为良性；骨髓原幼细胞不增多。

5. 恶性组织细胞病

该病呈全血细胞减少，除发热、衰竭、肝脾肿大为主之外，可以出现黄疸。骨髓象可以见到一定数量的恶性组织细胞，有巨噬细胞吞噬各种细胞现象，也可以见到多核巨组织细胞。

6. 急性粒细胞缺乏症恢复期

在药物或某些感染引起的粒细胞缺乏症的恢复期，骨髓中原、幼粒细胞增多。但该症多有明确病因，血小板正常，原、幼粒细胞中无 Auer 小体及染色体异常。短期内骨髓成熟粒细胞恢复正常。

二、审析病因病机

（一）邪毒入侵

外来邪毒侵入人体，由表及里，若正气充盛则御邪于外，抑或是正胜邪除。而当正不胜邪，邪毒则循脏腑经络传变，深入骨髓而发病。若正气在抗邪过程中，由于正气不足，致邪毒未清，伏留于机体精血、骨髓之中，转而发病，故不与外感时令之邪相同，而似温病伏邪。随着现代人居住环境的改变，另一种邪毒也不容忽视，如空气污染、化学品的接触等。

无论是外感六淫邪毒，还是毒物直中机体，邪毒侵袭营血，血热炽盛，伤阴耗血；邪毒蕴积日久化热，则耗气伤阴。

（二）正气亏虚

正气亏虚的主因多为病久内伤，各脏腑气机升降出入失调，进而阴阳失调，卫气不固而易感邪致病。老年急性髓细胞白血病患者往往证属正虚邪实，患者年老体衰，脏腑虚损，内生邪气，适逢外邪，内外之邪互结而发病，内邪不易消，外邪不易清，则迁延不愈，是为正虚邪实。

（三）气滞痰凝血瘀

情志不舒与饮食不调均可导致气滞，气滞则经络气血运行不畅，气机阻滞，日久则发生血瘀。瘀血既是病理产物，也是致病的因素之一。瘀血不去新血不生，因此瘀血又与贫血的发生密切相关。瘀血日久则会出现瘀血阻络的现象，以致血液不循常道而出现各种出血表现；瘀血日久则化热，热迫血行也可导致出血或出现发热的表现。脾主运化，脾胃失于健运，则水液转输不利，加之邪毒内蕴，郁久成痰，发为痰核积聚。

（四）气阴两虚

气阴两虚多因现代医学如放疗、化疗等干预后，机体会表现出气阴两虚的虚弱状态。白血病经化疗后，邪毒虽减，但正气亦有损伤，气阴两虚，五脏六腑、四肢百骸失养。

白血病的发生是由于先天禀赋不足或外感邪毒所致，患者体虚内伤，感受邪气发病。根据本病的临床表现，其病理性质为虚实夹杂、本虚标实之证，即由于人体正气亏虚，受到邪毒的侵袭，内因外因相互作用而发病，并与痰、湿、气、瘀、热等密切相关。即在白血病的发展过程中，正邪交争贯穿始终。若正气转盛，邪气渐去，则病情缓解；若正气转败，邪毒势强，则病情恶化，气血阴阳甚虚，最后导致阴阳两竭而死亡。

三、明确辨证要点

（一）辨病期

本病病程进展快，临床往往难以把控，可以脏腑辨证与卫气营血辨证相结合，通过局部表现来确定病期。初期可出现发热，不恶寒反恶热、头痛、口干微渴等卫分证候，但急性期常表现为卫分证不明显，直接入里的征象；中期则为大热、汗出、口渴、尿黄或见咳嗽、胸痛，或见日晡潮热等气分证候；后期则出现心烦不寐、神昏谵语、肌肤发斑、吐血、衄血等营分血分证候。同时伴随诸如口腔溃破、尿急尿痛等局部证候。

（二）辨寒热虚实

本病辨证要从整体入手，辨寒热、虚实并结合气血、阴阳进行综合分析。本病病因病机复杂，多为虚实夹杂而正虚邪实。在急性期阶段，邪气亢盛，多为实证，在疾病发展迅速时又常见瘀热、痰热、湿热化火之病机。毒火与气血、痰湿互结，又进一步耗伤了正气，故形成正虚、邪实的局面。在中后期抑或经过西医干预治疗后，则正气受伤，表现出全身气血阴阳衰败的虚象。另耗血、动血则又类似于温热毒邪的致病特点，病势急剧，甚则高热不退，肌肤发斑；而机体病久，气阴两虚，局部火热炎上，遂为热证表现。

四、确立治疗方略

本病病因病机复杂，正虚邪实或虚实夹杂，并与痰、湿、瘀、气、热等互结，给治疗方法的选取造成困难，扶正或有留邪之患，攻邪则又有伤正之忧。虚与湿热并见，痰浊与瘀血互结，因此必须仔细分析病情，攻补适中，攻守平衡。既要遵守辨证论治的原则，分辨虚实轻重，详辨气血、阴阳虚损程度及痰瘀、热毒侵袭深浅，又要因机选方，随证加减。本病总体为正虚邪实，遂以扶正祛邪为基本治疗原则。

五、辨证论治

1. 热毒炽盛证

（1）抓主症：皮肤紫斑，壮热口渴，烦躁不安，甚则精神狂躁，神昏谵语。

（2）察次症：骨痛，常伴有吐血、衄血、便血或尿血。

（3）审舌脉：舌红苔黄，脉弦数。

（4）择治法：清热解毒，凉血止血，佐以扶正。

（5）选方用药思路：本证为热毒炽盛，热迫血之妄行，血溢于肌肤脉络之外所致，故方用犀角地黄汤加减（方中犀角以水牛角代替）。方中水牛角，凉血清心而解热毒，使火平热降，毒解血平；生地黄，凉血滋阴生津，一助水牛角清热凉血又能止血，二复已失之阴血；赤芍、牡丹皮清热凉血，活血化瘀，可收化斑之功。

（6）据兼症化裁：出血重者加茜草、白茅根、仙鹤草、紫草、三七等；咽喉肿痛，加山豆根、射干；皮肤痒肿，加蒲公英、野菊花、紫花地丁；咳嗽，黄痰，加鱼腥草、瓜蒌；兼有阴虚者，宜加入养阴生津药如沙参、麦冬、石斛、天花粉，在此基础上可加用抗肿瘤中草药如苦参、山豆根、半枝莲、白花蛇舌草、龙葵、山慈菇等；淋巴结肿大，加贝母、连翘、牡蛎、夏枯草等；肝肿大，加郁金、龙胆草、连翘；脾肿大，加鸡内金、王不留行、三棱、莪术、青黛等。

2. 气阴两虚证

（1）抓主症：面色无华，乏力倦怠，少气懒言，五心烦热。

（2）察次症：口干咽燥，潮热盗汗，食少纳呆，或兼有鼻衄、齿衄等。

（3）审舌脉：舌淡苔淡白或少苔、无苔，脉细数。

（4）择治法：益气补血，滋阴，佐以祛邪。

（5）选方用药思路：本证为气阴两虚，气虚失摄，血溢脉外所致，而见鼻衄，齿衄。故方用三才封髓丹合六味地黄丸加减。方中人参、黄芪、五味子健脾益气；当归、熟地黄、黄精、阿胶、何首乌补血养血；生地黄、山药、山茱萸、天冬、麦冬滋阴补肾；仙鹤草，收敛止血；半枝莲、白花蛇舌草清热解毒。两方合用，益气、补血、滋阴、祛邪具备，共奏益气滋阴、补血祛邪之功。

（6）据兼症化裁：汗多者，加浮小麦；腹胀纳呆，加焦三仙、莱菔子、砂仁；阴虚火旺，加龟板、鳖甲、青蒿；肝肾阴虚甚者，加枸杞子、女贞子、旱莲草；皮肤瘀点、瘀斑，可加紫草、茜草；鼻衄，加白茅根、侧柏叶；尿血，加大蓟、小蓟；便血则加地榆炭、大黄炭、棕榈炭等凉血止血。

3. 血瘀痰凝证

（1）抓主症：胁下、颌下、颈旁癥瘕积聚，固定不移，隐痛或刺痛。

（2）察次症：胸脘痞闷，食少纳呆，倦怠无力，面色晦暗黧黑。

（3）审舌脉：舌红，苔黄腻，脉滑数。

（4）择治法：健脾化痰，活血化瘀。

（5）选方用药思路：本证为邪毒与痰血互结，络脉瘀阻所致，瘀结日盛，而见积块，故方用二陈汤合桃红四物汤加减。方中半夏辛温性燥，善能燥湿化痰，且又和胃降逆；橘红既可理气行滞，又能燥湿化痰。半夏、橘红、茯苓健脾渗湿，渗湿以助化痰之力，健脾以助生痰之源；生姜，既能制半夏之毒，又能协助半夏化痰降逆、和胃止呕；复用少许乌梅，收敛肺气，与半夏、橘红相伍，散中兼收，防其燥散伤正之虞。加以甘草，健脾和中，调和诸药。

（6）据兼症化裁：痰瘀互结，苔白腻者，可加白芥子、天南星、苍术等化痰散结药物。食少纳呆者，加山楂、神曲、鸡内金助胃消食；头痛重者，加延胡索、白芷；呕吐重者，加半夏、竹茹；抽搐加止痉散；昏迷加安宫牛黄丸。可根据病情选加半枝莲、龙葵等清热解毒。

4. 气血不足证

（1）抓主症：心悸怔忡，彻夜难眠，食少腹胀，倦怠乏力，面色萎黄。

（2）察次症：头晕，大便溏薄，皮肤紫斑，齿衄，鼻衄。

（3）审舌脉：舌质淡嫩，脉细弱。

（4）择治法：补养心脾，以生气血。

（5）选方用药思路：本证为长期病损耗伤所致，气血不足，又生化乏力，使得脏腑失养，心血不足，脾气虚弱，脾气不足失其统摄，故方用归脾汤加减。方中黄芪、人参、白术补气养脾；当归补血养血；龙眼既能补脾气又能养心血；茯神、酸枣仁、远志宁心安神；木香理气醒脾；甘草补气和中。

（6）据兼症化裁：若便溏者加山药、薏苡仁、砂仁以健脾益气止泻；肌肤紫斑、鼻衄、齿衄者，加仙鹤草、藕节、参三七以止血；也可加用抗肿瘤的清热解毒药如白花蛇舌草、半枝莲、山豆根、山慈菇、金银花、野菊花等。

5. 脾肾亏虚证

（1）抓主症：体虚劳倦，畏寒肢冷，腰膝酸软或脘腹冷痛，或见面浮肢肿。

（2）察次症：面色苍白，形神衰惫，食少便溏，小便不利。

（3）审舌脉：舌质淡胖有齿痕，苔白滑，脉细弱或沉缓无力。

（4）择治法：补肾健脾，填精益髓。

（5）选方用药思路：本证为脾肾阳气虚衰，运化失健，膀胱气化失司所致，故方用四君子汤合右归丸加减。方中人参甘温益气，健脾养胃；以苦温之白术，健脾燥湿，加强益气助运之力；加甘淡之茯苓，健脾渗水，苓术相配，则健脾祛湿之功益著；以炙甘草，益气和中。右归丸方中附子、肉桂、鹿角胶配伍，补肾之元阳，温里祛寒；熟地黄、山茱萸、枸杞子、山药滋阴益肾，养肝补脾，填精补髓，意在"阴中求阳"；佐以菟丝子、杜仲，补肝肾，强腰膝；当归补血和血。两方合用共奏补肾健脾，填精益髓之功。

（6）据兼症化裁：阴虚火旺者可加牡丹皮泻火；如下肢浮肿，小便短少者，加川牛膝、车前子；久泻久痢者，可加党参、薏苡仁、扁豆、砂仁、罂粟壳、草豆蔻、乌梅、诃子以健脾渗湿，固肠止泻；如阳虚鼓动无力，以致血行不畅，症见舌质紫暗，加红花、丹参、泽兰。

六、中成药选用

（1）六神丸：适用于热毒壅盛证，由牛黄、冰片、麝香、雄黄、蟾酥、珍珠粉组成。每次 30～50 粒，每日 3 次。

（2）安宫牛黄丸：适用于热毒炽盛证，由牛黄、郁金、犀角、黄芩、黄连、朱砂、麝香、山栀子、金箔衣、雄黄、梅片组成。每次 1 丸，每日 1～2 次。

（3）云南白药：适用于正虚血瘀证，由人参等组成。每次 0.2g，每日 3 次。

七、单方验方

（1）红色野苋菜（连根）、野车前草各 50g，加水 500ml，煎后加白糖适量，做茶饮。每日数次，连服数日，用于尿血证。

（2）金橘 200g，白豆仁 20g，白糖适量，将金橘加水煮 5 分钟，再加入白豆仁、白糖，可用于胃痛。

（3）郁金（醋制）10g，炙甘草 5g，绿茶 2g，蜂蜜 25g。上四味加水 1000ml 煮 30 分钟，取汁饮用，可治疗臌胀。

八、中医特色技术

（1）体针：肾虚明显者，可针灸肾俞、阳陵泉、腰阳关、志室、三阴交、太溪、命门等穴，留针 30 分钟，每隔 5～10 分钟捻针 1 次或用艾条灸；若出现肝、脾疼痛，可强刺激手法针刺阳陵泉，得气后留针 10～20 分钟，捻转出针。或中药足浴。

（2）耳穴压籽：按患者中医辨证分型选择穴位，每 3 日 1 次，平时注意适度按压；急性期选穴以缓解疼痛为主，关节骨痛为主可选取肘、膝、肾上腺等穴；腹痛者可选用胃、腹、肾上腺等穴；也可选穴以补益脾肾为原则，选取脾、胃、肾等穴。

九、预防与调护

（1）合理饮食：饮食上避免高脂、高糖饮食，少食油炸肥腻，多吃新鲜水果、蔬菜，少吃腌菜、熏烤之品。能去皮的蔬菜和水果一定要尽量去皮，最大限度地去除残留农药、化肥的污染。还应粗细搭配，令营养丰富。

（2）避免毒害物质：放射性物质如放射源、X 线、家装材料（房屋装修过程中的化学物质苯、二甲苯等）、油漆和皮革加工材料、汽车尾气、工业废水、残留农药，应设法与它们隔离。

（3）避免药源性伤害：研究表明某些解热镇痛、抗风湿、抗肿瘤等药物均可导致白血病的发生，临床上常可见到因滥服解热镇痛药物或某些抗生素而引发白血病的患者。所以我们平时一旦生了病，一定要去看医生，在医生的指导下服用药物。

（4）增强自身免疫力：人体免疫力的增强，一靠增强体质，即通过日常的体育锻炼，如气功、太极拳、跑步、登山等运动，使体质、体力健康旺盛，增强抗病能力；二靠乐观的情绪、积极的生活态度。

十、各家发挥

（一）辨治思路

从本虚标实论治：孙伟正认为急性白血病患者，尤其是经多次反复化疗的患者，其多属气阴两虚，痰浊与瘀血相搏结的本虚标实之证。临证时应详细辨别疾病的属性，分清标本缓急而遣方用药，因此采用益气滋阴、活血化痰法。

（二）特色治法及用药

经方组合治疗急性白血病：孙伟正采用益气滋阴、活血化痰法治疗急性白血病。处方：生脉散合膈下逐瘀汤加减。组成：西洋参10g，天冬20g，五味子15g，生甘草20g，猪苓20g，半枝莲20g，赤芍15g，生薏苡仁30g，龙葵15g，陈皮15g，浙贝母15g，茯苓15g，枳壳15g，当归15g。两方合用益气滋阴，活血化瘀，解毒散结，适合痰浊与瘀血相搏结之证，临证时加减化裁，疗效确切。

（郝　晶）

第三节　骨髓增生异常综合征

骨髓增生异常综合征（myelodysplastic syndromes，MDS）是一组异质性克隆性造血干细胞疾病。最初发现因其以难治性贫血为特征，故称之为"难治性贫血"。后来发现MDS多数会向白血病转化，故称之为"白血病前期"。MDS诸如此类的名称多达十余种，为方便学者对其的研究，1975年在巴黎召开的白血病前期命名会议上，血液病学者建议对此类疾病一律采用"骨髓增生异常综合征"一词。

本病属于中医学"虚劳""血虚""癥积""热劳"等范畴。目前国内中医学者根据其疾病的病因病机及病证特点将其命名为"髓毒劳"。

一、临床诊断要点与鉴别诊断

（一）诊断标准

MDS的诊断参考《西医内科学》（第8版）的诊断标准。

1. 临床表现

以贫血为主要症状，兼有发热或出血。

2. 血象

全血细胞减少，或任一系、两系血细胞减少，可有巨大红细胞、巨大血小板、有核红细胞等病态造血现象。

3. 骨髓象

三系血细胞或任两系血细胞的病态造血。

4. 排除以下疾病

除外其他伴有病态造血的疾病，如慢性粒细胞白血病、骨髓纤维化、红白血病、原发性血小板增多症、急性非淋巴细胞白血病等；除外其他红系统增生性疾病，如溶血性贫血、巨幼细胞性贫血等；除外其他全血细胞减少性疾病，如再生障碍性贫血、阵发性睡眠性血红蛋白尿等。

5. MDS 的 FAB 分型与 WHO 分型的区别

（1）根据血液学和骨髓形态学的特点，1982 年 FAB 协作组将 MDS 分成 5 种亚型，即难治性贫血（RA）、难治性贫血伴有环状铁粒幼细胞（RARS）、难治性贫血伴有原始细胞过多（RAEB）、转化中的 RAEB（RAEB-t）和慢性粒单核细胞白血病（CMML）（表 6-1）。

表 6-1　FAB 协作组的 MDS 分型标准（1982）

亚型	原始细胞（%）*		骨髓中环形铁	外周血中	Auer 小体#
RA	<5	<1	<15	不定	−
RARS	<5	<1	>15	不定	−
RAEB	5～20	1～5	不定	<1	−
RAEB-t	20～30	>5	不定	<1	+
CMML	5～20	1～5	不定	>1	−

*占红系细胞的百分数。#见到 Auer 小体，即使其他条件不符合，亦诊断为 RAEB-t。

（2）2001 年 WHO 将 MDS 分型在 FAB 分型基础上进行了修订，见表 6-2。

1）重申只有骨髓红系一系发育异常即可诊断为 RA 或 RARS。

2）增加一个 "难治性血细胞减少伴有多系发育异常（refractory cytopenia with multilineage dysplasia，RCMD）" 新亚型。

3）将 5q-综合征纳入 MDS 作为一个亚型。

4）将 RAEB 再分为 RAEB-Ⅰ 和 RAEB-Ⅱ 两个亚型。

5）将 MDS 与急性髓细胞白血病（AML）的骨髓原始细胞分界线分解为 20%，取消 RAEB-t 亚型。

6）将 CMML 归入一个新的 MDS/MPD 大类，不再作为 MDS 的一个亚型。

7）增设 MDS 不能分型亚型（MDS-U）。

8）有 t（8；21），t（15；17），inv（16）/t（16；16）核型异常者，即使骨髓原始细胞 <20% 亦不诊断为 MDS 相应亚型，而径直诊断为 AML。

表 6-2　WHO 的 MDS 分型标准（2001）

亚型	外周血	骨髓
RA	贫血 无原始细胞或罕见	仅有红系发育异常* 原始细胞<5% 环形铁粒幼细胞<15%▲
RARS	贫血 无原始细胞或罕见	仅有红系发育异常* 原始细胞<5% 环形铁粒幼细胞≥15%▲

续表

亚型	外周血	骨髓
RCMD	血细胞减少（两系或三系减少） 无原始细胞或罕见 无 Auer 小体 单核＜$1×10^9$/L	髓系中≥两系发育 异常的细胞≥10% 原始细胞＜5% 无 Auer 小体 环形铁粒幼细胞＜15%▲
RCMD 和环状铁粒幼细胞（RCMD-RS）	同 RCMD	除环状铁粒幼细胞＞15%▲外，余同 RCMD
RAEB- I	血细胞减少 原始细胞＜5% 无 Auer 小体 单核细胞＜$1×10^9$/L	一系或多系发育异常 原始细胞5%～9% 无 Auer 小体
RAEB- II	血细胞减少 原始细胞5%～19% 有或无 Auer 小体 单核＜$1×10^9$/L	原始细胞10%～19% 余同 RAEB- I
MDS-U	血细胞减少 无原始细胞或罕见 无 Auer 小体	粒系或巨核系一系发育异常 原始细胞＜5% 无 Auer 小体
MDS 伴单纯 del（5q−）	贫血 原始细胞＜5% 血小板数正常或增高	巨核细胞数正常或增加伴有核分叶减少 原始细胞＜5% 无 Auer 小体 单纯 del（5q）

*表中发育异常的定义是指发育异常形态学表现的细胞占该系细胞的 10% 以上。▲指占红系细胞的百分数。在 RAEB 亚型中有时也可见到环状铁粒幼细胞＞15%。

虽然 FAB 亚型和 WHO 亚型有上述不同之处，但其相同点是肯定的：有病态造血现象，异常细胞至少占该系细胞的 10%。

（二）鉴别诊断

1. 再生障碍性贫血

再生障碍性贫血无病态造血现象。临床表现以全血细胞减少，骨髓增生度低而不是活跃为特点，淋巴细胞相对增多，可见非造血细胞，细胞形态无异常。

2. 巨幼细胞性贫血

巨幼细胞性贫血与本病之巨幼样变，颇有相似之处。但巨幼细胞性贫血本质是叶酸和维生素 B_{12} 缺乏，可以通过补充维生素 B_{12} 或叶酸得到治疗。而本病血中叶酸、维生素 B_{12} 多增加，用叶酸或维生素 B_{12} 治疗无效。从细胞形态看，巨幼红细胞贫血血象、骨髓象中可见各阶段典型的巨幼红细胞，病态造血不明显。

3. 急性白血病

急性白血病的临床表现和外周血象变化与 MDS 有相似之处，但急性白血病的诊断标准为骨髓中原始细胞及早幼或幼稚细胞之和大于 20%，而 MDS 患者骨髓中原始细胞及早幼或幼稚细胞之和小于 20%。

4. 溶血性贫血

MDS 中的难治性贫血骨髓红系增多，血中网织红细胞稍增多，与溶血性贫血相似，但溶血性贫血抗人球蛋白试验阳性或酸化血清试验阳性，而 MDS 上述两项试验均阴性；溶血性贫血没有染色体异常，而 MDS 有染色体异常。在治疗方面，溶血性贫血先有网织红细胞的下降而后出现血红蛋白的上升；而 MDS 的治疗如果有效，网织红细胞先上升，而后血红蛋白上升。

二、审析病因病机

（一）禀赋薄弱，因虚致病

先天不足，禀赋薄弱，易于罹患疾病，病后易形成久病不复的状态，致脏腑气血、阴阳亏虚日甚。肾为先天之本，藏五脏六腑之精气，肾主骨生髓，肾藏精，精化血，禀赋不足，则生化无源，从而出现气虚、血虚、髓亏诸证。

（二）饮食不节，脾胃损伤

若暴饮暴食，饥饱不调，嗜食偏食，营养不良，或饮酒过度等原因均能导致脾胃损伤，不能化生水谷精微；而后天失养，气血来源不充，脏腑经络失于濡养，亦会诱发本病。

（三）大病久病，失于调理

久病必虚，久病必瘀，大病久病后，因虚致实，必气血不足，气滞血瘀，又因调理不当，未能使气血充盈，故可见痰核、瘰疬、腹中痞块、舌有瘀斑。

（四）脏腑虚弱，邪毒侵袭

患者素体虚弱，六淫邪毒乘虚侵入，外邪入里化热，灼伤津液及血络，血液停滞于经脉脏腑而成瘀；水液代谢失常留滞经脉则成痰湿。痰瘀交阻，故有口唇色暗，皮肤黏膜有瘀斑，腹有痞块。

总之，本病的基本病因病机为禀赋不足、饮食失调、病后失于调理及外邪乘虚而入导致气血生化不足、脏腑功能失调、水液代谢失司、痰湿互结。病位为多个脏腑与部位相互影响。

三、明确辨证要点

（一）辨证候虚实

本病辨证当分虚实，脾胃亏虚、肾精亏虚属虚；邪毒侵袭、血瘀痰阻属实。属虚者多见面白无华，头晕乏力，心悸气短，爪甲淡白，腰膝酸软，腹胀纳呆；属实者多见腹有积块或有痰核瘰疬，口腔溃疡，咽喉肿痛，或肌肤甲错，或胸骨压痛。

（二）辨发病原因

患者禀赋薄弱，易于罹患疾病，致脏腑气血、阴阳亏虚日甚，病位常在肾。饮食不节，导致脾胃损伤，不能化生水谷精微，则后天失养，气血来源不充，脏腑经络失于濡养，而诱发本病，病位在脾。大病久病后，因虚致实，气滞血瘀，可见痰核、瘰疬、腹中痞块、舌有瘀斑。患者素体虚弱，六淫邪毒乘虚侵入，而成正虚邪实的证候。

四、确立治疗方略

治疗本病，应针对产生本病的原因及损伤脏腑的不同，结合证候虚实及病情轻重而辨证论治。虚证当根据脾肾亏虚的不同，填补肾精生髓或健脾益气生血；实证当根据邪毒炽盛或痰凝血瘀不同，采取清热解毒或化痰逐瘀等不同措施。

五、辨证论治

1. 脾胃亏虚证

（1）抓主症：面色苍白或萎黄，爪甲淡白，头晕，乏力。

（2）察次症：心悸气短，纳呆腹胀，或大便溏薄。

（3）审舌脉：舌淡胖，苔白腻，脉缓弱。

（4）择治法：健脾和胃，益气生血。

（5）选方用药思路：脾胃为后天之本、气血生化之源，脾胃虚弱，不能濡养，而见上述诸症，故方用归脾汤加减。方由四君子汤合当归补血汤加味而成，方中四君子汤补气健脾；当归、黄芪益气生血；酸枣仁、远志、龙眼肉补心益脾，安神定志；木香理气醒脾，使补而不滞。诸药合用具有补养气血，健脾养心，益气摄血的作用。

（6）据兼症化裁：若见出血者加仙鹤草、白及、槐花加强止血作用；若气虚下陷而见少腹坠胀者，可加升麻、柴胡，配合原方中党参、黄芪、白术起到益气升阳的作用；若出血广泛者，加用大蓟、小蓟、茜草根、紫草等。

2. 肾精亏虚证

（1）抓主症：面白无华，头晕乏力，腰膝酸软，耳鸣健忘。

（2）察次症：偏于肾阴虚者，则潮热盗汗，五心烦热；偏于阳虚者，形寒肢冷。

（3）审舌脉：舌淡，苔白，脉沉细无力。

（4）择治法：补益肾气，固肾止血，或滋阴补肾，凉血止血。

（5）选方用药思路：肾阳虚衰，失于温养，阳虚气血温运无力，肾阴不足，阴不制阳，而见上述诸症，故方用肾气丸加减。方中附子大辛大热，温阳补火；桂枝辛甘而温，温通阳气，二药相合，补肾阳，助气化。肾为水火之脏，内舍真阴真阳，阳气无阴则不化，"善补阳者，必于阴中求阳，则阳得阴助，而生化无穷"，故重用干地黄滋阴补肾生精；配伍山茱萸、山药补肝养脾益精，阴生则阳长。方中补阳药少而滋阴药多，可见其立方之旨，并非峻补元阳，乃在于微微生火，鼓舞肾气，即取"少火生气"之义。泽泻、茯苓利水渗湿，配桂枝又善温化痰饮；牡丹皮活血散瘀，伍桂枝则可调血分之滞。此三味寓泻于补，俾邪去而补药得力，并制诸滋阴药碍湿之虞。诸药合用，助阳之弱以化水，滋阴之虚以生气，使肾阳振奋、气化复常，则诸症自除。

（6）据兼症化裁：若肾阴虚者，去桂枝、附子，加知母、黄柏滋阴降火，加地骨皮、白薇清退虚热；若肾阳虚者，加巴戟天、淫羊藿、肉苁蓉温阳补肾，艾叶、炮姜温中止血。

3. 邪毒侵袭证

（1）抓主症：壮热口渴，头痛身痛，咽喉肿痛。

（2）察次症：口腔溃疡，喜冷饮，小便短赤，大便干结。

（3）审舌脉：舌红苔黄，脉洪数。

（4）择治法：清火解毒，凉血止血。

（5）选方用药思路：正气亏虚，邪毒乘虚而入，邪毒侵袭之象，故方用化斑汤加减。方中石膏清肺胃之热；知母清金保肺，而治阳明独胜之热；甘草清热解毒和中；粳米清胃热而保胃液；白粳米阳明燥金之岁谷也。本方独加玄参、犀角（水牛角代替）者，以斑色正赤，木火太过，其变最速。但用白虎燥金之品，清肃上焦，恐不胜任，故加玄参，启肾经之气，上交于肺，庶水天一气，上下循环，不致泉源暴绝也。犀角咸寒，禀水木火相生之气，为灵异之兽，具阳刚之体，主治血毒蛊注，邪鬼瘴气，取其咸寒，救肾水以济心火，托斑外出，而又败毒辟瘟也。再病至发斑，不独在气分矣，故加二味凉血之品。

（6）据兼症化裁：若咽喉肿痛，壮热口渴者，加用玄参、生地黄、知母滋阴以降火，板蓝根以解毒利咽；若兼有风热表证者加金银花、连翘以清热解表。

4. 血瘀痰阻证

（1）抓主症：面色晦暗，肌肤甲错，腹有癥块。

（2）察次症：神疲乏力，少气懒言，或有刺痛，固定不移，痰核瘰疬。

（3）审舌脉：舌暗淡有瘀斑，脉弦涩。

（4）择治法：活血化瘀，化痰软坚。

（5）选方用药思路：久病失于调理，因虚致实，气血不足，气虚血瘀，或气滞血瘀，或伴痰瘀互结之象，故方用桃红四物汤合茯苓丸加减。桃红四物汤方中以桃仁、红花为主，力主活血化瘀；以甘温之熟地黄、当归滋阴补肝，养血调经；芍药养血和营，以增补血之力；川芎活血行气，调畅气血，以助活血之功。茯苓丸中半夏燥湿化痰，和中化浊；茯苓健脾渗湿，与半夏相配，既可消既成之痰，又绝生痰之路；枳壳理气宽中，使气顺则痰消；然痰伏中脘，流注肢节，非一般化痰药所能及，故而加入味咸而苦之风化硝，取其软坚润下，与半夏相合，一燥一润，一辛一咸，意在消解顽痰，相制为用；与茯苓相伍，可从二便分消结滞之伏痰，又助消融四肢之流痰；更以姜汁糊丸，不但取其制半夏之毒，又可化痰散结。两方配伍得当，使瘀血去、新血生、气机畅，化瘀生新，合而用之，共奏活血化瘀，软坚化痰之功。

（6）据兼症化裁：气虚甚者可加黄芪补中益气；若痰核瘰疬甚者可合用消瘰丸。

六、中成药选用

（1）人参归脾丸：适用于脾胃亏虚证，由人参、白术、茯苓、炙甘草、炙黄芪、当归、木香、远志、酸枣仁、龙眼肉、蜂蜜组成。每次1~2丸，每日3次。

（2）知柏地黄丸：适用于肾阴亏虚，阴虚火旺证，由知母、黄柏、熟地黄、山药、山茱萸、茯苓、牡丹皮、泽泻组成。每次1~2丸，每日3次。

（3）金匮肾气丸：适用于肾阳亏虚证，由桂枝、附子、车前子、牛膝、熟地黄、山药、山茱萸、茯苓、牡丹皮、泽泻组成。每次1~2丸，每日3次。

（4）青黄散：适用于血瘀毒蕴证，由雄黄、青黛组成，将雄黄、青黛按1:9比例研末，混匀装入胶囊。每次3g，每日3次。

七、单方验方

（1）补髓丸：药物组成为何首乌、金毛狗脊、紫河车、龙眼肉、鹿角胶、熟地黄、淫羊藿。适用于肾精亏虚，肾气不足证。

（2）以鸡血藤单味煎汤，每剂用 25～30g，早晚分服，连续用药 8～10 周。

八、中医特色技术

（1）体针：肾虚明显者，可针刺肾俞、阳陵泉、腰阳关、志室、三阴交、太溪、命门等穴，留针 30 分钟，每隔 5～10 分钟捻针 1 次或用艾条灸；若出现肝、脾疼痛，可强刺激手法针刺阳陵泉，得气后留针 10～20 分钟，捻转出针。或中药足浴。

（2）耳穴压籽：按患者中医辨证分型选择穴位，每 3 日 1 次，平时注意适度按压；以补益脾肾为原则，选取脾、胃、肾等穴。

九、预防与调护

（1）注意尽量避免接触电离辐射及 X 线透视。

（2）尽量避免使用对骨髓具有抑制作用的药物及对肾肝功能有损害的药物。

（3）注意精神调摄，消除其紧张、恐惧、忧虑等不良情绪。

（4）注意休息，重者应卧床休息。

（5）注意饮食有节，起居有常，劳逸有度。宜进食易于消化、富有营养的食物。

（6）注意口腔、皮肤、肛周、泌尿系统卫生，减少户外活动，预防交叉感染。

（7）注意室内卫生，要定期进行室内消毒。

十、各家发挥

（一）辨治思路

1. 从分期论治 MDS

孙伟正将 MDS 辨证分为三期进行治疗。低危期 MDS 患者出现倦怠、乏力等表现，故以益气养血，调补脾肾为主；中危期 MDS 通常证属气阴不足，病机以毒瘀为主，此时期治疗上应健脾滋肾、清肝解毒、止血泻热；高危期 MDS 患者气阴两虚日久致瘀毒内结，在临床施治以益气养阴、扶正祛邪为主。

2. 从阴阳失调论治

孙伟正认为治疗 MDS 可以从阴阳失调角度着手。孙伟正认为本病的实质是因为肾中相火妄动、阳盛阴衰而致阴阳失调，所以泻相火、滋阴水、调阴阳才是治疗 MDS 的根本出路。同时要本着"急则治其标，缓则治其本"的治疗原则对待各类型 MDS 患者。

（二）特色治法及用药

孙凤认为在临床上应采用中西医结合方法治疗 MDS。临床上进行辨证施治，以生脉饮合六味地黄丸、犀角地黄汤、茵陈蒿汤为基础方，酌情加入黄芪、党参、阿胶、白花蛇舌草等药物并配合雄激素司坦唑醇、诱导分化药维 A 酸、小剂量化疗药阿糖胞苷联合治疗，具有调节造血细胞因子、改善血浆细胞因子分布状态的作用。临床上都取得了很好的疗效。

（郝　晶　王金环）

第七章　风湿免疫性疾病

第一节　强直性脊柱炎

强直性脊柱炎（ankylosing spondylitis，AS）是一种以中轴关节和肌腱韧带骨附着点的慢性炎症为主的全身性疾病，以炎性腰痛、肌腱端炎和不对称外周大关节炎为特点，主要累及骶髂关节和脊柱，最终发展为纤维性和骨性强直。AS 的患病率在各地区报道不一，我国 AS 患病率初步调查为 0.3%左右。本病男女之比为（2～3）∶1，女性发病较缓慢且病情较轻。发病年龄通常在 13～31 岁，高峰为 20～30 岁，40 岁以后及 8 岁以前发病者少见。AS 的发病机制未明，但从流行病学调查发现，遗传和环境因素在本病的发病中发挥重要作用。已证实，AS 的发病和人类白细胞抗原（HLA-B27）密切相关。本病发病有明显家族聚集倾向。健康人群的 HLA-B27 阳性率根据种族和地区不同差别很大，如欧洲的白种人为 4%～13%，我国为 2%～7%，但 AS 患者的 HLA-B27 阳性率在我国高达 90%左右。AS 的病理性标志和早期表现之一为骶髂关节炎。脊柱受累晚期的典型表现为"竹节样改变"。

本病属于中医学"痹证"范畴，古人称之为"龟背风""竹节风""骨痹""肾痹"。

一、临床诊断要点与鉴别诊断

（一）诊断标准

近年来诊断 AS 较多用 1984 年修订的 AS 纽约标准。对一些暂时不符合上述标准者，可参考有关脊柱关节病（SpA）的诊断标准、欧洲脊柱关节病研究组（ESSG）和 2009 年 ASAS 推荐的中轴型 SpA 分类标准。

1. 1984 年修订的 AS 纽约标准

（1）下腰背持续疼痛至少 3 个月，疼痛随活动改善，但休息不减轻。

（2）腰椎在前后和侧屈方向活动受限。

（3）胸廓扩展范围小于同年龄和性别的正常值。

（4）双侧骶髂关节炎Ⅱ～Ⅳ级，或单侧骶髂关节炎Ⅲ～Ⅳ级。

如患者具备（4）并分别附加（1）～（3）条中的任何 1 条可确诊为 AS。

2. ESSG 诊断标准

炎性脊柱痛或非对称性以下肢关节为主的滑膜炎，并附加以下任何 1 项：①阳性家族史；②银屑病；③炎性肠病；④关节炎前 1 个月内的尿道炎、宫颈炎或急性腹泻；⑤双侧臀部交替疼痛；⑥肌腱端病；⑦骶髂关节炎。符合者可列入此病进行诊断和治疗，并随访观察。

3. 2009 年 ASAS 推荐的中轴型 SpA 分类标准

起病年龄<45 岁和腰背痛>3 个月的患者，加上符合下述中的 1 种标准：①影像学提示骶髂关节炎加上≥1 个下述的 SpA 特征；②HLA-B27 阳性加上≥2 个下述的其他 SpA 特征。

其中影像学提示骶髂关节炎指的是：①MRI 提示骶髂关节活动性（急性）炎症，高度提示与 SpA 相关的骶髂关节炎；②明确的骶髂关节炎影像学改变（根据 1984 年修订的纽约标准）。SpA 特征：①炎性背痛；②关节炎；③起止点炎（跟腱）；④眼葡萄膜炎；⑤指（趾）炎；⑥银屑病；⑦克罗恩病、溃疡性结肠炎；⑧对非甾体消炎药（NSAIDs）反应良好；⑨SpA 家族史；⑩HLA-B27 阳性；⑪C 反应蛋白（CRP）升高。

4. 2009 年国际 AS 评估工作组（ASAS）炎性背痛专家推荐诊断炎性背痛标准

以下 5 项中至少满足 4 项：①发病年龄<40 岁；②隐匿起病；③症状活动后好转；④休息时加重；⑤夜间痛（起床后好转）。符合上述 5 项指标中的 4 项，诊断为 AS 炎性背痛。其敏感性为 79.6%，特异性为 72.4%。

（二）鉴别诊断

1. 椎间盘突出

椎间盘突出是引起腰背痛的常见原因之一。该病限于脊柱，有疲劳感、消瘦、发热等全身表现，多为急性发病，多只限于腰部疼痛，活动后加重，休息缓解，站立时常有侧屈。触诊脊柱骨突有 1~2 个触痛扳机点。所有实验室检查均正常。它和 AS 的主要区别可通过 CT、MRI 或椎管造影检查得到确诊。腰部 X 线显示椎间隙狭窄、前窄后宽或前后等宽，椎体缘后上或下角屑样增生或有游离小骨块。CT 可证实。

2. 弥漫性特发性骨肥厚综合征

弥漫性特发性骨肥厚综合征多发于 50 岁以上男性，也有脊椎痛、僵硬感及逐渐加重的脊柱运动受限的症状。其临床表现和 X 线所见常与 AS 相似，但是，该病 X 线可见韧带钙化，常累及颈椎和低位胸椎；经常可见连接至少 4 节椎体前外侧的流注形钙化与骨化，而骶髂关节和脊椎骨突关节无侵蚀。晨起僵硬感不加重，红细胞沉降率（ESR）正常及 HLA-B27 阴性。

3. 髂骨致密性骨炎

髂骨致密性骨炎多见于中、青年女性，尤其是有多次怀孕、分娩史或从事长期站立职业的女性。主要表现为慢性腰骶部疼痛，劳累后加重，有自限性。临床检查除腰部肌肉紧张外无其他异常。诊断主要依靠前后位 X 线片，典型表现为在髂骨沿骶髂关节之中下 2/3 部位有明显的骨硬化区，呈三角形且尖端向上，密度均匀，不侵犯骶髂关节面，无关节狭窄或糜烂，界限清楚，骶骨侧骨质及关节间隙正常。

4. 其他

AS 是 SpA 的原型，在诊断时必须与骶髂关节炎相关的其他 SpA 如银屑病关节炎、肠病性关节炎或赖特综合征等相鉴别。此外，脊柱骨关节炎、类风湿关节炎和结核累及骶髂关节或脊柱时，需进一步根据相关的其他临床特征加以鉴别。

二、审析病因病机

（一）先天不足

先天禀赋不足，阴阳失调，肾气亏虚，外邪乘虚而入。病久阴血暗耗，阴损及阳，易感风寒等外邪、湿热诸邪，深侵肝肾，筋骨失荣。

（二）肾督亏虚

肾主骨生髓，肾气不足，寒湿内盛，兼寒湿之邪乘虚内侵，内外合邪，使气血运行不畅，不通则痛。因脊柱乃一身之骨主，骨的生长发育又全赖骨髓的滋养，而骨髓乃肾中精气所化生，故肾中精气充足，骨髓充盈，则骨骼发育正常，坚固有力；肾中精气不足，骨髓空虚，则骨松质脆，酸软无力。督脉循行于背部正中，对全身阳经起到调节作用，为阳脉之总督，肾虚寒湿深侵，肾气不足，督脉失养，脊骨受损而致本病。

（三）感受外邪

风、寒、湿、热诸邪由腠理而入，经输不利，营卫失和，气血阻滞脉络，经脉痹阻，不通则为病。因外邪（尤其是寒湿偏重者）深侵肾督，脊背腰胯之阳失于布化，阴失营荣，加之寒凝脉涩，必致筋脉挛急，脊柱僵曲可生大偻之疾；或因久居湿热之域，伤脾蕴湿，化热交结，伤骨则骨痹僵曲，强直不遂，损筋则"软短""弛长"而不用，损肉则肉消倦怠，形体尪羸，亦可生大偻之疾。

（四）瘀血阻络

AS 病程漫长，反复发作，迁延难愈，日久必入血入络，形成瘀血，且血瘀证伴随于 AS 的各期、各型。

总之，本病的病因病机是禀赋不足，肝肾精血不足，肾督亏虚，风寒湿之邪乘虚深侵肾督，筋脉失调，骨质受损。其性质为本虚标实，以肾督亏虚为本，风寒湿邪为标。寒湿之邪深侵肾督，脊骨受损，日久瘀血阻络，使病情加重，又可累及全身多个脏腑。

三、明确辨证要点

（一）辨标本

分清标本，决定治则。本病以正气虚弱、气血不足、肝肾亏损为本，以风寒湿热、痰浊、瘀血为标。

（二）辨虚实

本病一般新病多实，久病多虚。病初，多因外邪入侵，阻闭气血，以邪为主；如反复发作，邪气壅滞，营卫不和，湿聚成痰，血脉瘀阻，痰瘀互结，多为正虚邪实；病久入深，气血亏耗，肝肾损伤，以正虚为主。临床所见有纯虚，亦有纯实，然而更多见虚实夹杂，多证候相兼。

（三）辨寒热

本病虽证型复杂，但不外寒热两端，历节多夹湿，故临床主要为寒湿或湿热两大证候。寒湿胜者以关节肿大、冷痛、触及不热、喜热畏寒、天阴加重，舌淡苔白腻为特点；湿热胜者以关节肿大、热痛、触及发热，舌苔黄腻为特点。

（四）辨体质

体质的偏胜偏衰在本病的发病、证候类型、转归、预后等方面有重要意义。如阳盛或阴虚体质多热化而成热痹；阴盛或阳虚体质多寒化而为寒痹；血虚体质多患行痹；气虚体质多患湿痹。

（五）辨病邪

本病的病邪有风、寒、湿、热、痰浊、瘀血之异，临床表现各有特点。如风邪轻扬，善行数变，其痛游走不定；寒邪凝滞，痛处固定，挛急痛剧，遇寒加重；湿邪黏滞，缠顽难愈，关节肿胀，重着酸楚；热邪易伤津液，关节红肿热痛，触及发热，身热口渴；痹多夹痰，又多夹瘀，症见关节痛如针刺、麻木、肿胀、变形、僵硬，舌暗苔腻等，往往风寒湿热、痰浊、瘀血相互兼夹。

（六）辨病位

本病的病位，早期在肌肉、血脉、关节；继则筋骨、关节；中晚期病重，多在筋骨，甚则入脏。病在经脉、关节、肌肉者易治，治以散风、祛湿、温经、通络、祛邪为主，兼以扶正；病在关节、筋骨、脏腑者难疗，治以补肝肾、健脾胃、益气血、调脏腑为主，兼以祛邪。

四、确立治疗方略

本病的治疗原则必须本着病初以祛邪为主，病久以扶正祛邪为主的原则。虽然六淫皆可致病，但祛邪必须分清寒热两端。久病必虚，气血耗损，痰瘀互结，当以培补气血、活血化瘀为主。对于年轻或老弱，病位在于颈项腰背者，当以补益肝肾、活血通络为主。

治疗时首先要分清虚实，辨明寒热，方可或补或攻，或清或温；其次要考虑患者体质、气候条件、生活习惯等。如体质阳虚者，以温补为主；阴虚体质者，以养阴为主；血虚体质者，以养血为主；气虚体质者，以益气为主，再兼以祛邪等。即使同一证候，如风寒湿证候，在选用祛风散寒除湿药时，西北地区须比南方地区药力雄而量大；如患湿热证候，在选用清热化湿通痹药时，南方比北方地区用量须大。因此，在治疗历节时，不能孤立地考虑病证，而要因患者的体质、气候、地域之不同，全面考虑，具体分析，方能收到良好的效果。

五、辨证论治

1. 湿热阻络证

（1）抓主症：关节或肌肉局部红肿、灼热、疼痛、晨僵、有重着感。

（2）察次症：发热，口渴不欲饮，步履艰难，烦闷不安。

（3）审舌脉：舌质红，苔黄腻，脉濡数或滑数。

（4）择治法：清热化湿，宣痹通络。

（5）选方用药思路：本证为湿热蕴结，阻滞经络所致，故方用宣痹汤化裁。方中防己清热利湿，通络止痛，为君药；蚕沙、生薏苡仁除湿行痹，通利关节，赤小豆、黄柏、滑石、连翘、栀子清热利湿，以增强防己清热祛湿作用，共为臣药；佐使半夏燥湿化浊，各药合用，有清热利湿、宣痹止痛的功效。

（6）据兼症化裁：热甚者加生石膏、生地黄清热滋阴；湿甚者加木通祛湿；痛甚者加全蝎、地龙通经活络；屈伸不利者加木瓜、伸筋草等舒筋活络。

2. 寒湿阻络证

（1）抓主症：关节或肌肉冷痛重着，痛处固定，触之发凉，阴雨天加重，遇寒加剧，得热则缓。

（2）察次症：畏寒喜暖，夜间加重。

（3）审舌脉：舌淡胖，苔白腻，脉弦紧或弦缓或沉紧。

（4）择治法：温经散寒，祛湿通络。

（5）选方用药思路：本证为寒湿阻络于关节肌肉，犯及筋脉，血脉闭阻所致，故方用乌头汤化裁。方中川乌（先煎）辛热性猛，祛寒除湿，温经止痛，为君药；臣以附子（先煎），具有温阳散寒止痛的功效；麻黄善祛风散寒，解表宣痹；佐以酸寒之白芍，养血和血，柔肝敛阴，通利关节，合炙甘草酸甘化阴以缓急止痛、辛酸并用、寒热相伍；黄芪行滞通痹，补气固表，助川乌、麻黄温经通络，又可抑制麻黄发散之力；使以炙甘草，既能助黄芪固表益气，又能降低川乌、附子的毒性。全方有温经通络散寒，祛湿除痹止痛之效。

（6）据兼症化裁：腰膝酸软者，加熟地黄、巴戟天、独活、补骨脂补肾填精；肿甚者，加薏苡仁、苍术、土茯苓利湿消肿；痛甚者，加制乳香、制没药、制马钱子粉通络止痛。

3. 热毒阻络证

（1）抓主症：关节红赤肿热、疼痛剧烈，触之发热，得凉则舒，壮热烦渴。

（2）察次症：关节肿胀，皮下结节，其色红紫，面赤咽痛，甚则神昏谵语。

（3）审舌脉：舌红或红绛，苔黄或黄腻，脉滑数或弦数。

（4）择治法：清热解毒，凉血宣痹。

（5）选方用药思路：本证为热毒炽盛，阻滞肌肉经络所致，故方用清热地黄汤加减。方中生地黄、赤芍清热凉血为君药；臣以水牛角清热解毒凉血；牡丹皮、生石膏、黄柏清热滋阴；生薏苡仁清热利湿；佐使甘草，调和诸药，甘草与芍药相合缓急以舒筋。

（6）据兼症化裁：热毒伤津者，加玄参、白芍滋阴清热凉血；夹湿者，加萆薢、防己、蚕沙祛湿利水；痛甚者，加制马钱子粉通络止痛；神昏谵语者，加石菖蒲、郁金豁痰开窍醒神。

4. 风寒湿阻络证

（1）抓主症：关节肌肉冷痛、重着，痛处游走不定。

（2）察次症：或见关节肿胀，屈伸不利，阴天加重，得热则舒，遇寒加重，恶风畏寒。

（3）审舌脉：舌淡红或暗，苔薄白或白腻，脉浮紧或弦紧或弦缓。

（4）择治法：祛风除湿，散寒通络。

（5）选方用药思路：本证为风寒湿邪气，阻滞经络所致，故方用蠲痹汤化裁。因辛能散寒，风能胜湿，方中防风、羌活除湿而疏风共为君药；气通则血活，血活则风散，臣以黄芪、甘草补气，当归、赤芍、川芎、乳香活血而合营；细辛长于搜剔阴经之风寒湿邪，秦艽祛风湿，舒筋络利关节；桂枝温经散寒通脉；海风藤舒筋通络共为使药。

（6）据兼症化裁：风偏胜者加防风、荆芥祛风散寒止痛；寒偏胜者加附子温阳散寒；湿偏胜者加防己、薏苡仁、苍术以除湿。

5. 痰瘀阻络证

（1）抓主症：痹阻日久，肌肉、关节刺痛、固定不移；关节肌肉肿，色暗，按之稍硬，肢体顽麻或重着；关节僵硬变形，屈伸不利，有硬结，瘀斑。

（2）察次症：胸闷痰多，面色黧暗，眼睑浮肿。

（3）审舌脉：舌质紫暗或瘀斑，苔白腻，脉弦涩。

（4）择治法：活血化瘀，祛痰通络。

（5）选方用药思路：本证为痰瘀阻滞关节、肌肤、筋脉所致，故方用身痛逐瘀汤合二陈汤化裁。方中桃仁破血行滞，红花活血祛瘀止痛，共为君药；川芎、当归、制没药养血活血祛瘀，半夏、茯苓燥湿健脾化痰，共为臣药；佐使羌活、秦艽通利关节止痹痛，陈皮行气化痰，全蝎、蜈蚣通络止痛，甘草调和诸药。

（6）据兼症化裁：若痰流关节，皮下结节者，加制南星、白芥子燥湿化痰；痰瘀不散，疼痛不已者，加炮山甲、白花蛇、细辛、土鳖虫以活血祛瘀止痛；面色不华，神疲乏力者，加党参、黄芪补脾益气；恶寒肢冷者，加附子温阳散寒。

6. 气血两虚，血脉痹阻证

（1）抓主症：面黄少华，关节肌肉酸痛无力，活动后加剧；心悸气短，头晕自汗，肢体麻木酸痛，指甲淡白。

（2）察次症：关节变形，肌肉萎缩；头目昏眩，食少便溏。

（3）审舌脉：舌淡苔白，脉弱或缓。

（4）择治法：补益气血，宣痹通络。

（5）选方用药思路：本证为气血两虚，血脉失养所致，故方用黄芪桂枝五物汤化裁。方中生黄芪为君，益气固表；臣以桂枝温通经脉，温畅血行，两药相配伍益气之中兼以通脉，使气血旺行，党参、白术、甘草补气健脾，以滋气血生化之源，当归、白芍、川芎、熟地黄滋阴养血，和营通痹；佐使鸡血藤活血止痛，舒筋活络，细辛、全蝎活血通络止痛。

（6）据兼症化裁：寒胜者，加附子、川乌温阳散寒止痛；湿胜者，加苍术、薏苡仁健脾渗湿；血瘀者，加地龙、丹参活血祛瘀；夹痰者，加陈皮、半夏、茯苓、白芥子健脾理气化痰。

7. 肾阳亏虚，经脉痹阻证

（1）抓主症：关节筋骨冷痛、肿胀，昼轻夜重，屈伸不利，腰膝酸软，足跟疼痛，下肢痿软。

（2）察次症：或见畏寒喜暖，遇寒加重，手足不温；或面色白，口淡不渴；或头发早白或脱落，齿松早脱；或面浮肢肿；或妇女月经不调；或小便频数。

（3）审舌脉：舌质淡胖，苔白滑，脉沉弦无力。

（4）择治法：温补肾阳，通络止痛。

（5）选方用药思路：本证为肾阳虚，寒凝经脉，经脉痹阻所致，故方用补肾祛寒治尪汤化裁。方中附子、淫羊藿温补肾阳，散寒祛肾风止痛，共为君药；臣以川续断、补骨脂、狗骨补肾阳、壮筋骨，熟地黄补肾填精，桂枝、独活、威灵仙祛风寒除湿，白芍养血荣筋、缓急舒挛；佐使麻黄散寒，配熟地黄可温肌腠，苍术化湿，穿山甲通经散结，牛膝益肾，且引药下行，甘草调和诸药。

（6）据兼症化裁：上肢痛甚者加羌活、片姜黄善祛上部风湿；血瘀者加全蝎、苏木、地龙、乳香、没药活血舒筋止痛；湿胜者加炒薏苡仁、茯苓健脾渗湿；气虚者加炙黄芪、党参补气；骨骼变形者加透骨草、寻骨风、自然铜祛风湿活经络。

8. 肝肾阴虚，经脉痹阻证

（1）抓主症：关节热痛，筋脉拘急，腰膝酸软，昼轻夜重。

（2）察次症：或见五心烦热，形体消瘦、头晕目眩、咽干耳鸣、关节屈伸不利；或见关节肿胀变形，肌肉萎缩，男子遗精，女子经少。

（3）审舌脉：舌红少苔或无苔，脉细数或弦细数。

（4）择治法：滋补肝肾，壮骨通络。

（5）选方用药思路：本证为肝肾阴虚，经脉失养所致，故方用虎潜丸化裁。方中知母配黄柏以泻火清热，共为君药；因阴血皆虚，故配生地黄、山茱萸、龟甲、白芍滋阴养血，以补肝肾之阴为臣药；佐使当归活血祛瘀，狗骨、牛膝补肝肾，强筋骨。

（6）据兼症化裁：热胜者加秦艽、忍冬藤、防己、牡丹皮滋阴清热祛风湿；湿胜者加生薏苡仁、防己、滑石、木通祛湿；血瘀者加地龙、全蝎、蜈蚣活血祛瘀；夹痰者加半夏、竹茹、枳壳理气化痰；上肢痛甚者加桑枝、片姜黄舒筋止痛；下肢痛者加独活、马钱子通络止痛。

六、中成药选用

（1）金乌骨通胶囊：组成为金毛狗脊、淫羊藿、威灵仙、乌梢蛇、土牛膝、木瓜、葛根、姜黄、补骨脂、土党参。每次 2 粒，每日 3 次，口服。适用于肝肾不足，风寒湿痹证。

（2）天麻壮骨丸：组成为天麻、独活、豹骨、人参、细辛、鹿茸、杜仲（盐炙）、五加皮、秦艽、豨莶草、防风等。每次 4 粒，每日 3 次，口服。适用于风湿阻络证。

（3）寒湿痹颗粒（片）：组成为附子、制川乌、黄芪、桂枝、麻黄、白术、当归、白芍、威灵仙、木瓜。每次 5g，每日 3 次，口服。适用于寒湿痹阻证。

（4）湿热痹颗粒（片）：组成为苍术、牛膝、地龙、防风、防己、萆薢、黄柏、连翘、忍冬藤、桑枝、威灵仙、薏苡仁。每次 5g，每日 3 次，口服。适用于湿热痹阻证。

（5）瘀血痹片：组成为乳香、威灵仙、红花、丹参、没药、牛膝、川芎、当归、姜黄、香附、黄芪。每次 5 片，每日 3 次，口服。适用于瘀血阻络证。

（6）四妙丸：组成为苍术、牛膝、薏苡仁、黄柏。每次 6g，每日 2 次，口服。适用于湿热痹阻证。

七、单方验方

（1）鲜羊花侧根 500～800mg，牛膝 60～90g，熟鸡蛋 10 个。先将鸡蛋去壳，放入药中文火熬 6 日 6 夜，待蛋白变黑、蛋黄微黑即可，每日早饭后蒸服 1 个，10 日为 1 个疗程。疗程间隔 7 日。轻者 3～4 个疗程，重者 9 个疗程。适用于寒湿阻络者。

（2）生地黄 100g，切碎，加水 60～800ml，煮 1 小时，分 2 次服。10 日为 1 个疗程。疗程间隔 7 日，3～4 个疗程可见效果。适用于湿热阻络者。

八、中医特色技术

（一）穴位贴敷、熏蒸

根据病情选用中药寒痹外用方或热痹外用方，选取相应穴位热敷，或使用中药进行蒸汽熏蒸和药浴。

（二）拔罐疗法

以走罐配合留罐。脊背部较为平坦，面积大，适合走罐的施行，可沿督脉和膀胱经的循行方向走罐，待皮肤潮红后，再选取几个穴位留罐，可选肩井、命门、肾俞等，并配以患者自觉疼痛最明显的阿是穴。

（三）针灸

取穴以足太阳经、督脉穴为主，配足少阴肾经穴，或配阿是穴（即以痛为腧），并应特别注意选用交会穴。寒证、阳虚证，针用补法，宜深刺留针，加灸疗；阴虚证单用针刺；热证，针用泻法、浅刺；热甚者，可在大椎穴叩刺放血。穴位贴敷法是将药膏直接贴敷于人体体表穴位来治疗疾病的一种方法，其适应证和选穴、配穴的方法基本同针灸疗法。

九、预防与调护

（一）预防

除常规养生预防原则外，因 AS 的患者多伴发不同程度的骨质疏松，故需选用含钙量较高的食品，如虾皮、酥鱼、奶制品、骨头汤等。每日保证喝 500ml 牛奶是最佳的补钙良方，并且牛奶中的白蛋白还有利于人体损伤组织的修复。

（二）调护

（1）疼痛的护理：注意让患者保持正确的卧床姿态，以睡硬板床为宜，枕头要低薄，如果颈椎受累，应去枕平卧，姿势以仰卧最佳。如果因为疼痛而影响了患者的工作或睡眠，可调整服用止痛药的时间，如安排在早晨或睡前。

（2）僵硬的护理：睡眠中要注意多变换几次体位，以促进全身血液循环。早晨醒后，可在床上轻微活动，或揉搓按摩容易发生僵硬的肢体关节部位，减轻晨僵。日常生活中，也要注意不要长时间同一体位坐、站、卧，体位改变时，动作要轻缓，以免发生摔跤、骨折等。

（3）眼炎的护理：伴有虹膜炎的患者需按时滴眼药，如阿托品和可的松等眼液，以防虹膜后粘连。

（4）姿态护理：时刻注意纠正患者不良的姿态、体位，这样有利于保持正常的脊柱和关节功能位。

（5）功能锻炼的护理：功能锻炼包括维持胸廓活动度、保持脊柱生理曲度、肢体局部运动及全身运动等。应每日坚持上、下午各一次，每次 0.5～1 小时，锻炼强度因人而异，以活动后舒适为宜。锻炼方法多种多样，值得提出的是，游泳是最有利于 AS 患者的运动之一，游泳时利用水的浮力，可以进行整个身体的活动，尤其是腰背部的运动，又有扩胸运动，利于保持脊柱正常生理曲度。

十、各家发挥

（一）辨治思路

本病病变涉及脏腑与经络，故龙江医家均从脏腑经络论治本病，但诸位医家治疗之侧重点有所不同，兹述如下。

1. 从肝肾论治

张琪认为 AS 的病位在督脉及肝肾，其病机为肝肾亏耗，督脉不充，筋骨失于濡养，外受风寒湿邪侵袭，经络痹阻所致。张琪在辨证治疗上补肝肾之精血，充督脉以扶正，活络透骨搜风以除邪。临床上在治疗肝肾阴虚、肾阳不足的患者时，通常用上、中、下通用痛风方进行加减治疗；当痹证多由病邪壅滞不去，病程较长、气血亏耗、肝肾亏虚，并且深入关节筋骨、瘤结根深时，张琪在补肝肾、益气血的基础上善用祛风药、虫类药，取得较好疗效。

2. 从肾督论治

姜益常认为，本病的病因病机主要是肾督阳虚，寒湿深侵，内外合邪，寒邪侵入督脉筋骨而发本病。因邪侵日久，寒湿邪滞不去，郁而化热，故应以清热益肾立法，温肾祛湿，活血通经。姜益常在临床上常用自拟清热益肾汤，取得良好的成效。方中土茯苓、防己、黄柏、茯苓清热利湿除痹；地龙、防风、秦艽清湿热，通经络，止痹痛；赤芍、没药、红花、川芎、当归，活血化瘀止痛；狗脊、骨碎补、杜仲、附子、怀牛膝，益肾通督强腰。众药合之，共奏益肾通督、活血消瘀、清热祛湿之功。

3. 从痹证论治

段富津根据 AS 的临床表现特征，多从"痹证"论治。痹证多由于风寒湿邪闭阻导致经脉不通、气血运行不畅。故不论风、寒、湿、热何种邪气导致 AS，通络均为常用大法。段富津在临床上治疗痰瘀痹阻型，常用身痛逐瘀汤；肝肾亏虚型善用独活寄生汤加减进行治疗。段富津在治疗 AS 病情较久、关节甚至丧失功能时，善用全蝎、蜈蚣、土鳖虫等虫类药以搜剔经络止痛。

（二）特色治法及用药

1. 对药在治疗中的应用

李泽光在治疗本病时，善于运用对药来治疗，独具匠心，往往临床效果较好。兹述如下：①狗脊与怀牛膝。狗脊具有补肝肾、强筋骨、祛风湿之功；怀牛膝亦具有补肝肾、强筋骨、活血通经之效。二药贯穿于 AS 治疗的始终，目的是为了增强补益肝肾、强壮筋骨，从 AS 的发病根源入手治疗。同时二药也具有祛风湿、通经络之功效，二者相须为用，对 AS 造成的腰脊酸软、关节活动不利等症状的改善有很好的效果，也符合中医所讲的"标本兼治"的要求。②威灵仙与延胡索。威灵仙辛、咸，温，具有祛风除湿、通络止痛之功；延胡索辛、苦，温，具有活血、行气、止痛之效。二者相须为用，对缓解 AS 活动期造成的关节、肌肉疼痛的症状有明显的疗效。③伸筋草与千年健。伸筋草苦、辛，温，归肝经，具有祛风湿、舒筋活络之功；千年健苦、辛，温，归肝、肾经，具有祛风湿、强筋骨、止痹痛之功。二药相须为用，增强了舒筋活络之功，对缓解 AS 造成的颈部、腰部活动受限及四肢关节酸痛、屈伸不利有很好的疗效。

2. 应用虫类药治疗 AS

李泽光在 AS 活动期的治疗上常使用虫类药，如土鳖虫和蜈蚣两味药。土鳖虫具有破瘀血、续筋骨之功；蜈蚣通络止痛，善于搜刮背脊、椎间盘之间的死血，对 AS 的治疗有独特的效果。现代药理学表明，土鳖虫具有较强的改善血液流变性作用，也有解除疼痛的效果；而蜈蚣醇提物、水提物均有明显的镇静、镇痛、解痉和抗炎作用。李泽光在 AS 治疗中，指出虫类药对改善血运不畅、阻滞经络造成的局部疼痛有明显的作用。

（邓晓威）

第二节　干燥综合征

干燥综合征（sjogren syndrome，SS）是一种以累及外分泌腺，尤其以唾液腺及泪腺为主的慢性自身免疫性疾病，又称为自身免疫性外分泌腺病或自身免疫性外分泌腺体上皮细胞炎。其病理特点为灶性淋巴细胞浸润。临床上除了有唾液腺和泪腺受损的口腔干燥症、干燥性角结膜炎，还可累及其他多个系统受损，如皮肤、骨骼肌肉、肾、血液系统、循环系统、呼吸系统、消化系统、神经系统等。本病分为原发性和继发性两类，原发性干燥综合征指不具有另一明确诊断的结缔组织病的干燥综合征。继发性干燥综合征是指发生于另一明确诊断的弥漫性结缔组织病如系统性红斑狼疮、类风湿关节炎等的干燥综合征。

本病好发于 40～50 岁，男女患病比例约为 1∶9，据统计，我国人群原发性干燥综合征的患病率为 0.29%，是仅次于类风湿关节炎的第二常见的结缔组织病。

本病属于中医学"燥证"范畴，也有"虚劳""燥毒""燥痹"之称。

一、临床诊断要点与鉴别诊断

（一）诊断标准

1. 2002 年干燥综合征国际分类（诊断）标准

（1）口腔症状：3 项中有 1 项或 1 项以上。①每日感口干持续 3 个月以上；②成年后腮腺反复或持续肿大；③吞咽干性食物时需要水帮助。

（2）眼部症状：3 项中有 1 项或 1 项以上。①每日感到不能忍受的眼干持续 3 个月以上；②有反复的沙子进眼或沙磨感觉；③每日需用人工泪液 3 次或 3 次以上。

（3）眼部特征：下述检查任 1 项或 1 项以上阳性。①Schirmer 试验（＋）≤5mm/5min；②角膜染色（＋）≥4Van Bijsterveld 计分法。

（4）组织学检查：下唇腺病理活检示淋巴细胞灶≥1 个（指 4mm^2 组织内至少有 50 个淋巴细胞聚集于唇腺间质者为 1 个灶）。

（5）涎腺受损：下述检查任 1 项或 1 项以上阳性。①唾液流率（＋）≥1.5ml/15min；②腮腺造影（＋）；③涎腺同位素检查（＋）。

（6）自身抗体：抗 SSA 或抗 SSB（＋）（双扩散法）。

原发性干燥综合征：无任何潜在疾病的情况下，符合下述任 1 条则可诊断。①符合上述 4 条或 4 条以上，但必须含有条目（4）组织学检查和（或）条目（6）自身抗体；②条目（3）～（6）4 条中任 3 条阳性。

继发性干燥综合征：患者有潜在的疾病（如任一结缔组织病）而符合（1）和（2）中任 1 条，同时符合（3）～（5）中任 2 条。

必须除外：颈头面部放疗史、丙型肝炎病毒感染、艾滋病（AIDS）、淋巴瘤、结节病、移植物抗宿主（GVH）病、抗乙酰胆碱药的应用（如阿托品、莨菪碱、溴丙胺太林、颠茄等）。

目前应用最广泛的是 2002 年修订的标准。该标准保留了患者主诉症状，原发性干燥综合征诊断必须具备自身免疫表现，即唇黏膜局灶性涎腺炎及抗 SSA 和（或）抗 SSB 抗体阳性两者至少必具其一。

2. 2012 年美国风湿病学会（ACR）干燥综合征分类（诊断）标准

具有干燥综合征相关症状/体征的患者，以下 3 项客观检查满足 2 项或 2 项以上，可诊断为干燥综合征。

（1）血清抗 SSA 和（或）抗 SSB 抗体（＋），或者类风湿因子（RF）阳性同时伴抗核核体（ANA）≥1：320。

（2）唇腺病理活检示淋巴细胞≥1 个/4mm²（4mm² 组织内至少有 50 个淋巴细胞聚集）。

（3）干燥性角结膜炎伴 OSS 染色评分≥3 分（患者当前未因青光眼而日常使用滴眼液，且近 5 年内无角膜手术及眼睑整形手术史）。

必须除外：颈头面部放疗史、丙型肝炎病毒感染、艾滋病（AIDS）、结节病、淀粉样变、移植物抗宿主（GVH）病、IgG4 相关性疾病。

（二）鉴别诊断

1. 系统性红斑狼疮

系统性红斑狼疮多见于青年育龄女性，其临床表现复杂多样，可侵犯全身各脏器。多数呈隐匿起病，开始仅累及 1～2 个系统，表现为轻度的关节炎、皮疹、隐匿性肾炎、血小板减少性紫癜等。有蝶形红斑或盘状红斑，脱发、高热、口腔溃疡，补体低，狼疮特异性抗体阳性。干燥综合征多出现在中老年妇女，发热，但高热不多见，口眼干明显，无蝶形红斑，肾小管酸中毒为其常见而主要的肾脏受损表现，高球蛋白血症明显，低补体血症少见。

2. 类风湿关节炎

类风湿关节炎以全身对称性多关节炎表现为主，特征主要以关节的进行性破坏，关节滑膜慢性炎症为主。临床上主要表现为关节的疼痛、晨僵、肿胀、畸形，约 90% 的患者有手指近端指间关节的破坏，严重者可累及心、肺、肾等多个脏器、多个系统。晨僵大于 1 小时，RF 阳性，很少有抗 SSA、抗 SSB 抗体阳性，ESR 增快，CRP 升高。干燥综合征的关节炎症状不如类风湿关节炎明显，一般为非侵蚀性，极少有骨质破坏、畸形和功能障碍。干燥综合征往往继发于类风湿关节炎。

3. 非自身免疫病

非自身免疫病的口干，如老年性腺体功能下降、糖尿病性或药物性口干（如阿托品、莨菪碱、溴丙胺太林、颠茄等）则有赖于病史及各个病的自身特点加以鉴别。

二、审析病因病机

（一）先天禀赋

素体为火形之人或木形之人，或素禀阴虚，内有郁热，血中伏火，此类体质易从燥化、热化，更易发为本病。

（二）天行燥烈之气

阳明燥金司天，或久晴无雨，骄阳以曝，干旱燥盛，沟河干涸，大地皴裂，禾稼枯萎。人居其间，身受燥毒，津液失充，并体液受燥毒之蒸而外泄，致津亏液涸而发燥病。

（三）温热毒邪销铄

外感温热毒邪，陷入营血。热毒炽盛，燔灼气血，伤津耗液，而致血脉瘀阻，燥瘀互结。

（四）过食辛燥之品

过食香燥辛辣之品，损伤脾胃之津，津不敷布；或过用刚烈燥热药物；或因病误治，使热毒内生，蕴久令阴津耗伤。

（五）化学药品毒害

因职业影响，长时间高温作业或接触某些有害物质（如空气污染、工业废气等毒害）；或久服某些新的化学药品；或误食被农药污染的瓜果、蔬菜和粮油食品；或食用粗加工之棉籽油；或距放射性元素较近而受其害；积热酿毒，致津液代谢失调。

（六）居处自然环境失宜

久居燥热缺水之地或烈风沙石之域，机体不能摄取足够的水分而阴津不足。久饮地下含硫酸的硬水或地下采矿工人吸入过多微尘；或饮用水中缺少某种微量元素，而成地域性燥病。

燥痹之患，机制复杂，起因多端，涉及多系统、多脏器的病理变化过程。其病因为先天禀赋不足，阴津缺乏；或火形、水形之体，后天感受燥邪或温热病毒，损伤津液；或居住刚烈风沙缺水之地，或过服辛热燥烈药品而耗伤阴津，或久在高温下作业；或接触新的化学药品或有害元素损伤阴津等。津液是维持人体生命活动必不可少的物质，以荣养滋润机体各个器官、组织，外至四肢百骸、皮毛、筋骨，内而脏腑脑窍。若气虚，则不能运载津液，周身失于敷布润泽；或阴虚津液枯涸，脏腑组织失荣、失运，燥邪内生。燥则失润、失濡、失养，气血运行受阻，乃成痹证。经脉不通则瘀阻，甚则燥胜成毒，发展演变为燥痹、燥瘀痹、燥痰痹、燥毒痹等。

三、明确辨证要点

（一）辨虚实

口鼻干燥，干咳无痰或痰少黏稠，难以咳出，大便干结，肌肉关节屈伸不利，甚至红肿灼热，以邪气偏盛为主，属实证；日久，口咽干燥，但欲漱水不欲咽，眼干涩少泪，关节隐痛，以正气虚弱为主，属虚证。

（二）辨气血

气虚者，神疲乏力，少气懒言，饮食少进，较易感冒；血虚者，面色萎黄，或见面白，唇甲不荣，舌淡，脉细。

四、确立治疗方略

治疗中要注意本病的双重性与复杂性，在生津增液、滋阴润燥的同时，结合患者的客观情况，佐以疏风通络、活血化瘀、健脾和胃、祛风化痰等药物，同时顾护胃气。本病到了后期，多阴损及阳，形成气阴两虚、阴阳两虚、正气不足之证。治以益气养阴、阴阳并调、大补气血、扶正祛邪。

五、辨证论治

1. 燥邪犯肺证

（1）抓主症：口鼻干燥，干咳无痰或痰少黏稠，难以咳出。

（2）察次症：有发热头痛、关节疼痛、周身不爽、大便干结等。

（3）审舌脉：舌红苔薄黄而干，脉细数。

（4）择治法：清热润燥，宣肺布津。

（5）选方用药思路：本证为外感燥邪或风热之邪，耗伤津液所致，故方用清燥救肺汤加减。方中桑叶轻宣燥热，透邪外出，为君药；燥胜则干宜润，故臣以石膏辛甘而寒，清泄热，麦冬甘寒，养阴润肺。君臣配伍，宣中有清，清中有润，祛邪不伤肺气，清热不碍宣散，滋润亦无滞邪之弊。阿胶、麻仁养阴润肺，党参、甘草益气和中、培土生金，杏仁、枇杷降利肺气，共为佐药。甘草调和诸药，兼为使药。

（6）据兼症化裁：口干多饮者加天花粉、知母滋阴润燥；咽喉肿痛者加连翘、金银花清热解毒利咽；痰黏不爽者加海蛤壳、川贝母清热化痰；大便干结者加火麻仁、瓜蒌仁润肠通便。

2. 阴虚内热证

（1）抓主症：口燥咽干，频频饮水，口角干裂，或伴反复腮腺肿痛，或发作性口腔溃疡。两眼干涩无泪、皮肤皲裂、粗糙脱屑，毛发枯槁不荣。

（2）察次症：肌肉瘦削，手足心热，心烦失眠，大便燥结，妇女阴道干涩。

（3）审舌脉：舌质红绛，苔干燥少津或干裂无苔，脉细数。

（4）择治法：养阴生津，润燥清热。

（5）选方用药思路：本证是干燥综合征中最常见的证候，为阴虚生热，热伤津液所致，故方用六味地黄丸合增液汤加减。方中生地黄为君药，填精益髓，滋阴补肾；臣以山茱萸，补养肝肾，并能涩精，山药双补脾肾，即补肾固精，又补脾以助后天生化之源。凡补阴精之法，必当泻其"浊"，方可存其"清"，使阴精得补，故佐以泽泻利湿泄浊，牡丹皮清泻相火，并制约山茱萸之温涩，茯苓健脾渗湿，玄参、麦冬滋阴生津。

（6）据兼症化裁：口干明显者加天冬、沙参滋阴生津；眼干明显者加白芍、女贞子补肝明目；腮腺肿痛者加夏枯草、僵蚕消肿散结；口腔溃疡者加蒲公英、土茯苓清热解毒敛疮；关节疼痛者加防风、秦艽通经止痛；乏力者加太子参、生黄芪补气养血。

3. 气阴两虚证

（1）抓主症：口眼干燥，唇干皲揭，进干食困难。

（2）察次症：关节酸痛，头晕低热，神疲乏力，胃脘不适，纳差便溏，肢端欠温，易患外感。

（3）审舌脉：舌淡胖，舌尖红，舌边有齿痕，少苔，脉虚细无力。

（4）择治法：益气养阴，增液润燥。

（5）选方用药思路：本证多由久病缠绵，阴虚内燥，累及于气所致。故方用补中益气汤合生脉散加减。方中黄芪为君药，补中气、固表气；臣以党参、白术补气健脾，助脾运化，以资气血生化之源；其气既虚，营血易亏，故佐以当归以补养营血，使补之气有所依附，陈皮理气和中，使诸药补而不滞，麦冬清热生津，五味子收敛阴津；更加升麻、柴胡为佐使，引清气上行。

（6）据兼症化裁：低热者加青蒿、地骨皮清虚热；关节疼痛者加秦艽、海桐皮通络止痛；胃脘不适者加香橼皮、佛手片理气和胃；纳差者加炒谷芽、炒麦芽健脾；便溏者加薏苡仁、白扁豆渗湿止泻。

4. 阳虚津凝证

（1）抓主症：口眼干燥，关节肿痛不温。

（2）察次症：体倦神疲，少气懒言，手足畏冷，心悸水肿，腰酸膝软，尿清便溏。

（3）审舌脉：舌质淡嫩，舌体胖大有齿痕，脉迟缓无力。

（4）择治法：温阳育阴，益气布津。

（5）选方用药思路：本证多见于禀赋阳虚气弱者，或病程迁延日久，阴液亏虚，阴损及阳所致，故方用右归丸合二仙汤加减。方中肉桂温壮元阳，鹿角胶温肾阳，益精血，共为君药；熟地黄、山药、山茱萸、枸杞子滋阴填精益髓，亦取"阴中求阳"之义，共为臣药；佐以菟丝子、杜仲补肝肾，当归养血补肝，仙茅、淫羊藿温阳益精。诸药合用，温壮肾阳，滋补精血。

（6）据兼症化裁：水肿者加防己、黄芪利水消肿；便溏者加干姜、白术渗湿止泻；足心热者加知母、黄柏滋阴清热；关节肿痛者加桂枝、防风、青风藤温经通络止痛。

5. 气血瘀阻证

（1）抓主症：口咽干燥，但欲漱水不欲咽，眼干涩少泪，关节屈伸不利。

（2）察次症：肢体刺痛或麻木不温，肌肤甲错，皮下结节或红斑触痛，皮肤紫癜，腮腺肿大发硬日久不消，肝脾肿大，妇女兼见月经量少或闭经。

（3）审舌脉：舌质紫暗，或有瘀点瘀斑，苔少或无苔，舌下络脉迂曲，脉细涩。

（4）择治法：活血化瘀，养阴生津。

（5）选方用药思路：本证为气血瘀阻所致，故方用血府逐瘀汤加减。方中桃仁破血行滞而润燥，红花活血祛瘀，共为君药；赤芍、川芎助君药以活血祛瘀，牛膝活血通经，引血下行，共为臣药；生地黄、当归养血活血，配诸活血药，使祛瘀而不伤阴血，桔梗、枳壳，一升一降，宽胸行气，柴胡疏肝解郁，升达清阳，与桔梗、枳壳同用，尤善理气行滞，使气行则血行，以上均为佐药。

（6）据兼症化裁：肝脾肿大者加丹参、茜草活血调肝；腮腺肿硬者加夏枯草、山慈菇消肿散结；皮肤紫癜者加牡丹皮、紫草凉血消斑；皮下结节红斑疼痛者加穿山甲、皂角刺活血消瘀；肢体刺痛者加苏木、刘寄奴破血通经；关节畸形、皮肤粗糙者，加水蛭、土鳖虫活血化瘀。

六、中成药选用

（1）知柏地黄丸：组成为知母、黄柏、熟地黄、山药、山茱萸（制）、牡丹皮、茯苓、泽泻。每次1丸，每日2次，口服。适用于阴虚内热证。

（2）生脉饮口服液：组成为人参、麦冬、五味子。每次1支，每日3次，口服。适用于气阴两虚证。

（3）金匮肾气丸：组成为生地黄、茯苓、山药、山茱萸（酒炙）、牡丹皮、泽泻、桂枝、牛膝、车前子、附子（炙）。每次1丸，每日2次，口服。适用于阳虚津凝证。

（4）血府逐瘀口服液：组成为桃仁、红花、当归、川芎、地黄、赤芍、牛膝、柴胡、枳壳、桔梗、甘草。每次1支，每日3次，口服。适用于气血瘀阻证。

（5）川贝枇杷膏：组成为川贝母、枇杷叶、南沙参、茯苓、化橘红、桔梗、法半夏、五味子、瓜蒌子、款冬花、远志、苦杏仁、生姜、甘草等。每次 15ml，每日 3 次，口服。适用于燥邪犯肺证。

七、单方验方

雪梨膏（《医学从众录》）：雪梨汁 200ml，生地黄汁 2000ml，茅根汁 2000ml，藕汁 2000ml，萝卜汁 1000ml，麦冬汁 1000ml。制法：上 6 味煎炼，入蜂房 300ml，饴糖 240g，姜汁 20ml，再熬如稀糊则成膏。功能主治：养阴清热。主治口干咽燥，口渴喜饮，干咳少痰，烦热，或痰中夹血等。服法：每日 2 次，每次 15～30ml，含咽。

八、中医特色技术

针灸辨证取穴如下。

1. 燥伤肺气证

取穴：尺泽、孔最、内关、三阴交、太溪、肺俞。

2. 燥伤心脉证

取穴：通里、阴郄、神门、后溪、内关、心俞。

3. 燥伤脾（胃）阴证

取穴：中脘、足三里、三阴交、阴陵泉、血海、内关。

4. 燥伤肝阴证

取穴：中脘、足三里、三阴交、悬钟、行间、肝俞。

5. 燥伤肾阴证

取穴：中脘、足三里、三阴交、关元、内关、太溪、行间。

九、预防与调护

（一）预防

对于口干燥症患者，应避免饮酒、吸烟，避免服用引起口干加重的药物；做好口腔护理、注意口腔卫生，勤漱口，减少龋齿和口腔继发感染。对汗腺受累引起的皮肤干燥、瘙痒和脱屑等，要避免应用碱性肥皂，选用中性肥皂，可以用复方甘油止痒乳、维生素 E 乳及润肤露等。要勤换衣裤、被褥，保持皮肤清洁。将室内湿度保持在 50%～60%，温度保持在 18～21℃。饮食宜进易消化的食品。注意营养结构的合理调配，饮食宜清淡。忌食肥甘厚味和辛辣香燥食物。

（二）调护

（1）口腔调护：发生口腔溃疡时，可先用生理盐水棉球擦洗局部，再用 5%甲硝唑涂擦，避免使用甲紫，以免加重口腔干燥症状。对口腔继发真菌感染者，用 4%碳酸氢钠溶液每次10～20ml，每日 3～4 次漱口，或给予外用制霉菌素片 50 万单位溶于 500ml 生理盐水，每次10～20ml，每日 3～4 次漱口。严重者可给予氟康唑每日 50mg，连服 7～14 日。

（2）眼睛调护：应尽量避免应用降低泪液分泌的制剂如抗高血压药、利尿药、抗抑郁药。

（3）皮肤调护：皮损者应根据皮损情况予以清创换药，如遇感染可适当使用抗生素。注意阴部卫生，可适当使用洁尔阴洗液或润滑剂如甘油、蓖麻油等。

（4）呼吸道调护：对痰黏稠难以咳出的患者可做雾化吸入。必要时可加入糜蛋白酶和抗生素，以控制感染和促进排痰。

十、各家发挥

（一）辨治思路

1. 从肺胃阴伤论治

段富津认为燥症应从肺胃阴伤论治。肺为五脏之华盖，燥热之邪最容易伤肺，以致肺胃阴伤。故本病治疗原则以滋阴润燥为法，增液润燥、养阴生津。处方以增液汤加减化裁。方中玄参，滋阴润燥，壮水制火；生地黄、麦冬、沙参益肺养阴，壮水生金，与玄参配伍加强滋阴润燥之力；葛根、天花粉、玉竹清热润燥，生津止渴；肉苁蓉滑肠润燥，润肠则有利于润肺；石斛、知母具有养阴清热、益胃生津之功。段富津认为干燥综合征日久必定耗伤气血，因此辨证时也应以补气养血、养心安神等法施治。

2. 从阴虚血瘀论治

曹洪欣认为本病是以脏腑阴虚为主，病情迁延日久则伤及气血。气郁无力推动血行，加之内生燥热煎灼血液必生瘀血，故在临床上多见患者以口咽干燥甚、舌痛就诊，且舌暗红苔少，脉弦细。曹洪欣在治疗干燥综合征时以养阴扶正为本，兼以活血祛瘀为治疗原则。临床善用会厌逐瘀汤进行治疗。方由桃仁、红花、桔梗、生地黄、当归、玄参、柴胡、枳壳、赤芍、甘草等组成。

（二）特色治法及用药

1. 酸甘化阴法的治疗

李泽光提出用酸甘化阴法治疗干燥综合征，认为酸甘化阴法是以补虚为主的一种药物配伍法则，也就是运用酸涩与甘补两类同性味的药物进行配伍，从而达到滋养阴液、生津益气的目的。方中重用生地黄、芦根，两药性味甘寒，合用补虚缓急、益气生津，共为君药。白芍养血敛阴；山茱萸补益肝肾；乌梅生津止咳。以上三味臣药均味酸而入肝经，与君药相合，甘能补，酸能收，生津而敛阴，补气而摄精，寓敛于补，寄清于润，从而气阴双补。金银花清热解毒，山药益气养阴，共为佐药；甘草调和诸药，健脾益气，防大剂寒凉药物伤脾败胃。诸药合用，以达到养阴生津、滋助五脏之阴的作用。

2. 从分期论治进行治疗

宋立群认为本病肺胃阴虚为本，初期当以润肺清胃为主，清胃泻火为本病治标之法，方用增液汤和沙参麦门冬汤随症加减；若病程缠绵，病势较长，久病入络，或阴津亏虚，阴虚血燥，血液运行失畅而结于内，阻于经络关节，治疗上以活血祛瘀通络为主，可加入穿山龙、赤芍、丹参活血通络；若燥热亢盛蕴毒者，口干甚、腮腺肿，可用犀角地黄汤；若燥邪久羁，则易深入经络、壅滞气血，则气机不畅、肝气不舒，津液输布出现障碍，故在治疗上应以滋阴养肝明目为主，可加入密蒙花、菊花、枸杞子、草决明等养肝明目。

（高丽娟）

第三节　系统性红斑狼疮

系统性红斑狼疮（systemic lupus erythematosus，SLE）是自身免疫介导的，以免疫性炎症为突出表现的弥漫性结缔组织病。血清中出现以 ANA 为代表的多种自身抗体和多系统受累是 SLE 的两个主要临床特征。

SLE 多见于青年育龄女性，男女之比为 1：（7～10）。SLE 的病因尚未明确，目前认为其发病既与遗传、性激素等内在因素有关，也与环境、药物等有关。其临床表现复杂多样，可侵犯全身各脏器。多数呈隐匿起病，开始仅累及 1～2 个系统，表现为轻度的关节炎、皮疹、隐匿性肾炎、血小板减少性紫癜等，部分患者长期稳定在亚临床状态或轻型狼疮，部分患者可由轻型突然变为重症狼疮，更多的则由轻型逐渐出现多系统损害，也有一些患者发病时就累及多个系统，甚至表现为狼疮危象。SLE 的自然病程多表现为病情的加重与缓解交替。

SLE 病情是复杂的，除关节炎、皮损等外在表现之外，还有全身性系统性的损害。因此，对不同病情的主要临床表现用简单的痹证、周痹或红斑痹、斑痹、阴阳毒、阳毒发斑、蝴蝶斑、日晒疮、鬼脸疮、面游风、血风疮等名称还不能完全概括，还应根据临床表现一一提出相对应的中医病证名称。

一、临床诊断要点与鉴别诊断

（一）诊断标准

1. ACR 1997 年修订的《系统性红斑狼疮分类标准》

（1）颊部红斑。

（2）盘状红斑。

（3）光敏感。

（4）口腔溃疡。

（5）关节炎。

（6）浆膜炎如胸膜炎、心包炎。

（7）肾脏病变：①蛋白尿，＞0.5g/24h，或尿常规蛋白＞（+++）。②管型，可为红细胞管型、血红蛋白管型、颗粒管型或混合型管型。

（8）神经系统异常：①抽搐，非药物或代谢紊乱，如尿毒症、酮症酸中毒、电解质紊乱所致。②精神病，非药物或代谢紊乱，如尿毒症、酮症酸中毒、电解质紊乱所致。

（9）血液异常：①溶血性贫血血象，伴网织红细胞增多。②白细胞减少，$<4×10^9/L$。③淋巴细胞$<1.5×10^9/L$。④血小板减少，$<100×10^9/L$（除外药物因素）。

（10）免疫学异常：①狼疮细胞（LE 细胞）阳性。②抗 dsDNA 抗体阳性。③抗 Sm 抗体阳性。④梅毒血清试验假阳性。

（11）ANA 异常：免疫荧光 ANA 滴度异常或相当于该法的其他试验滴度异常。

一般在临床上符合上述分类标准中的 4 项或 4 项以上即可确诊为 SLE。但临床上也有一些例外情况，诊断上不能拘泥于分类标准。

抗 dsDNA 抗体（75%）和抗 Sm 抗体（25%）阳性对 SLE 的诊断具有较高的特异性，且抗 Sm 抗体是 SLE 的标志性抗体。但 ANA 仍不失为检测 SLE 的最好手段之一，几乎所有 SLE 患者 ANA 均阳性，且滴度较高，便于筛选。

2. 2012 年 ACR 对 SLE 的分类修订标准

系统性红斑狼疮国际临床协助组（Systemic Lupus International Collaborating Clinics，SLICC）在 ACR 1997 年分类标准的基础上做了新的修订，于 2012 年整理成文，发表于 ACR 的官方杂志 *Arthritis & Rheumatism* 上。

临床标准：①急性或亚急性皮肤狼疮表现；②慢性皮肤狼疮表现；③口腔或鼻咽部溃疡；④非瘢痕性秃发；⑤炎性滑膜炎，可观察到 2 个或更多的外周关节有肿胀或压痛，伴晨僵；⑥浆膜炎；⑦肾脏病变：尿蛋白>0.5g/d 或出现红细胞管型；⑧神经病变：癫痫发作或精神病，多发性单神经炎，脊髓炎，外周或颅神经病变，脑炎；⑨溶血性贫血；⑩白细胞减少（至少 1 次细胞计数<$4.0×10^9$/L）或淋巴细胞减少（至少 1 次细胞计数<$1.0×10^9$/L）或血小板减少（至少 1 次细胞计数<$100×10^9$/L）。

免疫学标准：①ANA 滴度高于实验室参考标准；②抗 dsDNA 抗体滴度高于实验室参考标准（ELISA 法测需有 2 次高于该参考标准）；③抗 Sm 抗体阳性；④抗磷脂抗体：狼疮抗凝物阳性/梅毒血清学试验假阳性/抗心磷脂抗体是正常水平 2 倍以上或抗 $β_2$GPI 中低度以上升高；⑤补体降低：C3、C4、CH50；⑥无溶血性贫血但 Coombs 试验阳性。

确诊条件：①肾脏病理证实为狼疮肾炎并伴 ANA 或抗 dsDNA 阳性；②以上临床及免疫指标中有 4 条以上符合（至少包含 1 项临床指标和 1 项免疫学指标）。

（二）鉴别诊断

1. 类风湿关节炎

类风湿关节炎以关节病变起病，尤其是 RF 阳性的 SLE 患者，常误诊为类风湿关节炎，除免疫学检查外，还应密切随诊。SLE 关节疼痛、肿胀、晨僵等症状均较轻，持续时间短，为非侵蚀性，不留关节畸形。

2. 多发性肌炎

SLE 肌痛轻，肌酶谱正常，肌电图无异常。多发性肌炎肾脏病变少见，抗 dsDNA 抗体、抗 Sm 抗体均阴性。

3. 结节性多动脉炎

结节性多动脉炎可有皮肤、关节和肾脏受累，需与 SLE 鉴别。结节性多动脉炎的皮肤改变多为皮下结节，大关节肿痛，血白细胞常升高，ANA 和 RF 阴性。

4. 其他

其他需要与 SLE 鉴别的疾病有混合性结缔组织病、系统性硬化症、风湿热、贝赫切特病、血清病等。

5. 糖皮质激素引起的精神症状

糖皮质激素引起的精神症状需与 SLE 的精神症状相鉴别。

6. 感染

SLE 发热与合并感染的鉴别，80%的患者活动期发热，大多为低、中等热，需与感染相鉴别，抗生素治疗无效，相关免疫学检查有助于诊断。

7. 溶血性贫血

约有 2%的 SLE 患者以溶血性贫血起病，不伴或很少伴有 SLE 其他症状，易误诊。检测 ANA 谱有助于鉴别。

8. 血小板减少性紫癜

3%的 SLE 患者以血小板减少性紫癜起病，不伴或很少有 SLE 的其他症状，很容易误诊为原发性血小板减少性紫癜。骨髓检查、ANA 检测及其他免疫学指标有助于诊断。

9. 淋巴结肿大

5%的 SLE 患者以淋巴结肿大起病，常伴有发热，易与霍奇金淋巴瘤及淋巴结结核相混淆。但其病理改变常为反应性淋巴结炎或坏死性淋巴结炎。应进一步进行免疫学检查。

10. 肾病综合征

9%的 SLE 患者以慢性肾炎或肾病综合征起病。有时在起病 1~2 年后才出现 SLE 的其他症状。免疫学检查及肾穿刺检查有助于诊断。

11. 荨麻疹样皮疹

以反复发作的荨麻疹起病者占 SLE 患者的 1%左右，易误诊为慢性荨麻疹，但典型的实验室检查有助于诊断。

二、审析病因病机

（一）素体不足、真阴本亏

本病多属素体先天禀赋不足，阴阳失调，脏腑气血亏虚，正虚为本，内外合邪。肾为先天之本，藏精主水，若肾阴虚，即真阴不足，阴虚则生内热，热伤血络，血溢脉外，发为红斑、狼疮等症状。

（二）外感六淫

外感六淫之邪，常引发或加重狼疮。内有真阴不足，外有六淫化火，外火引动内火，则狼疮发作，或壮热，或虚热，外能伤肤损络，内传损及营血、脏腑、三焦，病情渐深渐重。

（三）瘀血阻络

血热则瘀，血寒则凝。不论真阴不足、水亏火旺，还是外感六淫郁而化热，血与热结而成瘀热。故本病瘀热为多，瘀寒为少。急性发作期、慢性活动期患者大多有火旺内热之象，其瘀亦必为血热。至后期脾肾两虚者可有瘀寒的表现。

（四）经络痹阻

经脉痹阻，气血运行不畅而血脉瘀滞，阴阳失调，脏腑痹阻而成五脏之痹、六腑之痹，久则五脏虚损，六腑为患。

总之，本病的基本病因病机为素体禀赋不足，肝肾亏虚，复感六淫外感之邪，或因劳累、情志所伤或因饮食、房劳所害，以致真阴不足，瘀热内盛，痹阻脉络，外侵肌肤，内损脏腑。本病病位在经络、血脉，以三焦为主，与心、脾、肾密切相关，可及心、肝、肺、脑、皮肤、肌肉、关节、营血，遍及全身多个部位和脏腑。

本病的性质是本虚标实，脾肾阴虚、血虚为本，郁热、火旺、风湿、瘀滞、积饮、水湿为标，晚期则五脏与气血、阴阳俱虚。

本病初起在表，四肢脉络痹阻，先表后里，由表入里，由四肢脉络入内而损及脏腑之脉络，再损脏腑之本体。在内先在上焦由上而下，渐至中焦再及下焦，由轻渐重，由浅渐深，在表在上较为轻浅，在里在下较为深重，若表里上下多脏同病，当为重症；如再由下而上弥漫三焦，五脏六腑俱虚，上入巅脑最为危重。

三、明确辨证要点

（一）辨脏腑

本病病位以三焦为主，与心、脾、肾密切相关，可及心、肝、肺等多个脏腑。如患者出现胸闷、胸痛、心慌，其病位主要累及心、肺二脏；如出现腰酸、乏力，则提示与肾有关，病重者可见畏冷、面色苍白，或午后有烘热感、面部潮红、小便短少、下肢轻度浮肿、神疲等症状，则往往提示与肾关系密切；新病或病久出现听音不清、视物模糊，甚则疯癫、性情大变，则往往与肝、脑有关，尤其脑府损伤多见。

（二）辨虚实

本病虽以脾肾阴虚、血虚为本，但病程中仍可出现邪实的表现。在疾病早期及慢性活动期均有不同程度的发热表现，如长期低热或自觉内热、手足心热者，多为阴虚所致；高热39℃以上，满面红赤、咽干口渴喜冷饮，舌红绛，苔薄或薄白、薄黄，脉滑数或洪数者，提示气营热盛，应积极救治，以防传变；如患者四肢关节疼痛伴雷诺征、皮肤紫斑或溃疡或坏死，往往与瘀有关；饮邪致病则胸闷、胸痛、心慌及出现结代脉；病久气阴两虚或者脾肾两虚则出现少寐，既怕冷又怕热，月经量多，淋漓不尽，畏冷，面色苍白，或午后有烘热感、面部潮红，小便短少，下肢轻度浮肿，神疲乏力，腰酸等表现。

（三）辨寒热

本病新病及活动期常常表现为阴虚内热、瘀热互结、饮与热结等，到疾病后期，因重要脏器受累出现气虚、脾肾阳虚等情况。因此，辨别寒热在一定程度上可判断疾病转归，便于临床指导治疗及治则确定。

本病因侵袭面广，累及全身内外、阴阳气血，故临床表现繁杂多变。若热毒寒化，寒凝血滞气阻，则可见紫斑（或有雷诺征）、固定性盘状紫红斑、网状青紫斑、色素沉着或异色症改变，肌肤甲错、关节疼痛。青年女性患者则常有情志抑郁、月经不调，舌质紫红、青紫或瘀斑。另外，病程不同，阶段不一，还可见有上实下虚、上热下寒、内热外寒、内干外肿、水火不济、心肾不交等虚实错杂的病机表现。总而言之，本病的发生与先天禀赋不足、正虚邪入、气血阴阳失调的病因病机有关。

四、确立治疗方略

因为系统性红斑狼疮的疾病谱很广，每个人所表现的疾病程度及临床表现、损害的脏器各不相同，因此对系统性红斑狼疮的治疗强调因人而异，同时要考虑到治疗风险与效益比，用药应个体化。治疗目的是保持器官功能，防止脏器损伤，或使脏器的损伤减轻到最小限度，同时预防或延缓活动期的发生。

由于本病的性质是本虚标实，脾肾阴虚、血虚为本，郁热、火旺、风湿、瘀滞、积饮、水湿为标，晚期则五脏与气血阴阳俱虚。故治疗时根据疾病不同分期及证候可应用益气、补血、养阴、温阳、清热、祛风、除湿、利湿、活血、化瘀等治法；同时在整个疾病的不同阶段，应注意脾肾阴虚、血虚的存在，在祛邪的同时应重视扶正、补脾肾、益气养阴等法。

五、辨证论治

1. 阴虚内热证

（1）抓主症：长期低热或自觉内热、手足心热，面部蝶形红斑，光敏感；或面红充血，或暗红斑点，皮疹，口渴多饮并喜冷饮。

（2）察次症：时有咽干咽痛，目赤齿衄，关节疼痛，心烦急躁，少寐不眠。

（3）审舌脉：舌质红，苔少或薄黄，脉细数或濡数。

（4）择治法：养阴清热，活血通络。

（5）选方用药思路：本证为热毒炽盛，伤津耗液，阴不敛阳，热伤营血，迫血妄行所致。多见于 SLE 早期、慢性活动期及服用激素后，病情尚未控制是 SLE 的最多见类型，故方用红斑汤加减。方中生地黄滋阴清热为君药；生石膏、玄参、黄芩、知母清热燥湿滋阴为臣药；佐以生薏苡仁健脾清热，忍冬藤通络，羊蹄根清热凉血止血；川牛膝活血通经，引药下行，生甘草调和诸药，共为使药。

（6）据兼症化裁：若高热不退者加水牛角清热；大便秘结者加生大黄泻热通便；尿血者加白茅根、生侧柏叶凉血止血；关节疼痛者加秦艽、忍冬藤通络止痛；咽痛者加牛蒡子、山豆根解毒利咽。

2. 气营热盛证

（1）抓主症：高热 39℃以上，满面红赤，蝶形红斑，手足红斑，皮疹。

（2）察次症：鼻衄，关节肌肉疼痛，汗多，咳嗽，咽痛口腔溃疡，狂躁神昏、咽干口渴喜冷饮，大便秘结，小便短赤。可有白细胞减少、血小板减少，或少量蛋白尿，少量心包积液。

（3）审舌脉：舌红绛，苔薄或薄白、薄黄，脉滑数或洪数。

（4）择治法：清气凉营。

（5）选方用药思路：本证多见于 SLE 急性发作期，或激素撤减不当引起反跳，为热毒之邪侵袭，里热炽盛，热毒迫入营血，消烁煎熬津液所致，故方用三石退热汤。方中辛甘大寒的生石膏清热泻火生津为君药；臣以寒水石、滑石以清营分热邪，生地黄、玄参、知母、牡丹皮清热滋阴，防清热之药耗伤阴津；佐使金银花、黄芩、羚羊角粉（冲）清热解毒，生薏苡仁健脾。诸药合用，共奏清气凉营之功效。

（6）据兼症化裁：若高热不退者加紫雪散以退热；大便秘结者加生大黄通便；尿血者加白茅根、生侧柏凉血通淋；关节疼痛者加秦艽、忍冬藤通络止痛；咽痛者加牛蒡子、山豆根解毒利咽。

3. 瘀热痹阻证

（1）抓主症：四肢关节疼痛，有晨僵、雷诺征，双手红斑肿胀，面部潮红而蝶形红斑隐隐可见，下肢片状紫斑。

（2）察次症：或有白细胞、血小板减少，少量蛋白尿。

（3）审舌脉：舌暗红，苔薄，脉细数或濡数。

（4）择治法：养阴清热，祛风通络。

（5）选方用药思路：本证多见于以关节炎、血细胞减少为主的慢性活动期患者，或者服用泼尼松、雷公藤减量后轻度反跳者，为素体蕴热复感风湿热邪，或风寒湿郁久化热，热邪灼伤脉络所致，故方用忍冬藤汤合红斑汤加减。方中生地黄滋阴清热为君药；生石膏清热燥湿滋阴，川芎活血通络为臣药；佐以生薏苡仁健脾，忍冬藤、海风藤通络宣痹，羊蹄根清热凉血；川牛膝活血通经，虎杖根清热解毒，散瘀止痛，大枣补脾和中，生甘草调和诸药，共为使药。

（6）据兼症化裁：若关节肿痛明显者，加车前草、白花蛇舌草、泽泻祛湿宣痹；两手发白发紫明显者加丹参、泽兰化瘀活血；发热明显者加金银花、连翘、蒲公英清热解毒。

4. 血热瘀阻证

（1）抓主症：手足掌面、背面瘀点累累、肿胀，肢端有溃疡，重者有干性坏死，两小腿有片状紫斑，双大腿网状青斑。

（2）察次症：面部紫红，关节痛。

（3）审舌脉：舌红或兼瘀斑瘀点，苔薄，脉细数、弦数、涩。

（4）择治法：养阴清热，活血化瘀。

（5）选方用药思路：本证为风热相搏，脉热瘀滞，虚热内盛所致。多见于手足栓塞性微血管炎者，或并发肢端溃疡，故方用紫斑汤合红斑汤加减。方中生石膏清热生津为君药；臣以生地黄、玄参、黄芩滋阴清热，忍冬藤疏经通络，鬼箭羽、生藕节活血化瘀；佐使水牛角（先煎）、川牛膝活血祛瘀；甘草调和诸药。

（6）据兼症化裁：若溃烂而化脓者，加赤小豆、当归解毒化脓。

5. 热郁饮积证

（1）抓主症：胸闷、胸痛，心慌。

（2）察次症：内热或低热，咽干口渴。

（3）审舌脉：舌红，苔薄白、厚腻均有，脉滑细、细数、濡数，也可有结代脉。

（4）择治法：养阴清热，利水蠲饮。

（5）选方用药思路：本证为痹病合并饮证，以水气为火所郁，水气肃降失司为多见，其次为心肺气虚，气化无权所致，故方用蠲饮汤合红斑汤加减。方中生石膏（先煎）清热滋阴为君药；臣以葶苈子（包煎）利水消肿，宣肺化气，猪苓、茯苓淡渗利水，生薏苡仁健脾祛湿；佐使桑白皮利水消肿，泻肺平喘，广郁金、枳壳行气解郁；甘草调和诸药，与大枣相配伍补中护胃。

（6）据兼症化裁：恶心呕吐甚，加生姜、陈皮、半夏、厚朴、石菖蒲降逆止呕；偏肾虚选加菟丝子、仙茅、淫羊藿、桑寄生、川续断、枸杞子、杜仲、何首乌、肉苁蓉补肾填精；小便不利，水肿甚，加猪苓、大腹皮、白茅根、赤小豆利尿通淋、利水消肿；大便泻泄加重，加山药、白术改炒白术、肉蔻、砂仁健脾渗湿止泻。

6. 血虚瘀热证

（1）抓主症：时有面赤升火，口渴饮冷，四肢不温，两腿酸软乏力，头晕，四肢皮下紫癜不易消散。

（2）察次症：月经量多，淋漓不尽，龈衄、鼻衄。

（3）审舌脉：舌红或兼瘀斑瘀点，苔薄，脉濡数、细数。

（4）择治法：养阴清热，凉血生血。

（5）选方用药思路：多由素体气血不足，腠理空疏，或大病之后风寒湿热之邪乘虚入侵，流注于筋骨血脉，搏结于关节而成。多见于 SLE 血小板减少患者，故方用紫斑汤加减。方中生石膏清热滋阴为君药；臣以生地黄、知母、黄芩滋阴，清虚热，羊蹄根、虎杖清热散瘀，生藕节止血散瘀，旱莲草、水牛角、槐花米凉血止血，炙龟甲滋阴潜阳兼以养血，陈皮理气宽中共为佐药；生甘草为使药以调和诸药。

（6）据兼症化裁：若黄疸者加半枝莲、垂盆草清热利湿退黄；腹胀泛恶者，加半夏、陈皮、川厚朴行气宽中；红斑隐现者加茜草、白茅根凉血止血；月经不调者用当归、牡丹皮活血滋阴。

7. 气阴两虚证

（1）抓主症：狼疮经年不愈，面色不华，乏力。

（2）察次症：少寐，既怕冷又怕热，月经量多，淋漓不尽，冬天有雷诺征，头发稀少易折。

（3）审舌脉：舌红，苔薄净或中剥，脉细弱。

（4）择治法：益气养阴，健脾生血。

（5）选方用药思路：病情迁延不愈，耗气伤阴，气阴亏虚，正气不足，不能祛邪外出，正虚邪恋。多见于 SLE 红、白细胞减少者，故方用生血汤加减。方中熟地黄、山茱萸、茯苓健脾补肾益气共为君药；臣以黄芪、白术补脾胃之气，与君药相配伍，以资气血生化之源，女贞子、枸杞子补肾养阴，制首乌补肾益精，以助气血生化，知母、黄芩滋阴清热；佐使佛手、陈皮疏肝行气，使补而不滞；甘草与大枣相配伍健脾益气，也助君药益气生血。

（6）据兼症化裁：若心悸者加柏子仁、太子参滋养心阴，安神定悸；月经量少者加龟甲胶化瘀活血；腰酸甚者加山茱萸、杜仲、续断补肾填精益髓。

8. 瘀热损肾证

（1）抓主症：尿检中有蛋白和红细胞。

（2）察次症：腰酸，高血压，面部有红斑，或面部升火，头晕。

（3）审舌脉：舌红，苔薄，脉弦数、弦细、细数。

（4）择治法：补肾养阴，活血利水。

（5）选方用药思路：本证为先天禀赋不足，感受六淫之邪，表证不解，外邪与气血阻滞脉络所致，损及皮肌筋脉骨，乃至脏腑。多见于狼疮性肾炎，故方用清肾汤和红斑汤加减。方中生石膏清热滋阴，生地黄补肾养阴，共为君药；臣以杜仲、续断补肾益精，以助君药补肾之功，炙龟甲凉血化瘀，知母、黄芩滋阴清热，猪苓、茯苓、泽泻淡渗利水；佐使落得打活血止痛兼以清热，六月雪清热解毒，凉血止血；甘草调和诸药，与大枣相配伍补中护胃。

（6）据兼症化裁：若水肿明显者加赤小豆、马鞭草利水消肿；腰酸明显者加续断、桑寄生强筋骨、补肝肾；腹胀纳差者加焦谷芽、焦稻芽行气导滞。

9. 脾肾两虚证

（1）抓主症：患狼疮病程已长，尿检蛋白（+++）以上，血清白蛋白偏低，肌酐轻度增高，血压偏高。

（2）察次症：畏冷，面色苍白，或午后有烘热感、面部潮红，小便短少，下肢轻度浮肿，神疲乏力，腰酸。

（3）审舌脉：舌淡红，苔薄白腻，舌体或胖或瘦，或有齿痕，脉弦细、弦滑、沉细。

（4）择治法：健脾滋肾，利水蠲饮。

（5）选方用药思路：本证为脾肾两虚，脾不制水，肾不主水所致。多见于狼疮性肾炎、轻度氮质血症、肾性高血压者，故方用清肾汤合蠲饮汤加减。方中黄芪、白术补气健脾，共为君药；臣以生地黄清热养阴生津，杜仲、川续断、菟丝子补肾填精，葶苈子、桑白皮、接骨木利水消肿，猪苓、茯苓、泽泻健脾渗湿，落得打活血；佐使川牛膝引水下行；甘草调和诸药。

（6）据兼症化裁：若腰膝酸痛者加狗脊、山茱萸补肝肾、强筋骨；关节疼痛者加秦艽、石斛、土鳖虫通络止痛；盗汗、五心烦热甚者加黄柏、淡竹叶滋阴清虚热；夜寐不安者加炒酸枣仁、夜交藤、合欢皮养血安神。

10. 瘀热入脑证

（1）抓主症：狼疮病程已长，听音不清，视物模糊。

（2）察次症：头痛头晕，耳鸣。

（3）审舌脉：舌红，苔薄，脉涩弦数、沉细。

（4）择治法：养阴清热，平肝活血。

（5）选方用药思路：本证为正气虚弱，三焦失司，秽浊糟粕积滞，浊气上干所致。多见于狼疮脑损害之轻症，出现中枢神经临床表现，并且变化比较慢。如有重症脑损害，必须中西医结合抢救，故方用清脑汤合红斑汤加减。方中生地黄、石膏清热滋阴为君药；臣以黄芩、菊花清热解毒，枸杞子补肾养阴，川芎益气活血，天麻、僵蚕息风止痛，炙鳖甲滋阴潜阳，全蝎活血通络；佐使半夏、陈皮、茯苓健脾理气化痰，甘草调和诸药。诸药共奏养阴清热活血之功效。

（6）据兼症化裁：出现精神神经症选加天麻、钩藤、防己、天南星、石菖蒲、远志、白僵蚕、茯苓豁痰开窍醒神。

六、中成药选用

（1）昆仙胶囊：组成为昆明山海棠、淫羊藿、菟丝子、枸杞子。每次 2 粒，每日 3 次，口服。适用于瘀热损肾证。

（2）雷公藤多苷片：主要成分为雷公藤，每片 10mg，每日 30～60mg，分次服用。主要治疗各型红斑狼疮。

（3）化毒丸：由牛黄、琥珀、血竭、大黄、雄黄、生牛乳、川贝母组成。共研为末，合神曲糊为丸，每日 4～5 丸，每日服 3 次。适用于盘状红斑狼疮。

（4）复方金荞片：野荞根 0.51g，干蟾蜍、生百部、鱼腥草、一见喜各 0.35g。制成片剂，每片 0.6g，每次内服 6～8 片，每日 3 次。主治盘状红斑狼疮，对系统性红斑狼疮亦有辅助治疗作用。

七、单方验方

（1）昆明山海棠：取根块切薄片，200g 泡 1kg 酒，浸 1 周，每次冲服 5～20mg，每日 3 次。

（2）黄芪：大剂量（30g、60g、90g、120g）水煎服，疗程 2～12 个月。黄芪适用于慢性系统性红斑狼疮，可使全身症状及皮肤损害改善，内脏功能好转，免疫实验包括体液免疫及细胞免疫指标改善，无不良反应。

（3）复方青蒿汤：由青蒿、黄芩、防己、乌梅、鱼腥草、淫羊藿、柴胡、生地黄、茜草根、野菊花组成。适应于各型狼疮。

（4）四衣汤：由露蜂房、蝉蜕、凤凰衣、蛇蜕、忍冬藤、土茯苓、生地黄、牛膝、车前子、甘草组成。适应于各型狼疮。

（5）斛玄汤：由石斛、丹参、玄参、玉竹、当归、黄芪、秦艽、黄芩、赤芍、白芍、党参组成。适应于各型狼疮。

（6）复方枸杞汤：由枸杞子、女贞子、川黄连、黄芪、黄柏、白芍、党参、山茱萸、乌梢蛇、秦艽、丹参、南北沙参组成。适应于各型狼疮。

（7）复方玉贞汤：由玉竹、女贞子、黄芪、丹参、牡丹皮、党参、秦艽、乌梢蛇、漏芦、赤白芍、川黄连、延胡索组成。适应于各型狼疮。

（8）阴阳互通汤：由淫羊藿、当归、附子、桂枝（或肉桂）、黄芩、白术、葛根、三棱、莪术、麦冬、石斛、生地黄、山茱萸、甘草组成。适应于各型狼疮。

（9）二仙汤：由仙茅、淫羊藿、当归、巴戟天、黄柏、知母组成。适应于各型狼疮。

（10）阴阳平衡汤：由当归、淫羊藿、黄芩、桂枝、葛根、川芎、白花蛇舌草、五味子、酸枣仁组成。适应于各型狼疮。

八、中医特色技术

（一）长针法

取穴：命门、阳关、身柱、灵台、耳壳反应点、太冲、曲池、百会、足三里。发热者为主配大椎；关节酸痛者配合谷、悬钟、阳陵泉；皮损者配肺俞、解溪、三阴交；肾脏损害者配飞扬、中极；心肺损害者配飞扬、中都。

针法：采取命门透阳关，身柱透灵台，用 125mm 长、1mm 粗的不锈钢针，留针 4 小时；耳壳反应点用耳针，留针 3 小时；其余均用快速提插法，强刺激，治疗各型狼疮。

（二）耳针法

选用 0.5～1.0 寸毫针，埋针选用皮内针，按以下 5 条原则取穴。

（1）病变部位（如面颊区、外鼻等）。

（2）中医理论（如肺、肾等）。

（3）西医病理机制（如月经不调、内分泌功能紊乱取内分泌等）。

（4）阳性反应点（如敏感点等）。

（5）对症（如睡眠差取神门等）。每次取 3～4 个穴位，双侧耳针刺，留针不少于 30 分钟，隔日 1 次，10 次为 1 个疗程。每疗程间隔 3～4 日，埋针法每周 1 次。

（三）穴位封闭疗法

（1）在三叉神经穴位上应用少量 0.25%普鲁卡因皮下封闭（即水针疗法）。

（2）取阳白、四白、巨髎、下关、颊车、大迎、承浆，以上穴位每次选 3 个另加合谷，交换使用，均为双侧取穴，注射药物 1～3ml，再按摩局部片刻。

（四）蟒针疗法

取穴：命门透阳关、身柱透灵台、太冲、曲池、百会、足三里。发热为主者配大椎；关节酸痛者配合谷、悬钟、阳陵泉；皮损者配肺俞、解溪、三阴交；肾脏损害者配飞扬、中极；心肺损害者配飞扬、中都。

针法：命门透阳关、身柱透灵台用直径 1.0mm 粗针，留针 4 小时，大椎放血，余穴强刺激不留针。

九、预防与调护

（一）预防

由于 SLE 的病因尚未完全探明，因此，对于正常人群，目前无必要的预防措施。而对于已经患病的人群，则应注意做到以下几方面，以免诱发或加重病情。

（1）避免阳光的直接照射。

（2）避免使用有刺激性的或有过敏史的化妆品，包括面霜、染发剂等。

（3）避免经常出入人群较多的公共场所，减少病原体的接触。

（4）季节变化时应注意防寒保暖，避免感冒等常见病、多发病的发生。

（5）正视疾病，保持乐观的情绪，尽量避免精神刺激。

（6）改变不利于疾病的不良生活、饮食习惯（参照上述药食忌口）。

（二）调护

1. 日常护理

除常规护理外，有蛋白尿者，应每周检查 2 次尿蛋白；尿中有白细胞者要做中段尿培养和菌落计数，以除外尿路感染。患者要避免日光照射，病室消毒尽量不要用紫外线，宜采用其他消毒方法，如臭氧灭菌灯等。股骨头坏死的患者，下肢不能负重，行走可用拐杖，睡硬板床，谨防外伤，以防骨折。狼疮性肾炎患者由于长期蛋白从小便中丢失，使体内白蛋白降低，故应及时补充优质蛋白如牛奶、鸡蛋、瘦肉、鱼等动物蛋白；而狼疮性肾炎后期肌酐、尿素氮增高的氮质血症甚至尿毒症患者，应少食或不食豆类制品，以免加重肾脏负担。

2. 重病护理

（1）发热患者按高热护理常规，每日测 4 次体温，先做物理降温，并反复检查血常规及血培养，以除外感染。

（2）要尽量避免使用影响骨髓的退热药。

（3）大量心包积液、心动过速、心肌损害者，要卧床休息，头部抬高。

（4）转氨酶升高者除外肝炎后可不必隔离。

（5）有腹水者，应记录腹围、24 小时尿量或出入量。

（6）低蛋白血症者可适当补充白蛋白，肾功能不全者应慎重，减少豆类及豆制品的摄入。

（7）随时观察肾功能、白蛋白、电解质、血气分析、心电图，并及时处理。

（8）肺部损害者，要减少外界接触，预防感冒及感染，一旦发生应及时控制感染、祛痰，尽量少用镇咳药。呼吸困难者应及时吸氧，并反复检查血常规、痰培养、血气分析。

（9）预防褥疮感染、尿路感染、皮肤感染、口腔感染。

（10）选择化妆品要慎重，最好先在敏感部位试用，以免过敏诱发或加重病情。

3. 辨证施护

SLE 患者中最多见的是阴虚内热型，据统计约有 70%，另有约 20% 急性发作经控制后也转化为阴虚内热型。

（1）阴虚内热型：患者有内热、畏热、烘热时应及时测体温，做好记录。但要注意保暖，不宜贪凉，保持大、小便通畅。

（2）气营热盛型：多为急性高热患者。发汗后要及时将汗水擦干，并注意有无畏寒、寒战、血象的变化，有无化脓性感染病灶，防止菌血症、毒血症。同时，注意患者饮食、精神状态的变化，给予足够的水分，运用抗生素时应注意过敏情况。

（3）瘀热痹阻型：多以关节疼痛为主，有内热表现，同时有关节畏寒，故应注意生活环境的温暖与干燥。有条件者可以用中药渣煎水浸脚。

（4）血热瘀滞型：多见双手指或足趾部位有红色斑点、肿胀，甚至破溃。故护理时要注意保持手足清洁、干燥，并保护局部皮肤，以防破损，引起感染。有雷诺现象者，要用流水洗手、洗物。

（5）热郁饮积型：有少量胸腔积液、心包积液的患者可以正常活动，但大量者应卧床休息，有胸闷、胸痛在除外心脏本身原因后及时处理，心力衰竭患者补液速度应缓慢。记录24小时出入量，必要时做心电监护。

（6）瘀热血虚型：有血小板减少的患者应防止各种出血，如有出血应及时处理，出血量多者应注意观察血压、心率，随时准备补充血容量。

（7）气阴两虚型：患者红细胞、白细胞减少，不可过于疲劳，注意冷暖，以防感冒。一旦感冒应及时处理。

（8）瘀热损肾型：饮食应适当低盐，防止水肿。如有高血压者，应定时测量，观察血压的变化。有蛋白尿者，应经常检查尿常规及24小时尿蛋白总量。

（9）脾肾两虚型：多见肾病综合征样表现，见浮肿、高血压、高血脂、蛋白尿，故应控制水分摄入，记录24小时出入量。饮食宜低脂低盐。

（10）瘀热入脑型：见头痛、烦躁，甚至抽搐，可用止痛、镇静药对症处理。并及时请神经内科会诊，明确中枢性狼疮或脑血管意外，以利于患者的救治。

十、各家发挥

（一）辨治思路

1. 从"毒"论治

华庭芳将系统性红斑狼疮基本病机归纳为风热毒邪入侵，血瘀脉络，气阴耗伤。其内因多由于禀赋不足，素体阴虚火盛。正气虚弱，邪气乃干，邪留日久化为热毒。外因多为感受风、热、火等阳邪，兼夹日光暴晒，内蕴成毒；或因七情内伤、饮食不节、贪食肥甘厚味等阳热性食物。诸多病因致热毒蕴于营血，血循行周身，则风热湿毒之邪无处不到，燔灼肌肤，则发红斑；或热盛动血，伤脉络，迫血妄行，血溢于皮肤为发斑；或热盛耗气伤津，津血同源，血虚生风而皮肤瘙痒，停阻于经络而致血瘀，发为红斑狼疮；或热毒炽盛累及脏腑出现水肿、心悸、咳嗽等兼证。

王玉玺认为辨治本病应以"毒"立论。所谓"毒"者，不是一种特定的病因，而是各种病因的产物，皆为外感六淫、内生五邪、痰饮、瘀血者所化。病程中风寒可以化毒或火热毒邪肆虐，或痰阻血瘀皆可变生毒邪。如风毒为患，患者常出现面部红斑，游走性关节疼痛、风疹、瘙痒时隐时现等症状；有些患者常见雷诺现象，手指冷提示寒毒致病；某些患者多日光暴晒之后发病或病情加重，发病后又常常以热毒炽盛最为突出，从而提示本病与热毒密切相关；有些患者常出现面部环形红斑，颈部和胸部区紫红斑及甲周红斑，也可见紫癜样丘疹、网状青斑等，此与瘀毒有关。王玉玺认为从西医学的角度结合中医理论，将病程中形成的引起组织和器官损害的各种免疫复合物、抗体及各种有害的细胞因子亦应视为一种"毒"来对待，从而形成了正虚为本，以"毒"立论、毒邪为标的理论特点。

2. 从"火"论治

卢芳认为系统性红斑狼疮无论是何病因，最终所产生的病邪都是"火"。火有虚实，皆可损及五脏，致使人体阴阳气血功能失调而发为本病。若热伤血分，血燥风搏或血热煎灼气血，血热外溢，瘀于皮肤，则表现为红斑性皮肤损害；心之合脉也，其荣色也，其华在面，热邪入于血脉，则火性炎上，上犯头面则头面易有红斑；若热毒盛或阴虚内热，则可产生发热，热邪犯肺则咳嗽、胸痛；若热邪与湿结，流注于关节经络则出现关节、肌肉酸痛。故在治疗原则上，急性发作期以治火为主，缓解期以滋阴为主。

（二）特色治法及用药

1. 清热解毒，辅以凉血养阴治疗本病

华庭芳辨证系统性红斑狼疮以热毒为主，热毒炽盛，日渐煎熬，易见阴虚之证。故治法以清热解毒为主，辅以凉血养阴。华庭芳在治疗系统性红斑狼疮的诸多病案中，常以生地黄、金银花、连翘、蝉蜕、蛇蜕、当归、白芍、牡丹皮等药物为基本处方。在华庭芳的处方中，生地黄是唯一一味必用于每方之中的中药。生地黄甘寒质润，清热凉血力较强，兼养阴生津，其功效正契合华老治疗本病的原则。金银花是"治疗内痈外痈的要药"；连翘乃"疮家圣药"，两者相须为用，清热解毒、疏散风热，共解狼疮；蝉蜕、蛇蜕均为动物脱落的皮壳，皮药走皮表，两药常合用于祛风止痒；血分为病，配以当归补血活血之药；牡丹皮助生地黄清热毒、凉血热，兼以活血祛瘀以散狼疮；白芍苦酸，敛阴益营，养血止痛。诸药合用，清血分热、解狼疮毒、养阴行血。此外，若患者兼见面目及周身水肿，按之凹陷，则应在主药基础上酌加利水渗湿之茯苓、泽泻、猪苓、滑石、白茅根等；若兼见午后发热、五心烦热、口干舌燥等阴虚内热症状，酌加清热滋阴之青蒿、地骨皮、鳖甲、龟板等；若兼见高热则加羚羊角、犀角、焦栀子、生石膏等寒性药物以胜其热；若兼见关节疼痛，酌加藕节、川续断、桑寄生等强健筋骨；若兼见疮面痒甚，遇风加重，则加防风、荆芥等祛风解表；若兼见咳嗽、咽喉肿痛等肺经症状则酌加荷叶、川贝母、枇杷叶、牛蒡子等清热润肺之药；若体弱无力，本虚不耐攻伐，则以攻补兼施之法，酌加党参、人参、黄芪等。

2. 虫类药物及免疫调节药物的应用

王玉玺在治疗系统性红斑狼疮时通常应用虫类药物。虫类药多具毒性，取其有毒之偏以达到以毒攻毒之效。此病病程缠绵，经久不愈，取其虫类善行入络之性以松透病根。对具有免疫调节作用药物的应用是王玉玺用药治疗本病的又一大特点。如益气药物黄芪、党参、白术、山药、甘草等都有提高机体非特异性免疫的功能，促进淋巴细胞转化，增强单核巨噬细胞系统的吞噬功能，促进免疫功能，增加激素调节等作用。常用的养阴药物有生地黄、熟地黄、玄参、鳖甲、白芍等，此类药具有减轻免疫抑制引起的不良反应及抑制免疫功能亢进的作用；再如白花蛇舌草、半枝莲、大青叶、紫草等清热解毒凉血的药物，能增强白细胞吞噬细菌的作用，增加 T 细胞的杀伤功能及对雌激素灭能的作用。

3. 益气养阴法在缓解期的应用

王俊志通过临床观察认为由于急性活动期，热毒炽盛、毒热伤阴，病程日久，出现气阴两伤之证，再加上长期大剂量使用皮质类固醇激素和免疫抑制剂，耗气伤阴反而加重气阴两虚的症状，造成机体免疫功能下降，引起医源性免疫缺陷，因而 SLE 缓解期的病机多以气阴两虚为主，因而确立其基本治法是益气养阴，扶正固虚以治其本；清热解毒，凉血散瘀以治其标。自拟方剂狼疮饮Ⅱ号：其中黄芪、生地黄、鳖甲、生甘草、西洋参益气养阴，升麻、白花蛇舌草、蚤休、秦艽清热解毒，生地黄、紫草凉血散瘀，女贞子、旱莲草补肝肾阴。其中升麻发表透疹，清热解毒；鳖甲滋阴潜阳，软坚散结；生地黄清热凉血，养阴生津；西洋参补气养阴，清火生津；秦艽祛风湿，止痹痛，退虚热，清湿热。

（黄吉峰）

第八章 精神及神经系统疾病

第一节 脑 梗 死

　　脑梗死（cerebral infarction）又称作缺血性卒中，是指因脑部血液供应障碍，导致局部脑组织缺血、缺氧性坏死，而出现相应神经功能缺损的一类临床综合征。脑梗死是卒中最常见的类型，占 70%～80%。随着我国社会人口老龄化进程的加剧，脑血管疾病发病率不断上升，严重影响患者健康及生活质量。根据我国部分城市调查，本病患病率为 4.59/10 万，年发病率为 93/10 万。本病从地理分布上显示为由南向北梯度递增趋势。北方地区特别是东北和华北地区脑卒中的发病率、死亡率明显高于长江以南地区。其中黑龙江省尚志市朝鲜族居民的发病率比广西壮族居民发病率高 6 倍，死亡率高 9 倍。

　　本病属于中医学"中风"范畴。

一、临床诊断要点与鉴别诊断

　　脑梗死的诊断参照"十二五"规划教材《神经病学》第 3 版。

　　（一）诊断标准

　　（1）危险因素：中年以上，有高血压、动脉硬化、糖尿病、高脂血症或既往有短暂性脑缺血发作（TIA）病史。

　　（2）临床表现：静息状态下或睡眠中急性起病，一至数日内出现局灶性脑损害的症状和体征，可用某一动脉供血区功能损伤来解释。

　　（3）辅助检查：CT/MRI 检查排除脑出血，发现梗死灶，可明确诊断。

　　（二）鉴别诊断

　　1. 脑出血

　　脑出血常在活动中起病、病情进展较快、发病时血压明显升高提示脑出血，CT 检查发现出血灶时可明确诊断。

　　2. 脑栓塞

　　脑栓塞起病急骤，局灶性体征在数秒至数分钟达到高峰，常有栓子来源的基础疾病以心源性、非心源性大脑中动脉栓塞最常见。

3. 颅内占位性病变

常见于颅内肿瘤、硬膜下血肿和脑脓肿，可呈卒中样发病，出现偏瘫等局灶性体征，颅内压增高体征不明显时容易与脑梗死相混淆，CT/MRI 可辅助诊断。

二、审析病因病机

（一）积损正衰

年老体弱，或久病气血亏损，脑脉失养。气虚则运血无力，血流不畅，而致脑脉瘀滞不通；阴血亏虚则阴不制阳，内风动越，夹痰浊、瘀血上扰清窍，突发本病。

（二）劳倦内伤

烦劳过度，伤耗阴精，阴虚而火旺，或阴不制阳，引动风阳，内风旋动，则气火俱浮，或兼夹痰浊、瘀血上壅清窍脉络。

（三）脾失健运

过食肥甘醇酒，致使脾胃受伤，脾失运化，痰浊内生，郁久化热，痰热互结，壅滞经脉，上蒙清窍；或素体肝旺，气机郁结，克伐脾土，痰浊内生；或肝郁化火，烁津成痰，痰郁互结，夹风阳之邪，窜扰经脉，发为本病。饮食不节，脾失健运，气血生化无源，气血精微衰少，脑脉失养，再加之情志过极、劳倦过度等诱因，使气血逆乱，脑之神明不用，而发为中风。

（四）情志过极

七情所伤，肝失条达，气机郁滞，血行不畅，瘀结脑脉；暴怒伤肝，则肝阳暴涨；或心火暴盛，风火相煽，血随气逆，上冲犯脑。凡此种种，均易引起气血逆乱，上扰脑窍而发为中风。尤以暴怒引发本病者最为多见。

综观本病，由于患者脏腑功能失调，气血素虚或痰浊、瘀血内生，加之劳倦内伤、忧思恼怒、饮酒饱食、用力过度、气候骤变等诱因，而致瘀血阻滞、痰热内蕴，或阳化风动、血随气逆，导致脑脉痹阻或血溢脉外，引起昏仆不遂，发为中风。其病位在脑，与心、肾、肝、脾密切相关。其病机有虚（阴虚、气虚）、火（肝火、心火）、风（肝风）、痰（风痰、湿痰）、气（气逆）、血（血瘀）六端，此六端多在一定条件下相互影响，相互作用。病性多为本虚标实，上盛下虚。在本为肝肾阴虚，气血衰少，在标为风火相煽，痰湿壅盛，瘀血阻滞，气血逆乱。而其基本病机为气血逆乱，上犯于脑，脑之神明失用。

三、明确辨证要点

（一）辨中经络与中脏腑

临床按脑和神志受损的程度与有无神志昏蒙将本病分为中经络与中脏腑两大类型。两者根本区别在于中经络一般无神志改变，表现为不经昏仆而突然发生口眼㖞斜、言语不利、半身不遂；中脏腑则以突然昏仆，不省人事，半身不遂、口舌㖞斜、舌强言謇或不语、偏身麻木、神志恍惚或迷蒙为主症，并常遗留后遗症。中经络者，病位较浅、病情较轻；中脏腑者，病位较深、病情较重。

（二）辨病性

中风病性为本虚标实，急性期多以标实证候为主，应根据临床表现，注意辨别病性属火、风、痰、血的不同。平素性情急躁易怒，面红目赤，口干口苦，发病后甚或项背身热，躁扰不宁，大便秘结，小便黄赤，舌红苔黄者，多属火热为患；若素有头痛、眩晕等症，突然出现半身不遂，甚或神昏、抽搐、肢体痉强拘急，属内风动越；素来形肥体丰，病后咳痰较多或神昏，喉中痰鸣，舌苔白腻，属痰浊壅盛为患；若素有头痛，痛势较剧，舌质紫暗，多属瘀血为患。恢复期及后遗症期，多表现为气阴不足，阳气虚衰。若肢体瘫痪，手足肿胀，口角流涎，气短自汗，多属气虚；若兼有畏寒肢冷，为阳气虚衰的表现；若兼有心烦少寐，口干咽干，手足心热，舌红少苔，多属阴虚内热。

（三）辨闭证、脱证

闭者，邪气内闭，症见神昏、牙关紧闭、口噤不开、肢体痉强，属实证。根据有无热象，又有阳闭、阴闭之分。阳闭为痰热闭阻清窍，症见面赤身热，气粗口臭，躁扰不宁，舌苔黄腻，脉象弦滑而数；阴闭为湿痰内闭清窍，症见面白唇暗，静卧不烦，四肢不温，痰涎壅盛，舌苔白腻，脉象沉滑或缓。阳闭和阴闭可相互转化，当依据临床表现、舌象、脉象的变化综合判断。脱证是五脏真阳散脱于外，症见昏愦无知，目合口开，四肢松懈瘫软，手撒肢冷汗多，二便自遗，鼻息低微，为中风危候。另外，临床上尚有内闭清窍未开而外脱虚象已露，即所谓"内闭外脱"者，此时往往是疾病安危演变的关键时机，应引起高度重视。

（四）辨病势顺逆

临床注意辨察患者之"神"，尤其是神志和瞳孔的变化。中脏腑者，起病即见昏愦无知，多为实邪闭窍，病位深，病情重。如患者渐至神昏，瞳孔变化，甚至呕吐、头痛、项强，说明正气渐衰，邪气日盛，病情加重。先中脏腑，如神志逐渐转清，半身不遂未再加重或有恢复者，病由重转轻，病势为顺，预后多好。若目不能视，或瞳孔不等大，或突见呃逆频频，或突然昏愦、四肢抽搐不已，或背腹骤然灼热而四肢发凉及至手足厥逆，或见戴阳及呕血证者，均属病势逆转，难以挽救。

四、确立治疗方略

中风病急性期标实症状突出，急则治其标，治疗当以祛邪为主，常用平肝息风、清化痰热、化痰通腑、活血通络、醒神开窍等治疗方法。闭、脱二证当分别治以祛邪开窍醒神和扶正固脱、救阴回阳。内闭外脱则醒神开窍与扶正固本可以兼用。在恢复期及后遗症期，多为虚实夹杂，邪实未清而正虚已现，治宜扶正祛邪，常用育阴息风、益气活血等法。

五、辨证论治

（一）中经络

1. 风痰瘀血，痹阻脉络证

（1）抓主症：半身不遂，口舌㖞斜，舌强言謇或不语，偏身麻木。

（2）察次症：头晕目眩。

（3）审舌脉：舌质暗淡，舌苔薄白或白腻，脉弦滑。

（4）择治法：活血化瘀，化痰通络。

（5）选方用药思路：本证为风痰、瘀血阻滞经络，气血运行不畅所致，故方用桃红四物汤活血化瘀通络、涤痰汤涤痰开窍。桃红四物汤方中以强劲的破血之品桃仁、红花为主，力主活血化瘀；以甘温之熟地黄、当归滋阴补肝、养血调经；芍药养血和营，以增补血之力；川芎活血行气、调畅气血，以助活血之功。全方配伍得当，使瘀血祛、新血生、气机畅，化瘀生新是该方的显著特点。涤痰汤中人参、茯苓、甘草补心益脾而泻火；陈皮、南星、半夏清热燥湿而祛痰；竹茹清燥开郁；枳实破痰利膈；石菖蒲开窍通心，使痰消火降，则经通而舌柔矣。

（6）据兼症化裁：瘀血症状突出，舌质紫暗或有瘀斑，可加重桃仁、红花等药物剂量，以增强活血化瘀之力；舌苔黄腻，烦躁不安等有热象者，加黄芩、山栀以清热泻火；头晕、头痛加菊花、夏枯草以平肝息风；若大便不通，可加大黄通腑泻热凉血，大黄用量宜轻，以涤除痰热积滞为度，不可过量。

2. 肝阳暴亢，风火上扰证

（1）抓主症：半身不遂，偏身麻木，舌强言謇或不语，或口舌㖞斜。

（2）察次症：眩晕头痛，面红目赤，口苦咽干，心烦易怒，尿赤便干。

（3）审舌脉：舌质红或红绛，苔黄或燥黄，脉弦有力。

（4）择治法：平肝息风，清热活血，补益肝肾。

（5）选方用药思路：本证为阴不潜阳，肝阳暴亢，引动心肝之火，阳化风动，风火相煽，横窜经络所致，故方用天麻钩藤饮加减。方中天麻、钩藤平肝息风；生石决明镇肝潜阳，除热明目，与天麻、钩藤合用，加强平肝息风之力；黄芩、栀子清热泻火，使肝经之热不致上扰；川牛膝引血下行；益母草活血利水；杜仲、桑寄生补益肝肾；夜交藤、茯神安神定志。全方合用，共奏平肝息风，清热活血，补益肝肾之功。

（6）据兼症化裁：伴头晕、头痛加菊花、桑叶，疏风清热；心烦易怒加牡丹皮、郁金，凉血开郁；便干便秘加生大黄。

3. 痰热腑实，风痰上扰证

（1）抓主症：半身不遂，口舌㖞斜，言语謇涩或不语，偏身麻木。

（2）察次症：腹胀便干便秘，头晕目眩，咳痰或痰多。

（3）审舌脉：舌质暗红或暗淡，苔黄或黄腻，脉弦滑或偏瘫侧弦滑而大。

（4）择治法：通腑化痰。

（5）选方用药思路：本证为饮食不节，或饮酒过度，脾失健运，聚湿生痰，痰湿生热，热极生风，痰热阻滞，风痰上扰，腑气不通所致，故方用大承气汤加减。方中生大黄泻下攻积，荡涤肠胃，通腑泄热；芒硝咸寒软坚，润燥通便；大黄、芒硝相须为用，峻下热结之力加强；枳实苦辛破结，导滞泄痞；厚朴苦温下气，除满宽满。

（6）据兼症化裁：可加瓜蒌、胆南星清热化痰；加丹参活血通络。热象明显者，加山栀、黄芩；年老体弱津亏者，加生地黄、麦冬、玄参。

4. 气虚血瘀证

（1）抓主症：半身不遂，口舌㖞斜，口角流涎，言语謇涩或不语，偏身麻木。

（2）察次症：面色㿠白，气短乏力，心悸，自汗，便溏，手足肿胀。

（3）审舌脉：舌质暗淡，舌苔薄白或白腻，脉沉细、细缓或细弦。

（4）择治法：益气活血，扶正祛邪。

（5）选方用药思路：本证为久病气虚，或素体气血虚弱，气虚则无以推动血液运行，瘀血内阻所致，故方用补阳还五汤。方中重用黄芪补气，令气旺血行，瘀去络通；当归长于活血，且化瘀而不伤血；桃仁、红花、赤芍、川芎养血活血，化瘀通经；地龙、牛膝引血下行，通络。

（6）据兼症化裁：气虚明显者，加党参、太子参以益气通络；言语不利，加远志、石菖蒲、郁金以祛痰利窍；心悸、喘息，加桂枝、炙甘草以温经通阳；肢体麻木加木瓜、伸筋草、防己以舒筋活络；上肢偏废者，加桂枝以通络；下肢瘫软无力者，加川续断、桑寄生、杜仲、牛膝以强壮筋骨；小便失禁加桑螵蛸、益智仁以温肾固涩；血瘀重者，加莪术、水蛭、鬼箭羽、鸡血藤等破血通络之品。

5. 肝阳上亢证

（1）抓主症：半身不遂，口舌㖞斜，舌强言謇或不语，偏身麻木。

（2）察次症：烦躁失眠，眩晕耳鸣，手足心热。

（3）审舌脉：舌质红绛或暗红，少苔或无苔，脉细弦或细弦数。

（4）择治法：滋养肝肾，潜阳息风。

（5）选方用药思路：本证为肝阳亢逆无所制约，气火上扰，引动内风，走窜经络所致，故方用镇肝熄风汤加减。方中怀牛膝补肝肾，并引血下行；龙骨、牡蛎、代赭石镇肝潜阳；龟板、白芍、玄参、天冬滋养阴液，以制亢阳；茵陈、麦芽、川楝子清泄肝阳，条达肝气；甘草、麦芽和胃调中。

（6）据兼症化裁：可配以钩藤、菊花息风清热。夹有痰热者，加天竺黄、竹沥、川贝母以清化痰热；心烦失眠者，加黄芩、栀子以清心除烦，加夜交藤、珍珠母以镇心安神；头痛重者，加生石决明、夏枯草以清肝息风。

（二）中腑脏

1. 痰热内闭清窍证（阳闭）

（1）抓主症：起病骤急，神昏或昏愦，半身不遂，鼻鼾痰鸣，肢体强痉拘急。

（2）察次症：项背身热，躁扰不宁，甚则手足厥冷，频繁抽搐，偶见呕血。

（3）审舌脉：舌质红绛，舌苔黄腻或干腻，脉弦滑数。

（4）择治法：清热化痰，醒神开窍。

（5）选方用药思路：本证为痰热阻于经络，清气不能上行濡养清窍所致，故方用羚角钩藤汤加减。羚羊角为主药清肝息风；桑叶疏风清热；钩藤、菊花平肝息风；生地黄清热凉血；白芍柔肝养血；川贝母、竹茹清热化痰；茯神养心安神；甘草调和诸药。安宫牛黄丸可辛凉透窍。

（6）据兼症化裁：若痰热内盛，喉间有痰声，可加服竹沥水 20～30 日，或猴枣散 0.3～0.6g 以豁痰镇痉。肝火旺盛，面红目赤，脉弦有力者，可加龙胆草、栀子以清肝泻火；腑实热结，腹胀便秘，苔黄厚者，用削口生大黄、枳实、芒硝以通腑导滞。

2. 痰湿蒙塞心神证（阴闭）

（1）抓主症：素体阳虚，突发神昏，半身不遂，肢体松懈，瘫软不温。

（2）察次症：甚则四肢逆冷，面白唇暗，痰涎壅盛。

（3）审舌脉：舌质暗淡，舌苔白腻，脉沉滑或沉缓。

（4）择治法：温阳化痰，醒神开窍。

（5）选方用药思路：本证为气血津液运化失调，水湿内停，聚湿成痰，痰湿内蕴阻于经络，清窍失养所致，故方用涤痰汤加减。本方化痰开窍，用于痰蒙心窍，神志呆滞不清者。另可用苏合香丸宣郁开窍。方中半夏、茯苓、橘红、竹茹化痰；郁金、石菖蒲、胆南星豁痰开窍；天麻、钩藤、僵蚕息风化痰。

（6）据兼症化裁：寒象明显，加桂枝温阳化饮；兼有风象者，加天麻、钩藤平肝息风。

3. 元气败脱，神明散乱证（脱证）

（1）抓主症：突然神昏或昏愦，肢体瘫软，手撒肢冷汗多，重则周身湿冷。

（2）察次症：气息微弱，面色苍白，二便失禁。

（3）审舌脉：舌痿，舌质紫暗，苔白腻，脉沉缓、沉微。

（4）择治法：益气回阳固脱。

（5）选方用药思路：本证为素体极虚，阳气衰微，阴不敛阳，阴阳离绝所致，故方用参附汤加减。方中人参大补元气，附子温肾壮阳，二药合用以奏益气回阳固脱之功。

（6）据兼症化裁：汗出不止加山茱萸、黄芪、龙骨、牡蛎以敛汗固脱；兼有瘀象者，加丹参。

六、中成药选用

如脑梗死与痰瘀阻络相关者，且患侧偏身肢体活动不利，可选用华佗再造丸，其具有活血化瘀、化痰通络、行气止痛的作用；如属于气虚血瘀证，可选用含有虫类药物成分的脑心通、脉血康、心脑康、通心络、芪龙胶囊等，能起到益气、活血、化瘀、开窍、通络的作用。

（1）华佗再造丸：适用于痰瘀阻络证。组成：川芎、吴茱萸、冰片等。用法：口服，每次4～8g，每日2～3次，重症每次8～16g；或遵医嘱。

（2）脑心通胶囊：适用于气虚血瘀证。组成：黄芪、赤芍、丹参、当归、川芎、桃仁、红花、乳香（制）、没药（制）、鸡血藤、牛膝、桂枝、桑枝、地龙、全蝎、水蛭。用法：口服，每次2～4粒，每日3次，或遵医嘱。

（3）脉血康胶囊：适用于气虚血瘀证。组成：水蛭。用法：口服，每次2～4粒，每日3次。

（4）心脑康胶囊：适用于气虚血瘀证。组成：丹参、制何首乌、赤芍、枸杞子、葛根、川芎、红花、泽泻、牛膝、地龙、郁金、远志（蜜制）、九节菖蒲、炒酸枣仁、鹿心粉、甘草。用法：口服，每次4粒，每日3次。

（5）通心络胶囊：适用于气虚血瘀证。组成：人参、水蛭、全蝎、赤芍、蝉蜕、土鳖虫、蜈蚣、檀香、降香、乳香（制）、酸枣仁（炒）、冰片。

（6）脉血康胶囊：适用于气虚血瘀证。组成：水蛭。用法：口服，每次2～4粒，每日3次。

（7）芪龙胶囊：适用于气虚血瘀、肝肾亏虚证。组成：黄芪、熟地黄、巴戟天、当归、地龙、豨莶草、川芎。用法：口服，每次4粒，每日3次。

七、单方验方

（1）补阳还五汤：组成为黄芪（生）120g，归尾6g，赤芍4.5g，地龙（去土）3g，川芎3g，桃仁3g，红花3g。每日1剂，水煎服。治疗脑梗死恢复期，辨证为气虚血瘀证者。

（2）地黄饮子：组成为熟地黄、巴戟天、山茱萸、石斛、麦冬、肉苁蓉、茯苓各 15g，附子、五味子、石菖蒲、远志各 10g，肉桂 3g，薄荷 1g，生姜 3 片，大枣 5 枚。水煎服。每日 1 剂。此方可改善老年患者肾阴阳虚衰状态。

八、中医特色技术

（一）中药内服法

黄月芳等总结发现，目前临床上，中风病的辨证以阴虚风动型、气虚血瘀型和痰浊阻滞型三型出现次数最多。阴虚风动型治予补益肝肾，镇肝息风，方选天麻钩藤饮，或地黄饮子，或青蒿鳖甲汤，或镇肝熄风汤；气虚血瘀型治予益气活血，方多选补阳还五汤；痰浊阻滞型治予化痰通络，方选半夏白术天麻汤，或温胆汤，或导痰汤等。在治法方面，中风急性期的主要治法有活血化瘀法、清热解毒法、化痰通腑法、醒脑开窍法，经过实验研究表明均有较好疗效；在中风恢复期运用和研究较多的是益气活血法。

（二）针刺治疗

杨继采取辨证选穴治疗中风气虚血瘀，重在补气活血。穴位主要选肩髃、曲池、外关、足三里、合谷、环跳等；肝阳上亢重在平肝潜阳，穴位主要选风池、大椎、曲池、外关、合谷等。痰浊阻窍重在化痰开窍，穴位主要选哑门、上廉泉、天突、通里、丰隆等，疗效明显。

石学敏创立的"醒脑开窍"针法，目前应用较为广泛。其取穴是以阴经穴位和督脉穴位为主，主要穴位为水沟、内关、三阴交、极泉、尺泽和委中穴。在针灸方法上，多采用普通针刺。

头针疗法是根据大脑皮质中枢交叉支配的原理，针刺偏瘫患者对侧头部运动区，具有较好的恢复肢体功能的作用。临床常参考于氏头针与焦氏头针法。

（三）电针治疗

近年来电针疗法应用较多，临床疗效明确，它是在针刺的基础上结合电刺激，可以提高疗效。王志国针刺焦氏头针运动区并连接电针仪，采取连续波，留针 30 分钟，每日 1 次，10 次为 1 个疗程，收效显著。

（四）耳穴治疗

刘礼梅等采取耳穴压丸合项针治疗中风后假性延髓性麻痹吞咽障碍，疗效显著；孙远征用耳压配合口服盐酸氟西汀胶囊治疗中风后抑郁疗效显著。

（五）灸法治疗

王裕贤以痛为腧，治疗中风后肢体感觉障碍，选最痛点（3～7）处，疼痛弥散侧取曲池、梁丘、足三里、悬钟等穴，取稍大于米粒之艾柱行直接灸，疗效明确；刘慧林用神阙隔姜隔盐灸法及常规针刺治疗中风后排尿功能障碍疗效显著。

（六）穴位注射治疗

穴位注射也是较为常用的治疗方法。郭毅坚运用注射灯盏细辛注射液穴位注射血海穴治疗缺血性中风，发现对肢体功能和神经功能的改善具有非常良好的作用；任中万采取穴位阳陵泉、外丘注射黄芪注射液结合康复训练治疗中风后足内翻疗效显著。

（七）埋线治疗

穴位埋线疗法是治疗中风的又一针灸疗法，它是通过异体蛋白的穴位刺激从而起到治疗作用。杨贺一报道采用天枢、关元、气海行穴位埋线疗法，治疗中风后便秘效果明显。

（八）针刀治疗

张勇等用针刀治疗缓解足内翻、前臂屈曲内收状态，在以足内翻定位胫骨前肌上、胫骨后肌上，前臂内收定位肱桡肌上、旋前圆肌上、喙肱肌上细心按压，选取能引起足内翻或前臂屈曲、内收的最敏感点为施术部位。

（九）磁极针疗

罗仁瀚运用磁极针针刺四神聪、百会、风池、外关、合谷、足三里、三阴交、太冲、关元、气海等，语言不利加廉泉、哑门，口眼㖞斜加阳白、四白、地仓、颊车，疗效明显。

（十）综合治疗

以上治疗方法可根据病情需要单独运用或综合运用。

九、预防与调护

（一）预防

1. 一级预防

脑血管病一级预防是指发病前的预防，即通过早期改变不健康的生活方式，积极主动地筛查及控制各种危险因素，从而达到使脑血管病不发生或者推迟发生的目的，其中包括：①防治高血压；②防治心脏病；③防治糖尿病；④防治血脂异常；⑤戒烟；⑥限酒；⑦控制体重；⑧防治动脉粥样硬化；⑨防治高同型半胱氨酸血症；⑩适度的体育锻炼和合理膳食。

2. 二级预防

脑血管病二级预防是针对发生过脑卒中或 TIA 的患者，通过寻找脑卒中事件发生的原因，对所有可干预的危险因素进行治疗，从而达到降低脑卒中复发危险性的目的。

（1）控制危险因素：①控制高血压；②治疗血脂异常；③治疗糖尿病；④治疗心脏病：心房颤动、急性心肌梗死、瓣膜性心脏病、心肌病、卵圆孔未闭；⑤控制体重；⑥戒烟；⑦限酒；⑧治疗高同型半胱氨酸血症；⑨治疗高凝状态。

（2）应用抗血小板聚集药物。

（3）手术和介入治疗。

（二）调护

（1）低盐低脂饮食，劳倦适宜。

（2）保持气道通畅。

（3）保持腑气通畅。

（4）预防并发症的发生：常见的并发症为压疮，应勤翻身，保持衣物、床单干燥平整；

积极按摩受压的皮肤，改善局部气血运行，防止压疮发生。注意会阴部卫生以防感染，留置导尿管的患者，应积极进行膀胱冲洗，防止尿路感染。

十、各家发挥

（一）辨治思路

1. 从气虚血瘀论治

邹德琛认为本证病机为素体气虚，不能行血，以致脉络瘀阻，半身麻木。治宜补气行血，通络化瘀。方用补阳还五汤加减，方中黄芪、白参大补元气，令气旺血行，瘀去络通；鸡血藤、赤芍、当归、红花活血通络；桂枝、葛根、威灵仙祛风除湿。

2. 从肾虚论治

华廷芳认为少阴脉络于舌本，肾主藏精者也，主藏而不泄。肾气通于脑，脑为髓之海，髓海不足，则脑转耳鸣，胫酸肢冷，头为之若倾，目为之眩。地黄饮虽为风扉而设，但肾虚中风者，亦可用之。方中桂枝、附子、巴戟天、薄荷温肾以祛风；山茱萸、五味子酸敛补肾，防止发散；石菖蒲、远志、茯神入心安神，通关利窍，而心肾一交语自利；生地黄、寸云、天冬、石斛滋阴生水、补肾润燥，使桂、附不热；生姜通窍，大枣补中。此方具填精补肾、滋阴生水、温阳除风、活血通窍之功。

3. 从风痰阻络论治

卢芳治疗本证以祛风涤痰通络为治则。肝木素旺，木旺乘土，致脾不健运，内生痰湿，或肝火内热，炼津成痰，风阳夹痰而横窜经络，上蒙清窍，而致本病。故治疗以祛风涤痰通络为大法。

4. 从肝阳上亢、脉络瘀阻论治

卢芳以息风通络、活血化瘀为治则。其认为本病由七情失调，肝气瘀滞，泣血滞留，瘀阻脑脉而致，故以息风通络、活血化瘀为治疗大法。

（二）特色治法及用药

1. 各医家辨证处方

卢芳认为本病属风痰阻络型宜选用桑枝 30g，豨莶草 30g，牛膝 30g，秦艽 15g，木瓜 15g，地龙 20g，海风藤 20g，赤芍 15g，丹参 30g，川芎 50g，胆南星 20g，黄芩 15g，竹沥水（兑入适量）；属肝阳上亢型宜选用石决明 50g，夏枯草 30g，地龙 30g，葛根 50g，红花 20g，川芎 30g。另有补气活血通络法，选用处方：蜈蚣 3 条，土鳖虫 10g，全蝎 5g，地龙 30g，黄芪 100g，川芎 50g，丹参 30g，乌梢蛇 10g，络石藤 20g，以达补气活血通络之功。

王德光根据中风的病因、病机特点自拟"益气化痰汤"。该方药物组成：黄芪 50g，地龙 15g，寄生 30g，葛根 50g，生地黄 20g，丹参 30g，泽泻 35g。具有益气补肾，活血化瘀之功效，适用于中风中经络各证及中风后遗症的康复。

2. 特效针刺疗法

（1）高维滨治疗本病经验

1）偏瘫主症治疗

电针疗法（弛缓性瘫痪）

上肢：肩髃、曲池、外关、合谷、后溪。

下肢：髀关、血海、阳陵泉、悬钟、太冲。

方解：电流刺激上述穴位，可以反射性兴奋脑部病变部位，有利于解除脑休克期。

操作：本法适于脑休克期的弛缓性瘫痪。用脉冲电针仪，选用疏波，电流量以肢体肌肉出现节律性收缩为度。对解除脑休克，促进肌力、肌张力的恢复有作用。每日 1 次，每次 20～30 分钟，10 次为 1 个疗程，疗程间休息 2 日。

电针疗法（痉挛性瘫痪）

上肢：肩髃、肩髎、天井、手三里、外关、内八邪。

下肢：内髀关、下血海、阳陵泉、纠内翻（外踝后缘上 3 寸，侧卧位）、侠溪。

方解：本法适用于痉挛性瘫痪，用脉冲电针仪选用疏波，电流量以患者能耐受并使上肢向后外方向旋，手指能屈伸，脚向外翻动时为度，可以缓解瘫痪肌群的肌张力。每日 1 次，每次 30 分钟，10 次为 1 个疗程，疗程间休息 2 日。

毫针疗法

治法：近部选穴，补法。

处方：上肢取肩髃、曲池、外关、合谷、后溪、十宣。下肢取髀关、血海、阳陵泉、悬钟、侠溪、太冲。面舌瘫：加翳风、地仓、颊车、舌中、廉泉。

方解：针刺远端穴位可以对大脑皮质产生较大的兴奋作用，促进其对皮质下神经功能的调节作用，以改善小关节的功能。

操作：本法适用于肌张力不高阶段。十宣穴用点刺，其他穴位用补法，每日 1 次，每次 30 分钟，行针 3 次，10 次为 1 个疗程，疗程间休息 2 日。

头针疗法

处方：偏瘫者根据病变部位选对侧运动区相应部位，下肢瘫配足运感区，失语者配言语区，感觉障碍者配对侧感觉区相应部位。

操作：本法适合于中风后各期，快速捻针，每分钟 200 转，留针 30 分钟，其间捻针 3 次，每次 2 分钟，同时配合肢体活动。

项针疗法

处方：风池、翳明、供血。

方解：本法可以改善脑部血液循环，是治疗脑部疾病的基础疗法。

操作：鱼头蒸疗法相结合，有标本兼治之功效，适合于各个阶段治疗，每日 1 次，每次 30 分钟，10 次为 1 个疗程，疗程间休息 2 日。

2）偏瘫兼症治疗

失语

治法：头针疗法。

处方：根据语言障碍的不同性质，选用不同部位。运动性失语选择言语一区，命名性失语选择言语二区，感觉性失语选择言语三区。

操作：一般选取主侧半球相应部位，毫针刺入皮下后快速捻转，每分钟 200 转左右，留针 30 分钟，期间捻针 2 次，每次 2 分钟左右。休息时嘱患者练习言语功能。

延髓麻痹

治法：项针疗法。

处方：风池、供血、翳明、治呛、吞咽 1、廉泉。

配穴：真性延髓麻痹、进行性延髓麻痹加吞咽 2、提咽、头针运动区下 1/3；舌肌无力不会屈伸者加舌中、外金津玉液、廉泉；发音不清者加发音；食物反流加治反流。假性延髓麻痹加头针运动区中下 2/3、廉泉、外金津玉液；舌体不灵、蜷缩加舌中、舌尖；口唇麻痹者加地仓、夹承浆、迎香、颊车。

操作：一般 1～2 次，每次留针 30 分钟，中间行针 2 次，每次 1～2 分钟。廉泉、外金津玉液、舌中、治呛、吞咽 1、吞咽 2、发音、治反流等行针得气后即可出针。

中枢性尿失禁

治法一：远近配穴法。

处方：四神聪、肾俞、会阳。

操作：会阳经感传向阴部，每日 1 次，留针 30 分钟，行针 2 次，6 次后休息 1 日。

治法二：局部取穴法。

处方：关元透中极、水道透中极、三阴交、阴陵泉。

操作：针感到达腹部、会阴部为佳。补法，每日 1 次，每次均达到排尿时为止。

治法三：电针法。

处方：会阳、肾俞。

操作：用电针治疗仪，正极接在肾俞，负极接在会阳，选用疏波，留针 30 分钟，每日 1 次，10 次为 1 个疗程。

治法四：电针法。

处方：次髎（或中髎）、会阳。

操作：两组穴位交替使用，针下得气后，接脉冲电针机，使正极接次髎或中髎，负极接会阳，选用疏波，电流量由小到大，针感传至外阴部位为佳。每日 1 次，6 次后休息 1 日。

情感障碍、哭笑不止

治法：醒神开窍。

处方：风池、供血、四神聪、曲差透本神。

操作：平刺，捻转泻法，每日 1 次，10 次为 1 个疗程，疗程间休息 2 日。

手指屈伸困难

治法：电针法。

处方：外关、内八邪。

操作：将导线正极接在近端，负极接在远端，通以疏波电流，使手指做屈伸活动，每次 30 分钟，6 次为 1 个疗程，疗程间休息 1 日。

上肢屈曲，内旋

治法：电针法。

处方：天井、手三里或纠内旋（手三里外 0.5 寸）。

操作：将导线正极连天井，负极连手三里，选疏波，使上肢外旋外展，每次 30 分钟，6 次后休息 1 日。

足内翻

治法：电针法。

处方：阳陵泉、纠内翻或侠溪。

操作：将一组导线上下连接，正极在上，负极在下，选用疏波，使足向外向上抖动，每次 30 分钟，6 次后休息 1 日。

足下垂、拖步

治法：电针法。

处方：太冲、阳陵泉。

操作：将导线上下连接，正极在上，负极在下，选用疏波，使足向上跳动，每次 30 分钟，6 次后休息 1 日。

大腿抬举无力

治法：电针法。

处方：髀关、阳陵泉。

操作：将导线上下连接，正极在上，负极在下，选用疏波，使大腿向上跳动，每次 30 分钟，6 次后休息 1 日。

小腿后屈不能、胫部发紧

治法：电针法。

处方：委中、承山。

操作：将导线上下连接，正极在上，负极在下，选用疏波，使小腿向后运动，每次 30 分钟，6 次后休息 1 日。

肢体剧痛或感觉异常

治法：电针法。

处方：肩髃、曲池、环跳、阳陵泉。

操作：两组导线，正极在上，负极在下，分别连接上肢和下肢穴位，选用密波，电流量以患者能耐受为度，每次 30 分钟，每日 1 次，6 次后休息 1 日。

偏瘫肩

偏瘫肩是指瘫痪侧肩关节运动功能障碍、疼痛、半脱位，以及随后出现的关节粘连性变化等一系列综合征，是发生于偏瘫患者的一种并发症。

病因：由于废用、营养及代谢性改变，关节炎及炎性粘连、软组织损害等。由于偏瘫肩部肌肉无力，手臂的重量牵拉肩关节囊导致肩关节半脱位。

临床表现：疼痛，运动障碍，偏瘫侧肌肉一般可分为痉挛态及松弛态两类，以痉挛态多见。肩关节外旋运动范围受限有特别意义，同时肩关节活动范围普遍受限。

治疗：①早期进行瘫痪侧肩关节被动运动是重要的预防性措施。②使用肩部吊带将患肢吊起，加腋垫。③患者仰卧时，瘫痪肩应置于外展位，同时使上臂、前臂及手部外旋。④针刺后溪穴，然后被动活动肩关节。⑤针刺冈上肌及三角肌的穴位，用脉冲电针仪选用疏波，使肌肉收缩，可治肩关节半脱位，每日 1 次，每次 30 分钟。

（2）孙申田治疗本病经验

1）脑梗死引起的偏瘫、偏身感觉障碍：取穴运动区（中央前回区）、感觉区（中央后回区），配以情感区（额区）、完骨。偏瘫偏身感觉障碍常规局部选穴，主要以手足阳经为主。上肢：肩髃、曲池、手三里、外关、合谷、中渚、八邪。下肢：环跳、风市、髀关、伏兔、梁丘、血海、阳陵泉、足三里、阴陵泉、绝骨、丰隆、八风。手法：头部穴位应用"经颅重复针刺法"，要求捻转频率不低于 200 转，连续捻转 3～5 分钟，每隔 5 分钟捻转 1 次，捻转 3～4 次。其他穴位以得气为度。

按语：头部穴位为主穴，手法非常重要，可使偏瘫偏身感觉障碍得到立竿见影的改善。我们多年的临床选穴经验证实大脑功能定位在头皮表面的对应关系，但必须通过严格的操作手法达到一定的刺激量后，足以能穿过高阻抗的颅骨而作用于大脑内，激活脑内神经细胞，而发挥其治疗作用。

2）失语症

运动性失语

运动性失语即患者保留理解语言的功能，能听懂他人的话语，但失去组合语言的功能。针灸取穴：运动区下 1/5、囟会透前顶，配以舌中（金津、玉液）、廉泉、地仓、迎香、完骨、通里，伴有中风其他症状按其他症状治疗。手法：运动区下 1/5 应用经颅重复针刺法，每分钟 200 次左右，连续捻转 3～5 分钟，配以严格的语言训练，其余穴位以得气为度，舌中穴点刺不留针，金津、玉液交替针刺。

感觉性失语

感觉性失语即患者失去了理解语言的能力，所答非所问，当医生检查时不能按医生的要求完成指定的动作。针灸治疗：取穴感觉性语言区（相当于头针疗法语言二区，大脑颞叶颞下回后部感觉性语言分析器在头皮表面的投影），囟会透前顶，配以舌中（金津、玉液）、廉泉、地仓、迎香、完骨（双）、通里（双）。手法同前。

命名性失语（顶叶角回后部）

命名性失语即患者不能说出物体的名称，但能说出该物体应用方法。针灸治疗：取穴命名性失语（大脑顶叶角回在头皮表面的投影），配以囟会透前顶、地仓、迎香、完骨（双）、通里（双）。手法同前。

混合型失语

混合型失语是指出现上述语言分析器的多处病变而致两种或两种以上的语言功能障碍。取穴选穴治疗时将上述各类语言障碍取穴组合在一起。手法同前。除了针灸治疗外，必须配合严格持续的语言训练，才能提高针灸疗效。

按语：笔者根据多年治疗失语的临床经验总结了以下歌诀，按失语分类、损伤部位、不同失语症状和脑损伤部位来针刺选穴与治疗：中风失语最难医，发际顶门穴要知。古籍经验一大箩，今人医之亦难题。中医失语名笼统，脑病部位不能定。治标治本效不同，弄清病位分类型。语言功能源于脑，右手持筷左半球。运动失语额下回，听之可懂说不溜。感觉失语颞下回，听之不懂语错回。命名坐堂直更吐，物之会超名不会。三种失语可各得，也可同发谓混合。脑内结构投体表，对应区域把穴找。针刺该穴作用脑，有效无效量上找。临床应用有技巧，主穴配穴搭配好。何种失语该区找，针刺手法量必到。配穴首选情感区，针刺手法同头针。金津玉液不留针，廉泉地仓通里循，哑门速刺不过深，双侧风池通电针。

3）延髓麻痹

真性延髓麻痹

真性延髓麻痹因延髓的Ⅸ、Ⅹ、Ⅻ对颅神经或核下纤维之病变导致。临床表现为吞咽困难、声音嘶哑、饮水呛咳。患者伸舌时偏向健侧，并伴有舌肌萎缩和舌肌纤颤，无下颌、掌颏反射，叩唇反射阳性表现，咽反射消失或减弱，张口或发声"啊"时悬雍垂偏向健侧。很少伴有强哭强笑症状。针灸取穴百会、宁神、金津、玉液、廉泉、天突、地仓，配以完骨（双）、翳风（双）、风池（双）、内关（双）、神门（双）、照海（双）、公孙（双）。手法：根据现代解剖生理学以局部选穴为主，选穴集中在颈项部，侧重于损伤的部位为主，以得气为度，配以电针，一般 3 周左右痊愈。本法重点强调了选穴特异性和神经损伤分布有关，所以选取项部延髓和附近有关穴位如风池、翳风、完骨、哑门、廉泉、天突、地仓等，配以其他调神益智循经选穴。我们的经验是针刺得气后配以电针，3 周证实可以拔掉鼻饲管，能自主吞咽。

假性延髓麻痹

假性延髓麻痹是双侧皮质脑干束的损害，多见于大脑半球双侧病变或延髓以上的皮质脑干束病变。体征表现为患者伸舌困难，但无舌肌萎缩与纤颤，下颌、掌下颌反射、叩唇反射均可引出，大多数患者伴有强哭强笑等症状，检查咽反射存在。针灸治疗：取穴在真性延髓麻痹基础上配以运动区（双）、运动区下 1/4、情感区（额区）。手法：头部穴位应用"经颅重复针刺法"。其余腧穴以得气为度。头部穴位应用"经颅重复针刺法"对改善双侧皮质脑干束和额叶功能有良好效果。

4）血管性痴呆：针灸取穴百会、情感区（额区）、完骨（双）、大钟（双）、三阴交（双）、足三里（双）。手法：百会、情感区（额区）应用。经颅重复针刺法。其余穴位以得气为度。手法是针灸获得疗效的关键，熟练地快速捻转使其达到一定的刺激强度和刺激量，使针刺信号透过高阻抗颅骨作用于大脑皮质和额叶，调节神经递质和脑循环障碍，改善脑功能。其余穴位根据穴位特异性、脏腑辨证关系进行选穴。

5）精神障碍：患者会表现为木僵、脾气倔强、违拗、缄默、躁扰不宁、骂嚷号叫、不避亲疏、打人损物等症状。针灸治疗取穴百会、情感区（额区）、安眠（双）、太阳（双）、神门（双）、大陵（双）、大钟（双）、三阴交（双）。手法：百会、情感区（额区）应用经颅重复针刺法，其他穴位以得气为度。百会、情感区（额区）能调节大脑额叶功能，改善脑炎引起的精神障碍，但必须有严格的手法要求，即应用"经颅重复针刺法"，捻转频率为每分钟 200 次，捻转时间为每次 3～5 分钟，使其达到一定刺激量而作用于大脑，改善大脑的功能，其他穴位根据穴位特异作用而选取下部腧穴。

6）偏盲：针灸选穴取枕区（视区）、完骨（双），配以太阳、攒竹、四白、光明穴。手法：枕区（视区）应用经颅重复针刺法，激活大脑皮质视觉中枢而改善枕叶循环起到治疗作用，强调手法的重要性，捻转频率为每分钟 200 次，捻转时间为每次 3～5 分钟，每隔 5 分钟捻转 1 次，捻转 3～4 次，配以电针。完骨以得气为度，并通电针；其余穴位亦以得气为度；光明穴根据穴位特异性有治疗眼病的作用。根据经络辨证循经选穴，同时配以"经颅重复针刺法"。

7）共济失调：针灸选穴取平衡区（小脑区）（双）、完骨（双）、运动区（中央前回区）（双）、情感区（额区）、曲池（双）、内关（双）、合谷（双）、阳陵泉（双）、三阴交（双）、太溪（双）。手法：平衡区（小脑区）、运动区（中央前回区）、情感区（额区）应用"经颅重复针刺法"，其他穴位以得气为度。平衡区（小脑区）、运动区（中央前回区）、情感区（额区）应用"经颅重复针刺法"，可激发锥体束的功能并改善额叶的功能，尚有调节小脑区共济失调的作用。完骨穴得气后通以电针，可以改善后循环，促进小脑共济运动功能的恢复。其他配穴以补肾健脾为主。

8）中风后抑郁：针灸治疗取穴百会、情感区（额区）、安眠（双）、神门（双）、内关（双）、大钟（双）、足三里（双）、三阴交（双）、太冲（双）。手法：百会、情感区（额区）应用"经颅重复针刺法"，其余穴位以得气为度，中风伴有其他症状按中风其他症状选穴。抑郁与额叶有关，针刺百会、情感区（额区）可以改善额叶功能，缓解抑郁状态。应用"经颅重复针刺法"刺激达到一定量，可以作用于额叶前部主管情感大脑功能的部位，对于中风额叶损伤、违拗、抑郁有良好的作用效果。但是手法非常重要，捻转频率必须达到每分钟 200 次时才能作用于大脑相关部位。

9）二便失禁：针灸治疗取穴足运感（中央旁小叶区）（双侧）、情感区（额区）、完骨（双）、关元、足三里（双）、三阴交（双）、神门（双）、内关（双）、大钟（双）。手法：足运感（中央旁小叶区）、情感区（额区）应用"经颅重复针刺法"，其他穴位以得气为度。"经颅重复针刺法"刺激达到一定量可以作用于中央旁小叶，调节大脑对二便的控制功能，因为这部分患者往往伴有痴呆和认知功能障碍，如果针刺情感区（额区）再配以神门、内关、大钟，则具有明显的调神益智、改善大脑功能的作用，所以调神益智十分重要，进而对痴呆症状有良好的恢复作用。关元、三阴交可以补肾气，以司开阖。

（孙忠人   刘   征）

第二节   帕 金 森 病

帕金森病（Parkinson disease，PD），又称震颤（paralysis agitans），是一种中老年人常见的运动障碍疾病，以黑质多巴胺能神经元变形丢失和路易小体形成为主要病理特征，临床表现以静止性震颤、运动迟缓、肌强直和姿势步态异常为主要特征。本病起病年龄平均为 55 岁（20～80 岁），男、女比例为 3∶2。其发病率随年龄增长而增加，54 岁以下为 5/10 万，55～64 岁为 32/10 万，65～74 岁为 113/10 万，75～84 岁为 254/10 万。我国现有帕金森病患者已超过 200 万。

本病在中医学中属"颤病""颤振""振掉""震颤""内风"等范畴。

一、临床诊断要点与鉴别诊断

帕金森病的诊断参照"十二五"规划教材《神经病学》第 3 版。

（一）诊断标准

（1）发生于中老年人，隐袭起病，缓慢进行性病程。

（2）4 项主症（静止性震颤、强直、少动、姿势反射障碍）至少出现 2 个，症状不对称（临床拟诊）或至少出现 3 个症状，或前 3 种症状中出现 2 个症状，两侧不对称（临床拟诊）。

（3）左旋多巴治疗有效。

（4）患者无眼外肌麻痹、小脑体征、直立性低血压、锥体系损害和肌萎缩等。

（二）鉴别诊断

1. 帕金森综合征

帕金森综合征有明确的病因，常继发于药物、感染、中毒、脑卒中和外伤等。

（1）脑炎后帕金森综合征：20 世纪上半叶流行的昏睡性脑炎常遗留帕金森综合征，目前罕见。

（2）药物或中毒性帕金森综合征：神经安定剂（吩噻嗪类及丁酰苯类）、利血平、甲氧氯普胺、α-甲基多巴、锂、氟桂利嗪等可导致帕金森综合征；MPTP、锰尘、一氧化碳、二硫化碳中毒或焊接时接触烟尘亦可引起帕金森综合征。

（3）血管性帕金森综合征：患者有高血压、动脉硬化及脑卒中史，锥体束受损的病理征和典型的神经影像学改变可提供证据。

（4）外伤性帕金森综合征：因拳击、脑外伤等引起。

2. 进行性核上麻痹

进行性核上麻痹（progressive supranuclear palsy，PSP）可有强直、少动、姿势障碍等帕金森病症状，须与帕金森病鉴别。但该病患者可出现垂直性眼球运动麻痹及锥体束征，姿势障碍也与帕金森病有所不同，倾向于向后跌倒。对左旋多巴治疗反应差。

3. 特发性震颤

特发性震颤多在 40 岁起病，进展缓慢，可发生于各年龄段，但以老年人多见。震颤为姿势性或动作性，主要见于上肢远端，下肢很少受累，常影响头，引起点头或摇晃，无强制、少动和姿势障碍。约 1/3 的患者有家族史，饮酒或服用普萘洛尔震颤可显著减轻。

二、审析病因病机

（一）肝肾阴虚

导致肝肾阴虚的因素有两条：一是生理性虚损，即随年龄增长、人体的衰老，出现肝肾阴亏的表现。加之劳顿、房事过多，将息失宜、忧思劳神等，使阴精更虚、形体衰败；二是病理性肝肾虚损，年高多病，或久病及肾，使肝肾亏虚，肝肾阴亏，水不涵木，肝风内动，发为颤证。

（二）气血两虚

气血亏虚的原因不外两端，一是化生无源，二为耗伤太过。脾胃为气血化生之源，若饮食失节、劳倦过度，或情志失调、肝气横逆，或思虑内伤，均可伤脾，脾虚则气血生化乏源；久病不复，精血暗耗，气血消耗太过，都可导致气血亏虚。气虚筋脉失于温煦，血虚筋脉失于濡养，则拘紧僵直，血虚化风，又可加重震颤。

（三）痰热动风

脾虚不能运化津液，则易聚湿生痰。五志过极，皆可化火，木火过甚而克脾土；或外感毒邪，入里化热，伤及脾胃，则热与痰结，阳热化风，可见颤抖等现象。

（四）血瘀动风

气为血之帅，气虚则推动无力，血行停滞；或情志不遂，肝失疏泄；气机不畅，血行受阻，即气虚血瘀或气滞血瘀。另肝肾阴亏，阴液不足，经脉失于充盈，"无水舟停"，均可致瘀血内阻，筋脉失濡，拘急僵直，发为本病。

（五）髓海不足

肝肾亏虚，肾精匮乏；气血不足，精血化生无源，均可导致髓海空虚。除了可见颤证一般症状外，还有动作迟缓、反应迟钝、神情呆滞、记性减退等。现代 CT、MRI 等影像学检查发现帕金森病患者病久多有脑萎缩，也从另一方面印证髓海不足的存在。

大多数中医学者认为本病本虚标实，肝肾亏损、气血不足是其本，风、火、痰、瘀为其标。而风、火、痰、瘀随着病情日久相互夹杂，毒损脑络，久而筋脉失养，发为本病。总之，肝肾不足是基本病机，痰饮毒邪是病理因素，血瘀阻络是病理环节。

三、明确辨证要点

辨标本察虚实：本病为本虚标实。肝肾阴虚、气血不足等脏腑气血功能失调为病之本，属虚，多表现为颤抖无力、腰膝酸软、眩晕体瘦、缠绵难愈等，常遇烦劳而加重；风、火、痰、瘀等引起风动之象为病之标，属实，多表现为颤震较剧、肢体僵硬、烦躁不宁、胸闷体胖等，常遇郁怒而发。临床中多见虚实夹杂证，但应注意其主次偏重。

四、确立治疗方略

本病的治疗，应遵循急则治标、缓则治本、标本兼治三大法则。若患者震颤明显，其风火、痰热、瘀血症状也较明显时，应先平肝息风，清化热痰，或活血化瘀；若标证不明显，主要表现为肾精亏虚或脾气不足者，则重在填精补脑或补益气血，即所谓缓则治本；若本虚标实者，又当补虚泻实，攻补兼施。

五、辨证论治

1. 肝肾不足证

（1）抓主症：筋骨萎软，不得屈伸，走路颤摇，不能久立。

（2）察次症：头晕、目涩、胁痛、烦热。

（3）审舌脉：舌红少津，脉弦细或弦数。

（4）择治法：滋补肝肾，养阴息风。

（5）选方用药思路：本证为肝肾不足，无以滋养筋络肌骨所致，故方用大定风珠。方中鸡子黄、阿胶滋阴养液以息内风；地黄、麦冬、白芍养阴柔肝；龟板、鳖甲、牡蛎育阴潜阳；麻仁养阴润燥；五味子、甘草酸甘化阴。诸药合用共奏滋阴养液，柔肝息风之功。

（6）据兼症化裁：痰热动风加胆星、钩藤；肝风内动加珍珠母、石决明；血瘀动风加桃仁、红花；肝肾阴虚加枸杞子、山茱萸；气血亏虚加当归、黄芪；阴阳两虚加附子、肉桂。

2. 痰湿动风证

（1）抓主症：筋骨萎软，不得屈伸，走路沉重颤摇，不能久立。

（2）察次症：胸脘痞闷，怕冷，形体肥胖。

（3）审舌脉：舌质暗，舌苔白腻，脉濡细。

（4）择治法：健脾燥湿，豁痰息风。

（5）选方用药思路：本证为脾虚生痰，痰湿生风所致，故方用导痰汤加减。本方即二陈汤加胆星、枳实。方中胆星祛风痰，合半夏有助燥湿之效，枳实降泄，合二陈汤化痰可达推墙倒壁之功。

（6）据兼症化裁：痰热动风加胆星、钩藤；肝风内动加珍珠母、石决明；血瘀动风加桃仁、红花；肝肾阴虚加枸杞子、山茱萸；气血亏虚加当归、黄芪；阴阳两虚加附子、肉桂。

3. 气血两虚证

（1）抓主症：筋骨枯萎，不得屈伸，走路颤摇，不能久立。

（2）察次症：头晕目眩，少气懒言，乏力自汗。

（3）审舌脉：舌淡苔白，脉细弱。

（4）择治法：益气养血，息风和络。

（5）选方用药思路：本证为化生无源，或耗伤太过，气血亏虚所致，故方用八珍汤。方中人参与熟地黄相配，益气养血，共为君药。白术、茯苓健脾渗湿，助人参益气补脾；当归、白芍养血和营，助熟地黄滋养心肝，共为臣药。川芎为佐，活血行气，使地、归、芍补而不滞。炙甘草为使，益气和中，调和诸药。

（6）据兼症化裁：痰热动风加胆星、钩藤；肝风内动加珍珠母、石决明；血瘀动风加桃仁、红花；肝肾阴虚加枸杞子、山茱萸；气血亏虚加当归、黄芪；阴阳两虚加附子、肉桂。

4. 气滞血瘀证

（1）抓主症：筋骨萎软，不得屈伸，疼痛，走路颤摇，不能久立。

（2）察次症：胸胁胀闷，走窜疼痛，急躁易怒，胁下痞块，刺痛拒按。

（3）审舌脉：舌质紫暗或见瘀斑，脉涩。

（4）择治法：益气活血，化痰息风。

（5）选方用药思路：本证为气虚血瘀或气滞血瘀所致，故方用通窍活血汤。方中赤芍、川芎行血活血，桃仁、红花活血通络，葱、姜通阳，麝香开窍，黄酒通络，佐以大枣缓和芳香辛窜药物之性。其中麝香味辛性温，功专开窍通闭，解毒活血故为主药；与姜、葱、黄酒配伍更能通络开窍，通利气血运行的道路，从而使赤芍、川芎、桃仁、红花更能发挥其活血通络的作用。

（6）据兼症化裁：痰热动风加胆星、钩藤；肝风内动加珍珠母、石决明；血瘀动风加桃仁、红花；肝肾阴虚加枸杞子、山茱萸；气血亏虚加当归、黄芪；阴阳两虚加附子、肉桂。

六、中成药选用

（1）六味地黄丸（颗粒、胶囊、片、口服液）：适用于风阳内动证。组成：熟地黄、酒萸肉、牡丹皮、山药、茯苓、泽泻。用法：大蜜丸，每次1丸，每日2次；浓缩丸，每次8丸，每日3次；颗粒剂，每次1袋，每日2次，开水冲服；胶囊剂，每次2粒，每日2次；片剂，每次8片，每日2次；口服液，每次10ml，每日2次。

（2）补中益气丸（合剂、颗粒、口服液）：适用于气血不足证。组成：黄芪（蜜炙）、党参、甘草（蜜炙）、白术（炒）、当归、升麻、柴胡、陈皮、生姜、大枣。用法：浓缩丸，每次8～10丸，每日3次或每次6g，每日2～3次；合剂，每次10～15ml，每日3次；颗粒剂，每次6g，每日2～3次；口服液，每次10ml，每日2～3次。

（3）杞菊地黄丸（胶囊、片、口服液）：适用于肝肾亏虚证。组成：枸杞子、菊花、熟地黄、酒萸肉、牡丹皮、山药、茯苓、泽泻。辅料为蜂蜜。用法：大蜜丸，每次1丸，每日2次，温开水送服；浓缩丸，每次8丸，每日3次；胶囊剂，每次5～6粒，每日3次；片剂，每次3～4片，每日3次；口服液，每次10ml，每日2次。

（4）金匮肾气丸（片）：适用于脾肾阳虚证。组成：地黄、山药、山茱萸（酒炙）、茯苓、牡丹皮、泽泻、桂枝、附子（制）、牛膝（去头）、车前子（盐炙）。辅料为蜂蜜。用法：丸剂，每次1丸，每日2次；片剂，每次4片，每日2次。

七、单方验方

（1）定颤汤：由天麻、川芎、白僵蚕、怀牛膝、枸杞、当归、钩藤、制首乌、山茱萸、白芍、伸筋草、生牡蛎、葛根、生龙骨组成。

（2）止颤汤：由炙黄芪、丹参、知母、白芍、钩藤、制大黄、天麻组成。

（3）益肾消颤汤：由制何首乌、山茱萸、菟丝子、淫羊藿、黄精、肉苁蓉、益智仁、石菖蒲、枸杞子、生地黄组成。

八、中医特色技术

（一）梅花针叩刺法

采用梅花针联合体针治疗帕金森病，梅花针叩刺部位：上肢先从肩部开始，分别叩击伸肌群和屈肌群。下肢取行于下肢前面的足阳明经和行于下肢后面的足太阳经。背部主要沿两侧的足太阳经往下叩。轻轻地叩击，以皮色稍红为度。

（二）刺络放血法

以曲泽、委中、大椎、太阳等为主，在穴位所在部位找到瘀血络脉，常规消毒后，用磨快的三棱针迅速刺入约 1 cm，任其自然出血，待血止后，再加拔火罐，进一步拔出瘀血。每2 周刺血 1 次治疗帕金森病。

（三）隔药灸法

选用制乳香、没药、续断、两头尖等药，用灸法及药物敷脐隔药灸神阙穴治疗帕金森病。

九、预防与调护

（一）预防

1. 一级预防（无病防病）

（1）对有帕金森病家族史及有关基因携带者，有毒化学物品接触者，均应视为高危人群，须密切监护随访，定期体检，并加强健康教育，重视自我防护。

（2）加大对工农业生产环境保护的力度，减少有害气体、污水、污物的排放，对有害作业人员应加强劳动防护。

（3）改善广大农村及城镇的饮水设施，保护水资源，减少河水、库水、塘水及井水的污染，保证广大人民群众能喝上安全卫生的饮用水。

（4）老年人慎用吩噻嗪类、利血平类及丁酰苯类药物。

（5）重视老年病（高血压、高血脂、高血糖、脑动脉硬化等）的防治，增强体质，延缓衰老，防止动脉粥样硬化，对预防帕金森病均能起到一定的积极作用。

2. 二级预防（早发现，早诊断，早治疗）

（1）早期诊断，帕金森病的亚临床期长，应及早开展临床前期诊断技术，如嗅觉功能障碍、正电子发射体层扫描（PET）、多巴胺抗体、脑脊液化学、电生理等检查。

（2）帕金森病早期，虽然黑质和纹状体神经细胞减少，但多巴胺分泌却代偿性增加，此时脑内多巴胺含量并未明显减少，称代偿期。

3. 三级预防（延缓病情发展，防止病残，改善生活质量）

（1）重视心理疏导、安抚和精神关爱，保证充足睡眠，避免情绪紧张、激动，以减少肌震颤加重的诱发因素。

（2）积极鼓励患者主动运动，如吃饭、穿衣、洗漱等，有语言障碍者，可对着镜子努力大声地练习发音，加强关节、肌力活动及劳作训练，尽可能保持肢体运动功能，注意防止摔跤及肢体畸形残废。

（3）长期卧床者，应加强生活护理，注意清洁卫生，勤翻身拍背，防止坠积性肺炎及压疮感染等并发症，帕金森病患者大部分死于肺部或其他系统如泌尿系统等的感染，注意饮食营养，必要时给予鼻饲，保持大小便通畅，不断增强体质，提高免疫功能，降低死亡率。

（二）调护

帕金森病患者除了按时吃药、及时锻炼，平日在家里也需要得到悉心的护理。

（1）重视病前调护，预防或减缓痴呆的发生。老年痴呆是缓慢发生的疾病，多数患者说不出明显的发病日期，而且目前尚无特效药。老人在离退休后，应积极参加社会活动，广交朋友，培养兴趣，从事力所能及的脑力和体力活动，与子女生活在一起，不脱离家庭，不脱离社会。

（2）帮助料理患者的日常生活。帕金森病患者在卫生、饮食、大小便、起居等日常生活方面自理能力差，需要家属督促或协助。安排患者合理而有规律的生活，要求他们按时起床和就寝、进餐，使之生活接近正常规律，保证其足够的休息和睡眠时间。

（3）加强患者的功能训练。培养和训练痴呆老人的生活自理能力。必须强调，帮助患者料理个人生活，并不是什么都去帮患者做，也不是看着患者自己去做就不管了，其含义是进行督促、检查和指导，其目的是为了保障患者生活上的需求，训练其生活自理能力，延缓智能衰退。

（4）饮食护理。一日三餐应定量、定时，尽量保持患者平时的饮食习惯，要选择营养丰富、清淡宜口的食品，荤素搭配，食物温度适中，无刺、无骨，易于消化。保证其吃饱吃好，对吞咽有困难者应给予缓慢进食，不可催促，以防噎食及呛咳。对少数食欲亢进、暴饮暴食者，要适当限制食量，以防止其因消化吸收不良而出现呕吐、腹泻。

（5）注意安全护理。对中、重度帕金森病患者要处处事事留意其安全。不要让患者单独外出，以免迷路、走失，衣袋中最好放一张写有患者姓名、地址、联系电话的卡片或布条，如万一走失，便于寻找；行走时应有人扶持或关照，以防跌倒摔伤、骨折，对居住在高层楼房的患者，更应防止其不慎坠楼；洗澡时注意不要使其烫伤；进食时必须有人照看，以免食物呛入气管而窒息死亡，吃鱼注意被鱼刺卡住；患者所服药品要代为妥善保管，送服到口，看服下肚；睡低床，一般帕金森病患者都伴有抑郁症，为防止患者自杀或者意外事故发生，最好随时有人陪护。

（6）改善家庭环境。家庭设施应便于患者生活、活动且应富有生活情趣。家庭和睦温暖，使患者体会到家人对他的关心和支持，鼓励患者树立战胜疾病的信心，避免一切不良刺激。

（7）注意预防和治疗躯体疾病。家人对帕金森病患者要密切观察，注意其饮食、起居、二便变化，如发现有异常，应及时送往医院进行检查和治疗。如未及时发现而致病情加重，患者可能因合并躯体疾病而死亡。

（8）注意心理调护。由于精神因素与帕金森病患者关系密切，所以，做好帕金森病患者的心理护理尤为重要。

十、各家发挥

（一）辨治思路

从本虚标实，脏腑阴阳失调论治。高维滨认为，本病为热病之后，肝阴耗伤；或年老体弱、肝肾阴虚、精血亏损；或脾虚生化不足，运化不能而痰瘀阻络，故属本虚标实、脏腑阴阳失调之证。以肝阳上亢、阴虚风动为常见，故以平肝息风法治疗肝阳上亢型，治以镇肝熄风汤。其组成：天麻、钩藤、白芍、洋金花。以滋阴息风法治疗阴虚风动型，选用经验方，其组成：枸杞子、肉苁蓉、何首乌、山茱萸、厚朴、茯苓、白芍、天麻、海桐皮、木瓜。

（二）特色治法及用药

1. 孙申田"经颅重复针刺功法"

主穴（头部）：运动区（中央前回区）（双侧）、舞蹈震颤区（锥体外系区）（双侧）、情感区（额区）、完骨（双侧）。

配穴：上肢取少海（双侧）、曲池（双侧）、手三里（双侧）、外关（双侧）、合谷（双侧）。下肢取血海（双侧）、风市（双侧）、阳陵泉（双侧）、足三里（双侧）、阴陵泉（双侧）、绝骨（双侧）、丘墟（双侧）、太冲（双侧）、照海（双侧）。

手法：头部穴位应用"经颅重复针刺功法"，其他穴位以得气为度。

头部穴位应用"经颅重复针刺功法"，捻转频率为 200 次/分钟，捻转时间为 3～5 分钟，使其达到一定刺激量而调节大脑多巴胺系统和胆碱能系统，使其脑内多巴胺含量增多，达到治疗作用。由于增加的多巴胺含量是有一定限度的，所以对早期轻型的帕金森病患者，针刺治疗可改善其症状。配以局部选穴达到养血活血祛风、止痉定颤的作用。

2. 高维滨治疗本病经验

（1）电项针疗法

取穴：风池、供血。

操作：正极在上，负极在下，同侧连接，选疏波，使头部轻度抖动，每日 1 次，每次 30 分钟，6 次后休息 1 日。

（2）电针疗法

取穴：通天透承光、风池。

操作：导线正极连通天穴，负极连风池穴，选疏波，电流量以患者能耐受为度，每日 1 次，每次 30 分钟，6 次后休息 1 日。

（3）头针疗法

取穴：舞蹈震颤控制区、运动区、平衡区。

操作：用 28 号 1.5 寸针灸针，针尖与头皮成 30°夹角，快速刺入皮下，每分钟捻转 200 次，留针 30 分钟，期间共捻针 3 次，每次 1 分钟，每日 1 次，10 次为 1 个疗程，疗程间休息 3 日。

（韩　超）

第三节　阿尔茨海默病

阿尔茨海默病（Alzheimer disease，AD）是发生于老年和老年前期、以进行性认知功能障碍和行为损害为特征的中枢神经系统退行性病变。临床上表现为记忆障碍、失语、失用、失认、视空间能力损害，抽象思维和计算力损害，人格和行为改变等。本病发病率随年龄增加逐渐增高。流行病学调查显示，65 岁以上老年人，年龄每增加 5 岁，AD 的发病率就会增加 1 倍；85 岁以上老年人中，20%～50%患有 AD。预计 2050 年以后，全球 AD 的患病率将是 2018 年的 4 倍。本病通常为散发，女性多于男性，女性患者的病程通常较男性患者长。约 5%的患者可有明确的家族史。如果家族中有本病患者，则一级亲属有较高患病风险，其中尤以女性为著。此外，双生子研究发现，如一方患 AD，同卵双生的另一方患病率为 90%，而双卵双生的另一方患病率为 45%，较普通人群患病率是显著增高的。

本病属于中医学"痴呆"范畴，又称"神呆""愚痴""呆痴""呆病"。

一、临床诊断要点与鉴别诊断

（一）诊断标准

应用最广泛的 AD 诊断标准是由美国国立神经病语言障碍卒中研究所和阿尔茨海默病及相关疾病学会（the National Institute of Neurological and Communicative Disorders and Stroke and the Alzheimer Diseases and Related Disorders Associations，NINCDS-ADRDA）1984 年制定的，2011 年美国国立老化研究所和阿尔茨海默病协会对此标准进行了修订，制订了 AD 不同阶段的诊断标准，并推荐了 AD 痴呆阶段和轻度认知损害（MCI）期的诊断标准用于临床。

1. AD 痴呆阶段的临床诊断要点

（1）很可能的 AD 痴呆

1）核心临床标准：①符合痴呆诊断标准；②起病隐匿，症状在数月至数年中逐渐出现；③有明确的认知损害病史；④表现为遗忘综合征（学习和近记忆下降，伴 1 个或 1 个以上其他认知域损害）或者非遗忘综合征（语言、视空间或执行功能三者之一损害，伴 1 个或 1 个以上其他认知域损害）。

2）排除标准：①伴有与认知障碍发生或恶化相关的卒中史，或存在多发或广泛脑梗死，或存在严重的白质病变；②有路易体痴呆的核心症状；③有额颞叶痴呆的显著特征；④有原发性进行性失语的显著性特征；⑤有其他引起进行性记忆和认知功能损害的神经系统疾病，或非神经系统疾病，或药物过量或滥用证据。

3）支持标准：①在以知情人提供和正规神经心理测验得到的信息为基础的评估中，发现进行性认知下降的证据；②找到致病基因（APP、PS1 或 PS2）突变的证据。

（2）可能的 AD 痴呆：有以下任一情况时，即可诊断。

1）非典型过程：符合很可能的 AD 痴呆核心临床标准中的第 1 条和第 4 条，但认知障碍突然发生，或病史不详，或认知进行性下降的客观证据不足。

2）满足 AD 痴呆的所有核心临床标准，但具有以下证据：①伴有与认知障碍发生或恶化相关的卒中史，或存在多发或广泛脑梗死，或存在严重的白质病变；②有其他疾病引起的痴呆特征，或痴呆症状可用其他疾病和原因解释。

2. AD 源性 MCI 的临床诊断要点

（1）符合 MCI 的临床表现：①患者主诉，或者知情者、医师发现的认知功能改变；②一个或多个认知领域受损的客观证据，尤其是记忆受损；③日常生活能力基本正常；④未达痴呆标准。

（2）发病机制符合的 AD 病理生理过程：①排除血管性、创伤性、医源性引起的认知功能障碍；②有纵向随访发现认知功能持续下降的证据；③有与 AD 遗传因素相关的病史。

在临床研究中，MCI 和 Pre-MCI 期的诊断标准还采纳了两大类 AD 的生物标志物。一类反映 β 淀粉样蛋白（Aβ）沉积，包括脑脊液 Aβ42 水平和涉及 PET 淀粉样成像；另一类反映神经元损伤，包括脑脊液总 tau 蛋白和磷酸化 tau 蛋白水平、结构 MR 显示海马体积缩小或内侧颞叶萎缩、氟脱氧葡萄糖 PET 成像、单光子发射计算机断层（SPECT）灌注成像等。目前对这些生物标志物的理解还有限，其临床应用还有待进一步改进和完善。

（二）鉴别诊断

AD 是老年期痴呆的最常见类型，在此仅简述其他几类常见痴呆与之相比的特点。

1. 血管性痴呆

血管性痴呆（vascular dementia, VD）包括缺血性或出血性脑血管病，或者是心脏和循环障碍引起的低血流灌注所致的各种临床痴呆，是痴呆的常见类型之一。AD 与 VD 在临床表现上有不少类似之处，但病因、病理大相径庭，治疗和预后也不相同（表 8-1）。VD 常常突然起病（以日到周计），呈波动性进程，在反复发生的皮质或皮质下损害的患者（多发梗死性痴呆）中常见。然而，需要注意的是，皮质下小血管性痴呆起病相对隐匿，发展进程较缓慢。神经心理学测验如斯特鲁普（Stroop）色词测验、言语流畅性测验简易智力状况检查法（mini-mentalstateexamination, MMSE）、数字符号转换测验、结构模仿、迷宫测验等有助于两者的鉴别。缺血评分（Hachinski）量表≥7 分提示 VD，≤4 分提示 AD，5 分或 6 分提示为混合性痴呆。这一评分标准简明易行，应用广泛。但缺点是未包含影像学指标。

表 8-1　阿尔茨海默病（AD）与血管性痴呆（VD）的鉴别要点

	AD	VD
性别	女性多见	男性多见
病理	进展性、持续进行性发展	波动性进展
认知功能	全面性痴呆，人格崩溃	斑片状损害，人格相对保留
自觉症状	少	常见头痛、眩晕、肢体麻木等
伴随症状	精神行为异常	局灶性神经系统症状体征
CT/MRI	脑萎缩	脑梗死灶或出血灶
PET/SPECT	颞、顶叶对称性血流低下	局限性、非对称性血流低下

2. 额颞叶痴呆

额颞叶痴呆（frontotemporal dementia, FTD）的形态学特征是额极和颞极的萎缩。但疾病早期，这些改变并不明显，随着疾病的进展，MRI、SPECT 等检查才可见典型的局限性脑萎缩和代谢低下。在视觉空间短时记忆，词语的即刻、延迟、线索记忆和再认、内隐记忆及注意持续性测验中，FTD 患者的表现比 AD 患者要好，而在 Wisconsin 卡片分类测验、Stroop 测验、连线测验 B 等执行功能测验中的表现比 AD 患者差。FTD 记忆缺损的模式属于"额叶型"遗忘，非认知行为如自知力缺乏、人际交往失范、反社会行为、淡漠、意志缺失等，是鉴别 FTD 与 AD 的重要依据（表 8-2）。

表 8-2　额颞叶痴呆（FTD）与阿尔茨海默病（AD）的鉴别要点

	FTD	AD
自知力丧失	常见，早期即出现	常见，疾病晚期出现
摄食改变	食欲旺盛，酷爱碳水化合物类物质	厌食、体重减轻更多见
刻板行为	常见	罕见
言语减少	常见	疾病晚期出现
失抑制	常见	可有，但程度较好
欣快	常见	罕见
情感淡漠	常见，严重	常见，不严重
自我忽视（自我照理能力差）	常见	较少，疾病晚期出现
记忆损害	疾病晚期才出现	早期出现，严重
执行功能障碍	早期出现，进行性加重	大部分患者晚期才出现
视空间能力	相对保留	早期受累
计算能力	相对保留	早期受累

3. 路易体痴呆

路易体痴呆（dementia with Lewy bodies，DLB）患者与 AD 相比，回忆及再认功能均相对保留，而在言语流畅性、视觉感知及操作任务的完成等方面损害更为严重。在认知水平相当的情况下，DLB 患者较 AD 患者功能损害更为严重，运动及神经精神障碍更重。同时，该类痴呆患者的生活自理能力更差。

4. 帕金森病痴呆

帕金森病痴呆（Parkinson disease dementia，PDD）指帕金森病患者的认知损害达到痴呆的程度。相对于其他认知领域的损害，PDD 患者的执行功能受损尤其严重。PDD 患者的短时记忆、长时记忆能力均有下降，但严重度比 AD 轻。视空间功能缺陷也是常见的表现，其程度及总体严重度较 AD 重。

PDD 与 DLB 在临床和病理表现上均有许多重叠。反复的视幻觉发作在两种疾病中均较常见。但帕金森病患者痴呆表现通常在运动症状 10 年甚至更长时间以后方才发现。然而，除了症状出现顺序、起病年龄的不同及对左旋多巴胺制剂反应的些微差别外，DLB 与 PDD 患者在认知损害领域、神经心理学表现、睡眠障碍、自主神经能力损害、帕金森病症状、神经阻断剂高敏性及对胆碱酯酶抑制剂的疗效等诸多方面均十分相似。因此有学者指出，将两者截然分开是不科学的。DLB 与 PDD 可能是广义 Lewy 体疾病谱中的不同表现。

5. 其他

（1）正常颅压性脑积水：以进行性智能衰退、共济失调步态和屙尿失禁三大主症为特点。部分老年期正常颅压性脑积水需与血管性痴呆鉴别，但前者起病隐匿，亦无明确卒中史。正常颅压性脑积水是可治性痴呆的常见病因，除了病史问询和详细体检外，确定脑积水的类型还需结合 CT、MRI、脑室脑池扫描等才能做出判断。

（2）亨廷顿病（Huntington disease，HD）：为常染色体显性遗传病，多于 35～40 岁发病。最初表现为全身不自主运动或手足徐动，伴有行为异常，如易激惹、淡漠、压抑等。数年后智能逐渐衰退。早期智能损害以记忆力、视空间功能障碍和语言欠流畅为主，后期发展为全面认知衰退，运用障碍尤其显著。根据典型的家族史、运动障碍和进行性痴呆，结合影像学检查手段，不难诊断。

（3）进行性核上行麻痹（progressive supranuclear palsy，PSP）：为神经变形疾病，目前病因仍不明确。在一些皮质下结构中可见神经原纤维缠结、颗粒空泡变性、神经元丢失等。临床多为隐匿起病，表现为性格改变、情绪异常、步态不稳、视觉和语言障碍。主要特点为核上性眼肌麻痹、轴性肌强直、帕金森综合征、假性延髓性麻痹和痴呆。典型患者诊断不难，但在疾病早期和症状不典型的病例需与帕金森病、小脑疾病和基底核疾病相鉴别。

（4）感染、中毒、代谢性疾病：痴呆还可能是多种中枢神经系统感染性疾病如艾滋病（HIV）、神经梅毒、朊蛋白病、脑炎等的表现之一。维生素 B_{12} 缺乏、甲状腺功能减退、酒精中毒、一氧化碳中毒、重金属中毒等均可能出现痴呆。

对于痴呆及其亚型的诊断，需综合临床、影像、神经心理、实验室、病理等多方面检查共同完成。

二、审析病因病机

（一）年迈体虚

脑为髓海，元神之府，神机之用。人至老年，脏腑功能减退，年高阴气自半，肝肾阴虚，或肾中精气不足，不能生髓，髓海空虚，髓减脑消，则神机失用而成痴呆。此外，年高气血运行迟缓，血脉瘀滞，脑络瘀阻，亦可使神机失用，而发生痴呆。

（二）情志所伤

所欲不遂，或郁怒伤肝，肝失疏泄，可致肝气郁结，肝气乘脾，脾失健运，则聚湿生痰，蒙蔽清窍，使神明被扰，神机失用而形成痴呆；或日久生热化火，神明被扰，则性情烦乱，忽哭忽笑，变化无常；久思积虑，耗伤心脾，心阴心血暗耗，脾虚气血生化无源，气血不足，脑失所养，神明失用；或惊恐伤肾，肾虚筋亏，髓海失充，脑失所养，皆可导致神明失用，神情失常，发为痴呆。

（三）久病耗损

中风、眩晕等疾病日久，或失治误治，积损正伤，一是可使肾、心、肝、脾之阴、阳、精、气、血亏损不足，脑髓失养；二是久病入络，脑脉闭阻，脑气与脏气不得相接。

本病为一种全身性疾病，其基本病机为髓海不足，神机失用。由精、气、血亏损，髓海失充，脑失所养，或气、火、痰、瘀诸邪内阻，上扰清窍所致。痴呆病位主要在脑，与心、肝、脾、肾功能失调密切相关。病理性质多属本虚标实之候，本虚为阴精、气血亏虚，标实为气、火、痰、瘀内阻于脑。在病机上常发生转化。一是气滞、痰浊、血瘀之间可以相互转化，或相兼为病，终致痰瘀交结，使病情缠绵难愈。二是气滞、痰浊、血瘀可以化热，而形成肝火、痰热、瘀热，上扰清窍。进一步发展，可耗伤肝肾之阴，肝肾阴虚，水不涵木，阴不制阳，肝阳上亢，化火生风，风阳上扰清窍，而使痴呆加重。三是虚实之间可相互转化。实证的痰浊、瘀血日久，若损及心脾，则气血不足；或耗伤心阴，神明失养；或上及肝肾，则肾精不足，脑髓失养，可转化为痴呆的虚证。而虚证病久，气血亏乏，脏腑功能受累，气血运行失畅，或积湿为痰，或留滞为瘀，则可见虚中夹实之证。故本病临床以虚实夹杂证为多见。

三、明确辨证要点

　　辨虚实：本病乃本虚标实之证，临床上以虚实夹杂者多见。无论为虚为实，都能导致髓减脑消，脏腑功能失调，因而辨证时需分清虚实。痴呆属虚者，临床主要以神气不足，面色失荣，形体消瘦，言行迟弱为特征，可分为髓海不足、肝肾亏虚、脾肾两虚等证。痴呆属实者，除见智能减退、表情反应呆钝外，临床还可见因浊实之邪蒙神扰窍而引起情志、性格方面或亢奋或抑制的明显改变，以及痰浊、瘀血、风火等诸实引起的相应证候。老年痴呆虚实夹杂者多见，或以正虚为主，兼有实邪，或以邪实为主，兼有正虚。

四、确立治疗方略

　　本病治疗当以开郁逐痰、活血通窍、平肝泻火治其标，补虚扶正、充髓养脑治其本。为加强滋补作用，常加血肉有情之品。治疗时宜在扶正补虚、填补肾精的同时，注意培补后天脾胃，以冀脑髓得充，化源得滋。同时，须注意补虚切忌滋腻太过，以免滋腻损伤脾胃，酿生痰浊。另外，在药物治疗的同时，移情易性，智力和功能训练与锻炼亦不可轻视。

五、辨证论治

　　1. 髓海不足证
　　（1）抓主症：智能减退，记忆力、计算力、定向力明显减退，神情呆钝，词不达意。
　　（2）察次症：头晕耳鸣，懒惰思卧，齿枯发焦，腰酸骨软，步履艰难。
　　（3）审舌脉：舌瘦色淡，苔薄白，脉沉细弱。
　　（4）择治法：补肾益髓，填精养神。
　　（5）选用药思路：本证为先天禀赋不足，后天髓海失养所致，故方用七福饮加减。本方益气养血，滋阴补肾，兼有化痰宣窍之功。方中熟地黄滋阴补肾；鹿角胶、龟板胶、阿胶、紫河车、猪骨髓补髓填精；当归养血补肝；人参、白术、炙甘草益气健脾；石菖蒲、远志、杏仁宣窍化痰。
　　（6）据兼症化裁：肝肾阴虚，年老智能减退，腰膝酸软，头晕耳鸣者，可去人参、白术、紫河车、鹿角胶，加怀牛膝、生地黄、枸杞子、女贞子、制首乌；兼肾阳亏虚，症见面色无华，形寒肢冷，口中流涎，舌淡者，加熟附片、巴戟天、益智仁、淫羊藿、肉苁蓉等。
　　2. 脾肾两虚证
　　（1）抓主症：表情呆滞，沉默寡言，记忆减退，失认失算，口齿含糊，词不达意。
　　（2）察次症：腰膝酸软，肌肉萎缩，食少纳呆，气短懒言，口涎外溢，或四肢不温，腹痛喜按，鸡鸣泄泻。
　　（3）审舌脉：舌质淡白，舌体胖大，苔白，或舌红，苔少或无苔，脉沉细弱，双尺尤甚。
　　（4）择治法：补肾健脾，益气生精。
　　（5）选用药思路：本证为先后天俱虚所致，故方用还少丹加减。本方既能益气健脾，又能补肾益精。方中熟地黄、枸杞子、山茱萸滋阴补肾；肉苁蓉、巴戟天、小茴香助命火，补肾气；杜仲、怀牛膝、楮实子补益肝肾；党参、白术、茯苓、山药、大枣益气健脾；石菖蒲、远志、五味子宣窍安神。

（6）据兼证化裁：肌肉萎缩，气短乏力较甚者，可加紫河车、阿胶、续断、首乌、黄芪等益气补肾；食少纳呆，头重如裹，时吐痰涎，头晕时作，舌苔腻者，酌减滋肾之品，加陈皮、半夏、生薏苡仁、白蔻仁健脾化湿和胃，也可配伍藿香、佩兰芳香化湿；纳食减少，脘痞，舌红少苔者，可去肉苁蓉、巴戟天、小茴香，加天花粉、玉竹、麦冬、石斛、生谷芽、生麦芽养阴生津。

3. 痰浊蒙窍证

（1）抓主症：表情呆钝，智力衰退，或哭笑无常，喃喃自语，或终日无语，呆若木鸡。

（2）察次症：不思饮食，脘腹胀痛，痞满不适，口多涎沫，头重如裹。

（3）审舌脉：舌质淡，苔白腻，脉滑。

（4）择治法：豁痰开窍，健脾化浊。

（5）选方用药思路：本证为久病，痰蒙清窍所致，为本虚标实之证，故方用涤痰汤加减。本方重在豁痰开窍，兼以益气健脾。方中半夏、陈皮、茯苓、枳实、竹茹理气化痰，和胃降逆；制南星去胶结之顽痰；石菖蒲、远志、郁金开窍化浊；甘草、生姜补中和胃。

（6）据兼症化裁：脾虚明显者，加党参、白术、麦芽、砂仁等；头重如裹，哭笑无常，喃喃自语，口多涎沫者，重用陈皮、半夏、制南星，并加用莱菔子、全瓜蒌、浙贝母等化痰祛痰之品；痰浊化热，干扰清窍，舌质红，苔黄腻，脉滑数者，将制南星改用胆南星，并加瓜蒌、栀子、黄芩、天竺黄、竹沥。

4. 瘀血内阻证

（1）抓主症：表情迟钝，言语不利，善忘，易惊恐，或思维异常，行为古怪。

（2）察次症：伴肌肤甲错，口干不欲饮，双目晦暗。

（3）审舌脉：舌质暗或有瘀点瘀斑，脉弦涩。

（4）择治法：活血化瘀，开窍醒脑。

（5）选方用药思路：本病为久病入血，血瘀阻窍所致，故方用通窍活血汤加减。本方活血化瘀，开窍醒脑。方中麝香芳香开窍，并活血散结通络；当归、红花、桃仁、赤芍、川芎、丹参活血化瘀；葱白、生姜合石菖蒲、郁金以通阳宣窍。

（6）据兼症化裁：久病伴气血不足，加熟地黄、党参、黄芪；气虚血瘀为主者，宜补阳还五汤加减，药用黄芪、当归、党参、赤芍、地龙、川芎、桃仁、红花、水蛭、郁金、石菖蒲、远志；气滞血瘀为主者，宜用血府逐瘀汤加减。

六、中成药选用

AD 多与髓海不足密切相关，一般可选用安神补脑液治疗；如肝肾阴虚可选用六味地黄丸治疗；痰浊阻窍可选用归脾丸治疗；瘀血阻窍型选用血府逐瘀胶囊治疗。

（1）安神补脑液：适用于髓海不足型痴呆。组成：鹿茸、制何首乌、淫羊藿、干姜、甘草、大枣。用法：口服，每次 1 支，每日 2 次。

（2）六味地黄丸：适用于肝肾阴虚型痴呆。组成：熟地黄、山茱萸、牡丹皮、山药、茯苓、泽泻。用法：口服，每次 1 丸，每日 2 次。

（3）归脾丸：适用于痰浊阻窍型痴呆。组成：党参、白术、黄芪、茯苓、远志、酸枣仁、龙眼肉、当归、木香、大枣、甘草。用法：口服，每次 1 丸，每日 3 次。

（4）血府逐瘀胶囊：适用于瘀血阻窍型痴呆。组成：桃仁、红花、赤芍、川芎、枳壳、柴胡、桔梗、当归、地黄、牛膝、甘草。用法：口服，每次 6 粒，每日 2 次。

七、单方验方

1. 心肝火邪证

方药组成：天麻 10g，钩藤 15g，白芍 15g，珍珠母 30g（先煎），生龙齿 30g（先煎），莲子心 6g，丹参 20g，炒酸枣仁 30g，三七粉 3g（分冲），生甘草 6g。在此基础上辨证加减，临床疗效确实。

2. 肾虚血瘀证

方药组成：丹参 20g，茯苓 16g，熟地黄、淫羊藿、地龙各 15g，巴戟天、肉苁蓉、麦冬各 12g，山茱萸、石斛、川芎、水蛭各 10g，石菖蒲、远志各 6g，五味子 5g。

八、中医特色技术

针灸治疗 AD，取穴主要取头部穴位为主。

1. 醒脑开窍针法

取大椎穴，针尖沿大椎穴下间隙向前上方缓慢刺入，当患者有触电感或沉重感时立即将针拔出；再将针刺入人中穴，针尖达鼻中隔，施强刺激的雀啄手法 1 分钟，以眼眶流泪或湿润为度；百会穴施平补平泻手法；天柱穴施提插捻转手法；最后取内关、神门、三阴交、大钟、悬钟，施强刺激提插手法，行针 1 分钟。共留针 45 分钟，15 分钟行针 1 次，每日 1 次，10 次为 1 个疗程。

2. 单针透刺法

取穴：水沟、百会、大椎、风池、内关透外关、太溪、悬钟，其中水沟、内关透外关用提插强刺激手法，太溪、悬钟、大椎用捻转补法，风池、百会用平补平泻手法，留针 20 分钟，出针后用艾条灸百会、大椎，每日 1 次，10 次为 1 个疗程。

九、预防与调护

（一）预防

老年性痴呆是老年人中危害甚大的疾病之一。随着人的寿命不断提高其发病率亦日渐增长，预防此病对老年人来说是非常重要的。

一级预防：对 AD 的预防由于迄今为止病因未明，有些危险因素在病因中已提到过的，是可以预防和干预的。如预防病毒感染、减少铝中毒、加强文化修养、减少头外伤等。

二级预防：因 AD 确诊困难，故需加强早期诊断技术，早期进行治疗。一般认为 AD 是衰老过程的加速。Jobst 等对确定的和可能性大的 AD、无认知功能缺陷的老年人每年做 1 次头颅 CT 检查，由临床诊断者测量中部颞叶厚度，结果确定的和可能性大的 AD 患者颞叶萎缩明显快于无认知缺损的老年人。故对疑有此病和确定此病的老年人，定期做此方面的检查，并给予积极的治疗是非常必要的。

三级预防：虽然 AD 患者的认知功能减退，但仍应尽量鼓励患者参与社会日常活动，包括脑力和体力活动。尤其是早期患者，尽可能多的活动可维持和保留其能力。如演奏乐器、跳舞、打牌、打字和绘画等，都有助于患者的生活更有乐趣，并有可能延缓疾病的进展，因为即使严重的痴呆患者也可对熟悉的社会生活和熟悉的音乐起反应。

（二）调护

（1）帮助料理患者的日常生活。痴呆老人在日常生活方面自理能力差，家人应要求他们按时起床、就寝、进餐，使之生活接近正常规律。维持良好的个人卫生习惯，要求早晚刷牙、洗脸，勤剪指甲，定期洗头、洗澡，勤换内衣、被褥；白天尽量进行一些有益于身心健康的活动；患者往往有睡眠障碍，要为患者创造适宜的入睡条件。

（2）加强患者的功能训练。必须强调，帮助患者料理个人生活，并不是什么都去帮患者做，其含义是进行督促、检查和指导，其目的是为了保障患者生活上的需求，训练其生活自理能力，延缓智能衰退。

（3）注意安全护理。不要让患者单独外出，以免走失，衣袋中最好放一张写有患者姓名、地址、联系电话的卡片或布条，如万一走失，便于寻找；家里电源、刀剪等危险品应放在安全的地方，防止患者发生意外；最好随时有人陪护。

（4）改善家庭环境。家庭设施应便于患者生活、活动并且富有生活情趣，使患者体会到家人对他的关心和支持，鼓励患者树立战胜疾病的信心。

十、各家发挥

（一）辨治思路

1. 从瘀论治

高维滨以活血通窍为治则。活血能促进血液流动，扩张血管，减少血流阻力，增加血流量，保护脑组织；能改善血液流变学，抑制血小板聚集、黏附，降低血小板的表面活性，加速血流；还能改善微循环。方药：当归芍药散。组成：当归、芍药、茯苓、白术、川芎、泽泻。20 世纪 80 年代末日本学者首次将其用于治疗 AD，取得初步疗效。试验表明该方可刺激中枢乙酰胆碱及其受体的合成，还可改善大鼠学习、记忆能力。

2. 从痰热论治

高维滨以化痰醒神为治则。痰属于病理产物又是致病因素，痰阻脑窍，则气血运行不畅，大脑功能受损，神志不清，治以祛痰开窍，使血脉得通，神机自利。高老对本病患者应用化痰方药：加味温胆汤。组成：半夏、陈皮、甘草、枳实、竹茹、生姜、茯苓。该方对前脑基底核破坏大鼠与东莨菪碱诱发记忆障碍大鼠的记忆保存能力降低具有改善效果。

3. 从血虚论治

高维滨以补益精血为治则。方药：大补元煎。组成：人参、熟地黄、枸杞子、当归、山茱萸、何首乌、黄芪、丹参。单味药研究：许多单味中药有着良好的益智作用，绝大多数属补益药的范畴，这些药能对抗理化因素所致记忆损害。中医临床上多从"心主藏神""肾主骨生髓""脑为髓海"等理论出发，宜选用调补心肾、填精补髓的中药治疗智力减退诸证，如人参、鹿茸、何首乌、枸杞子、远志、酸枣仁等。

（二）特色治法及用药

1. 于致顺头部取穴

（1）顶区：从百会至前顶（或前顶至百会）及其向左、右各 1～2 寸的平行线。其直下有中央前回、中央后回、旁中央小叶及顶上小叶、顶下小叶的一部分。应用于此主要是治疗空间定位障碍、运动障碍、感觉障碍（包括感觉减退、感觉过敏及各种疼痛）、大小便障碍及瘫、狂、癫。

（2）额区：从百会至神庭（或神庭至百会）及其向左、右各1～2寸的平行线。其下为额叶的前部。主要应用于精神症状，包括记忆力减退、表情淡漠迟钝、缺乏自制、注意力不集中、智力障碍、性格改变、欣快易怒等，以及时间、地点、人物定向力障碍，睡眠障碍，瘫、狂、癫和其他神志变化。

2. 孙申田的针灸疗法

（1）情感一区即腹一区

定位：患者平卧。本区共由三个穴位组成。剑突下0.5寸及其左右各旁开1.0寸的两个穴位。

功能：解郁顺气，养心安神。主治神志病如心情郁闷、失眠、多梦、健忘、癫病、强哭、强笑，以及各种神经证焦虑型、抑郁型、强迫型等。

操作及手法：针尖向肚脐方向，斜刺入皮下，三针平行，施轻度手法捻转，必要时可以用电针刺激。

附注：本区相当于大脑的额极。故针刺本区可以调节人的思维意识。针刺本区类似于头针的智三针。

（2）情感二区即腹八区

定位：患者平卧。在脐的上下左右各0.5寸，共四个穴位。

功能：解郁顺气，养心安神。

主治：心情郁闷，失眠，多梦，健忘，强哭，强笑，小儿脑瘫及各种神经证焦虑型、抑郁型、强迫型等。

操作及手法：于腹八区的四个穴位直刺1寸。不捻转，必要时可以用电针刺激。附注：腹八区相当于头部的四神聪穴。

3. 高维滨的针灸疗法

（1）毫针疗法

取穴：采用近部取穴法，取四神聪透百会、风池、供血、曲差、本神。

操作：每日1次，每次30分钟，其间用捻转补法行针3次，6日后休息1日。

风池、供血可以通过改善椎-基底动脉系统而改善脑部血流量，增加神经递质的释放，针刺四神聪、百会、曲差、本神等可以活化大脑皮质细胞，改善脑功能。

（2）头针疗法、项针疗法

取穴：情感区、晕听区、风池、翳明、供血、风府。

操作：每日1次，留针30分钟，其间行针3次，6次后休息1日。

（3）水针疗法

取穴：风池、足三里。

操作：用胞磷胆碱，每穴注药1ml，每日1次，10次为1个疗程。

（4）点项针疗法

取穴：风池、供血。

操作：用两组导线分别连接同侧的风池、供血穴，正极在上，负极在下，选用疏波，每次30分钟，6次后休息1日。

（冯秋菊）

第九章　内分泌代谢系统疾病

第一节　尿　崩　症

尿崩症（diabetes insipidus，DI）是由于下丘脑抗利尿激素（antidiuretic hormone，ADH）[又称精氨酸加压素（arginine vasopressin，AVP）]合成、分泌不足，或肾脏对 AVP 反应缺陷（抵抗）或 AVP 降解过快而引起的一组临床综合征。主要表现为多尿、烦渴、多饮和低渗尿。病变在下丘脑-神经垂体者称为中枢性尿崩症，遗传性中枢性尿崩症的病因为 AVP 受体 2（V2R）或水孔蛋白-2（AQP-2）基因突变。本病以青壮年多见，男女之比为 2∶1。病变在肾脏者称为肾性尿崩症，遗传性肾性尿崩症多见于儿童。AVP 降解过快见于妊娠期，是暂时性尿崩症中的一种特殊类型。

本病属于中医学"消渴""燥证"等范畴。

一、临床诊断要点与鉴别诊断

（一）诊断标准

尿崩症的诊断参考《内分泌科常见疾病诊疗指南》。

1. 临床症状

本病大多起病缓慢，往往为渐进性的，数日内病情可渐渐明显。少数可突发，起病有确切日期。

（1）多尿、烦渴、多饮：为其最显著的临床症状。多尿表现在排尿次数增多，并且尿量也多，24 小时尿量可达 5～10L 或更多。多尿引起烦渴多饮，24 小时饮水量可达数升至 10L，或更多。患者大多喜欢喝冷饮和凉水。

（2）皮肤黏膜干燥，消瘦无力。如未能及时补充饮水，可出现高渗症群，为脑细胞脱水引起的神经系统症状，头痛、神志改变、烦躁、谵妄，最终发展为昏迷。

（3）继发性患者可有原发性的临床表现。不同病因所致的尿崩症可有不同临床特点。遗传性尿崩症常幼年起病。如颅脑外伤或手术所致的尿崩症可表现为多尿-抗利尿-多尿三相变化。肾性尿崩症较罕见。

2. 实验室检查

（1）尿液检查：尿比重通常在 1.001～1.005，相应的尿渗透压为 50～200mOsm/L（正常值为 600~800mOsm/L），明显低于血浆渗透压。若限制摄水，尿比重可上升达 1.010，尿渗透压可上升达 300mOsm/L。

（2）血浆抗利尿激素值降低（正常基础值为 1~1.5pg/ml），尤其是禁水和滴注高渗盐水时仍不能升高，提示垂体抗利尿激素储备能力降低。

（3）禁水加压素试验：是最常用的有助于诊断垂体性尿崩症的功能试验。

方法：禁水前测体重、血压、脉率、尿量、尿比重、尿渗透压、血渗透压。持续 8~12 小时禁水，每 2 小时测上述指标，至尿量无变化、尿比重及尿渗透压持续两次不再上升为止。此时皮下注射抗利尿激素 5U，每小时再收集尿量，测尿比重、尿渗透压 1~2 次。

正常人或精神性烦渴者，禁水后尿量减少，尿比重、尿渗透压升高，故血压、体重常无明显变化，血浆渗透压也不会超过 300mOsm/L，注射抗利尿激素后尿量不会继续减少，尿比重、尿渗透压不再继续增加。尿崩症禁水后尿量减少不明显，尿比重、尿渗透压无明显升高，体重和血压明显下降，血浆渗透压升高（大于 300mOsm/L），注射抗利尿激素后尿量明显减少，尿比重、尿渗透压成倍增高。肾性尿崩症患者禁水和肌内注射抗利尿激素，均不能使尿量减少及尿液浓缩。

3. 影像学检查

磁共振成像：高分辨率 MRI 可发现与中枢性尿崩症有关的以下病变：①垂体容积小；②垂体柄增粗；③垂体柄中断；④垂体饱满上缘轻；⑤神经垂体高信号消失。

（二）鉴别诊断

1. 糖尿病

糖尿病常有多饮、多尿、多食、消瘦症状，血糖升高，尿糖阳性，易鉴别，需注意有个别尿崩症病例合并糖尿病。

2. 高尿钙症

高尿钙症常见于原发性甲状旁腺功能亢进症、结节病、维生素 D 中毒、多发性骨髓瘤、癌肿骨转移等病，应根据原发病鉴别。

3. 高尿钾症

高尿钾症见于原发性醛固酮增多症、失钾性肾病、肾小管酸中毒等。

4. 高渗性多尿

高渗性多尿的尿比重＞1.020，尿渗透压＜280mOsm/L，见于糖尿与尿素升高（高蛋白、高能营养）及尿钠升高（肾上腺皮质功能减退症）等情况。

5. 低渗性多尿

低渗性多尿的尿比重＜1.006，尿渗透压＜280mOsm/L，见于急性肾衰竭多尿期、失钾性肾病等。

二、审析病因病机

（一）禀赋不足

先天禀赋不足主要表现为气血亏虚，气虚则无力摄水，血虚则无以生津，气血虚弱导致各脏腑功能失调，各脏腑不尽责其功，精气血津液不能正常地化生、输布，易诱发尿崩症。

（二）饮食不节

脾为后天之本，主运化水谷精微，为气血生化之源，长期过食肥甘，醇酒厚味，辛辣相燥，损伤脾胃，致脾胃运化失司，积热内蕴，化燥伤阴，损伤阴液，而致口渴、多饮、多尿。

（三）情志不畅

情志不遂，导致肝的疏泄功能失常，则肺失宣肃，津液失于输布则欲饮水自救，表现为口渴多饮，水津不得输布而直趋膀胱，则小便频数。

（四）跌仆外伤

主要见于颅脑受伤，或开颅手术者。盖脑为髓之海，髓海受创则肾精受损，肾阳亦衰，不能固摄，尿崩作矣。

上述诸多病因，不论情志不畅、跌仆外伤，还是饮食外伤均导致脏腑虚弱而成尿崩。盖五脏属阴，主藏精，五脏脆弱则藏精不力，阴津有亏，在阴虚的基础上，邪热炽烈，或七情五志化火，或膏粱之变内热壅盛，均进一步导致热盛津伤。故尿崩症者初起大都偏于阴虚燥热，然病久阴损及阳，导致阴阳两虚，形成永久性尿崩症而成难治之症。

三、明确辨证要点

（一）辨病位

尿崩症属中医学"消渴"范畴，其"多尿"症状，往往与"多饮""多食"同时存在，但根据其表现程度的轻重不同，而有上、中、下三消之分，以及肺燥、胃热、肾虚之别。通常把以肺燥为主，多饮症状较突出者，称为上消；以胃热为主，多食症状较突出者，称为中消；以肾虚为主，多尿症状较突出者，称为下消。

（二）辨标本

本病以阴虚为本，燥热为标，两者互为因果，常因病程长短及病情轻重的不同，而阴虚和燥热之表现各有侧重。一般初病多以燥热为主，病程较长者则阴虚与燥热互见，日久则以阴虚为主。进而由于阴损及阳，可见气阴两虚，并可导致阴阳俱虚之证。

四、确立治疗方略

本病初起以津液大伤，阴虚燥热为主，故当以养阴清热润燥为治则。治疗时应根据具体情况辨证施治，先天禀赋不足，素体虚弱，常表现为肾气不足，膀胱失养，约束失职，造成多尿者，当补肾固摄；大病久病之后，失于调养，致使脾肺气虚，不能约束水道，而患多尿者，应益气健脾补肺；若尿崩症大渴引饮，喜冷饮，舌苔干厚无津，舌质红，乃上热下寒之证，则应寒热并治。

五、辨证论治

1. 肺胃热盛证
（1）抓主症：烦渴，多饮，多尿。

（2）察次症：消谷善饥，便秘。

（3）审舌脉：舌红，苔黄燥，脉洪数或细数。

（4）择治法：清胃泻火，养阴生津。

（5）选方用药思路：本证为肺胃热盛，伤津耗气所致，故方用白虎汤。方中石膏辛甘大寒，善于清解阳明经热邪，透热出表，除烦止渴，故重用为君药；知母苦寒质润，苦寒可助石膏清泄肺胃实热，质润能滋阴润燥以救阴，为臣药，君臣相须为用，既可大清气分之热，又能滋阴生津，功效倍增；炙甘草、粳米益胃和中，并防石膏、知母大寒伤胃，为佐使药。四药合用，使热邪得清，津液得复，诸证自愈。

（6）据兼症化裁：烦渴不止、神疲乏力者，加人参，以益气生津；多食易饥者，加黄连、栀子，以苦寒清胃火；便秘者，加生地黄、玄参，以清润通便；多尿者，加桑螵蛸、金樱子、覆盆子，以益肾固涩。

2. 气阴两虚证

（1）抓主症：乏力，自汗气短，口干舌燥，多饮多尿。

（2）察次症：消瘦，腰酸或五心烦热，大便秘结。

（3）审舌脉：舌嫩红，苔薄白少津，或少苔，脉细弱。

（4）择治法：益气养阴，生津止渴。

（5）选方用药思路：本证为气虚不能化津，气津两虚所致，故方用生脉散合六味地黄丸。方中人参甘温，益元气，补肺气，生津液，故为君药。麦冬甘寒养阴清热，润肺生津故为臣药。人参、麦冬合用则益气养阴之功益彰。五味子酸温，敛肺止汗，生津止渴，为佐药，三药合用，一补一敛一润，益气养阴，生津止咳，敛阴止汗使气复津生，汗止阴存，气充脉复。方中重用熟地黄滋阴补肾，填精益髓为君药。山茱萸补养肝肾，涩精，取"肝肾同源"之意；山药补益脾阴，亦能固肾，共为臣药。三药配合，肾、肝、脾三阴并补，视为三补。泽泻利湿而泄肾浊，并能减熟地黄之滋腻；茯苓淡渗脾湿，并助山药之健运，与泽泻共泄肾浊，助真阴得其复位；牡丹皮清泄虚热，并制山茱萸之温涩，此三药为三泻，六味合用三补三泻，以补为主。

（6）据兼症化裁：多汗、心悸者，加龙骨、牡蛎各 30g，以敛汗镇心；口渴烦热者，加石膏 30g（先煎），知母 9g，以清热生津除烦；大便秘结者，加玄参 15g，以滋阴润肠；气虚甚者，加人参 9g，黄芪 15g，以补元气。

3. 中阳虚弱证

（1）抓主症：面白少华，口渴多饮，小便频数，溲清如水。

（2）察次症：腰酸，乏力，纳呆。

（3）审舌脉：舌淡，苔白腻，脉细弱。

（4）择治法：通阳化气，健脾生津。

（5）选方用药思路：本证为中气不足，水液运化失常所致，故方用五苓散。方中以茯苓、猪苓甘淡，入肺而通膀胱为君；泽泻甘咸，入肾与膀胱，利水渗湿为臣；佐以白术健脾燥湿；使以桂枝外解太阳表邪，内助膀胱气化。配合成方，既能健脾祛湿，又能化气利水。

（6）据兼症化裁：倦怠乏力明显者，加人参，以益气健脾；肢冷便溏者，加附子、干姜，以温中健脾。

4. 肾阴亏虚证

（1）抓主症：尿频量多，混浊如脂膏，或尿甜。

（2）察次症：乏力，头晕，腰膝酸软，耳鸣，口干，唇燥，皮肤干燥、瘙痒。

（3）审舌脉：舌红少苔，脉细数。

（4）择治法：滋阴补肾，润燥止渴。

（5）选方用药思路：本证为肾阴亏虚，阴虚生内热，膀胱气化不利所致，故方用六味地黄丸。方中熟地黄滋补肾水，泽泻宣泄肾浊以济之；山茱萸温涩肝经，牡丹皮清泻肝火以佐之；山药收摄脾经，茯苓淡渗脾湿以和之。此六味药大开大合，三阴并补，以助滋补肾中之阴之功。

（6）据兼症化裁：阴虚火旺而烦躁，五心烦热、盗汗、失眠者，可加知母、黄柏滋阴泻火；尿量多而混浊者，可加益智仁、桑螵蛸、五味子等益肾缩泉；气阴两虚而伴困倦，气短乏力，舌质淡红者，可加党参、黄芪、黄精补益正气。

5. 阴阳两虚证

（1）抓主症：小便频数，混浊如膏，甚至饮一溲一，面容憔悴，耳轮干枯。

（2）察次症：四肢欠温，畏寒肢冷，腰膝酸软，阳痿或月经不调。

（3）审舌脉：舌苔淡白而干，脉沉细无力。

（4）择治法：温阳滋阴，补肾固摄。

（5）选方用药思路：本证为阴阳两虚，气化不利所致，故方用金匮肾气丸。方中以附子、桂枝为主药，意在补亏虚的肾中阳气，补命门之火；再辅以地黄等六味药物滋补肾阴，补助肾气，阴阳并补，统摄下焦之开阖。诸药相配有固本求源之功。

（6）据兼症化裁：对症见阳虚畏寒者，可酌加鹿茸粉0.5g，以启动元阳，助全身阳气之气化。本症见阴阳气血俱虚者，则可选用鹿茸丸以温肾滋阴，补益气血。

六、中成药选用

（1）金匮肾气丸：主要成分为地黄、山药、山茱萸（酒炙）、茯苓、牡丹皮、泽泻、桂枝、附子（制）。口服，每次6g，每日3次，温开水送服。

（2）知柏地黄丸：主要成分为知母、熟地黄、黄柏、山茱萸（制）、山药、牡丹皮、茯苓、泽泻。口服，每次6g，每日3次，温开水送服。

（3）归脾丸：主要成分为党参、白术（炒）、黄芪（炙）、茯苓、远志（制）、酸枣仁（炒）、龙眼肉、当归、木香、大枣（去核）、甘草（炙）。口服，每次8～10丸，每日3次，温开水送服。

（4）缩泉丸：主要成分为山药、益智仁（盐炒）、乌药。口服，每次6g，每日3次，温开水送服。忌辛辣刺激性食物。

七、单方验方

（一）名医专家经验方

1. 治疗脾肾两亏，肾阴阳俱虚型尿崩症之基础方（樊蓥）

组成：熟附片、肉桂、生黄芪、炙升麻、生甘草、怀山药、地黄、山茱萸、覆盆子。

主治：尿崩症表现为烦渴引饮，饮不解渴，尿意频仍，尿清而长，口干咽燥，头昏耳鸣，腰膝酸软，月经不调，精神不振或不耐疲劳，纳少不馨，大便溏薄或干结难行。

加减：肾阴虚较甚者可加枸杞子、石斛；纳少腹胀者加山楂、麦芽、枳壳；胃腑积热，大便不通，或者头痛甚者可酌加生石膏、生大黄、黄芩；夜寐不实者加夜交藤、合欢花。

2. 自拟基础方治疗尿崩症（刘桂荣）

组成：生地黄、山药、知母、覆盆子、玉竹、葛根、甘草、金樱子。

主治：肾虚型尿崩症。

加减：偏肾阴虚者，加熟地黄、女贞子；偏肾阳虚者，加黄芪、桑椹子。

3. 素体虚弱，肾阳不足型尿崩症常用方剂（肖旭辉）

组成：肉桂（焗服）、制附子、芡实、熟地黄、茯苓、党参、怀山药、白术、台乌药、益智仁、桑螵蛸、金樱子、甘草。

主治：症见多尿多饮，伴见精神不振，下半身冷感，腰膝酸软乏力，女子白带清稀，腹胀便溏，舌淡，苔薄白而不燥，脉沉细无力。

加减：待小便量减，胃纳增，可加黄芪 30g。

4. 甘草泽泻煎剂治疗尿崩症（宋金恒）

组成：甘草 10g，泽泻 6g。水煎成 200ml，每服 10ml，早晚各 1 次。

主治：头部有外伤史，或有动脉硬化病史者，出现口干、烦渴、多饮、多尿、乏力、舌淡红、苔薄白、脉平。

（二）其他单方验方

（1）芹菜 500g，绞汁，煮沸服或水煎服。

（2）活蚌取肉，捣烂取水，在饭锅内炖熟，每日数次温服。

（3）制首乌、黑芝麻、红枣各 120g，山药、黑枣各 60g，黑毛小母鸡 1 只。将鸡去毛去内脏，洗净入诸药，小火炖 6～12 小时。分多次服汤吃肉，2～3 日 1 剂。

八、中医特色技术

（一）外治法

中药敷穴：人参、补骨脂、怀山药各 10g，玄参、麦冬各 15g，鹿茸粉 20g。上药研末，黄酒调糊，外敷涌泉穴处，胶布固定，每 48 小时更换，3 次为 1 个疗程。治疗期间，忌服生冷油腻之品，注意保暖。

（二）针刺疗法

针刺：取穴睛明，针尖轻轻进入皮内，缓缓直入，不捻转提插，深刺 2.5 寸，留针 30 分钟，垂直拔出。

耳针：取穴肺、肾点、脑点；配穴：阳陵泉、太溪。操作：耳穴埋针，辅以维生素 B_1 50mg 口服，每日 2～3 次。双侧阳陵泉、太溪穴注射。耳穴消毒埋针，每次取一侧，左右交替。每周 2 次。

九、预防与调护

（一）预防

心理保健：避免长期精神刺激。长期精神刺激（如恐吓、忧伤、焦虑或精神紧张等）可引起大脑皮质功能紊乱，进而引起内分泌失调，使抗利尿激素分泌更加不足，尿量更多，从而加重病情，患者应保持精神舒畅，思想开朗，乐观积极。

（二）调护

首先要避免食用高蛋白、高脂肪、辛辣和含盐过高的食品及烟酒。因为这些可使血浆渗透压升高，从而兴奋大脑渴觉中枢，并且易助火生热，化燥伤阴，加重本病烦渴等症状。忌饮茶与咖啡，因茶叶和咖啡中含有茶碱和咖啡因，能兴奋中枢神经，增强心肌收缩力，扩张肾及周围血管，而起利尿作用，使尿量增加、病情加重。

帮助患者减轻患病的心理压力，树立信心。对本病患者宜执行内分泌护理常规，并与辨证施护相结合。记录每日出入量，测定尿相对密度。准备充足的水，随时饮用，维持出入量平衡，适当限制摄盐量，防止水中毒，保持大便通畅。

十、各家发挥

1. 从"上热下寒"论治

张琪认为尿崩症属中医学"消渴"范畴，消渴分为上、中、下消，脏腑辨证上消属于肺胃热炽伤津，下消为阳气式微，关门不固，为上热下寒之证。临床上根据其大渴引饮，喜冷饮，舌苔干厚无津，舌质红，脉滑数，亦为上热下寒之证，上则肺胃燥热灼伤津液，下则肾阳衰微，关门有开无阖，肺脾肾不能敷布津液，上下寒热虽殊，然其促使津液匮乏则一也。津液耗伤不能濡润脏腑、四肢百骸，狂渴引饮，足见津液有枯竭之势。治疗上，纯寒纯热之剂皆非所宜，应上清肺胃之热以生津止渴，下温肾助阳以固摄缩尿。

2. 从"肾虚痰瘀"论治

张琪认为肾阴主阖，肾阳主开，阴阳维系，开阖正常。若肾阴不足，则开阖失调。开多阖少故见多尿，治宜滋阴补肾；若肾阳不振，失于蒸腾化气作用，膀胱不能通过气化作用而将水津布于周身而见小便清长量多，治宜温肾壮阳益气；痰浊上泛，清阳被扰，则头痛而胀，恶心欲吐，瘀血内停，肌肤失养甲错。唇、龈、舌紫暗，皆为血瘀之象，治宜涤痰软坚，活血化瘀。

（刘春燕）

第二节　甲状腺功能亢进症

甲状腺功能亢进症（hyperthyroidism，简称甲亢）系指由多种病因导致体内甲状腺激素（TH）分泌过多，引起以神经、循环、消化等系统兴奋性增高和代谢亢进为主要临床表现的一组疾病的总称，故通常所指的甲亢是一种临床综合征，而非具体的疾病。甲亢病因较复杂，是内分泌系统的常见疾病，其发病率约为0.5%。随着人们生活和工作节奏的不断加快，甲亢的发病率也在增高。据统计，目前，其已成为仅次于糖尿病的内分泌科第二大疾病。在我国甲亢的发病率已由10年前的1%上升至2%，男女甲亢发病比例为1：6，其中80%患者为20～40岁的中青年女性。众所周知，缺碘会引起甲状腺疾病，不同地区甲亢发病率也有差异，我国广东沿海高碘地区甲亢发病率低，而内陆缺碘地区则甲亢发病率高。

本病属于中医学"瘿病"范畴，根据症状又可归于"心悸"等范畴。

一、临床诊断要点与鉴别诊断

甲亢的诊断参照中华医学会内分泌学分会《中国甲状腺疾病诊治指南》。

（一）诊断标准

1. 临床症状

（1）临床表现：主要由循环中甲状腺激素过多引起，其症状和体征的严重程度与病史长短、激素升高的程度和患者年龄等因素相关。症状主要有易激动、烦躁失眠、心悸、乏力、怕热、多汗、消瘦、食欲亢进、大便次数增多或腹泻、女性月经稀少。可伴发周期性瘫痪（亚洲的青壮年男性多见）和近端肌肉进行性无力、萎缩，后者称为甲亢性肌病，以肩胛带和骨盆带肌群受累为主。Graves 病有 1%伴发重症肌无力。少数老年患者高代谢的症状不典型，相反表现为乏力、心悸、厌食、抑郁、嗜睡、体重明显减少，称之"淡漠型甲亢"（apathetichyperthyroidism）。

（2）体征：Graves 病大多数患者有程度不等的甲状腺肿大。甲状腺肿为弥漫性，质地中等（病史较久或食用含碘食物较多者可坚韧），无压痛。甲状腺上下极可以触及震颤，闻及血管杂音。也有少数的病例甲状腺不肿大；结节性甲状腺肿伴甲亢可触及结节性肿大的甲状腺；甲状腺自主性高功能腺瘤可扪及孤立结节。心血管系统表现有心率增快、心脏扩大、心律失常、心房颤动、脉压增大等。少数病例下肢胫骨前皮肤可见黏液性水肿。

甲亢的眼部表现分为两类：一类为单纯性突眼，病因与甲状腺毒症所致的交感神经兴奋性增高有关；另一类为浸润性突眼，也称为 Graves 眼病。近年来称为 Graves 眶病（Graves orbitopathy）。病因与眶周组织的自身免疫炎症反应有关。单纯性突眼包括下述表现：①轻度突眼，突眼度不超过 18mm；②Stellwag 征，瞬目减少，双目炯炯发亮；③上睑挛缩，睑裂增宽；④vonGraefe 征，双眼向下看时，由于上眼睑不能随眼球下落，出现白色巩膜；⑤Joffroy 征，眼球向上看时，前额皮肤不能皱起；⑥Mobius 征，双眼看近物时，眼球辐辏不良。这些体征与甲状腺毒症导致的交感神经兴奋性增高有关。

2. 实验室检查

（1）血清促甲状腺素（TSH）和甲状腺激素：血清 TSH 测定技术经过改进已经进入第四代。目前国内普遍采用第二代方法［以免疫放射法（IRMA）为代表，灵敏度达 0.1～0.2mIU/L］和第三代方法［以免疫化学发光法（ICMA）为代表，灵敏度为 0.01～0.02mIU/L］。敏感 TSH（sensitiveTSH，sTSH）是国际上公认的诊断甲亢的首选指标，可作为单一指标进行甲亢筛查。一般甲亢患者 TSH＜0.1mIU/L。但垂体性甲亢 TSH 不降低或升高。

血清游离 T_4（FT_4）和游离 T_3（FT_3）水平不受甲状腺素结合球蛋白（TBG）的影响，较总 T_4（TT_4）、总 T_3（TT_3）测定能更准确地反映甲状腺的功能状态。但是在不存在 TBG 影响因素的情况下，仍然推荐测定 TT_3、TT_4。因为 TT_3、TT_4 指标能更准确地反映甲状腺的功能状态。目前测定 FT_3、FT_4 的方法都不是直接测定游离激素的水平。临床有影响 TBG 的因素存在时应测 FT_3、FT_4，如妊娠、服用雌激素、肝病、肾病、低蛋白血症、使用糖皮质激素等。

（2）甲状腺自身抗体：甲状腺刺激抗体（TSAb）是 Graves 病的致病性抗体，该抗体阳性说明甲亢病因是 Graves 病；但是因为 TSAb 测定条件复杂，未能在临床广泛使用，而 TSH 受体抗体（TRAb）测定已经有商业试剂盒，可以在临床开展，所以在存在甲亢的情况下，一般都把 TRAb 阳性视为 TSAb 阳性。TSAb 也被作为判断 Graves 病预后和抗甲状腺药物停药的指标。TSAb 可以通过胎盘导致新生儿甲亢，所以对新生儿甲亢有预测作用。甲状腺过氧化物酶抗体（TPOAb）和甲状腺球蛋白抗体（TgAb）的阳性率在 Graves 病患者中显著升高，是自身免疫病因的佐证。

（3）甲状腺摄 ^{131}I 功能试验：由于甲状腺激素测定的普遍开展及 TSH 检测敏感度的提高，甲状腺 ^{131}I 摄取率已不作为甲亢诊断的常规指标。T_3 抑制试验也基本被摈弃。但是甲状腺 ^{131}I 摄取率对甲状腺毒症的原因仍有鉴别意义。甲状腺本身功能亢进时，摄取率增高，摄取高峰前移（如 Graves 病、多结节性甲状腺肿伴甲亢等）；破坏性甲状腺毒症时（如亚急性甲状腺炎、安静型甲状腺炎、产后甲状腺炎等）^{131}I 摄取率降低。采取 ^{131}I 治疗甲亢时，计算 ^{131}I 放射剂量需要做本试验。

（4）甲状腺核素静态显像：主要用于对可触及的甲状腺结节性质的判定，对多结节性甲状腺肿伴甲亢和自主高功能腺瘤的诊断意义较大。

（二）鉴别诊断

1. 单纯性甲状腺肿

除甲状腺肿大外，并无上述症状和体征。虽然有时 ^{131}I 摄取率增高，T_3 抑制试验大多显示可抑制性。血清 T_3、rT_3 均正常。

2. 神经症

神经症多由情志因素诱发，症状较多但无甲亢特有体征，且辅助检查无异常。

3. 自主性高功能性甲状腺结节

扫描时放射性集中于结节处，而结节外放射性降低。经 TSH 刺激后重复扫描，可见结节外放射性较前增高。

4. 其他疾病

结核病和风湿病常有低热、多汗、心动过速等。以腹泻为主要表现者常被误诊为慢性结肠炎。老年甲亢的表现多不典型，常有淡漠、厌食、明显消瘦，容易被误诊为癌症。单侧浸润性突眼需与眶内和颅底肿瘤鉴别。甲亢伴有肌病者，需与家族性周期麻痹和重症肌无力鉴别。

二、审析病因病机

（一）情志内伤

由于长期忿郁恼怒或忧思郁虑，使气机郁滞、肝气失于条达。津液的正常循行及输布均有赖气的统帅。气机郁滞，则津液易于凝聚成痰。气滞痰凝，壅结颈前，则形成瘿病。其消长常与情志有关。痰气凝滞日久，使气血的运行也受到障碍而产生血行瘀滞，则可致瘿肿较硬或有结节。

（二）饮食及水土失宜

饮食失调，或居住在高山地区，水土失宜，一则影响脾胃的功能，使脾失健运，不能运化水湿，聚而生痰；二则影响气血的正常运行，痰气瘀结颈前则发为瘿病。在古代瘿病的分类名称中即有泥瘿、土瘿之名。

（三）体质因素

妇女的经、孕、产、乳等生理特点与肝经气血有密切关系，遇有情志、饮食等致病因素，常引起气郁痰结、气滞血瘀及肝郁化火等病理变化，故女性易患瘿病。另外，素体阴虚之人，痰气郁结之后易于化火，更加伤阴，易使病情缠绵。

由上可知，长期忿郁恼怒或忧思郁虑，使气机郁滞、肝气失于条达，导致气滞痰凝壅结颈前是瘿病的基本病理，日久引起血脉瘀阻，以致气、痰、瘀三者合而为患。部分病例，由于痰气郁结化火，火热耗伤阴津，而导致阴虚火旺的病理变化，其中尤以肝、心两脏阴虚火旺的病变更为突出。

瘿病初起多实，病久则由实致虚，尤以阴虚、气虚为主，以致成为虚实夹杂之证。

三、明确辨证要点

（一）辨病之新久

新病多实，应辨清气、火、痰、瘀、风之异，其中火旺者尚需辨肝火、心火、胃火之偏盛；久病多虚，当辨清阴虚火旺、气阴两虚、阴阳两虚之别，其中还应辨清心、肝、脾、肾等脏器的亏虚。

（二）辨病有无火热

瘿病日久每易郁而化火，应综合症状和舌脉辨别其有无火热，若有则应辨别火热的程度。

（三）辨病之标本虚实

病久体虚，致痰瘀阻滞或夹杂气火痰瘀者，则属虚实夹杂证。标实为气滞、郁火、痰凝、血瘀、风动，多以气滞为先，郁火为多；本虚为气血阴阳的亏虚，且以阴血不足为主。

四、确立治疗方略

（一）瘿病之治，首重疏肝化痰

甲亢发生之原由，多因长期忧郁、思虑或猝暴悲怒而致肝郁气滞，肝气犯脾，脾运失司，津液不归正化而凝聚成痰、痰气交阻壅于颈前则为瘿肿。瘿气不消与瘀血相搏则瘿肿而硬或有结节，肝气郁久化火，肝阳上亢。治疗之时，首当疏肝化痰。

（二）虚实兼顾，佐以益气养阴

肝气不舒，肝郁化火，易耗损精气，致正气亏虚，肾水不足，虚火内生，气阴两亏，变生诸症。治疗当以疏肝为要，配以益气、养阴法治疗。

（三）情志疏导，贯彻治疗始终

甲亢多由七情内伤所致，现代人大多数被压力包围着，包括学习、就业、工作、生活各方面的压力无处不在。因此，治疗本病时应该注重情志调节，对患者进行心理疏导。只有消除患者的心理负担，保持其心情舒畅，才能取得到显著的临床疗效。

五、辨证论治

1. 肝火炽盛证

（1）抓主症：颈前轻度或中度肿大，一般柔软、光滑，眼球突出，手指颤抖。

（2）察次症：性情急躁易怒，口苦，烦热，面部烘热，易出汗。

（3）审舌脉：舌质红，苔薄黄，脉弦数。

（4）择治法：清肝泻火。

（5）选方用药思路：本证为肝火炽盛，热盛动风所致，故方用龙胆泻肝汤加减。方中龙胆草大苦大寒，既能清利肝胆实火，又能清利肝经湿热，故为君药。黄芩、栀子苦寒泻火，燥湿清热为臣药。泽泻、木通、车前子渗湿泄热，导热下行；实火所伤，损伤阴血，当归、生地黄养血滋阴，邪去而不伤阴血，共为佐药。柴胡舒畅肝经之气，引诸药归肝经；甘草调和诸药，共为佐使药。

（6）据兼症化裁：风阳内盛，手指颤抖者，加石决明、钩藤、白蒺藜、牡蛎平肝息风；兼见胃热内盛而见多食易饥者，加生石膏清泻胃热。

2. 心肝阴虚证

（1）抓主症：颈前略肿，质软，病起缓慢，易出汗，手指颤动。

（2）察次症：倦怠乏力，心悸不宁，心烦少寐，眼干，目眩。

（3）审舌脉：舌质红，少苔，脉弦细数。

（4）择治法：滋养阴精，宁心柔肝。

（5）选方用药思路：本证为心肝阴虚，阴虚风动所致，故用天王补心丹加减。方中重用甘寒之生地黄，入心能养血，入肾能滋阴，故能滋阴养血，壮水以制虚火，为君药。天冬、麦冬滋阴清热，酸枣仁、柏子仁养心安神，当归补血润燥，共助生地黄滋阴补血，并养心安神，俱为臣药。玄参滋阴降火；茯苓、远志养心安神；人参补气以生血，并能安神益智；五味子之酸以敛心气，安心神；丹参清心活血，合补血药使补而不滞，则心血易生；朱砂镇心安神，以治其标，以上共为佐药。桔梗为舟楫，载药上行以使药力缓留于上部心经，为使药。

（6）据兼症化裁：肝阴亏虚、肝经不和而见胁痛隐隐者，可加枸杞子、川楝子养肝疏肝；虚风内动，手指及舌体颤动者，加钩藤、白蒺藜、白芍平肝息风；脾胃运化失调致大便稀溏，便次增加者，加白术、薏苡仁、怀山药、麦芽健运脾胃；肾阴亏虚而见耳鸣、腰酸膝软者，酌加龟板、桑寄生、牛膝、菟丝子滋补肾阴；病久正气伤耗、精血不足而见消瘦乏力，妇女月经少或经闭，男子阳痿者，可酌加黄芪、山茱萸、熟地黄、枸杞子、制首乌等补益正气、滋养精血。

3. 心肾阴虚证

（1）抓主症：颈前正中肿大，双眼凸出明显，双手频抖。

（2）察次症：心悸体倦、腰膝酸软，失眠多梦，消瘦。

（3）审舌脉：舌红，少苔，脉细数。

（4）择治法：滋补心肾。

（5）选方用药思路：本证为心肾阴虚，阴虚火旺所致，故方用知柏地黄汤合朱砂安神丸加减。方中知母、黄柏滋阴降火，熟地黄滋补阴精；朱砂甘寒质重，专入心经，寒能清热，重可镇怯，既能重镇安神，又可清心火，治标之中兼能治本；黄连苦寒，入心经，清心泻火，以除烦热，生地黄之甘苦寒，以滋阴清热；当归之辛甘温润，以补血，合生地黄滋补阴血以养心；甘草调药和中，以防黄连之苦寒、朱砂之质重碍胃。

（6）据兼症化裁：眼球突出、视物不清者加青葙子、草决明、车前子；伴腰膝酸软者加牛膝；女子少经、闭经加何首乌、益母草。

4. 肝肾阴虚证

（1）抓主症：颈前肿大，双眼突出，面赤烦躁易怒，手颤。

（2）察次症：头晕眼花，腰膝酸软，健忘，消瘦，消谷善饥。

（3）审舌脉：舌红少苔，脉细数。

（4）择治法：滋补肝肾，育阴潜阳。

（5）选方用药思路：本证为肝肾阴虚，阴虚阳亢所致，故方用三甲复脉汤加减。方中以生地黄、白芍滋水涵木、柔肝濡筋，鳖甲、龟板、牡蛎滋阴潜阳、重镇息风，炙甘草调和诸药，使真阴得复、浮阳得潜，则虚风自息。

（6）据兼症化裁：结块较硬及有结节者，可酌加三棱、莪术、露蜂房、丹参等，以增强活血软坚、消瘿散结的作用；胸闷不舒加郁金、香附理气开郁；郁久化火而见烦热，舌红苔黄，脉数者，加夏枯草、牡丹皮、玄参以清热泻火。

六、中成药选用

（1）夏枯草片：成分为夏枯草。口服，每次4片，每日2次。适用于火热内蕴所致瘿瘤、瘰疬。

（2）龙胆泻肝丸：主要成分为龙胆草、黄芩、栀子、泽泻、木通、车前子、当归、生地黄、柴胡、甘草。口服，每次1丸，每日2次。适用于肝火炽盛型甲亢。

（3）川黄口服液：成分为丹参、当归、制何首乌、枸杞子、党参、黄芪、蕲蛇、川芎、杜仲、蛤蚧、海龙。口服，每次10ml，每日3次。适用于肝肾阴虚型甲亢。

七、单方验方

（一）名医专家经验方

1. 甲亢重方治气阴两虚（夏少农）

组成：黄花、白芍、生地黄、香附、夏枯草、何首乌。

主治：甲亢之气阴两虚证，症见乏力、自汗、眼球凸出、怕热、心悸、急躁、肢体震颤、消谷善饥、舌红少苔、脉细数。

加减：在运用本方时，应根据具体情况辨证加减。若脾虚，症见神疲乏力、纳差便溏者，加山药、白术、神曲，去生地黄；若兼见心火旺，症见心烦急躁，失眠多梦者，加黄连以清心火；若兼见肝火旺，症见易怒、口苦、目赤、头痛者加龙胆草清肝泻火。

2. 抑亢丸治疗甲亢（任继学）

组成：羚羊角（单煎）、生地黄、生白芍、黄药子、天竹黄、刺蒺藜、沉香、香附、紫贝齿、莲子心、珍珠母。

主治：肝郁气滞化火之甲亢。症见心悸而烦，怕热多汗，口渴，多食而瘦，腹泻，两目怒而如脱，舌赤，苔黄而干，脉弦数。

加减：若神疲乏力兼气虚者加太子参以益气；口渴甚者加沙参、天冬、黄精以生津止渴；

心烦失眠加茯神、柏子仁安神定志；肝郁甚而喜太息，随情志不稳而症状加重者加柴胡、清半夏疏肝解郁，涤痰散结。

3. 甲亢灵治疗甲亢（刘翠荣）

组成：夏枯草、旱莲草、丹参、山药、煅龙骨、煅牡蛎。

主治：肝肾阴虚夹痰阻血瘀之甲亢，症见眼突，甲状腺肿大，心悸、善饥多食或月经紊乱等，舌红、少苔、脉弦细数。

加减：如肝阳上亢症明显加龙胆草、生地黄清泄肝火；肝郁气滞加柴胡、白芍、钩藤疏肝解郁；肝肾阴虚甚加知母、黄柏滋阴清热；痰湿凝滞加浙贝母、陈皮燥湿理气，化痰散结；气阴两虚加黄芪、太子参、女贞子以益气养阴。

4. 平突汤治疗甲亢突眼（韩纯庆）

组成：夏枯草、生牡蛎、丹参、刺蒺藜、白芍、决明子、菊花、浙贝母、生甘草。

主治：甲亢突眼。甲亢患者出现突眼或甲亢症状控制后眼突不能缓解。舌红苔黄，脉弦。

加减：在运用本方时，若气滞夹瘀加赤芍、郁金行气化瘀；夹痰湿症见眼睑肿胀，上睑下垂可加法半夏、茯苓渗湿化痰；肝肾阴虚证见目涩、视物模糊加枸杞子、桑椹、女贞子、旱莲草滋补肝肾。

（二）其他单方验方

（1）消瘰汤：玄参 12g，贝母 12g，煅牡蛎 30g。每日煎服 1 剂。

（2）黄药子煎：黄药子 9g。每日煎服 1 剂。

（3）开结散：猪靥 46 枚（焙），沉香 6g，朱砂（罐煅）49 粒，橘红 12g，共为末。临卧冷酒徐徐服 6g。

（4）穿山龙浸膏（每毫升含生药 0.5g）：每次 10～20ml，每日 3 次。连服 2～3 个月。

（5）治突眼性甲状腺肿方：熟地黄 30g，当归 15g，枸杞子 15g，羌活 1.5g，泽泻 5g，每日 1 剂煎服，连服 2～6 个月。

（6）蒲公英 60g，水煎 2 碗，温服 1 碗，剩下 1 碗趁热熏洗，每日 1 次。

（7）炒酸枣仁、百合、莲子心，加水煮沸 5～8 分钟后饮用。适用于甲亢阴虚火旺、心烦不寐者。

（8）佛手粥：佛手、海藻、粳米、红糖各适量。将佛手、海藻用适量水煎汁去渣后，再加入粳米、红糖煮成粥即成。每日 1 剂，连服 10～15 日，能够疏肝清热，调整情绪。

（9）昆布海藻饮：昆布、海藻、牡蛎用水煎汁。每日 1 次，连服数日，能疏肝清热，理气解郁。

（10）青柿子、蜂蜜各适量。青柿子去柄洗净，捣烂并绞成汁，放锅中煎煮浓缩至黏稠，再加入蜂蜜 1 倍，继续煎至黏稠时，离火冷却、装配备用。每日 2 次，每次 1 汤匙，以沸水冲服，连服 10～15 日。以清热泻火为主，用于烦躁不安、性急易怒、面部烘热者。

八、中医特色技术

（一）外治法

中药贴敷法：黄药子 30g，生大黄 30g，全蝎 10g，僵蚕 10g，土鳖虫 10g，蚤休 15g，明矾 5g，蜈蚣 5 条，共为细末。用酒、醋各半调敷，保持湿润，每料药可用 3 日，7 料为 1 个疗程。

（二）针刺疗法

1. 体针

以少阳、阳明经穴为主，毫针刺，用平补平泻法。

常用穴位：合谷、足三里、天突、天容、间使、三阴交、气瘿、颈 3～5 夹脊穴。

备用穴位：阴郄、复溜、太冲、神门、风池、攒竹、四白、内关。

2. 耳针

取穴：神门、皮质下、内分泌、甲状腺、平喘、心、脾、脑点。

每日治疗 1 次，留针 30 分钟，每隔 5～10 分钟捻针 1 次，不仅能使血中 T_3、T_4 下降，而且血中环磷腺苷（cAMP）的含量亦下降，不仅有较好的近期疗效，而且远期疗效也甚为满意。

（三）艾灸疗法

艾灸疗法取天突、大椎、风池、天府、膻中。每穴灸 10～20 分钟，每日 1 次，连灸 6 日；以后隔日 1 次，2 周为 1 个疗程。

（四）其他疗法

（1）激光疗法：取扶突（双侧）穴为主穴，耳门或睛明为配穴。用氦-氖激光照射穴位，主穴照 5～7 分钟，配穴照 3～5 分钟，两侧交替照射。每日 1 次，10 次为 1 个疗程。

（2）电脉冲疗法：部位为肿大甲状腺外侧、太阳、内关、神门穴。将电脉冲理疗仪（输出功率 25 伏）的高频或音频的两端置于肿大甲状腺外侧，行强刺激；两组低频输出线，一组置于头部两侧太阳穴，行弱刺激；另一组置于内关、神门穴，中等刺激。每次 30～40 分钟，每日 10 次，18 次为 1 个疗程，疗程间隔 7 日。

九、预防与调护

情志因素在甲亢的发病中具有重要的作用。预防甲亢，首先应保持精神愉快，心情舒畅。此外，应合理饮食，避免刺激性食物，作息时间规律，劳逸结合，增强体质，提高自身的免疫力和抗病能力。

初愈阶段，药物、饮食、精神、药膳等要综合调理，并要定期检查，认真监控，防止病后复发。

十、各家发挥

（一）辨治思路

1. 从脏腑论治

（1）从肝论治：段富津认为过怒致瘿，肝主疏泄，以气为用。长期恼怒则肝气郁结，疏泄不利，水液输布失司，凝聚成痰。气能行血，若气机阻滞，血行不畅，则瘀血内停，痰气与瘀血相搏而发瘿病。患者常见颈前喉结两旁肿大，急躁易怒，胁肋处隐痛的初期。由于患者长期恼怒，郁闷不欢以致肝气郁结，而肝气郁久易于化火，肝火上炎常伴随烦躁易怒、口干口苦、目赤等症，故临证时应疏肝理气、清肝泻火。段老临证时常用柴胡疏肝散加减。常加黄芩、夏枯草、牡丹皮、连翘等以疏肝理气，清肝泻火。

（2）从脾论治：段富津亦认为过思致瘿。脾主运化，为生痰之源。思虑过久，耗伤气血，劳伤心脾，导致脾气虚弱，不能运化水湿，湿聚成痰，痰浊结聚于颈部而发瘿病。患者常伴随情绪忧伤悲痛、咳嗽、吞咽不利等症，常用理气化痰、散结消瘿之法，以半夏厚朴汤合消瘰丸加减。

2. 从痰结气郁论治

卢芳将甲亢初起辨证为痰气郁结型，患者多见喉中不适，如物阻塞，精神抑郁，情绪不宁，善太息，胸胁胀痛，痛无定处，脘闷嗳气，腹胀，大便痛泄，女子月事不行，舌苔薄腻，脉弦。常用柴胡疏肝散加减以理气化痰消瘿。本病初起，多属情志所伤，气分郁结。其表现为抑郁不畅，精神不振，胸闷胁痛，善太息，治以疏肝理气为主。卢老还认为，早期疏通气机，对防止病情发展具有重要意义，若迁延失治，则易影响脾脏而致脾虚痰阻。

（二）特色治法及用药

1. 益气养阴法治疗瘿病

段富津认为甲亢日久，患者渐出现阴虚症状，主要为气阴两虚证。患者常见颈前部肿大，倦怠乏力，心烦不舒，心悸气短，眠差多梦，常自汗或盗汗出，舌红少苔，脉细数。段老认为，此证多见于瘿病后期，常用生脉散加减以益气养阴。

2. 治疗甲亢证症结合，机圆法活

马国庆认为，初发的甲亢主要为心肝火旺型，因此治疗以清热泻火为主，同时加入少许养阴之品以防火热伤阴。经过现代医学的一系列治疗之后或反复发作的甲亢，中医辨证多为气阴两虚型，治疗主要以益气养阴为主，同时兼以清热降火，软坚散结。而清热养阴是贯穿于本病始终的一条治疗准则。在此辨证分型治疗的基础上，注重证与症的结合，同时把中药功效与现代中药药理相结合。此外，马国庆还大胆运用少量含碘中药，并嘱咐患者要保持愉悦的心情，避免情绪的剧烈波动。

（王冰梅）

第三节　痛　　风

痛风（gout）是一组嘌呤代谢异常和（或）尿酸排泄减少所致的慢性疾病。主要临床特点为肾脏排泄尿酸减少或体内尿酸产生过多，形成高尿酸血症（hyperuricemia，HUA），以及反复发作的急性单关节炎、尿酸盐沉积形成痛风石、慢性痛风性关节炎、关节畸形，如未予以适当治疗，最终则发展成痛风性肾病。本病分为原发性痛风和继发性痛风两大类。原发性痛风是由于嘌呤代谢异常所致，常伴有肥胖、高血压、糖尿病、高脂血症、动脉硬化、冠心病及甲亢等。继发性痛风由其他疾病或药物等原因引起，痛风为其并发症。

根据《2017 年中国痛风报告白皮书》的分析报告，我国高尿酸血症患者人数已达 1.7 亿，其中痛风患者超过 8000 万人，而且正以每年 9.7% 的年增长率迅速增加。现今痛风已经成为我国仅次于糖尿病的第二大代谢类疾病，是不可忽视的健康警示。据报道，我国北方普通人群痛风患者约占 2.8%，其中黑龙江省哈尔滨市痛风患病率为 2.2%，呈逐年上升趋势。

本病属于中医学"痹证"范畴。

一、临床诊断要点与鉴别诊断

（一）诊断标准

痛风的诊断参照 1977 年 ACR 的分类标准。

（1）关节液中有特异性的尿酸盐结晶体。

（2）有痛风石，并证实其中含有尿酸盐结晶。

（3）具备下列临床、实验室和 X 线征象等 12 条中至少 6 条者：① 1 次以上的急性关节炎发作。②炎症表现在 1 日内达到高峰。③单关节炎发作。④观察到关节发红。⑤第一跖趾关节疼痛或肿胀。⑥单侧发作累及第一跖趾关节。⑦单侧发作累及跗骨关节。⑧可疑的痛风石。⑨高尿酸血症。⑩关节内非对称性肿胀（X 线片）。⑪不伴骨质侵蚀的骨皮质下囊肿（X线片）。⑫关节炎症发作期间关节液微生物培养阴性。

上述 1～3 项中，具备任何一项即可诊断。

（二）鉴别诊断

1. 急性痛风性关节炎应与以下疾病鉴别

（1）蜂窝织炎与丹毒：是化脓性、感染性疾病，受累部位有红、肿、热、痛，关节一般无压痛，发热、寒战等全身症状明显。血尿酸正常，外周血白细胞升高。受累部位有皮肤创口或感染史。

（2）化脓性关节炎：好发于儿童、老年体弱患者，为化脓性细菌引起的关节急性炎症。受累关节多为单个大关节，局部红肿疼痛明显，高热、寒战等全身中毒症状严重。外周血白细胞升高明显，关节液可培养出致病菌，血尿酸正常。

（3）急性风湿热：在青少年与儿童中多见，典型表现为游走性多关节炎，多累及肘、腕、肩、踝、膝等关节，受累关节周围软组织疼痛、肿胀、皮肤发红、皮温升高。链球菌感染指标阳性，CRP 增高，血尿酸正常。

（4）创伤性关节炎：血尿酸正常，有关节外伤史，关节液检查无尿酸钠结晶。

（5）反应性关节炎：前期有肠道或泌尿生殖道感染史，非对称性关节受累，以下肢关节为主，常伴有虹膜炎、结膜炎等关节外表现。HLA-B27 多为阳性，血尿酸无升高。有两种起病形式：性传播型和肠道型。前者主要见于 20～40 岁男性，因衣原体或支原体感染泌尿生殖系统后发生；后者男女发病率基本相等，肠道感染菌多为沙门菌、志贺菌、耶尔森菌、弯曲菌、弧菌等，多见于青年男性。

（6）其他晶体性关节炎：多见于老年人，以焦磷酸钙沉积于关节软骨所致的假性痛风最为多见。假性痛风急性发作时与痛风很相像，但血尿酸正常，关节液含焦磷酸钙结晶，X 线片提示软骨钙化。

2. 慢性痛风性关节炎与以下疾病鉴别

（1）类风湿关节炎：是以全身对称性多关节炎表现为主的一种自身免疫性疾病，特征主要以关节的进行性破坏，关节滑膜慢性炎症为主。临床上主要表现以关节的疼痛、晨僵、肿胀、畸形甚至残疾为主，大约 90% 的患者有手指近端指间关节破坏的表现，严重者可累及心、肺、肾等多个脏器、多个系统。基本病理改变主要为慢性滑膜炎和血管炎。该病多见于女性，对称性小关节受累，伴有晨僵。RF 阳性，抗环瓜氨酸肽（抗 CCP）抗体阳性，X 线片提示关节间隙狭窄、关节端骨质疏松、关节骨质破坏、关节融合。关节腔内无尿酸盐沉积。

（2）银屑病关节炎：具有银屑病皮疹，伴有关节和周围软组织疼痛、肿大、压痛、僵硬和运动障碍，部分患者可有骶髂关节炎和（或）脊柱炎。其病程迁延、易复发、晚期可因关节强直，导致残疾。本病可发生于任何年龄，高峰年龄为 30～50 岁，无性别差异，但脊柱受累以男性较多。本病主要累及远端指关节，并表现为该关节的附着端炎和手指炎，同时也可出现脊柱炎和骶髂关节炎，而骶髂关节受累多为非对称性。检查 X 线可见指（趾）关节受累，呈"笔帽-笔尖样"征典型改变，长骨骨干"绒毛状"骨膜炎、骶髂关节炎改变、脊柱骨桥形成等，血尿酸一般正常。

（3）骨关节炎：好发于中老年人，该病病变主要累及髋、膝等负重大关节。特征性病理改变为软骨变性，一般轻度的滑膜炎为继发性。通常起病隐匿，病程时间长，主要表现为活动时关节疼痛加重、关节僵硬及病变后期出现的关节骨性肥大和关节功能障碍等。骨关节炎与饮食关系不大，病程较缓慢，一般无游走性关节疼痛，关节晨僵时间比较短，无痛风石。此外，在骨关节炎患者的检查中，血尿酸正常。关节 X 线显示边缘增生或骨赘形成，晚期可因软骨的破坏出现关节间隙狭窄。

（4）强直性脊柱炎：是一种以中轴关节慢性炎症为主的风湿性疾病，多呈慢性进展性。病变主要侵犯脊柱，但周围关节也会受累，尤其是以髋关节、膝关节、踝关节为首发症状，呈非对称性，多有反复发作与缓解，很少表现为持续性和破坏性。本病发病多见于青壮年男性，常有明显家族倾向性。大关节多于小关节，且常有附着点炎表现，骶髂关节破坏性病变为典型表现，X 线片显示脊柱出现"竹节样"病变。病变早期常为腰骶痛或不适感、晨僵等症状，活动后减轻，后期逐渐发展为脊柱强直。关节外症状可出现结膜炎、葡萄膜炎等。其中大部分患者检查 HLA-B27 可呈阳性。活动期可有 CRP、ESR 和免疫球蛋白升高，但血尿酸呈阴性。

二、审析病因病机

（一）先天不足，湿浊内停

肾为先天之本、元阴元阳之所。素体禀赋不足，阴阳失调，先天之精不足，精不化气，湿浊内停，蕴结为害，流注关节、肌肉、筋骨、经脉，发为痛风。

（二）饮食不节，痰浊凝滞

平素过食醇酒厚味、膏粱辛辣之物，伤及脾胃，致脾失健运，脾胃升清降浊失司，久之脾损及肾，亦使肾之气化、升清降浊功能受损，所谓"膏粱之人，多食煎炒、炙煿、酒肉热物蒸脏腑，所以患痛风、恶疮痈疽者最多"。

（三）年高体衰，正气亏虚

中年以后，与脏气衰退不无关系，其中尤以脾肾为主。肾精亏耗，肾虚难以气化泄浊；脾气不足，脾虚生湿，湿蕴生热，每致湿浊热毒趋下为患，发为痛风。

（四）脾肾不足、湿热内生

脾主运化水湿，当其功能失常，必然导致水液在体内停滞，从而产生湿浊等病理产物；

肾主水，主调节人体水液代谢的功能。若各种原因造成肾气不足，气化失司，清浊不分，则湿浊不能正常排出体外，湿热搏结，内聚为患。湿热内生与脾肾不足常相互作用，脾肾不足为本，湿热内生为标，脾肾不足导致湿浊内生，日久化热；湿热内生可加剧脾肾损伤。故脾肾不足，湿浊热毒停聚，流注于关节便发为痛风性关节炎，湿凝肌腠则为结石之顽症。

（五）湿热痰浊，瘀血痹阻

先天禀赋不足，或年迈脏气日衰，或不节饮食，嗜酒、善食肥甘厚味，导致脾失健运、肾脏功能失调，水液代谢障碍，痰湿不能泄化，湿浊内生，聚而成毒，并与血相结为浊瘀，滞留于经脉，湿瘀郁久亦可化热，而致湿热毒瘀互结，则骨节肿痛、关节畸形，甚则溃破，渗溢脂膏。

综上所述，痛风的病因病机可以归结为一点，即正虚邪实。临床上痛风多呈发作性，多由疲劳、房事不节、厚味多餐或感受风寒、湿热等外邪诱发，发作时表现为某一局部剧烈疼痛，甚则背不能动，或手不能举，或足不能履地，并且有日轻夜重和转移性疼痛的特点。经休息和治疗后虽可获得好转，但时息时发，日久可致受损部位出现肿胀、畸形，恢复较为困难，甚至出现水肿、小便不利等危重症状。

三、明确辨证要点

（一）辨关节痛

从关节有无红肿、热痛、畸形等辨证。如起病骤急，关节红肿热痛，或发热者，为湿热痹阻；病延日久，关节无红热，而见僵硬、畸形、屈伸不利、畏寒肢冷者，为寒湿阻滞，脉络瘀阻。

（二）辨痰核

其痰核多位于关节，常侵蚀骨质而致畸形。一般皮肤无色质改变，亦无疼痛，但按之皮下有硬结，为痰瘀互结所致。

（三）辨尿中砂石

其砂石小者可无任何症状，大者伴腰痛、尿频、尿急、尿痛等为膀胱湿热。本病之尿中砂石，虽属石淋，但以血尿酸增高为特征。

四、确立治疗方略

本病由于不同的阶段临床表现各不相同，所以治疗应根据不同的阶段和临床表现分别论治。急性期，多属湿热痹和风湿热痹范畴，应从清热通络、祛风除湿着手；慢性期，需针对兼夹血瘀、痰浊者，随证应用化痰泄浊、祛瘀通络之法，同时根据阴阳气血的虚衰，注意培本，调补脾肾，补气养血；疾病发作期，来势迅猛，可采取中西医结合治疗，缓解期可单纯采用中医药治疗及调理，以防复发。

五、辨证论治

1. 风湿热痹证

（1）抓主症：关节红肿热痛，发病急骤，病及一个或多个关节。

（2）察次症：发热、恶风、口渴、烦闷不安或头痛汗出，小便短黄。

（3）审舌脉：舌红，苔黄，脉弦滑数。

（4）择治法：清热通络，祛风除湿。

（5）选方用药思路：本证为痛风急性期，为风湿热邪痹阻经脉所致，故方用白虎桂枝汤。方中生石膏性大寒，善能清热，止渴除烦；知母性寒质润，助石膏清热生津；粳米、甘草和中益胃并防生石膏、知母大寒伤中之弊，四药合奏清热除烦、养胃生津之效；桂枝疏风通络。白虎桂枝合用，共达清热通络、祛风除湿止痛的效果。

（6）据兼症化裁：阴津耗伤者加生地黄、玄参、麦冬之类滋阴清热生津；湿浊重者加健脾化浊之品，如薏苡仁、土茯苓、金钱草；热盛者，加忍冬藤、连翘、黄柏以清热通络；关节周围红斑者，加生地黄、牡丹皮、赤芍以凉血止血；肿痛较甚者，选加乳香、没药、秦艽、络石藤、海桐皮、桑枝、地龙、全蝎以除湿活络，通痹止痛；下肢痛甚，可选加牛膝、木瓜、独活以通达下肢关节；上肢痛甚，可选加羌活、威灵仙、姜黄疏通上肢经络。

2. 风寒湿痹证

（1）抓主症：关节肿痛、屈伸不利，或见皮下结节或痛风石。

（2）察次症：风邪偏盛则关节游走疼痛，或恶风发热等；寒邪偏盛则关节冷痛剧烈，痛有定处；湿邪偏盛者，肢体关节重着疼痛，痛有定处，肌肤麻木不仁。

（3）审舌脉：舌苔薄白或白腻，脉弦紧或濡缓。

（4）择治法：祛风散寒，除湿通络。

（5）选方用药思路：本证为痛风慢性期或反复发作，为风寒湿邪痹阻经脉所致，故方用薏苡仁汤。方中羌活、独活、防风祛风胜湿活络；川乌、麻黄、桂枝温经散寒通络；薏苡仁、苍术健脾渗湿；当归、川芎养血活血；生姜、甘草健脾和中，全方共奏祛风散寒、除湿通络的功效。

（6）据兼症化裁：可参用风湿热痹证型中利尿除湿和健脾化浊之品及上、下肢引经药。风邪偏盛者，可加重独活、羌活、防风用量，或选加祛风通络之品如海风藤、秦艽；湿邪偏盛者，可选加萆薢、防己、木瓜胜湿通络；寒邪偏盛者，可选加温经散寒之品，如制附子（先煎）、草乌、细辛；对皮下结节或痛风石可加金钱草、天南星、炒白芥子、炙僵蚕以祛痰化石通络。

3. 痰瘀痹阻证

（1）抓主症：关节疼痛反复发作，日久不愈，时轻时重，呈刺痛，痛处固定不移。

（2）察次症：关节肿大，甚至强直畸形，屈伸不利，皮下结节，触之不痛，或皮色紫暗，或破溃。

（3）审舌脉：舌淡胖，苔白腻，脉弦或沉涩或沉滑。

（4）择治法：活血化瘀，化痰散结。

（5）选方用药思路：本证为痛风慢性期或反复发作者，痛风石沉积、增大，关节畸形僵硬，为痰瘀互结，痹阻经脉所致，故方用桃红饮合二陈汤。方中桃仁、红花入血分逐瘀行血；川芎入血分理血中之气；当归补血活血；法半夏辛温性燥，燥湿化痰；陈皮理气燥湿、顺气消痰；茯苓健脾渗湿化痰；威灵仙辛散温通，性猛善走，通行十二经脉；甘草和中。二方合用，共奏活血化瘀、涤痰通络之效。

（6）据兼症化裁：皮下结节者，加白芥子、天南星以化痰散结；关节疼痛甚者，加没药、乳香、延胡索、地龙行气活血、祛瘀止痛；关节肿甚者，适当选加土茯苓、防己、滑石利水化湿消肿；若关节久痛不已，可加全蝎、炮山甲、乌梢蛇搜风剔邪，痛痹止痛；久病体虚，面色不华，神疲乏力，加黄芪、党参以补气健脾。

4. 气血不足，肝肾亏虚证

（1）抓主症：关节疼痛，反复发作，日久不愈。

（2）察次症：疼痛时轻时重或痛处游走不定，甚或关节变形，屈伸不利，腰膝酸痛或足跟疼痛，神疲乏力，心悸气短，面色少华。

（3）审舌脉：舌淡，苔白，脉沉细弦、无力。

（4）择治法：补益气血，调补肝肾，祛风胜湿，活络止痛。

（5）选方用药思路：本证为痛风慢性关节炎期，久病体虚所致，故方用独活寄生汤。方中独活、细辛、防风、秦艽祛风除湿、散寒止痛；桑寄生、杜仲、牛膝补益肝肾兼祛风湿；当归、川芎、熟地黄、白芍养血活血；人参、茯苓补气健脾；肉桂温通血脉；甘草调和诸药。诸药合用，共奏益肝肾、补气血、祛风湿、止痹痛之效。

（6）据兼症化裁：冷痛较甚，加制川乌（先煎）、制附子（先煎）、干姜以温经散寒通络；关节重着，肌肤麻木者可加防己、苍术、薏苡仁、鸡血藤祛湿活络通痹；腰膝酸痛较明显者，加鹿角霜、补骨脂、肉苁蓉、川续断、骨碎补以补肝肾，强筋骨，止痹痛。

六、中成药选用

（1）新癀片：组成为九节茶、三七、人工牛黄、猪胆汁膏、肖梵天花、珍珠层粉、水牛角浓缩粉、红曲等。每次 2～4 片，每日 3 次，口服。适用于急性痛风性关节炎。

（2）四妙丸：组成为牛膝、苍术、黄柏、薏苡仁。每次 6g，每日 2 次，口服。适用于痛风湿热蕴毒证。

（3）湿热痹颗粒：组成为苍术、牛膝、地龙、防风、防己、萆薢、黄柏、连翘、忍冬藤、桑枝、威灵仙、薏苡仁。每次 5g，每日 3 次，口服。适用于痛风湿热痹阻证。

（4）小活络丸：组成为天南星、制川乌、制草乌、地龙、乳香、没药。每次 1 丸，每日 2 次，口服。适用于痛风寒湿痹阻证。

（5）丹参注射液：丹参注射液 16ml 加入葡萄糖溶液中静脉注射，治疗痛风急性发作。

（6）板蓝根注射液：治疗痛风，每次 4ml，每日 1 次，30 次为 1 个疗程。

七、单方验方

（一）名医专家经验方

1. 痛风方治湿热痰阻（张瑞仪）

组成：苍术、黄柏、蚕沙、木瓜、牛膝、丹参、白芍、桑枝、五灵脂、延胡索、路路通、槟榔、茯苓、升麻、甘草。

主治：清利湿热，行气豁痰。

加减：热甚加金银花、蒲公英、牡丹皮等；肿甚加泽泻、防己、瞿麦等；后期补肝肾，加龟甲、枸杞子、淫羊藿、锁阳等；豁痰散结，加胆南星、法半夏、浙贝母等；体虚加黄芪、人参等。

2. 泄浊化瘀汤治各型痛风（朱良春）

组成：土茯苓、萆薢、威灵仙、桃仁、红花、泽兰、生薏苡仁、全当归、车前子、泽泻。

主治：降浊泄毒，活血化瘀。用于急性、慢性痛风性关节炎和痛风性肾病。

加减：急性期以关节红肿热痛为主证，于方中酌加清热通络之药，如忍冬藤、鸡血藤、半枝莲之类；慢性间歇期，关节漫肿剧痛、僵硬、畸形、皮下结节，或流脂浊，往往以浊邪夹湿、夹瘀、夹痰等虚实夹杂为多见，故宜参用虫蚁搜别、化瘀消瘀之品。至于痛风性肾结石酌加通淋排石，痛风性肾病酌加健脾益肾，往往屡收佳效。

3. 消痛饮治风湿热痹阻（叶伟洪）

组成：当归、牛膝、防风、防己、泽泻、钩藤、忍冬藤、赤芍、木瓜、老桑枝、甘草。

主治：清热消肿，通络止痛。适用于痛风性关节炎属关节肿痛急性期。

加减：关节红肿痛甚者，加黄柏、地龙；大便燥，加大黄（便软则同煎，便结则后下）；痛甚者，加田三七、乳香、没药。同时配用下列药物煎汤属洗，方用马钱子 10g，红花 15g，生半夏 20g，王不留行 40g，大黄 30g，海桐皮 30g，葱须 3 根，艾叶 20g。煎水熏洗患处，每日 2 次。

4. 内外兼治疗痛风（安义贤）

组成（内服药）：苦参、生大黄、山栀、乌梅、知母、丹参、赤芍、白芍、姜黄、白芷、猪苓、泽泻、木通、大水蛭、薏苡仁（取生大黄分成 3 份分置碗内，诸药煎成后冲生大黄，漏汁每碗 150～200ml，每次服 1 碗，每日 3 次，服药后每日大便 3 次内者继服，超过 3 次者去大黄，连服 1 周）。

组成（外用药）：苦参、当归、海桐皮、乳香、没药、山栀、乌梅、紫花地丁、青矾、白矾、生南星、川乌、草乌、黄芩、土茯苓（煎水漏汁冷敷或浸泡患处，每次 30 分钟，每日 3 次，与内服剂同时进行，连用 1 周）。

主治：泻火解毒，利湿通络，内外兼治。治疗痛风属风湿热痹者。

加减：内服药病在上肢加羌活；病在下肢加牛膝；红热明显者加黄连；疼痛剧烈者加延胡索；痰多加莱菔子；体虚加生地黄、沙参。

5. 痛风定痛汤治痛风急性发作（刘再朋）

组成：金钱草、泽泻、车前子、海藻、生石膏、知母、黄柏、赤芍、生地黄、防己、地龙。

主治：清热利湿，活血定痛。用于痛风性关节炎急性发作。

加减：疼痛明显者，加水牛角以治热痹；局部红肿不明显，疼痛又较剧者加川乌、草乌、桂枝；局部结节明显，手足关节或耳部有痛风石形成者，加山慈菇、海藻等软坚化石；脾虚湿重，关节漫肿者，加苍术、白术、茯苓等健脾助运，化湿除痹。

（二）其他单方验方

（1）趁痛散：当归 10g，乳香 6g，地龙 12g，桃仁 10g，五灵脂 10g，羌活 10g，香附 10g，牛膝 10g，生甘草 6g。痰热加酒炒黄芩、黄柏各 10g。水煎，每日 2 次分服。治气血瘀滞型痛风。

（2）痛风经验方：生薏苡仁 30g，土茯苓 30g，威灵仙 30g，萆薢 20g，当归 10g，桃仁 10g，车前子 12g。功在泄浊化瘀，治痛风关节肿胀疼痛。

（3）樟木屑洗方：樟木屑 1.5～2.5kg，急流水中煮开，趁热浸洗，每次 40 分钟，每日 1 次，连洗 7～10 日。主治痛风关节疼痛。

（4）外用药酒方：生川乌 15g，生草乌 15g，全当归 15g，白芷 15g，肉桂 15g，红花 10g，白酒 500ml，浸泡 24 小时后去渣取酒，再加入 10 瓶风油精。用时涂痛处，每日数次，10 日为 1 个疗程。主治痛风关节疼痛。

（5）痛风冲剂三号（路志正经验方）：皂角刺、大黄、透骨草、鹿含草、防己、防风、炙乳香、炙没药等。熏洗、浸泡患处，每日 1～2 次，每次半小时。

（6）三花饮：花茶 10g，金银花 15g，菊花 20g，三药加适量水放入砂锅中煮沸 5～6 分钟即可，代茶饮。适用于湿热蕴结型痛风患者。

（7）烹茶品茗薏苡仁防风茶：生薏苡仁 30g，防风 10g。以上两者加水煮熬，去渣取汁，代茶饮，每日 1～2 剂，连饮 1 周。适用于湿热蕴结型痛风。

（8）灵仙木瓜饮：威灵仙 15g，木瓜 12g，白糖适量。将威灵仙、木瓜放入砂锅中加水煎汤约 300ml 并加白糖适量，每日分 2 次服完。适用于四肢关节肿胀疼痛、屈伸不利的痛风患者。

（9）牛膝菊花茶：川牛膝、杭白菊各 5g。将川牛膝洗净后切片，与杭白菊一同入杯，加沸水冲泡后加盖闷 5～10 分钟，即可。每日 1 剂，可连续冲泡，代茶频饮。适用于关节疼痛、痛有定处并伴有血脂偏高的痛风患者。

（10）寄生桑枝茶：桑寄生 5g，冬桑枝 3g。将桑寄生、冬桑枝洗净后切成碎片，加沸水冲泡后加盖闷 10 分钟，即成。代茶频饮，一般可连续冲泡多次，每日 1 剂。适用于老年体虚、正气不足而见病痛迁延的痛风患者。

八、中医特色技术

（一）外治法

1. 中药外敷

（1）金黄散合新癀片调匀外敷，每隔 6～12 小时换药 1 次。

（2）外敷慈附膏：山慈菇 200g，赤芍 200g，生大黄 150g，香附 100g。将药物研成极细粉末，过 60 目筛，取饴糖 600g 与蒸馏水 400ml 混匀，再取凡士林 1000g，加热至 70℃，共同搅拌融化，待温度降到 40℃左右时，放入药末混匀成膏。冷却后放入药罐内，密封备用。用时将药膏均匀地涂在患处，纱布敷盖，胶布固定，3 日换药 1 次。3 次为 1 个疗程。膏中大黄消肿止痛；香附理气止痛；山慈菇含秋水仙碱，秋水仙碱是治疗痛风特效药，奏效快但毒性较大，口服后有呕吐、恶心、腹泻等胃肠道反应，迫使患者不得不停止服药，外用可使毛细血管扩张，有利于药物渗透，便于取得速效治疗。

2. 中药熏药或熏洗

辨证选用中药熏药或熏洗治法，对于湿热痹阻证，酌情选用清热利湿，通络止痛药物；脾虚湿阻证，酌情选用健脾利湿，益气通络药物；痰瘀痹阻证，酌情选用活血化瘀，化痰散结药物。药物熏洗：马钱子 20g，生半夏 20g，艾叶 20g，红花 15g，王不留行 40g，海桐皮 30g，大黄 30g，葱须 3 根，煎汤 2000ml。置于桶内，以热气熏蒸患部，药液变温后，浸洗患处，每日 2 次，7 日为 1 个疗程。

（二）针刺疗法

通过针灸治疗可达到泄浊化瘀、清热利湿、补益肝肾、通络止痛的作用，主穴选用阿是穴、足三里、阴陵泉、筑宾、支沟、内庭、陷谷、三阴交。配穴：肘关节肿痛者加曲池、合谷；腕关节肿痛者加合谷、阳池、外关；膝关节肿痛者加血海、膝眼、阳陵泉；踝关节肿痛者加昆仑、解溪；第一跖趾关节肿痛者加太冲。受累关节局部皮肤常规消毒后，用长度适宜的毫针对局部病变处（阿是穴）行围刺法，其余主穴和配穴等穴位常规消毒后取长度适宜的毫针直刺，采用小幅度的捻转提插泻法，留针30分钟，每隔10分钟加强手法1次，每日1次，1周为1个疗程，可酌情应用1～2个疗程。

（三）刺络放血法

三棱针刺络放血有活血祛瘀、通络止痛的功效，多在痛风急性发作时采用。取阿是穴，放血1～2ml，每周2～3次。

（四）其他疗法

中频脉冲电治疗：中药离子导入，每日1次。热证者不宜。

九、预防与调护

（一）饮食

保持理想体重，适当限制脂肪，限制食盐摄入，禁酒戒烟，低嘌呤饮食，通过健康教育使患者了解常见食物的酸碱性及嘌呤含量，使之能够合理地安排日常饮食。

1. 痛风患者可以吃的食物

（1）蔬果：茄子、番茄、西瓜、干木耳、木耳、西兰花、香蕉、西芹、白菜、芹菜、黄瓜、苹果。

（2）干果：瓜子、核桃。

（3）主食：面包、面条、米饭、马铃薯、玉米。

（4）动物相关：猪血、鸡蛋白、皮蛋白。

（5）水产：海参、桂鱼、海带。

（6）饮品：水、淡茶水、苏打水、脱脂牛奶。

2. 痛风患者可少量吃的食物

（1）蔬菜：四季豆（鲜）、菠菜、油菜、韭菜、菜花、大蒜。

（2）水产类：海带、草鱼。

（3）干果：花生（干）、花生（鲜）。

（4）豆类：豆腐、红豆、豆干、豇豆、绿豆。

（5）动物相关类：瘦猪肉、鸭肉、猪肉、猪大肠、牛肉、猪排骨、母鸡、牛胸肉、羊肉、鹅肉、鸡腿肉、鸡肉。

（6）饮品：豆浆、酸奶、红酒。

3. 痛风患者尽量不要吃的食物

（1）蔬菜：芦笋、香菇。

（2）水产类：紫菜、虾米、小鱼干、鱿鱼、田鸡、蚝油、鲢鱼、泥鳅、带鱼、黄花鱼、白鲫鱼、鲢鱼、花鲢鱼、罗非鱼、牡蛎、甲鱼、草虾、鱼卵、干贝、鲍鱼、蟹、龙虾、三文鱼、沙丁鱼、吞拿鱼、鲤鱼、鲈鱼、鳟鱼、鳕鱼。

（3）豆类：发芽豆类、豆芽、豌豆、黄豆、黄豆食物、扁豆、花生米、豆苗、黄豆芽。

（4）主食：方便面。

（5）动物相关类：肉馅、鸡汤、鸡肉汤、鸡蛋黄、小牛颈肉、猪脖肉、猪骨汤、肉汤、猪前腿肉、浓肉汁、猪后腿肉、鸡精、动物内脏（肝、肠、肾、脑）。

（6）饮品：白酒、黄酒、啤酒。

（二）饮水

要求患者多饮水，以增加尿量，促进尿酸排泄。适当饮水还可降低血液尿酸、血液黏稠度。

1. 饮水习惯

坚持每日饮一定量的水，不可平时不饮，临时暴饮。

2. 饮水时间

不宜饭前半小时内和饱餐后立即饮大量的水，饮水最佳时间是两餐之间及晚间和清晨。

3. 饮水与口渴

痛风患者应采取主动饮水的积极态度，不能等有口渴感时才饮水，因为口渴明显时体内已处于缺水状态，这时才饮水对促进尿酸排泄效果较差。

4. 饮茶

痛风患者可用饮茶代替白开水，但茶含有鞣酸，易和食物中的铁相结合，形成不溶性沉淀物，从而影响铁的吸收。另外，茶中鞣酸尚可与某些蛋白质相结合，形成难以吸收的鞣酸蛋白，所以餐后立即饮茶会影响营养物质的吸收，易造成缺铁性贫血等，较好的方法是餐后1小时开始饮茶，且以淡茶为宜。

（三）运动

适当运动可预防痛风发作，减少内脏脂肪，减轻胰岛素抵抗性。运动量一般以中等运动量为宜。50岁左右的患者运动后心率能达到110～120次/分，以少量出汗为宜。每日早、晚各30分钟，每周3～5次。运动种类以散步、打网球、健身运动等耗氧量大的有氧运动为好。剧烈运动使有氧运动转为无氧运动，组织耗氧量增加，无氧酵解乳酸产生增加以致 pH 下降等，可诱使急性痛风发作，故应尽量避免。

（四）中医辨证调护

对湿热蕴结型痛风患者，应力戒烟酒，避免进食辛辣刺激食物，局部配合如意金黄散、三黄膏等外敷；对寒湿痹阻型患者，在季节变化时注意调节饮食起居，避免风寒湿邪外侵，发作时可局部热敷或中药熏蒸；急性发作期，须严格卧床休息，并适当抬高患肢，以利于血液回流，避免受累关节负重，直至疼痛缓解72小时后开始适当轻微活动，促进新陈代谢和改善血液循环；间歇期，患者应注意鞋子的选择，尽量穿柔软舒适的鞋子，避免足部磨损造成感染。冬天避免受凉，室温保持在20～22℃，年老体弱者应注意保暖。

（五）心理疏导

由于反复关节炎发作，常导致患者情绪焦虑不安，护理人员要及时对患者进行心理安慰，解释病情，帮助其了解痛风的病因及防治对策，增加患者配合治疗的信心。

（六）健康教育

（1）节制饮食，控制高嘌呤食物，不食或少食。多饮水，避免暴饮暴食。戒烟戒酒，只允许饮少量的红酒。酒中的乙醇能增加血液中乳酸的浓度，从而抑制尿酸的排泄；啤酒在发酵的过程中产生大量的嘌呤，易诱发痛风；忌辣椒、姜、芥末等刺激性食物。

（2）积极减肥，减轻体重。避免饥饿疗法，坚持适当的运动量。积极治疗高血压、高血脂、糖尿病及冠心病，可预防高尿酸血症的复发。

（3）生活有规律，按时起居。注意劳逸结合，避免过度劳累、紧张与激动，保持心情舒畅，情绪平和。注意保暖和避寒，鞋袜宽松。避免痛风发作因素，如紧张、过度劳累、湿冷、穿鞋过紧、误使关节损伤及走路过多等。

（4）在医师指导下坚持服药，以控制痛风急性发作及反复发作，维持血尿酸在正常范围。

（5）定期检测血尿酸值，1～3 个月检测 1 次，以便调整用药和防治心、肾尿酸性结石。

（6）继发性痛风的预防主要是积极治疗多发性骨髓瘤、慢性肾病等原发病。

十、各家发挥

（一）辨治思路

1. 从肾论治

姜德友认为肾虚是痛风发生的始动因素，肾中精气的蒸腾气化对水液代谢的影响及肾精（气）对骨代谢的影响是致病的关键。肾主水，主骨生髓。若肾虚主水功能失职，则水液代谢障碍，尿酸排除受阻；主骨功能失职则易发生关节病变。故应从肾论治，补其根本，兼而利湿泄浊共奏其效。

2. 从虚论治

崔振儒认为痹证之阳虚者以肾阳虚为多见，气虚者以脾气虚为多见，而阴虚者常见肝肾阴虚，血虚者为肝血不足。痹证之虚，单一出现者少，往往有气血两虚、阴阳两虚、气阴两虚等互相并见，或由阳及阴、由气及血等先后影响。痹证补法上应注意阴阳互根，欲补有形之血，必益无形之气等原则，应根据具体情况，灵活运用。

3. 从浊瘀论治

宋立群认为浊瘀内阻是痛风的主要病机，而受寒受湿只是诱因之一，不是主因，且此湿浊之邪是内生湿浊，而不是外感湿浊，因为痛风患者多为形体肥胖之痰湿之体，并有嗜酒、喜食肥甘之好，内生的湿浊日久与血相结而为浊瘀，闭留于经脉，则形成关节肿大疼痛，在治疗上采用化瘀泄浊法，使浊瘀泄化，尿酸恢复正常，关节肿痛得以减轻，脏腑功能得以恢复。

（二）特色治法及用药

1. 治疗痛风常用药物

张琪认为，土茯苓淡渗利湿解毒，能通过淡渗利湿，使湿邪除则筋骨不复拘挛而随之强健，为治疗湿痹要药。但是本品的用量必须强调，一般用量为 30～50g，量小则效果不明显。临床上张琪还善用萆薢，认为其除了分清化浊以外，还能除湿利关节治疗湿痹，用以治疗痛风湿邪着于筋骨，四肢关节拘急，沉重疼痛。张琪亦认为苦寒清热之药，取其寒以胜热，苦以燥湿，其中首选黄柏。痛风之疾大多首发于双足，故用黄柏清下焦湿热，湿自脾来，苍术燥湿健脾，使湿邪去而不再生，其临床上一般以黄柏、苍术为药对，即取法二妙散之意。张老还善用苦参、防己，取法李东垣当归拈痛汤，其中苦参清热燥湿利尿，防己苦寒，认为此二药具有祛风、清热、利湿三重功效，为治疗痛风的良药。

2. 虫类药搜邪通络，治疗顽痹

张琪认为，虫类药性偏辛咸，有攻坚破积、活血化瘀、息风定痉、通阳散结等功效，擅长搜剔络中风寒湿邪，驱寒蠲痹，适用于痰瘀痹阻、凝滞不除、迁延日久、深入骨骱的重症痛风。其中全蝎走窜之力迅速，搜风开瘀通络，为治疗顽痹要药；地龙性味偏寒，有通经活络、清热利水之功，对于风湿热痹或下肢痹痛者尤为适宜；甲珠，善于走窜，专能行散，通经络而达病所，善治痹证强直疼痛；乌梢蛇善行而驱风，为治疗诸风顽痹要药；蜈蚣用于风湿痹痛有良好的止痛效果；土鳖虫破血逐瘀、接骨续筋、疗伤止痛，用于治疗痛风之痹痛屡获良效。

3. 辨证与辨病相结合治疗痛风

张琪认为治疗痛风应该注意辨证与辨病相结合，湿热阻滞是痛风发病的重要始动因素，湿热合邪所引起的热蒸具有双重致病特点。从热来说，热为火之渐，火热为患，多表现为一派炽热、烦躁证候；就湿而言，湿性潮湿、黏滞、重浊、固着，临床以黏腻浊滞为特征，湿热证的治疗其基本原则是清利湿热。但在实际应用过程中往往不见效，其原因在于，湿热合邪为患，治湿有碍于清热，治热有碍化湿。盖清热药多苦寒，不利于湿邪之温化；而化湿药又多温燥，不利于热之清除。因此，临床治疗湿热往往温清两难，互相掣肘。因此在临床处方时，一定要认真分析病情，湿与热二者之间孰轻孰重，湿重于热，热重于湿，或湿热并重；再加之痰浊瘀血，二者之间，互为因果，相互加重，形成恶性循环。

4. 清热化湿解毒法治疗痛风

段富津依据本病湿热痰瘀的病理关键，治以清热除湿，化瘀解毒为主，自拟痛风方：苍术 15g，黄柏 15g，薏苡仁 30g，粉防己、羌活、姜黄各 15g，赤芍 15g，川牛膝 10g，甘草 15g。临证中常有加减变化，若热盛者，去羌活、苍术加知母、生地黄、滑石等；湿盛者，重用苍术、薏苡仁，去黄柏加萆薢、泽泻、威灵仙；湿热俱盛者，加茵陈蒿、龙胆草；关节僵硬屈伸不利者，加威灵仙、海桐皮、秦艽，重用薏苡仁减黄柏量；关节恶血剧痛，加生五灵脂、地龙、乳香、没药；痛风石者为湿瘀成痰，加半夏、制南星、威灵仙、地龙；段老在辨证的基础上，选用萆薢、秦艽、威灵仙、蚕沙、薏苡仁、地龙、泽泻、黄芪、桃仁、当归等降血尿酸药，可提高疗效。

（高丽娟）

第十章 肿 瘤

第一节 肺 癌

肺癌又称原发性支气管肺癌，是指主要发生于支气管黏膜上皮细胞，少数发生于肺泡组织的恶性肿瘤，临床发病率较高，尤其是近年来我国肺癌的发病率持续上升。根据 2017 年全国肿瘤登记中心收集的全国恶性肿瘤登记资料分析，估计我国 2014 年东、中、西部地区恶性肿瘤的发病与死亡情况，研究显示，肺癌位居全国恶性肿瘤死亡首位，死亡病例约 62.6 万，且各地区男性肺癌发病率、死亡率均排名第一，女性肺癌发病率排名第二，但在西部地区肺癌发病例数仍居第一位，所有地区女性肺癌死亡率排名第一。近年来黑龙江省肺癌的发病率、死亡率仍在上升，且城市高于农村，男性高于女性。

本病属于中医学"肺积""痞癖""咳嗽""咯血""胸痛""肺痿"等范畴。

一、临床诊断要点与鉴别诊断

（一）诊断标准

肺癌的诊断参照中华中医药学会 2008 年发布的肺癌标准。

1. 临床症状

肺癌的临床表现与肿瘤发生的部位、大小、病理类型、病程长短、有无转移和并发症有关，大致可以归纳为四类：原发肿块、胸内蔓延、远处转移和副肿瘤综合征。常见症状有咳嗽、咯血或痰中带血、胸痛、胸闷等，应当引起注意的是气促、喘鸣、局限性肺炎等气道阻塞引起的间接表现。

2. 体征

肺癌最常见锁骨上下、颈部和腋下淋巴结转移，可为单个或多个结节，触之坚硬。其他部位的转移常引起相应的症状，即肺外表现。

3. 影像学诊断

（1）胸部 X 线检查：X 线是诊断肺癌最重要的方法，可通过 X 线透视、胸部正侧位片发现肿块影或可疑肿块阴影。

（2）CT 检查：CT 可以辨认有无肺门和纵隔淋巴结肿大。临近胸壁的肿块可在引导下进行针刺活检以明确组织学诊断。

（3）MRI 检查：常规的 MRI 几乎不能使肺部显像，只能明确肿瘤与大血管之间的关系。

（4）PET：可以较准确地对＜1cm 的肺癌及肺癌纵隔淋巴结有无转移进行诊断。

（5）纤维支气管镜检查：对明确诊断和获取活体组织、提供组织学诊断均具有重要意义。对于近端气道内的肿瘤，纤维支气管镜刷检结合钳夹的活检阳性率为 90%～93%；对于远端气道内不能直接窥视的病变，可在荧光屏透视指导下经光纤维支气管镜进行肺活检。

4. 病理学诊断

（1）痰脱落细胞学检查：非小细胞肺癌的阳性率较小细胞肺癌高，一般为 70%～80%。

（2）开胸肺活检：若经痰脱落细胞学检查、纤维支气管镜检查和穿刺活检均未能确立诊断，则应考虑开胸肺活检，但必须根据患者的年龄、肺功能及可能的手术并发症等综合决定。

（3）组织病理学诊断：肺癌分为小细胞肺癌（SCLC）和非小细胞肺癌（NSCLC），后者包括鳞癌、腺癌（包括支气管肺泡癌）和大细胞癌。

5. 实验室检查

肺癌常用的肿瘤标志物有癌胚抗原（CEA）、β_2-微球蛋白、铁蛋白（FER）、神经元特异性烯醇化酶（NSE）、CA211、CA153 等。其中癌胚抗原在肺癌患者中阳性率可达 40%～60%，其水平与病情轻重及预后有一定的关系。

6. 分期诊断

肺癌的分期诊断采用 TNM 国际分期（UICC，2002）。

（二）鉴别诊断

1. 肺结核

（1）肺结核球：多见于年轻患者，一般无症状。多位于结核好发部位（肺上叶下部和下叶上部），病灶边界清楚，可有包膜，密度高，有时有钙化，周围为纤维结核灶，在随访观察中多无明显改变。如有空洞形成，多为中心性，洞壁规则、较薄，直径很少超过 3cm，常需与周围型肺癌鉴别。

（2）肺门淋巴结结核：易与中央型肺癌混淆，应加以鉴别。肺门淋巴结结核多见于儿童或老年人，多有发热和结核中毒症状，结核菌素试验多呈阳性，抗结核治疗有效。体层摄片、CT、MRI 和纤维支气管镜检查等有助于二者鉴别。

（3）急性粟粒性肺结核：应与弥漫型肺泡癌相鉴别。急性粟粒性肺结核发病年龄较轻，多有发热等全身中毒症状。X 线胸片显示病灶为大小基本一致、分布均匀、密度较淡的粟粒性结节。肺泡癌两肺多有大小不等的结节状播散灶，边界清楚，部位较深，进行性发展和增大，且呈进行性呼吸困难。

2. 肺炎

肺炎起病急骤，有寒战、高热等症状，继而出现呼吸道症状，抗生素治疗多有效，病灶吸收迅速而完全。癌性阻塞性肺炎炎症吸收较缓慢，可出现块状阴影，且多有中央型肺癌表现，光纤维支气管镜检查、细胞学检查等有助于鉴别。

3. 肺脓肿

肺脓肿应与癌性空洞继发感染相鉴别。原发性肺脓肿起病急，中毒症状明显，常有寒战、高热、咳嗽、吐大量脓臭痰、周围血象白细胞和中性粒细胞计数增高，X 线胸片上空洞壁薄，内有液平，周围有炎性改变。癌性空洞常先有咳嗽、咯血等肿瘤症状，然后出现咳脓痰、发热，胸片可见块影有偏心空洞，壁厚、内壁凹凸不平。结合光纤维支气管镜和痰脱落细胞学检查可以鉴别。

二、审析病因病机

（一）肺癌发病，以虚为本

正气内虚，脏腑功能失调，是本病发生的病理基础。肺癌病机，不离肺脾。肺居上焦，脾位中焦，且肺脾同为太阴，在病理上常相互影响，或脾病及肺，或肺病及脾。即李东垣所言"饮食入胃，而精气先输脾归肺"，故脾气充足则肺健气旺，宗气充盛，脾气不足则肺气虚少，宗气不足，即"土不生金"，当病程日久，即会累及五脏六腑俱虚，功能失调，故邪毒趁虚而入，阻闭肺络，发生肺积之证。

（二）致病因素，癌毒为先

在正气内虚的基础上，毒邪入侵为重要的致病因素，烟毒、工业废气是肺癌重要的致病因素。肺为娇脏，易受癌毒侵袭，使肺失宣降，且烟毒辛燥，可直损肺络，耗气伤阴，脉络不畅，气血瘀滞，毒瘀互结，久则形成肿块。

（三）病机关键，痰瘀阻络

痰瘀既是邪毒侵肺、脏腑功能失调的病理产物，又是导致正气内虚、邪毒之交结成块的致病因素。因此，瘀、痰、毒三种病理因素之间常常相互兼杂，相互影响，共同致病，导致肺络损伤，伤津耗气，使病情缠绵难愈。

总之，本病的基本病因病机为正气内虚，癌毒趁虚内侵，交结成块，从而形成痰瘀，损伤肺络，耗伤津气，致病为肺癌。本病病位在肺，与脾肾密切相关，与全身多个部位和脏腑相互影响。

三、明确辨证要点

（一）辨虚实

肺癌的发生多与肺气不足、痰湿瘀血阻滞有关。肺癌早期，多见气滞血瘀，痰湿毒蕴之证，以邪实表现为主；肺癌晚期，多见阴虚毒热、气阴两虚之证，以正虚为主。临床上多病情复杂、虚实互见。

（二）辨盛衰

肺癌恶性程度高，发展变化快。辨明邪正盛衰，是把握扶正祛邪治则和合理遣方用药的关键。一般说来，肺部癌瘤及症状加重明显，但患者形体未损，生活、活动、饮食等尚未受阻，此时多为邪气盛而正气尚充，正邪相争之时；如病邪在肺部广泛侵犯或累及多脏，全身情况较差，消瘦、乏力、衰弱、食少，行动困难，症状复杂多变者，多为邪毒内盛而正气明显不支的正虚邪实者。

以扶正祛邪为原则，急则治其标，缓则治其本，并尽量减轻西医治疗方法引起的毒副作用，提高疗效，防止和延缓其复发转移。

四、确立治疗方略

正气虚损是肺癌发病的基础，因此在治疗时，"扶正"是治疗肺癌之本，正气强大了，积聚自可消除。然而，肺癌是一种全身属虚、局部属实的疾病，局部气血瘀滞、痰毒蕴结是中晚期肺癌转移的关键，因而"扶正"与"祛邪"合用是中医治疗肿瘤及防治转移的治疗总原则。

治疗时应该根据具体情况辨证论治。早期正气尚强，邪气尚浅，当以祛邪为主；中期邪气较深、正气受损，则应攻伐与补虚并进；晚期邪气旺盛、正气虚衰，当以扶正为主。

五、辨证论治

（一）肺癌初期无明显症状者

治以清热解毒，软坚散结。方用白花蛇舌草、白英、荔枝核、橘核、藤梨根，软坚散结；生地黄、知母，滋阴清热；紫杉、地肤子、黄芩、金银花，清热解毒。

若咳嗽、咳痰者，加枇杷叶、浙贝母、厚朴、瓜蒌，止咳化痰；若大便稀薄者，加诃子、炒白扁豆，健脾止泻；若睡眠欠佳者，加夜交藤、远志、合欢花、炒酸枣仁、柏子仁，养心安神。

（二）以咳嗽、咳喘为主症的辨证论治

1. 肺脾气虚证

（1）抓主症：咳嗽气短，痰多色白。

（2）察次症：或痰中带血，神疲自汗，食少便溏。

（3）审舌脉：舌质淡或兼齿痕，苔白薄，脉濡缓。

（4）择治法：益气健脾，理气化痰。

（5）选方用药思路：本证为肺脾气虚，气化失司所致，故方用六君子汤。方中黄芪、党参、白术、茯苓，补中益气；薏苡仁、陈皮、山药、鸡内金、砂仁，健脾化湿；瓜蒌、八月札，清肺化痰。

（6）据兼症化裁：若痰中带血，加白茅根、侧柏叶，止血化痰；若自汗，则加浮小麦、防风，固表止汗。

2. 肺肾阴虚证

（1）抓主症：干咳少痰，痰中带血，潮热盗汗。

（2）察次症：胸闷气急，心烦口渴，失眠多梦，小便短赤。

（3）审舌脉：舌红少苔或光剥无苔，脉细数。

（4）择治法：滋阴清热，化痰散结。

（5）选方用药思路：本证为肺肾阴虚，热结痰凝所致，故方用沙参麦冬汤。方中北沙参、麦冬、生地黄、百合，滋阴清热；百部、杏仁、瓜蒌，止咳化痰；甘草调和诸药。

（6）据兼症化裁：若痰中带血，加白茅根、白及、仙鹤草，化痰止血；若咯血较多，可冲服三七粉；若痰质黏稠，咳吐不利者，加青礞石、海浮石，止咳化痰；若盗汗较甚，加太子参、浮小麦、煅牡蛎，固表止汗。

3. 痰浊壅肺证

（1）抓主症：咳嗽痰多，胸闷喘鸣，四肢倦怠。

（2）察次症：周身乏力，胸满疼痛，烦闷不适，痰咳不爽。

（3）审舌脉：舌质偏淡或偏红，苔白腻或黄腻，脉弦滑或滑数。

（4）择治法：祛痰止咳平喘，理气化浊解毒。

（5）选方用药思路：本证为痰浊壅肺，肺失宣降所致，故方用二陈汤合三子养亲汤。方中法半夏、陈皮，宣肺化痰；莱菔子、苏子，降气平喘；制南星、薏苡仁，健脾祛湿；白花蛇舌草、八月札、地龙、山慈菇，消肿散结；甘草调和诸药。

（6）据兼症化裁：若痰质黄稠而有热象，加瓜蒌、浙贝母、桑白皮、黄芩、知母、石见穿、半枝莲、石上柏，清热化痰；若胸胁支满疼痛，加荔枝核、郁金、半枝莲，消肿止痛。

（三）以胸痛为主症的辨证论治

1. 气滞血瘀证

（1）抓主症：胸痛如针刺，咳痰不爽。

（2）察次症：胸闷气急，情志抑郁，口干不欲饮，痰血暗红。

（3）审舌脉：舌质紫暗或有瘀斑、瘀点，苔薄黄或薄白，脉细涩或弦涩。

（4）择治法：行气止痛，化瘀散结。

（5）选方用药思路：本证属气滞血瘀，痰浊内阻所致，故方用活络效灵丹。方中乳香、没药、丹参、当归，行气活血；八月札、桔梗、法半夏，宣肺祛痰。

（6）据兼症化裁：若胸痛甚，加三棱、莪术、延胡索、鼠妇，活血止痛；若喘咳气急，加百部、白果、杏仁，止咳平喘；若兼胸腔积液，加龙葵、猫人参、葶苈子，利水消肿。

2. 阴虚毒热证

（1）抓主症：咳嗽少痰，胸中烦热。

（2）察次症：形体消瘦，潮热盗汗，口渴欲饮，痰中带血，小便短黄，大便干结。

（3）审舌脉：舌红，苔薄黄，脉细数或数大。

（4）择治法：养阴清热，解毒散结。

（5）选方用药思路：本证属肺卫阴虚，热毒炽盛所致，故方用沙参麦冬汤合五味消毒饮。方中沙参、玉竹、麦冬、甘草、桑叶、天花粉、生扁豆，养阴清热；金银花、野菊花、蒲公英、紫花地丁，清热解毒散结。

（6）据兼症化裁：若见咯血不止，可选加白及、白茅根、仙鹤草、茜草根、三七，凉血止血；若低热盗汗，加地骨皮、白薇、五味子，育阴清热敛汗；若大便干结，加全瓜蒌、火麻仁，润燥通便。

（四）放疗后常见证型

气阴两虚证

（1）抓主症：咳嗽少痰，手足心热，神疲乏力。

（2）察次症：咳声低微，食少纳呆，潮热盗汗，头晕肢乏，小便黄赤。

（3）审舌脉：舌质红少苔，脉细数无力。

（4）择治法：益气养阴，理气化痰。

（5）选方用药思路：本证为放疗热毒，耗气伤阴，气阴两虚，肺痿失用所致，故方用四君子汤合百合固金汤。方中黄芪、党参、白术、茯苓，补中益气；熟地黄、玄参、麦冬、山药，滋阴健脾；白花蛇舌草、山慈菇、百合、瓜蒌，化痰散结；贝母、桔梗，止咳平喘。

（6）据兼症化裁：若潮热盗汗，加青蒿、地骨皮、知母，清热养阴；若自汗较甚，加浮小麦、黄芪，固表止汗；若痰黏不爽，加海蛤壳、礞石、黄芩、鱼腥草，清热化痰。

（五）化疗后常见证型

1. 胃失和降证

（1）抓主症：恶心呕吐，食少纳呆。

（2）察次症：饮食无味，呃逆嗳气，肢体倦怠，大便干，小便黄。

（3）审舌脉：舌质红，舌苔白，脉弦细。

（4）择治法：健脾和胃，降逆止呕。

（5）选方用药思路：本证为本虚标实，外邪犯胃，气失宣降所致，故方用旋覆代赭汤。方中旋覆花（包煎）、代赭石、姜半夏，降逆止呕；茯苓、太子参，益气健脾；炙甘草、大枣、炒麦芽、焦山楂、焦六神曲，健脾和胃。

（6）据兼症化裁：若痰中带血，加侧柏炭、血余炭、白茅根、仙鹤草、藕节炭止血化痰；若胸闷疼痛加郁金、荔枝核、白花蛇舌草散结止痛。

2. 气虚血瘀证

（1）抓主症：咳嗽胸痛，体倦乏力，胸闷气短。

（2）察次症：面色晦滞，自汗盗汗，大便秘结，小便清长。

（3）审舌脉：舌淡紫或有瘀斑，脉沉涩。

（4）择治法：益气活血，止咳定喘。

（5）选方用药思路：本证为本虚标实，肺气虚弱，气不行血所致，故方用补中益气汤合血府逐瘀汤。方中黄芪、党参、白术、陈皮，补中益气；当归、生地黄、桃仁、枳壳，活血化瘀；郁金、木香，化瘀止痛；甘草，调和诸药。

（6）据兼症化裁：若自汗盗汗，加浮小麦、煅牡蛎，固表止汗；若大便秘结，加火麻仁、炒决明子，润肠通便；若咳嗽咳痰，加浙贝母、枇杷叶、桑叶，止咳化痰。

3. 阳虚水停证

（1）抓主症：咳痰气喘，畏寒肢冷，肢体浮肿。

（2）察次症：胸闷不舒，口淡不渴，或渴喜热饮，自汗，乏力气短，小便不利，大便稀溏，面色㿠白。

（3）审舌脉：舌淡胖，苔白滑，脉沉迟无力等。

（4）择治法：温补脾肾，利水消肿。

（5）选方用药思路：本证为化疗后，阴毒损伤肺、脾、肾，脾虚则不能运化水湿，肾虚则不能温阳化水，肺阳虚不能化津而通调失司致水饮内停，故方用苓桂术甘汤合真武汤。方中桂枝、淫羊藿、附片，温阳降逆；白术、茯苓，健脾利湿；半边莲、大腹皮、藤梨根、龙葵、泽泻，利水消肿；桔梗、枇杷叶、厚朴、紫菀，止咳平喘；浮小麦，固表止汗；甘草调和诸药。

（6）据兼症化裁：若腰膝酸软，加牛膝、续断，补肝肾强筋骨；若胸胁疼痛，加郁金、荔枝核、葛根，活血止痛；若心悸气短者，加丹参、太子参，补中益气。

4. 正气虚衰证

（1）抓主症：咳嗽无力，神疲体倦，少气懒言。

（2）察次症：心慌气短，头晕目眩，大汗如油，二便不通。

（3）审舌脉：舌绛苔少，脉弱欲脱。

（4）择治法：大补元气，滋阴补肾。

（5）选方用药思路：本证为化疗日久，阴毒损伤正气，精血亏耗所致，故方用生脉散合左归丸。方中生黄芪、西洋参健脾益气；枸杞子、龟板胶（烊化）、阿胶（烊化）、麦冬、五味子、生地黄、山药、山茱萸滋补肾阴；浮小麦固表止汗。

（6）据兼症化裁：若咳嗽、咳痰加桔梗、炙甘草、瓜蒌；纳差不欲饮加焦山楂、炒麦芽、焦六神曲。

六、中成药选用

（1）康莱特注射液：成分为注射用薏苡仁油，辅料为注射用大豆磷脂、注射用甘油。缓慢静脉滴注 200ml，每日 1 次，21 日为 1 个疗程，间隔 3～5 日后可进行下 1 个疗程。联合放、化疗时，可酌减剂量。首次使用，滴注速度应缓慢，开始 10 分钟滴速应为 20 滴/分，20 分钟后可持续增加，30 分钟后可控制在 40～60 滴/分。康莱特注射液，益气养阴，消癥散结。适用于不宜手术的脾虚湿困型非小细胞肺癌及原发性肝癌。配合放疗、化疗有一定的增效作用。对中晚期肿瘤患者具有一定的抗恶病质和止痛作用。

（2）康艾注射液：主要成分为黄芪、人参、苦参素。每日 40～60ml，用 5% 葡萄糖或 0.9% 生理盐水 250～500ml 稀释后，静脉注射，每日 1～2 次，30 日为 1 个疗程。以益气扶正，增强机体免疫功能，用于肺癌晚期气阴两虚、各种原因引起的白细胞低下及减少症。

（3）百部止咳糖浆（黑龙江中医药大学附属第一医院院内制剂）：主要成分为百部、芦根、桔梗、款冬花、紫菀、陈皮、瓜蒌。口服，每次 10ml，每日 3 次，有宣肺平喘、止咳化痰之功，适用于肺癌干咳、咳痰较重者。

七、单方验方

（一）名医专家经验方

1. 平肺方治疗阴虚型肺癌（李佩文）

组成：鱼腥草、桑白皮、浙贝母、瓜蒌、白及、北五味子、白花蛇舌草。

主治：非小细胞肺癌，阴虚咳嗽、咳痰、咯血、胸痛、五心烦热、虚汗、烦渴、舌苔黄燥。

2. 消积饮治疗各型肺癌（刘伟胜）

组成：生黄芪、云芝、半枝莲、全蝎、蜈蚣、薏苡仁、白花蛇舌草。每日 1 剂，水煎 2 次，分 2 次服。

主治：各型肺癌。

加减：若热毒炽盛，可酌加苇茎、鱼腥草、生大黄、牡丹皮、金银花、桔梗，用以清泄肺热、豁痰解毒；若高热不退，可另加生石膏，清热生津；若气喘重，加麻黄，宣肺平喘；若阴虚毒热者，酌加沙参、麦冬、五味子、玄参、鱼腥草、金银花、紫花地丁、紫背天葵、野菊花、蒲公英，用以养阴清热、解毒散结；若痰中带血，加紫珠草、三七末（冲服），以活血止血；若气滞血瘀毒结，加五灵脂、蒲黄、香附、莪术、虎杖，用以行气止痛、活血化瘀、疏肝解毒；若胸胁刺痛，加郁金、三七末（冲服），行气止痛。

（二）其他单方验方

（1）枇杷果 50g。顿服，每日 1 次。常服，适用于肺癌气阴不足者。

（2）白梨 50g，冬虫夏草 5g。水煎服，每日 1 剂。常服，适用于肺癌气阴不足者。

（3）杏仁 10g，鲜藕 30g。糖熘，顿服，每日 1 次。适用于肺癌气阴不足者。

（4）羊胆或者猪胆汁。每日半只冲服，连服 7 日，休息 3 日再服。适用于肺癌干咳者。

（5）鲜龙葵 50g。每日 1 次，水煎温服。适用于肺癌有胸腔积液者。

（6）白花蛇舌草、胜红蓟、夜香牛、半边莲各 30g。汤药水煎服。适用于肺癌热毒炽盛型。

（7）紫草根 60g，七叶一枝花 60g，前胡 30g，人工牛黄 10g。将前三味制成流浸膏，干燥研细，加入牛黄和匀，每次服 2g，每日服 2 次。适用于肺癌热毒壅盛者。

（8）蟾蜍胆。每次 5 只，每日 2 次，连服 2 个月。适用于各型肺癌患者。

（9）徐长卿、半枝莲、白花蛇舌草、龙葵、土茯苓、仙鹤草、黄药子各 30g，蚤休、野菊花各 15g，前胡、马兜铃、桔梗各 10g。汤药水煎分 2 次服，每日 1 剂。适用于肺低分化或未分化癌。

（10）玳瑁 15g，露蜂房 10g，龟甲 15g，海藻 15g，鸦胆子 10g，蟾酥 1g，研成粉剂。每次 1g，每日 2 次，白开水送服。适用于各型肺癌。

（11）紫草根 30g，山豆根 15g，草河车 15g，蚤休 15g，前胡 10g，马兜铃 15g，夏枯草 15g，海藻 15g，山海螺 30g，土贝母 20g。汤药水煎分 2 次服，每日 1 剂。适用于肺鳞癌。

（12）蜀羊泉 30g，龙葵 30g，菝葜 30g，山海螺 30g，生薏苡仁 30g，生牡蛎 30g，蛇莓 15g，山慈菇 15g，夏枯草 15g，浙贝母 10g。汤药水煎分 2 次服，每日 1 剂。适用于肺腺癌。

八、饮食疗法

（1）宜进富含维生素 A 及维生素 C 的食物和清肺润肺食物如葡萄、百合、慈菇、炒杏仁、白果、核桃仁、芦笋、罗汉果。肺癌患者消耗较大，故应保持患者有足够的营养摄入，平时应补充蛋白质、糖、维生素类，并保证食物中的纤维成分，保持排便通畅。

（2）在医师的指导下，适量选用一些补益中药或药膳以增强体质，提高免疫功能。如肺气喘、咳嗽可选萝卜、枇杷果或生梨；咯血者可选藕、荠菜或香杏、无花果等配合治疗。以下二方可煮食常服：

1）薏米汤：薏米 30g，糯米或粳米 30g。煮食，具有健脾益胃、利水消肿之功。

2）薏仁粥：薏米 100g，莲子 30 枚（去心），粳米 100g，白糖适量。煮食，具有健脾益胃、补肺益肾、养心安神之功。

九、中医特色技术

（一）外治法

中药离子导入：选取肺俞、大椎、天突、合谷。

免煎中药：将白英、郁金、透骨草、白花蛇舌草、龙葵调制成 10% 的水溶液，运用直流导入治疗机，将装有直径 1～2cm 铅板的衬垫浸湿药液，放置在以上穴位，另一极放在颈、腰或其他部位，通上直流电，持续 30 分钟，每晚 1 次。

（二）针刺疗法

针刺具有双向的免疫调节作用，肺癌常取风门、心俞、肺俞、膻中、尺泽、中府，配列缺、内关、足三里。咳嗽、咳痰者取丰隆、天突。

（三）艾灸疗法

艾灸具有通畅筋脉、消瘀止痛等功效，是各种因素相互影响、相互补充、共同发挥的综合整体治疗作用。肺癌常取肺俞、大椎、督脉，如有局部疼痛者，则选择局部穴位进行艾灸。

十、预防与调护

（一）肺癌三级预防

本病虽无确切的方法可以完全预防，但据已有的研究表明：西方发达国家通过控烟和保护环境后，近年来肺癌的发病率和死亡率已明显下降。肺癌的预防可分为三级预防，一级预防是病因干预；二级预防是肺癌的筛查和早期诊断，达到肺癌的早诊早治；三级预防为康复预防。

1. 一级预防

（1）禁止和控制吸烟：国外的研究已经证明戒烟能明显降低肺癌的发生率，且戒烟越早肺癌发病率降低越明显。因此，戒烟是预防肺癌最有效的途径。

（2）保护环境：已有的研究证明，大气污染、沉降指数、烟雾指数等暴露剂量与肺癌的发生率呈正相关关系，保护环境、减少大气污染是降低肺癌发病率的重要措施。

（3）职业因素的预防：许多职业致癌物增加肺癌发病率已经得到公认，减少职业致癌物的暴露就能降低肺癌发病率。

（4）科学饮食，增加饮食中蔬菜、水果等可以预防肺癌。

（5）加强锻炼，增强机体抗病能力，避免接触致癌因素，是可以降低发病率的。

（6）患者保持心情开朗，起居有时，室内空气新鲜，注意防寒保暖，防止外邪袭肺造成肺部继发感染。

2. 二级预防

肺癌初筛及早期诊断主要应用 X 线检查（透视、胸小片、胸正侧位片、断层片、CT 片）、痰脱落细胞学检查、纤维支气管镜检查等。通过寻找理想的肿瘤标志物用于常见肿瘤的筛查、早诊、预后判断及指导个体治疗都已逐渐成为可能，从而达到预测个体患肺癌的风险度，并对患者进行早诊早治。

3. 三级预防

虽然近年来在肺癌的临床治疗方面有较大进展，但由于目前缺乏简便实用、行之有效的能为肺癌患者快速做出正确诊断的方法，等到病理诊断时多已为中晚期，失去了早诊早治的机会，加之肺癌自身的特点，故肺癌的 5 年相对生存率仍较低，一般低于 15%。三级预防主要是通过对肺癌患者进行综合有效的治疗，防止复发和转移，注重康复、姑息和止痛治疗，进行生理、心理、营养和锻炼指导，尽量提高患者的生存率和生存质量。

（二）肺癌化疗一般护理

肺癌化疗一般护理主要包括用药护理、咳嗽护理、咯血护理、胸腔积液护理及肺部感染预防与护理。护理人员应嘱咐患者按时服药，中药浓煎，少量频服，宜稍凉服。补益药应在饭前服用，对患者的咳嗽时间、痰液的性质及咳嗽的时间进行观察，对咳嗽痰液较多的患者应协助患者进行排痰、拍背，必要时采用吸痰器吸痰，咳嗽严重的患者可采用针刺肺俞、天突与列缺。患者应多饮用温开水，卧床休息，防止风寒与汗出当风。体位应保持舒适，促进呼吸的进行，并保持患者进行有效的吸氧，并对输液的速度进行控制。抽胸腔积液，对引流液的颜色、液量进行观察，对患者指导缓慢腹式呼吸。同时做好痰液培养标本的取存，及时送检。

老年肺癌患者经治疗后，常表现为气血两虚之证，脾胃功能差，饮食上应食用易消化且能保证营养和能量的食物。老年患者应该遵循"控制脂肪的摄入量，增加蛋白质的摄入量，补充维生素，增加食物中的粗纤维，适量补充微量元素"的原则。在具体食物选择上，应按照食物的性味功能合理选择，中医认为脾胃为后天之本、气血化生之源，调理脾胃，使脾胃之气得以健运，如平素脾胃虚寒的患者忌食生冷食品，如冰淇淋、生鱼肉、苦瓜、苦菊等；而阴虚内热的患者尽量避免进食燥热的食物，如辣椒、芥末、蜜橘等。

十一、各家发挥

（一）辨治思路

1. 从痰火论治

高仲山认为中医五积中肺积为"息贲"，与现代医学肺部恶性肿瘤的表现极为相似，其形成之病理因素多为痰瘀凝结、火毒内蕴。中医认为，肺为储痰之器，痰邪内阻，气血壅滞，日久郁而化火，或外感火热之气，火毒内蕴，血遇火亦凝，气血紊乱，堵塞经络，久之凝结成块，终成癌瘤。现代临床亦见处于肿瘤极期的患者，常表现出阳热的症状，如肺癌出现咳吐鲜血脓痰等。因此，基于痰瘀凝结与火毒内蕴学说，高仲山以化痰通络法治疗肺癌，并强调在治疗上应用滋阴、清热、降火、解毒之法。

2. 从本虚标实论治

刘松江认为肺癌的发病机制为正虚邪侵，气机不利，与痰血搏结，形成典型的虚实夹杂证，其主要病理表现为痰瘀毒结，治疗上应消补兼施，标本兼治，治本当以扶正贯穿始终，治标则以治痰为首务，且应根据病情，斟酌消法与补法的侧重。

3. 从气阴两虚论治

宋爱英亦认为肺癌多因虚而得病，因虚而致实，以阴虚、气阴两虚为多见，故当治以益气养阴法，组方为生脉饮合四君子汤合沙参麦冬汤加减，方中黄芪、党参、白术、茯苓、甘草益气健脾，扶正祛邪；沙参、麦冬养阴增液；五味子敛补肺津。经过临床及实验研究发现，益气养阴法能改善癌症患者全身健康状况，保护骨髓造血功能，改善肿瘤患者的细胞免疫功能[提高自然杀伤细胞（NK 细胞）、淋巴因子激活杀伤细胞（LAK 细胞）活性及 TH/TS 值等]，对提高肿瘤消失、缩小率有一定作用。

刘松江主张肺癌的治疗应循益气养阴、解毒散结之法，从肺、脾、肾三脏入手，并兼顾肿瘤患者虚、痰、瘀、毒的病理特点，独创出养金愈癌汤。其主要功效为益气养阴、解毒散结。组成：黄芪、太子参、白术、茯苓、百合、麦冬、生地黄、山药、浙贝母、桔梗、半枝莲、白花蛇舌草、甘草。

（二）特色治法及用药

1. 止血定痛法治疗癌痛

高仲山强调，肺癌晚期患者最痛苦、最难处理的问题即疼痛，而疼痛多由气血瘀滞所致。因此，疼痛的具体用药应当辨证而论，如气滞重于血瘀者，以行气散瘀为主；血瘀多于气滞者，以活血化瘀为主；因火毒炽甚而痛者，则应清热疏里止痛；寒邪凝结致痛者，应温经通络止痛。常用的方剂有乳香止痛散、防风通圣散、人参养荣汤、黄连内疏汤、逐瘀汤等。待癌瘤破溃后，因虚作痛，则须用补益之剂，如内补黄芪汤；若仅气虚作痛，则用四君子汤；血虚作痛用四物汤；肾水不足而作痛用六味地黄汤；若癌瘤已溃，脉虚数，患处焮痛，营分有热，则宜滋阴，选用四物汤加地骨皮、银花；如果脓水清稀或新肉不生，或久不收口，属于气血两亏而疼痛的，就要用气血双补方法，如八珍汤及十全大补汤等。

2. 治疗肺癌常用药对及方药

华廷芳在肺癌及各种肿瘤的配伍用药上具有独到见解，处方时常用药对治之。兹述如下：①三棱、莪术。三棱苦平辛散，入血分，莪术辛苦温，入气分，两药相合，气血同治，可达破血逐瘀消癥之功。②乳香、没药。乳香以行气活血为主，没药以散血化瘀为要，共奏宣通脏腑、流通经络、活血祛瘀、消肿止痛之功。③龟板、鳖甲。龟板软坚养阴益肾，鳖甲滋阴软坚散结，两者相配，用于肿瘤，寓攻于补，可收消补兼施之效果。④金银花、连翘。金银花既能清气分之热，又能解血分之毒，连翘轻清上浮，善走上焦，能破血结、散气聚、消痈肿，两药相合，并走于上，轻清升浮宣散，清气凉血，清热解毒。⑤蒲公英、紫花地丁。两药相合，相互促进，清热解毒，消痈止痛。⑥炮穿山甲、鹿角霜。炮穿山甲功善走窜，内达脏腑经络，能活血化瘀，消癥积、通经脉，鹿角霜温肾助阳、活血软坚，两药相合，可增强活血软坚消癥之力。

卢芳常应用自拟经验方四草汤，即冬凌草、猫抓草、夏枯草、白花蛇舌草，治疗肺癌，并在其基础上加抗肿瘤中药，如龙葵、蛇莓，化痰软坚药物如穿山甲、鳖甲，亦常应用斑蝥、山豆根、丹参、半枝莲等药物。

3. 应用动物药治疗肺癌

刘松江总结认为肺癌肿瘤晚期气血两虚、阴阳俱虚的患者，应给予益气养血、滋阴温肾之药。常见的具有补益扶正作用的动物药：蛤蚧、蚕蛹、龟甲、鳖甲、九香虫、阿胶、鹿角胶、冬虫夏草等。若肺癌邪深毒藏，需走窜血肉之品，以直达病所，松动病根，可选用具有活血化瘀、软坚攻积、解毒散结、入络通痹等功效的动物药，如全蝎、蜈蚣、僵蚕、鼠妇、露蜂房、土鳖虫、地龙、守宫、蟾皮、穿山甲等。

（宋爱英）

第二节　胃　　癌

胃癌是起源于胃黏膜上皮细胞的恶性肿瘤，是全世界发病率较高的恶性肿瘤之一。胃癌发病率随着年龄的增加而显著升高，以男性胃癌发病率为例，45～54 岁发病率为 70/10 万，65～74 岁为 264.3/10 万。发病的高峰年龄在 50～80 岁。男性发病率是女性的 1.5～2.5 倍。胃癌的 5 年生存率在 20% 左右，根据国际癌症研究机构的统计数据，2012 年全球胃癌新发病例约 95.1 万，因胃癌死亡病例约 72.3 万，分别位居恶性肿瘤发病率第 5 位、死亡率第 3 位。

超过 70% 的胃癌新发病例发生在发展中国家，约 50% 的病例发生在亚洲东部，主要集中在中国。同时，我国胃癌发病率地区差异极明显，高发地区主要集中在西北三地（青海、宁夏回族自治区、甘肃）、东南沿海（福建、山东）及东北三省（辽宁、吉林、黑龙江）。胃癌发病率大致由北向南、由沿海向内地逐渐下降，以青海、宁夏回族自治区和甘肃为前三位。

本病属于中医学"胃脘痛""胃反""反胃""噎膈""积聚""伏梁"等范畴。

一、临床诊断要点与鉴别诊断

（一）诊断标准

胃癌的诊断参照中华人民共和国卫生部医政司编《胃癌诊疗规范》（2011 年版）。

1. 临床症状

胃癌缺少特异性临床症状，早期胃癌常无症状。常见的临床症状有上腹部不适或疼痛、食欲减退、消瘦、乏力、恶心、呕吐、呕血或黑便、腹泻、便秘、发热等。

2. 体征

早期或部分局部进展期胃癌常无明显体征。晚期胃癌患者可扪及上腹部包块，发生远处转移时，根据转移部位，可出现相应的体征。出现上消化道穿孔、出血或消化道梗阻等情况时，可出现相应体征。

3. 辅助检查

（1）内镜检查

1）胃镜检查：是确诊胃癌的必须检查手段，可确定肿瘤位置，获得组织标本以行病理检查。必要时可酌情选用色素内镜或放大内镜。

2）超声胃镜检查：有助于评价胃癌浸润深度、判断胃周淋巴结转移状况，推荐用于胃癌的术前分期。对拟施行内镜下黏膜切除（EMR）、内镜下黏膜下层切除（ESD）等微创手术者必须进行此项检查。

3）腹腔镜：对怀疑腹膜转移或腹腔内播散者，可考虑腹腔镜检查。

（2）组织病理学诊断：是胃癌的确诊和治疗依据。活检确诊为浸润性癌的患者进行规范化治疗。如因活检取材的限制，活检病理不能确定浸润深度，报告为癌前病变或可疑性浸润的患者，建议重复活检或结合影像学检查结果，进一步确诊后选择治疗方案。

（3）实验室检查：①血液检查，如血常规、血液生化、血清肿瘤标志物等检查。②尿液、粪便常规、粪隐血试验。

（4）影像学检查

1）计算机断层扫描（CT）：CT 平扫及增强扫描在评价胃癌病变范围、局部淋巴结转移和远处转移状况等方面具有重要价值，应当作为胃癌术前分期的常规方法。在无造影剂使用禁忌证的情况下，建议在胃腔呈良好充盈状态下进行增强 CT 扫描。扫描部位应当包括原发部位及可能的转移部位。

2）MRI 检查：是重要的影像学检查手段之一。推荐对 CT 造影剂过敏者或其他影像学检查怀疑转移者使用。MRI 有助于判断腹膜转移状态，可酌情使用。

3）上消化道造影：有助于判断胃原发病灶的范围及功能状态，特别是气钡双重对比造影检查是诊断胃癌的常用影像学方法之一。对疑有幽门梗阻的患者建议使用水溶性造影剂。

4）胸部 X 线检查：应当包括正侧位相，可用于评价是否存在肺转移和其他明显的肺部病变，侧位相有助于发现心影后病变。

5）超声检查：对评价胃癌局部淋巴结转移情况及表浅部位的转移有一定价值，可作为术前分期的初步检查方法。经腹超声检查可了解患者腹腔、盆腔有无转移，特别是超声造影有助于鉴别病变性质。

6）正电子发射成像（PET-CT）：不推荐常规使用。对常规影像学检查无法明确的转移性病灶，可酌情使用。

7）骨扫描：不推荐常规使用。对怀疑有骨转移的胃癌患者，可考虑骨扫描检查。

（二）鉴别诊断

1. 良性疾病

胃癌无特征性的症状和体征，需与胃溃疡、胃息肉（胃腺瘤或腺瘤性息肉）、胃巨大皱襞症、肥厚性胃炎、疣状胃炎、胃黏膜脱垂、胃底静脉瘤、肉芽肿等良性病变相鉴别。

2. 胃部其他恶性肿瘤

主要与胃恶性淋巴瘤、胃间质瘤、胃神经内分泌肿瘤等相鉴别。有肝转移者需与原发性肝癌相鉴别。

二、审析病因病机

（一）邪毒内侵，脏腑失和

外感六淫疫毒等邪毒之气，损伤正气，由表入里，留滞脏腑，而致气血运行不畅，毒瘀互结，化生癌瘤，停聚于胃而致胃癌。

（二）情志失调，气滞血瘀

情志不舒，气机郁滞，脏腑之气升降出入失常，久则导致气滞血瘀，或气不布津，津聚为痰，痰瘀互结，滋生内毒，停聚于胃，则成胃癌。

（三）饮食内伤，痰气交结

饮食不节或不洁，脾胃受伤，运化失调，痰浊内生，痰凝气滞，进而气滞血瘀、痰结毒聚，也可以导致胃癌。

（四）正气内虚，邪留瘀阻

先天禀赋不足、久病不愈、邪毒不去、正气损耗等均可导致脏腑功能失常，以致气血失调、毒瘀互结形成胃癌。

总之，本病病因病机之根本为邪实与正虚并存。正虚则脏腑功能失常，进而气血痰毒结聚，终成癌变。其病位在胃，与肝、脾密切相关。

三、明确辨证要点

（一）辨证候虚实

胃癌的发生与正气内虚、痰气交阻、痰湿凝滞、痰瘀互结有密切关系。胃癌早期，多见痰气交阻、痰湿凝结之证，以邪实为主；中、晚期则多见痰瘀互结、胃阴亏虚、脾胃虚寒、气血两虚等本虚标实之证，以正虚为主。临床上多病情复杂，虚实互见。

（二）辨胃气有无

胃气的虚实，与胃癌患者身体正气之强弱，生命之存亡息息相关。若患者面色荣润、食欲尚可、舌红苔薄质润、脉搏从容和缓，则是有胃气之象，病情尚浅，预后较好；反之，若舌面光洁如镜，称为光剥舌或镜面舌，则为胃阴枯竭、胃气大伤之象，病情较重，预后不良。

（三）辨发病缓急

若胃癌渐发，无明显症状，或经积极治疗症状暂时缓解者，为病缓；若呕吐苦水、酸水，纳食不下，甚则朝食暮吐、暮食朝吐，为癌肿渐大，堵塞胃之下口，影响水谷向下传导至小肠所致，为病急。此外，若大便色如柏油，或呕吐大量红色鲜血，为邪热破血妄行，或癌毒侵犯血络所引起之胃出血，应急止其血。

四、确立治疗方略

胃癌的治疗应紧扣"本虚标实"的病机，以攻补兼施为治疗原则。本病多由气、痰、湿、瘀互结所致，故健脾理气、化痰燥湿、活血化瘀是本病主要治标之法；后期出现胃热伤阴、脾胃虚寒、气血两亏者，则应标本兼顾，扶正与祛邪并进，或清热养阴，或健脾温阳，或补益气血等。

五、辨证论治

（一）以胃痛为主症的辨证论治

1. 肝胃不和证
（1）抓主症：胃脘胀痛，呃逆嗳气，吞酸嘈杂。
（2）察次症：忧思多虑，善太息，或急躁易怒，胁肋胀痛。
（3）审舌脉：舌质淡红，苔薄黄，脉弦。
（4）择治法：疏肝理气，和胃降逆。
（5）选方用药思路：本证为病变早期，郁怒伤肝，肝失疏泄，肝气郁滞，横逆犯胃所致，故方用柴胡疏肝散合旋覆代赭汤加减。方中柴胡、白芍、当归，柔肝疏肝；青皮、陈皮，调肝理气；代赭石、法半夏、旋覆花，降逆止呃；川芎、郁金、延胡索、川楝子，疏肝理气，活血止痛；生姜，和胃；甘草，缓急，调和诸药。从而达到疏肝理气、和胃降逆之效。
（6）据兼症化裁：若口苦口干，胃脘痞胀伴灼热感，属郁热不宣，去当归、柴胡、生姜，酌加吴茱萸、黄连、黄芩，清热消痞满；若便秘燥结，腑气不通，加瓜蒌子、郁李仁、火麻仁，润燥通便；若服药后大便仍不畅，去半夏、茯苓、生姜，加生大黄、芒硝，峻下通腑泄实；若嗳腐吞酸，矢气臭，胃内停食者，酌加山楂、神曲、连翘、莱菔子，消食化积除滞；若病邪初期，体质未虚者，可用半枝莲、蚤休、徐长卿，解毒抗癌；若脘腹疼痛加重，延胡索加量，增加活血行气止痛之力。

2. 气滞血瘀证
（1）抓主症：胃脘刺痛，两胁作胀。

（2）察次症：痛有定处，夜间加重，急躁易怒，肌肤甲错。

（3）审舌脉：舌质紫暗有瘀点，苔薄白，脉细涩。

（4）择治法：活血化瘀，行气止痛。

（5）选方用药思路：本证为气血瘀滞于胃脘，不通则痛所致，故方用膈下逐瘀汤合丹参饮加减。方中当归、川芎、赤芍，养血活血，与逐瘀药同用，可使瘀血祛而不伤阴血；牡丹皮，清热凉血；丹参，重用以活血化瘀；桃仁、红花、五灵脂，破血逐瘀，以消积块；檀香、砂仁、香附、乌药、枳壳、延胡索，行气止痛；川芎不仅养血活血，更能行血中之气，增强逐瘀之力；甘草，调和诸药。全方以逐瘀活血和行气药物居多，使气帅血行，共奏活血逐瘀、行气止痛之效。

（6）据兼症化裁：若中寒明显者，加附子、肉桂、高良姜，温中散寒、通络止痛，加肿节风、徐长卿，抗癌消积；若服上方乏力，去莪术，加黄芪、党参，补气健脾；若泛恶纳减，加神曲、藿香，除湿浊、助消化。

（二）以呕吐为主症的辨证论治

1. 痰湿中阻证

（1）抓主症：吞咽困难，食入即吐，泛吐黏痰。

（2）察次症：脘腹满闷，嗳气连连，食欲不振，大便减少。

（3）审舌脉：舌质淡，苔白腻，脉弦滑。

（4）择治法：化痰祛湿，软坚散结。

（5）选方用药思路：本证为久病脾虚，脾失健运，水湿内停，湿聚为痰所致，故方用导痰汤合六君子汤加减。方中半夏、南星，燥湿化痰，降逆除痞；陈皮、枳实，理气燥湿，使气顺而痰消；人参、白术、甘草、茯苓，益气健脾利湿，使湿无所聚，痰无由生。

（6）据兼症化裁：若脘痞腹胀，加厚朴，行气消积；若舌淡、便溏、喜热饮，属脾阳不振，加干姜、草豆蔻、苍术，温阳健脾；若病邪日久，气短乏力，属脾虚痰湿，加黄芪、党参，健脾扶正；若呕恶加重，频繁发作，为痰气上逆，加生姜、藿香，理气化湿，降逆止呕。

2. 脾肾阳虚证

（1）抓主症：朝食暮吐，暮食朝吐。

（2）察次症：神疲肢冷，胃脘隐痛，喜温喜按，泛吐清水，大便溏薄，或完谷不化。

（3）审舌脉：舌质淡，舌边有齿痕，苔薄白，脉沉缓或细弱。

（4）择治法：温中散寒，健脾益肾。

（5）选方用药思路：本证为晚期胃癌常见证型，胃癌日久，脾肾阳虚，阳虚阴盛，寒从中生，寒凝气滞所致，故方用右归丸合六君子汤。方中党参、白术、生姜，补气健脾温中；附子、肉桂、鹿角胶，温补肾阳；熟地黄、枸杞子、山茱萸、山药，滋阴益肾，养肝补脾；菟丝子，补阳益阴；杜仲，补益肝肾；当归，养血和血；鹿角胶，补养精血；高良姜、附子、吴茱萸、丁香，温中散寒；半夏、陈皮，理气和胃，降逆止呕；白豆蔻、茯苓、藤梨根，健脾祛湿；甘草，温中健脾，调和诸药。

（6）据兼症化裁：若脾肾阳虚，更见形寒肢冷，加肉桂、补骨脂、淫羊藿，温补脾肾；若大便质软，数日一行，加肉苁蓉，润肠通便；恶心、呕吐甚者，加灶心土、代赭石，降逆止呕；若脾肾阳虚日久，气血运行不畅，导致寒凝血瘀，加鸡血藤、桃仁、红花、桂枝，温阳行气活血；若寒凝气滞，加乌药、木香，散寒行气；若肾阳虚甚，加肉苁蓉、杜仲，温肾助阳；水湿内停，加茯苓、泽泻、车前子，温阳利水化湿。

（三）胃癌化疗后

1. 气虚血瘀证

（1）抓主症：神疲乏力，胃脘刺痛。

（2）察次症：面色少华，食欲不振，呕恶纳呆，大便溏薄。

（3）审舌脉：舌质淡暗，或有瘀斑，脉沉细，或弦细或涩。

（4）择治法：健脾益气，活血化瘀。

（5）选方用药思路：本证为化疗之后，脾胃之受纳、运化功能受损，脾气虚弱亦甚，气虚则无力帅血，血运不畅，则瘀血内结日渐加重，故方用四君子汤合失笑散加减。方中黄芪、太子参、白术，补气升阳，益气固表；蒲黄、五灵脂，活血祛瘀、通利血脉止痛；山药，平补气阴；薏苡仁，利水渗湿、健脾益胃；陈皮，理气健脾、燥湿化痰，使诸药补而不滞；丹参、莪术、山慈菇，理气活血，散瘀止痛；土茯苓、半枝莲，清热解毒。

（6）据兼症化裁：若病久气血亏虚，加人参、当归、黄精、鸡血藤、女贞子，补血养血，扶助正气；若食后胃脘胀满，加枳壳、焦山楂、神曲、炒麦芽，健运脾胃、消食化积，扶助后天之本；若嗳气，反酸，加姜半夏、豆蔻、佩兰、木香，行气健脾，降逆止呃。

2. 胃热阴伤证

（1）抓主症：胃脘灼热，口干欲饮，胃脘嘈杂。

（2）察次症：食后胃脘痛胀，五心烦热，小便短赤，大便干燥。

（3）审舌脉：舌质红绛，干燥少津，少苔或舌苔光剥，脉细数。

（4）择治法：养阴清热，益胃生津。

（5）选方用药思路：本证为化疗之后，热毒损伤脾胃所致，故方用益胃汤合芍药甘草汤加减。方中沙参、玉竹、麦冬、生地黄、冰糖，益胃养阴生津；芍药、甘草，酸甘化阴，缓急止痛。

（6）据兼症化裁：若气滞重，加佛手、香橼皮、玫瑰花，轻清畅气而不伤阴；若胃胀，加焦山楂、神曲，健运脾胃；若反酸，加瓦楞子、木香，制酸止痛；若乏力，加黄芪、党参，扶助正气；若大便干结，加火麻仁、郁李仁、瓜蒌子，润肠通便。

六、中成药选用

（1）复方苦参注射液：主要成分为苦参、白土茯苓。每次 20ml，用 0.9%氯化钠注射液 200ml 稀释后，静脉滴注，每日 1 次，10 日为 1 个疗程，一般可连续使用 2～3 个疗程。具有清热利湿、凉血解毒、散结止痛的作用。用于胃癌疼痛、出血。

（2）西黄胶囊：主要成分为人工牛黄、人工麝香、制乳香、制没药。口服，每次 4～8 粒，每日 2 次。具有解毒散结、消肿止痛的作用。适用于胃癌带瘤者、淋巴结肿大者。

（3）华蟾素片：主要成分为干蟾皮提取物。口服，每次 3～4 片，每日 3～4 次。具有解毒、止痛、消肿的作用。适用于中晚期胃癌。避免与剧烈兴奋心脏的药同用。

（4）消癌平片：主要成分为乌骨藤。口服，每次 8～10 片，每日 3 次。具有抗癌、抗炎、平喘的作用。适用于各种类型的胃癌。

（5）舒肝丸：主要成分为延胡索、川楝子、白芍、片姜黄、木香、沉香、豆蔻仁、砂仁、厚朴、陈皮、炒枳壳、茯苓、朱砂。口服，每次 1 丸，每日 2 次。具有疏肝和胃、理气止痛的作用。适于胃癌伴有肝气犯胃表现。

（6）康复新液：主要成分为美洲大蠊干燥虫体提取物。口服，每次 10ml，每日 3 次。具有通利血脉、养阴生肌的作用。适用于各种类型的胃癌。

（7）养胃颗粒：主要成分为炙黄芪、党参、陈皮、香附、白芍、山药、乌梅、甘草。冲服，每次 1 袋，每日 3 次。具有养胃健脾、理气和中的作用。适用于胃癌伴胃痛、胃胀、嗳气。

七、单方验方

（一）名医专家经验方

1. 胃癌散治疗胃癌体质偏实者（朱良春）

组成：蛞蝓 30g，硇砂 30g，硼砂 30g，芒硝 30g，土鳖虫 30g，蜈蚣 30 条，守宫 30 条，绿萼梅 15g，冰片 1g。共研极细末，冲服，每次 1.5g，每日 3 次。

加减：体质偏虚者，改予消癌丸，组成为僵蚕 120g，蜈蚣 48g，炮山甲 48g，制马钱子 24g，硫黄 9g，共研极细末，炼蜜为丸如龙眼核大，每日服 1 粒，峻药缓图。

2. 沙参麦门冬汤合枳术丸治疗胃热阴伤型晚期胃癌（周仲瑛）

组成：太子参 10g，南沙参 10g，北沙参 10，麦冬 10g，半夏 10g，焦白术 10g，枳壳 10g，紫苏叶 10g，谷麦芽 10g，鸡内金 10g，炒六神曲 10g，川黄连 3g，砂仁 3g，石斛 6g，厚朴花 5g。

加减：淋巴结肿大者，加猫爪草、山慈菇、肿节风、制南星、僵蚕、泽漆。

（二）其他单验方

（1）白蛇六味汤：白英 30g，蛇莓 30g，龙葵 30g，丹参 15g，当归 9g，郁金 9g。水煎服。具有清热解毒、活血化瘀的作用。适用于热毒型胃癌。

（2）胃癌术后方：生黄芪 30g，生三仙各 30g，党参 15g，石斛 15g，陈皮 10g，枳壳 10g，半夏 10g，厚朴 10g，砂仁 10g，鸡内金 10g，甘草 5g。水煎服。具有健脾益气、理气化痰作用。适用于胃癌术后的辅助治疗。

（3）胃癌化疗期间方：生黄芪 30g，鸡血藤 30g，茯苓、太子参各 20g，黄精 15g，白术 15g，沙参 15g，女贞子 15g，枸杞子 15g，菟丝子 15g，焦三仙各 15g，半夏 12g，水煎服。具有健脾和胃、滋补肝肾的作用，可减轻化疗毒副作用，增加体重。适用于胃癌化疗期间的辅助治疗。

（4）胃癌放疗期间方：北沙参 30g，鸡血藤 30g，麦冬 15g，石斛 15g，竹茹 15g，女贞子 15g，玉竹 10g，橘皮 10g，木瓜 10g，鸡内金 10g，砂仁 6g，甘草 5g，水煎服。具和胃降逆、养阴生津的作用，可减轻放疗毒副作用。适用于胃癌放疗期间的辅助治疗。

（5）三根汤：藤梨根 90g，水杨梅根 90g，虎杖根 60g，焦山楂 6g，鸡内金 6g。水煎服。具有清热解毒、活血消积的作用。适用于各型胃癌。

（6）蟾蜍酒：活蟾蜍 5 只，黄酒 500g。共蒸 1 小时，去蜍取酒，冷藏备用，口服，每次 10ml，每日 3 次。具有解毒消肿的作用。适用于胃癌带瘤者。

八、饮食疗法

（1）蔗姜饮：甘蔗、生姜各适量，取甘蔗压汁半杯，生姜汁 1 匙和匀即成。温后服用，每周 2 次。具有和中健胃的作用，适宜胃癌初期食用。

（2）旋覆花赭石鱼肚汤：旋覆花 15g，代赭石 15g，人参 15g，半夏 9g，炙甘草 5g，生姜 10g，大枣 6 枚，鱼肚 250g，将药装入纱布袋内；鱼肚洗净，发胀，切成条，加入炖锅内，加水适量，置武火上烧沸，再用文火炖煮 30 分钟，加入盐搅匀，除去药包即成。每次吃鱼肚 50g，渴汤，每日 1 次。具有补脾胃、增食欲、消癌肿之功，适用于胃癌食欲减退者。

（3）红糖煲豆腐：豆腐 100g，红糖 60g，清水 1 碗。红糖用清水冲开，加入豆腐，煮 10 分钟后即成。经常服食，具有和胃止血的作用，吐血明显者可选用此食疗方治疗。

（4）茯苓肝汤：鸡肝 200g，茯苓 15g，人参 15g，白术 15g，炙甘草 5g，生姜 10g，大枣 6 枚，葱 10g，洗净放入纱布袋内；姜切片，葱切段，将鸡肝洗净，切成薄片，将药包，鸡肝放入炖锅内，加入清水适量，置武火上烧沸，再用文火炖煮 25 分钟。每次吃鸡肝 50～100g，喝汤，佐餐食用，每日 1 次。具有补脾胃、止呕吐、增食欲、消癌肿的作用。对伴有食欲不振、恶心、呕吐、浮肿的胃癌患者尤宜。

（5）陈皮瘦肉粥：陈皮、乌贼鱼骨、猪瘦肉、粳米各适量。用陈皮、鱼骨与米煮粥，煮熟后去陈皮和乌贼骨，加入瘦肉片再煮，食盐少许调味食用。每日 2 次，早、晚餐服用。此食疗粥降逆止呕、健脾顺气，胃癌腹胀者可首选此膳。

（6）人参猪肚汤：人参 5g，黄连 5g，炙甘草 6g，大枣 5 枚，干姜 15g，黄芩 9g，半夏 9g，猪肚 1 只，料酒 10g，生姜 10g，葱 10g，盐 6g，将药装入纱布袋内；生姜切片，装入猪肚内，用绳扎紧口，放入炖锅内，加入清水，置武火上烧沸，再用文火炖煮 50 分钟，加入盐搅匀，将猪肚捞起，除去药包，切成长条，再放入锅内烧沸即成。每日吃猪肚 50～100g，喝汤。具有补脾胃、益气血、消癌肿之功，对幽门癌患者尤宜。

九、中医特色技术

（一）针刺治疗

取中脘、气海、关元、足三里、阴陵泉、天枢（后三个穴位取双侧），常规消毒，用 0.3mm×40mm 无菌针灸针快速刺入，行补法，可行电针或配合灸法，用于胃癌伴脾肾阳虚表现者。

取足三里、三阴交、膈俞、脾俞、中脘、肾俞、太溪，针刺得气后，提插补泻为基础，稍加变通，以补为主，可行电针或配合灸法，用于胃癌伴气虚血瘀表现者。

（二）艾灸治疗

（1）督脉灸：选取背部督脉（大椎穴至腰阳关），配肝俞、脾俞，每日 30 分钟，提高免疫力，配合中药外敷可作为抗肿瘤的辅助治疗。

（2）艾柱灸：取中脘、天枢、气海、关元、足三里、三阴交等穴，每穴每日艾灸 30 分钟，主要适用于有虚寒表现的胃癌患者，对畏寒、纳差、乏力、便溏均有疗效，注意有热象勿投此法。

（3）隔盐灸：取适量细盐末填入脐内（神阙穴），上置中等艾柱（枣核大小）施灸，以局部有温热舒适感为度，每次 3 壮，每日 1 次。

（三）其他疗法

（1）中药外敷：消癌膏或阿魏化坚膏外敷胃脘部，可改善胃脘胀满、痞硬疼痛。

（2）穴位按压：患者坐、卧位均可。操作者左手扶头，右手中指指端点按百会穴，施以揉压，由轻渐重，至产生较强酸胀感为度，可改善胃癌术后顽固性呃逆。

（3）穴位注射：甲氧氯普胺 2ml，取双侧内关穴或足三里穴注射，每日 1 次，可改善胃癌术后顽固性呃逆。

十、预防与调护

（一）胃癌三级预防

预防对于难以逆转的恶性疾病意义重大。有研究表明，西方发达国家通过改善膳食结构及饮食习惯，近年来胃癌的发病率和死亡率已明显下降。胃癌的预防可分为三级预防，一级预防是病因干预；二级预防是胃癌的筛查和早期诊断，达到胃癌的早诊早治；三级预防为康复预防。

1. 一级预防

控制饮食因素：胃癌的病因学预防主要针对致癌诱因采取预防措施。控制饮食因素在胃癌病因学预防中占有十分重要的地位。

（1）调整饮食习惯：改进不良饮食习惯和方式，要按时进食，避免暴饮暴食；食物不能过烫，进食不宜过快；进食情绪愉快；平时应养成细嚼慢咽的良好饮食习惯。避免腌制的高盐分食物如咸肉、咸鱼等，每日进食盐量一般应低于 10g；少吃烟熏、油炸和烘烤的食物，以红烧、清炖为好；提倡冷冻保鲜。

（2）食用具有防癌作用的食品：多吃具有防癌作用的食品，如新鲜蔬菜、水果、豆制品、牛奶、大蒜、绿茶等，这些食物都是预防胃癌的理想食品。

2. 二级预防

胃癌二级预防是指胃癌"三早"，即早期发现、早期诊断和早期治疗，目的在于为患者创造治疗时机，降低胃癌的死亡率。

（1）早期发现：根据国内胃癌患者的统计资料，胃癌在出现症状后 3 个月内能得到诊断的不到 1/3，而在出现症状后 1 年以上才得到诊断的接近半数。在一般综合性医院门诊诊断的胃癌患者中，早期胃癌不足 10%。近年来，由于胃镜的普及，在医院门诊诊断的早期胃癌比例有了一定提高。但由于经济条件、知识水平等限制，部分早期患者仍然没有得到检查，尤其是症状轻微和无症状的患者容易漏诊。胃癌高危人群通常包括年龄在 40 岁以上，有反复上消化道症状，诊断不明者；患有胃癌前疾病，如萎缩性胃炎、经久不愈的胃溃疡、胃息肉、手术后残胃、恶性贫血；胃镜检查发现胃黏膜上皮出现胃癌前病变者，包括异型增生及不完全性大肠型肠上皮化生等；有胃癌家族史者。以上人群都应列入胃癌重点普查对象。

（2）早期诊断：胃癌尚缺乏理想的初筛手段，目前主要依靠检查肿瘤标志物、便潜血试验及 X 线钡餐检查，而纤维胃镜结合胃黏膜活检病理能减少漏诊误诊率，提供明确诊断。

（3）早期治疗：胃癌早期发现、早期诊断的目的就是为了尽早开始治疗。胃癌发现早晚是决定患者预后最重要的因素之一，尽早争取手术治疗机会，并在术后根据病情进行恰当的综合治疗，有助于延长患者生存时间，提高生存质量，降低死亡率。

3. 三级预防

胃癌的三级预防主要是对症治疗，防止病情继续恶化，防止肿瘤复发转移，预防并发症。中医药在对症治疗及预防胃癌复发转移方面经验丰富，也取得了较好的治疗效果。

（二）胃癌化疗一般护理

1. 化疗前的护理

所有患者在进行化疗前，应认真地做好评估工作，嘱患者加强营养物质的摄入。女性由于受情绪影响更为明显，导致不良反应相对高发，护士应做好心理护理工作。

2. 化疗期间的护理

（1）熟悉化疗方案：护士应熟悉不同化疗药物的常见不良反应，尤其是过敏等紧急情况，化疗期间应加强巡视病房，主动观察、询问患者不良反应发生情况。此外，还应充分了解化疗药外渗的处理方法。

（2）心理护理：对首次化疗的患者，护理人员应解释化疗的目的、方法及可能出现的不良反应，安排心理综合素质好的家属陪护，可给予患者心理支持。已发生呕吐者，护理人员守护在床旁，及时清理污物，帮助患者用温水漱口，安慰患者不要紧张，激发勉励患者，通过看电视来转移其注意力；告诉患者稳定的情绪可增加机体对化疗的耐受力，可产生更好的治疗效果。

（3）饮食指导：化疗可引起消化系统功能低下，使患者感到恶心、呕吐、进食减少。因此，鼓励多进高蛋白、高热量、高维生素、低脂肪、易消化饮食，告知患者化疗期间进食的重要性，选择适合患者口味的食物，少食多餐，避免进食过冷、过热、有刺激性的食物和饮料。

（4）创造良好环境：每日整理病房以保持病室内的干净整洁，为患者营造舒适、安静的环境；对一些爱好音乐的患者，化疗时播放自己喜欢的音乐；对喜欢看书的患者，化疗时提供报纸、书刊。这些做法可分散其注意力，减轻化疗时易出现的恶心呕吐的程度。同时要减少各种厌恶气味，如垃圾散发的臭味、药物气味等，以免诱发恶心。

（5）掌握用药：口服化疗药最好在患者睡前给药，可减轻化疗相关恶心呕吐。静脉化疗应于餐后3～4小时开始给药，因为此时胃充盈度小，胃内压力小，不容易引发呕吐症状。对于呕吐频繁、严重的患者可使用止吐药。

3. 化疗后的护理

护士应多与患者交谈解释这是正常现象，消除患者的顾虑。护士在患者出院前指导患者注意劳逸结合，根据病情选择适宜的运动方式及运动量，提高机体抵抗力。定期回医院复查血常规、肝肾功能。根据医嘱及时返院，行抗肿瘤药物治疗。

十一、各家发挥

（一）辨治思路

1. 从脾胃论治

崔振儒认为胃癌之发病机制与脾胃密切相关，脾胃为后天之本、气血生化之源，若人身脾胃功能失调，则气血不足，正虚无力抗邪，邪气停滞体内，日久直犯于胃而成癌。因此治疗胃癌当从脾胃论治，脾气虚弱者，治当培土益气，方用香砂六君子汤加减；脾阳虚衰者，治当健脾温阳利水，方用实脾饮加减；心脾两虚者，治当健脾益气，养心安神，方用人参养荣汤加减。

2. 从本虚标实论治

谢晶日认为以"气阴两虚，夹瘀夹毒"为核心病机，辨治胃癌癌前病变。在胃癌癌前病变的治疗上，强调标本兼治，以肝脾立论，调节气血、阴阳。重视情志因素和摄养调护，认为胃癌癌前病变的治疗应身心同治，所用药物应补而不滞，寒温并用，平衡阴阳。

梁国英认为正虚是形成胃癌的基础，而瘀毒凝聚是肿块最终形成的病机关键。胃癌初起以湿热阻滞、气机不畅为主，久则损伤脾胃，脾气虚弱或胃阴损伤，进一步发展，气不行血，阴不荣络，导致胃络血瘀、痰湿瘀血互结成毒。因此，治疗应以益气养阴，活血化瘀为基本大法，并自拟方药欣胃颗粒，经过临床与实验研究，疗效显著。方中黄芪、焦白术健脾益气，石斛、沙参益气养阴，三棱、莪术活血化瘀，白花蛇舌草、半枝莲清热解毒，诸药合用，补益而无碍气机，祛邪又不损正气，共奏益气养阴、活血解毒之功。

（二）特色治法及用药

1. 和胃镇逆法治疗胃癌

高仲山应用和胃镇逆法治疗胃癌，认为胃癌晚期多见泄泻，少思饮食，肚腹作胀等症状，乃郁毒内攻，脾胃虚弱之症。法当托里温中，以固胃气。方选桔半胃苓汤、托里建中汤、托里越鞠汤、人参理中汤等。若见呕吐、呃逆、嗳气等症状可选用旋覆代赭汤（《伤寒论》方：旋覆花、代赭石、人参、半夏、生姜、炙甘草、大枣）；参赭培气汤（张锡纯方：人参、生赭石、清半夏、当归身、肉苁蓉、天冬、柿霜、知母）；六君子汤（《太平惠民和剂局方》方：人参、白术、茯苓、甘草、半夏、陈皮）；大半夏汤（《备急千金要方》方：半夏、白蜜、白术、人参、生姜）；启膈散（《医说》方：沙参、丹参、茯苓、川贝母、杵头糠、郁金、砂仁、荷叶蒂）等。

2. 辨证论治胃癌并发症

卢芳认为胃癌晚期常见之并发症有发热、出血、贫血、黄疸等，临证时当辨证论治。若发热属外感风寒者，宜疏风散寒、辛温解表，方选九味羌活丸；若发热属外感风热者，宜疏风散热、辛凉解表，方选银翘散或桑菊饮；若阴虚发热，宜滋阴清热，方选杞菊地黄丸。若热毒壅盛者，迫血妄行而吐血者，当清热解毒、苦寒泻热，但须中病即止，否则耗伤正气，方选黄连解毒汤、犀角地黄汤等；瘀血内阻而吐血者，当祛瘀生新、活血止血，宜用蜂房、血余炭、茜草根、牡丹皮、赤芍、水蛭、白茅根、羊蹄根；气虚而吐血者，当益气摄血，方选四君子汤加侧柏炭、艾炭等。当胃癌肿瘤压迫胆道或造成肝转移出现黄疸时，当清热利湿退黄，方选茵陈蒿汤。

3. 莪术提取物治疗胃癌

宋爱英研究发现榄香烯注射液配合 FLP 化疗方案具有协同抗癌作用，对肿瘤的疗效明显优于单纯化疗，有效率显著提高，而且可减轻化疗毒副作用，提高患者的免疫功能和生存质量。榄香烯注射液是从姜科多年生草本宿根植物温郁金（莪术）的根茎中提取精制而成的。其主要成分莪术，辛散苦泄温通，既能破血逐瘀，又能行气消积止痛，主要用于气滞血瘀所致的癥瘕积聚、心腹瘀痛及食积脘腹胀痛等症。

（刘松江　庞雪莹）

第三节　肝　　癌

肝癌是指原发于肝细胞或肝内胆管上皮细胞的恶性肿瘤，又称原发性肝癌，是人类最常见的恶性肿瘤之一。肝癌高发于非洲东南部和亚洲不发达国家。我国是肝癌高发区，每年约有 38.3 万人死于肝癌，占全球肝癌死亡病例数的 51%，且发病率及死亡率均为男性大于女性。

2013 年，WHO 宣布原发性肝癌引发全球 745 517 人死亡，其中超过 50% 的患者来自我国。全国第一和二次肝癌死因调查发现，我国肝癌发病和死亡分布具有明显的地区特征，高发区主要集中在江苏、浙江、福建、山东、广东和广西等东南沿海一带，部分东北地区如黑龙江也为肝癌高发地区，以江苏、福建和广西死亡率最高，分布不规律。第三次肝癌死因调查结果显示，东北的农村地区肝癌发病率和死亡率最高，而华北的城市地区最低。肝癌的发病率及死亡率逐渐升高，提示我们应加强肝癌防治。

本病属于中医学"癥瘕"范畴，古又有"肥气""痞气""积气"之称。

一、临床诊断要点与鉴别诊断

（一）诊断标准

肝癌的诊断参照中华人民共和国卫生部 2011 年版《原发性肝癌诊疗规范》。原发性肝癌主要包括肝细胞癌（HCC）、肝内胆管细胞癌（ICC）和肝细胞癌-肝内胆管细胞癌混合型等不同病理类型，由于其中 HCC 占到 90% 以上，故本文所指的"肝癌"主要是指 HCC。

1. 临床症状

（1）症状：肝癌的亚临床前期是指从病变开始至诊断亚临床肝癌之前，患者没有临床症状与体征，临床上难以发现，通常大约 10 个月时间。在肝癌亚临床期（早期），瘤体大小为 3～5cm，大多数患者仍无典型症状，诊断仍较困难，多为血清 AFP 普查发现，平均 8 个月，期间少数患者可以有上腹闷胀、腹痛、乏力和食欲不振等慢性基础肝病的相关症状。因此，对于具备高危因素发生上述情况者，应该警惕肝癌的可能性。一旦出现典型症状，往往已达中、晚期，此时，病情发展迅速，共 3～6 个月，其主要表现如下。

1）肝区疼痛，右上腹疼痛最常见，为本病的重要症状。常为间歇性或持续性隐痛、钝痛或胀痛，随着病情发展加剧。疼痛部位与病变部位密切相关。

2）食欲减退、饭后上腹饱胀、消化不良、恶心、呕吐和腹泻等症状，因缺乏特异性，容易被忽视。

3）消瘦、乏力、全身衰弱，少数晚期患者可呈现恶病质状况。

4）发热，比较常见，多为持续性低热，在 37.5～38℃，也可呈不规则或间歇性、持续性或者弛张型高热，类似肝脓肿表现，但是发热前无寒战，抗生素治疗无效。发热多为癌性热，与肿瘤坏死物的吸收有关；有时可因癌肿压迫或侵犯胆管而致胆管炎，或因抵抗力降低合并其他感染而发热。

5）肝外转移灶症状，如肺部转移可以引起咳嗽、咯血；胸膜转移可以引起胸痛和血性胸腔积液；骨转移可以引起骨痛或病理性骨折等。

6）晚期患者常出现黄疸、出血倾向（牙龈、鼻出血及皮下瘀斑等）、上消化道出血、肝性脑病及肝肾衰竭等。

7）伴癌综合征，即肝癌组织本身代谢异常或癌组织对机体产生的多种影响引起的内分泌或代谢紊乱的症候群。临床表现多样且缺乏特异性，常见的有自发性低血糖症和红细胞增多症；其他有高脂血症、高钙血症、性早熟、促性腺激素分泌综合征、皮肤卟啉症、异常纤维蛋白原血症和类癌综合征等，但比较少见。

（2）体征：在肝癌早期，多数患者没有明显的相关阳性体征，仅少数患者体检可以发现轻度的肝肿大、黄疸和皮肤瘙痒，应是基础肝病的非特异性表现。中晚期肝癌，常见黄疸、肝脏肿大（质地硬、表面不平，伴有或不伴结节、血管杂音）和腹水等。如果原有肝炎、肝硬化的背景，可以发现肝掌、蜘蛛痣、红痣、腹壁静脉曲张及脾脏肿大等。

1）肝脏肿大：往往呈进行性肿大，质地坚硬、表面凹凸不平，有大小不等的结节甚至巨块，边缘清楚，常有程度不等的触压痛。

2）血管杂音：由于肝癌血管丰富而迂曲，动脉骤然变细或因癌块压迫肝动脉及腹主动脉，约半数患者可在相应部位听到吹风样血管杂音，此体征具有重要的诊断价值，但对早期诊断意义不大。

3）黄疸：皮肤巩膜黄染，常在晚期出现，多是由于癌肿或肿大的淋巴结压迫胆管引起胆道梗阻所致，亦可因肝细胞损害而引起。

4）门静脉高压征象：肝癌患者多有肝硬化背景，故常有门脉高压和脾脏肿大。腹水为晚期表现，一般为漏出液，血性积液多为癌肿向腹腔破溃所致，亦可因腹膜转移而引起；门静脉和肝静脉癌栓，可以加速腹水的生长。

2. 影像学检查

可通过超声、CT、MRI、PET-CT 等影像学检查对肝癌进行诊断。

3. 病理学诊断

肝脏占位病灶或者肝外转移灶活检或手术切除组织标本，经病理组织学和（或）细胞学检查诊断为 HCC，此为金标准。

4. 实验室检查

AFP 是诊断肝癌特异的标志物。当 AFP 升高时必须与临床结合才有意义。

5. 临床诊断

在所有的实体瘤中，唯有 HCC 可采用临床诊断标准，国内、外都认可，非侵袭性、简易方便和可操作性强，一般认为主要取决于三大因素，即慢性肝病背景、影像学检查结果及血清 AFP 水平，但是学术界的认识和具体要求各有不同，常有变化，实际应用时也有误差，因此，结合我国的国情、既往的国内外标准和临床实际，有关专家组提议宜从严掌握和联合分析，要求在同时满足以下条件中的（1）+（2）1）两项或者（1）+（2）2）+（3）三项时，可以确立 HCC 的临床诊断。

（1）具有肝硬化及 HBV 和（或）HCV 感染[HBV 和（或）HCV 抗原阳性]的证据。

（2）典型的 HCC 影像学特征：同期多排 CT 扫描和（或）动态对比增强 MRI 检查显示肝脏占位在动脉期快速不均质血管强化，而静脉期或延迟期快速洗脱。

1）如果肝脏占位直径≥2cm，CT 和 MRI 两项影像学检查中有一项显示肝脏占位具有上述肝癌的特征，即可诊断 HCC。

2）如果肝脏占位直径为 1～2cm，则需要 CT 和 MRI 两项影像学检查都显示肝脏占位具有上述肝癌的特征，方可诊断 HCC，以加强诊断的特异性。

（3）血清 AFP≥400μg/L 持续 1 个月或≥200μg/L 持续 2 个月，并能排除其他原因引起的 AFP 升高，包括妊娠、生殖系胚胎源性肿瘤、活动性肝病及继发性肝癌等。

（二）鉴别诊断

1. 肝硬化及活动性肝炎

原发性肝癌多发生在肝硬化基础上，故两者有时在影像学上不易与肝硬化结节相鉴别。肝硬化的结节在影像学检查上无肝癌特征性增强剂"快进快出"表现。少数活动性肝炎也可有 AFP 升高，但通常为一过性，且往往伴有转氨酶显著升高。肝癌患者则血清 AFP 持续上升，与转氨酶曲线呈分离现象，甲胎蛋白异质体 AFP-L3 升高。

2. 继发性肝癌

继发性肝癌有原发癌肿病史，消化道恶性肿瘤最常见，其次为呼吸道、泌尿生殖系、乳腺等处的癌肿。与原发性肝癌比较，继发性肝癌多表现为多发结节，多不伴有肝硬化，AFP一般为阴性，且多伴有 CEA 明显升高。确诊的关键在于发现肝外原发癌的证据。

3. 肝脏良性肿瘤

AFP 阴性肝癌尚需与肝血管瘤、多囊肝、包虫病、脂肪瘤、肝腺瘤等肝脏良性肿瘤相鉴别，主要依赖于影像学检查。肝血管瘤是肝脏最常见的良性肿瘤，CT 对其有重要诊断价值，平扫时显示密度均匀一致的软组织肿块，增强扫描时病灶呈"快进慢出"强化现象。

4. 肝脓肿

急性细菌性肝脓肿较易与肝癌鉴别，慢性肝脓肿吸收机化后有时不易与肝癌鉴别，但患者多有感染病史，必要时在超声引导下行诊断性穿刺。慢性肝脓肿经抗感染治疗多可逐渐吸收变小。

二、审析病因病机

（一）正气不足，阴阳失调

先天不足，禀赋薄弱，或后天失养，正气亏虚，不能抵御外邪侵袭；或他病日久，耗伤正气，致阴阳失调，气血逆乱，脏腑虚弱，功能紊乱，瘀血滞留不去，而成积聚，变生肿块。

（二）外感时邪，毒瘀内聚

时邪外感，或寒或热，侵犯机体，入里转化，致脏腑失和，气血运行失调，变生积块；或邪郁日久，化毒成瘀，毒瘀内聚，终成"癥积"。

（三）情志不遂，气血逆乱

若情志不遂，不得发泄致肝气郁结，气滞则血瘀，瘀血结于腹中，日久可变生积块。此外，积成之后，患者忧郁，焦虑加剧，更致肝气郁滞，脏气益虚，形成恶性循环。

（四）酒食不节，脾虚痰凝

酒食不节，或食入腐败不洁之品，损伤脾胃，脾失健运，失于运化，致湿痰内生，郁而化热，湿热蕴结，气血、津液留著，痰瘀互凝而成积块，若积块形成后患者忧思郁怒，饮食失调，亦加重脾胃亏损。

总之，本病的基本病因病机为素体正虚或久病正气不足，而后或复感外邪，阴阳失调，脏腑功能失司，邪毒内蕴，日久成积；或情志不调，气血逆乱，气滞血瘀结于腹中；或饮食不节，痰湿内生，痰瘀凝滞，日久成积块，发为本病。本病病位在肝，与脾、胃、胆相关。

三、明确辨证要点

（一）辨虚实

酒食不节、嗜好烟酒等，损伤脾胃，脾失健运，至阴阳气血失调，正气及脏腑气血亏虚，此为正虚，是肝癌形成之本，表现为乏力、倦怠、懒言、日渐消瘦、面色微黄等症；外感六淫、气血痰瘀等邪毒之气入侵，正气不抗，客邪久留，致气滞、血瘀、痰浊、热毒等互结于肝，久则形成结块，症见胁下癥块坚硬拒按，甚至脘腹胀满、腹大如鼓、水肿等症，是实证的表现。

（二）辨寒热

如见神倦怯寒，面色晦暗，腹泻、肢体浮肿或有腹水，小便清长，大便溏稀，舌质淡白、胖或青紫，苔白滑或润，脉紧或迟，多属寒证；口干口苦，潮热或壮热汗出，五心烦热，身目泛黄、黄疸溺赤，溲黄便干，舌红绛，苔少或苔黄少津，脉细数或弦数，属热证。疾病后期，病情复杂，亦可出现寒热错杂证。

（三）辨阴阳

随着疾病进展，肝癌中晚期可出现黄疸，在诊断及治疗时应对其特征进行判断，辨别黄疸之阴阳。阳黄有热重于湿、湿重于热、胆腑郁热及疫毒炽盛等证，临床可见身目俱黄，黄色鲜明，发热口渴或身热不退，甚者有高热，心中懊侬，胸脘痞满，皮肤瘙痒，舌红或绛，舌苔黄、黄腻或黄而燥，脉弦数或濡数；阴黄多以脾虚寒湿为主，症见面目及肌肤淡黄，面黄晦暗或如烟熏，畏寒肢冷，肢软无力，大便不实或溏稀，舌质淡，苔薄或腻，脉濡细、濡缓或沉迟。

四、确立治疗方略

肝癌是邪实正虚、本虚标实、虚实夹杂，故治疗时应以标本兼治、祛邪扶正为原则。

（1）早期正气未衰，治则重在祛邪，可适当采用活血化瘀、消积散结、逐水破气等祛邪的方法，适当辅以健脾理气、益气养阴等法，以免祛邪伤正。

（2）随疾病发展，癌毒耗损机体正气，邪盛正虚，宜攻补兼施，可选用健脾益气、养血柔肝、滋补阴液，辅以活血化瘀、理气破气、逐水消肿等法。

（3）晚期正气大伤，机体不能任受攻伐，则以扶正为主，必要时佐以祛邪之法，治疗宜采用大补小攻的措施，常用健脾益气、滋养肝肾、清热利湿、醒神开窍等法。

五、辨证论治

（一）以疼痛为主症的辨证论治

1. 肝郁气滞证

（1）抓主症：胁下癥块，胁肋胀痛，胸闷不舒。

（2）察次症：情志抑郁，善太息，口苦、纳呆食少，或有腹泻。

（3）审舌脉：舌淡红，苔白或微腻，脉弦。

（4）择治法：疏肝解郁，健脾理气。

（5）选方用药思路：本证为疾病初期，肝气郁滞，气机运行不畅所致，故方用柴胡疏肝散。方中陈皮、枳壳、香附，芳香理气、疏肝解郁；川芎行气活血；芍药养肝、柔肝，与川芎、香附、枳壳等配合理气止胁痛；方中加生薏苡仁、白术、黄芪、茯苓，健脾；甘草调和诸药，缓急止痛。

（6）据兼症化裁：气滞重，胁肋胀痛明显者，加郁金、延胡索，行气活血止痛；纳呆食少重者，加炒麦芽、神曲、焦山楂，健脾和胃。

2. 气滞血瘀证

（1）抓主症：右胁下肿块质硬如石，痛处固定拒按，脘腹胀满。

（2）察次症：面色晦暗，纳谷减少，重者或有痛引肩背。

（3）审舌脉：舌质紫暗，有瘀斑或瘀点，脉涩或弦涩。

（4）择治法：活血化瘀，行气止痛。

（5）选方用药思路：本证为气滞血瘀，积块不化所致，故方用膈下逐瘀汤。方中当归、赤芍、川芎，养血活血为君；桃仁、红花、五灵脂、牡丹皮，散瘀消癥为臣；香附、乌药、枳壳、延胡索，行气止痛为佐；甘草调和诸药为使。诸药配合，共奏活血化瘀、行气止痛、消癥块之效。

（6）据兼症化裁：本型肝癌之癥块，由气、血、痰、瘀、热、毒互结于肝所致，可加三棱、莪术，增化瘀消癥之效，加白花蛇舌草，清热解毒消肿；中气不足，脾虚泄泻者，加党参、白术、黄芪，健脾止泻，扶助正气。

（二）以黄疸为主症的辨证论治

1. 湿热蕴结证

（1）抓主症：右胁癥块，身目俱黄，口干口苦。

（2）察次症：乏力，心烦易怒，潮热，溲黄，便干。

（3）审舌脉：舌红苔黄腻，脉滑数或弦滑。

（4）择治法：清热利湿，疏肝利胆。

（5）选方用药思路：本证为湿盛日久化热，积聚不散所致，故方用茵陈蒿汤合龙胆泻肝汤。方中以茵陈为主药，清热利湿、退黄；栀子、龙胆草为辅，通利三焦、清热泻火；佐生大黄下泄瘀热，伍以黄芩、柴胡上清肝火；再以车前子、木通、泽泻，下行而利湿热；火热盛可劫阴，故加生地黄、当归滋养肝血，使祛邪而不伤正；甘草和中解毒，亦可泻火。二方合用清湿热，泻肝火之力较强，有苦寒直折火热之功。

（6）据兼症化裁：上二方久用伤胃阴，欲长期服用可将茵陈、栀子、大黄各减半，再加鳖甲，养肝阴消癥块；胁肋刺痛重者，酌加厚朴行气止痛消癥；乏力者可加黄芪、太子参，扶助正气。

2. 寒湿阻遏证

（1）抓主症：胁下肿块触之疼痛难忍，身目俱黄，黄色晦暗如烟熏。

（2）察次症：神疲畏寒，脘腹胀满，纳谷减少，口淡不渴，大便溏稀不实。

（3）审舌脉：舌淡苔腻，脉濡缓或沉迟。

（4）择治法：温中化湿，疏肝健脾。

（5）选方用药思路：本证为病程日久，中阳不振，寒湿留滞，肝失疏泄，脾胃失和所致，故方用茵陈术附汤。方中附子、干姜，温中阳、化湿浊；白术健脾益气；茵陈、茯苓、猪苓、泽泻，利湿退黄。

（6）据兼症化裁：若脘腹胀满、胸闷、呕恶者，可加苍术、厚朴、半夏、陈皮，健脾燥湿，行气和胃；若胁胀痛甚者，可加柴胡、延胡索，行气止痛；若恶心呕吐者，加竹茹、半夏、代赭石，降逆止呕；若纳差者，可加鸡内金、焦山楂、砂仁，健脾和胃。

（三）以腹水为主症的辨证论治

1. 肝肾阴亏证

（1）抓主症：鼓胀肢肿，腹壁青筋。

（2）察次症：胁肋疼痛，乏力，五心烦热，食少，少寐，呕血，或有黑便。

（3）审舌脉：舌红少津，少苔，脉细而数。

（4）择治法：养阴散结，凉血解毒。

（5）选方用药思路：本证为日久消耗正气，肝肾亏虚所致，故方用一贯煎。本方在滋养肝肾之中，少加疏肝理气止痛之药，方中沙参、麦冬、生地黄、枸杞子，滋养肝肾；佐以当归养血柔肝；川楝子疏肝理气。诸药合用，肝阴得养，肝气得舒，则诸证可解。

（6）据兼症化裁：增强抗癌之功效，于方中加入鳖甲、生龟甲、牡丹皮、半边莲，软坚散结，凉血解毒；若大便秘结不通者，加火麻仁，润肠通便；若午后潮热、盗汗者，加银柴胡、牡蛎、龙骨，敛汗清虚热；若呕血、黑便者，加侧柏叶、白茅根、三七，凉血、活血、止血；腹胀满、疼痛加郁金，疏肝理气、止胀痛。

2. 阳虚水盛证

（1）抓主症：腹大胀满形似蛙腹，肢冷浮肿，脘腹胀闷。

（2）察次症：神倦怯寒，面色苍白或㿠白，小便短少不利。

（3）审舌脉：舌体胖大，苔淡白，脉沉细无力。

（4）择治法：温补脾肾，化气利水。

（5）选方用药思路：本证为疾病后期，病及脾肾，脾肾阳虚，不能温运，水湿内聚所致，故方用附子理苓汤或济生肾气丸。脾阳虚弱，水湿内停甚者可用附子理苓汤，温阳健脾，化气利水；肾阳虚衰，水气不化甚者，可选用济生肾气丸，温补肾气，利水消肿。

（6）据兼症化裁：神疲乏力，少气懒言者，可加黄芪、白术、山药、白扁豆等，益气健脾；面色苍白，怯寒肢冷，腰膝酸冷、疼痛者，可加肉桂、仙茅等，温补肾阳。

（四）手术及其他治疗后

1. 气血两虚证

（1）抓主症：神疲乏力，气短懒言，面色淡白。

（2）察次症：头晕目眩，唇甲色淡，失眠，食少。

（3）审舌脉：舌淡，苔白，脉细弱。

（4）择治法：补气养血。

（5）选方用药思路：本证为术后气虚亏血所致，故方用八珍汤。本方治宜益气与养血并重。方中人参与熟地黄相配，益气养血，共为君药；白术、茯苓，健脾渗湿，助人参益气补脾；当归、白芍，养血和营，助熟地黄滋养心肝，均为臣药；川芎为佐，活血行气，使熟地黄、当归、白芍补而不滞；炙甘草为使，益气和中，调和诸药。

（6）据兼症化裁：若以血虚为主，眩晕、心悸明显者，可加大熟地黄、白芍用量，补血敛阴；以气虚为主，气短乏力明显者，可加大人参、白术用量，益气健脾；兼见不寐者，可加酸枣仁、五味子，养心安神。

2. 脾胃虚弱证

（1）抓主症：神疲乏力，纳呆食少，大便稀溏。

（2）察次症：面色萎黄，形体瘦弱。

（3）审舌脉：舌质淡，苔薄白，脉细弱。

（4）择治法：健脾益胃。

（5）选方用药思路：本证为术后脾胃虚弱所致，故方用补中益气汤。方中黄芪补中益气为君药，人参、炙甘草、白术，补气健脾为臣药。当归养血和营，陈皮理气和胃，少量升麻、柴胡升阳举陷，炙甘草调和诸药为使药。

（6）据兼症化裁：若兼腹中痛者，加白芍，柔肝止痛；若兼咳嗽者，加五味子、麦冬，敛肺止咳；兼气滞者，加木香、枳壳，理气解郁。

3. 脾虚湿困证

（1）抓主症：两胁隐痛，腹胀腹泻，肢体浮肿。

（2）察次症：乏力，面色晦暗，纳差，或有腹水，小便短少。

（3）审舌脉：舌质淡胖、苔白或浊腻，脉弦或濡滑。

（4）择治法：健脾化湿，益气消癥。

（5）选方用药思路：本证为治疗后脾气虚弱，湿邪困脾所致，故方用枳实消癥丸。方中白术、太子参、黄芪、茯苓、半夏益气健脾，化湿消积，在健脾的基础上使枳实达到健脾消积的目的；八月札、代赭石疏肝解郁、活血化瘀、降逆止呕；厚朴行气消胀；麦芽升脾与鸡内金降胃升降有序；黄连、干姜和胃止呕，诸药合用健脾化湿，益气消癥。

（6）据兼症化裁：腹泻者，加炮姜、草豆蔻、赤石脂、诃子肉。

4. 热毒郁结证

（1）抓主症：两胁胀痛刺痛，身目发黄，脘痞纳差。

（2）察次症：心烦易怒，口干口苦，溲赤便干。

（3）审舌脉：舌紫暗，苔黄腻，脉弦滑或滑数。

（4）择治法：清热利湿，活血解毒。

（5）选方用药思路：本证为放疗后湿热毒盛所致，方用茵陈蒿汤合桃红四物汤。方中茵陈、栀子、大黄清热利湿解毒；红花、桃仁活血化瘀；川芎、白芍行气止痛。

（6）据兼症化裁：乏力、倦怠加黄芪、白术以补气健脾；便干加柏子仁、胡麻仁，润肠通便；若胃气不虚者，可去人参、大枣，加重代赭石用量，以增重镇降逆之效；痰多者，可加茯苓、陈皮助化痰和胃之力。

六、中成药选用

（1）大黄䗪虫丸：主要成分为熟大黄、土鳖虫、水蛭、虻虫、桃仁、苦杏仁、黄芩、地黄等药物。口服，每次1～2丸，每日1～2次。具有活血化瘀、消肿散结的功效，适于各期肝癌正气未全虚者。

（2）参一胶囊：主要成分为人参皂苷。口服，每次2粒，每日2次。具有固本培元、补益气血的功效，可改善肿瘤患者的气虚症状，提高机体免疫功能。

（3）安宫牛黄丸：主要成分为牛黄、水牛角浓缩粉、黄连、黄芩、栀子、郁金、冰片等。口服，每次1丸，每日1次。有清热解毒、凉血退热、醒神开窍的功效，对肝癌癌性发热、肝昏迷等有较好的作用。

（4）复方斑蝥胶囊：主要成分为斑蝥、人参、黄芪、三棱、半枝莲、莪术、山茱萸、女贞子等。口服，每次3粒，每日2次。以扶正祛邪、益气活血、清热解毒为治法，标本兼治。

（5）平消胶囊：主要成分为郁金、马钱子粉、仙鹤草、五灵脂、枳壳等。口服，每次4～

8 粒，每日 3 次。具有活血化瘀、破结软坚的功效，对肿瘤具有一定的缓解症状、缩小瘤体、抑制肿瘤生长等作用。

（6）肝复乐片：主要成分为党参、鳖甲、蚤休、黄芪、大黄、柴胡、桃仁、土鳖虫等。口服，每次 6 片，每日 3 次。具有健脾理气、化瘀软坚、清热解毒的作用，适用于以肝郁脾虚为主症的原发性肝癌。

（7）养正消积胶囊：主要成分为黄芪、女贞子、人参、莪术、灵芝、绞股蓝、炒白术、半枝莲、白花蛇舌草等。口服，每次 4 粒，每日 3 次。具有健脾益肾、化瘀解毒之功效。用于不宜手术的脾肾两虚、瘀毒内阻型原发性肝癌的辅助治疗，与肝内动脉介入灌注加栓塞化疗合用，有助于提高介入化疗疗效，减轻对白细胞、肝功能、血红蛋白的毒性作用，改善患者生存质量。

（8）华蟾素注射液：主要成分为中华大蟾蜍全皮的水溶制剂，呈淡黄色澄明液体。每次 10～20ml（2～4 支），用 5% 的葡萄糖注射液 500ml 稀释，缓慢静脉滴注，每日 1 次，用药 7 日，休息 1～2 日，4 周为 1 个疗程。具有清热解毒、消肿止痛、化瘀散结等功效，适用于中晚期肝癌及慢性乙型肝炎等症。

（9）康莱特注射液：主要成分为注射用薏苡仁油，为水包油型白色乳状液体。根据患者病情可用 100ml 或 200ml，缓慢静脉滴注，每日 1 次，21 日为 1 个疗程。具有益气养阴、消癥散结等功效。适用于不宜手术的气阴两虚、脾虚湿盛型原发性肝癌、支气管肺癌等。

（10）复方苦参注射液：主要成分是从苦参、白土茯苓提取的有效成分，为浅棕色澄明液体，每次 20ml，用氯化钠注射液 200ml 稀释后应用，静脉滴注，每日 1 次，全身用药总量 200ml 为 1 个疗程，一般可连续使用 2～3 个疗程。具有清热利湿、凉血解毒、散结止痛等功效，用于癌肿疼痛、出血。

（11）艾迪注射液：主要成分为斑蝥、人参等，为浅棕色液体。成人每次 50～100ml，用 0.9% 氯化钠注射液或 5%～10% 葡萄糖注射液 250～450ml 稀释，静脉滴注，每日 1 次，手术前后使用本品 10 日为 1 个疗程；介入治疗 10 日为 1 个疗程；单独使用 15 日为 1 周期，间隔 3 日，2 周期为 1 个疗程；晚期恶病质患者，连用 30 日为 1 个疗程，或视病情而定。具有清热解毒、消癥散结等功效，适用于各期原发性肝癌。

七、单方验方

（一）名医专家经验方

1. 黄芪牡蛎汤（刘嘉湘）

组成：黄芪 15g，党参 15g，白术 9g，茯苓 9g，柴胡 9g，穿山甲 9g，桃仁 9g，丹参 9g，苏木 9g，蚤休 30g，牡蛎 30g，鼠妇 20g。

主治：具有健脾益气、疏肝活血、软坚散结功效，用治肝癌。

2. 加减参赭培气汤（段凤舞）

组成：生赭石 15g，太子参 10g，生怀山药 15g，天花粉 10g，天冬 10g，鳖甲 15g，赤芍 10g，桃仁 10g，红花 10g，夏枯草 15g，生黄芪 30g，枸杞子 30g，焦山楂 30g，泽泻 15g，猪苓 15g，龙葵 15g，白英 15g，白芍 10g，焦六神曲 30g，三七粉 3g。

主治：具有调气、化瘀、利水等功效，用于治疗肝癌。

（二）其他单方验方

（1）龙葵、白花蛇舌草各 60g，紫草 30g，半枝莲 15g，十大功劳 9g，白糖适量。水煎服，适用于原发性肝癌。

（2）红参 15g，半枝莲 60g。水煎 3 次，饭前分服。另用乌梅 27 枚，卤水 1000ml 煮沸 30 分钟，放置 24 小时后过滤，饭后服，每次 10ml，每日 3 次。适用于原发性肝癌，能使肿块软化，疼痛减轻。

（3）无花果汁、白糖按 1∶4 制成糖浆，每次服 10ml，每日 3 次。能控制肝癌发展。

（4）瓜蒌、乌蛇、生薏苡仁各 500g，皂刺 150g，蜈蚣、全蝎各 120g，制硇砂 15g。研极细末，压制成片，每片 0.5g，口服，每次 10 片，每日 3 次。

（5）龙葵 60g，夏枯草、金银花各 15g，十大功劳 9g。水煎服，每日 1 剂。可使肿大肝缩小。

（6）钩藤末，每日 150mg 口服，连服 1 个月。适于各型肝癌。

（7）斑蝥、鸡蛋各 1 个，在鸡蛋一端开小口，将斑蝥塞入，以薄纸封住，慢火蒸熟，剥去蛋壳，弃斑蝥只食鸡蛋，每日 1 个，可长期服用，适用于肝癌。

（8）山豆根 12g，苦参 15g，紫草根 30g，丹参 12g，茯苓 30g。水煎服。

（9）鼠妇 60g，加水适量，煎 2 次共取汁 240ml，口服，每次 15ml，每日 4 次，治疗肝癌剧烈疼痛。

（10）三白草根、大蓟各 90～120g，两药分别水煎，去渣后加白糖适量，上午服三白草根煎剂，下午服大蓟煎剂。适用于晚期肝癌。

八、饮食疗法

（1）藤梨大枣粥：将天葵子 18g，藤梨根 30g，半边莲 30g，三棱 12g，穿山甲 12g 用水泡 2 小时，加热烧开，煎煮 20 分钟，滤汁；再加水煎煮 20 分钟去渣取汁。将 2 次煎的药汁合在一起倒入砂锅内，然后放淘洗干净的大米及去核大枣，蒸熟后撒入适量的白糖即可。具有清热解毒，破血散结之功。

（2）芡实炖肉：芡实 30g，瘦猪肉 100g。二者合放入砂锅中加水适量炖熟后去药渣，吃肉喝汤。经常食用，具有泻火、祛痰、通便等作用，有腹水者可食用此方。

（3）山药扁豆粥：怀山药 30g，扁豆 10g，粳米 100g。将山药洗净去皮切片，扁豆煮半熟加粳米、山药煮成粥。每日 2 次，早、晚餐食用，具有健脾化湿之功效，用于晚期肝癌患者脾虚泄泻等证。

（4）藕汁炖鸡蛋：藕汁 30ml，鸡蛋 1 只，冰糖少许。鸡蛋打开搅匀后加入藕汁，拌匀后加少许冰糖蒸熟即可。经常服食，具有止血、止痛、散瘀之功效，肝癌出血者宜用。

（5）排骨汤：将藤梨根 60g，半枝莲 50g，半边莲 50g 放入缝好的纱布袋内，排骨 200g 剁成 5 块；将排骨放入砂锅内，加水烧开，撇去血沫，依次放入装药纱布袋，料酒 10g，花椒 6 粒，葱 1 段，姜 1 片，烧开改小火煮 30 分钟，去药袋再煮 30 分钟，待排骨烂熟加精盐适量即可。具有清热解毒、益血养阴之功。

（6）猕猴桃根炖肉：鲜猕猴桃根适量，瘦肉适量，合于锅内加水，用文火炖至肉熟，食肉喝汤，具有清热解毒、利湿活血之功效。

九、中医特色技术

（一）外治法

1. 外敷

外敷即利用药物经皮肤或黏膜吸收，作用慢而持久。在治疗上具有操作简便、价格低廉、安全可靠等优势，并能有效改善患者不适症状，如腹胀痛、周身乏力、恶心欲呕、纳呆等症状，并能提高患者生存质量。

（1）缩瘤为主可选取阳和解凝膏或阿魏化坚膏，外敷肝区。

（2）镇痛及对症治疗可选用活血化瘀、镇痛解毒之品，如乳香、没药、莪术、延胡索、三棱、冰片、麝香、三七等或自拟方，研末调膏穴位外敷或用时将热熨袋置于药袋外侧敷，外敷穴位可以选取肝区、疼痛部位或肝经取穴等。

（3）腹水，胀痛难忍可用鲜田螺肉 100g，生姜汁 30g，徐长卿末 30g，蚕休末 40g，冰片 3g，和于冷饭，捣烂至有黏性外敷肚脐。具有通利小便，逐水消肿功效。

2. 中药离子导入

将药物配制成水溶液，浸透纱布附于治疗仪铅板之上，并选取肝俞、大椎或肝经穴位。仪器可使患者皮肤通透性增加，将药剂导入患者体内。结合中医经络理论，通过对相应穴穴的刺激达到疏通经络、行气活血、扶正祛邪及达到提高人体免疫能力的功效。

（二）针灸疗法

针灸并未普遍用于临床，常配合中医辨证治疗，可选取足厥阴肝经、足少阳胆经穴为主。用于止痛可针刺后留针，选取主穴合谷、内关。呃逆加膈俞；腹水加气海、三阴交、水道、阴陵泉；上消化道出血加尺泽、列缺、曲泽；肝昏迷加少商、涌泉、人中、十宣、太溪。针刺以平补平泻法，得气后提插捻转留针 20～30 分钟。

（三）艾灸疗法

（1）督脉灸可取大椎、肝俞、胆俞、膈俞等，可提高机体免疫力。

（2）隔姜灸选取神阙、关元、天枢、脾俞、胃俞、足三里等穴位，适用于虚寒证者。

（3）温针灸主穴取关元、足三里、三阴交、血海等穴，可明显改善患者的虚劳症状。

（四）其他疗法

（1）拔罐法：可选相应背俞穴拔罐。

（2）穴位注射：常配合针灸、中药治疗。

十、预防与调护

（一）预防

（1）一级预防：注意饮食卫生，改善饮水条件，定期对饮用水进行消毒，不食用霉变的食品，少吃油炸、辛辣、腌制的食物。不吸烟，适量饮酒。预防并治疗病毒性肝炎。

（2）二级预防：定期体检，尤其肝炎、肝硬化患者，早期发现、早期诊断、早期治疗可使疾病预防及治疗事半功倍。

（3）三级预防：积极配合治疗，提高生活质量，延长生存期。

（二）调护

1. 情志护理

帮助患者正确认识疾病及其发展过程，帮助患者消除恐惧心理，坚定信心，从多方面进行关心和宽慰，劝导患者避免忧思恼怒；对有悲观、绝望、烦躁、焦虑等不良情绪的患者，根据具体情况进行心理治疗；疼痛较重而悲观失望者应鼓励其树立战胜疾病的信心、坚持治疗；帮助他们树立正确的存活价值观念，必要时可给予抗焦虑或抗抑郁的药物治疗。

2. 饮食护理

腹痛患者可将麻油、醋适量加入所食菜中，有止痛作用；腹水严重者应限制钠盐、水的摄入，禁食腌制食品，可用糖醋烹调法以调制口味；有黄疸者可食用百合、丝瓜、麻油等辅助退黄；伴有肝硬化失代偿时，需要给予优质蛋白，限量在每日 75g 内；血氨偏高者限制或禁食蛋白质，热能来源以碳水化合物为主，可选用鲜果、蔬菜。

根据中医辨证施护，肝气郁滞者，饮食以清淡为主，多食益胃健脾类饮食，如鲜嫩苏叶及苏梗，开水烫后凉拌当菜食用，有疏气宽中之效；食柑橘、佛手等水果，以理气消胀；气滞血瘀者，饮食以清淡可口、高蛋白、高维生素为原则，可食黄芪粥、桂圆粥、山药粥、清蒸甲鱼等，以补益气血、滋阴散结；纳呆呃逆者配合食用陈皮、砂仁、竹茹等开胃之品，煎水代茶饮，有助于增进食欲，培其后天之本；大便闭结者，可用生大黄 10g 泡水代茶饮，以利排除浊湿、热毒，保持大便通畅；黄疸者可用黄花菜根 30g，水煎服，每日 1 剂，或栀子仁粥，以栀子仁 5g，粳米 60g 煮粥食用；皮肤瘙痒可用苦参 30g 水煎外洗，须防止抓破皮肤引起感染。

饮食不可太单调，每日膳食结构应含适量的新鲜蔬菜、豆类等，全面摄取各种营养素。对于已有明确诊断的肝癌患者，要求适当运动，不可过劳，避免去到人群聚集的公共场所，以免患感冒等传染性疾病。适当管理心情，避免忧思过劳、情绪激动。

3. 生活护理

注意患者的防寒保暖工作，随季节变化而增减衣被，病室清洁、向阳；环境幽雅，安静，避免噪声等不良刺激；避免对流风；保持床单干燥平整；为患者创造舒适的休息环境。

保持患者的舒适感，增加患者的生活兴趣，丰富其生活内容，如教患者练习打太极拳、五禽戏等。也可以让其做一些力所能及的事情，如正确指导患者煎煮中药汤剂等。

肝癌晚期患者应卧床休息；有腹水的患者应每日测量腹围情况，注意观察小便色、量，若下肢水肿者应穿宽松口裤，避免长时间双腿下垂以免加重水肿；黄疸明显者着宽松棉质衣物，避免使用刺激性的沐浴液，勿抓挠皮肤，剪短指甲，皮肤干燥者可用甘油涂擦。

十一、各家发挥

（一）辨治思路

1. 从虚实论治

高仲山认为肝癌的辨证论治与本虚标实密切相关。肝癌初起，邪实阻滞，血瘀痰湿凝结，治以清疏气机、活血化瘀之品，以祛邪为主。肝癌日久，气血俱虚，虽有邪实阻滞，但正虚不耐攻伐，故当以扶正为主，治以益气养血扶正之品。若兼呕吐、泄泻、纳差、腹胀等郁毒内攻、脾胃虚弱之证，则配合和胃镇逆法；若兼大便干燥，属阴血不足、津液亏虚者，则配合润肠通便法。若癌瘤晚期，或因阴虚血热妄行，或因气虚不能摄血，终至破溃出血的患者，则当治以止血定痛法。

2. 从脏腑论治

邹德琛认为，肝癌是正气亏虚、脏腑失和所致，当患者癌瘤形成，除西医手术治疗，难以消除，故应根据临床表现辨证论治。其病与肝、脾二脏密切相关，多见脾气亏虚、肝气郁滞之证，故临床应注重肝脾同治、攻补结合，多以香砂六君子汤合疏肝解郁之品治之。

多数患者经过本法治疗，癌瘤虽在，但肝脾不适等症状明显缓解，可以提高患者生存质量，减轻病痛。

张金良指出，原发性肝癌病初多因情志不畅、肝气郁结，日久气血凝滞，终则成癥成瘕；另外，肝郁克脾，脾失健运，水谷不得运化，气血生化无源，而成正虚之象。因此，肝癌的病理基础乃脾虚气滞，故治疗应当理肝、疏肝、和肝，并健脾、扶脾、实脾。

（二）特色治法及用药

1. 善用组药治疗肝癌

张金良总结出"组药"治疗肝癌的经验，现介绍如下。

（1）软肝散：丹参、生牡蛎、鳖甲。可用于血瘀证。方中鳖甲为肝经血分之药，主消心腹癥瘕坚积；丹参为心脾肝肾血分之药，长于活血消积；生牡蛎亦有软坚化痰之功。该药组合用可以起到软肝散结化瘀的功用。

（2）清解散：白花蛇舌草、大青叶、板蓝根。可用于湿毒、湿热蕴结证。方中大青叶、白花蛇舌草、板蓝根合用，可达清热解毒，抗癌之功。如果患者热毒症状明显，而无明显正气亏虚表现亦可酌加土茯苓、苦参、金银花、虎杖等药物。

（3）降酶散：茵陈、败酱草、五味子。可用于湿热内蕴证。方中茵陈疏利肝胆，芳香化浊，为清热除湿、退黄消疸要药；败酱草入肝经，清热解毒；五味子可降低转氨酶，三药合用具有明显的降低转氨酶和降低胆红素作用。临床如黄疸症状明显，可加用酒大黄、栀子等药物配合使用。

（4）四苓散：茯苓、泽泻、猪苓、白术。可用于痰湿阻滞证。方中白术健脾燥湿，茯苓淡渗利湿，猪苓助茯苓利水渗湿，且力更强，泽泻甘淡渗利。诸药合用使水湿之邪从小便而出。

（5）补肾汤：生地黄、山茱萸、枸杞子、泽泻。可用于肝肾阴虚证。方中地黄，味甘纯阴，滋阴补肾，填精益髓，因熟地黄过于滋腻，故改用生地黄；山茱萸酸温，主入肝经，滋补肝肾，益肝血以生肾精；枸杞子入肝肾经，为肝肾真阴不足、劳乏内热补益之要药，与生地黄、山茱萸同用，加强补益肝肾之功。泽泻利湿泄浊，并防补益药之滋腻恋邪。

（6）健脾汤：茯苓、白术、党参。可用于脾气不足证。方中党参甘温，主入脾经，以大补脾胃之虚；白术甘温而兼苦燥之性，甘温补气，苦燥健脾，与党参相协，益气补脾之力益甚；茯苓甘淡，健脾渗湿，与白术为伍，前者补中健脾守而不走，后者渗湿助运，走而不守，相辅相成，健脾助运之功益彰。脾虚甚者症见泄泻、完谷不化，可酌情加用砂仁、山药等。

（7）疏肝汤：柴胡、芍药、枳壳、香附。可用于肝失疏泄证。方中柴胡疏解肝胆郁结之气；白芍能敛肝阴，补阴血，并可以防柴胡"劫肝阴"；枳壳苦辛，破气，行痰，消积，善治胸痞胁胀，食积；香附，疏肝理气。配合应用于疏理郁滞之肝气，同时可健脾除满，达到肝脾同治目的。如湿热明显，将白芍改为赤芍，凉血化湿。

（8）消癥散：白花蛇舌草、蜈蚣、重楼、半枝莲。可用于肝癌各时期。方中白花蛇舌草清热，利湿，解毒，现代研究发现该药可通过调整机体免疫力、干扰肿瘤细胞的能量代谢、减少肿瘤转移和复发、诱导肿瘤细胞凋亡等方面抑制肿瘤；蜈蚣，走窜之力最速，内而脏腑，外而经络，凡气血凝聚之处皆能开之，多项实验研究表明蜈蚣提取物对人和试验动物肝癌、胃癌、肺癌、肾癌、结肠癌、卵巢癌、宫颈癌等细胞株的体外生长具有显著抑制效力；重楼、半枝莲清热化痰，现代研究表明均具有抗肿瘤作用，四药合用，抗肿瘤作用强。

2. 中西医结合抗癌法

宋爱英认为肝癌主要由气血瘀滞，脾虚湿聚，热毒内蕴所致，遂应用中药"强肝丸"配合西医介入疗法，可长时间维持介入的抗肿瘤疗效。其组成为炙马钱子 1.5g，炒白术 30g，土茯苓 25g。用法为研末做蜜丸，每丸 10g，每日 3 次，每次 1 丸，口服。方中马钱子具有消结散肿通经络之功效，入肝脾经；土茯苓性甘平，入肝胃经，清热解毒；白术甘苦温，入脾胃经，补脾益气，燥湿利水，三药合用，互相协调，祛瘤而不伤正，且现代药理研究已证实三药均有抗肿瘤作用。

（刘松江）

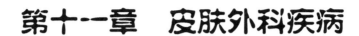

第十一章　皮肤外科疾病

第一节　银　屑　病

银屑病是免疫介导的多基因遗传性皮肤病，多种环境因素如外伤、感染及药物等均可诱导易感患者发病。银屑病的典型临床表现为鳞屑性红斑或斑块，局限或广泛分布。银屑病的发病率在世界各地差异很大，与种族、地理位置、环境等因素有关。与欧美等国家 1%～3% 的发病率相比，我国银屑病的发病率较低，然而由于人口基数较大，我国银屑病患者绝对数较多，达数百万，北方多于南方。银屑病病程呈慢性，易复发，多数患者冬季复发或加重，夏季缓解。黑龙江地区总体患病率为 0.61%，标化患病率为 0.60%。其中男性患病率为 0.59%，标化患病率为 0.57%。女性患病率为 0.53%，标化患病率为 0.53%。

本病属于中医学"癣证"范畴，又名"白疕""疕风""蛇风""松皮癣"等。

一、临床诊断要点与鉴别诊断

（一）诊断标准

银屑病的诊断参照中华中医药学会 2013 年发布的银屑病标准。

1. 临床特点

根据银屑病的临床特征，可分为寻常型、关节病型、红皮病型及脓疱型，其中寻常型占99%以上，其他类型多由寻常型银屑病转化而来。

（1）寻常型银屑病：初起皮损为红色丘疹或斑丘疹，逐渐扩展成为界限清楚的红色斑块，可呈多种形态（如点滴状、斑块状、钱币状、地图状、蛎壳状等），上覆厚层银白色鳞屑，若刮除最上层的银白色鳞屑，可观察到鳞屑成层状的特点，就像在刮蜡滴一样（蜡滴现象），刮去银白色鳞屑可见淡红色发光半透明薄膜（薄膜现象），剥去薄膜可见点状出血。

寻常型银屑病根据病情发展又分为三期：①进行期，旧皮损无消退，新皮损不断出现，皮损浸润炎症明显，周围可有红晕，鳞屑较厚，针刺、搔抓、手术等损伤可导致受损部位出现典型的银屑病皮损，称为同形反应或 Kobner 现象；②静止期，皮损稳定，无新皮损出现，炎症较轻，鳞屑较多；③退行期，皮损缩小或变平，炎症基本消退，遗留色素减退或色素沉着斑。

急性点滴状银屑病，又称发疹型银屑病，常见于青年人，发病前常有咽喉部链球菌感染病史。起病急骤，数日可泛发全身，皮损为 0.3～0.5cm 大小的丘疹、斑丘疹，色泽潮红，覆以少许鳞屑，痒感程度不等。经适当治疗可在数周内消退，少数患者可转化为慢性病程。

（2）关节病型银屑病：除皮损外可出现关节病变，可与皮损同时或先后出现，任何关节均可受累，包括肘膝的大关节、指（趾）小关节、脊椎及骶髂关节。可表现为关节肿胀和疼痛，活动受限，严重时出现关节畸形，呈进行性发展，但 RF 常阴性。X 线示软骨消失、骨质疏松、关节腔狭窄伴不同程度的关节侵蚀和软组织肿胀。

（3）红皮病型银屑病：表现为全身皮肤弥漫性潮红、浸润肿胀并伴有大量糠状鳞屑，其间可有片状正常皮肤（皮岛），可伴有全身症状如发热、表浅淋巴结肿大等。病程较长，易复发。

（4）脓疱型银屑病：分为泛发性和局限性两型。

1）泛发性脓疱型银屑病：常急性发病，在寻常型银屑病皮损或无皮损的正常皮肤上迅速出现针尖至粟粒大小、淡黄色或黄白色的浅在性无菌性小脓疱，常密集分布，可融合形成片状脓湖，皮损可迅速发展至全身，伴有肿胀和疼痛感。常伴全身症状，出现寒战和高热，呈弛张热型。患者可有沟状舌，指、趾甲可肥厚混浊。一般 1～2 周后脓疱干燥结痂，病情自然缓解，但可反复呈周期性发作；患者也可因继发感染、全身衰竭而死亡。

2）掌跖脓疱病：属于局限性脓疱型银屑病，皮损局限于手掌及足跖，对称分布，掌部好发于大小鱼际，可扩展到掌心、手背和手指，跖部好发于跖中部及内侧。皮损为成批发生在红斑基础上的小脓疱，1～2 周后脓疱破裂、结痂、脱屑，新脓疱又可在鳞屑下出现，时轻时重，经久不愈。甲常受累，可出现点状凹陷、横沟、纵嵴、甲混浊、甲剥离及甲下积脓等。

3）连续性肢端皮炎：是局限性脓疱型银屑病的一种罕见类型。临床可见银屑病发生在指端，有时可发生在脚趾。脓疱消退之后可见鳞屑和痂，甲床也可有脓疱，而且甲板可能会脱落。

2. 实验室检查及其他辅助检查

（1）常见血白细胞计数增高及 ESR 加快。

（2）脓疱型细菌培养阴性。

（3）组织病理学改变

1）寻常型：表皮角化过度伴角化不全。角化不全区可见 Munro 微脓肿，颗粒层变薄或阙如，棘层增厚，表皮突呈规则性向下延伸，真皮乳头水肿呈棒状，乳头内血管扩张，血管周围有炎性细胞浸润。

2）关节型：表皮变化与寻常型相似，关节病理改变表现为慢性滑膜炎。

3）红皮病型：除银屑病的病理特征之外，其真皮浅层血管扩张充血更明显。

4）脓疱型：表现为 Kogoj 微脓肿，角化不全和表皮突延伸较轻，真皮炎症浸润较重。

（4）X 线检查：关节病型银屑病受累关节边缘有轻度肥大性改变，无普遍脱钙；部分病例 X 线检查呈类风湿关节炎的骨关节破坏。

（二）鉴别诊断

1. 脂溢性皮炎

脂溢性皮炎应与头皮银屑病鉴别。皮损为边缘不清的红斑，上覆细小的黄色油腻鳞屑，毛发可稀疏、变细、脱落，但无束状发。

2. 头癣

头癣应与头皮银屑病鉴别。皮损上覆灰白色糠状鳞屑，有断发及脱发，易查到真菌，多见于儿童。

3. 二期梅毒疹

二期梅毒疹有不洁性交和硬下疳史，皮损广泛分布，典型皮损为掌跖部铜红色、浸润性斑疹或斑丘疹，梅毒血清反应阳性。

4. 扁平苔藓

扁平苔藓皮损为多角形扁平紫红色丘疹，可融合成鳞屑性斑块，黏膜常受累，病程慢性。

5. 慢性湿疹

慢性湿疹应与发生于小腿、前臂伸侧及骶尾部的肥厚性银屑病皮损进行鉴别。湿疹往往有剧烈瘙痒，皮肤呈浸润肥厚、苔藓样变。

二、审析病因病机

（一）外感六淫

风寒湿热，燥毒诸邪，客于肌肤，影响肺卫之气的宣畅，进而阻塞经络，郁于肌腠，不能荣养肌肤而致银屑病。

（二）内伤七情

七情抑制，郁久化火，火热之毒，扰于营血，外发于肌表，毛窍闭塞不通，气滞血瘀，发为本病。情志因素相当于现代社会的心理健康，在现代社会中，随着生活节奏的加快、竞争的激烈，人们承受着较大的心理压力，所以因情志因素导致的银屑病日见增多。

（三）饮食不节

一方面，摄食不足，化源缺乏，致气血不足，则形体消瘦，正气虚弱，抵抗力降低易于诱发银屑病；另一方面，暴饮暴食，饮食失宜，嗜食辛辣、海鲜等腥发动风之类食物，致脾胃失和，脾失健运，水湿内停，生湿生热，湿热互结，外透肌肤，亦可发为银屑病。

（四）冲任失调

"冲为精血钟聚之所，任为阴经之承任"。若五脏阴精不足，十二经脉气血无盈余，冲任二脉空虚；或经期，胎产受风，邪袭血室；或胎产损伤，奇经受损，冲任气血蓄溢失常，则引起阴阳不和，冲任不调。见于银屑病内分泌失调女性患者，在月经、妊娠、分娩时加重。

（五）气血失常

气为血帅，血为气母。血无气则无以生，气无血则无以存。银屑病与血的失常关系更密切。

1. 血热

"内有蕴热，郁于血分"是银屑病的主要原因。因外感六淫；或心绪烦忧，内伤七情；或进食辛辣炙煿、鱼虾酒酪，饮食失节，致脾胃受伤，郁久化热等多种因素，使气机壅滞，郁久化火。热壅血络则发为鲜红斑片或鲜红色丘疹，新出皮疹不断增多；血热生风化燥则干燥白色鳞屑叠出。

血热内盛，热扰心神，则心烦易怒；热盛生风则瘙痒难耐；血分热炽，津血同源，热盛而耗液伤津，津不能上承，故口渴咽干，津不能下输大肠及膀胱，故大便秘结，小便短赤。

2. 血燥

《医宗金鉴》论白疕时指出："故由风邪客皮肤，亦由血燥难荣外"。《外科正宗》认为本病的发生与血燥风毒克于脾肺二经有关。病程日久，血热盛，耗液伤津，营血亏耗，生风化燥，毒热未尽，而阴血却已耗伤。肌肤失于滋养，干燥白色鳞屑叠出。

血燥证多见于寻常型银屑病静止期。皮损淡红，干燥鳞屑较多，可以覆盖住红斑，伴口干咽燥；舌质淡红，舌苔少，脉缓或沉细。

3. 血瘀

热入营血，血热互结，血液黏滞而运行不畅，或热灼脉络，血行不畅，瘀热不化，风、热之邪结聚于机体，致"热结血瘀"，气血不畅则皮肤失于濡养；或由于营血亏耗，生风生燥，更兼风寒外袭，六淫、七情及饮食等诸多因素使气机壅滞、营血失调，形成"气滞血瘀"，导致经络阻隔、气血凝滞而成本病。此时血液瘀结，无以渗于脉外为津液，滋养皮肤、肌肉，故肌肤干燥、甲错。

血瘀证多见于寻常型银屑病静止期。病程日久，皮损肥厚浸润呈皮革状，鳞屑较厚遮盖红斑，颜色暗红，经久不退。可伴心情郁闷，腹胀，女性有痛经；舌质紫暗或有瘀点、瘀斑，脉涩或细缓。

（六）脏腑失调

银屑病若情志内伤，郁久化火，心火炽盛，毒热郁于血分，热壅血络，则可见皮疹颜色鲜红，多见于进行期银屑病伴失眠、心烦等症状者。热扰心神，则可见心烦易怒，情绪不佳，心中烦热，不易入睡；心火旺，则面赤；若心移热于小肠，熏蒸水液，常导致尿少而热赤；舌尖红而起刺，或舌尖痛，脉数。

肝藏血，肝血不足，出现各种血虚失养的病变。如头目失养，则头晕目眩，两目干涩，视物模糊或为夜盲；筋脉失养，则筋脉拘挛，屈伸不利，肢体麻木；"爪为筋之余"，肝血不足，爪甲失养，则表现为银屑病爪甲软薄，枯而色夭，变形脆裂；血海空虚，则女性银屑病患者常伴月经量少，甚或闭经。

银屑病之湿热证者即为脾失健运，水津不布，而致水液潴留，皮疹为浸润性斑丘疹，上覆黏腻鳞屑。另有湿邪蕴久成毒，聚于肌肤，则可见躯干、四肢或手掌、足跖部皮肤发生针头大小厚壁脓疱，此为本病之脓毒证或湿毒蕴结证，多见于泛发性脓疱型银屑病或掌跖脓疱型银屑病。

若皮肤色红，大量脱屑，日久不愈，则可导致肺气虚及肺阴虚，患者有气短懒言、口干咽燥、自汗或盗汗等症，多见于脓疱型银屑病或红皮病型银屑病的后期。

肾精不足，髓无化源，则骨失其养，可致关节僵硬、肿大、畸形，活动受限。此为肝肾不足证，多见于关节型银屑病日久不愈者。

（七）体质禀赋不足

银屑病患者与先天禀赋不足、特殊的体质类型致病有着密切的关系，可因先天禀赋不足，后天各种因素影响而诱发皮疹发生。体质是治疗的重要依据，在疾病的防治过程中，一方面患者处在适宜的生活环境中，进食均衡适量的营养物质，积极锻炼身体，增强体质；另一方面医者通过正确的辨证，按体质论治，因人制宜，用益气、养血、养阴等方法促进人体恢复气血阴阳平衡，并调理脾胃，使脾胃能够吸收多种营养物质，平衡阴阳，将人体体质调节至平衡状态而治愈疾病。

总之，银屑病病因病机多样复杂，总由外邪内侵、七情内伤、饮食不节、冲任失调、气血失和、脏腑失调、禀赋不足等因素，而致内外合邪、经络失和。

三、明确辨证要点

（一）辨症状

（1）斑疹：为既不高凸亦不凹陷于皮肤的明显色素变化。其色有红有白，红斑压之褪色者多属血分之热；压之不褪色者多为血热或血瘀；红而带紫者为热毒炽盛，红斑稀疏者为热轻，密集者为热重；白斑多因气滞或血虚所致。

（2）丘疹：为高出皮面的丘形小粒，呈界限性突起，多为血热、风热所致。

（3）脓疱：疱内含有脓液，其色呈混浊或为黄色，周围常有红晕，疱破后形成糜烂，上有脓液或脓痂，多因湿热或热毒炽盛所致。

（4）鳞屑：为表皮角质层的脱落，急性病后见之，多为余热不清；慢性病见之，则为血虚生风化燥，皮肤失养所致。

（5）苔藓样变：为皮肤增厚、粗糙、皮纹加宽、增深、干燥、局限性边界清楚的大片或小片损害，多由血虚风燥所致。

（二）辨性质

皮肤病的性质，依据临床表现来分，主要分成急性、慢性两大类。

（1）急性发作期银屑病：大多发病急骤，皮损表现为红、热、丘疹、脓疱等；发病原因大多为风、湿、热、毒，以实证为主；其与内脏关系，一般以肺、脾、心三脏的关系最为密切，"诸痛痒疮，皆属于心"（《内经》），因心主热，火之化，热甚则疮痛，热微则疮痒；"肺主气，候于皮毛；脾主肌肉。气虚则肤腠开，为风湿所乘；内热则脾气温，脾气温则肌肉生热也。湿热相搏，故头面身体皆生疮也"（《诸病源候论》）。

（2）静止期、消退期银屑病：大多发病缓慢，皮损表现为苔藓样变、色素沉着、皲裂、鳞屑等，或伴有指（趾）甲变化。发病原因大多为血瘀或营血不足，肝肾亏损，冲任不调，以虚证为主。其与内脏关系，一般以肝、肾两脏关系最为密切，肝主藏血，血虚则生风生燥，肤失濡养而为病；肾主藏精，黑色属肾，肾精不足，则可产生皮肤色素的改变。

（三）辨部位

银屑病凡发生于人体上部者，多因风温、风热引起；凡发于人体中部者，多因气郁、火郁所致；凡发于人体下部者，多因湿热、寒湿引起；如发于胸部者，每多与肺经有关；发于胁肋部者，每多与肝经有关。

四、确立治疗方略

银屑病为顽疾，其证百端，然不离阴阳、表里、寒热、虚实八纲辨证之内，临床治疗应分清表里虚实，以驱邪为主，清补结合，内外并重综合治疗。表邪明显者兼以解表，缓解期以扶正固本为主，正虚邪实者，当标本兼顾。

（一）分期辨证、标本兼顾

现代医学根据银屑病不同时期临床表现的差异，将其分为进展期、静止期、消退期。辨证的关键在于辨各期中正虚邪实的主次关系及肺脾肝相关脏腑的功能情况。进行期持续新发红色皮疹，瘙痒剧烈，鳞屑增厚为主要特征。其辨证要点在于证属病邪亢盛，虽有脏腑的虚损或功能失调，但邪盛为突出表现，故本期的重点是辨主邪的性质，即对燥、湿、血热的轻重进行分析。静止期无新发皮疹，原有皮疹经久不退。其辨证要点在于证属病邪消退而脏腑功能未复，形成虚实夹杂之候。五脏为本，病邪为标，故本期的重点是辨邪气的性质及与其对应的脏腑，如皮疹不退，湿蕴不化者加强健脾之力；皮肤瘙痒干燥者增加养阴润肺之品。消退期皮疹逐渐消退，或可遗留色素沉着。其辨证要点在于证属邪去正虚，病邪伏留。本期的重点是判别正虚的部位，结合患者的禀赋体质，明确病发的根本——肺、脾、肝的功能失调，针对性地进行调理补养。

（二）详询病史、微观辨证

在临床诊疗过程中，应详细查问患者病史及既往服药情况，包括起病前有无呼吸道感染、饮食不节、外伤、精神情绪紧张等诱发因素，一方面可以全面了解患者病情，另一方面可通过分析其他医生治疗不效的原因，避免重蹈覆辙。此外，许多现代药物会造成一些假象或不良反应的产生，需要分清证候真假，辨证处理。例如，有些静止期患者长期服用维A酸后的口干舌燥症状，往往掩盖了其脾虚湿蕴之证候；有些患者服用甲氨蝶呤后出现呕吐、纳差、胃部不适等脾胃系统症状，需要在临证处方时同时给予调治。银屑病以皮肤症状为主要表现，临证结合微观辨证，注意观察皮损的形态、大小、颜色，从而判断湿、燥、血热的轻重缓急而用药，可以收到良效。

五、辨证论治

1. 血热内蕴证（常见于进行期）

（1）抓主症：皮损不断增多，自觉瘙痒，常于夏季加重，伴有怕热。

（2）察次症：小便黄赤，大便干结。

（3）审舌脉：舌红，苔薄黄，脉滑数。

（4）择治法：清热凉血，解毒化斑。

（5）选用药思路：本证为素体热盛，复感外邪导致血热内蕴，故方用消风散合犀角地黄汤加减。方中荆芥、防风、牛蒡子、蝉蜕开泄腠理，疏风透表止痒，且荆芥又善祛血中之风；夏季暑湿当令，苍术、苦参、木通为湿邪而设，以除湿止痒；石膏、知母清热泻火除烦；叶天士所谓"入血就恐耗血动血，直须凉血散血"，方用水牛角、生地黄凉血滋阴；牡丹皮、赤芍凉血活血，可收化斑解毒之功；甘草清热解毒，调和诸药。

（6）据兼症化裁：咽喉肿痛者加大青叶、板蓝根、玄参、山豆根以利咽解毒；大便秘结者加大黄（后下）、厚朴、枳实以通腑清热；因感冒诱发者，加金银花、连翘。

2. 血虚风燥证（静止期）

（1）抓主症：皮疹不扩大，或有少数新疹，但皮肤干燥，小腿前侧肥厚，或有苔藓样变。在关节伸侧可有皲裂，疼痛。

（2）察次症：头晕眼花，面色㿠白。

（3）审舌脉：舌淡苔薄，脉濡细。

（4）择治法：养血祛风润燥。

（5）选方用药思路：本证为病久风寒、风热、湿热之邪已化，而气血耗伤，则血虚风燥、肌肤失养，故方用当归饮子加减。方由四物汤合荆芥、防风、黄芪、白蒺藜、何首乌组成。方中四物、首乌滋阴养血，宜于血虚风燥者；白蒺藜、荆芥、防风开泄腠理，疏风透表以散邪；生黄芪，具益气托毒之功，则若正虚邪恋，有助正托邪之效。

（6）据兼症化裁：心烦失眠者加酸枣仁、夜交藤以养心安神；口干咽燥者去生黄芪，加石膏（先煎）、知母以清热生津除烦。

3. 湿热蕴结证（多见脓疱型）

（1）抓主症：多发于腋窝、腹股沟等皱襞部位，红斑糜烂，浸渍流滋、瘙痒，或掌跖部有脓疱，多阴雨季节加重。

（2）察次症：胸闷纳呆，神疲乏力，下肢沉重，或带下增多，色黄。

（3）审舌脉：苔薄黄腻，脉濡滑。

（4）择治法：清热利湿。

（5）选方用药思路：本证为体内湿热蕴积，外不能宣泄，内不能利导，阻于肌表而发，故方用萆薢渗湿汤加减。方中萆薢利水，分清化浊，为主药；薏苡仁利水渗湿，泽泻渗湿泄热，赤茯苓分利湿热，滑石利水通淋，通草清热利水，共为辅佐药，使下焦湿热自小便排出；再配以清热凉血、活血化瘀的牡丹皮，清膀胱湿热、泄肾经相火、解毒疗疮的黄柏，以加强清利湿热的效力。

（6）据兼症化裁：对于皮损广泛、脓疱较多者，可加蒲公英、土茯苓、忍冬藤等清热解毒。

4. 火毒炽盛证（多见于红皮病）

（1）抓主症：全身皮肤发红，或呈暗红色，甚则稍有肿胀，鳞屑较少，皮肤灼热，或密布小脓疱。

（2）察次症：壮热口渴，便干溲赤。

（3）审舌脉：舌红绛苔薄，脉弦滑数。

（4）择治法：清热解毒凉血。

（5）选方用药思路：本证因少数调治不当，兼感毒邪，风寒化热，湿邪化燥，以致燥热成毒，热毒流窜，入于营血，内侵脏腑，导致气血两燔，故方用清瘟败毒饮加减。方中重用石膏合知母、甘草以清阳明之热；黄连、黄芩、栀子三药合用能泻三焦实火；犀角、牡丹皮、生地黄、赤芍专于凉血解毒化瘀；连翘、玄参、桔梗、甘草清热透邪利咽；竹叶清心利尿，导热下行。诸药合用，既清气分之火，又凉血分之热，是治疗气血两燔的主要方剂。

（6）据兼症化裁：壮热、神昏、烦躁者加服安宫牛黄丸或至宝丹以通窍清热解毒；大便秘结者加大黄（后下）、芒硝（冲服）以通腑清热。

5. 血瘀证（多见于静止期或消退期）

（1）抓主症：病程较长，反复发作，经年不愈，皮损紫暗或色素沉着，鳞屑较厚，有的呈蛎壳状。

（2）察次症：关节活动不利。

（3）审舌脉：苔薄舌有瘀斑，脉细涩。

（4）择治法：活血化瘀，养血润燥。

（5）选方用药思路：本证为病程日久，营血不足，气血循行受阻，以致瘀阻肌表而成，故方用桃红四物汤加减。方中以破血之品桃仁、红花为主，以活血化瘀；以甘温之熟地黄、当归滋阴补肝，养血调经；芍药养血和营，以增补血之力；川芎活血行气，调畅气血，以助活血之功。

（6）据兼症化裁：皮损色紫暗，病情严重，血瘀较甚者酌加三棱、莪术等破血之品。

6. 风湿寒痹证（多见关节病型）

（1）抓主症：皮疹红斑不鲜，鳞屑色白较厚，抓之易脱，常冬季加重或复发，夏季减轻或消失。

（2）察次症：畏冷，关节酸楚或疼痛，瘙痒不甚。

（3）审舌脉：苔薄白，脉濡滑。

（4）择治法：疏风散寒，和营通络。

（5）选方用药思路：本证为风寒湿痹阻经络，流注关节，气血凝滞，不通则痛，发于皮肤所致，故方用独活寄生汤加减。方中用独活、桑寄生祛风除湿，养血和营，活络通痹；牛膝、杜仲、熟地黄补益肝肾，强壮筋骨；川芎、当归、芍药补血活血；人参、茯苓、甘草益气扶脾，使气血旺盛，有助于祛除风湿；又佐以细辛以搜风治风痹，肉桂祛寒止痛；秦艽、防风祛周身风寒湿邪。

（6）据兼症化裁：关节疼痛较剧者加制乳香、没药；肿胀明显者加防己、苍术；关节屈伸不利者加伸筋草、络石藤；热盛者加生石膏、黄柏。

六、中成药选用

（1）复方青黛丸：主要成分为青黛、紫草、白鲜皮、土茯苓、蒲公英、马齿苋等。口服，每日3次，每次6g。具清热解毒、活血凉血、消斑化瘀、祛风止痒功效。尤适于寻常型进行期银屑病。

（2）消银胶囊：主要成分为地黄、牡丹皮、当归、赤芍、苦参、金银花等。每次5～7粒，每日3次，口服，1个月为1个疗程。适用于血热风燥型和血虚风燥型银屑病患者。

（3）丹青胶囊：主要成分为青黛、紫草、牡丹皮、黄芩、白鲜皮、苦参等。每次4粒，每日3次。饭后半小时，温开水送服，疗程8周。适用于寻常型银屑病进行期的患者。

七、单方验方

（1）土茯苓60g，研末包煎，每日1剂分2次服；或土茯苓60～90g，每日1剂，水煎服，适用于各型银屑病。

（2）石榴皮500g，炒炭研末，加麻油150g，调成稀糊状，用时摇匀，用毛笔蘸药均匀外搽患处，每日2次，适用于各型银屑病。

（3）克银一方（朱仁康）：土茯苓30g，山豆根10g，忍冬藤15g，板蓝根15g，草河车

15g，白鲜皮 15g，威灵仙 10g，生甘草 6g。适用于银屑病进行期血热风燥型。

（4）凉血化斑汤（金起凤）：水牛角粉（先煎）30g，板蓝根 20～30g，蚤休 30g、白花蛇舌草 30g，牡丹皮 15g，生地黄 30g，赤芍 20g，白鲜皮 30g，苦参 10g，土茯苓 30g，全蝎 6g，僵蚕 12g。适用于红皮病型银屑病。

八、中医特色技术

（一）外治法

（1）进行期（脓疱型、红皮病型等）可用安抚保护剂，如黄连素、黄柏、青黛膏或调麻油外搽患处，每日 3 次。

（2）静止或消退期，用一扫光、10%硫软膏或疯油膏任一种外搽，每日 2～3 次。

（3）药浴疗法，药用侧柏叶、楮桃叶、艾叶、枫球、千里光、黄柏、地骨皮、狼毒及白鲜皮各 30g，煎水浴洗，每日 1 次。

（二）针灸疗法

1. 毫针治疗

主穴：大椎、肺俞、曲池、合谷、血海、三阴交；配穴：头面部配风池、迎香，上肢配支沟，下肢配足三里、丰隆。手法：平补平泻。每 10 次为 1 个疗程。

2. 艾灸疗法

将艾条一端点燃，在距离患处皮肤约 1 寸处进行熏烤局部，灼热不痛，灸至皮肤红晕为度。每日 1～2 次，每次 15～20 分钟，10 次为 1 个疗程。

（三）耳针治疗

主穴：肺俞、神门、内分泌；配穴：心、大肠。留针 20～30 分钟，隔日 1 次，10 次为 1 个疗程。

（四）水针治疗

主穴：肺俞；配穴：足三里、曲池。方法：在所选穴位上常规消毒后选用适宜的注射器，准确进针至一定深度，回抽无血即可推进药液或自身血液。

（五）皮肤针治疗

用右手持针柄均匀有力地弹叩皮损，先轻后重至皮肤潮红或微量出血为度。隔日 1 次，10 次为 1 个疗程。

（六）放血疗法

取患者第 1～12 胸椎两侧各旁开 0.5～1.5 寸处摩擦数次，充分暴露反应点，常规消毒，以三棱针挑破挤出血 1～2 滴，以消毒棉签擦去血液。隔日 1 次，1 周为 1 个疗程。

（七）穴位注射

主穴：肺俞；配穴：曲池、足三里。常用药为当归注射液，7～10 日为 1 个疗程，疗程间隔 1 周。

（八）拔罐疗法

主穴：大椎、陶道、双侧肝俞或脾俞。配穴：曲池、三阴交。方法：将蘸有 95%酒精的棉花棒点燃，在罐内绕一周抽出，然后迅速将罐子按在所选部位上。隔日 1 次，15 次为 1 个疗程。

九、预防与调护

（1）忌食辛辣腥膻发物，戒烟酒，多食新鲜蔬菜和水果。
（2）增强体质锻炼，注意避免上呼吸道感染及外伤。
（3）避免过度紧张劳累，生活要有规律，保持情绪稳定。
（4）急性期或红皮病型不宜用刺激性强的药物，忌热水洗浴。
（5）治疗中注意服用甲氨蝶呤及乙双吗啉等药物，应每周复查血象及定期检查肝肾功能。
（6）避免长期大面积外用强效皮质类固醇激素。

十、各家发挥

（一）辨治思路

1. 从血论治

王玉玺认为，银屑病当以辨血为主、从血立论是辨治银屑病的主流。他将银屑病分为血热、血燥、血瘀三型论治。进行期以血热毒盛为主，患者常因感冒、扁桃体炎、咽炎等或外伤而诱发疾病，治疗时应以凉血解毒为重点。同时提出血热证又常有夹风、夹湿、夹瘀等不同，需酌情加入祛风、除湿、化瘀、通络之品；并强调夹风者多为内风，属血热生风、血虚生风、血燥化风，治疗上忌用温燥伤阴之品。

王老认为本病血燥者多由外感风邪影响脾胃运化，津液气血亏虚，脏腑失于濡润而致，导致肌肤失养；血燥又易生风化火，更伤阴血，使病期漫长不愈。因此，王老强调治疗上应从血燥生风着手，以润血息风为主要治法。

2. 从病因论治

（1）从风论治：王玉玺教授结合银屑病慢性瘙痒的主要临床症状与中医学"风盛则痒"的理论，认为风邪是银屑病的基本病因。银屑病发作部位不定，多先发于头部，起病多急骤迅速，符合风邪走窜不定、性轻扬而先伤于上、善行而数变的特点。强调风邪是贯穿于银屑病全病程的致病因素，风盛血燥、营卫郁滞为银屑病的基本病机。在治疗上强调祛风为银屑病的基本治则。风为百病之长，寒、湿、热、燥、毒之邪多附于风邪侵犯人体，故祛风之法常与散寒、祛湿、清热、润燥、解毒等法并用。

（2）从湿论治：杨素清认为银屑病的病机为湿毒蕴阻、滞络损肤，以正气不足为本，湿毒之邪蕴阻肌肤为标，形成本虚标实之证。外感湿邪或脾胃受损、湿浊内生都会导致银屑病的发生。治疗上以扶正祛邪为基本原则，对湿邪内阻而兼外感风寒、邪阻肌表者治以祛风散寒、健脾除湿；对寒湿困脾、脾胃升降失司、气机阻滞、气血搏结者治以温中散寒、温化水湿；对于饮食不节、湿热外发、蕴于肌肤者治以清热利湿、解毒散结；对于脾失健运、气血亏虚、湿邪久羁者，治以健脾燥湿、淡渗分利。

（3）从痰论治：白郡符认为痰的产生以五脏六腑功能失常为基础，银屑病久病不愈影响肺、肝、脾、肾等脏腑功能，使水液代谢障碍，则痰湿内生。内生之痰邪又会与银屑病病情相互影响，导致疾病难愈。因此治疗上对痰邪凝滞肌肤、水津不布的银屑病初起者，可采用宣肺解表的汗法透发痰邪；对于气滞血瘀、痰凝肌肤而皮肤暗红增厚者，可采用疏肝活血消痰之法；对于痰瘀互结、阴血耗伤、虚实夹杂的慢性斑块性银屑病患者，可采用软坚化痰、活血祛痰之法，并辅以滋养肝肾阴血以扶正。

（4）从毒论治：王玉玺指出银屑病可从毒邪论治。毒邪包括外感邪气及邪气与体内病理产物相结合所产生的新的致病因素。毒邪所致的皮肤病具有发作前感染邪气史、伏而后发、发病势急、反复发作、性质火热等特点。银屑病根据毒邪依附结合的病邪不同，可分为风毒、热毒、湿毒、血毒四种证型，其中尤以热毒与血毒较为常见。

（5）从伏邪论治：杨素清提出，银屑病反复发作，秋冬易加重，初起即见里热证的特点，与温病学中伏邪（伏气）发病初起即以里热证候为主、多有正气虚损的特点相类似，应从伏邪致病的角度来探讨银屑病的病因病机及治疗法则和方药。将伏气温病治疗中清血热、顾津液，初起凉血养阴、病久行气活血化瘀的治疗原则用于银屑病治疗，以清热凉血贯穿始终，急性期强调治以清热凉血解毒，慢性期强调治以养血润燥解毒。

3. 从脏腑论治

王玉玺教授提出从肝、心、脾、肺、肾五脏辨治银屑病的思路。

（1）从肺论治：肺主皮毛，肺的功能失调对银屑病的发生发展有重要的影响。邪气犯肺，肺气失宣，则腠理闭塞而营卫气血不能外达皮肤，以致皮肤失养；肺喜清润，燥易伤肺，亦会导致肺气不宣，津液不布，皮肤失于濡润而干裂脱屑出血，从而使银屑病发生发展。同时银屑病患者邪气郁于皮肤，外内相合，久则累及肺脏，使肺脏更失宣降之性，津液气血不布而皮肤更失所养，从而形成银屑病缠绵不愈的恶性循环。因此治疗上应重视对肺的调治，在清热解毒的基础上辅以清肺热、通肠腑、宣肺卫、通阳气等理肺之法。

（2）从脾胃论治：银屑病病机以脾虚为本、湿毒为标，久则入于血分而外发于肌表。故在治疗中应以健脾除湿为大法，扶正祛邪、标本兼顾；银屑病进展期以湿毒为胜，以健脾除湿、清热解毒为主；消退期邪热蕴久必伤阴分，故以健脾除湿、养阴润燥为主；恢复期肺卫不固易反复感邪，故以健脾除湿、益肺固表为主。

（3）从肝论治：银屑病可从肝论治。在病情进展过程中，多有血分热盛、血燥失荣、血循失畅的病变机制，其发作多与情绪因素有关。气能行血，肝主条达，调畅气机，若肝郁气滞，则气血失和；情志抑郁，或气郁化火，或气滞血瘀，久则气血亏虚，生风化燥，肌肤失于濡养，导致银屑病发作或加重。肝病影响其他脏腑，如肝火犯肺、肝脾不和、肝肾亏虚往往导致风、湿、瘀、虚交杂，使银屑病出现不同变化。治疗上，以肝为中心分为肝火旺盛、肝郁气滞、肝阴（血）不足、肝脾失和、肝火犯肺、肝肾不足等不同证型辨证用药。

（4）从心论治：银屑病的发生多与火热之邪有关，而五脏之中，心振火而主血脉，为阳中之阳脏，主一身之表，并作为君主之官主宰五脏六腑的生理活动，故认为火热性病变均属于心。病理上心气虚无力推动血液运行而致血瘀。郁久化热，以致血热，毒外蕴肌肤；心阴不足或心火亢盛则耗伤阴血，则血枯不荣而致肌肤失养；因此心的功能失调为银屑病病机的根本，治疗上根据银屑病的病情进展分为心火亢盛、毒热入营、心阴不足、血虚风燥、心气不足、瘀热不化等不同证型进行辨证施治。

（5）从肾论治：通过对临床银屑病患者的观察，发现不论其起病过程如何，最终都呈现出热化成瘀的病理现象，因此有学者认为阴虚内热是银屑病的主要病机。根据肾主一身阴阳，肾阴为人体阴液之根本的理论，认为阴虚的根本为肾阴不足，不能上济于肺，导致肺津亏虚，津液不能输布于皮肤腠理而发病。银屑病患者多有阳虚和血瘀的症状表现，其血热之证为假象，是血瘀郁热所致。而血瘀之由，在于阳虚不能温通气血。肾为先天之本，元阴元阳之根。肾阳虚为诸阳虚之本，因此银屑病的病因病机为肾阳不足、血瘀不通、虚实夹杂。治疗上强调以"温阳强肾，活血化瘀"为法。

（二）特色治法及用药

1. 药物外治疗法（杨素清外治法摘要）

（1）中药熏洗：包括全身熏蒸和局部熏洗。有条件能住院或在门诊治疗的患者可采用全身熏蒸的办法，而部分患者选择在家自行熏洗。其适应证为寻常型银屑病，尤其以静止期血虚风燥者效果更佳。常用药物为苦参、白鲜皮、土茯苓、地肤子、土槿皮、菊花、大黄、芒硝、黄精、川椒、露蜂房等。熏洗方法：全身熏蒸用华亨中药汽疗仪，温度以40℃左右为宜，时间平均为30分钟/次，以6日为1个疗程。

（2）药物外用熏蒸（洗）后，可选用不同的药物。皮损潮红成片面积较大者，可选用紫草油外涂，每日3次。对于某些外用药敏感的皮肤可选用凡士林，保持局部滋润。对于斑块型或蛎壳状皮肤肥厚者，可以苦参、黄连、黄芩、黄柏等份研极细末，再用以全蝎、蜈蚣、冰片、凡士林制成的油膏调匀，将调好的药膏均匀地涂在皮损表面，使药膏在局部可停留20小时左右，待第2日熏洗后再重复上药，一般治疗1周可有明显疗效。

2. 针灸治疗

杨素清认为，应用针灸治疗本病时，选穴取大椎、肺俞、曲池、合谷、血海、三阴交，头面部加风池、迎香，在下肢加足三里、丰隆。手法中等强度，每日1次，10次为1个疗程，症状好转后改为隔日1次。刺络拔罐取大椎、陶道、肝俞、脾俞，每日选1~2个穴，用三棱针点刺，然后在穴位上拔罐，留罐5~10分钟，隔日1次，10次为1个疗程。对于以上疗法，如若可以联合应用则效果更佳。银屑病的外治方法虽然丰富，市面上外用药物也种类繁多，但对银屑病的治疗，应该明确外治是辅助于内治，对于病情极轻、皮损较少、发展极慢的静止期患者可单纯采用外治，但对大多数患者来说，要巩固疗效，减少复发或延长复发的时间还应该结合中医辨证治疗。

此外在外治中还须注意以下几点：①外用药物宜温和，不宜有较强刺激性，尤其对于急性期或红皮病的患者。②对于成分不明的外用药或从未用过的外用药，宜小面积短时间试用，不可初次大面积长期使用。③如发现局部瘙痒明显，应立即停用。④应避免使用激素或含激素的外用药物。

3. 背部腧穴刺血拔罐法

王远红以背部腧穴刺血拔罐法治疗寻常型银屑病，该法以肝俞、心俞、脾俞、肺俞、肾俞为主穴，以陶道、身柱、大椎、神道、至阳、委中为配穴，以刺血拔罐手法，使有形之邪由血而出。此法在改善红斑、浸润、鳞屑，减轻皮损程度及面积等方面，有良好效果，并可避免药物治疗毒副作用重、耐药性大的缺点。

（张文宪）

第二节　白　癜　风

　　白癜风是一种由于黑素细胞特发性损害而致色素脱失的获得性皮肤病，又称白斑病。临床表现为大小不同，形态各异的皮肤变白。其特点是可发于任何部位，单发或多发，大小不等，形态各异，与正常皮肤界限清楚，无明显性别、年龄差异，易诊难治，影响美容。本病常见，病因不明，近年来通过临床、组织病理、病理生理、遗传、生化、免疫等方面研究，提出一些学说，有自身免疫学说、黑素细胞自毁学说、神经化学因子学说、遗传学说、微量元素缺乏学说，但尚待进一步证实，以期提高对本病的认识。寻常型白癜风是最常见的类型（53.5%），其次是局限型（32.5%），面肢端型（6.8%），混合型（6.0%），全身型（2.7%）和节段型（0.7%）。男女患病概率相同。黑龙江地区发病率较低，男女发病率相当。

　　白癜风在中医学属于"白癜""白驳""斑白""斑驳"范畴。

一、临床诊断要点与鉴别诊断

（一）诊断标准

　　白癜风的诊断参照中华中医药学会 2014 年发布的白癜风标准。

1. 临床特点

　　（1）色素脱失性白斑，大小、形态不一，与正常皮肤之间的边界清楚，周围常有着色深的边缘，可发生于任何部位，好发于暴露和皱褶部位。

　　（2）白斑上的毛发可变白或无变化。

　　（3）可发生于任何年龄，无明显自觉症状。

　　（4）组织病理示表皮黑素细胞及黑素颗粒明显减少，基底层几乎完全缺乏多巴染色阳性的黑素细胞。

2. 临床分型（分为两型、两类、两期）

　　（1）两型：即寻常型和节段型。

　　1）寻常型：①局限性，单发或群集性白斑，局限于某一部位；②散发性，散在性、多发性白斑，常呈对称分布，白斑总面积不超过体表面积的 50%；③泛发性，多由散在性发展而来，白斑多相互融合成不规则大片而累及体表面积的 50% 以上，有时仅残留小片岛屿状正常肤色；④肢端性，白斑初发于人体的肢端或末梢，而且主要分布在这些部位，少数可伴发躯体的泛发性白斑。

　　2）节段型：白斑为一片或数片，沿某一皮神经节段支配的皮肤区域走向分布，呈节段性，一般为单侧。

　　（2）两类：即完全性白斑和不完全性白斑。

　　1）完全性白斑：白斑为纯白或瓷白色，白斑中没有色素再生现象，白斑组织内黑素细胞消失或功能完全丧失。

　　2）不完全性白斑：白斑脱色不完全，白斑中可见色素点，白斑组织内黑素细胞数目减少或功能损伤。

　　（3）两期：即进展期和稳定期。

　　1）进展期：白斑增多，原有白斑逐渐向正常皮肤移行、扩大，境界模糊不清，易发同形反应。

2）稳定期：白斑停止发展，境界清楚，白斑边缘色素加深，没有新的白斑出现。

（二）鉴别诊断

1. 单纯糠疹

圆形或椭圆形边缘不显，初起可呈淡红色，表面干燥，有少量灰白色糠秕样脱屑。在恢复期，有些患者鳞屑全部消失，但白斑仍在，易与本病相混淆，但单纯糠疹在消退过程中，白斑边缘与正常皮肤之间无明显边界，而本病边缘清楚或色素增多，可做鉴别。

2. 花斑癣

由糠秕马拉色菌引起的浅部真菌病，好发于颈、躯干、双上肢。皮损特征为色素减退或加深的糠秕样脱屑、斑点或斑片，出汗时有瘙痒，与本病不难鉴别。但有些患者在皮损消退过程中，可留有边缘不清的色素减退斑；也有部分幼儿患者皮损见于面部，由于经常擦洗，表面不易附着鳞屑，易与本病早期相混淆，必要时可做真菌检查或真菌培养来鉴别。

3. 贫血痣

皮损为单个或多发的形态不一的色素减退斑，由于患处毛细血管较正常皮肤处细小，故摩擦患处时，周围皮肤充血，而白斑处颜色不变，多在出生后或儿童期发生，终生不退。

4. 麻风

浅色斑有感觉变化，患者有神经粗大等其他麻风症状。

5. 斑块白化病

一种先天性局限性皮肤和毛发的色素减退性皮肤病，为大小不等、形状不定的白色或粉红色斑片，毛发也变白，皮损上可见色素加深的斑点，皮肤白斑与生俱来，不扩大、不消失，无自觉症状，本病为后天性发病，皮肤白斑可不断扩大或逐渐消退。

6. 局限性硬皮病

皮肤萎缩硬化，表面光滑，色泽发亮。皮肤干燥，轻微脱屑。

7. 黏膜白斑

发于唇、颊黏膜、女阴及肛门的角化过度性浸润性白斑，为微隆起的灰白色斑块，触之有韧带感，常伴有剧烈的瘙痒，周围皮肤无色素减退斑。而本病仅见色素减退，黏膜与皮肤同时发病，皮损表面无角化，少见瘙痒。

8. 离心性后天性白斑

离心性后天性白斑又名晕痣，特点是中心处有一色素痣，周围为色素减退斑。白斑为圆形或椭圆形，大小不一，边缘清楚，多单发，好发于躯干，也可与本病伴发。有学者认为离心性后天性白斑可能是本病的一种特型。

二、审析病因病机

（一）六淫致病

六淫致病而气血不周，或见血热血燥，或见气滞血瘀，风邪乃本病主要致病外邪，是导致白癜风发病的重要因素。风为春季所主之气、风性主动善行，风邪为六淫之首，百病之长，其他外在病因也可依附风邪而侵袭人体可引发本病。

风邪侵入郁于肌表，使毛窍闭阻，不得宣泄，久则郁结化火伤及血分，或风毒侵入体内，与湿热相搏，内不得疏泄，外不得透达，郁于肌表，进而伤及血分，表现为血热、血燥的症状；风夹寒湿之邪，闭阻关节筋骨，久之致使气血运行不畅，瘀血、寒湿阻滞脉络，或经久不愈还易导致气血亏虚。

（二）七情致病

七情内伤而致气血失和，或见气血两虚，或见血瘀脉络。七情致病，多是由于影响脏腑气机，导致气机失调而发病，进而影响人体血液运行，而致气血失和。

情志抑郁，可致肝气郁结，气郁化火，血热炽盛，热极生风；或惊恐伤肾，则日久暗耗经血；或思虑伤脾，劳神日久，则脾失健运，引起血虚；又或情志不遂，气机郁滞，血行不畅，日久不解，血滞成瘀。

（三）脏腑虚损致病

人体皮毛的功能与脏腑之间关系密切，其中与肺的关系最为直接与紧密。肺在体合皮，其华在毛，肺气的宣发及肺朝百脉的功能可以将人体内卫气、水谷精微及津液布达于体表，润泽、滋养皮毛。倘若肺的生理功能失调，则会直接引起皮毛的病理变化，肺风流注则肤生白斑，所谓肺虚则本色外观。

脾胃乃后天之本、仓廪之官，中州气旺，脾阳健运，胃阴充足，人体的消化吸收功能才能旺盛，各种精微物质才能得到后天不断地补充，人体各部位包括皮毛也才能获得充分地滋养，否则肌肤失于濡润而化生白斑。

肾脏主藏人体精微物质，为阴阳之根，具有推动人体功能的原动力。先天禀赋不足、年老体衰、久病大病耗伤元气、房劳过度等，以及五脏的阴阳虚损最终都会逐渐累及肾脏，导致肾气不足、肾经亏乏。气、血、津液、精等物质依赖肾中精气所化生，肾脏的虚损，也将会使肌肤失于濡润而化生白斑。

总之，本病外因与六淫侵袭有关，六淫即风、寒、湿、热邪，尤以风邪为主导，加之情志所致，即易怒、忧思、惊恐；内因责之于肺、脾、肝、肾脏腑功能的失调。病机总结来说，一方面是肌肤经络受邪阻滞，气血不能够畅达皮毛而发白，属实证；另一方面是脏腑虚弱，气血不足，肌肤失养而发白，属虚证；或者两者兼而有之，属虚实夹杂证。

三、明确辨证要点

（一）分风寒湿热

本病可从风湿热和风寒湿进行论治，在六淫之邪中，与白癜风发病最紧密的是风、湿、热三种邪气，外邪自皮毛而入，侵袭人体。首先伤及肌肤腠理，内不得疏泄，外不得透达，导致经络受阻，使局部皮肤气血不和失养而变生白斑；春夏季节人体最易感受风、热、湿邪，这也就是白癜风易在春夏两季发病与加重的原因。风邪为六淫之首，其性开泄，风邪乃是其他五淫的先导与依附，其他邪气可依附风邪而侵犯人体发病。六淫既可单独致病，也可相兼为患，比如风热相兼，湿热相兼，风湿相兼，风夹湿热为病等。本病多因感受寒邪所致，寒为阴邪，易伤阳气，寒性收引和凝滞，导致毛窍收缩，卫阳闭束，气血凝滞，肌肤得到气血荣养，发为白斑。寒邪往往夹有风邪，风善行数变，具有发病急、变化快、病位发无定处的特性，故白斑可散发或泛发全身。

（二）辨脏腑虚损

首先是肺肾之间，根据五脏、五色及五行生克关系理论，肺属金主白色，肾属水主黑色，金生水，肺为肾之母，肺肾之间的母子相生关系必然会在病理状态中相互影响。白癜风皮损处发白，周围会有色素沉着，这种白黑两色的异常表现也很好地说明肺肾之间的病理联系，同时对辨证论治具有重要指导意义，有医家就依据肺肾之间这种金水相生的关系提出了"黑白同治"的方法。

再者是肝肾之间，两者共居下焦，肾为癸水，肝为乙木，水生木，肾为肝之母，肾主藏精，肝主藏血，肝之清血乃为肾中精气所化生，此所谓母子相生，乙癸同源，精血互化，因此厥阴风木必待少阴之精充足才能够血充气畅，疏泄条达。两者在血液等精微物质的生成与运动代谢方面发挥着重要作用，因此肝肾不足会导致血不荣肤，皮毛失养，化生白斑。

三是脾肾之间，脾为后天之本，肾乃先天之本，在生理方面脾气健运需要肾阳的温煦作用，同时肾中封藏精气也需赖脾运化生成的水谷精微的补充，此所谓先天生后天，后天养先天。在疾病过程中，两者也相互影响，脾阳虚弱久则及肾，引起肾阳不足，《内经》中认为"多白则寒""黑白为阴色"，故白癜风当属阴证、寒证。这也就是临证中有些医家会辨为脾肾阳虚型白癜风的原因。

（三）辨气血

本病多从辨气血进行论治，分为：①气血失和，多因七情内伤、情志不遂、过度忧思悲恐，导致气机紊乱，气血失和，风邪乘虚而入，滞留于皮肤腠理，阻滞经脉，肤失所养，而蕴生白斑；②气血瘀滞，多因跌打损伤，皮肤破损，伤及血脉，瘀血阻滞；或暴怒伤肝，气机壅滞，经脉不通，血运受阻，脏腑经络功能活动失调；或久病失治，瘀血阻络，新血不生，不能濡养肌肤，化生白斑；③气血两亏，多由禀赋不耐，先天肾气不足，阴精亏乏，气血生化无源；或后天脾胃虚弱，水谷精微不足，营卫虚疏，卫外不固，邪入肌腠，化生白斑。

四、确立治疗方略

古代医学对白癜风病机的认识主要有三大观点，由此形成了目前临床祛风通络、补益肝肾、活血化瘀三大治则。

现代中医学认为白癜风是中医皮肤科的疑难病症，发病急，病程长，迁延不愈，因此白癜风治疗尤其重视标本、虚实、缓急。中医中药治疗疾病的方法灵活多样，推陈出新，具其治则，有其治法，以祛风通络、补益肝肾、活血化瘀三大治则为主，同时根据本病审病求因，辅以祛风除湿、清热散寒，调节情志、调理气血、调整脏腑确定治则治法。

本病分为进展期和稳定期两个阶段，形成与之相对应的五个主要证型，即风湿郁热证、肝郁气滞证、肝肾不足证、气血不和证、瘀血阻络证。进展期表现为风湿郁热证、肝郁气滞证；稳定期表现为肝肾不足证、气血不和证、瘀血阻络证，儿童常表现为脾胃虚弱证。治疗进展期以驱邪为主，疏风清热利湿，疏肝解郁；稳定期以滋补肝肾、调和气血、活血化瘀为主，根据部位选择相应中药。

五、辨证论治

（一）进展期

1. 风湿郁热证

（1）抓主症：皮损呈白粉红色，或有淡红色丘疹，发于颜面七窍和颈部，夏秋季发展快，冬春季不扩展，常感皮肤微痒，日晒后加重。

（2）察次症：肢体困倦、头重、纳呆、口渴不欲饮。

（3）审舌脉：舌苔微黄腻，脉濡或滑。

（4）择治法：祛风通络，清热除湿。

（5）选方用药思路：本证为风湿热郁于肌表而致，故方用自拟消白汤加减。方中豨莶草、苍耳草、白芷等以祛风除湿；川芎、红花活血通络；芍药、桂枝调和营卫；补骨脂温阳补肾，也是治此病之要药；浮萍质轻性似麻黄，善走肌表，文献记载浮萍一味即可治愈白癜风。

（6）据兼症化裁：大便溏加车前子、白术以加强清热利湿之功；白斑痒加白鲜皮、夜交藤、鸡血藤、苦参、威灵仙以祛风活血、通络止痒。

2. 肝郁气滞证

（1）抓主症：白斑无固定好发部位，可为大小不等的斑点或片状，边缘清楚，色泽时明暗，随情绪变化而变化。

（2）察次症：心烦易怒，胸胁胀痛，夜寐不安，女子月经不调。

（3）审舌脉：舌质正常或淡红，苔薄，脉弦。

（4）择治法：疏肝理气，活血祛风。

（5）选方用药思路：本证由肝气郁结，气机不畅，复感风邪所致，故方用逍遥散加减。方中柴胡疏肝解郁；当归补血调经、活血止痛；白芍养血敛阴、柔肝止痛；郁金行气解郁；八月札既能疏肝理气，又能散结以消肿块；白蒺藜疏肝祛风而散郁结；薄荷散肝郁；茯苓、白术可健脾祛湿，使运化有权，气血有源；苍耳草祛风，加入自然铜可行血散瘀止痛；炙甘草缓肝之急，调和药性。

（6）据兼症化裁：泛发伴瘙痒者加蝉蜕；心烦易怒者加牡丹皮、栀子；月经不调者加益母草；发于头面者加蔓荆子、菊花；发于下肢者加木瓜、牛膝。

（二）稳定期

1. 肝肾不足证

（1）抓主症：发病久，或有家族史，皮损呈乳白色，局限或泛发，皮损区毛发变白，病情发展缓慢，对光敏感，皮损干燥。

（2）察次症：头昏眼花，耳聋耳鸣，失眠健忘，腰膝酸软。

（3）审舌脉：舌质红，苔少，脉细数。

（4）择治法：补益肝肾，滋阴疏肝。

（5）选方用药思路：本证由肝肾不足而致肌肤失养，故方用二至丸合一贯煎加减。方中女贞子、旱莲草滋肾益肝养阴，何首乌柔肝养血，生地黄滋阴养血以补肝肾，北沙参、麦冬、当归、枸杞子滋阴养血生津以柔肝，少以川楝子理气疏肝。

（6）据兼症化裁：男子遗精，加龙骨、牡蛎以收敛固涩；妇人崩中漏下者加阿胶、三七以补血止血；白斑浅淡，神疲乏力，面色㿠白加黄芪、党参补中益气；畏寒肢冷加附片、仙茅、淫羊藿温阳散寒。

2. 气血不和证

（1）抓主症：发病时间长短不一，多在半年至 3 年，皮损白斑光亮，好发于头、面、颈、四肢或泛发全身，蔓延快，常扩散成一片皮损，无自觉症状或有微痒。

（2）察次症：神疲乏力，面色㿠白。

（3）审舌脉：舌苔薄白，舌质淡红，脉象细滑。

（4）择治法：补益气血。

（5）选方用药思路：本证由气血不和、血不养肤所致，故方用八珍汤加减。方中熟地黄、当归、川芎、赤芍补血调血；黄芪、党参、白术益气健脾；何首乌、补骨脂柔肝养血、益肾填精；鸡血藤活血通络；浮萍、防风疏风祛邪以通络。

（6）据兼症化裁：自汗，乏力，面色㿠白，少气懒言者，加黄芪、党参、白芍、阿胶以补气养血。

3. 瘀血阻络证

（1）抓主症：病程日久，皮损局限一处或泛发全身，但可停止发展。亦可发生于外伤部位。

（2）察次症：妇女月经色暗，有血块，疼痛如刺，拒按。

（3）审舌脉：舌质暗红、有瘀点或瘀斑，脉涩。

（4）择治法：活血化瘀，通经活络。

（5）选方用药思路：本证为瘀血阻滞，经络不通所致，故方用通窍活血汤加减。方中赤芍、川芎行血活血，桃仁、红花活血通经络，麝香开窍，葱姜通阳，黄酒通络，佐以大枣缓和各芳香辛窜药物之性。

（6）据兼症化裁：病由外伤而发，加乳香、没药以行瘀散滞；大便干结者加火麻仁、桃仁以润便行瘀。病程日久者加苏木、茺蔚子、地龙以化瘀通络。

附：脾胃虚弱证

（1）抓主症：小耳多见，白斑颜色萎黄，好发于面部及口唇，病程进行缓慢。

（2）察次症：食少纳呆，脘腹胀满，身倦乏力，面色萎黄。

（3）审舌脉：舌质淡，苔薄，脉象虚弱。

（4）择治法：调和脾胃，益气养血，润肤祛斑。

（5）选方用药思路：本证为脾胃虚弱，气血运化无权所致，故方用补中益气汤加减。方中黄芪益气；党参、白术、炙甘草健脾益气；陈皮理气祛湿；当归补血；丹参、赤芍活血；防风、白蒺藜祛风。

（6）据兼症化裁：若神疲乏力、面色苍白者可加茯苓、苍术；若顽固不化者可加山楂、谷芽、神曲。

六、中成药选用

（1）白癜丸：主要成分为补骨脂、生黄芪、白蒺藜、红花、川芎、全当归、制香附、桃仁各 125g。每次 1 丸，每日服 2～3 次。适用于一般性白癜风。

（2）加味逍遥散：主要成分为当归、柴胡、茯苓、白术、甘草、薄荷、白芍、生姜、牡丹皮、栀子。口服，每次 9g，每日 2 次，温开水送服。适应于肝脾血虚，化火生热，或烦躁易怒，或自汗、盗汗，或头痛目涩，或颊赤口干，或月经不调，少腹作痛，或小腹坠，小便涩痛；亦可用于肝郁气滞证白癜风。

（3）浮萍丸：主要成分为紫背浮萍，研细末、炼蜜为丸如梧桐子大。口服，每次 1 丸，豆淋酒送下（豆淋酒制法：黑豆半升，炒烟起，冲入醇酒三升，浸一日夜，去豆，用酒送药）。适用于风湿蕴热，风热熏蒸，皮肤白癜。

七、单方验方

（1）豨莶草（研粉分吞）9g，或白蒺藜（研粉分吞）9g，浮萍草（泡茶饮）15g。每日 1 次，1 个月为 1 个疗程，可连服 3～6 个疗程。

（2）功劳叶 15g，槟榔片 10g，白蒺藜 12g，补骨脂 12g，生甘草 4.5g。每日 1 剂煎服，1 个月为 1 个疗程，可连服 3～6 个疗程。

八、中医特色技术

（一）外擦疗法

（1）用 25%补骨脂酊，或毛姜浸在 75%乙醇内，使成糊状搽患处，同时可配合日光照射 5～10 分钟，或紫外线照射 2～3 分钟，每日 1 次。

（2）用铁绣水或白茄子蒂蘸硫黄细末擦患处。

（3）密陀僧散，用雄黄干扑擦患处，或用醋调成糊状分搽。

（4）远志肉 12g，蜜糖 30g，放瓷碗内，并用皮纸密封，放在铁锅内蒸后取用，日搽 2～3 次；亦可用烂枇杷汁外擦，每日 2 次。

（5）乌梅酊，用乌梅 40g，白芷 40g，75%乙醇 300ml 浸泡 1 周后过滤，滤过存汁，加二甲基亚砜 10ml。每日外搽 3～4 次，2 个月为 1 个疗程，有效者可再用。

（6）苦参散，苦参、盐各一份捣箩为末，先以酒 1L，兼治四合，入药二味，搅匀，慢火煎成膏，每用先以布揩患处令赤涂之，每日外涂 2～3 次。

（二）针灸治疗

1. 针法

（1）毫针刺法：用毫针在白斑边缘针刺，用泻法，且不留针；风府平补平泻，且不留针；取双侧血海、太冲、合谷，采用平补平泻法，留针 30 分钟。

（2）火针点刺：患者采取卧位，皮损处消毒，用 2%的利多卡因在皮损处皮下注射，使皮损处的皮肤稍稍隆起，局部麻醉后选用细红针或中火针，将针尖在酒精灯上烧至微红，然后在皮损区内采取点刺法，深度以透过表皮即止，烧一次点刺一下，每两点间相距 2～3mm，直至皮损区内布满刺点。火针疗法具有通经活络、温经散寒的作用，故针对经络阻滞型白癜风，临床疗效反馈良好。

（3）三棱针刺法（刺络法）：用三棱针迅速针刺白斑致出血，辅以拔罐，促使出血。起到活血化瘀、疏通经络的作用，用于治疗气滞血瘀型白癜风，疗效显著。

（4）磁针疗法：采用磁针叩打皮肤病变处，至局部有少量血液渗出为止。每日 1 次，每次 30 分钟。

（5）梅花针及结合穴位埋线：在病灶区消毒后，用梅花针叩刺患处，至渐红或略有出血后，再搽上自制的外用中药；在神灯照射下，用电梅花针，以患者能够承受的电流强度及力度叩刺皮肤白斑处，以局部皮肤潮红为度；同时取足三里、大椎、曲池穴位埋线。每周1次，连续3～6个月。

（6）蜂针疗法：皮肤白斑处采取常规消毒后，用镊子夹住蜜蜂的腰部，直接蜇刺皮肤患处，然后用镊子夹住蜜蜂的尾刺在白斑周围及中央进行散刺，隔日1次。一般2周即可见效。中医药学家普遍认为蜂针疗法兼具有针、药、灸三者的作用。蜂针针刺后，在蜂针及蜜蜂毒液的双重作用下，受刺局部充血红肿，皮表温度升高，血管扩张，血流加速，从而具有了温灸效应，且进一步加快了对蜂毒液的吸收和传递，可达到扶正祛邪、温经通络的作用；同时蜂针可改善病变部位组织的营养状况，达到促进白癜风康复的治疗目的。

（7）耳针疗法：取肺上、肺下、肝、屏间等耳穴，隔日针治1次，每次针刺单侧耳穴，留针30分钟。

2. 灸法

（1）艾条灸：使用艾条熏灸皮损处及癜风穴（在中指第二节尖），一圈一圈逐渐缩小，灸至皮肤变为深红或接近患者正常肤色最佳。开始几次可将白斑灸至粉红色（高度充血）或与正常肤色相同时可停灸；如果病灶多且呈散在分布，可分批次灸治，以能够忍受为宜。每日1～2次，每次30分钟，一般4周为1个疗程。

（2）艾炷灸（隔中药饼灸）：先用食用白醋涂擦白斑处，后用艾炷直接灸，每次灸数壮，至局部皮肤发红为度，且不留瘢痕；活用自拟中药研为细末，取适量醋调匀，做成厚约0.5cm的皮损大小的药饼，贴于皮损处，再用制成的高约1cm、炷底直径1cm的艾炷若干个，置于药饼之上，同一部位每次灸3～6壮。点燃艾炷顶部，燃尽患者自觉底部有温热感时，另换艾炷重复操作。10次为1个疗程。每日1次，疗程间隔5～7日。

（3）发疱灸（天灸、自灸、冷灸）：用斑蝥酊，将斑蝥50g置于1000ml的浓度95%酒精之中，浸泡2周后，过滤去渣，涂擦皮肤白斑处，且自然干燥，每日2～3次，局部皮肤发疱后停止涂药。水疱发起1日后，用消毒针刺破水疱，令其自然干燥，且结痂愈合。愈合后视其色素沉着的情况，可再行第2次涂药。本方法针对局限性、皮损面积较小的白斑疗效较好。3次发疱为1个疗程，休息2周后再行第2个疗程。

（三）刮痧疗法

常用方法：用5分硬币大小的穿山甲片，利用其天然边缘刮白斑处，若为阳面则从上向下，阴面则从下向上，由轻到重60次。刮痧可以扩张毛细血管，增加汗腺分泌，促进血液循环，可以改善白斑局部的血液循环，可使白斑处增厚的皮肤变薄或变柔软，黑色素也可获得再生，故刮痧疗法适宜治疗完全型顽固性白癜风。

（四）拔罐疗法（角法、吸筒疗法、火罐气）

常用方法：首先用75%的酒精棉球反复擦拭皮损区，皮肤白斑中央置艾炷并点燃，当艾炷燃至约1/2时，放置火罐，留罐30分钟后去掉火罐，并随即涂擦外用中药制剂（补骨脂50g，大黄、蝉蜕、薄荷各100g，水煎沸后10分钟，过滤得外擦中药液），数次，面积较大者建议采用走罐法。3日1次，7次为1个疗程。

九、预防与调护

（1）预防为主，防治结合，注重此病的形成及诱因的作用，积极消除引起白癜风的病因。

（2）饮食调理，重视科学饮食，合理搭配各种食物以确保营养，平时忌服海鲜和刺激性食物，少食含维生素 C 的酸性水果，多食富含酪氨酸酶及矿物质的食物，可促进黑色素的合成，对其治疗起到辅助作用。

（3）情志调节，注意精神愉快，保持心情舒畅，坚持连续治疗，有助于治愈和防止复发。

（4）运动睡眠，指导注意劳逸结合，适当进行户外锻炼，适度接受日光浴，但要避免强光暴晒，保持充足睡眠，提高机体免疫力。

十、各家发挥

（一）辨治思路

1. 从风寒论治

王玉玺认为，春生风，长夏主湿，风湿之邪搏于肌肤，致使肌肤经脉不通，气血运行不畅，日久则气血失和，血不荣肤，肌肤失养而发病，由此而导致的白癜风多在春夏季节发病或者加重。白癜风多因感受寒邪所致，寒为阴邪，易伤阳气，寒性收引和凝滞，导致毛窍收缩，卫阳闭束，气血凝滞，肌肤得不到气血荣养，发为白斑。寒邪往往夹有风邪，风性善行数变，具有发病急、变化快、病位发无定处的特性，故白斑可散发或泛发全身。临证采用解表散寒药、温里药、活血化瘀药和补益肝肾药达到祛风散寒、温通血脉、滋养肝肾之功效，且以从寒论治法贯穿治疗白癜风始终。不同年龄期的患者患白癜风的病因病机特点不同，儿童白癜风，内因多为脾气虚弱，气血生化不足，不能滋养毛发皮肉，致皮肤腠理疏松，寒邪和风邪易于乘虚入侵，阻于肌表，营卫不和，气血凝滞，导致肌肤失于濡润，出现白斑；青壮年白癜风，内因多为肝郁气滞所致，因思虑劳神过度或精神创伤，伤后忧心忡忡，寝食不安，中医认为肝为肝脏，主疏泄、调畅气机，最易受情志影响，诸气之郁，先责之肝，肝主藏血，肝气一病，脏腑气机失调，气血运行不畅，气滞导致气血失和、经络不通，最终导致血瘀皮里，肌肤得不到气血荣养，引起局部色素脱失或发病；老年白癜风内因多为肝肾不足，精亏血少，脉络不充，血不滋养而致肌肤失养，腠理失养，皮生白斑。

针对上述病因病机的认识，在"从寒论治"的基础上，儿童重在健脾益气，青壮年人重在疏肝解郁，老年人重在补益肝肾。由于白癜风患者均存在气血失和、气滞血瘀的现象，特别是青壮年和老年患者，均应采用活血化瘀之法治疗。

2. 从脏腑论治

（1）从肺肾论治：肺肾之间，根据五脏、五色及五行生克关系理论，肺属金主白色，肾属水主黑色，金生水，肺为肾之母，肺肾之间的母子相生关系必然会在病理状态下相互影响而致白斑。

补肾益肺，金水同源治病根：本病大都与肾气亏损、肺气不足密切相关。肺主皮毛，肾主黑色，故除用补肺之品外，更注重使用黑芝麻、制首乌、熟地黄等黑色补肾之品，且肺金肾水相生，补子亦令母实。

（2）从肝肾论治：本病之标在皮肤，之本在肝肾，故应以养血填精、滋补肝肾为主治本，以疏风活血通络为辅以治标，标本兼顾治疗本病。

人体肤色的晦明既需要肝肾精血的滋养，又赖肾气的温煦及肝气的疏泄条达，是精、血、气三者相互影响与共同作用的结果，加之风邪阻于肌表而发本病。沈氏依据"阳生阴长""气旺血生""血行风自灭"的医理，在遣方用药时注重加入疏肝解郁活血之品和顾护后天气血生化之源，常行气药与活血药并用，这样既可解气分郁结，又可行血分瘀滞；同时祛瘀药与养血药共施，如此则活血而无耗血之弊，行气又无伤阴之害。合而用之，使气血和调，诸症可愈。临床辨证中常将本病分为风血相搏、气滞血瘀和肝肾不足三型。

（3）从脾肾论治：脾胃共居中州，为后天之本、气血生化之源，若脾胃虚弱，气血生化乏源，肌肤络脉不充而失于荣养；肾为先天之本而藏精，先天禀赋不足，正气虚弱，伤及于肾，肾虚髓枯，生血不足。先后天之不足所致脾肾虚弱，则见皮肤发生白斑。白癜风发病以肝肾阴虚为本，脾胃虚弱为要。闵氏衷中参西，辨证分型与分期相结合治疗，同时结合患者年龄、季节因人因时辨治。如小儿患者多因禀赋不足加之后天失养所致脾肾两虚而发白斑，但小儿为纯阳之体，脏腑娇嫩，不宜过补，故以健脾为主且药量宜轻。

3. 从气血论治

白郡符指出，"气血足则肌充皮致"，反之，"气血虚则肉减皮丛"，人体气血津液精等营养物质不足，皮表失荣而生白斑。气血不足，一方面是由于生成不足。人体气血主要来源于饮食物，依靠后天之本脾胃的运化功能而成，因此各种原因导致的脾胃虚弱可以引起气血生化乏源而致生成不足。饮食过饱过饥，嗜食辛辣刺激、过冷过热、肥甘厚腻等，思虑过度伤脾，肝郁肝怒克脾；外界湿邪、寒邪伤及脾阳，先天禀赋不足，肾经亏乏影响后天，这些均可以损伤脾胃，导致脾胃虚弱。气血不足的另一方面是由于消耗太过，突然的亡血失精或者久病大病耗伤等都可以使气血不足。此外，血虚生内风，同气相求，易感受外风，内外风合邪而发病。凡七情内伤、饮食失宜、劳倦过度、外感邪气，亦或跌仆、虫积等，多种因素相互作用均可使气血失和，风邪入袭，蕴生白斑。素体虚损而气血难调，或见血虚生风，或引外风侵入，久病素体虚损，致使肝血不足，筋脉失养，或气虚运行无力，可致血行迟缓为瘀，虚风内动。

白癜风患者多由于血虚风乘，气血失和使血不荣肤而成。用扶正固本法以增强免疫方式进行治疗，同时治以调和气血，疏肝理气，活血祛风，制定出了治疗白癜风的中药基本方，其组成主要是党参、白术、桃仁、白蒺藜、何首乌、黄芪、麦冬、丹参、重楼、补骨脂等。

杨素清认为，瘀血是人体的一种病理产物，而它也可以反作用于人体，成为发病因素。瘀血包括两种，即积存体内的离经之血与血运不畅，凝滞于经脉之中的瘀血。白癜风瘀血的形成主要可以总结为以下三种方式，即各种外伤所致离经之瘀血；肝气受辱、气机不畅、气滞发展所形成的瘀血；以及久病大病失治因虚成瘀，瘀血阻滞经脉，导致新血不生，肌失所养而生白斑。

（二）特色治法及用药

王玉玺根据白癜风的发病特点将其分为五型，将从寒论治融入其中。

（1）营卫不和型，治以调和营卫、散寒疏风通络，方以桂枝汤加四逆汤化裁。药物：桂枝 9g，白芍 12g，生姜 9g，大枣 9g，甘草 6g，制附子（先煎 1 小时）15g，干姜 8g，补骨脂 8g，白芷 5g。

（2）寒滞经络型，治以温通经络，活血化瘀，方以当归四逆汤、四逆汤、血府逐瘀汤等方化裁。药物：当归 12g，桂枝 12g，白芍 12g，细辛 3g（后下），通草 6g，大枣 8 枚，炙甘草 6g，制附子 15g（先煎 1 小时），干姜 8g，桃仁 12g，红花 5g，熟地黄 30g，川芎 8g，枳壳 8g，柴胡 5g，甘草 3g，桔梗 5g，牛膝 10g，女贞子 10g，墨旱莲 10g，补骨脂 8g，白芷 5g。

（3）肝郁气滞型，治以疏肝解郁，调和气血，方以四逆散、四逆汤、桃仁四物汤、二至丸等方化裁。药物：柴胡 6g，枳实 12g，白芍 20g，郁金 10g，制附子 15g（先煎 1 小时），干姜 8g，桃仁 10g，红花 6g，川芎 6g，补骨脂 10g，白芷 6g，女贞子 10g，墨旱莲 10g，锻龙骨 30g，煅牡蛎 30g，生姜 8g，大枣 10g，甘草 6g。

（4）肝肾不足型，治以补益肝肾，方以七宝美髯丹、二至丸和四逆汤化裁。药物：何首乌 30g，牛膝 10g，当归 10g，枸杞子 30g，菟丝子 30g，女贞子 10g，旱莲草 10g，制附子 15g（先煎 1 小时），干姜 8g，补骨脂 8g，白芷 5g，黑芝麻 30g，桃仁 10g，红花 4g。

（5）脾胃虚弱型（以儿童患者多见），治以温中健脾，益气化湿，方以附子理中汤、参苓白术散和玉屏风散化裁。药物：党参 5g，防风 4g，黄芪 6g，白术 5g，茯苓 5g，山药 8g，薏苡仁 10g，砂仁 2g，桔梗 5g，莲子 3g，白扁豆 6g，大枣 3g，甘草 3g，制附子 3g（先煎 1 小时），干姜 3g，补骨脂 3g，白芷 3g。以上进行分型论治，临证使加减化裁，疗效确切。

（张艳红）

第三节　硬　皮　病

硬皮病是一种以局限性或弥漫性皮肤及内脏器官组织的纤维化或硬化为特征的疾病，分为局限性硬皮病和系统性硬皮病两大类，临床表现为皮肤的肿胀、发硬、萎缩，可波及肺、消化道和肾等内脏器官。其病因尚未明确，目前认为主要和自身免疫系统异常、纤维化和微血管损伤这三个方面有关。硬化病的分布很广泛，世界各地的所有种族均可能患病。从年龄上来看，硬皮病的发病率随着年龄的增长而增高，其发病高峰年龄为 30～50 岁，其中以女性较为多见，男女的发病比例为 1：3，其中又以育龄女性为发病的高峰人群。目前，硬皮病确切的发病率尚不清楚。硬化病在黑龙江地区的流行情况有上升趋势，20 世纪 80 年代前约有 4/100 万人患病，至今则增加到了 126～250/100 万人患病。硬皮病在黑龙江省的发病率仅次于类风湿关节炎、系统性红斑狼疮而居第 3 位。

本病属于中医学"皮痹""痹证疽""痹证"范畴。

一、临床诊断要点与鉴别要点

（一）诊断标准

硬皮病的诊断参照中华中医药学会 2010 年发布的硬皮病标准。

1. 局限性硬皮病的诊断标准

根据典型皮损并结合皮肤活检可做出诊断。

2. 系统性硬皮病的诊断标准

（1）主要指标：近端硬皮病，手指和掌指（跖趾）关节近端皮肤增厚、绷紧和肿胀，这种改变可累及整个肢体、面部（典型者可见面具脸）、颈部及躯干（胸和腹部）。

（2）次要指标：①指硬化，上述皮肤改变仅限于手指。②指间凹陷性瘢痕或指垫消失，由于缺血所致的指尖凹陷性瘢痕或指垫（指腹）消失。③双侧肺基底纤维化，在立位胸部 X 线上，可见条状或结节状致密影，以双肺底为著，也可呈弥漫斑点或蜂窝状肺，但应除外原发性肺病所引起的这种改变。

具备主要条件或两条或两条以上次要条件，可诊断为系统性硬化症。雷诺现象、多发性关节炎或关节痛、食管蠕动异常，皮肤活检示胶原纤维肿胀和纤维化，血清抗核抗体、抗 Scl-70 抗体和抗着丝点抗体阳性均有助于诊断。

（二）鉴别诊断

1. 局限性硬皮病与硬化性萎缩性苔藓

硬化性萎缩性苔藓皮损为群集白色或象牙白色丘疹和斑块，皮肤萎缩硬化，表面有毛囊性黑色角栓，好发于外阴，可累及躯干的任何部位。局限性硬皮病无毛囊性角栓，组织病理可进行鉴别。

2. 局限性硬皮病与特发性斑状萎缩

特发性斑状萎缩病变呈不规则形，境界清楚，直径 1～10cm 的灰色斑，皮肤略凹陷。与硬皮病相反，特发性斑状萎缩先有轻度萎缩，后有继发性硬化，无周围淡紫色晕。多见于躯干，尤其背部。多年病程中始终呈浅表性。

3. 局限性硬皮病与类脂质渐进性坏死

类脂质渐进性坏死是由红色丘疹扩散成的硬皮病样斑块，中央萎缩呈褐色且有光泽，有毛细血管扩张。

4. 系统性硬皮病与雷诺病

早期的雷诺现象应与雷诺病相鉴别，雷诺病少有皮肤硬化或骨变化。

5. 系统性硬皮病与成人硬肿病

成人硬肿病多从颈部开始发病，手足很少受累，以皮肤深层肌肉、筋膜和肌肉的木质样变为特征，无雷诺现象及系统病变，能自愈。

6. 系统性硬皮病与混合结缔组织病

混合结缔组织病同时具有系统性硬化、系统性红斑狼疮和炎性肌病的临床特征，但又不能单独诊断为上述某一种疾病，且血清中有高滴度 U1RNP 抗体。

二、审析病因病机

（一）痰瘀互结，痰浊瘀血

气血不足，感受风、寒、湿等外邪，阻于皮肤、肌肉之间，致经络痹阻，气血凝滞而发病。硬皮病的病机特点为本虚标实。本虚为肺脾肾虚，气血不足；标实为痰浊、瘀血痹阻经络。《内经》云："正气存内，邪不可干""邪之所凑，其气必虚"，由于正气亏虚，外邪侵袭，阻于肌肤之间，甚则入里，以致营血不和，气血凝滞，经络阻隔，痹塞不通而成；或脏腑功能失调，肺失宣肃、脾失健运、肾气亏虚而致生成痰饮、瘀血，经络阻隔而发本病。

（二）禀赋不足，脾肾亏虚

肺主宣发与肃降，主皮毛，肺脏宣发功能失常，不能把水谷精微输布于皮毛，滋养皮毛腠理，故腠理不固，复感外邪而致病。

脾主运化，主肌肉四肢，脾气运化功能失常，生化乏源，不能濡养五脏六腑、四肢百骸，而发本病。

肾藏精，为先天之本，肺脾功能失调，后天之精不能充养先天之精、金水不能相生。总之，本病病因病机是肺、脾、肾等脏器功能失常，脏腑不和，营卫不固，腠理不密，风、寒、湿之邪侵袭，气血凝结，经络不通而成。本病病在肺与皮毛，本在脾肾。因此，硬皮病发病的重要病机是五脏俱虚。

总之，本病的基本病因病机为先天禀赋不足，肺、脾、肾亏虚，痰瘀互结，从而耗伤津气，致硬皮病。本病病位在肺、脾、肾，与全身多个部位和脏腑相互影响。

三、明确辨证要点

（一）辨虚实

本病属本虚标实，本虚为正气不足，肌肤腠理不固，风、寒、湿之邪侵袭，阻于皮肤、肌肉之间，闭塞不通，以致营卫不和，气血凝滞。血不利则为水，故开始时瘙痒刺痛，可有雷诺现象，红斑浮肿，日久痰饮与瘀血互结，肌肤失养，故皮肤硬化萎缩，毛发脱落。

（二）辨脏腑

脏腑功能失调与本病发生密切相关，主要在肺、脾、肾三脏，肺主气，合皮毛而润肌肤，肺气虚损，则气短乏力，毛肤失柔，故肌肤甲错、硬化；脾主肌肉，为生化之源，肌表不固，风、寒、湿侵袭，症见皮肤肿胀，紧张而发硬，皮纹消失，皮温降低，可有瘙痒刺痛，麻木、肌肉疼痛，酸软无力，疲乏气短；肾主骨藏精，宜藏而不泄，久病失养，耗伤肾之精气，金水不能相生，则进一步加重病情。

四、确立治疗方略

（一）初起以祛邪为主

本病的发生与风、寒、湿之邪侵袭密切相关。风、寒、湿之邪痹阻经络气血，化湿生痰，肌肤失养，肿胀发硬，故治疗当以祛风散寒，温阳通络为主。

（二）久病以扶正气为主

病久正气不足，脏腑功能失调，以肺、脾、肾为主，导致皮肤、肌肉失荣，甚则损及脏腑而致多脏同病，故治疗当以补肺脾之气，脾肾之阳为主。

本病为顽疾，治疗当辨病与辨证相结合，抓住主要病因及主要病机变化进行治疗。

五、辨证论治

1. 寒湿痹阻证

（1）抓主症：皮肤紧张而肿，或略高于正常皮肤，遇寒变白变紫，皮肤不温，肢冷恶寒，遇寒加重，得温减轻。

（2）察次症：关节冷痛，屈伸不利，常伴有口淡不渴，周身困重，四肢倦怠。

（3）审舌脉：舌淡，苔白或白滑，脉沉或紧。

（4）择治法：散寒除湿，通络止痛。

（5）选方用药思路：本证为表虚寒湿之邪侵袭肌表，经络痹阻，气血不通，腠理失养所致，故方用阳和汤加减。此方具有散寒通滞，温阳补血功效。方中重用熟地黄，滋补阴血，填精益髓；配以血肉有情之鹿角胶，补肾助阳，益精养血，两者合用，温阳养血，以治其本，共为君药。少佐以麻黄，宣通经络，散在表之寒，与诸温和药配合，可以开腠理、散寒结、引阳气由里达表，通行周身。肉桂、炮姜，辛甘大热，归经入足太阴脾、足少阴肾、足厥阴肝经，壮肾必以助元阳，祛中寒而培脾土，暖肝血而疏乙木，以达水暖土和则肝木发荣，寒祛温回，经血通畅。白芥子温阳化痰，甘草生化湿毒之邪，并可调诸药。综观全方，补血与温阳并用，化痰与通络相伍，有益精气、扶阳气、化寒凝、通经络之效。

（6）据兼症化裁：风湿较重者加秦艽、五加皮；风寒较重者加徐长卿；风邪较重加防风；关节冷痛重者加乌头汤；肢冷恶寒重者加当归四逆汤。

2. 湿热痹阻证

（1）抓主症：皮肤紧张而肿，肤色略红或紫红，身热，口不渴或渴喜冷饮。

（2）察次症：关节肿胀灼热，屈伸不利，触之而热，大便略干或黏腻，小便短赤。

（3）审舌脉：舌红苔黄或黄腻，脉滑数。

（4）择治法：清热除湿，宣痹通络。

（5）选方用药思路：本证为湿邪侵袭肌表，正气奋力抗邪，日久化热所致，故方用四妙丸合宣痹汤加减。四妙丸清热利湿，宣痹汤功能清热祛湿，宣痹通络。方中以黄柏为君药，取其寒以胜热，苦以燥湿，且善除下焦之湿热；苍术苦温，健脾燥湿除痹，牛膝活血通经络，补肝肾，强筋骨，且引药直达下焦；防己祛经络之湿，通痹止痛，杏仁开宣肺气，通调水道，助水湿下行；滑石清利湿热；赤小豆、薏苡仁淡渗利湿，并能行痹止痛，使湿热从小便而解，取"治湿不利小便，非其治也"之意；半夏、蚕沙和胃化湿，蚕沙还能祛风除湿，行痹止痛；姜黄、海桐皮宣络止痛；山栀子、连翘泻火，清热解毒，两方合用共奏清热除湿、通络止痛之功。

（6）据兼症化裁：关节肿胀灼热，触之偏热者可加桂枝芍药知母汤。

3. 痰毒瘀阻证

（1）抓主症：皮肤坚硬如革，板硬、麻痒刺痛，捏之不起，肤色暗滞，黑白斑驳，肌肉消瘦；或手足溃疡，痛痒难当，关节疼痛、强直或畸形，活动不利；或胸背紧束，转侧仰卧不便，吞咽困难，咳嗽，气短，胸痹心痛。

（2）察次症：雷诺现象频发，或指、趾青紫，妇女月经不调等。

（3）审舌脉：舌质暗，有瘀斑或瘀点，舌下脉络青紫，脉细或细涩。

（4）择治法：化痰解毒，活血祛瘀。

（5）选方用药思路：本证为痰毒积聚，气血阻滞而成，故方用四妙勇安汤合身痛逐瘀汤加减。四妙勇安汤清湿热之毒，活血散瘀止痛。金银花清热解毒，当归活血散瘀，玄参泻火解毒，甘草清解百毒。身痛逐瘀汤，活血祛瘀，祛风除湿，通痹止痛，方中秦艽、羌活祛风除湿；桃仁、红花、当归、川芎活血祛瘀；没药、五灵脂、香附行气血，止疼痛；牛膝、地龙疏通经络，利关节；甘草调和诸药。两方合用共奏清热解毒、化痰通络、活血祛瘀之效。

（6）据兼症化裁：皮肤坚硬、麻痒刺痛重者加黄芪桂枝五物汤；雷诺现象重者加当归四逆汤；情绪激动，肝郁化火者加丹栀逍遥散；情绪抑郁、失眠多梦者加柴胡疏肝散；吞咽不利、饮水呛咳者加旋覆代赭汤。

4. 肺脾气虚证

（1）抓主症：皮肤紧硬，局部毛发稀疏或全无，或皮肤萎缩而薄，皮硬贴骨，肌肉消瘦，肌肤麻木不仁，周身乏力，气短，劳累或活动后加重。

（2）察次症：咳嗽、头晕目眩，面色不华，爪甲不荣，唇白色淡。

（3）审舌脉：舌有齿痕，苔白，脉弱或沉细无力。

（4）择治法：补肺健脾，益气养血。

（5）选方用药思路：本证为痰湿内停，伤及肺脾；或饮食不节，脾胃受损；或劳倦伤脾而致肺失所养。故方用黄芪桂枝五物合归脾汤加减。黄芪桂枝五物汤益气温经，和血通痹；归脾汤，益气补血，健脾养心。桂枝温经散寒通痹，黄芪补表之卫气，补中焦脾气，两药合用以益气温阳、和血通经；芍药养血和营通痹，与桂枝合用，调营卫和表里；生姜疏散风邪；大枣养血益气；人参、白术、甘草补脾益气；当归、龙眼补血养心；茯苓、枣仁、远志宁心安神；木香理气醒脾。两方合用共奏补肺脾之气，益气养血通痹之效。

（6）据兼症化裁：皮肤萎缩而薄，肌肉消瘦，肌肤麻木不仁，疗效不佳者可加薯蓣丸；心悸气短，头晕，四肢不温证属气血两虚者可加十全大补汤。

5. 脾肾阳虚证

（1）抓主症：皮肤坚硬，皮薄如纸，肌肉消瘦，精神倦怠，腰膝酸软，腹痛腹泻或便秘，动则气喘。

（2）察次症：毛发脱落，形寒肢冷，面色㿠白，面部肌肉僵呆如面具。

（3）审舌脉：舌质淡，苔白，脉沉细无力。

（4）择治法：补益脾肾，温阳散寒。

（5）选方用药思路：本证为脾肾阳虚，卫外不固，腠理不密，寒湿之邪乘虚侵入肌肤，以致经络阻隔，气血凝滞而发病，故方用右归饮合理中汤加减。右归饮温补肾阳，理中汤温中祛寒、补气健脾。附子、肉桂温补肾阳，但纯热伤阴，故用山药、山茱萸、熟地黄滋阴，使阳有所依；枸杞补肝肾；杜仲益肾强腰脊；干姜温中散寒，恢复脾阳；人参补气健脾，振奋脾胃；白术健脾燥湿；甘草补中气，调和诸药。两方合用温补脾肾之阳，散寒通痹。

（6）据兼症化裁：腰酸软者可加狗脊、续断；纳呆者可加焦三仙、鸡内金；腹胀便溏可加山药、木香、砂仁；大便干者可加瓜蒌、肉苁蓉；阳痿遗精者可加菟丝子、巴戟天、五味子；月经紊乱者可加红花、川芎；若上述症状疗效不佳，脉沉细无力时可加四逆汤。

六、中成药选用

（1）桂附地黄丸：主要成分为肉桂、附子（制）、熟地黄、山茱萸（制）、牡丹皮、山药、茯苓、泽泻。口服，大蜜丸每次1丸，每日2次。功效为温补肾阳。用于肾阳不足，腰膝酸冷，小便不利或反多，痰饮喘咳。

（2）全鹿丸：主要成分为中鹿1只（用鹿肉加酒煮熟，将肉横切，焙干为末；取皮、肚杂洗净，入原汤熬膏，和药末为丸；其骨须酥炙，为末，和肉末、药末一处；捣不成丸，加炼蜜），人参、白术（炒）、茯苓、炙甘草、当归、川芎、生地黄、熟地黄、黄芪（蜜炙）、天冬、麦冬、枸杞、杜仲（盐水炒）、牛膝（酒拌蒸）、山药（炒）、芡实（炒）、菟丝子（制）、五味子、锁阳（酒拌蒸）、肉苁蓉、补骨脂（酒炒）、巴戟肉、葫芦巴（酒拌蒸）、川续断、覆盆子（酒拌蒸）、楮实子（酒拌蒸）、秋石、陈皮各500g，川椒（去目，炒）、小茴香（炒）、沉香、青盐各250g。口服，每次80～120粒（6～9g），每日2次。具有补肾填精，益气培元功效。用于老年阳虚，腰膝酸软，畏寒肢冷，肾虚尿频，妇女血亏。

（3）大黄䗪虫丸：主要成分为熟大黄、土鳖虫、水蛭、虻虫、蛴螬（炒）、干漆、桃仁、苦杏仁、黄芩、地黄、白芍、甘草等。口服，每次1～2丸，每日1～2次。具有活血破瘀，通经消癥瘕的作用。用于瘀血内停所致的癥瘕、闭经、盆腔包块、子宫内膜异位症、继发性不孕症，症见腹部肿块、肌肤甲错、面色暗黑、潮热羸瘦、经闭不行。

七、单方验方

（1）红灵酒：生当归60g，藏红花30g，椒目30g，肉桂60g，樟脑15g，细辛15g，干姜30g，上药切片或捣碎，用95%酒精1000ml，浸泡7日备用。每日2次外用于患处，并揉擦，每次10分钟。

（2）伸筋草30g，透骨草30g，艾叶15g，乳香6g，没药6g。煎水热洗患处。

（3）椒目10g，桂枝15g，干姜15g。水煎熏洗患处，每日1～2次，每次15～20分钟。

八、中医特色技术

（一）针灸疗法

1. 针刺疗法
用补法，根据病情选用气海、关元、肺俞、脾俞、肾俞、足三里、三阴交、大椎、中脘、颊车、地仓、合谷等穴位。

2. 灸法
根据病情选择穴位，采用直接灸或间接灸，以患者能耐受为度，每日1次。

3. 针灸合用
针刺后加灸法。

（二）耳针疗法

取肺、脾、肾、内分泌、胃等穴位，留针30分钟，隔日1次。

（三）按摩疗法

红花60g，白酒250ml。浸泡1周后，倒药酒于患处按摩。

（四）熏洗疗法

透骨草15g，艾叶15g，川乌10g，草乌10g，伸筋草30g，徐长卿30g。水煎熏洗患处，每日1～2次，每次15～20分钟。

九、预防与调护

（一）预防

避免感受风寒，戒除烟酒等不良嗜好，注意肢端保暖，加强体质锻炼，预防情志波动，注意劳逸结合，适当进行关节功能锻炼和呼吸功能锻炼。

（二）调护

（1）雷诺现象：避免外伤、破溃，观察指、趾颜色是否正常，嘱患者注意保暖，勿置身于过冷的环境中；避免强阳光暴晒等冷、热刺激。避免精神刺激，保持乐观情绪，劝告患者禁饮咖啡、避免抽烟、勿劳累。

（2）胃肠道功能障碍：指导患者少食多餐，吃饭时细嚼慢咽，用餐时及餐后抬高床头30°，预防食物反流。观察患者有无腹胀、腹痛现象，以及观察有无腹泻、便秘的发生。每周测体重1次。

（3）骨、关节受累：关节疼痛，则协助患者取舒适的体位，局部理疗或热敷；骨隆凸处使用海绵或气圈；关节强直，加强关节活动，每日起床后进行至少15分钟温水浴，温水浴后，每次每个关节重复2次争取最大幅度的关节活动，尽量保持关节功能位置。

（4）张口困难护理：指导患者做张口锻炼，养成良好的口腔卫生习惯，避免进食尖硬的食物。使用软毛牙刷，防止损伤牙龈，口唇干燥者涂抹润唇油。

（5）肺功能障碍护理：指导患者外出戴口罩，每日进行深呼吸锻炼，避免到人口密集场所，忌食生冷辛辣之品，观察患者有无干咳、活动后气短、易感冒现象。

十、各家发挥

（一）辨治思路

1. 从肺论治

王玉玺认为肺主宣发与肃降，在体合皮毛，肺气亏虚，宣发失常，不能输送精微到肌表，卫外亦不固，风、寒、湿之邪侵袭，郁于肌肤，阻滞经络气血，生痰生瘀，而致本病。从"肺主皮毛"理论出发，早期的病变主要在肺、在皮肤，本质为"肺"的功能失调。肺气亏虚，宣发功能失常，精微不能布于肌表，腠理疏松，卫外不固，感受外邪而致病。治疗主张以调理肺的宣发与肃降功能为主。以补肺清瘀为原则，用补肺汤化裁而成的补肺清瘀颗粒治疗，可取得满意疗效。

2. 从痰瘀互阻论治

杨素清认为痰来源于津凝，瘀生成于血滞。痰与瘀均是脏腑失调的病理产物，并互为因果：正气不足，外邪侵袭，瘀于肌表，阻滞肌表络脉气血运行；血不利则为水，饮邪为患，阳气郁阻，水饮与阳气相结，炼饮为痰；痰为有形之邪，影响气血运行，致使血瘀，痰饮瘀血瘀于肌肤而发本病。湿痰、浊血凝涩是硬皮病发生的重要原因，痰湿阻滞经络，导致气血运行不畅，日久生瘀，瘀血不去，新血不生，肌肤失于濡养，肌肤麻木不仁，瘀血不去，气机运行障碍，则生湿，湿聚日久成痰，皮肤则发生肿胀、硬化。硬皮病的病机为痰瘀阻滞络脉，故治疗时应根据痰与瘀偏重不同，而有所侧重。血瘀偏重，用药常选活血散结药，如红花、穿山甲、土鳖虫、桃仁等；痰湿偏重者宜多加化痰除湿药，如南星、白附子、白芥子等。

痰瘀并重者，治疗宜并重；病久痰瘀凝结于络脉不散，宜加多用虫类药，并加用温阳益气行气之药，以祛生痰生瘀之源，日久累及脏腑者治疗应兼顾脏腑。

3. 从肾论治

杨素清认为肾为先天之本，内寓元阴元阳，为五脏气血阴阳之根本，久病及肾，肾阴阳不足，金水不能相生，卫阳亦不足，以致肌肤失于温煦，痰湿瘀血阻滞，故肌肤萎缩硬化。硬皮病后期多为肾阳虚证候，阳虚致瘀已成为本病后期的关键病机，故治疗上应加重温阳之力，尤其是温肾阳、散寒凝。

4. 从气血论治

本病属虚实夹杂，以气血不足为主，阴阳失调，肌肤失养，痰湿瘀血，寒邪凝滞，阻滞经络，不能透达而致。王玉玺教授认为本病主要为气血不和，寒凝、痰湿、瘀血阻滞经络所致，故治疗本病时，以益气养血、行气化瘀为主，同时兼顾祛湿通经络，用虫类药加大活血化瘀力度，佐以健脾利湿之品。在补血时加用补气药，以增强疗效，并辅以行气之品，以使补而不滞，意在"有形之血不能速生，无形之气所当急固"。

（二）特色治法及用药

1. 补肾养血，健脾通络

龙江著名医家吴惟康有一案例：田某，男，40岁。初诊：1986年12月7日。证治：左腿小腿有5cm×4cm大小的皮肤发硬，色褐，范围逐渐扩大，经医院诊断为硬皮病，左大腿内侧亦皮肤变硬，表皮有蜡光样，触之坚实，皮肤绒毛脱落，皮肤周围可见毛细血管扩张，早晨有微热，夜寐不安，失眠，多梦，全身乏力，便溏泄。舌淡红，苔薄白，脉沉滑。病机：脾肾阳虚，气血两亏，风寒外袭，经血闭塞不通。治法：宜补肾养血，益气健脾，温经通络。处方：当归15g，川芎10g，龙眼肉20g，党参20g，白术15g，远志10g，黄芪30g，茯神15g，桂枝12g。4剂，水煎服。

2. 虚瘀为主，补通贯穿

硬皮病是以皮肤及各系统胶原纤维硬化为特征的一种慢性疾病，属于中医学"痹证"范畴。历代医家对本病的认识纷杂不一，大多认为与脾、肾关系较为密切。白郡符认为本病的发生与气血、肝肾的关系非常密切。因脾肾阳虚，风寒之邪乘虚侵入肌肤之间，使经络阻隔，气血凝滞，营卫不和，闭塞不通。在治疗上，白郡符老师则标本兼治，"补"与"通"贯穿始终，补其虚，通其瘀。补虚以气血为主，调补脏腑，扶正以祛邪；通瘀以温经散寒除湿、活血通络为主，从脾肾阳虚、气血不足、肝肾阴虚三个方面辨证论治，获得了良好的疗效。白郡符老师常讲，治病务求其因，务求其证，辨证施治乃是大法，医者不可拘泥于一证一方。无论何种病证，只要辨证准确，立法得宜，用药精当，则沉疴痼疾亦可望复愈。马骥教授认为，本病以脾肾阳虚，寒邪凝结常见。

（张书军）

第四节　血栓闭塞性脉管炎

血栓闭塞性脉管炎简称脉管炎，是一种以血管的炎性、节段性为特征，反复发作的慢性闭塞性疾病。临床上表现为发凉、怕冷、麻木、酸胀疼痛和间歇性跛行，严重者甚至出现溃疡或坏疽等症状。本病多侵袭四肢中的小动静脉、浅表静脉，伴行静脉也常受累。本病好发于下肢，以青壮年男性多见。在我国各地均有发病，以北方较多，多发于寒冷季节，以 20～40 岁的男性多见。常表现为一侧下肢发病，继而累及对侧，少数患者可累及上肢。患者可有受冷、潮湿、长期多量吸烟、外伤等既往史。

本病属于中医学"脱疽""脉痹"范畴，又有"脱骨疽""脱痈"等名称。

一、临床诊断要点与鉴别诊断

（一）诊断标准

中国中西医结合学会周围血管疾病专业委员会制定的诊断标准为：

（1）男性青壮年（20～40 岁）。

（2）有较长的病程，早期有患肢发凉、怕冷、麻木等症状，后期出现静息痛。严重时伴有肢体的坏疽和溃疡，甚至全身感染。

（3）患肢皮肤苍白、潮红、紫暗或青紫。

（4）多有反复发作的游走性浅静脉炎病史。

（5）患肢动脉搏动消失或明显减弱。

（6）排除肢体闭塞性动脉硬化症、大动脉炎及糖尿病坏疽等其他疾病。

（二）鉴别诊断

1. 动脉硬化性闭塞症

临床特点：①年龄多在 45 岁以上；②病变侵袭大、中动脉；③多伴有多处动脉硬化，如脑动脉、冠状动脉、肾动脉等；④多伴有高血压、高脂血症、糖尿病等；⑤X 线可见动脉不规则钙化阴影，CT 及 MRI 可发现主动脉管腔内有粥样斑块及钙化，动脉造影可提示动脉迂曲硬化，管腔内不规则狭窄或阻塞。

2. 多发性大动脉炎

多发性大动脉炎主要是指主动脉及其分支的慢性、多发性、非化脓性炎性疾病。造成罹患动脉狭窄或闭塞。临床特点：①好发于青年，女性多见。②病变多同时侵入多处大动脉，如主动脉弓及其分支、主动脉及内脏分支。③活动期伴低热、盗汗、ESR 加快等。④X 线、血管造影显示主动脉主要分支开口处狭窄或阻塞。

3. 动脉栓塞

动脉栓塞指动脉腔被进入血管内的栓子（血栓、空气、脂肪、癌栓及其他异物）堵塞，造成血流阻塞，引起急性缺血的临床表现。临床特点：①患者严重心脏病史，如心房颤动病史。有心脏手术、动脉瘤切除术、人工血管术及动脉造影、插管术等手术史。②发病急骤，肢体突然出现疼痛、苍白、麻痹、感觉障碍、脉搏消失。③肢体迅速出现坏疽，范围较大。④多普勒血流仪、动脉血管造影显示动脉阻塞。⑤肌肉坏死时，磷酸肌酸激酶明显增高。

4. 雷诺综合征

雷诺综合征指在寒冷、精神情绪激动等因素影响下，肢体末梢小动脉出现阵发性痉挛，手足皮肤颜色呈苍白-紫绀-潮红-正常对称性、间歇性变化病变。临床特点：①多发于青壮年女性。②疾病后期可出现动脉内膜增厚，管腔闭塞、肢端皮肤干糙硬化，甚至出现溃疡、坏疽。③一般肢体动脉搏动正常。

二、审析病因病机

（一）脾气不健，肾阳不足

脾气不健，化生不足，内不能生气血、壮脏腑，外不能充养四肢；肾阳不足，不能温煦四末。脾肾阳虚导致四肢温养不足，故四肢先受病。

（二）复感寒湿，经脉不通

复受寒湿之邪侵袭，寒凝经脉，经脉不通，不通则痛，故四肢发凉怕冷、酸痛、麻木、行走无力而跛行。经脉不通，四肢失去气血濡养，故出现患肢皮色苍白、皮肤干燥、肌肉萎缩、指（趾）甲生长缓慢、指（趾）毛脱落等营养障碍征象。

总之，本病多由素体脾气不健、肾阳不足，又受寒湿之邪侵袭，气血凝滞、经脉阻塞而发病。脾气不健、肾阳不足是脱疽的病理基础；寒湿之邪侵袭肢体是形成脱疽的诱因；若寒邪久蕴，则郁而化热，湿热浸淫，热盛可腐肉为脓，则患部红肿溃脓；热入血分可致高热。热邪伤阴，阴虚火旺，病久可致阴血亏虚，肢节失养，发生坏疽而脱落。

三、明确辨证要点

（一）辨病因

中医学认为血栓闭塞性脉管炎的发生多由于七情内伤、嗜烟等原因所致的脏腑功能失调，气血运行不畅，脉络痹阻，加之高寒地区容易感受寒邪，血得寒则凝，乃致寒凝血瘀，经脉、筋肉爪甲失养。素体脾气不健、肾阳不足，又外受寒冷，寒湿之邪侵袭肢体，气血凝滞、经脉阻塞而发病。七情内伤脏腑功能失调与外部寒湿之邪入侵两种因素相互作用而致病，人体正气的强弱是疾病发生的关键。决定人体正气强弱的因素是多方面的，如先天不足、后天失养、烦劳过度、饮食不节、久病体虚、房劳过度等，皆能引起人体正气的不足。正气不足，体质差异，还影响发病后的转化，如阴虚多热化而为热痹，阳虚多寒化而为寒痹，血虚多患行痹，气虚多患湿痹等，以上多种因素最终导致血栓闭塞性脉管炎的发生。总之，中医学认为本病属"脱疽"范畴，是由于情志所伤、肝肾不足、脾气不健、寒湿侵袭，以致寒湿凝聚经络、闭塞不通、气血运行不畅所致。

（二）辨病程

入络：一期（局部缺血期）。患肢末端出现发凉、怕冷、麻木、酸胀疼痛，间歇性跛行，每步行 500～1000m 路程，即觉患肢小腿和足底酸胀疼痛而出现跛行，休息片刻后症状缓解或消失。患足可出现轻度肌肉萎缩，皮肤干燥，皮色变淡或灰，患足可出现出汗减少，指（趾）甲生长缓慢，皮肤温度略低于健侧。患肢足背动脉搏动可减弱。部分患者小腿出现游走性红硬条索（游走性血栓性浅静脉炎）。

入经：二期（营养障碍期）。患肢发凉、怕冷、麻木、酸胀疼痛，间歇性跛行加重。出现静息痛，夜间痛甚，难以入睡，患者常抱膝而坐。患肢营养障碍征象加重，肌肉明显萎缩，皮肤干燥、脱屑、汗毛脱落，足不出汗，指（趾）甲肥厚变形生长缓慢，皮色苍白或潮红或紫红，患肢足背动脉搏动消失。

入脏腑：三期（坏死期）。二期症状继续加重，指（趾）可出现紫红肿胀，发生溃疡或坏疽，或指（趾）干瘪紫黑而发生干性坏疽。坏疽可先为一指（趾）或数指（趾），逐渐向近端蔓延，溃疡可扩大加剧，引起剧烈疼痛，持续发热。经治疗红肿可消退，溃疡可愈合，坏疽可局限。若坏疽继续发展至足背及踝部以上，周围红肿、发热、剧痛难以控制，且持续时间较长，患者可出现乏力倦怠，纳少，口干，重者可出现壮热神昏，形体消瘦等症状。

根据坏疽的范围，临床又可分为二级：①一级坏疽，坏疽范围仅局限于趾（指）部。②二级坏疽，坏疽延及趾跖（指掌）关节及足跖（掌）部。

（三）辨脏腑

本病主要由于脾气不健，肾阳不足，又加外受寒湿之邪入侵而发病。脾气不健，化生不足，气血亏虚，则内不能滋养脏腑，外不能充养四肢；脾肾阳气不足，不能温养四肢，复受寒湿之邪，则气血凝滞，经络受阻，不通则痛，四肢气血不通，失于濡养则皮肉枯槁，坏死脱落。

四、确立治疗方略

治疗本病时，活血化瘀法应贯穿在治疗过程的始终。根据中医学"血得温则行，得寒则凝""温则消而去之""气行则血行""瘀者化之"的理论，治以温阳益气、活血通脉。本病发展既非单纯的内伤所致，亦非纯粹由外邪入侵而成，而是两种因素相互作用的结果。同时纠正不良生活习惯，注重日常护理，也是治疗本病的关键。

五、辨证论治

1. 阴寒内盛证

（1）抓主症：患肢呈现暂时性或持续性苍白、发绀及刺痛，继之足趾麻木。

（2）察次症：小腿肌肉疼痛，行走时激发，休息时消失；小腿部常发生浅表性静脉炎和水肿。

（3）审舌脉：舌淡苔白，脉沉。

（4）择治法：温经散寒，活血通络。

（5）选方用药思路：本证多由素体阳虚、营血不足、寒凝湿滞所致，故方用阳和汤加减。方中重用熟地黄，滋补阴血，填精益髓；配以血肉有情之鹿角胶，补肾助阳，益精养血，两者合用，温阳养血，以治其本，共为君药。少佐麻黄，宣通经络，与诸温和药配合，可以开腠里，散寒结，引阳气由里达表，通行周身。

（6）据兼症化裁：若兼气虚者，加党参、黄芪等甘温补气；若阴寒重者，加附子温阳散寒；肉桂亦可改为桂枝，加强温通血脉、和营通滞的功效。

2. 气滞血瘀证

（1）抓主症：患肢足部紫红、暗红或青紫，足趾或足底有瘀斑。

（2）察次症：患肢呈持续性固定性胀痛，活动时症状加重。

（3）审舌脉：舌质红或紫暗，苔薄白，脉沉细涩。

（4）择治法：疏通经络，活血化瘀。

（5）选方用药思路：本证为气机阻滞，血行不畅所致，故方用当归活血汤加减。方中当归、甘草益气补血；红花、赤芍、乳香、没药、桃仁活血化瘀。

（6）据兼症化裁：若畏寒，四末发凉，加桂枝、淫羊藿等；若四末麻木，肢足肿胀，加鸡血藤；若刺痛，可触及瘀斑，加土鳖虫。

3. 湿热下注证

（1）抓主症：患肢轻度坏疽，溃疡继发感染、发凉和怕冷的程度较轻，行走时酸胀、沉重、乏力加重，足部潮红或紫红肿胀。

（2）察次症：反复发作的游走性血栓性浅静脉炎，红肿热痛，伴有口黏口臭，便溏臭秽。

（3）审舌脉：舌质红，苔黄腻，脉弦数或滑数。

（4）择治法：清热利湿，活血化瘀。

（5）选方用药思路：本证为脾虚水液运化无力，水湿、瘀血内停，日久化热，血败肉腐，热毒壅盛，湿热搏结所致，故方用四妙勇安汤加减。方中金银花清热解毒，为治疮疡之要药；玄参凉血；当归活血、补血；甘草补气健脾。

（6）据兼症化裁：若热象重者，可加连翘、黄柏、黄芩；若湿邪甚者，可加防己、茯苓、泽泻、赤小豆；血瘀较重者，可加丹参、赤芍、川芎。

4. 热毒壅盛证

（1）抓主症：患肢趾（指）发生溃腐而恶臭，创面紫黑，有血水、脓液流出，继发严重感染，局部红肿发热，火灼样剧痛。日夜不宁，趺阳脉消失。

（2）察次症：全身并发高热、畏寒、食欲减退、便秘、形瘦。

（3）审舌脉：舌质红，苔黄腻、黄燥或黑苔，舌质红绛，脉滑数、洪大或弦细数。

（4）择治法：清热解毒，凉血活血。

（5）选方用药思路：本证为热毒炽盛，损伤肌肉血脉所致，故方用四妙活血汤加减。方中当归、丹参、鸡血藤养血活血；金银花、玄参清热凉血解毒；甘草清解热毒，调和诸药。

（6）据兼症化裁：热象明显者加蒲公英、连翘；瘀血明显者，加桃仁、红花；疼痛严重者加乳香、没药；阴虚明显者加生地黄、知母、天花粉；气虚者加党参、黄芪；气滞者加乌药、川楝子；湿邪重者加茯苓、猪苓；阳虚者减金银花用量，加用熟附子、肉桂；血瘀者加川牛膝、桃仁、红花、益母草、赤芍、黄芪；瘀热者加石斛、金银花、玄参；气血亏虚者加熟地黄、党参、黄芪、白术、巴戟天、淫羊藿。

5. 气血两虚证

（1）抓主症：体弱，消瘦无力，肢体肌肉萎缩，创面经久不愈，脓液稀少。

（2）察次症：皮肤干燥、脱屑，趾甲增厚，生长缓慢。

（3）审舌脉：舌质淡白，苔薄白，脉沉细无力。

（4）择治法：补气养血，调和营卫。

（5）选方用药思路：本证气血大亏，火热之毒下注，致成脚疽，故方用顾步汤加减。方中金银花以解毒，非用牛膝、石斛不能直达于足趾，非用人参、当归、黄芪亦不能流通气血而散毒也。

（6）据兼症化裁：若见易感冒，乏力，舌红少苔，脉细数者，宜益气养阴，用黄芪、党参、白术、甘草、玄参等；若舌苔黄腻，清热祛湿，宜用垂盆草、半边莲、茵陈等；若舌暗，舌下络脉紫黑，应活血化瘀，宜用益母草、制军等凉血而不耗血之品。此时不宜使用大剂量活血化瘀药，因其耗血动血，损伤正气，气虚推动无力，御邪势单，新瘀渐生，反而延长病程。

六、中成药选用

（1）疏血通注射液：主要成分为水蛭、地龙。每日 6ml，加入 5%葡萄糖注射液（或 0.9%氯化钠注射液）250～500ml 缓慢静脉滴注。有活血化瘀、通经活络之功，用于瘀血阻络所致的缺血性中风病中经络急性期，症见半身不遂、口舌㖞斜、语言謇涩。适用于急性期脑梗死见上述表现者。

（2）注射用血栓通：采用三七主根为原料，主要成分为三七总皂苷。临用前用注射用水或氯化钠注射液适量使溶解。静脉注射：每次 150mg，用氯化钠注射液 30～40ml 稀释。每日 1～2 次，或遵医嘱。静脉滴注：每次 250～500mg，用 10%葡萄糖注射液 250～500ml 稀释。每日 1 次，或遵医嘱。肌内注射：每次 150mg，用注射用水稀释至 40mg/ml。每日 1～2 次，或遵医嘱。理疗：每次 100mg，加入注射用水 3ml，从负极导入。有活血祛瘀、通脉活络之功。用于中风偏瘫、胸痹心痛及视网膜中央静脉阻塞症。能扩张冠脉和外周血管、降低外周阻力、减慢心率，具显著抑制血小板凝聚、降低血液黏稠度、抑制血栓形成的作用。

（3）丹参川芎嗪注射液：主要成分为丹参、盐酸川芎嗪；辅料为甘油、注射用水。静脉滴注，用 5%～10%葡萄糖注射液 250～500ml 稀释。每次 5～10ml。用于闭塞性脑血管疾病，如脑供血不全、脑血栓形成，脑栓塞及其他缺血性心血管疾病，如冠心病所致胸闷、心绞痛、心肌梗死、缺血性中风、血栓闭塞性脉管炎等症。能降低血液黏度，加速红细胞的流速，改善微循环。

（4）红花黄色素：为红花提取物。加注射用生理盐水 250ml 溶解后采用静脉滴注（滴速不高于 30 滴/分）。每次 1 瓶，每日 1 次，14 日为 1 个疗程。有活血、化瘀、通脉、抗凝血、抑制血栓形成作用，可明显改善血液流变学；对缺血再灌注有保护作用，可抑制血管内皮细胞过度增殖，稳定血管内膜，治疗血管增殖性疾病。

（5）银杏叶提取物注射液：主要成分为银杏叶提取物。注射治疗：每日或每日深部肌内注射或缓慢静脉注射（患者平卧）5ml 本品。输液治疗：根据病情，通常每日 1～2 次，每次 2～4 支。若必要时可调整剂量至每次 5 支，每日 2 次。给药时可将本品溶于生理盐水、葡萄糖注射液、低分子右旋糖酐或羟乙基淀粉中，混合比例为 1∶10。若输液量为 500ml，则静滴时间应控制在 2～3 小时。后续治疗可以口服银杏叶提取物片剂或滴剂或遵医嘱。能改善周围血流循环障碍，用于各种周围动脉闭塞症、间歇性跛行症、手脚麻痹冰冷、四肢酸痛等。

七、单方验方

（一）名医专家经验方

1. 自拟方治疗寒凝血瘀型血栓闭塞性脉管炎（王学军）

组成：肉桂 15g，附子 10g，女贞子 20g，菟丝子 20g，淫羊藿 25g，赤芍 15g，当归 20g，鸡血藤 20g，丹参 15g，牛膝 15g，黄芪 20g，乳香 15g，没药 15g。

主治：脾肾阳虚，寒凝血瘀型血栓闭塞性脉管炎。

功效：温补脾肾，活血通络止痛。

2. 仙附温阳通络饮治疗血栓闭塞性脉管炎（王学军）

组成：淫羊藿、黄芪、当归、党参、鸡血藤、附子、肉桂、赤芍、川楝子、延胡索、没药、乳香、苏木、牛膝等。

主治：肝肾亏虚型血栓闭塞性脉管炎。

功效：补肝益肾，气血同调。

（二）其他单方验方

（1）牛黄 0.9g，麝香 4.5g，乳香（醋制）30g，没药（醋制）30g。用法：每次 3～6g，热陈酒送下，每日 2～3 次，口服。功用：清热解毒、消肿止痛。主治：血栓闭塞性脉管炎（急性活动期或肢体坏疽者）。

（2）独活、桑寄生、秦艽、防风、细辛、当归、芍药、川芎、干地黄、杜仲、牛膝、党参、茯苓、甘草、肉桂。用法：水煎服。功用：温经散寒、祛风化湿、益肝肾、补气血。主治：血栓闭塞性脉管炎脉络寒凝者。

（3）当归、桂枝、赤芍、细辛、木通、甘草、大枣。用法：水煎服。功用：温经散寒、养血通络。主治：血栓闭塞性脉管炎属血虚寒凝者。

（4）白芍、炙甘草各200g。用法：水煎服。功用：养血敛阴、止痛。主治：血栓闭塞性脉管炎血虚作痛者。

（5）黄芪、鸡血藤各30g，当归、赤芍各15g，牛膝12g，桂枝、川芎、桃仁、红花、山甲、血竭、乳香、刘寄奴各10g。用法：水煎服。功用：益气活血。主治：血栓闭塞性脉管炎。

八、中医特色技术

（一）熏洗疗法

熏洗疗法是利用中药煎汤，趁热在皮肤或患部进行熏蒸和浸浴的一种治疗方法。熏洗可增加患肢血流量，改善血流循环，有清洁创口、抑制细菌、促进创口愈合、消肿止痛等作用。

（1）清热解毒，消肿止痛：主要适用于血栓闭塞性脉管炎出现肢体溃疡或有肢体感染脓多、恶臭、局部红肿，但感染已局限稳定，或末节干性坏疽伴有局部红肿。用金银花、蒲公英各30g，苦参、黄柏、连翘、木鳖子各12g，白芷、赤芍、牡丹皮、甘草各10g。将上药装入纱布袋中，水煎后放温，用药液浸泡患肢，每日1次。

（2）活血祛瘀，温阳散寒：主要用于早期及恢复期血栓闭塞性脉管炎，缺血不严重，肢体仍发凉、怕冷，遇冷后症状加重或血栓闭塞性脉管炎伴有患肢酸胀、疼痛、关节屈伸不利，游走性血栓性浅静脉炎遗留硬结、疼痛。用透骨草、延胡索、当归、姜黄、川椒、海桐皮、威灵仙、川牛膝、乳香、没药、羌活、白芷、苏木、五加皮、红花、土茯苓各 15g，装入纱布袋中水煎，煎好后趁热先熏，待温后再用药液浸洗，每日1～2次。

（3）清热燥湿，收敛止痒：主要用于血栓闭塞性脉管炎合并足癣，趾缝间渗液，糜烂。用苦参、白藓皮、马齿苋各30g，苍术、黄柏、大黄各15g，水煎外洗。

有下列情况者，不宜应用熏洗疗法。①急性活动期，肢体坏疽呈进行性发展，而未局限稳定者；②肢体干性坏疽；③熏洗引起肢体创口疼痛者；④对外洗药过敏者。

（二）针灸疗法

血栓闭塞性脉管炎主要是"血瘀证"表现，通过针刺可以疏通经络，调理气血，缓解血栓闭塞性脉管炎的患肢疼痛，改善缺血症状，促进创口愈合。适用于以下情况：①早期和恢复期患者病情稳定，但仍有畏寒，患肢发凉，下肢疲乏感。②患肢有缺血性神经痛或缺血性疼痛，疼痛呈发作性。③创口久不愈合者。对于感染坏疽较重，病情进展或恶化的患者应慎用；肢体肿胀者不用。

1. 电针夹脊穴

患者取俯卧位，皮肤穴位消毒后，针刺夹脊穴第 1～5 腰椎棘突下旁开 0.5～1 寸（双侧），使用 1.5 寸 28 号毫针斜刺，得气后接脉冲电疗仪，调至疏密波型（疏波 4Hz，密波 60Hz），刺激强度以患者自身耐受为度，留针 30 分钟，每日 1 次。10～15 次为 1 个疗程，休息数日后，可做第 2 疗程。

2. 体针

以中医学辨证论治，循经取穴的理论选穴，应用时可采用手法刺激或通电刺激。取穴：下肢病位在拇趾，取足太阴脾经、足厥阴肝经和胫神经分支经过的太冲、太白穴；病位在第二、三趾，取足阳明胃经和胫前神经分支经过的解溪、陷谷穴；病位在第四、五趾，取足少阳胆经、足太阳膀胱经与腓肠神经分支经过的昆仑、地五会穴。方法：每次取 2～4 穴，每日或隔日 1 次，每次 30～60 分钟，10～15 次为 1 个疗程，休息数日后，可做第 2 疗程。

3. 耳针

主穴：①热穴，是主穴，位于对耳轮上端，上下脚交叉处稍下方。②交感，心穴，有舒张心血管作用。③肾、皮质下，有调节和增强神经血管功能的作用。④内分泌，有消炎和抗过敏作用。配穴取肺、肝、脾相应部位穴（膝、踝、肘、腕等）。方法：强刺激，捻转，留针 1～2 小时，每隔半小时捻转 1 次。10～12 日为 1 个疗程，休息 3～5 日后，再做第 2 疗程。

（三）药物穴位注射疗法

取穴：上肢取曲池、内关、外关；下肢取足三里、阳陵泉、三阴交。用药：维生素 B_1、维生素 B_{12}、川芎嗪注射液、丹红注射液、当归注射液。用法：两侧穴位交替使用，每日 1 次，6 次 1 个疗程，疗程间休息 3 日。注意：肢体严重缺血皮色青紫，患肢感染肢体肿胀，注射部位靠近溃疡或瘀斑时禁忌穴位注射。

九、预防与调护

（一）预防

血栓闭塞性脉管炎的发病与寒湿、外伤、情绪波动、吸烟等多种因素有关，因而要重视生活及饮食调理，增强身体抗病能力，预防本病发生。

（二）调护

（1）生活调理：注意衣着、鞋袜的宽松保暖，保持患肢清洁、干燥。戒烟。
（2）饮食调理：饮食宜清淡，忌辛辣、生冷，缓解期以补肺脾肾为主，不宜进"发"物。

急性感染期，饮食宜清淡，富含营养，忌辛辣、燥热之品。

（3）精神调理：患者由于长期剧烈疼痛，疾病的折磨和对致残的焦虑，可造成很大的心理负担，应认真对待，增加患者战胜疾病的决心和毅力。

十、各家发挥

（一）辨治思路

1. 从早期离断论治

李令根提出早期离断的处理方法，离断平面沿正常与炎症皮肤交界处确定，按正常截肢术操作，残端开放或简单缝合，尽可能多地保留了残肢，减低了截肢平面，同时早期离断可解决患者持续痛及全身中毒，避免患者的身体消耗及生命危险。但是应注意的是：①早期离断因可能需要二次手术，很多患者不愿接受；②离断术后治疗时间较长，一般需 2～3 个月或更长时间；③换药时间长，需长时间坚持认真换药。

2. 从脏腑论治

（1）明察病因，细审病机。王学军认为本病发病的关键在于脾气不健、肾阳虚衰，病理因素常见瘀血、湿浊、热结等。多因素体脾气不健，化生不足或肾阳虚衰，不能温养四肢，加之寒湿之邪入侵，壅滞经络，致气血凝滞，经络阻塞，久则气血不能濡养四肢末端而成脱疽。脾气不健，则气血化生无源，内不能生气血以壮脏腑，外不能充养四肢，症见皮肤色淡、下肢行走无力、肌肉萎缩等；肾阳不足，气血不能温养四肢，症见四肢怕冷、发凉、麻木等；气血瘀滞，不通则痛，症见四肢酸痛、溃疡、坏疽等。

（2）明辨脏腑，脾肾为要。王学军认为本病的发病之本在于脾气不运、肾阳虚衰，故治疗上应以补脾温肾为要。脾胃为后天之本、气血生化之源，脾气不健则四肢不能得以濡养。而本病多有血瘀之象，临床长期使用活血化瘀药，容易损伤脾胃。故本病治疗中，王学军更重视顾护脾胃。临床常用黄芪、甘草等益气健脾、培本固元。肾阳乃一身阳气之根本，主温煦气血，肾阳虚衰，不能温养四肢，复感寒邪，气血凝滞而发本病。故王学军临床特别重视温阳补肾，常用淫羊藿、肉桂、附子、熟地黄、肉苁蓉等。

（3）治标求本，调养气血。本病临床多见血瘀之象，因此大多数人在治疗时只是单一地采用活血化瘀之法。但王学军在应用此法时特别强调，要根据患者的临床表现配以调养气血之法。本病患者临床也多表现为血虚、气虚之象。故在临床治疗血瘀时，多配以行气、补血药。临床常用的补气药有黄芪、党参、人参、川芎等；常用的养血药有当归、白芍；以及活血又兼有养血作用的丹参、赤芍、鸡血藤等。

（4）活血化瘀，贯穿始终。王学军认为本病临床所表现的四肢疼痛、坏疽、瘀斑、舌质紫暗等均是血瘀之象，故活血化瘀法应贯穿本病始终。王学军认为在应用活血化瘀药时，应辨证而用、合理配伍，阳虚寒凝者宜温经活血，气滞血瘀者宜行气活血，虚而致瘀者宜益气活血。同时还应注意，应用活血化瘀法时要特别注意局部血瘀，照顾整体虚损。

（5）重视日常生活调摄。王学军强调本病的反复与加重多与吸烟、寒湿、外伤等因素有关，因此在药物治疗的同时，还特别注重对患者生活的调护。嘱患者避免寒冷条件下外出；尽量穿透气性好的鞋袜；皮肤未破溃时常用温水洗泡，以促进血液循环；戒烟，避免过度劳累、外伤等。

（二）特色治法及用药

1. 复方蓬子菜提取液离子电导入法治血栓闭塞性脉管炎

郭伟光针对本病主要病变在肢体局部并有肢体的血循环障碍等特点，应用复方中药离子电导入法治疗本病，取得满意疗效。选取蓬子菜及延胡索二味药制成离子导入液，其中蓬子菜可祛瘀解毒，延胡索的作用为活血祛瘀止痛，并且现代药理认为其有镇痛、松弛肌肉并能促进大鼠垂体分泌肾上腺皮质激素的作用，二药共奏解毒、祛瘀、通络、止痛的作用。离子电导入法能将药物直接透入病灶部位，使局部保持较高的药物浓度，加之电脉冲波对经络、穴位及对血管神经系统的刺激而共同发挥作用。

2. 温阳益气，活血通脉法治血栓闭塞性脉管炎

刘姝根据辨证，治疗血栓闭塞性脉管炎以温阳益气、活血通脉为法，运用中药内服、外洗治疗，取得较满意的疗效。处方：附子、肉桂各 10g，黄芪 20g，路路通、地龙各 15g，丹参、王不留行各 30g。痛甚者加乳香、没药、钩藤；麻木甚加鸡血藤、木瓜；下肢病变加牛膝；上肢病变加桑枝、姜黄。每日 1 剂，水煎，分 2 次服。另：水蛭研粉装入胶囊，每次 1 粒，每日 2 次，早晚汤药送服。治疗 1 个月为 1 个疗程，最多治疗 3 个疗程。外洗方：透骨草 50g，花椒、红花各 30g，赤芍 20g。水煎，外洗患处，每日 1 次。

3. 从寒热之瘀阻治血栓闭塞性脉管炎

毕井生认为本病病程长短与治疗效果成正比，一般病程时间越长，其治疗时间亦越长，若并发溃疡时，则应外敷疮疡生肌散（自拟方）。本病与寒冷的气候影响很大，它的特点是：昼轻夜重，遇暖则缓，遇寒则重，夏季较轻，冬季加重。本病在我国东北地区发病率较高，临床治疗不当或不及时，严重者肢体溃烂、坏死，甚至截肢而造成终身残疾。毕老临证均辨证治之。

（1）寒凝瘀阻型：症见患肢厥冷，皮色苍白或紫暗，麻木疼痛，遇寒加重，入夜尤甚，其脉沉迟细弱。治则：补气扶正，活血化瘀，回阳救逆。药用：人参、黄芪各 30g，当归尾、丹参各 25g，红花、地龙、内金、附子、干姜、肉桂各 15g，甘草 10g。水煎服，每日 2 次。

（2）热瘀经络型：症见患肢局部发热或疼痛，体温微热，身体不适似感冒状，小便多黄，大便干燥，舌质红绛少津，脉多弦数等，甚则溃疡化脓感染，多伴有神疲乏力，精神不振，急躁易怒，食少纳呆，身体消瘦之象。治则：清热解毒，化腐生肌。方剂：清热化毒饮（自拟方）。药用：金银花、地丁各 30g，荷叶、浮萍、玄参、白芷各 15g，当归、甲珠、地龙、丝瓜络、鸡血藤各 20g，秦艽、珍珠母各 15g，甘草 10g。水煎服，每日 2 次。

（高　杰）

第五节　多发性大动脉炎

多发性大动脉炎（takayasu's arteritis，TA）是主动脉及其主要分支的慢性进行性非特异炎症，亦可累及肺动脉及更远的外周动脉如腋动脉、肱动脉、股总动脉和股浅动脉等。受累血管产生狭窄或闭塞，少数可引起扩张或动脉瘤形成。早期表现为一些非特异性症状，到了疾病晚期，其临床症状因累及血管部位、炎症是否活动和损伤程度而不同。本病多发于青少年女性，男女之比是 1∶8，发病年龄以 20～30 岁居多。近年来随着对多发性大动脉炎认识的提高，以及检查诊断手段的改进，本病的发生有日益增高趋势，在我国北方地区尤为高发。其原因除遗传素质不同以外，寒冷可能是一个重要的诱发因素，至今由于多发性大动脉炎的发病机制尚不明了，故寒冷在本病的发生发展中所起的作用也还不清楚，有待今后进一步探讨。

本病属于中医学"血痹""眩晕""脉痹""厥证""虚损"之范畴。

一、临床诊断要点与鉴别诊断

（一）诊断标准

1. 传统诊断标准

1990 年，ACR 制定了大动脉炎的诊断标准，大大促进了临床诊断的简明性和实用性：发病年龄≤40 岁，肢体间歇性运动障碍，无脉，双侧血压差＞10mmHg，锁骨下动脉或主动脉杂音，血管造影异常；符合三条标准即可诊断大动脉炎。但是该分类标准同时也忽略了大动脉炎的其他临床特征，如发热、肌痛、体重减轻、ESR 上升等。

2. 改良诊断标准

1995 年 Sharma 等提出了改良标准，分为 3 个主要诊断标准和 10 个次要诊断标准，符合 2 个主要诊断标准，或者 1 个主要诊断标准加 2 个次要诊断标准，或者 4 个次要诊断标准即可诊断大动脉炎。但是由于其复杂性，限制了它在临床的推广和应用。国内目前多沿用 ACR 分类标准。

3. 我国诊断标准

中国医学科学院阜外医院通过对 700 例大动脉炎患者的临床表现及血管造影检查对比分析，提出了我国大动脉炎的诊断标准：

（1）发病年龄＜40 岁。

（2）锁骨下动脉狭窄或闭塞，脉搏弱或无脉，双侧上肢收缩压差＞10mmHg，锁骨上闻及血管杂音。

（3）颈动脉狭窄或闭塞，颈动脉搏动减弱或消失，颈部闻及血管杂音或有大动脉炎眼底改变。

（4）胸、腹主动脉狭窄，上腹或背部闻及血管杂音，下肢收缩压较上肢增高不足 20mmHg。

（5）肾动脉狭窄，血压高，病程短，上腹部闻及血管杂音。

（6）病变累及肺动脉分支造成狭窄，或冠状动脉狭窄，或主动脉瓣关闭不全。

（7）ESR 快。

以上 7 项中，前 2 项为主要诊断指标，并具有其他 5 项中至少 1 项，可诊断为大动脉炎。可疑患者应行血管造影或 MRA、CT 等检查以明确诊断。

4. 活动期诊断标准

目前多采用美国国立卫生研究院提出的标准：

（1）发病时可有全身症状，如发热、肌痛、血管痛等。

（2）ESR 升高。

（3）受累血管有缺血与炎症表现，如患肢间歇性活动疲劳，动脉搏动减弱或消失，血管杂音，上肢或下肢血压不对称。

（4）造影可见典型的血管损害。

具备≥2项初发或加重即可判断为病变有活动性。

（二）鉴别诊断

1. 动脉粥样硬化闭塞症

动脉粥样硬化闭塞症多见于40～50岁男性患者，常伴有高血压、高血脂及糖尿病等，多累及颈动脉窦部、锁骨下动脉起始处、腹主动脉及股动脉等，伴动脉粥样硬化的其他临床表现，血管造影可见多发粥样斑块，受累动脉管壁不规则增厚，常有钙化，管腔不同程度狭窄。

2. 先天性主动脉狭窄

先天性主动脉狭窄以男性多见，狭窄部位常位于动脉导管韧带附近且呈环状，杂音在胸骨左缘上方，不在下方，一般无其他动脉受累的表现。

3. 肾动脉纤维肌结构不良

肾动脉纤维肌结构不良多见于育龄女性，肾动脉造影显示其病变多累及主干远端 2/3 及分支，典型特征为串珠样狭窄，也可累及其他中等直径的动脉；无大动脉炎累及近心端表现。

4. 血栓闭塞性脉管炎

血栓闭塞性脉管炎绝大多数发生于20～40岁的青壮年男性，有吸烟史，多见于寒冷潮湿地区，为慢性周围血管闭塞性炎症，病变主要累及膝以下中小动脉及伴行静脉，动脉可存在节段性狭窄或闭塞，伴行静脉内可有血栓，正常血管和病变血管界线分明。下肢较常见。主要表现为间歇性跛行，足背动脉搏动减弱或消失，重症患者可有肢端溃疡或坏死等。

二、审析病因病机

本虚标实：因虚致瘀为其根本病机。本虚指气血阴阳不足，以气阴双亏为其根本，瘀血、痰浊、寒湿为标。或因先天禀赋不足，后天脾胃失调，以致气血亏虚，复因寒湿之邪侵袭，致使脉道受损，经络阻塞，气血凝滞，气滞而血瘀；或因心气不足，推动无力，继而血流滞涩，瘀血痹阻于血脉，则血脉不通；或因饮食失节，损伤脾胃，运化失司，痰湿内生，阻滞脉道，痰瘀互结，经络受阻；或因脾肾阳虚，不能温煦，寒凝脉滞；或为肝肾阴虚，筋失濡养，脉涩为痹，而致无脉。以上诸多因素影响终使脉道受阻，经络不通而成本病。

总之，本病总属本虚标实之证，本虚指肝肾气血阴阳不足，但以阳气亏虚为其根本，阳气推动血脉无力；瘀血、痰浊、寒湿为标。内外合邪，痰浊、瘀血痹阻脉道，使脉道受损，经络阻塞，气血运行不畅，脉络瘀滞发为本病。

三、明确辨证要点

（一）辨虚实

本病属邪实正虚，风、寒、湿等毒邪乘虚痹阻经络脉道，导致气血不通，经络痹阻，脉络拘急，遂成痹证。病久损伤正气，气虚推动无力，则血液运行不畅，久则血液凝滞，痹阻脉络，出现疼痛、乏力等症状；又因血液生化不足，不能上荣于脑，髓海失养，久则出现头晕等症状；阳气具有温煦作用，气虚失其温煦之功，则血脉凝滞，痹阻不通。肾虚阴亏，津液不足，脉络空虚，若肾虚阳气不足，则温煦、推动血行的力量减弱而血流减缓，瘀滞脉络。肾阴肾阳虚损，肾阳虚失其温煦之功，肾阴虚失其滋养之力，则血脉凝涩，脉痹不通。若肾中真阳衰竭，阳虚生内寒，寒则血凝，也将导致瘀阻脉络。可见肾虚则易瘀，肾虚多夹瘀。肾为五脏阴阳之本，先天不足，后天失养，导致肾精亏虚，精血同源，精血互生，精亏则血少，血液运行不畅，血脉失养，故不荣则痛。

（二）辨病理产物

寒湿之邪侵袭，致使脉道受损，经络阻塞，气血凝滞，气滞而血瘀，为寒凝经络。饮食失节，损伤脾胃，运化失司，痰浊内生，阻滞脉道，痰瘀互结，经络受阻，为痰热壅盛。关节肿胀，僵硬，疼痛不移，肌肤紫暗或瘀斑等为瘀血阻络。肢体酸痛，重着，漫肿者为湿阻经络。

四、确立治疗方略

本病系先天不足，后天失调，外邪乘虚而入，以致气血亏损，脏腑百骸失于濡养所致，其本为气血亏虚，其标是因虚致瘀或因邪致瘀，以致经脉阻滞，故"发时治标，平时治本"是本病的治疗原则。发作期以活血化瘀法为主辨证论治，能够促进肢体血液循环，改善组织缺氧状况，临床上常用活血止痛散、回阳止痛洗药，但在急性活动期应慎用；缓解期以扶正固本为主，正虚邪实者，当标本兼顾，以调整机体免疫功能，维持病情稳定。

五、辨证论治

（一）发作期

1. 热毒阻络证
（1）抓主症：身热，肌肉关节疼痛，体倦乏力，心烦失眠。
（2）察次症：口干喜冷饮，大便燥结，小便黄赤。
（3）审舌脉：舌红苔薄黄，脉微弱或无脉、脉数。
（4）择治法：清热解毒，活血化瘀。
（5）选方用药思路：本证为热毒阻络所致，故方用四妙勇安汤。方中银花清热解毒；当归活血散瘀；玄参泻火解毒；甘草清解百毒。
（6）据兼症化裁：如湿热重者，加川柏、苍术、知母、泽泻；血瘀明显者，加桃仁、红花、虎杖；气血两虚者，加党参、炙黄芪、生地黄、白术、鸡血藤。

2. 湿热瘀阻证
（1）抓主症：发热或潮热，身倦困重，肢体麻木，关节酸痛。
（2）察次症：不思饮食，胃脘胀满，便溏溲黄，妇人带下赤白。
（3）审舌脉：舌尖边红，苔黄腻或白腻，脉数濡细或无脉。
（4）择治法：清热利湿，活血通脉。
（5）选方用药思路：本证为湿热互结，阻滞经络所致，故方用甘露消毒饮。方中重用滑石、茵陈、黄芩，其中滑石利水渗湿，清热解暑，两擅其功；茵陈善清利湿热而退黄；黄芩清热燥湿，泻火解毒。三药相合，正合湿热并重之病机，共为君药。湿热留滞，易阻气机，故臣以石菖蒲、藿香、白豆蔻行气化湿，悦脾和中，令气畅湿行；木通清热利湿通淋，导湿热从小便而去，以益其清热利湿之力。热毒上攻，颐肿咽痛，故佐以连翘、射干、贝母、薄荷，合以清热解毒，散结消肿而利咽止痛。

（6）据兼症化裁：若头晕目眩，加用天麻、钩藤；若伴有脘腹胀满明显者，宜加栀子、大黄清泄湿热；咽颐肿甚，可加山豆根、板蓝根等以解毒消肿利咽。

（二）缓解期

1. 脾肾阳虚，寒凝经脉证

（1）抓主症：腰膝酸软，肢体麻木，肢冷无力，脘痞纳少，腹胀便溏，遇冷则肢端皮色苍白、青紫。

（2）察次症：畏寒喜暖，小便清利，神疲健忘，头晕气短，经期腹痛，面色㿠白。

（3）审舌脉：舌淡体胖苔白，脉微细或无脉。

（4）择治法：温肾健脾，散寒活血。

（5）选方用药思路：本证为脾肾阳虚，阳不胜阴，以致寒凝经脉，故方用阳和汤。方中重用熟地黄，滋补阴血，填精益髓；配以血肉有情之品鹿角胶，补肾助阳，益精养血，两者合用，温阳养血，以治其本，共为君药。少佐以麻黄，宣通经络，与诸温药配合，可以开腠里、散寒结，引阳气由里达表，通行周身。甘草生用为使，解毒而调诸药。

（6）据兼症化裁：若兼气虚不足者，加党参、黄芪等甘温补气；若阴寒重者，加附子温阳散寒；肉桂亦可改桂枝，加强温通血脉、和营通滞的功效。

2. 气血虚弱证

（1）抓主症：心悸气短，头晕目眩，失眠多梦，倦怠无力。

（2）察次症：肢体凉麻，酸楚疼痛。

（3）审舌脉：舌淡苔薄白，脉沉伏或微细或无脉。

（4）择治法：益气补血，活血通脉。

（5）选方用药思路：本证为气血虚弱，经脉失养所致，故方用黄芪桂枝五物汤，功可益气温经，和营通痹。方中黄芪为君；甘温补气，补在表之卫气，桂枝散风寒而温经通痹，芍药养血和营而通血痹，共同为臣佐；以生姜辛温，疏散风邪；大枣为使，甘温、养血益气。

（6）据兼症化裁：若风邪偏重者，加防风、防己以祛风通络；兼血瘀者，可加桃仁、红花以活血通络；用于产后或月经之后，可加当归、川芎、鸡血藤以养血通络；肝肾不足而筋骨痿软者，可加杜仲、牛膝；兼阳虚畏寒者，可加附子。

3. 阴虚内热证

（1）抓主症：腰膝酸软，肢体麻木，倦怠无力，手足心热，口干咽燥，失眠健忘。

（2）察次症：耳聋耳鸣，头痛目眩，下肢跛行，四末不温，月经量少色暗或闭经。

（3）审舌脉：舌红或舌尖红，少苔，脉细数或弱或无脉。

（4）择治法：滋阴潜阳，活血通脉。

（5）选方用药思路：本证为肝肾阴虚而生内热所致，故方用养阴活血汤。方中生地黄、沙参、太子参益气养阴生津；龟板滋阴潜阳；钩藤平肝潜阳；牛膝滋补肝肾；丹参、三七、川芎行气活血化瘀。诸药合用，共奏益气养阴、活血化瘀之功。至其脉之两尺虚者，当系肾脏真阴虚损，不能与真阳相维系。其真阳脱而上奔，并夹气血以上冲脑部，故又加熟地黄、山茱萸以补肾敛肾。

（6）据兼症化裁：若心中热甚者，加生石膏以清热；痰多者，加胆星以清热化痰；尺脉重按虚者，加熟地黄、山茱萸以补益肝肾。

六、中成药选用

（1）紫雪丹：由石膏、寒水石、磁石、滑石、犀角、羚羊角、木香、沉香、玄参、升麻、甘草、丁香、朴硝、硝石、麝香、朱砂十六味药物配制而成。口服，冷开水调下，每次1.5～3g，每日2次。周岁小儿每次0.3g，每增1岁，递增0.3g，每日1次，5岁以上小儿遵医嘱，酌情服用。有清热解毒，镇痉息风，开窍定惊之功。用于温热病、热邪内陷心包，症见高热烦躁、神昏谵语、抽风痉厥、口渴唇焦、尿赤便闭及小儿热盛惊厥。

（2）龙胆泻肝丸：由龙胆草、柴胡、黄芩、栀子（炒）、泽泻、木通、车前子（盐炒）、当归（酒炒）、地黄、炙甘草组成。口服，每次3～6g，每日2次。有清肝胆，利湿热之功。用于肝胆湿热，头晕目赤，耳鸣耳聋，胁痛口苦，尿赤，湿热带下。

（3）犀黄丸：由牛黄（别名：丑宝、西黄、犀黄）0.9g，乳香（去油）、没药（去油）各30g（研极细末），麝香4.5g，黄米饭30g组成。上药，用黄米饭捣烂为丸。忌火烘，晒干。每用陈酒送下9g。患生上部，临卧时服；患生下部，空腹时服。有清热解毒，化痰散结，活血消肿，祛瘀止痛之功。

（4）脉管康复片：本方由丹参、鸡血藤、郁金、乳香、没药组成。口服，每次4片，每日3次。有活血化瘀、通经活络之功。用于瘀血阻滞，脉管不通引起的脉管炎、硬皮病、动脉硬化性下肢血管闭塞症。本品具有体外抑制大鼠血栓形成和抗血小板聚集作用，可降低全血黏度和红细胞电泳时间，增加大鼠后肢血流量，并具有一定的镇痛作用。

七、单方验方

（一）名医专家经验方

1. 翁维良治疗多发性大动脉炎经验

（1）活动期：多见于疾病早期或疾病再发反复时。主要为发热、汗出、肌肉和（或）关节疼痛、病变血管局部疼痛、结节性红斑及纳差等全身症状。舌质多红或暗红，苔黄，脉数或无脉。实验室检查常有CRP、ESR升高。此期多见热毒内结，瘀血阻络证。

组成：当归10～12g，川芎10～12g，赤芍10～12g，生地黄10～15g，牡丹皮10～12g，丹参15g，穿山龙15g。

功效：清热解毒，凉血活血。

加减：热盛者加金银花10～12g，苦参10～12g，苦地丁10～12g；瘀重者加地龙10～12g，桃仁10～12g，红花10～12g；伴口苦烦躁者加郁金10～12g，夏枯草10～12g。

（2）急性期：全身症状逐渐减退或消失后，受损血管局部症状或体征开始出现，此时进入迁延期。如头臂动脉受累则出现头昏，眩晕，头痛，健忘，视物模糊，上肢无力麻木、发凉等表现；腹主动脉受累则有下肢无力、酸痛、畏寒及间歇性跛行等症状；严重者肾动脉、肺动脉、胸降主动脉狭窄则出现心悸、气短、顽固性高血压，甚至心力衰竭。此时多为气血亏虚、气滞血瘀之证。

1）如见神疲懒言，乏力倦怠，耳鸣眼花，胸闷心悸，头晕目眩，肢体无力或麻木酸痛，舌质淡或淡暗，苔白，脉细涩或无脉。则为气血亏虚，瘀血阻络之证。

　　组成：黄芪 12～20g，当归 10～12g，川芎 10～12g，太子参 10～15g，五味子 10g，赤芍 10～12g，鸡血藤 12～15g，葛根 10～15g。

　　功效：益气养血，化瘀复脉。

　　加减：瘀血重者加三七粉（分冲）3g，桃仁 10～12g，红花 10～12g；肢体发凉麻木者，加天麻 10～12g，桂枝 10～12g，路路通 10～15g。

　　2）如见头晕头痛，视物模糊，胸胁闷痛，腹胀纳差，舌暗红，苔白，脉沉弦或无脉者，辨证属气滞血瘀。

　　组成：郁金 10～12g，佛手 10～12g，当归 10～12g，路路通 10～15g，丹参 10～15g，桃仁 10～12g，红花 10～12g，赤芍 10～12g。

　　功效：理气活血，化瘀通脉。

　　加减：肝郁明显者加柴胡 10～12g，荷叶 10～15g，香附 10～12g，钩藤 10～12g；气虚者加黄芪 10～15g，党参 10～15g；肢体疼痛者加延胡索 10～15g，络石藤 10～15g；头晕易怒者加菊花 10～12g，草决明 10～15g，夏枯草 10～12g。

　　（3）疾病迁延日久：疾病迁延日久，阴寒凝滞，损及脾肾之阳，肢体失于温煦，则见形寒肢冷，腰膝酸软，头晕气短，倦怠乏力，纳呆或进食后喘憋，舌淡暗，舌体胖大有齿痕，脉沉细或无脉。

　　组成：黄芪 12～20g，党参 10～15g，陈皮 10～12g，法半夏 9～12g，川牛膝 10～12g，茯苓 10～15g，当归 10～12g，赤芍 10～12g，猪苓 10～12g。

　　功效：温阳散寒，通瘀复脉。

　　加减：血瘀重者加三七粉（分冲）3～6g，生蒲黄 10～12g；脾虚便溏者加生薏苡仁 10～30g，莲子肉 10～12g；畏寒明显者，加干姜 6～10g，肉桂 3～5g。

　　2. 崔公让治疗多发性大动脉炎经验

　　（1）脾肾阳虚型：可见面色㿠白，头晕目眩，畏寒喜暖，肢冷乏力，腰膝酸软，舌淡苔白腻，脉沉细。治以温肾健脾，通经活络，方用通脉活血汤加减，加细辛、制附片温阳之品。

　　（2）气虚血瘀型：可见面色无华，头晕目眩，低热不退，身倦沉困，肢体麻木，胸闷，舌质淡或暗，苔白腻，脉沉细。治以补气养血，活血化瘀，方用通脉活血汤加减，气虚偏重患者加黄芪、白术；血瘀偏重者加桃仁、水蛭。

　　（二）其他单方验方

　　（1）地龙焙干，研粉，装入胶囊，每次 3g，每日 2 次，功可活血化瘀。

　　（2）天麻 15g 煎水，浸钩藤 10g，12 小时后焙干，每次 1～1.5g，每日 3 次，用于大动脉炎眩晕之证。

　　（3）温阳益气通脉汤：附子 10g（先煎 40 分钟），肉桂 10g，干姜 10g，当归 10g，桂枝 10g，黄芪 30g，丹参 30g，川芎 12g，川牛膝 12g，细辛 3g，水蛭 3g（研末分 2 次冲服），治疗阳虚型多发性大动脉炎。

八、中医特色技术

　　针灸对大动脉炎患者血管舒缩功能及抗氧化能力有一定的影响，可以提高患者血中超氧化物歧化酶活性，降低过氧化脂质水平。针灸可以通过改善病变血管舒缩功能，增强体液免疫和细胞免疫功能，减轻血管的损坏及提高机体清除自由基的能力，发挥对大动脉炎的治疗作用。

（一）体针

（1）上肢无脉症：主穴取内关、太渊、尺泽。配穴取曲池、合谷、通里、肩井、曲恒。手法：强刺激，每日1次，每次留针30分钟。

（2）下肢无脉症：取穴足三里、三阴交、太冲、太溪。手法：强刺激，每日1次，每次留针30分钟。

（二）耳针

取穴心、肾、交感、皮质下、内分泌。手法：强刺激后留针1日，每隔30分钟加强1次。

（三）穴位注射疗法

维生素 B_1 100mg 或维生素 B_{12} 250mg 或山莨菪碱 10mg，曲池、足三里穴位注射，每日1次，15～30次为1个疗程。

九、预防与调护

（1）活动期、有脑部缺血症状及严重高血压者应卧床休息，减少活动。饮食富于营养、易消化、无刺激性，同时积极鼓励戒烟。

（2）药物治疗包括肾上腺糖皮质激素及血管扩张药，如盐酸妥拉苏林、烟酸低分子右旋糖酐等。对长期服用激素者应注意观察有无继发感染、水钠潴留、糖尿病、骨质疏松、低钾血症、压疮、股骨头坏死等，还应注意有无腹痛、呕血、黑便等消化道出血症状。嘱患者按医嘱服药，避免突然减药或停药致病情反复。

（3）注意观察病情变化，对发热患者可每日测4次体温。每日测血压、比较患肢与正常肢体血压差异及脉搏搏动情况。注意患肢血液循环变化状况和有无疼痛寒冷及感觉异常等。如出现头痛、眩晕或晕厥等脑缺血症状，应置患者平卧位并立即通知医生。

（4）对有明显脑供血不足和严重高血压患者应建议施行血管重建术治疗。

（5）针对原发病，予以抗感染、抗风湿及抗结核等治疗。

十、各家发挥

（一）辨治思路

1. 从瘀论治

李令根根据本病的病因病机和临床症状，结合多年的临床经验，辨证分析，认为本病多由先天禀赋不足或后天失调，致肝肾气血阴阳不足，脉道不充。外邪风寒湿乘虚而入，致瘀血、痰浊内生。痰浊、瘀血痹阻脉道，使脉道受损，经络阻塞，气血运行不畅，脉络瘀滞发为本病，治疗当以"通"为主，施以祛湿通脉、解毒通脉、养营通脉、温阳通脉、活血通脉、益气通脉、补肾通脉。将本病分为如下六型。

（1）热毒阻络证：身热，肌肉关节疼痛，体倦乏力，心烦失眠，口干喜冷饮，大便燥结，小便黄赤，舌红苔薄黄，脉微弱或无脉、脉数。治法：清热解毒，活血化瘀。方用四妙勇安汤加味。

（2）湿热瘀阻证：发热或潮热，身倦困重，肢体麻木，关节酸痛，不思饮食，胃脘胀满，便溏溲黄，妇人带下赤白，舌尖边红，苔黄腻或白腻，脉数濡细或无脉。治法：清热利湿，活血通脉。方用甘露消毒饮。

（3）气血虚弱证：心悸气短，头晕目眩，失眠多梦，倦怠无力，肢体凉麻，酸楚疼痛，舌淡苔薄白、脉沉伏或微细或无脉。治法：益气补血，活血通脉。方用黄芪桂枝五物汤加减。

（4）气滞血瘀证：心悸易怒，胸闷，善太息，头痛目眩，视物不清，胸背窜痛，舌质暗或有瘀斑，脉弦细或无脉。治法：疏肝理气，活血通络。方用血府逐瘀汤加减。手足心热者加百合；经血有块或痛经者加香附、五灵脂、益母草。

（5）肝肾阴虚，肝阳上亢证：腰膝酸软，肢体麻木，倦怠无力，手足心热，口干咽燥，失眠健忘，耳聋耳鸣，头痛目眩，下肢跛行，四末不温，月经量少色暗或闭经，舌红或舌尖红，少苔，脉细数或弱或无脉。治法：滋阴潜阳，活血通脉。方用镇肝熄风汤加味。

（6）脾肾阳虚证：腰膝酸软，肢体麻木，肢冷无力，脘痞纳少，腹胀便溏，畏寒喜暖，神疲健忘，头晕气短，经期腹痛，面色㿠白，舌淡体胖苔白，脉微细或无脉。治法：温肾健脾，散寒活血。方用阳和汤加减。

2. 从解毒论治

初洁秋等根据本病临床表现及病因病理的研究进展，提出以解毒活血为主的中西医结合治疗方法。慢性期有气血虚弱证，方用黄芪桂枝五物汤加减；气滞血瘀证，方用血府逐瘀汤加减；肝肾阴虚肝阳上亢证，方用镇肝熄风汤加减；脾肾阳虚证，方用阳和汤加减。活动期有热毒阻络证，方用四妙勇安汤加减；湿热郁阻证，方用甘露消毒饮。配合抗风湿、抗结核、抗感染等西药。

（二）特色治法及用药

1. 扶正散邪药治疗多发性大动脉炎

多发性大动脉炎属中医学"脉痹"范畴，陈文阁认为脉痹必有瘀，但是导致瘀滞的病邪不同，所以治疗需有针对性，因寒而瘀，当以温通为主；因湿致瘀，当以除湿为法；因热毒致瘀，当以清热解毒、增津化瘀为法；气血两亏，当气血双补。单纯采用中医治疗或者西医治疗只是片面的，为控制疾病发展变化应采用中西结合治疗。用黄芪桂枝五物汤加减治疗多发性大动脉炎效果明显。黄芪 30g，桂枝 15g，芍药 15g，生姜 10g，大枣 10 枚。由于营卫气血不足，已不能濡养肌肤，加上风寒入侵血脉，导致血行涩滞，运行不畅。全方配伍即可调养卫气营血以扶正，又可散风寒，通血脉。若心烦失眠加远志 15g，炒柏子仁 15g，酸枣仁 15g；腹胀便溏去芍药加大腹皮 15g，肉豆蔻 10g；周身酸痛加当归 15g，川芎 15g，鸡血藤 15g，地龙 10g，络石藤 15g，虎杖 10g； 食少纳呆加鸡内金 15g；瘀血阻络加桃仁 20g，红花 20g；五心烦热加青蒿 15g，鳖甲 10g，配合西医手术或非手术治疗效果更佳，可获得较理想的远期效果，治疗上有明显优势。

2. 活血药治疗风湿性多发性大动脉炎

魏星珠治疗风湿性多发性大动脉炎，诊此病当属脉痹无疑，治以活血祛瘀、温经通络之法，拟血府逐瘀汤加减。处方：当归 20g，生地黄 18g，桃仁 20g，红花 15g，枳壳 15g，赤芍 15g，柴胡 15g，川芎 10g，牛膝 15g，桂枝 20g，制附子 20g，乌蛇 15g，丝瓜络 15g，黄芪 50g，生石膏 20g，甘草 10g。水煎服，配合服用七厘散，以增强活血祛瘀止痛之功。

（于文慧）

第六节　肢体淋巴水肿

　　肢体淋巴水肿是指肢体浅层软组织内淋巴液聚集引起的组织水肿，其临床特点是早期及急性期表现为淋巴液的聚集，病情转入慢性期后，软组织内纤维结缔组织增生，组织增厚及肢体增粗。后期皮肤增厚、变粗、硬如象皮，故亦称象皮肿。本病可因先天性淋巴管发育不良或者继发性淋巴液回流障碍而致。治疗上一方面治疗淋巴系统本身疾病，另一方面降低淋巴系统的负荷，提高淋巴系统的转运能力。淋巴水肿是高致残类疾病，在 WHO 对常见病的排位中淋巴水肿列为第 11 位，致残类疾病排列第 2 位，全世界患者数约达 1.7 亿。尤好发于妇科肿瘤、泌尿系肿瘤术后。

　　本病属于中医学"水肿""尰病""大脚风""象皮肿""脚气"等范畴。

一、临床诊断要点与鉴别诊断

（一）诊断标准

　　肢体淋巴水肿的诊断参照国际淋巴学会 2015 年发布的诊断标准。

　　淋巴水肿可根据病史、临床症状和查体诊断。辅助检查有助于排除其他造成肢体水肿的因素，主要包括淋巴管造影，淋巴闪烁造影术。淋巴闪烁造影检查既可以观察淋巴系统的形态，还可以评估淋巴管功能，临床上广泛应用于肢体淋巴性水肿的诊断、鉴别与疗效的观察。

　　淋巴水肿上肢早期通常柔软有凹陷，抬高上肢肿胀可减轻。随着时间延长和反复皮肤感染，可以呈现典型的象腿症，肢体沉重，肩关节活动受限，37.5%～48% 的患者因此丧失劳动能力。一些小损伤极易引起感染，约 53% 引起丹毒，77% 有感染亚临床表现，如皮温升高、发红和硬化，但通常并不能获得微生物存在的证据。

　　国际淋巴学会关于淋巴水肿的分级标准如下：

　　Ⅰ度：肿胀有凹陷，抬高肢体肿胀减轻。

　　Ⅱ度：质地较硬无凹陷，皮肤指（趾）甲改变，脱毛。

　　Ⅲ度：象腿症，皮肤厚，有巨大皱褶。

（二）鉴别诊断

1. 全身性水肿

　　其特征为：①除了肢体水肿以外，还有头面部和体部水肿；②常常为对称性，如双眼睑水肿、双下肢水肿；③常常有全身性病因可寻。其常见的病因有心源性、肾源性、肝源性、营养不良性、内分泌源性等，如心力衰竭、肾炎、肾衰竭、肝硬化、肝病、食物摄入不足、消化吸收障碍、甲状腺功能低下等。

2. 由外伤引起肢体肿胀

如果患者是因为外伤引起的，局部常有伤口存在，通过检查一般就能诊断，如四肢血肿、四肢骨折、四肢肌肉拉伤、挤压综合征等。动物咬伤，可见动物齿印，如毒蛇咬伤中毒等。辐射、冷、热等物理损伤引起的肢体肿胀，有明显的受伤病史。

3. 肢体急性蜂窝织炎

肢体急性蜂窝织炎是肢体的疏松结缔组织的急性感染。多为乙型溶血性链球菌、金黄色葡萄球菌或大肠杆菌等病菌感染。肢体肿胀，肿胀处疼痛，皮肤发红，红肿边缘界限不清楚。可伴有局部淋巴结肿痛。严重的患者常有畏寒、发热等全身症状。

4. 原发性下肢静脉瓣膜功能不全

原发性下肢静脉瓣膜功能不全是一种常见疾病，先天性静脉壁薄弱、瓣膜缺陷，静脉压升高，加上长时间站立引起。临床表现常见浅静脉隆起、扩张或曲张成团，尤以小腿内侧为明显。患者多有下肢酸胀不适的感觉，同时伴肢体沉重乏力，久站或午后感觉加重，平卧或肢体抬高后明显减轻，有时可伴有小腿肌肉痉挛现象。可伴有下肢水肿，小腿皮肤萎缩、脱屑、色素沉着、干燥，皮肤和皮下组织硬结、湿疹直至顽固性小腿溃疡。有时可并发血栓性静脉炎或急性淋巴管炎。浅静脉瓣膜功能试验（Trendelenburg 试验）、深静脉通畅试验（Perthes 试验）和穿通静脉瓣膜功能试验（pratt 试验）可了解下肢深静脉回流和瓣膜功能情况。下肢静脉造影可帮助诊断。

二、审析病因病机

（一）内因

虚者，多因脾肾之气虚弱，脾虚水停，湿遏气阻，致使气血不通，水津外溢，发为本病。实者，多因血瘀痰凝，气血痹阻，水气运行不畅，故泛溢于外，则肢体肿胀；水饮不化同时又加重了血瘀痰凝，从而形成恶性循环。

（二）外因

常见于有外伤、手术、感染、肿瘤、丝虫病等患者，多因风湿热邪夹杂留恋，流注下肢，阻塞脉络而发病。

三、明确辨证要点

（一）审病因

本病病因可归结为内因与外因。内因为脾虚湿遏，血瘀痰凝；外因常有外伤、手术、感染、肿瘤、丝虫病等病史。

（二）辨虚实

本病的病机性质属本虚标实。虚者，多表现为患肢无力，全身疲惫等；实者，多表现为患肢肿胀疼痛等。

四、确立治疗方略

淋巴水肿的病机性质总属本虚标实，水湿内阻是本病病机的关键。发病初期多为水湿内阻之实证；病至后期，气虚血瘀之虚实夹杂。故辨证论治在初性期多以健脾利湿、活血通络为主，在后期则以理气化湿、活血通络为主。中药熏洗时常用的外治方法，适用于淋巴水肿各证患者。

五、辨证论治

1. 脾虚湿阻证

（1）抓主症：患肢明显水肿，压之凹陷，不随手而起，胀痛。

（2）察次症：患肢胀痛、乏力。

（3）审舌脉：舌质淡、体胖、边有齿痕，苔白腻，脉濡。

（4）择治法：健脾利湿，活血通络。

（5）选方用药思路：本证为脾虚运化失司，湿浊内生，下注阻滞经脉所致，故方用人参健脾丸合参苓白术散，两方合用共奏补气，健脾，除湿，养血之功。

（6）据兼症化裁：瘀热偏盛者，加蒲公英、白花蛇舌草；下肢肿胀明显者，加泽兰、猪苓；皮肤紫暗者，加当归、鸡血藤、赤芍等。

2. 气滞湿瘀证

（1）抓主症：患肢增粗，皮肤增厚，随按即起。

（2）察次症：胸胁满痛。

（3）审舌脉：舌质淡，苔薄白，脉濡或涩。

（4）择治法：理气化湿，活血通络。

（5）选方用药思路：本证为气机运行不畅，湿浊阻滞经络所致，故方用防己黄芪汤合四物汤。前方中防己祛风行水，黄芪益气兼利水，白术补气健脾；后方中当归补血养血，熟地黄滋阴补血，白芍养血柔肝，川芎活血行气。两方共奏理气化湿，活血通络之功。

（6）据兼症化裁：皮肤硬结者，加防己、木瓜；肿胀明显者，加猪苓、车前子；频频抽筋者，加白芍、丝瓜络；色暗者，加附子、肉桂。

六、中成药选用

（1）疏血通注射液：主要成分为水蛭、地龙。每日6ml，加入5%葡萄糖注射液（或0.9%氯化钠注射液）250～500ml中缓缓静脉滴注。有活血化瘀、通经活络之功，用于瘀血阻络所致的缺血性中风中经络急性期，症见半身不遂、口舌㖞斜、语言謇涩。适用于急性期脑梗死见上述表现者。

（2）丹参川芎嗪注射液：主要成分为丹参、盐酸川芎嗪；辅料为甘油、注射用水。静脉滴注，每次5～10ml，用5%～10%葡萄糖注射液250～500ml稀释。用于闭塞性脑血管疾病，如脑供血不全、脑血栓形成、脑栓塞及其他缺血性心血管疾病，如冠心病的胸闷、心绞痛、心肌梗死、缺血性中风、血栓闭塞性脉管炎等症。能降低血液黏度，加速红细胞的流速，改善微循环。

（3）注射用丹参多酚酸盐：主要成分为丹参多酚酸盐。静脉滴注。每次 200mg，用 5% 葡萄糖注射液 250～500ml 溶解后使用。每日 1 次。1 个疗程 2 周。有活血、化瘀、通脉之功。

七、单方验方

（一）名医专家经验方

1. 金军治疗肢体淋巴水肿经验

金军认为本病为气血运行不畅，水走皮下，瘀血内停而致。气虚为本，血瘀水阻为标。

组成：黄芪 30g，太子参、白术各 12g，当归 10g，益母草 30g，泽泻、桑枝、路路通各 15g，地龙 6g，车前草 15g，王不留行 18g，川芎 15g，桃仁 9g，红花 6g，赤芍 9g。

功效：益气通络、活血散瘀、利水消肿。

加减：根据患者体质、病情随证加减。体质壮实加炮山甲、皂角刺；气阴两虚，加北沙参、麦冬、生地黄；患肢红肿疼痛，加金银花、连翘、蒲公英。

2. 万晓燕治疗肢体淋巴水肿经验

万晓燕认为"脾乃气血生化之源""虚者补之""凡血证总以祛瘀为要"，从解决主要矛盾入手，故拟定了益气健脾、通经活络、活血化瘀的治疗原则。采用桃红四物汤加味治疗。

组成：桃仁 15g，红花 15g，当归 10g。赤芍 10g，川芎 9g，生地黄 9g，炙黄芪 30g，茯苓 15g，炒白术 10g，莪术 20g，川芎 10g。

功效：益气健脾、通经活络、活血化瘀。

加减：患肢红热疼痛者加蒲公英、野菊花各 10g。气阴两虚者加浙贝母 15g，麦冬 15g，沙参 15g。大便秘结者加酒制大黄 10g。心烦不寐者加合欢皮 15g，夜交藤 15g。

（二）其他单方验方

（1）牛黄 0.9g，麝香 4.5g，乳香（醋制）30g，没药（醋制）30g。用法：每次 3～6g，热陈酒送下，每日 2～3 次，口服。功用：清热解毒、消肿止痛。

（2）黄芪、鸡血藤各 30g，当归、赤芍各 15g，牛膝 12g，桂枝、川芎、桃仁、红花、山甲、血竭、乳香、刘寄奴各 10g。用法：水煎服。功用：益气活血。

八、中医特色疗法

（一）外治

（1）中药熏洗：为常用的外治方法，适用于淋巴水肿各证患者。可用桂枝、鸡血藤、双花、苏木、红花、透骨草、千年健、乳香、没药、干姜、花椒、樟脑等，不煎沸加酒后外熏洗。

（2）可配合缠缚疗法，或穿合适的弹力袜。

（3）贴敷疗法

1）商路、山奈、食盐等份研末，或加川椒、苦楝根皮同研末，加烧酒调糊，贴敷患处。每日 1 次。

2）紫荆皮、乳香、没药、白芷各适量研末，凡士林调膏外敷，敷药范围较患处宽约 1cm，用纱布覆盖包扎。每 2～3 日换药 1 次。用于急性淋巴水肿。

（二）辐射热烘疗法

借鉴传统烘绑疗法利用辐射热使患肢组织软化。

九、预防与调护

（1）抬高患肢30°休息，利用重力作用可帮助淋巴液回流，使水肿减轻。

（2）急性期患者应注意减少进水量，并低盐饮食，以减少组织内的水钠潴留，有利于水肿的治疗。

（3）预防患肢感染的发作，炎症可加重淋巴管的阻塞，使水肿加重。

（4）予弹力护腿或穿弹力袜保护。

十、各家发挥

从湿论治：杜凯认为本病致病主因为湿邪，致病主机为湿邪痹阻，脉络郁闭。清代叶天士曾发出"吾吴湿邪害人最广"之叹，何梦瑶亦指出湿邪伤人"上下中外，无处不到"。早在《内经》中，就有"地之湿气，感则害皮肉筋脉"和"诸湿肿满，皆属于脾"之言，湿邪在发病之初就已伴随本病，并随之发展，又因湿邪黏滞、重着的特性，往往难以速去，久而久之，留而不去则发为水肿。故本病主要病机虽为湿邪闭阻脉络，但与脾、肺、肾三个脏腑息息相关。脾气虚损，运化无权，津液不能上输于肺，水道不通，湿邪内生，闭阻于肢体脉络，又因肾气虚弱，关门不利，致使津液外溢，流注肌肤，发为本病。而长期的湿邪闭阻，往往又会使气机郁滞，以致痰浊、瘀血等病理产物内生。

（张百亮）

第十二章 妇科疾病

第一节 多囊卵巢综合征

多囊卵巢综合征（polycystic ovary syndrome，PCOS）是青春期及育龄期女性最常见的妇科内分泌疾病之一，以持续无排卵、雄激素过多和胰岛素抵抗为主要特征并伴有生殖功能障碍及糖脂代谢异常。临床表现有月经紊乱、肥胖、多毛、痤疮、黑棘皮、不孕及孕后流产等。

本病属于中医学"不孕""月经过少""月经后期""闭经""崩漏""癥瘕"等范畴。

一、临床诊断要点与鉴别诊断

（一）诊断标准

多囊卵巢综合征诊断为排除性诊断。目前较多采用的诊断标准是欧洲生殖和胚胎医学会与美国生殖学会 2003 年提出的鹿特丹标准：

（1）稀发排卵或无排卵。

（2）高雄激素的临床表现和（或）高雄激素血症。

（3）卵巢多囊改变：超声提示一侧或双侧卵巢直径 2～9mm 的卵泡≥12 个，和（或）临床体积≥10ml。

（4）3 项中符合 2 项并排除其他高雄激素病因，如先天性肾上腺皮质增生（库欣综合征）、分泌雄激素的肿瘤等。

（5）病史：多起病于青春期，初潮后渐现月经稀发或稀少，甚则闭经，或月经频发、淋漓不尽等，渐可转为继发闭经、不孕、肥胖、多毛等症状。

（6）症状

1）月经失调：主要表现为月经稀发与闭经，也有表现为月经频发或淋漓不净等崩漏征象。

2）不孕：主要与月经失调和无排卵有关，即使妊娠也易出现不良妊娠结局。

（7）体征

1）多毛：可出现毛发增粗、增多，尤以性毛为主，还可见口唇细须。亦有部分患者出现脂溢性脱发。

2）痤疮：多见油性皮肤及痤疮，以颜面、背部较著。

3）黑棘皮：常在阴唇、项背部、腋下、乳房下和腹股沟等皮肤褶皱部位出现对称性灰褐色色素沉着，呈对称性，皮肤增厚，质地柔软。

4）肥胖：多始于青春期前后，其脂肪分布及体态并无特异性，常见腹部肥胖（腰围/臀围≥0.80），体重指数（BMI）≥25。

（8）检查

1）全身检查：常有多毛、痤疮及黑棘皮症等。

2）妇科检查：外阴阴毛较长而浓密，可布及肛周、腹股沟及腹中线；阴道通畅；子宫体大小正常或略小；双侧或单侧卵巢增大，较正常卵巢大1～3倍，呈圆形或椭圆形，但质坚韧，也有少数患者卵巢并不增大。

3）辅助检查：根据病史及临床表现疑似PCOS者，可行下列检查。

A. 基础体温（BBT）：不排卵患者表现为单相型。

B. B型超声检查：见双侧卵巢均匀性增大，包膜回声增强，轮廓较光滑，间质内部回声增强。一侧或双侧卵巢各可见12个以上直径为2～9mm无回声区围绕卵巢边缘，呈车轮状排列，称为"项链征"。连续监测未见优势卵泡发育和排卵迹象。

C. 内分泌测定：①血清雄激素。睾酮水平通常不超过正常范围上限2倍（如果T水平高于正常范围上限2倍，要排除卵巢和肾上腺肿瘤的可能）。雄烯二酮浓度升高，脱氢表雄酮（DHEA）、硫酸脱氢表雄酮（DHEAS）浓度正常或者轻度升高，性激素结合球蛋白（SHBG）低于正常值提示患者血清中睾酮水平增加。②血清FSH、LH。卵泡早期血清FSH值偏低或者正常而LH值升高，LH/FSH＞2～3。③血清雌激素雌酮（E_1）升高，雌二醇（E_2）正常或者轻度升高，恒定于早卵泡期水平，无周期性变化，E_1/E_2＞1，高于正常周期。④血清催乳素。部分患者可出现血清催乳素（PRL）水平轻度增高。⑤尿17-酮类固醇。正常或者轻度升高，正常时提示雄激素来源于卵巢，升高时提示肾上腺功能亢进。⑥葡萄糖耐量试验（OGTT）。测定空腹胰岛素水平（正常＜20mU/L）及葡萄糖负荷后血清胰岛素最高浓度（正常＜150mU/L）。注意结合糖尿病家族史。⑦促甲状腺素水平。排除甲状腺功能异常引起的高雄激素血症。

D. 诊断性刮宫：月经前或者月经来潮6小时内行诊断性刮宫，子宫内膜呈增生期或增生过长，无分泌期变化。对B超提示子宫内膜增厚的患者或者年龄＞35岁的患者应进行诊断性刮宫，以排除子宫内膜不典型增生或子宫内膜癌。

E. 腹腔镜检查：通过腹腔镜可见卵巢增大，包膜增厚，表明光滑，呈灰白色，有新生血管，包膜下显露多个卵泡，但无排卵征象（排卵孔、血体或黄体）。腹腔镜下取卵巢组织送病理检查，诊断即可确定，在诊断的同时可进行腹腔镜治疗。

（二）鉴别诊断

1. 卵泡膜细胞增殖症

临床表现和内分泌检查与PCOS相似但比PCOS更加严重，而且肥胖与男性化的程度比PCOS更明显。血清睾酮值增高，硫酸脱氢表雄酮水平正常，LH/FSH可正常。卵巢活组织检查，镜下可见卵巢皮质黄素化的卵泡膜细胞群，皮质下无类似PCOS的多个小卵泡。

2. 肾上腺皮质增生或肿瘤

血清硫酸脱氢表雄酮值超过正常范围上限2倍时，应与肾上腺皮质增生或肿瘤相鉴别。

肾上腺皮质增生患者的血 17α-羟孕酮明显增高，ACTH 兴奋试验反应亢进，地塞米松抑制试验抑制率≤0.70，肾上腺皮质肿瘤患者则对这两项试验均无明显反应。

3. 卵巢雄激素肿瘤

卵巢睾丸母细胞瘤、门细胞瘤、肾上腺残迹肿瘤等均可产生大量雄激素，但多为单侧性、实性，进行性增大明显，可通过 B 超、CT 或 MRI 协助鉴别。

4. 甲状腺功能异常

临床上甲状腺功能异常也可出现月经失调或闭经，可通过检测血清 TSH 鉴别。

二、审析病因病机

（一）肾气亏虚

禀赋不足，素体孱弱，或早婚房劳，肾气受损，天癸乏源，血海空虚，而致月经稀少，甚至经闭不行而难以受孕。

（二）脾虚痰湿

素体肥胖，痰湿内盛，或饮食劳倦，或忧思过度，损伤脾气，脾失健运，痰湿内生，阻滞冲任胞脉，而致月经稀少或经闭不来，不能摄精成孕。

（三）气滞血瘀

精神抑郁，或暴怒伤肝，情志不畅，肝气郁结，气滞则血瘀；或经期、产后调摄不慎，余血未尽复感邪气，寒凝热灼而致血瘀。瘀阻冲任，闭阻胞脉，经血不能下达，而致闭经或不孕。

（四）肝郁化火

素性抑郁，或七情内伤，情志不遂，郁久化火，热扰冲任，冲任不调，气血失和，而致面部多毛、痤疮、月经紊乱、不孕。

总之，本病主要是以脏腑功能失调为本，痰浊、瘀血阻滞为标，故临床表现多为虚实夹杂、本虚标实之证。其发病多与肾、脾、肝关系密切，但以肾虚、脾虚为主，加之痰湿、瘀血等病理产物作用于机体，导致"肾-天癸-冲任-胞宫"生殖轴功能紊乱而致病。

三、明确辨证要点

（一）辨脏腑

本病为肾、脾、肝三脏功能失调，月经稀发，甚或闭经，症见头晕耳鸣，腰膝酸软，舌淡，苔白，脉细或沉，为肾虚；症见肢倦神疲，脘腹胀闷，带下量多，舌体胖大，色淡，苔腻，为脾虚；症见精神抑郁，烦躁易怒，胸胁胀满，乳房胀痛，舌红，脉沉弦，为肝郁。

（二）辨虚实

虚者多责之肾、脾，实证多责之肝郁。本病除脏腑功能失调外，同时与痰湿、血瘀互为因果作用于机体而致病，故临床以虚实夹杂证多见。若素体脾虚，饮食不节，或劳倦过度，损伤脾气，脾失健运，痰湿内生，阻滞冲任，气血运行受阻，内阻胞宫，清阳不升，血海不能按时满盈，为脾虚湿盛。平素情志不舒，烦躁易怒，肝郁气滞，瘀血内停，冲任受阻，瘀滞胞络，为气滞血瘀。

四、确立治疗方略

本病治疗以补肾治其本，健脾理气化痰、疏肝解郁泻火、活血化瘀调经治其标，标本同治。同时还应根据月经周期的不同时间和患者的体质情况辨证论治，选方用药。青春期重在调经，以调畅月经为先，恢复周期为本；育龄期以助孕为要。根据体胖、多毛、卵巢增大、包膜增厚的特点，临床常配以祛痰软坚、化瘀消癥之品治疗。

五、辨证论治

（一）肾虚证

1. 肾阴虚证

（1）抓主症：月经初潮迟至，月经后期、量少、色淡质稀，渐至闭经，或月经延长，崩漏不止；婚久不孕，形体瘦小，面额痤疮，唇周细须显现。

（2）察次症：头晕耳鸣，腰膝酸软，手足心热，便秘溲黄。

（3）审舌脉：舌质红，少苔或无苔，脉细数。

（4）择治法：滋肾填精，调经助孕。

（5）选方用药思路：本证为肾阴亏虚，精血不足，冲任亏虚，天癸延迟不至，亦不能凝精成孕，故方用左归丸（《景岳全书》）去牛膝。方中重用熟地黄滋肾填精，大补真阴；山药补脾益阴，滋肾固精；枸杞子补肾益精，养肝明目；山茱萸养肝滋肾，涩精敛汗；龟板胶和鹿角胶，为血肉有情之品，峻补精髓，龟板胶偏于补阴，鹿角胶偏于补阳，在补阴之中配伍补阳药，取"阳中求阴"之义；菟丝子益肝肾，强腰膝，健筋骨。诸药合用，共奏滋阴补肾，填精益髓之效。

（6）据兼症化裁：若有胁胀痛者加柴胡、香附、白芍疏肝解郁柔肝；咽干、眩晕者，加玄参、牡蛎、夏枯草养阴平肝清热；心烦，失眠者，加五味子、柏子仁、夜交藤养心安神。

2. 肾阳虚证

（1）抓主症：月经初潮迟至，月经后期、量少、色淡、质稀，渐至闭经，或月经周期紊乱，经量多或淋沥不净；婚久不孕，形体较胖，腰痛时作，头晕耳鸣，面额痤疮，性毛浓密。

（2）察次症：小便清长，大便时溏。

（3）审舌脉：舌淡，苔白，脉沉弱。

（4）择治法：温肾助阳，调经助孕。

（5）选方用药思路：本证系禀赋素弱，肾阳不足，天癸至而不盛，血海不满，肾阳虚衰，气化不利，故方用右归丸（《景岳全书》）去肉桂，加补骨脂、淫羊藿。方中以附子、鹿角胶温补肾阳，填精补髓；熟地黄、枸杞子、山茱萸、山药滋阴益肾，养肝补脾；菟丝子补阳益阴，固精缩尿；杜仲、补骨脂、淫羊藿补益肝肾，强筋壮骨；当归养血和血，助鹿角胶以补养精血。诸药配合，共奏温补肾阳，填精止遗之功。肾中阳气温运脾土，使后天之精得以化生，先天之精化生的天癸，在后天之精的充养下最后成熟，通过天癸作用，形成月经，起到调经助孕的功效。

（6）据兼症化裁：若患者肾阴亏虚，致肾阴阳两虚，恐其辛热伤肾，去肉桂、附子，加阿胶。兼有月经不至或愆期，为痰湿阻滞脉络所致，可加半夏、陈皮、贝母、香附以理气化痰通络；兼见少腹刺痛不适，月经有血块而块出痛减者，为血滞，可酌加桃仁、红花以活血行滞。

（二）脾虚痰湿证

（1）抓主症：月经后期量少色淡，或月经稀发，甚则闭经，形体肥胖，多毛。

（2）察次症：头晕胸闷，喉间多痰，肢倦神疲，脘腹胀闷；带下量多，婚久不孕。

（3）审舌脉：舌体胖大，色淡，苔厚腻，脉沉滑。

（4）择治法：化痰除湿，通络调经。

（5）选方用药思路：本证为痰湿脂膜阻滞于冲任，气血运行受阻，痰湿内阻胞宫，清阳不升，血海不能按时满盈，故方用苍附导痰丸（《叶氏女科》）。方用半夏、胆南星、茯苓、苍术，四药配伍化痰燥湿健脾；陈皮、香附、枳壳行气化痰解郁；生姜散寒；神曲健脾和胃；甘草调和诸药。全方共奏化痰除湿，通络调经之效。

（6）据兼症化裁：若月经不行，为顽痰闭塞，可加浙贝母、海藻、石菖蒲软坚散结，化痰开窍；痰湿已化，血滞不行加川芎、当归活血通络；脾虚痰湿不化加白术、党参以健脾祛湿；胸膈满闷加郁金、薤白以行气解郁。

（三）气滞血瘀证

（1）抓主症：月经后期量少或数月不行，经行有块，甚则经闭不孕。

（2）察次症：精神抑郁，烦躁易怒，胸胁胀满，乳房胀痛。

（3）审舌脉：舌体暗红有瘀点、瘀斑，脉沉弦涩。

（4）择治法：理气活血，祛瘀通经。

（5）选方用药思路：本证因情志内伤，或外邪内侵，气机郁结，冲任气血郁滞，经行不畅，故方用膈下逐瘀汤（《医林改错》）。方中以当归、川芎、赤芍养血活血，与逐瘀药同用，可使瘀血祛而不伤阴血；牡丹皮清热凉血，活血化瘀；桃仁、红花、五灵脂破血逐瘀，以消积块；佐以香附、乌药、枳壳、延胡索行气止痛；甘草调和诸药。全方共奏活血逐瘀，破癥消结之力。气滞伤肝，阻碍经血化生，膈下逐瘀汤中运用逐瘀药物，行气活血，瘀血祛而经血通。

（6）据兼症化裁：若经血不行可选加牛膝、卷柏、泽兰等行血通经之品；若寒凝血瘀，见小腹凉，四肢不温，酌加肉桂、巴戟天、石楠叶以温阳通脉。

（四）肝郁化火证

（1）抓主症：月经稀发、量少，甚则经闭不行，或月经紊乱，崩漏淋漓，毛发浓密，面部痤疮。

（2）察次症：经前胸胁乳房胀痛，肢体肿胀，大便秘结，小便黄，带下量多，外阴时痒。

（3）审舌脉：舌红苔黄厚，脉沉弦或弦数。

（4）择治法：疏肝理气，泻火调经。

（5）选方用药思路：本证为肝气郁结，疏泄无度，气机失调而致，故方用丹栀逍遥散（《内科摘要》）。方中柴胡疏肝解郁；当归甘辛苦温，养血和血；牡丹皮清热凉血，活血祛瘀；白芍酸苦微寒，养血敛阴，柔肝缓急；白术、茯苓健脾祛湿，使运化有权，气血有源；栀子泻火除烦；甘草益气补中，缓肝之急。用法中加入薄荷少许，疏散郁遏之气，透达肝经郁热；烧生姜温胃和中。全方共奏疏肝理气，泻火调经的作用。

（6）据兼症化裁：若湿热之邪阻滞下焦，大便秘结，加大黄清里通便；若肝气不舒，溢乳，加夏枯草、炒麦芽以清肝回乳；胸胁满痛，加郁金、王不留行以活血理气；月经不行加生山楂、牡丹皮、丹参以活血通经；若肝经湿热而见月经不行、带下多、阴痒者，可选用龙胆泻肝汤。

六、中成药选用

（1）育阴丸（黑龙江中医药大学附属第一医院制剂）：成分为熟地黄、龟板、山茱萸、白芍、续断、桑寄生、山药、杜仲、牛膝、牡蛎、海螵蛸。口服每次1丸（6g），每日3次。适用于肝肾阴虚证见月经不调、闭经、崩漏等。

（2）调经助孕颗粒（黑龙江中医药大学附属第一医院制剂）：成分为白芍、川楝子、当归、牛膝、瓜蒌、枳壳、白术、王不留行、通草、皂刺。每次10g，每日3次，开水冲服。适用于肝气郁结、肝郁化火证见月经不调、闭经等。

（3）调肝丸（黑龙江中医药大学附属第一医院制剂）：每次1丸（6g），每日3次。适用于肝郁气滞、气滞血瘀证见月经不调、不孕症等。

（4）麒麟丸：成分为制何首乌、墨旱莲、淫羊藿、菟丝子、锁阳、党参、郁金、枸杞子、覆盆子、山药、丹参、黄芪、白芍、青皮、桑椹。每次6克，每日2～3次，或遵医嘱。适用于肾虚精亏证见月经不调、不孕症等。

七、单方验方

（一）名医专家经验方

1. 罗氏促排卵方（罗元恺）
组成：党参20g，枸杞子20g，巴戟天15g，淫羊藿12g，熟地黄12g，炙甘草6g，当归10g，菟丝子20g，熟附子6g。
主治：脾肾两虚之多囊卵巢综合征。

2. 益肾通经方（卢苏）
组成：熟地黄10g，川牛膝10g，丹参10g，赤芍10g，白芍10g，炒当归10g，柏子仁10g，泽兰10g，茺蔚子10g，生茜草10g。
主治：阴虚火旺之肾虚痰瘀型多囊卵巢综合征。

3. 温肾化痰祛瘀汤（李勇生）
组成：鹿角片15g，肉苁蓉15g，菟丝子15g，黄芪15g，当归15g，白芍15g，怀山药15g，山茱萸15g，熟地黄15g，桃仁10g，红花10g，胆南星10g，石菖蒲10g，贝母10g。
主治：肾虚痰湿型多囊卵巢综合征。

4. 瓜石汤（刘奉五）

组成：天花粉 15g，石斛 12g，生地黄 12g，麦冬 12g，冬葵子 12g，玄参 9g，瞿麦 9g，马鞭草 30g。

主治：表现为闭经的多囊卵巢综合征辨证为实热型者。

（二）其他单方验方

（1）滋阴奠基汤：当归 15g，赤芍 10g，白芍 10g，熟地黄 12g，山茱萸 6g，山药 10g，泽泻 10g，牡丹皮 10g，茯苓 10g，续断 12g，菟丝子 10g，紫河车 9g。每日 1 剂，水煎服。适用于肾阴虚之肾虚痰瘀型多囊卵巢综合征。

（2）清热固经丸：黄芩 10g，黄柏 10g，龟甲（炙）10g，椿根皮 10g，白术（焦）10g，山药 10g，栀子 10g，生地榆 10g，乌贼骨 15g。每日 1 剂，水煎服。适用于湿热内蕴之多囊卵巢综合征者。

（3）玄参 20g，苍术 12g，麦冬 20g，杜仲 15g，茯苓 20g，生黄芪 30g，枸杞子 15g，五味子 10g，葛根 20g，熟地黄 15g，山药 30g，山茱萸 15g，炮穿山甲 10g，当归 15g，川芎 15g，柴胡 20g，枳实 10g，半夏 15g，菟丝子 15g，淫羊藿 15g，续断 15g。每日 1 剂，水煎 2 次，药汁混匀约 300ml，分早晚 2 次饭后 30 分钟口服。适用于脾肾亏虚、痰湿内阻、瘀血凝滞者。

八、中医特色技术

（一）针刺疗法

取关元、中极、子宫、三阴交等穴。月经第 14～17 日每日针刺 1 次，每次留针 15 分钟。

（二）艾灸疗法

取关元、子宫、三阴交、足三里、脾俞、丰隆等穴。

（三）耳针疗法

取肾、肾上腺、内分泌、卵巢、神门等穴。

九、预防与调护

（一）饮食指导

向患者讲解营养知识，并通过相互交流及互动等方式，让患者能够认识 PCOS 治疗当中的饮食与营养要点。安排患者前往医院营养科就诊，让营养师为其制定合适的膳食搭配，以调节其饮食结构、纠正不良的饮食习惯，并科学指导其每餐进食量大小。

（二）运动指导

患者每周均应进行 4～5 次的有氧运动，每次运动时间均在 0.5 小时以上，运动方式多样，可慢跑，可快走，也可游泳等，运动强度逐渐使得心率达到 110～140 次/分，注意运动时间一般应在早餐或者晚餐 1 小时之后。

（三）心理护理

护理人员应教育患者保持良好的心态，强调良好的心态在 PCOS 治疗过程中的重要性，积极改变患者对疾病的认识，使其树立战胜疾病的信心，对既已存在的及潜在的新症状应做好充分的心理准备。

十、各家发挥

（一）辨治思路

1. 从肝肾论治

韩百灵认为，本病成因复杂，或因肾虚，或因痰湿，或因肝郁，唯因肝郁者尤多，肝气郁结，疏泄失司，气血失调，冲任不能相资，而致不孕。故立疏肝解郁、理血调经之法，此即种子先调经，调经必先疏肝。

韩延华秉承韩百灵学术思想，认为女子经孕主要与肾、肝、脾三脏密切相关。肾藏精，为元阴元阳之所，主生殖，胞络系于肾，肾气旺盛、冲任通盛、精血充沛；肝藏血，女子为阴柔之体，以血为本，主疏泄，足厥阴肝经与冲任脉互为沟通，冲为血海，任主胞宫，冲任二脉的通盛离不开肝的调节；肾为先天之本，脾为后天之本、气血生化之源，一方虚损则机体调节失常。肝肾同居于下焦，肝肾同源，精血互生，肾虚则水不涵木，使肝疏泄失职，肝的疏泄功能失常，五脏六腑之精则不能藏之于肾，可致肾精不足，天癸亏乏，则可以影响冲任胞宫，出现月经变化或不孕。肝经与冲任胞宫紧密相连，冲任二脉的通盛离不开肝的调节，肝藏血司疏泄，方可冲任盛满，经期如常，胎孕有期。若肝血虚，冲任不足，或疏泄无力，气滞血瘀，致冲任二脉不能通盛，则经孕诸疾由此变生。女子多因情志致病，肝体阴而用阳，若肝气郁结，疏泄失常，气机逆乱，破坏阴阳的动态平衡，使阴精失于润泽，阳气不能施化，则发生排卵障碍。肝郁日久，疏泄失常，郁而化热，则见面部痤疮。五脏相生相克，一脏生病常及于他脏，变生他证。肝木克脾土，脾失健运，聚湿成痰，则形体肥胖。基于以上理论，韩延华认为本病病因病机主要涉及肾、肝、脾三脏，尤以肝肾为重。肾虚肝郁为此病的主要病机，肾虚为本，肝郁为标。肝肾为病常累及其他脏腑变生他证，但究其根源仍在于肝肾。

2. 从肾虚论治

王秀霞认为，本病发生的核心病机为肾虚，其他病机如痰湿、血瘀等均是以肾虚为本，由此发展，因虚致实。根据《素问·上古天真论》中"二七而天癸至，任脉通，太冲脉盛，月事以时下，故有子"的记载，说明月经的产生是"肾气-天癸-冲任-胞宫"的协调而产生的结果，其中肾是主要环节。若"肾气"这个环节出现问题，肾虚不能化生精血为天癸，则冲不盛，任不通，诸经之血不能汇集冲任而下，血脉不盈则形成月经失调和不孕。在临床上往往发现单纯肾虚型多囊卵巢不孕的患者少之又少，经常不同程度地合并有其他的痰湿或血瘀引起的兼杂症状，但肾虚仍然是其核心和根本，因此从肾虚论治本病具有现实意义上的可行性和必要性。

侯丽辉认为本病的发病是肾、肝、脾功能失调产生痰、瘀病理产物壅塞胞宫的一组以代谢异常、生殖障碍为主的综合征。其中肾虚是根本，治疗要通过补肾调经，达到调整卵巢功能，促进排卵，恢复月经的目的。单纯的痰湿不足以引起闭经，应该是在有肾虚的前提下导致的，因此治疗当重视"肾"功能的恢复，"补肾化痰"来调经助孕。卵子属于生殖之精，其发育成熟依赖于肾精的滋养，排出则依赖于肾阳的鼓舞。若肾精亏虚，卵子缺乏生长发育的物质基础，难以成熟；若肾阳亏虚，无法推动气血运行，导致运行不畅，瘀结冲任胞脉，排卵无力。因此"肾"是根本，补肾乃治疗本病的关键。

3. 从痰瘀论治

丛慧芳认为，本病的关键病机为"痰瘀带脉"。推崇元代朱震亨提出的"痰挟瘀血，遂成窠囊"的著名论断。肾阳不足，肾之气化功能失常，则会导致体内水湿停滞，湿聚则生痰。脾位于中焦，在水液代谢中起着枢纽作用。脾气强健则运化水液的功能方可正常，若脾阳虚，一方面，摄入到人体内的水液无法经过脾的运化化生津液而滋养脏腑；另一方，人体代谢后水湿，无法转化成废物排出体外，因此水湿停聚则生肿满。"女子以肝为先天"，女性在现代生活中常承受着较大的压力，且女性禀性敏感多疑，故常心情抑郁，或见经前胸肋、胀痛，心烦焦虑等肝郁症状。肝郁则疏泄功能失常，气机阻滞。气机乃一身津液运行之动力，动力不足则津液布散失常，久而痰湿乃生。肝气郁结，横逆脾脏，则进一步影响水液代谢，痰湿更甚。津血本为同源，肾虚、脾虚、肝郁既可以产生痰湿，又可以产生瘀血，痰浊与瘀血均为病理产物。痰瘀稽留阻滞冲任，胞宫血海蓄溢失常而月经稀发，甚则闭经、不孕。

4. 从气血论治

吴惟康论治本病十分重视"女子以血为本，以气为用"的思想，认为女子之生理、病理，无不以此为根本，故在论治妇科诸疾中以气血为纲。吴惟康认为气行不畅，津血停滞，故痰湿内生，瘀血内停，气痰瘀互结而致多囊卵巢综合征的发生。治疗当在理气通滞基础上，兼以化痰散结，活血化瘀，常选用苍附导痰丸、桂枝茯苓丸等。同时强调在气血为纲基础上，协调脏腑，提出辨证求因，以气血为纲，肝脾肾为要；调经肝为先，疏肝经自调等观点。

（二）特色治法及用药

1. 补肾疏肝，活血调冲

韩百灵据数十年临床经验，自拟"百灵调肝汤"进行治疗。该方方药组成为当归、白芍、牛膝、川楝子、枳实、皂刺、王不留行、通草等。

韩延华通过多年的临床和教学经验认为本虚标实、虚实夹杂的复杂疾病，以肾虚为本，兼有肝郁、血瘀、痰湿等标实之证，女子以肝为先天，故尤以肝郁为重，提出补肾疏肝，活血调冲的治疗大法。肝肾同治，兼以调冲任。方药为育阴汤与调肝汤加减化裁而得自拟经验方"补肾活血调冲汤"。在治疗此疾病时强调在临床表现上多为月经后期或是闭经，很多医家一味或重用活血之剂，但未得奇效，其因为肾虚不足，精血同源，肾精匮乏则血竭，虽用活血药却无血可下，故在调经方面常用"精满自溢""水道调和而舟自行"来形容肝肾治疗此病的原理和重要性；并指出女子为病多为情志致病，故在行医施药时应遵循大医之道，考虑患者感受，进行合理疏导，这样可起到"药"半功倍的奇效。方药运用补肾活血调冲汤以补肾疏肝，活血调冲为大法，治疗肾虚肝郁型。此方中采用熟地黄、山茱萸滋补肝肾，熟地黄补肾水真阴，通血脉，能够调节微循环；再配以山药、菟丝子，补肾培本；巴戟天善补肾助阳，配合龟板此血肉有情之品，滋水制火，调和阴阳；丹参曾有"一味丹参功同四物"之美名，当归味甘而重，故专能补血，气轻而辛，故又能行血，与怀牛膝共奏补中有行，行中有补之功效；香附、柴胡为血中之气药，气为血之帅，疏肝理气，解郁散结，气行则血行，采用以动治静，调和体内阴阳、气血；赤芍以其性味苦、微寒入肝经，加以益母草重在活血调经通络，气血足，经络畅，疏泄有度。运用此方剂着重强调，虽肾虚肝郁应补肾疏肝、活血调冲，但在用药上应全面考虑，虽有肝郁但不可过度用疏泄之药，如柴胡，此药为疏肝理气之要药，但柴胡性升散，古时就有"柴胡可劫肝阴"之说。故此药剂量不宜过大。

2. 补肾活血，分期论治

王秀霞认为 PCOS 临床表现为闭经者，如始以补肾滋肾，恐方法过甚，应循序渐进。故首先以自拟"调经方"治本通经，养血活血，补而不滞，滋而不腻，待宫血调和。月经期经血来潮，治以活血化瘀、理气调经促进经血的顺利排泄。且配合西药（黄体酮）降低血雄激素水平，从而恢复排卵功能。至经间期，此乃重阴必阳，阳盛阴动时期，王秀霞根据多年临床经验总结，此时期适当应用活血通络、促进排卵之药物，应用赤芍、鸡血藤、益母草等药物，其中赤芍有散瘀行血之效；鸡血藤入血分，性质和缓，擅通经络，擅于行血补血；益母草既能活血，又能祛瘀，为经产要药。症状好转后，则以调补冲任，益肾调经为主，自拟"益肾促孕方"中用仙茅、淫羊藿、山茱萸、巴戟天、鹿角霜、益智仁、生杜仲温肾阳，肾阳之虚得补，就能温煦其他脏腑，从而消除或改善全身的阳虚诸症；覆盆子、枸杞子补肝肾，益精血，填补肾阴，肾阴阳双补，体现了"阴中求阳，阳中求阴"的中医治则；茯苓作为化痰药首选，还有健脾利水渗湿、利水助其行血之功，于补肾之中又提携升阳、除湿使清浊攸分以助调理冲任之效，辅以浙贝母、香附、郁金等行气化瘀之药。之后在患者确立诊断为妊娠时立即给予保胎方进行保胎治疗，预防先兆流产。临证治疗思路清晰，组方配伍恰当，契合病机，使肾精充足，经血自调，氤氲时至，可收到良好疗效。

3. 补肾化痰，治痰同源

侯丽辉认为本病基本病机是肾虚为本，痰和瘀阻滞为标的"痰瘀胞宫"。临床遵循"补肾化痰，治痰同源"的治疗大法，创制方剂"补肾活血化痰方"。该方主要由黄芪、淫羊藿、苍术、茯苓和丹参等组成。治疗时随证加减，痰湿重者随证加入橘红、姜半夏、胆南星等燥湿化痰，陈皮、香附以解痰郁，瘀重者加重丹参用量，随证加入桃仁、牡丹皮、皂角刺、泽兰活血通络，达到"以通为补，邪祛则正自安"的目的。在治疗过程中观察临床证候及实验室指标的改变加减化裁，"痰瘀"邪气祛半，缓缓加重补肾健脾之品，如白术、陈皮、山药等，共奏补肾健脾，化痰祛瘀之效。

4. 中西互参，三辨结合

侯丽辉主张在辨证的基础上，借助西医诊断技术，以开阔辨证论治、立方遣药的优势，采用国际公认的鹿特丹标准来确诊该病，然后根据不同年龄阶段女性的生理特点，以及气血阴阳的转化，审证求因进行辨证论治。其次是中西药合用，相互协同，增强疗效。侯丽辉认为西医解剖学、药理学和实验室的检测水平均高于传统医学，但中医阴阳五行、脏腑气血辨证等精髓仍为西医学所不能企及。因此在辨证论治时注重发挥中医四诊的长处，参考西医的检测结果，对症治疗以求疗效。根据临床不同时期超声中子宫内膜厚度、卵泡大小判定患者处于月经周期何阶段，根据检查结果指导治疗，配合不同中药，以达促排、排卵后补肾健脾安胎的不同目的。根据基础体温的变化指导用药，现代中医学认为基础体温的产生乃由阴阳气血的消长转化，氤氲之气熏蒸于肤使然。若基础体温持续单相，则根据辨证分型论治，或补肾疏肝，或补肾活血，或健脾化痰，或活血通络；若基础体温已上升，提示患者已排卵，此时应以温肾固冲为主，常以经验方调经 3 号加杜仲、菟丝子、覆盆子、墨旱莲等药；若基础体温达到高温相，随后有下降趋势，若患者备孕，则继续用补肾固冲之法；若患者在避孕中，则在调经 3 号方中加入活血通经之药，如川芎、益母草、香附等。与此同时，注重患者心理调节，采用"辨病-辨证-辨体"三辨相结合，把握疾病的发展和传变规律，最终达到治疗目的。

（李　娜　韩洁茹）

第二节　不　孕　症

凡婚后未避孕、有正常性生活、夫妻同居 1 年而未受孕者，称为不孕症（infertility）。其中从未妊娠者称为原发不孕，有过妊娠而后不孕者称为继发不孕。近年，WHO 统计不育夫妇占已婚育龄夫妇的 7%～15%，我国每 6 对夫妇中有 1 对不育，其中女方因素占 50%～60%，男方因素占 30%～40%，男女双方因素占 10%。排卵功能障碍引起的不孕占女性不孕症的 25%～30%，输卵管性不孕占不孕原因的 30%～50%。

本病属于中医学"不孕""无子""全不产""绝子""断绪"等范畴。

一、临床诊断要点与鉴别诊断

不孕症的诊断参照中华中医药学会 2012 年制订的《不孕不育症诊断标准》。

1. 病史

询问患者年龄、婚史、同居时间、配偶健康状况、性生活情况、月经史及产育史，还需了解既往史及家族史，尤需注意有无结核、甲状腺疾病、糖尿病及盆腹腔手术史。

2. 症状

不孕症共同的临床表现为夫妻规律性生活 1 年，未避孕未孕。不同病因导致的不孕症可能伴有相应病因的临床症状。

3. 检查

（1）体格检查：注意第二性征发育情况，身高、体重、腰围、臀围，有无溢乳、多毛、痤疮及黑棘皮征等。

（2）妇科检查：注意内外生殖器的发育，有无畸形、炎症及肿瘤等。

（3）特殊检查：①输卵管性不孕的检查。②排卵功能障碍性不孕的检查。③免疫性不孕的检查。④不明原因性不孕的检查。

二、审析病因病机

（一）肾气亏虚

先天禀赋不足，或早婚多产，或房事不节，损伤肾气，冲任虚衰，胞脉失养，不能摄精成孕；或损伤肾中真阳，命门火衰，冲任失于温煦，胞脉虚寒，不能摄精成孕；或肾阴素虚，或房劳过度，或数伤于血，精亏血耗，以致冲任血少，不能凝精成孕。

（二）肝气郁滞

素性抑郁，或恚怒伤肝，情志不畅，肝气郁结，疏泄失常，血气不和，冲任不能相资，以致不能摄精成孕；或盼子心切，烦躁焦虑，肝郁不舒，冲任失和，久而不孕；或由于冲任不调，血海蓄溢失常，引起月经不调，进而导致不孕。

（三）痰湿阻滞

素体肥胖，或恣食膏粱厚味，痰湿内盛，阻塞气机，冲任失司，躯脂满溢，闭塞胞宫；或素体脾虚，或饮食不节，劳倦过度，损伤脾气，脾失健运，痰湿内生，流注下焦，阻滞冲任胞脉，均可致不能摄精成孕。

（四）瘀滞内停

经期产后，余血未净之际，或不禁房事，或涉水感寒，邪与血结，瘀血内阻；或恚怒伤肝，气滞血瘀，瘀血内停，冲任受阻，瘀滞胞脉，以致不能摄精成孕。

总之，本病病机有虚实两端，虚者多为肾气不足，冲任气血失调；实者多为痰瘀内停，冲任受阻，不能摄精成孕。肾虚、肝郁、痰湿和血瘀相兼为病，虚实错杂。

三、明确辨证要点

（一）辨脏腑

病在肾者，头晕耳鸣，腰酸腿软，小便清长，或月经后期，量少色淡，甚则闭经，平时白带量多，腰痛如折，腹冷肢寒，性欲淡漠；病在肝者月经愆期，量多少不定，经前乳房胀痛，胸胁不舒，少腹胀痛，精神抑郁，或烦躁易怒。

（二）辨寒热

小便清长，腹冷肢寒为寒证；小便短赤，五心烦热，潮热盗汗者为热证，但应辨别虚实。

（三）辨虚实

头晕耳鸣，腰酸腿软，或月经后期，量少色淡，甚则闭经，或腰痛如折属虚证。若形体肥胖，带下量多，或胸胁不舒，少腹胀痛，精神抑郁，或烦躁易怒，或月经后期，量少或多，色暗夹块，经行腹痛拒按者为实证，但应注意虚实夹杂之证。

四、确立治疗方略

"求子之道，莫如调经"，种子必先调经。肾藏精，主生殖，调经种子重在补肾；肝藏血，主疏泄，调经种子妙在疏肝；女子以血为本，调经种子贵在理血；兼有痰瘀互结，则祛瘀化痰，功在疏通。

五、辨证论治

（一）肾虚证

1. 肾气虚证
（1）抓主症：婚久不孕，月经不调，经量或多或少。

（2）察次症：头晕耳鸣，腰酸腿软，小便清长。

（3）审舌脉：舌质淡，苔薄，脉沉细，两尺尤甚。

（4）择治法：补肾益气，填精益髓。

（5）选方用药思路：本证为肾气不足，冲任虚衰，不能摄精成孕，而致不孕，故方用毓麟珠（《景岳全书》）。方中菟丝子、鹿角霜、杜仲补肾强腰膝而益精髓，四君子补气，四物养血，佐川椒温督脉以扶阳。全方既养先天肾气以生精髓，又补后天脾气以化气血，并佐以调和血脉之品，使精充血足，冲任得养，胎孕乃成。

（6）据兼症化裁：经来量多者，加阿胶、炒艾叶固冲止血；经来量少不畅者，加丹参、鸡血藤活血调经；心烦少寐者，加柏子仁、夜交藤养心安神；腰酸腿软甚者，加续断、桑寄生补肾强腰。

2. 肾阳虚证

（1）抓主症：婚久不孕，月经后期，量少色淡，甚则闭经。

（2）察次症：平时白带量多，腰痛如折，腹冷肢寒，性欲淡漠，小便频数或不禁，面色晦暗。

（3）审舌脉：舌质淡，苔白滑，脉沉细而迟或沉迟无力。

（4）择治法：温肾助阳，化湿固精。

（5）选方用药思路：本证为肾阳不足，命门火衰，冲任失于温煦，不能摄精成孕，故致不孕，故方用温胞饮（《傅青主女科》）。方中巴戟天、补骨脂、菟丝子、杜仲补肾助阳而益精气；肉桂、附子温肾助阳以化阴；人参、白术健脾益气而除湿；山药、芡实补肾涩精而止带。全方共奏温肾助阳、填精助孕之效。

（6）据兼症化裁：若小便清长，夜尿多者，加益智仁、桑螵蛸补肾缩小便；性欲淡漠者，加紫石英、肉苁蓉温肾填精。血肉有情之品如紫河车、龟板、鹿茸等，具补肾阴阳、通补奇经之效，可适时加味。

3. 肾阴虚证

（1）抓主症：婚久不孕，月经错后，量少，色鲜红。

（2）察次症：头晕耳鸣，腰酸腿软，五心烦热，失眠多梦。

（3）审舌脉：舌质红，苔少，脉沉细。

（4）择治法：滋肾养血，调补冲任。

（5）选方用药思路：肾阴亏损，精血不足，冲任空虚，不能凝精成孕，故方用养精种玉汤（《傅青主女科》）。方中熟地黄、山茱萸滋肾阴而益精血；当归、白芍养血调经。全方共奏滋肾养血调经之效，精血充足，冲任得滋，自能受孕。

（6）据兼症化裁：若血虚甚者，酌加鹿角胶、紫河车等血肉之品填精养血，大补奇经；若兼有潮热、盗汗者，酌加知母、青蒿、龟甲、炙鳖甲等以养阴清热。

（二）肝气郁结证

（1）抓主症：多年不孕，月经愆期，量多少不定，经前乳房胀痛。

（2）察次症：胸胁不舒，少腹胀痛，精神抑郁，或烦躁易怒。

（3）审舌脉：舌质红，苔薄，脉弦。

（4）择治法：疏肝解郁，理血调经。

（5）选方用药思路：情志不舒，则肝失条达，气血失调，冲任不能相资，至多年不孕，故方用开郁种玉汤（《傅青主女科》）。方中当归、白芍养血柔肝；白术、茯苓健脾培土；丹皮凉血活血；香附理气解郁调经；天花粉清热生津。全方共奏疏肝解郁、调经种子之效。

（6）据兼症化裁：若见乳房胀痛者，酌加川楝子、延胡索、郁金以疏肝解郁，理气止痛；若乳房有结块者，酌加王不留行、橘核、夏枯草以活血行滞，软坚散结。

（三）痰湿内阻证

（1）抓主症：婚久不孕，形体肥胖，经行延后，甚或闭经。
（2）察次症：带下量多，色白质黏，头晕心悸，胸闷泛恶。
（3）审舌脉：舌质淡，苔白腻，脉滑。
（4）择治法：燥湿化痰，理气调经。
（5）选方用药思路：肥胖之人，痰湿内盛，壅阻气机，闭阻冲任胞脉，不能摄精成孕，至婚久不孕，故方用启宫丸（经验方）。方中苍术、茯苓、神曲健脾祛湿消积；半夏、陈皮燥湿化痰理气；香附、川芎理气行滞调经。

（6）据兼症化裁：若痰湿内盛，胸闷气短者，酌加瓜蒌、天南星、石菖蒲宽胸利气以化痰湿；经量过多者，去川芎，酌加黄芪、续断补气益肾以固冲任；心悸者，酌加远志以祛痰宁心。若肥胖、多毛、黑棘皮、手心热者，酌加补骨脂、覆盆子、黄芩、黄连补肾填精以清虚热；月经后期或闭经者，酌加鹿角胶、淫羊藿、巴戟天以补肾调经。

（四）血滞胞宫证

（1）抓主症：婚久不孕，月经后期，量少或多，色暗夹块。
（2）察次症：经行腹痛拒按。
（3）审舌脉：舌紫暗，或舌边有瘀点，脉弦涩。
（4）择治法：活血化瘀，温经通络。
（5）选方用药思路：瘀血内停，冲任受阻，胞脉不通，则致多年不孕，故方用少腹逐瘀汤（《医林改错》）。方中小茴香、干姜、肉桂温经散寒；当归、川芎、赤芍养血活血行瘀；没药、蒲黄、五灵脂、延胡索活血化瘀止痛。

（6）据兼症化裁：若血瘀日久化热者，症见小腹灼痛，拒按，月经量多，色红，质黏有块，舌红，苔黄，脉滑数。治宜清热解毒，活血化瘀。方用血府逐瘀汤加红藤、败酱草、薏苡仁、金银花等。

六、中成药选用

（1）麒麟丸：成分为制何首乌、墨旱莲、淫羊藿、菟丝子、锁阳、党参、郁金、枸杞子、覆盆子、山药、丹参、黄芪、白芍、青皮、桑椹。每次 6g，每日 2～3 次，口服。适用于肾气虚证。

（2）右归丸：成分为熟地黄、附子（炮附片）、肉桂、山药、山茱萸（酒炙）、菟丝子、鹿角胶、枸杞子、当归、杜仲（盐炒）。每次 9g，每日 3 次，口服。适用于肾阳虚证。

（3）左归丸：成分为枸杞子、龟板胶、鹿角胶、牛膝、山药、山茱萸、熟地黄、菟丝子。辅料为蜂蜜。每次 9g，每日 2 次，口服。适用于肾阴虚证。

（4）调经促孕丸：成分为鹿茸（去毛）、淫羊藿（炙）、仙茅、续断、桑寄生、菟丝子、枸杞子、覆盆子、山药、莲子（去心）、茯苓、黄芪、白芍、酸枣仁（炒）、钩藤、丹参、赤芍、鸡血藤。每次 5g（50 粒），每日 2 次，口服。适用于脾肾阳虚、瘀血阻滞证。

七、单方验方

（一）名医专家经验方

1. 疏管灵（杨宗孟）

组成：雷丸 20g，郁金 20g，石见穿 20g，百部 15g，麦冬 15g，槟榔 15g，赤芍 15g，桃仁 15g，路路通 15g，桂枝 5g，细辛 5g，牡丹皮 10g，穿山甲 10g，皂角刺 10g。

主治：血瘀胞宫，冲任不畅。

2. 补肾种子方（罗元恺）

组成：金樱子 18～30g，菟丝子 24g，党参 24g，熟地黄 24g，桑寄生 30g，首乌 30g，淫羊藿 9g，枸杞 15g，砂仁 3g（后下）。

主治：子宫发育不良，月经不调或不排卵，不生育者。

（二）其他单方验方

（1）补肾种子方：枸杞子 12g，菟丝子 12g，五味子 12g，覆盆子 12g，车前子 12g，益智仁 12g，乌药 12g，炙龟板 12g。

（2）开郁种玉汤：酒白芍 30g，酒炒香附 9g，牡丹皮 9g，茯苓 9g，当归 150g，炒白术 150g，天花粉 6g。

（3）养精种玉汤：熟地黄（九蒸）30g，当归（酒洗）15g，酒白芍 15g，酒萸肉 15g。

八、中医特色技术

（一）外治法

中药外敷热熨、肛门导入、穴位离子导入及导管介入等疗法，对输卵管性不孕有较好疗效，临证多以内治与外治法联合方案应用。

（二）针灸疗法

对排卵障碍所致不孕症，应用针灸促进卵泡发育及排卵。体针取关元、中极、三阴交、子宫、气海、足三里等穴，随证加减；灸法以艾灸为主，取神阙、关元等为主穴。根据不同病情采用补法或泻法，每日 1～2 次，每次留针 20～30 分钟。

（三）中药保留灌肠

丹参 30g，三棱、莪术、枳实、皂角刺、当归、透骨草各 15g，乳香、没药、赤芍各 10g。加水浓煎至 100ml，温度 37～39℃，保留灌肠。每 10 日为 1 个疗程。适用于盆腔因素（包括输卵管梗阻、盆腔炎性疾病后遗症、子宫内膜异位症等）所致不孕，经期停用。

（四）心理治疗

《沈氏女科辑要·求子》王孟英按："子不可以强求也，求子之心愈切而得之愈难，"注重情志因素对孕育的影响。不孕症应身心并治，辅以心理咨询及心理治疗。

九、预防与调护

（一）预防

1. 重视衣原体感染

如果女性的生殖道内存在衣原体，就会引起炎症，尤其是子宫颈，炎症会逐渐向上蔓延导致子宫内膜炎、输卵管炎。为了避免这类情况的发生，做好个人卫生是必不可少的，在有炎症的情况下尽量勿行房。

2. 避免反复人流

有些女性反复人流不仅影响了子宫的环境，感染的概率也非常大，会引发生殖道的炎症，而刮宫严重还会影响女性生育能力。所以，如果没有打算怀孕的女性，最好采取避孕措施，减少人流的次数。

3. 精神紧张影响雌激素分泌，放松神经

如果情绪处于紧张、焦虑的失落心理，就会造成神经功能的紊乱，影响激素的分泌，进而影响生育能力。所以，女性要学会适当为自己减压，注重劳逸结合，放松神经，促进激素的分泌，从而增加怀孕的机会。

4. 避免性事不和谐

在性生活中如果女性得不到满足，就会厌烦而导致阴道和子宫颈的分泌物减少，从而导致精子的存活率降低。有些女性因为紧张怕痛而害怕性生活，导致子宫颈口紧闭，难以让精子进入，即使受孕也会影响胎儿的发育。因此，对性生活应该保持愉快的心态，这样对胎儿的发育比较有利，最好在排卵期间行房，这样会增加受孕的概率。

5. 避免过度减肥、贪吃

减肥、贪吃不仅会影响女性的身材，还会导致生理周期紊乱，打乱排卵规律。减肥过度会造成女性营养不良、脂肪太少，导致月经失调甚至闭经；身材太过肥胖会出现排卵障碍。因此，女性要摄入营养均衡的饮食，多食含钙、镁的食物和一些酸性食物。

6. 避免经期行房

月经期间行房是最危险的，这个时候很容易造成生殖道感染，引发一系列的妇科炎症。而在有子宫出血、子宫内膜炎的状况下，如果进行同房的话，会让精子与免疫细胞发生接触，比较容易产生一种抗精子的抗体，导致精子在女性体内凝聚而失去活力，无法怀孕。因此，经期夫妻最好不要同房。

（二）调护

此调护主要指心理调护。护理人员应全面了解患者的心理状态，充分调动患者的主动性，帮患者分析病情，使患者了解不孕症是一种妇科杂病，经过治疗和护理是可以成功妊娠的，消除不必要的思想顾虑，树立妊娠的信心，提高心理舒适度。

十、各家发挥

（一）辨治思路

1. 从肾论治

马宝璋认为在肾虚型当中有肾阳虚、肾气虚、肾阴虚、寒邪肾之分，临证时必须详细辨别，才能收到好的治疗效果。不孕症的治疗贵在补肾受孕，其机制在于肾气的旺盛，肾藏精而主生殖。所以对不孕症的治疗要注重补肾。功能失调性子宫出血所致不孕的病例，多数属肾虚型。此型不孕主要是治疗功能失调性子宫出血，功能失调性子宫出血乃是丘脑-垂体-卵巢系统失调所致。在月经产生机制中，中医的肾气-天癸-冲任-胞宫过程，与西医的下丘脑-垂体-卵巢-子宫的环路相对应，基于这一认识，功能失调性子宫出血不孕的治疗在中医应是补益肾气，并根据月经产生的生理过程，设计了"三补肾阴，一补肾阳，并佐以活血通经"的方案，对功能失调性子宫出血进行中药周期治疗，收到了满意效果。

2. 从肝肾论治

王维昌认为正常受孕有赖于肾气的旺盛，真阴真阳充足；同时要肝气舒、脾气旺，血脉畅；气血和顺，任脉通调，冲脉旺盛。若情志不舒，肝气郁结，郁久化热，灼伤肝阴，肝肾同源，导致肝肾阴虚，精血不足，不能滋养冲任胞宫以致无子。

韩百灵在诊治妇人不孕症方面尤为擅长，韩氏认为肝肾两脏在女子求育过程中发挥着极为重要的作用，如果肝肾功能失调，便会引起妇科诸多病证，韩氏将其学术思想贯穿于不孕症整个辨治之中。女子受孕与肾、天癸、冲任、胞宫关系密切，当肾气-天癸-冲任-胞宫调节失常，致气血不和，脏腑功能失调，男女两精不能相合，无法媾成胎孕。

3. 从肾虚血瘀论治

王秀霞认为本病发病机制是肾精亏损，瘀阻冲任。卵子为先天之精，从生长发育到成熟排卵与肾密切相关。肾气可化生为天癸，天癸又是化生月经的动力，冲任在天癸的作用下，广聚脏腑之血，化为经血。而肾精亏损，肾气不足，冲任气血亏虚，血海满溢不多，遂致月经后期，量少；瘀滞冲任，气血运行不畅，血海满溢不多，故月经量少，伴有血块。冲任气血不调，可致胞脉失于温煦或瘀阻胞脉，不能摄精成孕。

4. 从心论治

丛慧芳分析现代社会中的情志因素对不孕患者的影响，从心与焦虑、急躁等情绪的联系，以及五脏的相互关系，来认识不孕症。认为心与胞宫联系密切，治疗不孕症需要考虑情志因素，不能单从补肾入手，临床采用清心、养心等法，在中药治疗的同时辅以心理疏导。

5. 从整体论治

王维昌认为不孕症虽与肝肾关系密切，然五脏功能亦相互生克制化，才能维持人体的生生之机。在病理状态下必须遵循整体观念进行脏腑的综合辨证。不能脱离其他脏腑的相互影响而片面地解决单一脏腑的病机变化，而要透过现象洞察、明晰各脏腑病机之间的协调关系、相互影响及演变规律，从而把人体各系统疾病统一到一个整体的复杂病机的高度，全面系统地加以解决。治疗时应立足肝肾而不拘于肝肾，应整体论治脏腑辨证。

（二）特色治法及用药

1. 求子之法，莫于调经

高仲山认为种子求嗣，非妇人一人之事，而相沿归于妇科。姑以妇人言，除天赋畸形外，有属身瘦而子宫干涩者，有因身肥而子宫脂塞者，有因怯弱者，有因虚寒者，有因疝瘕者，有因嫉妒者。月经之来，多不调和。治之者，但须诛其因，调其经，故曰种子以调经为先。譬之种田，田内蔓草延绵，砂石杂错，虽有佳种，日夜培植，必难生长。去其芜杂，即成沃壤。沃壤之区，自然繁茂。近人咸以不孕为虚，或峻补精血，或浪投辛热，无异施肥料于蔓草砂石之中，安望能收美果。

华廷芳认为"十不孕，九病经"，总结出"女经调"在治疗妇女不孕症中有着不可替代的位置。诊查时，着重询问其月经周期、经色、经质、经行时间及经期伴随症状。治疗时以祛邪调经为首，经行腹痛、经色暗黑、有血块、经量过少、崩漏等症状皆为华廷芳治疗不孕症时常先解决的问题。辨证施治，随证治之。常用方剂为少腹逐瘀汤、四物汤、圣愈汤等活血调经以助孕。

2. 理气活血，清热解毒，软坚散结

韩延华认为由于反复的宫腔操作，包括人流、刮宫、取环、上环等因素，而导致盆腔感染，极易引起输卵管管腔狭窄及变形扭曲而致不孕。其针对由于生殖系统炎症引起的不孕自拟韩氏妇炎汤，该方以理气活血、清热解毒、软坚散结为原则。方中三棱为血中之气药，莪术行气活血，二药配伍行气活血、软坚散结；金铃子、怀牛膝，增强理气止痛之功，且引药直达下焦；连翘、土茯苓、鱼腥草清热解毒、消痈散结；桂枝温通经脉，调和营卫、宣阳止痛；蜈蚣，善行走窜，通达内外，通经络力强。本方临床应用十分广泛，是治疗盆腔慢性炎症、输卵管炎、子宫内膜异位症的有效方药，对助孕有良好的效果。

3. 补肾填精，活血化瘀

王秀霞以补肾为主，加以活血化瘀之品，活血化瘀可增进血行，气血通畅可滋养肾精，对补肾也有一定疗效。另外，补肾可增强子宫内膜的增长，活血化瘀可改善子宫血循环，为孕育胎儿提供了先决条件。补肾有促进卵泡发育的功能，在补肾的基础上使用活血化瘀之品，可以改善循环，增进血流量，提高排卵概率。大量临床资料和文献报道认为，肾虚患者的性腺轴功能低下，并影响卵子的产生和排出，这为中医运用补肾法治疗不孕症提供了现代医学的理论依据。自拟益肾方，方中淫羊藿、鹿角霜、巴戟天、覆盆子、益智仁、仙茅、山茱萸、生杜仲温肾助阳，肾阳旺盛，方可温煦其他脏腑，进而可以改善全身的阳虚诸症；茯苓健脾渗湿，利水助其行血，补肾之中又协以升阳，除湿使清浊攸分以助调理冲任之效；枸杞子有补肝肾，益精血之功。诸药共用，有调补冲任、益肾活血而摄精成孕之效。对于受孕成功的患者，她仍然认为补肾为第一要务。因为胞脉系于肾，肾主藏精而关乎生殖，肾气亏损，则胎元不固。补肾，目的在于固胎之本。予以保胎方加减，保胎方根于《医学衷中参西录》寿胎丸，黄芪、党参益气养血载胎；菟丝子补肾助阳而益精气；山茱萸滋阴补肾；川续断、生杜仲补肾强腰，安胎止痛；阿胶滋阴养血，止血安胎；苍术健脾燥湿；麦冬清心除烦，"保神，定肺气，安五脏"；桔梗载药上行，为舟楫之品，升提安胎。诸药相合，固冲任，补肾益气安胎。在坚持治疗的同时，还要调节情志，饮食有节，增加运动，从而得到更好的疗效。

4. 清心养心，疏肝解郁

丛慧芳治疗不孕症在清心火方面使用能入心经的竹叶、桑叶、莲子心。在安心神方面常用合欢花、茯神、琥珀、生龙骨、牡蛎。并常常在治疗中加入一些引经药，有赤芍、血竭等。心阴受损，心火旺盛，心肝同居上焦，引起心肝火旺，导致患者更加焦虑，烦躁，失眠多梦。丛慧芳认为心火盛，火热灼伤津液，筋脉拘挛，筋脉囊括范围广泛，输卵管也属于"筋脉"

范畴，输卵管拘挛，受精卵形成受阻，从而影响受孕。故丛慧芳在清心的同时常加用牡丹皮、栀子清肝火，柴胡、黄芩和解少阳，香附、川芎疏肝理气。

5. 补肾化痰，灵活化裁

丛慧芳根据多年临床经验自拟补肾化痰助孕汤治疗肾虚痰湿型不孕症。由右归丸合导痰汤化裁加减而成，药物组成有山药、鹿角胶、法半夏、胆南星、菟丝子、山茱萸、肉桂、茯苓、陈皮、甘草。若湿从热化，痰热内结则清热化痰，加黄连、莲子心、竹叶；若湿从寒化，阳虚阴盛，水饮内停加干姜；痰湿互结加枳实、苍术、白术燥湿化痰；形体肥胖加山楂、鸡内金，消食化积、健运脾胃，行气活血散瘀；伴肝郁加柴胡、香附，以疏肝行气解郁；伴有痰凝血瘀者加川芎、丹参；伴心肾不交加远志。

6. 肝肾同治，调补冲任

王维昌结合多年临床经验，以肝肾同治为治疗大法，自创天癸汤：仙茅 15g，巴戟天 25g，淫羊藿 15g，首乌 25g，熟地黄 25g，菟丝子 50g，枸杞 50g，麦冬 15g，五味子 15g，当归 20g，王不留行 10g，覆盆子 15g，阿胶 15g，鹿角胶 10g，对于有肝郁、肝肾阴虚、精血不足的不孕症患者进行治疗。本方由一贯煎和五子衍宗丸化裁而来。一贯煎滋肝阴，五子衍宗丸补肾精，且一贯煎中去川楝子，五子衍宗丸中去车前子，使纯补不泄，大补肝肾之阴。更把一贯煎中生地黄改为熟地黄，增加其补血滋阴、填精益髓之效。方中配伍大量补肾阳之药：仙茅、巴戟天、淫羊藿以阳中求阴，使阴得阳升而泉源不竭。冲任以肝肾为本，故本方更有调补冲任之功。

7. 温补通利，善用血肉有情之品

王维昌认为寒客冲任、胞宫，会引发不孕症的发生。《傅青主女科》云："寒冰之地，不生草木；重阴之源，不长鱼龙。"胞宫寒凝，血脉不通，冲任失盈，故致不孕。王维昌扎根龙江，省疾问病数十年，深谙该地地理气候、民众性格特点等因素对人体发病的影响，临证治疗不孕症重视温阳散寒。常以小茴香、吴茱萸、炮姜三味并用，其中小茴香温阳行气止痛，实际是取法王清任少腹逐瘀汤；吴茱萸温阳而能降浊阴，对寒性吐利有良好效果，实际是取法仲景吴茱萸汤；炮姜引火归元，又能入血分，温经止血，则是取法张景岳温肾诸方及傅青主生化汤。上药虽寥寥三味，实蕴深刻之中医经典研习心得，王维昌喜称上药为"三温"，若再加官桂，直温胞宫之寒，则称"四温"。"三温"或"四温"为王维昌临证温阳散寒常用之组药。

王维昌认为，妇女因月经、孕育、哺乳等特殊的生理功能，依赖于气血功能的正常，因此也容易产生气血不足的疾病，而血肉有情之品在补益气血方面尤有殊功。其一，补气益血；其二，滋肾填精；其三，调理奇经八脉；其四，通经散结。精亏则血少，精血亏虚常可导致阳痿早泄，宫寒不孕，王维昌临床常选用紫河车、鹿茸粉、鹿角胶等滋肾填精。

（赵　　颜）

第十三章 儿科疾病

第一节 新生儿硬肿症

硬肿症是新生儿时期特有的一种严重疾病，系由多种原因引起的局部甚至全身皮肤和皮下脂肪硬化、水肿，常伴有低体温及各器官功能低下的综合征。其中，只硬不肿者称新生儿皮脂硬化症；由于受寒所致者亦称新生儿寒冷损伤综合征。本病好发于寒冷季节，尤以我国北方各省发病率及病死率较高。若由于早产或感染引起者，也可发生于夏季和南方地区。多见于重症感染、窒息、早产及低出生体重儿。严重者可继发肺出血、休克及多脏器功能衰竭而致死，积极防治本病对降低新生儿死亡率有重要意义。

本病属于中医学"胎寒""寒厥""五硬""血瘀"等范畴。

一、临床诊断要点与鉴别诊断

（一）诊断标准

根据第二届全国新生儿学术会议制订的标准及《实用新生儿学》（第 3 版），新生儿硬肿症诊断标准如下。

1. 病史

寒冷季节，环境温度过低或保温不当史；严重感染史；早产儿或足月小样儿；窒息、产伤等所致的摄入不足或能量供给低下。

2. 临床表现

（1）早期哺乳差，哭声低，反应低下。

（2）低体温，体温≤35℃，严重者＜30℃，腋-肛温差由正值转为负值。夏季发病或有感染者，不出现低体温。

（3）硬肿多发生在全身皮下脂肪积聚部位，皮肤紧贴皮下组织不能移动，表现为硬、亮、冷、肿、色泽暗红，常呈对称性，依次从小腿→大腿外侧→臀→面颊→上肢→全身，严重时肢体僵硬，不能活动。

（4）多脏器功能损害，甚至衰竭。

3. 实验室检查

血常规示白细胞总数升高或减少，中性粒细胞增高，血小板减少。血气分析可有 pH 降低、动脉血氧分压（PaO_2）降低、动脉二氧化碳分压（$PaCO_2$）增高。心电图可见 Q-T 延长、低电压、T 波低平或 S-T 段下移。有弥散性血管内凝血（DIC）表现者，血 DIC 指标阳性。

4. 病情分度（表 13-1）

表 13-1　新生儿冷伤分度及评分标准

| 评分 | 体温 | | 硬肿范围（%） | 器官功能改变 |
	肛温（℃）	腋-肛温（℃）		
0	≥35	正值	<20	无明显改变
1	<35	0 或正值	20～50	明显改变
4	<30	负值	>50	功能衰竭

分度标准：总分 0 分为轻度，1～3 分为中度，4 分以上为重度。
硬肿范围：头颈部 20%，双上肢 18%，前胸及腹部 14%，背及腰骶部 14%，臀部 8%，双下肢 26%。
器官功能低下：不吃、不哭、反应低下、心率慢或心电图及血生化异常。
器官功能衰竭：休克、心力衰竭、DIC、肺出血、肾衰竭等。

（二）鉴别诊断

1. 新生儿水肿

全身或局部水肿，但不硬，皮肤不红，无体温下降。全身性水肿的原因可有先天性心脏病、先天性营养不良、新生儿溶血病等。凡属营养缺乏者，经输血或补充多种维生素即可痊愈。局部性水肿属暂时性水肿，一般病情轻，病程短。外表正常的新生儿，尤其早产儿，也有发生手背、足背、眼睑和头皮水肿者，大多不需治疗而消退。

2. 新生儿皮下坏疽

新生儿皮下坏疽常有难产或钳产史。在身体受压部位（背、臀）易于发生。患儿有发热，哭闹，局部皮肤发硬，变红略肿，迅速蔓延。病变中央先硬后转为软化，呈暗红色，逐渐坏死，形成溃疡，可融合成大片坏疽。

二、审析病因病机

（一）寒凝血涩

初生小儿本为稚阴稚阳之体，尤其是早产儿，其先天禀赋不足，若先天中寒，或后天感寒，寒邪直中脏腑，气血运行不畅，可致血瘀，产生肌肤硬肿。

（二）阳气虚衰

先天禀赋不足，阳气虚弱，或寒邪内侵，伤及脾肾之阳，阳气受损，致虚寒内生，寒凝则气滞，气滞则血凝血瘀，致使肌肤僵硬，肤色紫暗。严重血瘀者可导致血不循经而外溢。阳气衰极、正气不支可见气息微弱、全身冰冷、脉微欲绝等危象。

（三）毒热蕴结

另有少数患儿因感受温热邪毒，热毒炽盛，耗气伤津，阴液不足，血脉不充，血受煎熬，运行涩滞，气血流行不畅，亦可致肌肤硬肿。

总之，本病的主要病因病机为先天禀赋不足，阳气虚衰；或复感寒邪而致寒凝血滞；亦有偶感热毒，耗气伤阴致气滞血涩而肌肤硬肿者。本病主要病变脏腑在脾、肾，严重者可累及全身。

三、明确辨证要点

（一）辨轻重

根据硬肿范围、体温、精神状态和全身情况等，本病可分为轻、中、重证。以外感寒邪为主，面色紫暗，全身欠温，硬肿部位局限，反应尚可，多属轻证。若患儿出现面色青紫、心腹硬急、口鼻出血、脉微欲绝；或面色苍白，全身冰冷，嗜睡少动，硬肿广泛，气息微弱；或发热、面赤、不哭、不食、不动，鼻窍出血，均属危重之象，常可危及生命。

本病轻证多属寒凝血涩，重证多属阳气虚衰、热毒蕴结。

（二）辨虚实寒瘀

本病临床主要从虚、实、寒、瘀辨证。寒证全身欠温，僵卧少动，肌肤硬肿，是多数患儿共同的临床表现。寒证有外寒、内寒之分。外寒即寒邪外袭的中寒证候，内寒即阳气虚衰的虚寒证候。区别虚实证型，主要根据病史，结合实证轻、虚证重来进行辨证。其中，实证以外感寒邪，寒凝血瘀为主，多见于足月儿，有喂养不当、摄入不足、寒冷季节保温不当的病史，体温下降较少，硬肿范围较小，病情较轻；虚证以阳气虚衰、血脉瘀滞为主，常伴胎怯，多见于早产儿、低出生体重儿、患病新生儿，体温常不升高，硬肿范围大，病情较重。本病常内外相合、虚实夹杂，只是侧重不同。血瘀证在本病普遍存在，在以上各证中均可见到。

四、确立治疗方略

新生儿硬肿症以温阳散寒，活血化瘀为治疗原则。

（一）益气温阳和血

本法能直接温壮元阳，调和气血，为阳气虚衰，寒邪内生者所用。适用于禀赋不足、元阳不振之早产儿。包括温阳化气和补脾胃之气，使补先天与补后天相结合。

（二）温经散寒活血

本法重在温散外受之寒邪，活血通脉。适用于阴寒之邪乘袭，血行不畅者，如《幼幼集成·胎病论》中提出"宜温散"的治疗原则。

（三）清热解毒祛瘀

本法苦寒直折，使火邪去而热毒解。适用于感染所致热毒蕴郁明显者。

此外还有健脾行气、燥湿化痰、益气养阴等法，可随证选用。必须注意，血瘀为本病关键病机，故应适当兼用活血化瘀之品以求佳效。由于新生儿气血未充，脏腑娇嫩，故须注意扶正祛邪。同时应采用多种途径给药，如复温、外敷、推拿合用，以增进疗效。对于危重症，可采用中药注射剂，同时考虑中西医结合予以救治。

五、辨证论治

1. 寒凝血涩证

（1）抓主症：面色紫暗，全身欠温，硬肿部位多局限于臀、小腿、臂、面颊等部位。

（2）察次症：反应尚可，硬肿色暗红、青紫，或如冻伤，多为轻证，严重者口鼻出血。

（3）审舌脉：舌质淡，指纹紫暗。

（4）择治法：温经散寒，活血通络。

（5）选方用药思路：本证为外感寒邪，气滞血瘀所致，故方用当归四逆汤加减（《伤寒论》）。方中桂枝、细辛散表里之寒邪，温通血脉；当归、芍药养血和营；通草通利经脉。

（6）据兼症化裁：寒甚者加制附子、艾叶、干姜温阳散寒；血瘀硬肿甚者加红花、桃仁、丹参、郁金、鸡血藤行气活血化瘀；气虚者加人参、黄芪补气；精神萎靡，口吐白沫，呼吸不匀，加白僵蚕、法半夏、石菖蒲、郁金化痰开窍。

2. 阳气虚衰证

（1）抓主症：面色苍白，全身冰冷，嗜睡少动，面色晦暗，硬肿范围广，肌肤水肿发亮。

（2）察次症：多发生在低出生体重儿，反应极差，气息微弱，哭声低怯，吸吮困难，肌肤硬板而肿，范围波及全身，皮肤暗红，尿少或无。

（3）审舌脉：舌质淡，指纹淡红不显。

（4）择治法：益气温阳，通经活血。

（5）选方用药思路：本证为元阳虚衰，寒邪内生所致，故方用参附汤加减（《世医得效方》）。方中人参大补元气；制附子温壮元阳。

（6）据兼症化裁：温壮元阳，可加巴戟天、肉苁蓉以助制附子之力；阳气衰微，可加鹿茸，温阳补肾；口吐白沫，呼吸不匀者加僵蚕、石菖蒲化痰开窍；血瘀明显者加桃仁、赤芍活血化瘀。阳虚水肿明显者，可配合使用真武汤、五苓散，奏温阳化气行水之效。

3. 热毒蕴结证

（1）抓主症：发热烦躁，面红气粗，肌肤硬肿紫红。

（2）察次症：面赤，小便短赤。严重者不哭、不食、不动，鼻窍出血。

（3）审舌脉：舌质紫红，指纹紫滞。

（4）择治法：清热解毒，活血化瘀。

（5）选方用药思路：本证为外感温热邪毒，毒热蕴结所致，故方用黄连解毒汤加减（《外台秘要》）。方中黄连泻中焦之火，并解胎毒；黄芩泻上焦之火；黄柏泻下焦之火；栀子通泻三焦之火，导热下行。四药合用，苦寒直折，使火邪去而热毒解。该方系苦寒之品，易伤脾胃，特别对新生儿，应中病即止。

（6）据兼症化裁：硬肿重者加丹参活血祛瘀、凉血养血；大便秘结者加大黄；伴有感染性疾病者加蒲公英、连翘、金银花、野菊花、紫花地丁。若发热阴伤者，可合用增液汤加减。

六、中成药选用

（1）复方丹参注射液：每毫升相当于丹参、降香各 1g。肌内注射：用于轻证患者，每次

2ml，每日 2 次，2～4 周为 1 个疗程。静脉滴注：每日 1 次，以本品 8～16ml 加入 5%葡萄糖液 100～150ml 中滴注，2～4 周为 1 个疗程，或遵医嘱。可活血化瘀，用于各种证型。

（2）盐酸川芎嗪注射液：主要成分为盐酸川芎嗪。一般用静脉滴注。以本品注射液 40～80mg（1～2 支），稀释于 5%葡萄糖注射液或氯化钠注射液 250～500ml 中静脉滴注。速度不宜过快，每日 1 次，10 日为 1 个疗程，一般使用 1～2 个疗程，或遵医嘱。可活血化瘀，用于各种证型。

（3）参附注射液：主要成分为红参、黑附片提取物，含人参皂苷、水溶性生物碱。1～2ml/kg，用 5%～10%葡萄糖注射液 250ml 稀释后静脉缓慢滴注，每日 1 次，婴幼儿建议按照 1∶5 的稀释倍数使用。可益气温阳，回阳救逆，益固脱，用于阳气虚衰证。

（4）鹿茸精注射液：主要成分为鹿茸，辅料为甲酚。肌内或皮下注射，每次 1～2ml，每日 1 次。可温阳补益，用于阳气虚衰证。

七、单方验方

（一）名医专家经验方

1. 硬肿汤（何蕊英）
组成：生黄芪、茯苓、猪苓各 9g，白术、泽泻、麦冬各 6g，白人参 2g，五味子 0.6g，甘草 3g。
主治：新生儿硬肿症，禀赋不足，脾肾阳虚者。

2. 温阳活血汤（谭兴诗）
组成：桂枝、桃仁、红花、川芎各 6g，白芍、丹参、大枣、伸筋草、广巴戟、补骨脂各 8g，生姜 5g。
主治：先天不足，脾肾阳虚，气滞血瘀。可见下肢水肿，按之凹陷，皮下硬肿。

（二）其他单方验方

（1）人参 3g，水煎服，每日 1 次。用于寒凝血涩证和阳气虚衰证。

（2）当归尾、全蝎、蝉蜕、桂枝各 2.5g，桃仁 1.6g，防风、木通、甘草各 1.5g，赤芍 3g，生姜 1 片。水煎上药，冲服小儿回春丹 1 粒。用于寒凝血涩证。

（3）附子 2.4g，红花 6g，炙甘草 3g，当归 9g，干姜 2.4g，黄芪 12g。水煎，红参 3g 另煎后兑服。每日 1 剂，分 3～4 次服。适用于本病属寒凝血瘀者。

八、中医特色技术

（一）外治法

（1）白酒或生姜温擦患部。每日 2～3 次。用于各种证型。

（2）当归、红花、川芎、赤芍、透骨草各 15g，丁香 9g，制川乌、草乌、乳香、没药各 7.5g，肉桂 6g，研末与凡士林 1000g 配成膏。涂于硬肿部位，轻揉按摩 10～15 分钟，4 小时 1 次，冬天需加热后再使用。用于阳气虚衰证。

（3）艾叶 100g，加水 3L 煎煮，水沸后煎 10 分钟，每日浸浴 2 次，每次 15～20 分钟。用于各种证型。

（4）新鲜韭菜 200～500g，加水 3000ml 煮沸至韭菜发黄，每日浸浴 1～2 次。用于各种证型。

（5）生葱 30g，生姜 30g，淡豆豉 30g。捣碎混匀，酒炒，热敷于局部。用于寒凝血涩证。

（6）大葱 50g，生姜 30g，红花 15g，艾叶 15g，麻黄 10g。炒热布包，热熨硬肿部位，然后敷 10 分钟，每日 3～4 次。用于各种证型。

（二）针灸疗法

（1）针刺关元、气海、足三里。针后加灸，每日 1 次。

（2）硬肿局部用艾条温灸，或隔姜灸，每日 1～2 次，每次 30 分钟。

（三）推拿疗法

万花油推拿法：万花油含红花、独活、三棱等 20 余味药，功效消肿散瘀，舒筋活络。抚法、摩法、搓法可理气和中，舒筋活血，散寒化瘀，兴奋皮肤末梢神经，扩张毛细血管，使血液向周身回流，改善皮肤温度。按摩既可以促进中药有效成分的吸收，又可使结缔组织软化，增加末梢血管的血流量，有效消除肢冷症状，使水肿和硬肿较快消退。施术者指腹和鱼际涂万花油，如双下肢肿胀不明显，则采用抚、摩两法；如整个双下肢肿似象皮状，伴有水肿者，则采用抚、搓两法，注意勿将皮肤擦伤。

九、预防与调护

（一）预防

注意孕妇保健工作，宣传预防新生儿冷伤知识，避免早产、产伤和窒息等，及时治疗诱发冷伤的各种疾病。寒冷季节出生的新生儿要做好保暖，保证产房温度适宜，尤其注意早产儿及低体重儿的保暖工作。出生后 1 周内的新生儿，应经常检查皮肤及皮下脂肪的软硬情况，加强消毒隔离，防止或减少新生儿感染的发生。

（二）调护

要保持患儿衣被、尿布清洁柔软干燥，睡卧姿势须勤更换，严防并发症。患儿应注意保暖，供给足够热量以促进疾病恢复，对吸吮能力差者，可用滴管喂奶，必要时予以鼻饲，或静脉滴注葡萄糖注射液等。

十、各家发挥

（一）从阳虚血瘀论治

儿科各家王伯岳用温阳活血方治疗本病。药物：党参 15g，制附子 1.5g，干姜、炙麻黄各 0.6g，当归、茯苓各 9g，赤芍、桃仁各 3g，丹参、泽泻各 6g，红花 4.5g，川芎 9g。煎汤口服或鼻饲，每日 2 次。

（二）从湿热论治

此类医家认为：本病为小儿禀赋不足，胎母湿热侵及小儿，水湿侵入肌肤，且湿性重着阻遏气机，进而气滞血瘀所致，提出了湿热为本病的病因之一；认为本病属胎内湿热，兼感外寒，气血瘀滞，治疗上采用清热利湿，调气活血法。代表方剂选自儿科著名医家王鹏飞，其药物为青黛 3g，紫草 9g，乳香 6g，千年健 9g，白及 6g，木瓜 9g，寒水石 9g。

（三）从气论治

近代儿科名医何世英则认为新生儿肺体娇嫩，如果分娩时羊水早破，或感受风寒之邪，继而招致肺气失宣，阳气不得宣通，则气血不调，脾失健运，水湿浸于肌肤而形成硬肿症。对本病的病因病机做了进一步的补充。治疗上何氏用硬肿汤治疗本病，药物：生黄芪、茯苓、猪苓、白术、泽泻、麦冬、党参、五味子、甘草。生黄芪、党参益气健脾，白术、茯苓、猪苓、泽泻健脾利水，麦冬养阴，五味子收敛，共奏益气养阴，健脾行水之功。此方临床应用多年，对于轻、中证者效果颇著。

（曲婉莹　常佳怡）

第二节　抽动障碍

抽动障碍，是一种于儿童或青少年时期起病，主要表现为快速、不自主、无目的的一个或多个部位肌肉运动性抽动或发声性抽动，有频繁眨眼、皱眉、挤鼻、噘嘴等；继之耸肩、摇头、仰颈、喉中发出异声，可伴有注意力缺陷多动障碍、强迫性动作或思维，以及其他行为症状的神经精神障碍性疾病。本病发病于 18 岁以前，常以频繁眨眼为首要症状，早期可自行缓解，常因感染、精神紧张等因素加重或复发。国内对抽动障碍流行病学的研究始于 20 世纪 80 年代早期，到目前为止仅有几项局部的研究，尚无有代表性的流行病学资料。黑龙江地区本病的发病情况亦有待研究。然各项研究结果的共性表明：本病学龄期儿童患病率高，且男多于女。

本病属中医学“肝风”“抽搐”“瘛疭”“筋惕肉瞤”等范畴。

一、临床诊断要点与鉴别诊断

（一）诊断标准

抽动障碍的诊断参照美国精神医学会 2013 年发布的《精神障碍诊断与统计手册（第 5 版）》（DSM-Ⅴ）。

1. 抽动秽语综合征

（1）在疾病的某段时间内存在多种运动和一个或更多的发声抽动，尽管不一定同时出现。

（2）抽动的频率可以有强有弱，但自第一次抽动发生起持续超过 1 年。

（3）于 18 岁之前发生。

（4）这种障碍不能归因于某种物质（如可卡因）的生理效应或其他躯体疾病（如亨廷顿病、病毒后脑炎）。

2. 持续性（慢性）运动或发声抽动障碍

（1）单一或多种运动或发声抽动持续存在于疾病的病程中，但并非运动和发声两者都存在。

（2）抽动的频率可以有强有弱，但自第一次抽动发生起持续至少 1 年。

（3）于 18 岁之前发生。

（4）这种障碍不能归因于某种物质（如可卡因）的生理效应或其他躯体疾病（如亨廷顿病、病毒后脑炎）。

（5）从不符合抽动秽语综合征的诊断标准。

标注：如果是仅仅有运动抽动；如果是仅仅有发声抽动。

3. 暂时性抽动障碍

（1）单一或多种运动和（或）发声抽动。

（2）自第一次抽动发生起持续少于 1 年。

（3）于 18 岁之前发生。

（4）这种障碍不能归因于某种物质（如可卡因）的生理效应或其他躯体疾病（如亨廷顿病、病毒后脑炎）。

（5）从不符合抽动秽语综合征或持续性（慢性）运动或发声抽动障碍的诊断标准。

标注：只有持续性（慢性）运动或发声抽动障碍才需要"仅有运动抽动"或"仅有发声抽动"的标注。

4. 其他特定的和未特定的抽动障碍

（1）其他特定的抽动障碍：此类别适用于以抽动障碍为主要特征的临床表现，这些症状引起有临床意义的痛苦，或导致社交、职业或其他重要功能方面的损害，但不符合抽动障碍或神经发育障碍诊断类别中的任一障碍的诊断标准。此种其他特定的抽动障碍的类别在下列情况下使用：临床工作者用于交流未能符合抽动障碍或任何其他的神经发育障碍的临床诊断标准的特定原因。通过记录"其他特定的抽动障碍"，接着记录特定的原因来完成（如"18岁后发生"）。

（2）未特定的抽动障碍：此类别适用于那些以抽动障碍为主要特征的临床表现，这些症状引起有临床意义的痛苦，或导致社交、职业或其他重要功能方面的损害，但不符合抽动障碍或神经发育障碍诊断类别中的任一种障碍的诊断标准。此种未特定的抽动障碍的类别在下列情况下使用：临床工作者选择不标注未能符合抽动障碍或任何特定的神经发育障碍的诊断标准的原因及包括因信息不足而无法做出更特定的诊断。

（二）鉴别诊断

1. 可能伴随其他躯体疾病和刻板运动障碍的异常运动

运动刻板动作被定义为不自主的有节律的重复和可预测的运动，看似是有目的但没有明显的适应功能或目的，并且可以通过分神来停止。实例包括重复挥手/转动，挥舞手臂和扭动手指。运动刻板动作可以根据以下几点与抽动相鉴别：其发病年龄更早（小于 3 岁），更长的持续时间（数秒至数分钟），持续重复固定的形式和场所，全神贯注于活动时加重，缺乏先兆冲动及分神可中止（如叫名字和触摸）。舞蹈病代表快速、随机、持续、突然、不规则、不可预测和非刻板性的动作，该动作通常是双侧并且影响身体的所有部分（即面部、躯干和四肢）。时机、方向和运动分布每一时刻都在变化，且运动通常在尝试自主动作时加重。肌张力障碍是主动肌和拮抗肌同时持续的痉挛，导致扭曲的姿势或身体部位的运动。肌张力障碍的姿势通常由尝试自主运动而诱发，在睡眠时消失。

2. 物质所致和阵发性运动障碍

阵发性运动障碍通常作为肌张力障碍或舞蹈手足徐动症样运动出现，它通过自主运动或用力加重，且很少由正常的背景运动引起。

3. 肌阵挛

肌阵挛的特征是突然单向且通常是非节律的运动。它可以由运动加重并可在睡眠期间出现。通过快速、缺乏可抑制性和没有先兆冲动，肌阵挛可以与抽动进行鉴别。

4. 强迫及相关障碍

鉴别强迫行为和抽动可能是困难的。支持强迫行为的线索包括基于认知的驱动（如害怕污染）和特定形式，以及特定次数完成动作的需要，身体两侧的表现一样，或者直到获得某种"正确"的感觉。冲动控制问题和其他重复行为，包括持续的拔毛发、搔抓皮肤和咬指甲，比抽动显得更加有目的和复杂。

二、审析病因病机

（一）外风引动

小儿肺脏娇嫩，腠理薄弱，易被外邪所袭，从阳化热，引动肝风，发为抽动。

（二）气郁化火

肝主疏泄，性喜条达，若情志失调，五脏失和，则气机不畅，郁久化火，引动肝风，发为抽动。

（三）脾虚痰凝

禀赋不足或病后失养，损伤脾胃，脾失健运，水湿潴留，聚液成痰。或痰火上扰，蒙蔽心神，引动肝风，发为抽动。

（四）脾虚肝亢

小儿禀赋不足，或饮食不节，或病后失养，损伤脾胃，脾气虚弱，土虚木乘，肝亢风动，发为抽动。

（五）阴虚风动

先天不足，真阴亏虚，或热病伤阴，肾阴虚损则水不涵木，肝阴虚损则无以制阳，肝阳亢动，发为抽动。

综上所述，病因与先天禀赋不足、感受外邪、情志失调、饮食所伤、疾病影响等多种因素有关。病位主要在肝，与心、肺、脾、肾相关。病性有虚有实，病初多为实证，迁延日久不愈易转为虚证。病机关键为风痰交结，肝亢风动。

三、明确辨证要点

（一）辨虚实

病程短，抽动频繁有力，发声响亮，伴烦躁易怒，大便干，舌质红，脉实者，多属实证；

病程较长，抽动较弱，发声较低，伴面色无华，倦怠懒言，舌淡苔薄，或潮热盗汗，舌红苔少者，多属虚证。

（二）辨脏腑

眨眼摇头，怪象百出，烦躁易怒者，病在肝；夜寐多梦，心烦不宁，秽语抽动者，病在心；抽动无力，纳呆食少，面黄体倦者，病在脾；肢颤腰扭，手足心热，舌红苔少者，病在肾；时有外感，喉出异声，引发抽动者，病在肺。

四、确立治疗方略

（一）实则泻之

肝亢，镇肝息风；火盛，清热泻火；风盛，息风止痉；痰盛，化痰息风。

（二）虚则补之

脾虚，健脾益气；阴虚，滋阴潜阳；肾虚，补肾填髓；病延日久，气血不足或兼有瘀滞，加用养血活血药。除辨证用药外，还要结合抽动的部位等，选择有针对性的药物进行治疗。

总之，本病以平肝息风、豁痰定搐为治疗原则。并配合五脏同调，治法有补肾、清心、平肝、清肺、健脾和胃等。根据疾病的不同阶段和不同证候，分清正虚与邪实的关系，辨证论治。此外，本病来渐去缓，易反复，需长时间服用药物治疗，因此树立信心、坚持治疗、养成良好习惯是治疗关键，同时可配合针灸、推拿、耳穴贴压、感觉统合训练、心理治疗等提高疗效。

五、辨证论治

1. 外风引动证
（1）抓主症：喉中异声或秽语，挤眉眨眼，每于感冒后症状加重。
（2）察次症：鼻塞流涕，咽痛咽红，或有发热。
（3）审舌脉：舌淡红，苔薄白。
（4）择治法：疏风解表，息风止动。
（5）选方用药思路：本证为外邪侵袭，从阳化热，引动肝风所致，故方用银翘散加减（《温病条辨》）。方中银花、连翘、芥穗轻宣外透；薄荷、牛蒡子疏风利咽；桔梗宣肺利咽；黄芩清肺热；枳壳行气化痰；木瓜、伸筋草舒筋活络；天麻、全蝎息风止动。
（6）据兼症化裁：眨眼明显者，加菊花、青葙子以清肝明目；吸鼻子明显者，加辛夷、苍耳子利窍止抽；清嗓子明显者，加金果榄、射干、胖大海清喉利咽；张嘴明显者，加制白附子祛风痰、定惊搐；扭脖子明显者，加葛根升阳舒筋。
2. 气郁化火证
（1）抓主症：摇头、耸肩、皱眉、眨眼、噘嘴、喊叫、踢腿等不自主动作，频繁有力。
（2）察次症：烦躁易怒，面红耳赤，大便干结，小便短赤。
（3）审舌脉：舌红苔黄，脉弦数。
（4）择治法：清肝泻火，息风止痉。

（5）选方用药思路：本证为情志失调，气机不畅，郁久化火，引动肝风，故方用清肝达郁汤加减（《重订通俗伤寒论》）。方中栀子、菊花、牡丹皮清肝泻火；柴胡、薄荷、青橘叶疏肝解郁；白芍、钩藤、蝉蜕平肝息风；琥珀、茯苓宁心安神；甘草调和诸药。

（6）据兼症化裁：喜怒不定，喉中有痰者，加浙贝母、天竺黄、胆南星清化痰热；肝火旺盛，烦躁目赤者，加龙胆草、谷精草、夏枯草清泻肝火；大便秘结，加槟榔、瓜蒌仁通便导滞；若因外感，咽红而眨眼加重者，加板蓝根、牛蒡子、山豆根清热利咽。

3. 脾虚痰聚证

（1）抓主症：起病急骤，头面、躯干、四肢等不同部位的肌肉抽动，呼叫、秽语不止，喉间痰声辘辘。

（2）察次症：面黄体瘦，精神不振，脾气乖戾，纳少厌食。

（3）审舌脉：舌质淡，苔黄或腻，脉沉滑或沉缓。

（4）择治法：健脾柔肝，行气化痰。

（5）选方用药思路：本证为脾虚肝旺，痰郁化火所致，故方用十味温胆汤（南北朝时期姚僧垣的《集验方》）。方用党参、茯苓健脾益气；法半夏、陈皮燥湿化痰；枳实顺气消痰；远志、酸枣仁化痰宁心；石决明、钩藤、白芍平肝息风；甘草调和诸药。

（6）据兼症化裁：痰热甚者，去法半夏，加黄连、瓜蒌皮清热化痰；秽语妄言，性急易怒者加石菖蒲、远志、郁金豁痰宁心；痰火扰心喊叫者，加青礞石、黄芩、磁石泻火安神；纳少厌食者，加砂仁、焦六神曲、炒麦芽调脾开胃。

4. 脾虚肝亢证

（1）抓主症：面黄体瘦，精神不振，胸闷胁胀，喉中吭吭作响，皱眉眨眼，嘴角抽动，肢体动摇。

（2）察次症：夜寐不安，纳少厌食。

（3）审舌脉：舌质淡，苔白或腻，脉沉滑或沉缓。

（4）择治法：缓肝理脾，息风止痉。

（5）选方用药思路：本证为脾虚气滞，肝阳偏亢所致，故方用异功散合天麻钩藤饮（此二方分别选自《小儿药证直诀》《中医内科杂病证治新义》）。方中太子参、茯苓、白术健脾助运；陈皮、半夏燥湿化痰；天麻、钩藤缓肝止痉；龙骨、珍珠母镇惊安神；甘草调和诸药。

（6）据兼症化裁：纳少厌食者，加焦山楂、鸡内金、炒麦芽运脾开胃；性情急躁，睡眠不安者，加远志、生石决明、栀子化痰平肝；异常发声严重者，加磁石、石菖蒲、桔梗豁痰安神。

5. 阴虚风动证

（1）抓主症：形体消瘦，两颧潮红，五心烦热，性情急躁，口出秽语，挤眉眨眼，耸肩摇头，肢体震颤。

（2）察次症：睡眠不宁，大便干结。

（3）审舌脉：舌质红绛，舌苔光剥，脉细数。

（4）择治法：滋阴潜阳，柔肝息风。

（5）选方用药思路：本证为素体真阴不足，虚风内动所致，故方用大定风珠加减（《温病条辨》）。方中龟甲、鳖甲、生牡蛎滋阴潜阳；干地黄、阿胶、鸡子黄、麦冬、火麻仁、白芍滋阴柔肝息风；甘草调和诸药。

（6）据兼症化裁：血虚失养者，加制何首乌、沙苑子、天麻补益精血，柔肝止痉；心神不宁，惊悸不安者，加茯苓、炒酸枣仁、钩藤养心安神，息风止痉；肺阴受损，金鸣异常，喉发异声者，加桑白皮、地骨皮、天花粉、桔梗养阴清热，清肺利咽；肢体抽动明显者，加地龙、乌梢蛇息风止痉。

六、中成药选用

（1）二丁颗粒：组成为紫花地丁、蒲公英、板蓝根、半边莲。开水冲服。每次1袋，每日3次。用于肝火上炎者。

（2）参南星口服液：组成为红参、柴胡、黄芪、郁金、栀子、香附、远志、川芎、胆南星、砂仁。口服，每次10～20ml，每日3次。具有益气健脾，解郁调神功效，用于肝郁脾虚者。亦可予逍遥丸，疏肝健脾，养血调经。

（3）琥珀抱龙丸：组成为山药、朱砂、甘草、天竺黄、檀香、茯苓、胆南星、枳实、红参。口服，每次1丸，每日2次；婴儿每次1/3丸，化服。用于脾虚痰聚及痰热者。

（4）泻青丸：组成为龙胆草、栀子、青黛、大黄、羌活、防风、当归、川芎。口服，每次1袋（7g），每日2次。用于气郁化火证。

（5）当归芦荟丸：组成为当归、龙胆草、栀子、黄连、黄柏、黄芩、大黄、青黛、芦荟、木香、麝香、神曲。口服，每次1丸，每日2次。用于肝经实火证。

（6）杞菊地黄丸：组成为枸杞子、菊花、熟地黄、酒萸肉、牡丹皮、山药、茯苓、泽泻。口服，每次8丸，每日3次。用于肝肾不足，阴虚风动导致的眨眼、摇头等抽动。

（7）礞石滚痰丸：组成为金礞石（煅）、沉香、黄芩、熟大黄。口服。每次6～12g，每日1次。用于痰火扰心所致的惊悸抽动出声者。

七、单方验方

（一）名医专家经验方

1. 驱风止动汤治疗各型抽动障碍（吴敏）

组成：辛夷10g，苍耳子6g，板蓝根10g，天麻10g，钩藤10g，木瓜10g，伸筋草10g，全蝎5g。

主治：各型抽动障碍。

若气郁化火，可酌加羚羊角粉、龙胆草等，用以舒郁清热；若脾虚痰聚，可酌加竹茹、白术等，用以健脾化痰；若阴虚风动者，可酌加龟板、熟地黄等，用以滋阴息风。

2. 桑银汤治疗风蕴太阴型短暂性抽动障碍（常克）

组成：银花15g，连翘15g，荆芥10g，薄荷10g，桑叶15g，菊花15g，竹叶10g，苍耳子10g，牛蒡子10g，板蓝根10g，蒲公英10g，蝉蜕10g，僵蚕10g。

主治：风蕴太阴型短暂性抽动障碍。主症：眨眼、挤眼、耸鼻、咧嘴等面部抽动，或点头、摇头等头部抽动，或喉中吭吭有声等发声抽动，抽动有力，发作频繁；次症：汗出或伴大便秘结，鼻痒、鼻塞流涕，喷嚏，或咽喉痒痛，声音嘶哑，咳嗽，口渴，舌质红或淡红，苔薄黄或薄白，脉浮或浮数。

（二）其他单方验方

（1）旋覆代赭汤：组成为旋覆花 6g，代赭石 30g，党参 10g，姜半夏 6g，甘草 3g，生姜 6g，大枣 10g。具有降逆化痰的作用，用于喉间呃声频作者。

（2）钩藤异功散：组成为党参 15g，白术 10g，茯苓 15g，甘草 6g，陈皮 6g，钩藤 10g。具有扶土抑木，健脾疏肝的作用，用于小儿多发性抽动症之土虚木贼型。

（3）奔豚汤：组成为甘草 6g，川芎 6g，当归 6g，半夏 12g，黄芩 6g，生葛根 15g，芍药 6g，生姜 12g，川楝子 10g，桑白皮 10g。用于肝郁化热，奔豚气上冲胸之腹胀伴发声。

（4）熄风镇宁汤：组成为辛夷、苍耳子、钩藤、僵蚕、白芍、酸枣仁、木瓜、半夏、石菖蒲、龙齿、琥珀。用于风邪犯肺证，外风引动内风所致的抽动。

（5）温胆汤加味：组成为干竹茹、茯苓、枳壳、法半夏、石菖蒲、郁金、地龙、白芍、钩藤。具有平肝息风止痉，化痰开窍醒神的作用。用于肝风内动，脾虚痰聚证。

（6）宁动颗粒：组成以钩藤饮（人参、全蝎、羚羊角、天麻、甘草、钩藤）为基础，以党参易人参，加麦冬、白芍、生龙骨、生牡蛎、地龙等。具有养心柔肝，息风止痉的作用。用于心肝亏虚，虚风内动证。

八、中医特色技术

（一）针刺

主穴：额中线、顶中线、顶旁 1 线、头部舞蹈震颤区、精神情感控制区、百会、四神聪、风池、神门、内关、太冲、合谷、印堂。

配穴：根据症状不同选取相应穴位。频繁眨眼、皱眉，配枕上正中线、额旁 1 线、太阳、丝竹空、攒竹；皱鼻严重，配迎香；噘嘴、咧嘴，配地仓、颊车；异常发声、咽痒、喉中痰鸣，配颞后线、天突、廉泉、申脉、照海、丰隆；肢体抽动，配顶颞前斜线；扭颈加颈夹脊，耸肩加肩髃；脾气急躁，加大陵、劳宫；注意力不集中，加定神针；智力低下，加本神、神庭；睡眠异常，加足三里、三阴交；反复呼吸道感染、过敏性鼻炎，加迎香、足三里及相应背俞穴。

（二）耳穴贴压

主穴：皮质下、神门、心、肝、胆、肾、脾、脑干、耳尖、肝。

配穴：睡眠不实，加额、枕；眨眼，加眼；嗅鼻，加内鼻、外鼻；清嗓，加咽喉；头面部抽动明显，加口、面颊、额；上肢抽动明显，加肩、肘；下肢抽动明显，加膝、髋；躯干抽动明显，加胸、腹；过敏性鼻炎加风溪、肺、内鼻、外鼻。

方法：根据病情选择相应的穴位。耳廓局部用 75%乙醇常规消毒后，将王不留行固定于耳穴上，每日按压 5～6 次，每次按压 2～3 分钟。

（三）推拿

推脾土，捣小天心，揉五指节，运内八卦，分阴阳，推上三关，揉涌泉、足三里。每日 1 次，每次 30～40 分钟。适用于抽动症合并多动不安、注意力不集中。

九、预防与调护

（一）预 防

（1）孕妇应保持心情舒畅，生活规律，营养均衡，避免造成胎儿发育异常的因素。注意围产期保健，提倡自然分娩。

（2）培养儿童良好的生活学习习惯，减轻儿童学习负担和精神压力。

（二）调 护

（1）加强精神调护，经常与患儿沟通，树立战胜疾病的信心。不要过分呵护和简单粗暴对待，避免精神刺激。

（2）合理安排患儿生活起居及课外教育。鼓励和引导孩子参加自己有兴趣的游戏和活动，转移其注意力。

（3）饮食宜清淡，不进食含兴奋性、刺激性的饮料。

（4）增强体质，避免感染，可以有效减少复发。

十、各家发挥

（一）辨治思路

1. 从肝郁化热论治

张凤春总结，肝郁化热导致的抽动、腹胀伴发声等症，与奔豚气的症状类似。奔豚气发作时先从少腹起，继而自觉有气从少腹上冲至心胸或咽喉。《金匮要略》认为奔豚气为精神刺激的结果，其病机在于冲脉之气上忤，伴有腹痛等症。病由惊恐恼怒，肝气郁结化热，随冲气上逆，故气上冲胸。肝郁则气滞，气滞则血行不畅，故腹中疼痛。治用奔豚汤，以养血调肝，泄热降逆。原方由甘草、川芎、当归、半夏、黄芩、葛根、芍药、生姜、桑李根白皮组成，临证无桑李根白皮，可用川楝子、桑白皮代之。

2. 从五志七情论治

王有鹏认为本病的发生责之于肺、胆、脾三脏。首先，肺藏魄的功能就是参与言语声音及肢体运动等本能活动，也是高级精神活动的基础。小儿患此疾病多有喉中怪音，口出秽语，呵之不闻，肌肉抽动不能克制等症状，皆与魄的功能异常密切相关。其次，小儿神智怯弱，先天元气不足，五脏之生理功能亦不完善，又"凡十一脏取决于胆也"，但有损害，便可引起胆腑失常，失其宁谧，则胆怯易惊，惊悸不安。小儿情志不舒即可导致胆失疏泄，胆气郁滞，郁而化火。肝胆互为表里，胆火扰动魂府，引起肝藏魂异常，故而患儿表现烦躁易怒，情志不安，甚者喉中异声时发时止，秽语连连。再者，"脾胃为气血化生之源"，脾脏功能受损，肝无以藏血，引起肝魂不安，故而情绪激动，甚则口出秽语。因此，王有鹏认为治疗本病应采取清胆开郁、安魂宁魄法，使胆平郁解、魂安魄宁。方选温胆汤合菖蒲郁金汤加减。

（二）特色治法及用药

1. 心理行为治疗

卢芳认为，抽动秽语综合征多由心理因素造成，因此应养治结合，所以家长教育时对孩子不要管得过严，不要有不良精神刺激，如家庭暴力等，影响孩子心理健康。

张凤春指出，抽动秽语综合征的治疗在心理行为方面上也是很重要的，需要家长很好地配合治疗，表现在对待患儿的态度上。如果患儿父母过度焦虑，过度保护可诱发或加重症状。所以，对待抽动秽语综合征的患儿需重视调护，嘱咐家长不给孩子施加压力，要耐心说服，少打骂。生活上避免寒冷刺激，忌冷饮，少看电视，回避紧张刺激场面。同时鼓励患儿参加适当的体育运动，通过运动进行调节。家长需注意引起患儿发作的诱因，尽量避免这些诱因的发生，如经常吃零食（尤其是膨化食品、含添加剂食品等），精神紧张，长时间看电视或打游戏，上呼吸道感染等。避免诱发因素既能巩固疗效，又可避免病情复发，从而使疾病痊愈。

2. 单味中药治疗

张凤春善用白芍，用量大，为 30～50g，认为白芍有柔肝以缓肝急之效，为治肝之要药。芍药酸寒入肝，专清风燥而敛疏泄，故善治厥阴木郁风动之病。白芍有调养心肝脾经血，舒肝降气，止肝气痛之功。其号为敛肝之液，收肝之气，而令气不妄行也。现代药理研究表明，白芍的药效成分单体，主要为一组糖苷类物质，包括芍药苷、芍药花苷等，统称为白芍总苷。已证实白芍总苷对中枢神经系统有明显镇静作用。

张凤春亦用全蝎，常用 3～5g，4 岁以下小儿不建议选用，治疗抽动症时连续可用 1～2个月，体虚者慎用，血虚生风者忌服。全蝎，味辛平，有息风止痉功效。现代研究表明，蝎毒是全蝎主要成分之一，为一种类似蛇毒的神经毒，通过增加中枢儿茶酚胺的释放而抗惊厥。抽动秽语综合征发病与中枢单胺类递质有关，儿茶酚胺则是这类递质的代谢产物。

（张凤春）

第十四章 耳鼻喉科疾病

第一节 耳 鸣

耳鸣现指主观上感觉耳内或头部有声音，但外界并无相应声源存在。耳鸣乃耳科临床常见三大难题之一，其发病率较高，并随着年龄增长而增加。一般人群中约17%有不同程度耳鸣，老年人耳鸣发生率可达33%左右。目前我国没有大规模的耳鸣流行病学调查结果，有研究者估计，中国有10%的人有过耳鸣的体验，其中5%耳鸣者寻求过医药治疗，2%耳鸣者的生活、睡眠、工作和社交活动受到严重影响，其中耳鸣程度尤严重似残疾的患者有0.5%。

耳鸣有一定的主观性，目前其发生机制尚未完全阐明。耳鸣可是耳部疾病或许多全身疾病的一种症状，也可作为一种单独的疾病，且与患者的心理状态、精神因素及体质条件等有密切关系。有些为单纯性耳鸣，有些或伴有听力下降，有些已经引起睡眠障碍、心烦易怒、注意力不集中、焦虑、抑郁等身心不适等症状。特发性耳鸣是一种原因不明的以耳鸣为突出症状的疾病，常伴有不同程度的失眠、烦躁、焦虑不安、忧郁等症状。

本病属中医学"聊啾""苦鸣""蝉鸣""暴鸣""渐鸣"等范畴。

一、临床诊断要点与鉴别诊断

耳鸣的诊断参照《中华耳科学杂志》2009年发布的《耳鸣的诊断和治疗指南（建议案）》。

（一）诊断标准

应从耳鸣性质、病因、病变部位、定量四个方面进行诊断。

1. 耳鸣性质

耳鸣是否为第一主诉，是主观性耳鸣还是客观性耳鸣。

2. 病因

尽量从听觉系统、全身九大系统、心理三方面采用排除法寻找耳鸣的可能病因，应尽可能避免漏诊严重的疾病，如听神经瘤、桥小脑角胆脂瘤、颅内外血管畸形等。

3. 病变部位

用听力学检查及影像学检查等方法确定耳鸣病变部位。

4. 定量

（1）耳鸣测试：耳鸣音调和响度匹配、残余抑制、掩蔽曲线、最大不适阈等。

（2）用各种耳鸣量表（如视觉模拟标尺 VAS、耳鸣残疾量表 THQ、焦虑抑郁量表等）进行耳鸣及心理方面的量化评定。

（二）鉴别诊断

1. 耳聋

耳聋是指以不同程度的听力减退为主要症状，常伴有耳鸣及眩晕等症。突发耳聋者以单侧多见，亦有少数双侧同时发生；缓慢发生的渐进性耳聋多为双侧；部分耳聋患者可呈波动性听力下降。耳鸣与耳聋临床上常常同时或先后出现，病因病机也有许多相似之处，临床上须详加鉴别。

2. 耳眩晕

耳眩晕是指由耳窍病变所引起的以头晕目眩、如坐舟车、天旋地转为主要特征的疾病，发作时多伴有恶心呕吐、出冷汗、耳鸣耳聋等症状，若经多次反复发作，则会出现持续性耳鸣和渐进性耳聋。

3. 耳胀耳闭

耳胀耳闭是以耳内胀闷堵塞感为主要症状的中耳疾病。耳胀者，患耳胀闷堵塞感，或有微痛不适，耳鸣时如机器声、风声，在打哈欠、喷嚏或擤鼻、吞咽时稍觉好转；耳闭者，则会出现耳内闭塞感，耳鸣声音变低，耳聋逐渐加重。

4. 耵聍栓塞

外耳道软骨部皮肤具有耵聍腺，分泌淡黄色黏稠液体，称耵聍，若耵聍逐渐凝聚成团，阻塞外耳道，则为耵聍栓塞。该病可出现听力减退、耳鸣、耳痛等症状，可通过外耳道检查鉴别诊断。

二、审析病因病机

（一）外邪侵袭

北方气候寒暖多变，风邪易乘虚而入，且风为阳邪，易袭阳位，耳位于人体头面部，故风邪常与热邪或寒邪夹杂循经上犯耳窍，发为耳鸣。

（二）痰湿困结

北方人多嗜好醇酒厚味，以致痰湿内生，困结于中焦，伤脾伤胃。脾胃乃主全身水湿运化，水湿通调失司，停聚于内而成痰湿，湿浊之气上蒙清窍，或痰湿郁久化火，上壅于耳，皆可致耳鸣。

（三）肝气郁结

肝喜条达而恶抑郁，若有情志不遂，肝失疏泄，肝气郁结，气机阻滞，或郁久化火，或暴怒伤肝而致肝火上亢，均可致耳鸣。

（四）脾胃虚弱

素体虚弱、病后失养、饮食不节或思虑劳役过度，均可损伤脾胃，致脾胃虚弱，清阳不升，上气不足，使在上之耳窍不得精微之充养，发为耳鸣。

（五）心神不宁

心主神明，劳心过度，思虑伤心或病后失养，心血耗伤，导致心血不足，耳失濡养，可发耳鸣。

（六）肾元亏损

寒邪入里，或久病体虚，或房劳过度，或年老肾亏，或久病伤肾，皆可致肾精亏虚，髓海不足，耳窍失濡，而发耳鸣。

（七）气滞血瘀

气机郁滞而致血行瘀阻，多由情志不舒，或外邪侵袭而引起气机久郁不解所致。气血不和，经脉运行不畅，耳窍络脉痹阻，功能失司，可发耳鸣。

耳鸣的病机多变复杂，黑龙江中医药大学附属第一医院耳鼻咽喉科根据多年临床观察，并结合教科书及文献等资料，总结出本病的七大致病因素：外邪侵袭、痰湿困结、肝气郁结、脾胃虚弱、心神不宁、肾元亏损、气滞血瘀。临证时应分虚实，辨脏腑，认清病位、病性、病根，审时度势，辨证论治。

三、明确辨证要点

（一）辨脏腑

肾主耳，耳为肾之外窍，亦为肾之官，无论肾主藏精功能失调还是年龄增长所引起肾精亏损，都可使肾之窍失养，而出现耳鸣。耳鸣特点如蝉鸣，昼夜不息，安静时尤甚，并兼见肾虚症状；心开窍于舌，舌无窍，心与肾合而寄窍于耳，耳鸣特点为两耳蝉鸣，时轻时重，精神紧张或压力过大时加重，多数患者伴有心烦失眠之证；肝主疏泄，藏血，肝胆经脉络于耳，耳鸣如闻潮声或风雷声，多在情志抑郁或恼怒之后耳鸣加重，并伴有肝气郁结，或肝火上扰之证；肺居上焦，主清阳之气，肺与肾金水相生，故肺与耳司听觉的生理功能相关，若肺气虚弱，耳脉空虚，则耳易受邪患病，而致耳鸣，耳鸣骤起，耳鸣轰轰，可伴有耳内堵塞、胀闷感，或有自声增强，并伴有外感症状；脾为后天之本、气血生化之源，足太阴脾之络脉入于耳中，因脾主升清，可将水谷精微中的轻清之气上输头面，使耳听聪慧；若脾胃虚弱，则每遇疲劳之后加重，或在蹲下站起时较甚，耳内有突然空虚或发凉的感觉。

（二）辨虚实

耳鸣可分为实证、虚证两大类，一般来说起病急、病程短者，耳鸣暴发，或鸣声大，或呈低音频调者，常见于实证，外因多为风、热、湿邪壅塞耳窍，内因多为肝胆之火上逆、痰火郁结或气滞血瘀壅阻清窍；而起病缓慢、病程较长者，耳鸣渐发，或鸣声细微，或呈高音调者，常见于虚证，如肝肾阴虚、气血亏耗不足等。

四、确立治疗方略

耳鸣既可为疾病也可为某些疾病的症状，中医治疗时应先确定是否为耳鸣疾病，再根据患者主症、次症、舌象、脉象等四诊合参确定患者耳鸣的病因病机，从而进行辨证施治。实证应采用实则泻之的原则，取疏风、清热、泄肝、化痰、散结、活血、化瘀、通窍之法。虚证则应以补益为大法，或补肾填精，滋阴潜阳，或健脾养血益气。除了中药治疗外，还可进行针灸（体针、耳针）、穴位注射、导引法（鼓膜按摩、鸣天鼓）等其他疗法。

五、辨证论治

1. 外邪侵袭证

（1）抓主症：耳鸣骤起，耳鸣轰轰，可伴有耳内堵塞、胀闷感，或有自声增强。

（2）察次症：鼻塞，流涕，头痛，周身不适等。

（3）审舌脉：舌质红，苔薄，脉浮。

（4）择治法：疏散风邪，宣肺通窍。

（5）选方用药思路：本证为素有正气不足，卫外不固，复感风邪外袭，入于耳络，风邪与气相击，发为耳鸣。风为百病之长，善行数变，易夹寒夹热。若风寒偏盛者，故方用芎芷散。方中川芎祛风止痛；白芷、细辛宣肺散寒，通窍止痛；石菖蒲芳香通窍；苍术、紫苏叶祛风散寒；肉桂散寒止痛；通草退热；陈皮、半夏、厚朴疏理气机；炙甘草调和诸药。若风热偏盛者，故方用银翘散。方中金银花、连翘辛凉轻宣，透泄散邪，清热解毒为君；薄荷、牛蒡子辛凉散风清热，荆芥穗、淡豆豉辛散透表，解肌散风为臣；桔梗、甘草以清热解毒而利咽喉为佐；竹叶、芦根清热除烦，生津止渴为使。

（6）据兼症化裁：伴有头痛者，可加蔓荆子、菊花、天麻等药物；头晕较重者，可加钩藤、石决明等；伴鼻塞、流涕者，可加辛夷、苍耳子、鱼腥草、诃子等。

2. 痰湿困结证

（1）抓主症：耳鸣持续不歇，昼夜皆鸣，或时有减轻，耳中胀闷、闭塞感。

（2）察次症：头重如裹，胸脘满闷，咳嗽痰多，大便不爽。

（3）审舌脉：舌质红，苔腻，脉弦滑或滑数。

（4）择治法：祛湿化痰，升清降浊，散结通窍。

（5）选方用药思路：本证为平素嗜好醇酒厚味，以致伤脾伤胃，痰湿内生，困结中焦，清阳不升，上犯耳窍所致，故方用涤痰汤。方中人参、茯苓、甘草补心益脾而泻火；橘红、胆南星、清半夏清热燥湿化痰；竹茹清燥开郁；枳实破痰利膈；石菖蒲散结开窍。

（6）据兼症化裁：若痰热偏盛者，可加黄芩、陈皮、瓜蒌仁以清肺热化痰，加清半夏燥湿化痰，加苦杏仁宣肺化痰止咳。

3. 肝气郁结证

（1）抓主症：耳鸣如闻潮声或风雷声，多在情志抑郁或恼怒之后加重。

（2）察次症：伴胸胁胀痛，夜不能寐，头痛或眩晕，口苦咽干。

（3）审舌脉：舌质红，苔白或黄，脉弦。

（4）择治法：疏肝解郁，行气通窍。

（5）选方用药思路：本证为肝失疏泄，肝气郁结，气机阻滞所致，故方用逍遥散，以疏肝解郁。方中既有柴胡疏肝解郁，又有当归、白芍养血柔肝，尤其当归之芳香可以行气，味甘可以缓急，更是肝郁血虚之要药；白术、茯苓健脾去湿，使运化有权，气血有源；炙甘草益气补中，缓肝之急，虽为佐使之品，却有襄赞之功；生姜温胃和中；薄荷助柴胡疏肝郁之力。

（6）据兼症化裁：若有火热之象尚轻者，可加牡丹皮、栀子以加强清热之功；耳鸣重者，可加石菖蒲等开郁通窍；失眠者，可加合欢花、酸枣仁、五味子等；若见肝火上扰之证，可加龙胆草、栀子等。

4. 气滞血瘀证

（1）抓主症：耳鸣，或有爆震史。

（2）察次症：全身可无明显其他症状，病程可长可短。

（3）审舌脉：舌质暗红或有瘀点，脉细涩。

（4）择治法：活血化瘀，行气通窍。

（5）选方用药思路：本证因情志郁结，气机郁滞，或爆震之后，血行瘀阻，耳窍脉络微涩所致，故方用通窍活血汤，以活血散结。方中赤芍、川芎行血活血；桃仁、红花活血通络；老葱、干姜通阳，麝香开窍，黄酒通络；佐以大枣缓和芳香辛窜药物之性。

（6）据兼症化裁：气滞重者，可加丹参、香附等以加强行气之功；兼痰湿阻滞者，可加石菖蒲开郁通窍。

5. 脾胃虚弱证

（1）抓主症：劳累或思虑过度后，耳鸣突发或加重，耳鸣声或大或小。

（2）察次症：多伴倦怠乏力，少气懒言，面色不华，食欲不振，腹胀，大便溏薄。

（3）审舌脉：舌淡，苔白，脉弱。

（4）择治法：健脾益气，升清通窍。

（5）选方用药思路：本证为脾胃虚弱，清阳不升，上气不足，在上之耳窍不得精微充养所致，故方用益气聪明汤，以补脾益气，升阳聪耳。方中人参、黄芪甘温以补脾胃；甘草甘缓以和脾胃；葛根、升麻、蔓荆子轻扬升发，能入阳明，鼓舞胃气，上行头目，中气既足，清阳上升，则九窍通利，耳聪而目明矣；白芍敛阴和血，黄柏补肾生水，二者又可平肝滋肾也。

（6）据兼症化裁：若气血两虚者，并伴心悸失眠等症，可加龙眼肉、白术、当归、茯神、酸枣仁、远志、木香养心安神，调和气血。

6. 心神不宁证

（1）抓主症：两耳蝉鸣，时轻时重，精神紧张或压力过大时加重。

（2）察次症：心悸怔忡，心烦失眠，注意力不集中等。

（3）审舌脉：舌质淡，苔薄白，脉细弱。

（4）择治法：宁心安神通窍。

（5）选方用药思路：本证为心主神明，劳心过度，或久病失养，心血耗伤过度，耳窍失养，或血虚阴不涵阳，心火上扰所致，故方用酸枣仁汤，以补虚养血，清热除烦安神。方中重用炒酸枣仁（30g左右），先煎，养肝血，安心神，养血宁心，敛阴止汗为君药；茯苓宁心安神，知母滋阴清热，共为臣药，与君药相配，以助君药安神除烦；佐药川芎，调畅气机，疏达肝气，与君药相配，酸收辛散并用，相辅相成，具有养血调肝之妙；使药生甘草和中缓急，调和诸药。

（6）据兼症化裁：气滞血瘀者，可加丹参、玄参、香附等活血行气；心烦失眠者，可加制远志、柏子仁、首乌藤等养心安神，加煅磁石等重镇安神；心阴不足者，可加白芍、五味子等酸甘敛阴；心血不足者，可加当归等养血和血。

7. 肾元亏损证

（1）抓主症：耳鸣如蝉，多细弱而微，昼夜不息，安静时尤甚。

（2）察次症：腰膝酸软，头晕眼花，畏寒肢冷，夜尿频多，大便溏薄或五更泻。

（3）审舌脉：舌质淡，苔白，脉沉细。

（4）择治法：补肾填精，滋阴潜阳。

（5）选方用药思路：本证为肾脏精气亏虚，不能上荣于脑，脑中髓海不足所致，故方用耳聋左慈丸，以滋肾平肝。方中磁石平肝潜阳；熟地黄滋阴益肾；山茱萸、山药补肝肾；竹叶清心火以除烦；柴胡平肝疏肝，引药入少阳经；茯苓健脾渗湿，制山药之壅滞；牡丹皮清泻肝火，防山茱萸之温过；泽泻清壅浊，杜熟地黄之滋腻。诸药合用，共奏补肾填精，滋阴潜阳之功。

（6）据兼症化裁：临床上可加五味子、枸杞子等，收敛固精；肾阳虚者，则选用具有补肾助阳功能的金匮肾气丸。

六、中成药选用

（1）血府逐瘀口服液或逐瘀通脉胶囊：用于气滞血瘀型耳鸣。血府逐瘀口服液成分：桃仁、红花、当归、川芎、地黄、赤芍、牛膝、柴胡、麸炒枳壳、桔梗、甘草。口服，每次 1 支（10ml），每日 3 次，或遵医嘱。逐瘀通脉胶囊成分：水蛭、桃仁、虻虫、大黄。口服，每次 2 粒（0.2g/粒），每日 3 次，4 周为 1 个疗程。

（2）安神补脑液、枣仁安神胶囊、乌灵胶囊：用于心烦失眠者。安神补脑液成分：鹿茸、制何首乌、淫羊藿、干姜、甘草、大枣、维生素 B_1。口服，每次 1 支（10ml），每日 2 次。枣仁安神胶囊成分：炒酸枣仁、丹参、醋五味子。辅料为淀粉。口服，每次 5 粒，每日 1 次，临睡前服用。乌灵胶囊成分：乌灵菌粉。口服，每次 3 粒，每日 3 次。

七、单方验方

（一）名医专家经验方

1. 耳聋 1 号（周凌）

组成：熟地黄、山茱萸、牡丹皮、枸杞子、五味子、葛根、钩藤、磁石、远志、丹参、路路通、石菖蒲等。

主治：肝肾亏虚型耳鸣。

2. 耳聋 2 号（周凌）

组成：桃仁、郁金、丹参、当归、白芍、川芎、柴胡、香附、龙骨、牡蛎、磁石、葛根、钩藤、石菖蒲、地龙、路路通等。

主治：肝郁气滞，瘀血内停型耳鸣。

3. 加减逍遥汤（唐英）

组成：当归、白芍、柴胡、升麻、牡丹皮、黄芪、炒白术、川芎、醋香附、茯神、煅磁石、煅龙骨、锻牡蛎、黄芩、清半夏、桂枝、甘草。

主治：肝郁脾虚型特发性耳鸣。

（二）其他单方验方

（1）柴胡 6g，泽泻 9g，牡丹皮 9g，茯苓 9g，石菖蒲 10g，丹参 10g，桔梗 12g，山茱萸 12g，山药 12g，五味子 12g，熟地黄 24g。适用于肾精亏损型感音神经性耳鸣。

（2）五味子 10g，丹参 10g，茯苓 10g，山茱萸 10g，熟地黄 10g，葛根 10g，桔梗 6g。适用于肾精亏损型耳鸣。

（3）磁石 30g，路路通 12g，焦神曲 15g，泽兰 12g，川芎 6g，红花 6g。头沉发憋者，加蔓荆子 10g。适用于痰瘀内阻、清窍失养之耳鸣。

（4）熟地黄 12g，柴胡 12g，山茱萸 10g，川芎 6g，香附 10g，白芍 10g，枳壳 10g，路路通 10g，石菖蒲 10g，丹参 12g，知母 12g，夏枯草 10g。适用于中老年女性肾虚肝郁型耳鸣。

（5）熟地黄 25g，菟丝子、肉苁蓉、山茱萸各 15g，骨碎补、黄柏、知母各 12g，当归 10g。水煎后，分早、晚 2 次温服，每日 1 剂。适用于肾虚耳鸣。

（6）女贞子 20g，旱莲草 15g，桑椹 10g。水煎分 2 次服用，每日 1 剂，连用半个月为 1 个疗程。适用于肝肾阴虚所致的耳鸣及耳聋。

（7）熟地黄 50g，黄柏 10g，石菖蒲 10g。将上药放入砂锅内加水 500ml，浓煎 250ml 温服，每日 1 剂。适用于阴虚火旺所致的耳鸣、耳聋。

（8）鲜仙鹤草（连根）150g。加冷水适量，然后大火煎成浓汁频饮，每日 1 剂，连用 10 日为 1 个疗程。特别对链霉素及其他西药引起的耳鸣、耳聋疗效极佳。

（9）百合 90g。研成粉末，每次用温水冲服 9g，每日 2 次，对阴虚火旺的耳鸣及听力减退疗效较好。

八、中医特色技术

（一）针法

1. 体针

选穴时应局部取穴与远端辨证取穴相结合，局部取穴以患侧耳门、听宫、听会、翳风为主。远端需辨证取穴，例如，风热侵袭者，选用外关、合谷、大椎、曲池等穴；肝胆火盛者，选用太冲、丘墟、中渚、行间等穴位治疗。行针时实证采用泻法，虚证采用补法，或采用平补平泻法，每日针刺 1 次。

2. 耳针

针刺内耳、肾、肝、神门、皮质下等穴位，中等刺激，留针 20 分钟左右，也可用王不留行贴压以上穴位，以调理脏腑功能。

（二）穴位注射

穴位注射法是一种针刺和药物相结合来治疗疾病的方法，取患侧耳门、听宫、听会、翳风等穴位，注射器可使用 5ml 注射器，针头可选用 5 号针头，注射药物可使用中草药制剂、维生素类制剂、能量代谢制剂等。局部常规消毒后，针头刺入 2cm 左右，待有酸、麻、胀、重针感且无回血后，可将药液缓缓注入穴位。每日 1 次，每次每穴注入 0.5～1ml。

（三）导引法

（1）营治城廓法：见于《内功图说·分行外功诀》中。两手按耳轮，一上一下摩擦之，每次可做 15 分钟左右。

（2）鸣天鼓法：调整好呼吸，先用两手掌按摩耳廓，再用两手掌心紧贴外耳道，两手食指、中指、无名指、小指对称地横按在枕部，两中指相接触，再将两食指翘起放在中指上，然后把食指从中指上用力下滑，重重地叩击脑后枕部，此时可闻洪亮清晰之声，响如击鼓。先左手 24 次，再右手 24 次，最后双手同时叩击 48 次。

（3）分搓耳前后：将双手分别放在两耳根部，食指和中指分开置于耳朵前后，中指在耳前，食指在耳后，然后从耳垂开始，夹持耳朵向上推动，注意有一定的力度，并且紧贴耳廓，直到耳尖，这样来回分搓，每日 50 次。

（4）点揉翳风穴：将双手置于头部，拇指指尖按在翳风穴，其他四指分散地放在耳朵上方，然后拇指用力对凹陷进行点按，直到能感觉出酸胀感。每日按摩 3 分钟左右。

九、预防与调护

（1）非特发性耳鸣的患者，应积极防治能引起耳鸣的各种疾病。

（2）注意休息，调节情绪，保证睡眠，起居有常。

（3）饮食有节，可以多食用一些豆制品、牛奶、含锌和铁的食物、含维生素类较多的食物，忌烟酒；少喝浓茶；忌饮咖啡；忌食辛辣、咸寒、甜腻等刺激性食物，限制脂肪类食物的摄入。

十、各家发挥

（一）辨治思路

1. 从中气不足论治

段富津认为脾胃乃后天之本，饮食不洁或肝木郁滞乘脾土均可影响脾胃运化功能，导致水谷精微不能运四傍，日久发为耳鸣。头为诸阳之首，清阳出上窍，而清阳之气有赖于中焦阳气的升发滋养，脾胃为后天之本、气血生化之源。脾虚中气不足，则清阳不升，上气虚衰，则脑转耳鸣。治当健脾益气，方用益气聪明汤加减。

鲁美君认为，五脏皆禀气于脾胃，脾胃为后天之本、气血生化之源。烦劳伤中，则使冲和之气不能上升荣养头面而走上窍，故而出现耳鸣。治疗宗李东垣之益气升阳法，药用黄芪、党参、甘草益气健脾升阳；柴胡、升麻引脾胃中清之气行于阳道及诸经。

2. 从气滞血瘀论治

周凌认为临床上诸多的耳鸣患者，常由于情志不畅，肝郁气滞，经络阻滞，瘀血内停，耳窍失养所致。现代研究也认为某些耳鸣患者发病与耳部微循环障碍有关，由于耳部血管遭受到刺激后，造成微血管痉挛，血流受阻所致。临床常表现为耳鸣兼有舌质紫暗、脉细涩等血瘀症状。当治以疏肝理气，化瘀通窍，并自拟经验方耳聋 2 号，组成详见本节"名医专家经验方"。

3. 从肝郁脾虚论治

唐英认为虽然耳鸣临床上症状不一，鸣响声繁多，或如蜂鸣蚊噪，或似风雨潮汐，但经过辨证分析后，往往发现大多数耳鸣患者，不仅仅是单纯性耳鸣，还伴有情志不宁等症状，而且耳鸣的发病或加重往往与情志不遂有关。因此以"肝郁脾虚"立论，以疏肝解郁，健脾行气，通窍安神为治疗原则，采用具有抑木扶土功效的逍遥汤进行加减治疗，组成详见本节"名医专家经验方"。临床研究表明，用加减逍遥汤治疗特发性耳鸣（肝郁脾虚型）较应用甲钴胺片具有显著的疗效；加减逍遥汤对耳鸣、抑郁或烦躁易怒、胸胁胀痛、纳呆、便溏不爽等症状，改善明显。

（二）特色治法及用药

针药结合治疗肾精亏虚型耳鸣：周凌认为，老年耳鸣患者可以采用针药并用的治疗方式，且在临床上取得了较好的效果。肾精亏虚，不能向上濡养清窍，所致的耳鸣耳聋是老年耳鸣患者常见的类型。周凌以"肾精亏损"立论，以补肾填精，通窍安神为治疗原则，使用具有温热效应的温针灸与经验方耳聋1号进行配合治疗。穴位组成：百会、四神聪、听宫、听会、翳风、关元、足三里。其中听宫、关元、足三里三个穴位采用艾条进行温针灸。耳聋1号方组成详见本节"名医专家经验方"。临床研究表明，温针灸结合中药耳聋1号和单纯中药耳聋1号治疗相比，针药并用效果更好。

赵军亦将针灸和中药相结合，一方面利用针灸刺激调节局部神经，改善血管的营养和增强淋巴循环，使得内耳微循环和组织细胞的缺血缺氧状态得到改善和调节；另一方面配合中药耳聋左慈丸，调养肾之精血、全身之气血，促进听力的恢复，改善耳鸣之症状。针灸取穴以少阳经脉为主，既可以在病所局部的经脉上取穴治疗局部病证，而且也可以利用经脉与脏腑之间的关系进行选穴，还可以根据经脉的循行特点选取远部穴位。耳门、听会为临床治疗耳聋耳鸣的常用腧穴，为局部取穴；翳明穴，属经外穴；晕听区，为足少阳胆经循行分布之处；太溪穴为足少阴肾经的输穴、原穴。临床研究表明，针刺结合药物治疗组与单纯应用耳聋左慈丸对照组相比，总体疗效较好，可以显著改善患者临床耳鸣症状评分分级情况。

（唐　英　柳成刚）

第二节　慢性鼻窦炎

慢性鼻窦炎是指发生于鼻窦黏膜的慢性炎症性疾病，临床上表现为鼻塞、流鼻涕、嗅觉障碍、头痛等。本病的发生多与致病菌所导致的感染有关，大多数患者经药物治疗后可痊愈。我国相关的流行病学调查数据较少。有报告推测，中国约有大于千万慢性鼻窦炎患者，占人口总数的 5%～15%；慢性鼻窦炎的发病数占耳鼻咽喉科初诊患者的 13.02%。值得注意的是，近年慢性鼻窦炎的发病率大幅提高。

本病属中医学"鼻渊"范畴，又有"脑漏""脑渗""脑崩""脑泻"等名称。

一、临床诊断要点与鉴别诊断

（一）诊断标准

慢性鼻窦炎的诊断参照《慢性鼻-鼻窦炎诊断和治疗指南（2012 年，昆明）》。

1. 症状

主要症状：鼻塞，黏性或黏脓性鼻涕。次要症状：头面部胀痛，嗅觉减退或丧失。

诊断时以上述两种或两种以上相关症状为依据，其中主要症状中的鼻塞、黏性或黏脓性鼻涕必具其一。

2. 检查

鼻内镜检查来源于中鼻道、嗅裂的黏性或黏脓性分泌物，鼻黏膜充血、水肿或有息肉。影像学检查：鼻窦 CT 扫描显示窦口鼻道复合体和（或）鼻窦黏膜炎性病变。

诊断时依据临床症状、鼻内镜检查和（或）鼻窦 CT 扫描结果进行。对儿童慢性鼻窦炎诊断时应严格掌握 CT 扫描的指征。

（二）鉴别诊断

1. 慢性鼻炎

慢性鼻炎的主要症状为鼻塞、多涕，其中鼻塞症状依据病情轻重的不同，可呈间歇性、交替性或持续性；病情严重者，呈持续性鼻塞时可出现闭塞性鼻音、头痛甚至嗅觉减退等症状，与慢性鼻窦炎症状相似。但慢性鼻炎患者所流鼻涕多为半透明的黏液性鼻涕，且多聚集于鼻腔底部、下鼻道或总鼻道，鼻腔检查多见双侧下鼻甲黏膜肿胀或肥厚。此外，鼻窦 CT 检查无异常，对鉴别有意义，但由于鼻腔及鼻窦黏膜是相互移行、连为一体的，故二者常同时存在。

2. 鼻腔异物

鼻腔异物多见于儿童，常因好奇玩耍，在家长未留意时误将细小物品塞入鼻内，日久遗忘，直至症状出现才被发现。本病的主要症状是单侧鼻塞、流涕或涕中带血含脓，且伴有臭味，或伴有前鼻孔下方潮红，与鼻窦炎症状相似。若鼻腔异物并发鼻窦炎，则可出现鼻流脓涕、头昏、头痛等症状，进一步增加了与单纯鼻窦炎鉴别的难度。但鼻腔检查及影像学检查对鉴别诊断有较大的帮助，鼻腔异物患者的鼻腔内可见异物存留，影像学检查中可见鼻腔内异常密度影。

3. 鼻石

鼻石在临床上较少见，患者多为成人，临床表现为一侧鼻塞、流脓性或血性鼻涕，可有臭味，可伴有头痛、头昏等，与鼻窦炎症状相似。但本病患者在行专科检查时可见一侧总鼻道中有块状物，形状不规则，表面欠光滑，可呈白、黑或灰褐色，触之坚硬如石，CT 扫描呈高密度影。

4. 鼻腔及鼻窦牙

本病多为先天性异常，症状为一侧鼻腔鼻塞、流涕，呈进行性加重，与鼻窦炎症状相似，但本病患者在行鼻镜检查时可见鼻腔前端底部有白色或褐色突起硬物，触之质硬且不活动，CT 检查可见密度增高的牙样阴影。

5. 鼻腔及鼻窦恶性肿瘤

由于肿瘤生长于鼻腔或鼻窦的位置和大小不同，可出现不同程度的鼻塞，多为单侧，若肿瘤压迫鼻中隔，将其推向对侧，则可出现双侧鼻塞，本病亦可出现鼻腔分泌物带血、有臭味及头痛等症状，与鼻窦炎相类似，但此类患者通常经抗炎治疗无效，且只要通过鼻镜、鼻窦 CT 等相关检查均可鉴别。

二、审析病因病机

（一）肺虚邪滞

肺主鼻，鼻为肺之窍，又为肺之官，若久病体弱，或病后失养，致肺脏虚损，肺卫不固，易受外邪侵犯，且正虚托邪无力，致邪滞窦窍而为病。

（二）脾虚湿滞

脾属土，鼻准居面之中央，而中央属土，故鼻准属脾土，而鼻为一身血脉多聚之处，脾主统摄血液，又为气血生化之源，故鼻的正常生理功能有赖于脾气的健旺。若饮食失节，过食肥甘煎炒、醇酒厚味，日久湿热内生，郁困于脾胃，致脾胃运化失职，湿热邪毒循经熏蒸于窦窍而发为本病。此外，若素体气虚，或久病失养，或思虑过度，损及脾胃，致脾胃虚弱，运化失健，气血精微生化不足，窦窍失于濡养，加之脾虚不能升清降浊，湿浊内生，困于窦窍而发为慢鼻渊。

（三）肾阳虚衰

肾为气之根，肺为气之主，肺之气津濡养维护鼻窍的功能，有赖于肾之精气的充养，若肾之阳气先天不足，或久病伤及肾脏，致肾阳亏损，鼻窍失于温煦，则可导致鼻渊的发生。

（四）痰浊阻肺

肺主宣发肃降，肺气清利，则嗅觉灵敏，若内外病邪犯肺，导致肺宣降失司，水津不布，聚湿生痰，痰浊上壅于窦窍，则可发为鼻渊。

（五）肺经蕴热

急鼻渊失治，邪热未清，稽留于肺经、鼻窍，致肺失清肃，邪聚窦窍，留而不去，亦可发为慢鼻渊。

（六）气血瘀阻

急鼻渊失治，邪毒滞留于窦窍，瘀阻脉络，气血运行不畅，窦窍肌膜渐而增厚，日久不愈，病情迁延而转变为慢鼻渊。

本病的发生多由脏腑功能失调所致，分为实证和虚证，一般实证多因肺、脾胃的病变所导致，亦有病久气血瘀阻之病因；虚证多因肺、脾、肾三脏虚损，邪气久羁，滞留于鼻窍而发病，且病情缠绵难愈。

三、明确辨证要点

（一）辨虚实

本病病程较长，多属本虚为主或虚实夹杂证。本虚主要为肺、脾、肾三脏的虚损，虚实夹杂证主要为在上述三脏虚损的基础上，进一步导致痰浊内生，壅塞鼻窍，或邪毒滞留不去，伤及鼻窍，或邪毒日久成瘀，阻于鼻窍。临证时应注意虚实的变化，虚证可夹实，实证可致虚。

（二）辨寒热

虚证多见寒证表现，虚实夹杂证可见寒证或热证表现。寒证多因素体阳虚，或久病伤及阳气，或湿浊内困所致，表现为鼻涕色白或清稀，量多不止，鼻塞，嗅觉减退，头昏头重，遇冷则加重；热证多因邪热稽留所致，表现为鼻涕色黄质黏稠，鼻塞、头痛等。临证时应注意寒热的相兼和转化。

（三）辨脏腑

脏腑虚证主要包括肺虚、脾虚、肾虚三者。肺气虚者，症见自汗恶风，气短乏力；脾气虚者，症见面色萎黄，神疲乏力，肢体困倦，纳少便溏；肾阳虚者，症见形寒肢冷，精神萎靡，夜尿频多。

（四）辨涕色及鼻黏膜色泽

一般而言，鼻涕色黄、鼻腔黏膜色红者，多属实证、热证；鼻涕色白质稀、鼻腔黏膜色淡者，多属虚证、寒证。

四、确立治疗方略

本病分为虚证和实证，虚证一般多从肺、脾、肾三脏的虚损进行论治，治宜虚则补之，扶正固本，肺气虚当补益肺气，脾气虚当健脾益气，肾阳虚当温补肾阳；实证多与痰湿、热邪、血瘀等因素关系密切，治宜实则泻之，常用除湿、祛邪、化瘀开窍等法，如痰浊阻肺者当宣肺化痰，除浊通窍；肺经蕴热者当宣肺清热，解郁通窍；气血瘀阻者当活血化瘀，解毒除渊。因此，"虚则补之，实则泻之"是本病的治疗原则。

五、辨证论治

1. 肺虚邪滞证
（1）抓主症：黏涕量多，色白不臭，或鼻涕清稀，鼻塞时轻时重，嗅觉减退，头部隐痛或胀闷不适。检查见鼻甲肿大，鼻黏膜色淡，鼻道内较多黏涕。
（2）察次症：平素易患感冒，遇冷病情加重，自汗恶风，气短乏力，咳嗽痰白。
（3）审舌脉：舌质淡红，苔白，脉弱。
（4）择治法：补益肺气，祛邪通窍。
（5）选方用药思路：本证为肺气虚弱，抗邪无力，宣降失司，邪滞窦窍所致，故方用温肺止流丹。方中人参、诃子、甘草补肺敛气；桔梗、鱼脑石散结除涕；细辛、荆芥疏风散邪。
（6）据兼症化裁：若鼻塞较重，可加辛夷、苍耳子、白芷等以加强通窍化浊之力；若平素体虚，易患感冒而出现喷嚏、流清涕者，可合用玉屏风散；若头额冷痛，可酌加羌活、白芷、川芎等；若畏寒肢冷、遇寒加重者，可酌加防风、桂枝等；若鼻涕量多者，可酌加半夏、陈皮、薏苡仁等。

2. 脾虚湿滞证
（1）抓主症：黏涕色白量多不止，不臭，鼻塞较重，嗅觉减退，头昏痛。检查见鼻甲肿大，鼻黏膜色淡，或呈息肉样变，鼻道内可见较多黏涕。

（2）察次症：面色萎黄，神疲乏力，肢体困倦，纳少便溏。

（3）审舌脉：舌质淡胖，苔白腻，脉缓弱。

（4）择治法：健脾益气，祛湿通窍。

（5）选方用药思路：本证为脾虚运化失健，痰湿内蕴，滞留于窦窍所致，故方用参苓白术散。方中党参、山药、莲子肉益气健脾；茯苓、白术、薏苡仁、扁豆渗湿健脾；砂仁醒脾和胃；桔梗宣肺排浊；甘草益气和中。

（6）据兼症化裁：若白涕量多者，可加泽泻、木通等健脾祛湿；若鼻涕浓稠量多者，可酌加陈皮、半夏、枳壳、瓜蒌等；鼻塞重者，加苍耳子、石菖蒲、藿香等化浊通窍。

3. 肾阳虚衰证

（1）抓主症：鼻涕清稀，量多不止，鼻塞，嗅觉差，鼻痒，或喷嚏时作，每遇风冷则症状加重。检查见鼻黏膜肿胀、色淡，鼻道内可见较多清涕。

（2）察次症：形寒肢冷，精神萎靡，夜尿频多。

（3）审舌脉：舌质淡，苔白，脉沉细无力。

（4）择治法：温补肾阳，散寒通窍。

（5）选方用药思路：本证为肾阳虚不能温化水液，寒水泛滥所致，故方用济生肾气丸。方中六味地黄汤滋肾健脾，以资化源；附子、肉桂温肾壮阳；牛膝、车前子补肾利水。

（6）据兼症化裁：若涕多难止，可加金樱子、五味子等以补肾固摄；若鼻塞不通，可加辛夷、苍耳子等以宣通鼻窍。

4. 痰浊阻肺证

（1）抓主症：鼻涕白浊，量多，味腥，鼻塞，头昏蒙。检查见鼻黏膜肿胀，色淡红，鼻道内可见较多浊涕。

（2）察次症：咳嗽痰多，胸闷。

（3）审舌脉：舌质淡红，苔白腻，脉滑。

（4）择治法：宣肺化痰，除浊通窍。

（5）选方用药思路：本证为外邪袭肺，日久不去，致肺宣降失司，痰浊内生，上壅窦窍所致，故方用二陈汤。方中半夏、茯苓燥湿化痰；陈皮、甘草理气和中。

（6）据兼症化裁：若鼻涕量多者，加白芷、厚朴、苍术以加强化浊除涕之力；若鼻塞较重者，加辛夷、苍耳子、石菖蒲以宣通鼻窍。

5. 肺经蕴热证

（1）抓主症：涕黄黏稠量少，可流向咽喉部，鼻塞。检查见鼻黏膜红肿，中鼻道有黏稠鼻涕潴留。

（2）察次症：头痛，咽痒，咳嗽，吐少量黄痰。

（3）审舌脉：舌质红，苔薄黄，脉数有力。

（4）择治法：宣肺清热，解郁通窍。

（5）选方用药思路：本证为肺经郁热，循经上灼于窦窍所致，故方用辛夷清肺饮。方中辛夷宣畅肺气，散邪通窍；升麻、枇杷叶、黄芩、山栀子、石膏、知母清热泄肺；百合、麦冬润肺养阴；甘草调和诸药。

（6）据兼症化裁：若黄涕量多，可加鱼腥草、皂角刺等以清肺排脓；若鼻塞甚者，可加苍耳子、白芷等宣肺通窍；若咽痒咳嗽，可加浙贝母、玄参、桑白皮等以清肺利咽。

6. 气血瘀阻证

（1）抓主症：鼻涕白黏或黄稠如脓，鼻塞较甚，迁延不愈。检查见鼻腔黏膜暗红增厚，鼻道内积有脓涕，窦腔黏膜增厚明显。

（2）察次症：头昏沉闷痛，痛无定时。

（3）审舌脉：舌暗红或有瘀点，脉细涩。

（4）择治法：活血化瘀，解毒除渊。

（5）选方用药思路：本证为邪毒滞留于鼻腔，日久气血瘀阻所致，故方用通窍活血汤。方中桃仁、红花、川芎、赤芍活血化瘀，疏通脉络，以导滞通窍；辅以麝香芳香通窍，老葱、姜、枣调和营卫。全方合用，共奏活血化瘀，通络开窍之功。

（6）据兼症化裁：若白黏鼻涕量多者，可加茯苓、泽泻、薏苡仁以化湿除渊；若黄脓涕量多者，可加黄芩、车前草、丝瓜络、藿香以清热化湿；若鼻塞症状较甚，可加用苍耳子散、辛夷以芳香通窍。

六、中成药选用

（1）温肺止流丸（黑龙江中医药大学附属第一医院院内制剂）：成分为人参、诃子肉、荆芥、细辛、辛夷、桔梗、鱼腥草、甘草。口服，每日 3 次，每次 1 丸（9g/丸）。功能补益肺气、祛邪通窍，用于肺气虚者。

（2）清鼻丸（黑龙江中医药大学附属第一医院院内制剂）：成分为黄芩、鱼腥草、川贝母、天花粉、苍耳子、薄荷、葛根。口服，每日 3 次，每次 1 丸（6g/丸）。功能清热解毒、除湿排脓，用于慢性鼻窦炎肺经蕴热证者。

（3）鼻渊舒口服液：成分为苍耳子、辛夷、薄荷、白芷、黄芩、栀子、柴胡、细辛、川芎、黄芪、川木通、桔梗、茯苓。口服，每次 10ml，每日 2～3 次，7 日为 1 个疗程。功能益气宣肺、清热化浊、排脓开窍，用于慢性鼻窦炎属肺热证者。

（4）鼻渊灵颗粒剂：成分为苍耳子、辛夷、白芷、胆南星、藿香、黄芩、薄荷、鱼腥草、菖蒲等。口服，每次 1 袋（10g），每日 2 次。功能祛风清热解毒，宣肺通窍，清疏胆火，用于慢性鼻窦炎属肺热证者。

（5）鼻渊舒滴鼻剂：成分为苍耳子、辛夷、薄荷、白芷、黄芩、栀子、柴胡、细辛、川芎、黄芪、川木通、桔梗、茯苓。口服，每次 10ml，每日 2～3 次，7 日为 1 个疗程。功能通鼻窍止头痛，可有效缓解慢性鼻窦炎所伴发的鼻塞、头痛症状。

七、单方验方

（一）名医专家经验方

1. 鼻炎 3 号（周凌）

组成：鱼腥草、蒲公英、连翘、苍耳子、柴胡、龙胆草、黄芩、桔梗、菊花、白芷、辛夷、皂角刺、败酱草、甘草等。

主治：慢鼻渊急性发作，鼻塞、浊涕量多。

2. 新安鼻渊方（新安医学郑氏喉科）

组成：败酱草、黄芪、鱼腥草、辛夷花、藿香、白芷。

主治：肺经蕴热型和胆腑郁热型鼻渊。

（二）其他单方验方

（1）通窍止渊汤：苍耳子12g，辛夷15g，防风12g，白芷12g，蔓荆子10g，鹅不食草15g，石膏15g，黄芩10g，金银花10g，菊花10g，蒲公英10g，柴胡10g，僵蚕5g，全蝎5g，甘草6g。煎后先熏鼻，后服用，每日1剂，分2次温服。本方标本兼治，对于慢鼻渊所出现的脓涕色黄腥臭、鼻塞、头痛、嗅觉减退等症状疗效明确。

（2）鼻渊宁汤：苍耳子、辛夷、石膏、茜草、黄芩、羌活、白芷、陈皮各10g，金银花12g，白术、黄芪各15g。水煎300ml，每日1剂，早晚分服。本方为自拟方，全方益气、除湿、化痰、清热、行瘀，药效周全，标本兼治。

（3）辛夷苍耳汤：辛夷花、苍耳子、白芷、藁本、川芎各12g，桔梗、木通各10g，葱白3g，甘草6g。煎药时可吸入药物蒸气，并用少量药液洗鼻，用治鼻渊之鼻塞、头痛。

（4）鼻渊汤：苍耳子15g，辛夷花15g，薄荷6g（后下），白芷12g，黄芩12g，栀子9g，柴胡9g，川芎9g，黄芪10g，桔梗6g，川木通6g，茯苓12g。对于平素体虚易感，自汗恶风、鼻涕清稀量多等肺气虚寒者重用黄芪20g，加白术15g，防风9g，细辛3g，益气固表、散寒通窍；对于肢困乏力，或食少纳呆，腹胀便溏等脾气虚弱者加用党参20g，白术15g，益气健脾；湿浊重者加藿香12g，薏苡仁15g，化湿通窍；鼻渊日久，肢寒怕冷，肾阳虚衰者加附子6g，肉桂6g，温肾助阳；鼻涕常流，津液耗伤，口鼻干燥者加芦根清热养阴；对久病瘀血阻络，鼻甲肿大，鼻塞严重者加桃仁10g，红花6g，丝瓜络10g，路路通10g，活血化瘀、通络开窍。本方中草药加5倍量水，浸泡30分钟，中火煮沸15～20分钟，共煎3次，混合约600ml，每日1剂，早中晚分3次饭后口服。本方主要用治慢鼻渊之肺、脾、肾三脏虚损者。

（5）清热排脓汤：辛夷15g，白芷12g，川芎10g，丹参20g，香附15g，紫花地丁15g，蒲公英15g，天葵子10g，野菊花10g，金银花10g，黄芩10g，穿山甲5g，皂角刺10g，路路通15g，甘草10g。鼻塞甚者加苍耳子10g，王不留行12g；咽痛者加牛蒡子10g，玄参10g；兼肺热咳嗽加杏仁6g，鱼腥草12g，桑白皮12g；痰多者加陈皮10g，法半夏6g，浙贝母12g；咽干口干者加天花粉10g，芦根12g；鼻内干燥加沙参12g，太子参15g；痰难出者加桔梗10g；兼鼻痒咽痒者加蝉蜕6g，威灵仙10g。此方为自拟方，功能清热解毒化瘀，通窍排脓，针对肺热上蒸于鼻窍所引发的慢鼻渊有较好的疗效。

八、中医特色技术

（一）外治法

（1）滴鼻法：选用芳香通窍的中药滴鼻剂滴鼻，如鱼腥草液、辛夷液、鹅不食草液等，每侧2～3滴，每日3～4次，以疏通鼻窍，利于引流。

（2）吹鼻法：可用冰连散、苍耳子散等，吹入鼻内，每日3～4次。

（3）熏鼻法：用芳香通窍、活血行气的药物，如苍耳子散、川芎茶调散等，放砂锅中，加水2000ml，煎至1000ml，倒入合适的容器中，先令患者用鼻吸入热气，从口中吐出，反复多次，待药液温度下降至不烫手时，用纱布浸药液热敷印堂、阳白等穴位。每日早晚各1次，7日为1个疗程。

（4）鼻窦穿刺冲洗法：多用于上颌窦病变者，按照常规操作方法进行上颌窦穿刺，先将窦内脓液冲洗干净，再注入适宜的药液，如鱼腥草液、黄连液等，每周1～2次。

（5）鼻窦负压置换法：用负压吸引法将鼻窦内的脓液吸引出来，再将适宜的药物置换进入鼻窦，以达到局部治疗目的。

（6）理疗：局部超短波治疗可起到辅助治疗作用，多配合置换法运用。

（二）针刺疗法

主穴取迎香、攒竹、上星、禾髎、印堂、阳白等，配穴取合谷、列缺、足三里、三阴交等。根据患者证型，每次选取主穴与配穴各1～2个，用捻转补法，留针20分钟，每日治疗1次，7～10日为1个疗程。

另可使用撳针治疗。根据患者情况选择适宜型号的撳针，留置于穴位处，留针3日，每日可适当进行穴位按摩。若鼻塞重者取迎香穴，对改善鼻腔通气有明显效果；若嗅觉减退，取迎香、列缺及印堂穴。

（三）艾灸法

主穴取囟会、前庭、迎香、四白、上星等，配穴取足三里、三阴交、肺俞、脾俞、肾俞、命门等。根据患者证型，每次选取主穴与配穴各1～2个，悬灸至局部有灼热感、皮肤潮红为度，每日治疗1次，7～10日为1个疗程。本法一般用于虚寒证。

（四）穴位按摩

选取迎香、合谷穴，进行自我按摩，每次5～10分钟，每日1～2次。或者用两手大鱼际，沿两侧迎香穴上下按摩至发热，每日可进行数次。

九、预防与调护

（1）预防方面，应及时彻底治疗伤风鼻塞及邻近器官的疾病，如牙病、慢性鼻炎等，防止邪毒蔓延，引发鼻渊。

（2）鼓励患者根据个人身体情况，选择太极拳、内养功、八段锦、散步或慢跑、呼吸体操等方法长期锻炼，增强体质，提高机体抵抗力。

（3）在调护方面，鼻渊发作时，应注意保持鼻腔通畅，以利于鼻窦内分泌物排出，同时应注意正确的擤鼻方法，以免邪毒窜入耳窍致病，此外，还应禁食辛辣刺激性食物，戒除烟酒，防止加重病情。

十、各家发挥

（一）辨治思路

1. 从肺经风热论治

周凌发现慢鼻渊患者因北方四季分明，气候寒热温差较大，往往在季节更替之时易受外邪侵袭，从而引发急鼻渊；若急鼻渊失治，邪气入里化热，邪热稽留于肺经，上犯于窍窦，日久则可发为慢鼻渊，症见鼻流黄涕伴鼻塞、头痛等，且易反复感邪。对此，周凌总结出经验方鼻炎3号，组成详见本节"名医专家经验方"。此方疏风清热，宣肺通窍，适合北方地区常见的肺经风热，上犯窦窍的慢鼻渊急性发作者，临证时加减化裁，疗效确切。

2. 从胆腑郁热论治

唐英发现临床上鼻渊实证属胆腑郁热者居多，认为胆为刚脏，胆通过经络与髓海与鼻密切相连，故胆热可直犯鼻窍，亦移热于脑下犯鼻窍而成鼻渊。对此，唐英治疗本型鼻渊以"胆热犯鼻，湿郁窍闭"立论，以清泻胆热，利湿通窍为原则，采用由多味中药组成的加减龙胆泻肝冲剂。方药组成：龙胆草、柴胡、黄芩、栀子、苍耳子、辛夷、石菖蒲、泽泻、菊花、川芎、白芷、薏苡仁、鱼腥草、甘草。综观全方，泄中有降，降中寓升，使胆腑之郁热邪有出路，不伤气，配伍严谨。

（二）特色治法及用药

1. 加减参苓白术散治疗肺脾气虚型小儿慢性鼻窦炎

马莉认为小儿慢性鼻窦炎发病率高，是因为儿童为稚阴稚阳之体，卫外不足，极易感受风寒湿热疫病之邪，侵犯清窍，邪热久留不去，伤胃损脾，困顿患儿稚嫩之脾阳，使运化失常，至水湿积聚，滞留窦窍，浊涕长留。因此在治疗小儿慢性鼻窦炎上，应以扶正祛邪立论，治以益气健脾、利湿化浊。马莉运用加减参苓白术散治疗小儿慢性鼻窦炎，在临床中取得了较满意的疗效。本方由 16 味药组成：党参、白术、茯苓、山药、白扁豆、薏苡仁、砂仁、莲子肉、桔梗、半夏、瓜蒌、苍耳子、辛夷、黄芩、连翘、甘草。本方在原有益气健脾渗湿之效基础上，增加宣通鼻窍，解毒散邪（余邪），凉血止血之力，共奏益气健脾、渗湿散邪、宣肺通窍之功。

2. 加减甘露消毒冲剂配合鼻腔负压置换疗法治疗脾胃湿热型鼻渊

唐英认为脾胃湿热型鼻渊多由饮食失节，过食肥甘煎炒、醇酒厚味，湿热内生，郁困脾胃，运化失常，湿热邪毒循经熏蒸鼻窍而发病。治疗以加减甘露消毒冲剂配合鼻腔负压置换疗法。方药组成为藿香、石菖蒲、白豆蔻、薄荷、滑石、茵陈、黄芩、小通草、浙贝母、苍耳子、辛夷、鱼腥草、白芷、川芎颗粒冲剂各一袋，共计 13.5g。方中藿香、石菖蒲、白豆蔻、薄荷芳香化浊、行气醒脾；滑石、茵陈、黄芩、小通草清热利湿；浙贝母止咳利咽；苍耳子、辛夷、鱼腥草、白芷、川芎通窍止痛，解毒排脓。全方清热利湿、化浊通窍，对脾胃湿热型鼻渊有良好的疗效。配合以鼻腔负压置换疗法治疗，明显减少了单独鼻腔负压置换疗法所致的高复发率，同时也弥补了中药疗效慢、病程长的不足，提高了疗效，缩短了疗程，值得临床推广使用。

（张竞飞）

第十五章　眼科疾病

第一节　葡萄膜炎

葡萄膜炎是虹膜、睫状体及脉络膜组织炎症的总称，是眼科常见疾病，也是主要致盲眼病之一，按发病部位科分为前葡萄膜炎、中间葡萄膜炎及后葡萄膜炎。据统计在我国其患病率占眼病的 5.7%～8.2%，致盲率达 1.1%～9.2%，葡萄膜炎的诊治在防盲治盲中占有重要地位。

本病属中医学之"黄仁""瞳神紧小""瞳神干缺""金花内障""视瞻昏渺""云雾移睛"等范畴。

一、临床诊断要点与鉴别诊断

葡萄膜炎的诊断参考"十二五"规划教材《眼科学》第 8 版。

（一）前葡萄膜炎

1. 诊断标准

（1）患者多伴有全身疾病，如慢性关节炎、类风湿关节炎、强直性脊柱炎、Reiter 综合征、Behcet 病、银屑病或免疫功能失常等病史。相应的辅助检查，如 HLA-B27、风湿系列、抗核抗体测定等可帮助确诊。

（2）症状：起病急，患者可出现眼红痛、畏光、流泪、眼睑痉挛及视力下降等自觉症状。

（3）眼部检查

1）视力不同程度下降。

2）睫状充血或混合充血。

3）眼痛、睫状压痛，虹膜睫状体的三叉神经末梢受到毒性刺激，睫状肌的收缩和肿胀压迫产生疼痛，可反射至眉弓，睫状体部有明显压痛，夜间痛甚。

4）角膜后沉着物（KP）：尘状或中等大小 KP，是由中性粒细胞、淋巴细胞和浆细胞构成，见于非肉芽肿性炎症；羊脂状 KP 是由单核巨噬细胞、类上皮细胞构成，见于肉芽肿性炎症。

5）房水闪辉：房水中蛋白使正常透明光束成为灰白色半透明带。虹膜血管壁有血-房水屏障功能，正常时房水内蛋白质含量极少。当炎症时血-房水屏障功能破坏，血管通透性增加，大量蛋白质或者纤维素性成分的渗出物，以及炎性细胞等渗出进入房水中，造成房水混浊不清。用裂隙灯显微镜观察房水时，见光束增强，呈灰白色混浊，似阳光透过有灰尘的空气，称为房水闪辉，是炎症活动期的重要标志。

6）前房细胞：如房水中渗出物含纤维蛋白较多，在前房内呈絮状或胶样状团块，形成纤维素性渗出；有时大量渗出的炎性细胞可沉积在前房角下部形成水平面，形成前房积脓；若虹膜血管扩张或者破裂，红细胞进入前房，则形成前房积血。

7）虹膜改变：虹膜出现水肿、纹理不清、虹膜结节；虹膜与晶状体前表面的纤维蛋白渗出和机化，使虹膜与晶状体黏附在一起，形成"虹膜后粘连"，如后粘连广泛，后房水不能流向前房，虹膜被向前推移而呈膨隆状，形成"虹膜膨隆"。也可出现虹膜周边前粘连、新生血管、眼压升高等改变。

8）瞳孔改变：瞳孔因睫状肌痉挛和瞳孔括约肌的持续性收缩，引起瞳孔缩小；散瞳后若虹膜后粘连不能完全拉开，瞳孔出现梅花状、梨状、不规则状等多种外观。如果虹膜在 360°范围粘连，则称为"瞳孔闭锁"，如果纤维膜覆盖整个瞳孔区，则称为"瞳孔膜闭"。

2. 并发症

（1）晶体改变：前葡萄膜炎可使虹膜色素沉积于晶状体表面，当虹膜后粘连被拉开时，晶体前表面会遗留虹膜色素或色素环。

（2）反复发作控制不及时，可并发白内障、继发性青光眼，甚至眼球萎缩。

3. 鉴别诊断

（1）急性结膜炎：呈急性发病，有异物感、烧灼感，分泌物多，检查见眼睑肿胀，结膜充血，这些表现与急性前葡萄膜炎的畏光、流泪、视物模糊、睫状充血及前房炎症反应有明显不同。

（2）急性闭角型青光眼：呈急性发病，视力突然下降，头痛、恶心、呕吐、角膜上皮水肿、角膜雾状混浊、前房浅、前房闪辉等，但无前房炎症细胞，瞳孔呈椭圆形散大，眼压增高，与急性前葡萄膜炎的角膜可透明、大量 KP、前房深度正常、房水大量炎症细胞、瞳孔缩小、眼压正常或偏低等易于鉴别。

（3）眼内肿瘤：一些原发性眼内肿瘤或转移瘤，可引起前房积脓等改变，但从病史、临床表现、双眼及附属器彩超、双眼眶部 CT 及双眼眶部 MRI 检查等可资鉴别。

（4）与能引起前葡萄膜炎的全葡萄膜炎相鉴别：一些类型的葡萄膜炎，如 Behcet 病、Vogt-小柳原田综合征，不但可引起前葡萄炎，还引起眼后段炎症。因此在诊断时要注意鉴别。

（二）中间葡萄膜炎

中间葡萄膜炎（intermediate uveitis）是一组主要累及睫状体平坦部、玻璃体基底部、周边视网膜和脉络膜的炎症性和增殖性疾病，典型的表现为睫状体平坦部的雪堤样病变。

中间葡萄膜炎属中医学"云雾移睛""视瞻昏渺"范畴。

1. 诊断标准

（1）双眼发病，起病缓慢，早期表现为眼前黑影，视力疲劳。

（2）前房闪光弱阳性，眼底周边视网膜血管炎，血管周围炎，血管旁白鞘或血管闭塞成白线，病情严重时出现黄斑水肿。

（3）眼底渗出物增多时，可在眼底下方形成雪堤样改变。

（4）辅助检查：荧光素眼底血管造影可发现眼底毛细血管通透性增加，或黄斑囊样水肿。

2. 鉴别诊断

（1）多发性硬化伴发的葡萄膜炎：多发性硬化是一种进展性的复发和缓解交替存在的神经系统脱髓鞘疾病，可引起视神经炎、视网膜血管炎、血管周围炎、慢性前葡萄膜炎和中间葡萄膜炎等多种类型。这些患者的中间葡萄膜炎发生率为 3.3%～26.9%。此种眼部炎症本身没有特异性，所以仅根据眼部炎症难以确诊为多发性硬化。虽然葡萄膜炎偶尔可出现于神经系统病变之前，但在多数患者，神经系统病变出现于葡萄膜炎之前。患者出现或以往曾有眩晕、共济失调、视力减退、感觉障碍、虚弱、括约肌功能失调等都提示多发性硬化存在的可能性，对这些患者应请神经科医生检查和进行磁共振检查，以明确诊断。

（2）类肉瘤病性葡萄膜炎：类肉瘤病是一种病因尚不完全清楚的多系统的慢性肉芽肿性疾病，在眼部主要引起葡萄膜炎。类肉瘤病在黑人中常见，在我国相当少见。此病多引起前葡萄膜炎，也可引起后葡萄膜炎、中间葡萄膜炎和全葡萄膜炎。葡萄膜炎往往发生于全身病变之后，全身病变特别是皮肤病变（结节性红斑、冻疮样狼疮、斑丘疹和肉芽肿结节）、肺门淋巴结病、表浅淋巴结肿大等对诊断有很大帮助，特别是血清血管紧张素转化酶水平升高等对诊断有重要价值。

（3）Lyme 病伴发的葡萄膜炎：Lyme 病是由蜱传播的疏螺旋体病，表现为多系统的炎症性病变。患者通常处在森林地区，有蜱咬伤病史，表现为游走性红斑、游走性关节炎，可伴有脑神经麻痹和周围神经病变、慢性脑膜炎、心肌炎、心包炎、心律失常等全身病变，在眼部通常引起肉芽肿性虹膜炎、虹膜睫状体炎、中间葡萄膜炎、弥漫性脉络膜炎、视神经炎、渗出性视网膜脱离等。上述全身病变强烈提示伯氏疏螺旋体感染。血清学检查特别是利用酶联免疫吸附试验（ELISA）发现特异性抗体有助于诊断，但由于抗体的产生需要一定时间，所以在疾病早期不一定能查到特异性抗体。早期抗生素的应用也可影响抗体的产生，造成假阴性结果。此种检查还可产生假阳性结果。除上述方法外，间接免疫荧光测定、免疫印迹技术、聚合酶链反应（PCR）测定特异性的 DNA 等技术均有助于此病的诊断。

（4）梅毒性葡萄膜炎：梅毒是由梅毒螺旋体引起的一种全身性疾病，在眼部主要表现为前葡萄膜炎、中间葡萄膜炎、后葡萄膜炎、全葡萄膜炎、脉络膜视网膜炎、视网膜血管炎等，单眼或双眼受累。此病往往有典型的皮肤病变，如原发性下疳、继发性梅毒斑丘疹或丘疹鳞屑、后期梅毒结节。

（三）后葡萄膜炎

后葡萄膜炎（posterior uveitis）是一组累及脉络膜、视网膜、视网膜血管和玻璃体的炎症性疾病，多为肉芽肿性炎症。后葡萄膜炎主要表现为脉络膜、视网膜、视网膜血管及玻璃体的炎症性改变、巩膜后葡萄膜炎。其病因复杂，致病机制尚未完全明确，是一种严重的致盲性眼病。

根据其发病特点，属于中医之"云雾移睛""视瞻昏渺"等范畴。

1. 诊断标准

（1）飞蚊症和（或）视力下降，单眼或双眼患病。

（2）玻璃体混浊。

（3）眼底可见灰白色病灶，晚期则色素增多。

2. 鉴别诊断

（1）中心性浆液性视网膜脉络膜病变：是由于视网膜色素上皮屏障功能受损和脉络膜毛细血管通透性增加所致，好发于青少年，其发病机制尚不十分清楚。患眼视物模糊，并有视物变小、变形，视力下降一般较轻，黄斑区水肿环，视网膜下可见黄白色渗出物，有自限倾向但易复发。

（2）急性视网膜坏死综合征：主要特征是急性葡萄膜炎伴有视网膜血管炎，由此而发生视网膜坏死、脱离、视功能严重受损。

（3）裂孔源性视网膜脱离：视网膜神经上皮层与色素上皮层分离，并有裂孔形成称孔源性视网膜脱离。患眼有闪光感或眼前黑影飘动，视力下降，眼底检查可见视网膜隆起，视网膜裂孔。

二、审析病因病机

（一）前葡萄膜炎

1. 肝经风热或肝胆火邪攻目

风为六淫之首，善行数变。在本症，虹膜属肝，肝为风木之脏，主风，风气通于肝，所以容易招致风邪。且风能生火，火性炎上，因而风火每相夹为病。

2. 外感风湿，郁久化热

或素体阳盛，内蕴热邪，肝火盛克脾土，则脾失运化而多见于湿热内蕴，浊气上泛。复感风湿，致风湿与热搏结于内，湿热痰浊上扰目窍。

3. 劳伤肝肾或病久伤阴

瞳孔为水轮属肾，所以从脏腑主病来看，葡萄膜炎多与肝肾有关。肾为肝之母，子盗母气，久病缠绵不愈，正虚邪不盛，湿热之邪留而不去，暗耗精气，致真精亏损，肾虚水泛，水不涵木，肝阳上亢，虚火上炎。

总之，葡萄膜炎的常见病因为外感六淫之邪，其中以风、湿、火最常见，它们多数兼夹为病，如风湿、风火、湿热等。瞳孔为水轮属肾，故以肝肾为枢，肝火亢盛、消灼肾水、湿热内蕴、肝肾阴虚是本病的潜在传变之势。七情所伤导致肝气郁结、气火偏盛，亦是本病好发病因。故本病的病变与五脏六腑皆有关，尤以肝、肾关系最为密切。

（二）中间葡萄膜炎

1. 气血为本

神水为目上润泽之水，神膏为目内包涵膏液，司滋养构成瞳神，真精为目中精汁，由肾胆所聚之精华构成瞳神，明鉴万物。神水、神膏、真睛均须气血滋养。气血失常，则精血不足，目窍失养。

2. 湿热为标

葡萄膜炎的常见病因为外感六淫之邪，其中以风、湿、火最常见，它们多数兼夹为病，如风湿、风火、湿热等。云雾移睛多以湿热为主，湿热郁蒸或痰湿内蕴，湿热痰浊上扰目窍，神膏不清为病。肝火盛克脾土，则脾失运化而多见于湿热内蕴，浊气上泛，发为本病。

3. 肝脾肾为枢

本病病机与肝、脾、肾关系紧密。《秘传眼科龙木论》则认为是"胆热、肾脏诸老，肝风"所致。肝火盛灼伤神水而发病。疾病初期多见此种证型表现。瞳孔为水轮属肾，所以从脏腑主病来看，肾为肝之母，子盗母气，久病缠绵不愈，正虚邪不盛，湿热之邪留而不去，暗耗精气，致真精亏损，肾虚水泛，水不涵木，肝阳上亢，虚火上炎。

总之，本病的病变与五脏六腑皆有关，又以肝、胆、肾关系最为密切。

（三）后葡萄膜炎

参阅中间葡萄膜炎相关内容。

三、明确辨证要点

（一）辨虚实

早期、急性病例，如舌质红苔黄燥、黄腻，脉弦数或洪大的，为实证、热证。对久病、慢性病例，多为虚证或虚实夹杂之证，如舌红、脉细数为阴虚火旺；舌淡、脉细弱为血虚或气虚，或气阴二虚。

（二）辨脏腑

情志抑郁，胁肋疼痛，脉弦者属肝；阴虚火旺，口舌生疮，口燥咽干，腰膝酸软舌红，脉细数者属肾；纳呆倦怠，大便不爽或稀溏者属脾。

（三）辨病程

早期肝经风热，或肝胆湿热，上攻于目，症见发热恶风，头痛身痛或口苦咽干，烦躁不眠，便秘溺赤，口舌生疮；中期风湿热邪，流窜经络，上犯清窍，症见头晕身重，骨节酸痛，或小便不利，或短涩灼痛；晚期肝肾阴亏，虚火上炎，灼伤瞳神，或脾肾阳虚，精气难于上承，目失涵养，症见头晕耳鸣，口燥咽干，五心烦热，失眠多梦。

（四）辨阴阳

阳者发病急骤，伴有口舌生疮，口苦口干，阴部溃疡，大便秘结，肢节肿胀，酸楚疼痛。舌红苔黄或腻，脉弦数或浮数。虚者，多伴有烦热不眠，口干咽噪，舌红少苔，脉细数。

四、确立治疗方略

本病治疗方案中强调祖国医学之整体观念，通过望、闻、问、切，四诊合参，辨证施治，使其在治疗上具有其独特性。实者多为实热蕴结、痰浊上泛，实证常用疏风清热、清泻肝胆湿热、祛风除湿、活血化瘀、化痰降浊等法；虚证一般多从滋养肝肾、补血益精着手；虚实夹杂证则需补虚泻实，治以滋阴降火、健脾利湿、益气活血等法。急性期与慢性期均伴有不同程度之血脉瘀阻征象，故在立法处方时，以滋阴为主，酌加祛瘀之品，标本兼治，以提高疗效。

五、辨证论治

1. 肝经风热证

（1）抓主症：起病急骤，视物模糊，羞明流泪，眼珠坠痛、抱轮红赤，角膜后壁附有炎性渗出物，神水混浊，黄仁晦暗，纹理不清，瞳神缩小；或见玻璃体混浊呈点状、絮状或团块状；眼底可无明显异常，或有视乳头轻度充血，或者仅见黄斑区暗红，有渗出物及色素沉着，小血管弯曲，中心凹反光不清等病变。

（2）察次症：头痛发热，口干。

（3）审舌脉：舌红，舌苔薄白或薄黄，脉浮数。

（4）择治法：祛风散邪，清泻肝胆。

（5）选方用药思路：本证为肝经风热上扰目窍所致，故方用新制柴连汤。方中以柴胡、荆芥、防风、蔓荆子疏风清热散邪；龙胆草、黄连、黄芩清肝泻热；赤芍、栀子清热凉血，活血止痛；甘草清热和中。诸药合用，共奏疏风散邪、清肝泻热、退赤止痛之功。

（6）据兼症化裁：若头痛发热，口干舌红较甚者，加青葙子、黄菊、半边莲、生地黄入药，加强清肝疏解功效。

2. 肝胆火炽证

（1）抓主症：头目剧痛、瞳神甚小，黄仁肿胀，珠痛拒按，痛连眉棱、颞颥，抱轮红甚，神水混浊，黑睛之后或见血液沉积，或有黄液上冲；或见玻璃体混浊呈点状、絮状或团块状；眼底可无明显异常，或有视乳头轻度充血，或者仅见黄斑区暗红，有渗出物及色素沉着，小血管弯曲，中心凹反光不清等病变。

（2）察次症：口苦咽干，烦躁易怒，恶心，呕吐。

（3）审舌脉：舌红苔黄，脉弦数。

（4）择治法：祛风散邪，清泻肝胆。

（5）选方用药思路：本证为肝胆实火，上攻目窍所致，病势急重，故方用龙胆泻肝汤。方中龙胆草既能清利肝胆实火，又能清利肝经湿热；泽泻、车前子、木通清利湿热，引火下行；黄芩、栀子苦寒泻火，燥湿清热；生地黄、当归养血滋阴；柴胡舒畅肝经之气，引诸药归肝经；甘草调和诸药。诸药合用，共奏清泻肝胆之火之功。

（6）据兼症化裁：若大便秘结，加芒硝、大黄以通便泻火；若口苦、头重痛、苔黄而腻者，可加茵陈、石菖蒲。

3. 风热夹湿证

（1）抓主症：发病或急或缓，瞳神紧小或偏缺不圆，目赤痛，眉棱、颞颥闷痛，视物昏朦，或黑花自见，神水混浊，黄仁纹理不清；或见玻璃体有尘状或点状混浊；眼底可无明显异常，或见视网膜、脉络膜有边界模糊之黄白色渗出斑，或仅见黄斑区水肿、渗出，中心凹反光不清等。眼症常缠绵不愈。

（2）察次症：头重胸闷，肢节酸痛。

（3）审舌脉：舌苔黄腻，脉弦数或濡数。

（4）择治法：祛风清热除湿。

（5）选方用药思路：本证为风热上犯，兼有湿邪上蒙清窍所致，故方用抑阳酒连散。方中独活、羌活、防己、白芷、防风、蔓荆子祛风除湿；黄连、黄芩、栀子、黄柏、寒水石清热泻火；黄芩、黄连用酒制，可引导诸药直达病所；生地黄、知母滋阴抑阳；甘草和中，调和诸药，共奏祛风除湿、清热抑阳之功。

（6）据兼症化裁：若胸脘痞闷，加厚朴、薏苡仁、茯苓；若关节红肿疼痛加忍冬藤、桑枝。

4. 阴虚火旺证

（1）抓主症：以患病日久，反复发作，眼内干涩，视物昏朦，睫状充血较轻，角膜后

KP不消退，玻璃体混浊，或眼动时玻璃体动荡明显；眼底可无明显异常，或见脉络膜视网膜病灶色素沉着，病变比较陈旧，或夹杂新的渗出斑，抑或黄斑区轻度水肿，有渗出物及色素沉着。

（2）察次症：心烦失眠，手足心热，五心烦热，口燥咽干。

（3）审舌脉：舌红少苔、脉细数。

（4）择治法：滋阴降火。

（5）选方用药思路：本证为真阴不足，无以滋养肝木所致，故方用知柏地黄汤。方中以六味地黄丸为基础，滋养肝肾之阴，壮水制火；知母、黄柏增强滋阴清热的作用。

（6）据兼症化裁：若头痛发热，口干舌红较甚者，加青葙子、黄菊、半边莲、生地黄入药，加强清肝疏解功效。

六、中成药选用

（1）龙胆泻肝丸：适用于肝胆风热证。组成：龙胆草、柴胡、黄芩、栀子（炒）、泽泻、木通、车前子（盐炒）、当归（酒炒）、地黄、炙甘草。用法：口服，每次1～2丸，每日2次。

（2）开光复明丸：适用于肝胆风热证。组成：栀子、黄连、黄芩、黄柏、大黄、泽泻、玄参、红花、龙胆草、赤芍、当归、菊花、防风、生地黄、石决明、蒺藜、羚羊角粉、冰片。用法：口服，每次1～2丸，每日2次。

（3）熊胆丸：适用于肝胆风热证。组成：龙胆草、泽泻、地黄、当归、栀子、菊花、车前子、决明子、柴胡、防风、黄芩、木贼、黄连粉、薄荷脑、大黄、冰片、熊胆，辅料为淀粉。用法：口服，每次4粒，每日2次。

（4）黄连羊肝丸：适用于肝胆风热证。组成：黄连、胡黄连、黄芩、黄柏、龙胆草、柴胡、青皮（醋炒）、木贼、密蒙花、茺蔚子、决明子（炒）、石决明（煅）、夜明砂、鲜羊肝。用法：口服，每次1丸，每日1～2次。

（5）防风通圣丸：适用于风湿化火证。组成：防风、荆芥穗、薄荷、麻黄、大黄、芒硝、栀子、滑石、桔梗、石膏、川芎、当归、白芍、黄芩、连翘、甘草、白术（炒）。包衣辅料为滑石粉。用法：口服，每次1袋（6g），每日2次。

（6）石斛明目丸：适用于阴虚火旺证。组成：石斛、熟地黄、枸杞子、决明子（炒）、青葙子、蒺藜（去刺盐炙）、人参、天冬、菊花、黄连等。用法：口服，每次6g，每日2次。

（7）石斛夜光颗粒：适用于阴虚火旺证。组成：石斛、熟地黄、枸杞子、菟丝子、牛膝、菊花、蒺藜（盐炒）、青葙子、决明子、水牛角浓缩粉、羚羊角、甘草、人参、山药、茯苓、肉苁蓉、地黄、五味子、天冬、麦冬、苦杏仁、防风、川芎、枳壳（炒）、黄连。用法：用开水冲服，每次2.5g，每日2次。

（8）丹红化瘀口服液：适用于痰瘀互结证。组成：丹参、当归、川芎、桃仁、红花、柴胡、枳壳。用法：口服，每次1～2支，每日3次，用时摇匀。

（9）血府逐瘀口服液：适用于痰瘀互结证。组成：桃仁、红花、当归、川芎、地黄、赤芍、牛膝、柴胡、枳壳、桔梗、甘草。用法：口服，每次1支，每日3次，或遵医嘱。

（10）二陈丸：适用于痰瘀互结证。组成：陈皮、半夏、茯苓、甘草。用法：口服，每次9～15g，每日2次。

（11）杞菊地黄丸：适用于肝肾阴虚证。组成：枸杞子、菊花、熟地黄、酒萸肉、牡丹皮、山药、茯苓、泽泻。辅料为蜂蜜。用法：口服，大蜜丸每次 1 丸，每日 2 次。

（12）知柏地黄丸：组成为熟地黄、山茱萸、山药、泽泻、牡丹皮、茯苓、知母、黄柏。用于肾阴亏虚，虚火上炎证，每次 6g，每日 3 次。

七、单方验方

（1）石决明散（出自《中医眼科临床经验》）：石决明（先煎）25g，草决明 25g，青葙子 18g，赤芍 15g，荆芥 10g，麦冬 15g，木贼 15g，栀子 10g，蒲公英 25g。可以治疗瞳神紧小初期抱轮赤轻、神水微浑、黑睛内壁白色附着物不多。

（2）犀角地黄汤（出自《中医眼科临床经验》）：犀角（水牛角代，先煎）3g，生地黄 15g，牡丹皮 12g，白芍 15g，蒲公英 25g，败酱草 25g。可以治瞳神紧小，热在血分，白睛血丝紫红，黄膜上冲，其色深黄，眼痛甚，头痛欲裂，或血灌瞳神。

（3）通血丸（出自医学药典《世医得效方》）：生地黄、赤芍各 10g，生甘草 5g，川芎 10g，防风 10g，荆芥 10g，当归 10g，龙胆草 10g，蒲公英 10g，黄芩 15g，柴胡 10g，谷精草 5g。可以治疗用于白内障摘除人工晶体植入术引起的葡萄膜反应。症见肝郁气闭，以致血灌瞳仁，痛如锥刺，眼无瞬膜，视物不明者。

（4）独活寄生汤（出自《实用中医眼科学》）：独活 10g，桑寄生 10g，杜仲 10g，牛膝 10g，细辛 3g，秦艽 10g，茯苓 10g，肉桂 3g，防风 10g，川芎 10g，甘草 6g，当归 10g，芍药 12g，熟地黄 12g。可以治疗病久，耗气伤血，正气不足又易感外邪，引起反复。症见病势趋缓，赤痛减轻，仍感眼酸痛，不能久视，口燥咽干或肢困乏力。

（5）葡明汤（出自《辽宁中医杂志》）：枸杞子、楮实子、玄参、蛇床子、石斛、生地黄、当归、黄芪、金银花、桔梗等。本方针对病因病机补肝肾、益气血为主，滋阴清热、凉血为辅。方中枸杞子、楮实子滋补肝肾，令精血得生为君药；当归、黄芪助君药补益气血为臣；石斛、生地黄养阴清热；玄参、金银花、蛇床子清热凉血为佐；桔梗为使，引药上行。

（6）苍术白虎汤加减（出自《湖北中医杂志·陆绵绵治疗葡萄膜炎的经验》）：生石膏 20g，薏苡仁 20g，知母、苍术、猪苓、茯苓、葛根各 10g，益母草 15g，黄连 3g，生甘草 3g，黄芩 6g。可以治视物模糊，视力下降，角膜后有沉着物（KP），或前房积脓、渗出，兼胸闷烦热，口渴，舌质红，苔黄微腻。

（7）三黄二陈汤加减（出自《湖北中医杂志·陆绵绵治疗葡萄膜炎的经验》）：黄连 3g，蔻仁 3g，黄芩 6g，川朴花 6g，陈皮 10g，法半夏 10g，地肤子 10g，汉防己 10g，焦楂曲 10g，车前子（包）15g。适用于患者视物模糊，前房有纤维素性渗出或角膜后有羊脂状 KP，或病情反复发作者，口干，舌苔腻。

八、中医特色技术

（一）中药熏洗

（1）中成药熏药治疗：利用超声波原理将中成药（炎琥宁、喜炎平、清开灵等）震荡成细小颗粒，便于角膜及虹膜吸收，每日 1 次，一般 10～15 次为 1 个疗程，疗程之间休息 3～5 日。

（2）中药汤剂局部熏洗。

（二）中药眼部电离子导入

中药眼部电离子导入指药物以一定的速度通过完整的皮肤在组织内被吸收进入血液循环从而产生药效的一类制剂和方法。根据患者病情需要，给予活血化瘀中药制剂，如苦碟子注射液、银杏叶提取物注射液、川芎嗪注射液、丹参注射液等行眼部中药电离子导入。通过皮肤给药达到治疗局部和全身疾病的目的。方法：患者取卧位，将纱布和衬垫用药液浸湿，放置于眼部，将布套浸湿，罩住电极板放在衬垫上，再覆盖上塑料布，用纱布、绷带妥善固定。开启输出程序，以"手控"模式进行控制，根据病情、年龄调节机器工作状态、方式、时间、强度和热度等。治疗过程中，随时根据患者的反应及时调解电流量，治疗的时间一般为 20分钟。

（三）针刺治疗

针刺具有清肝泻火、扶正祛邪、疏通气血、调节免疫等作用，运用补泻原则，急性期针刺穴位主要以清热、泻肝火穴位为主，行针手法上多用泻法。慢性期针刺穴位主要以补益正气穴位为主，行针手法上多用补法，经长期疗效观察，对虹膜睫状体炎有一定治疗作用。虹膜睫状体炎在急性期与慢性期均伴有不同程度的血脉瘀阻征象。传统针灸理论中的经脉气血运行、营卫循环、脉气流经等概念，实际也是中医对人体气血运行规律的一种表达，与西医的血液循环，气血交换之间有很多相通、相似之处，故在针刺治疗过程中应重视局部及远端取穴，改善血液循环，从而加强疗效。

九、预防与调护

除日常饮食起居调护以外，需要注意眼部有不适感或眼痛时，应及时到医院眼科就诊；注意合理和正确使用糖皮质激素及皮质激素滴眼液。

十、各家发挥

（一）辨治思路

1. 从肝胆火炽论治

孙河根据四十多年的临床经验，发现"肝胆火炽证型居多"。肝主目，肝胆相表里，肝胆火炽，则目受其邪，发而为病，所以采用清泻肝胆法降火化湿，从而达到疏肝利胆、清肝明目之功。

2. 从"热、湿、毒、瘀、阴虚"论治

刘静霞基于多年临床实践经验对葡萄膜炎提出了"多因热、湿、毒、瘀、阴虚为患"的中医病因病机理论，标本兼顾，脏腑兼治，祛邪而不伤正，清热化湿、解毒行瘀、扶正祛邪。急性期侧重凉血解毒散瘀；中晚期以滋阴降火行瘀为主；恢复期则宜滋养肝肾，扶正祛邪。

（二）特色治法及用药

（1）孙河根据四十多年的临床经验，自拟方双连明目饮，治疗葡萄膜炎，疗效显著，双连明目饮是以《医宗金鉴》经方化坚二陈丸为基础方加减而成，药物为半枝莲、黄连、半夏、陈皮、茯苓、僵蚕、甘草，具有降火化湿，疏肝利胆，清肝明目之功，药少而力专。临证时加减化裁，疗效确切。

（2）刘静霞根据中医药传统理论和现代药理研究成果，总结出经验方复方目炎宁，基本方药有水牛角、连翘、黄芩、黄柏、白花蛇舌草、赤芍、桃仁、知母、黄精等，诸药相伍，使热湿毒瘀皆去，标本兼顾，脏腑兼治，祛邪而不伤正。临床中，采用复方目炎宁随证加减，灵活运用中西医结合方法治疗各种葡萄膜炎，提高了临床综合疗效和远期疗效，令东北地区的复发性葡萄膜炎的治疗取得了显著的临床疗效。本病在急性期应侧重凉血解毒散瘀，前房有纤维素性渗出，苔腻者，加陈皮、半夏；前房积脓加大黄；中晚期可酌加滋阴降火行瘀之品，如生地黄、地骨皮、茺蔚子等；恢复期则宜滋养肝肾，扶正祛邪，可合用杞菊地黄汤化裁加减。

（张丹丹　乔　羽）

第二节　视神经萎缩

视神经萎缩（optic atrophy）系因视神经退行性病变而致的视盘颜色变淡或苍白。视神经萎缩不是单独的疾病，它是视神经各种病变及其髓鞘或视网膜神经节细胞及其轴突等的损害，致使造成神经纤维丧失、神经胶质增生的最终结局。临床上习惯将所有视盘颜色变淡均称为视神经萎缩，而实际上有时视盘颜色变淡可由其表面血管减少等而致，视力、视野等均无异常。视神经萎缩是多种眼病及全身病变损伤神经的最终结果，亦可由遗传、外伤、药物中毒、肿瘤、恶性贫血等导致，发病率高，治疗困难，为常见的致盲或低视力的主要病种之一。

本病属中医学"青盲"范畴。

一、临床诊断要点与鉴别诊断

视神经萎缩的诊断参考"十二五"规划教材《眼科学》第8版。

（一）诊断标准

根据视神经原发病灶的部位及眼底表现，临床可分为原发性、继发性和上行性视神经萎缩三种。

1. 症状

视力逐渐下降，视野窄小或眼前某一方位有阴影遮挡，并逐渐加重，终致失明。

2. 体征

眼外观正常，单侧发病或双眼患病，病情严重眼可见相对性传入性瞳孔障碍（RAPD），黑矇，瞳孔直接对光反射消失。

3. 眼底检查

原发性（下行性）视神经萎缩，可见视盘色苍白，边界清楚，筛板清晰可见，血管正常或变细。继发性视神经萎缩（视盘水肿或视盘炎、视盘血管炎所致），可见视盘色灰白，边界不清，筛板不显，视盘附近血管可伴有白鞘，视网膜静脉充盈或粗细不均，动脉变细。上行性视神经萎缩（视网膜性或连续性视神经萎缩），系由于视网膜和脉络膜广泛病变引起，如视网膜色素变性、视网膜中央动脉阻塞等，有原发病的相应眼底改变。

4. 辅助检查

（1）色觉检查可有后天性色觉障碍，红绿色觉障碍多见。

（2）视野检查多见向心性缩小，有时可提示本病病因，如双颞侧偏盲应排除颅内视交叉占位病变，巨大中心或旁中心暗点应排除 Leber 遗传性视神经病变。

（3）视觉诱发电位 P100 波峰潜时延迟或（和）振幅明显下降。

（4）头颅 CT 或（MRI）检查可排除或确诊有无颅内或眶内占位性病变压迫视神经，明确有无中枢神经系统白质的脱髓鞘病灶。

（5）分子生物学检查，怀疑遗传所致时应选择基因检测。

（二）鉴别诊断

1. 视盘色泽形态差异

视盘颜色变淡或苍白未必就能诊断为视神经萎缩，应结合多项视功能检查以明确诊断。视盘的色泽和形态有个体差异，临床诊断视神经萎缩应慎重，尽管有视力下降和视野缺损，偶尔可见患眼视盘色泽正常，此时应仔细检查视盘周围视网膜，可能发现视神经纤维层萎缩的证据，只是萎缩程度轻或太局限，不足以产生明显可见的视盘变白。尤其是原发性视神经萎缩，是由于筛板之后至外侧膝状体之前的前视路损害引起的视神经萎缩，眼底改变仅限于视盘颜色变淡，边界清晰，由于视神经纤维萎缩及髓鞘的丧失，生理凹陷稍显扩大变深，呈浅碟状，并可见灰蓝色的小点状的筛孔，但视网膜、黄斑及血管均正常。

2. 青光眼性病理凹陷

在视神经萎缩早期，视盘粉红色变浅，随病情进展，视盘组织缓慢消失，残留灰白、弯月形浅凹陷，裸露筛板，类似青光眼性病理凹陷，但视神经萎缩患者的视盘罕见有任何区域的盘沿缺损，且盘沿色泽是苍白的。有统计认为盘沿苍白对非青光眼性视神经萎缩有 94% 的特异性，而盘沿局灶性或弥漫性变窄，且盘沿区仍保留正常粉红色，对青光眼视神经损害有 87% 的特异性。而且，青光眼性视神经病变的视野缺损多发生在生理杯明显扩大时，且中心视力下降常发生在晚期。

3. 缺血性视神经病变

本病可见突然出现的视力减退、视盘水肿和与生理盲点相连的象限性视野缺损。

4. 急性视神经炎

本病多为青少年发病，视力急剧下降，可伴眼球转动痛，眼底表现为视盘充血性水肿，颜色较红，边界不清，视野表现为中心暗点或向心性视野损害。

5. 视网膜有髓神经纤维

有髓神经纤维沿视网膜神经纤维分布，其部位、形状和疏密度变异较大，常见于视乳头边缘，沿上下血管弓弧形分布，甚至包绕黄斑。亦可不以视乳头为起点而出现于视网膜上，呈现孤立的小片白色羽毛状斑。浓厚的有髓神经纤维斑，遮挡光线使光线不能达到视锥、视杆细胞，可产生相应的视野缺损，但很少出现中心暗点。

6. 先天性视神经乳头缺陷

先天性视神经乳头缺损（coloboma of the optic disc）是由于胚裂的闭合异常所引起的视神经乳头的完全缺损或部分缺损；有时常可伴有虹膜和脉络膜的缺损。眼底检查见视神经乳头的直径明显增大，可为正常视乳头的数倍，视乳头缺损区呈淡青色，边缘整齐，整个缺损区为一个大而深的凹陷，由视神经乳头进出的血管从缺损区的边缘处呈钩状弯曲分布于视网膜上。常常伴有视力下降，视野中生理盲点扩大。

7. 视盘变白的区域和范围对鉴别不同病因有一定意义

（1）视盘颞侧苍白：常由选择性累及中心视力和视野的中毒性和营养障碍性视神经萎缩、Leber 遗传性视神经病变及球后视神经炎等引起。

（2）视盘上方或下方苍白：可能是缺血性视神经病变。

（3）视盘苍白主要局限在鼻侧和颞侧：即所谓带状或蝴蝶结-领结状萎缩，则有一定的定位意义，提示病变累及对侧的视交叉纤维，尤其是婴幼儿，难以准确表达视力，尽早确认带状视神经萎缩并排除先天性鞍上肿瘤十分重要。

8. 视盘倾斜综合征

临床上将视盘扭曲、视盘弧形斑、鼻下方脉络膜视网膜变薄、后葡萄肿、视野缺损称为视盘倾斜综合征，这种视野缺损最常发生在颞上方、颞侧和上方，这种缺损是相对的非进展性的，且用大的光标和视力矫正后可消除。

二、审析病因病机

（1）脾肾阳虚，精微不化，元阳耗散，目失温养，神光渐失。

（2）肝肾两亏或禀赋不足，元阴暗损，精血虚少，不得荣目，致睛明失用，目窍萎闭，神光遂没。

（3）心荣亏虚，营血不足，血气亏虚而不能濡养睛瞳，目窍失养，神光衰竭。

（4）情志抑郁，肝气不舒，脏腑乖乱，气机失常，玄府郁闭，血气之运行失畅，致精不上乘，神光不得发越。

（5）头眼部外伤，或肿瘤压迫，致脉道瘀阻、玄府闭塞亦可导致青盲。

总之，本病基本病机多为精气虚衰，奉养不足所致，故虚证多而实证少，病位在目系，以心、肝、脾、肾的气血阴阳亏虚所致常见；此外，肝郁气滞、头眼外伤是最常见的病因，可导致气机失常，脉道瘀阻。

三、明确辨证要点

（一）辨虚实

视力急剧下降，伴有情志抑郁、胸胁胀痛、口干口苦、舌红或暗、或有瘀斑瘀点，脉弦或涩者，属实；视力逐步下降，伴有头晕耳鸣、腰膝酸软、头晕心悸、面色少华、脉细者，属虚。

（二）察瞳神之形态

视神经萎缩患者，临床上可见眼部黑睛透明，瞳神无损，或见瞳神稍大，或瞳神展缩不灵。瞳神形态变化也可体现精气的盛衰，精气聚则瞳神缩，精气散则瞳神展。瞳神尚有能力展缩，则示病轻，预后相对良好，瞳神展缩失灵、瞳神散大，则提示病情重，预后差。

（三）观瞳神之转变

根据证之不同，瞳神可随之转变，肝气郁结型可因时间和条件的不同向其他方面转变。如肝郁日久，多化火伤阴，此时多见瞳神稍大，或瞳神展缩不灵，视力逐渐下降，以致失明。在全身则出现阴虚火旺或阴虚血热之证。如果全身症状不甚明显时，可借瞳神的变化来衡量阴伤的程度，作为证型变换的分界。

（四）辨"郁"与"瘀"

郁者，情志不舒，除眼症外，兼见情志抑郁，胸胁胀痛，口干口苦，舌红，苔薄白或薄黄，脉弦或细弦。瘀者，除眼部症状外，兼见头痛健忘、失眠多梦，舌质暗红，或有瘀斑，苔薄白，脉涩。

（五）辨目系

若目系色泽淡红，提示精血尚足，未见明显亏虚；或颅内占位，多可见目系色泽正常，视野及视力相对尚可，患者经过治疗部分可病情稳定。若目系色淡或苍白兼见血管变细，多为肾精不足，肝血虚弱，或气血俱虚，不能上输，目系失养而成，视野及视力较差，预后不佳。目系瘀血多由肿物压迫，脉络瘀阻，血流障碍造成。

四、确立治疗方略

一般治疗以针对病因为主，并适当配用通络开窍药物，以启闭郁之玄府，发灵明之神光。除眼局部症状外，兼见全身症状，因此治疗时应着眼全身症状，同时结合患者体质、饮食、起居、生活环境、气候季节等进行归纳分析，确立治疗原则，从而审证求因，审因论治。至于由头眼部外伤、肿瘤及其他全身性疾病引起本病者，病因治疗是保证疗效和评价预后的前提。

五、辨证论治

1. 肝肾不足证
（1）抓主症：眼无外症，视力渐降，甚至失明。眼底可见视神经萎缩之改变。
（2）察次症：全身症见头晕耳鸣，腰膝酸软。
（3）审舌脉：舌淡红，脉细。
（4）择治法：补益肝肾，开窍明目。
（5）选方用药思路：本证为肝肾两亏，精血虚少，目失滋荣所致，故方用明目地黄丸（《审视瑶函》）。方中重用熟地黄滋阴补肾、填精益髓，为君药。山茱萸滋养肝肾、秘涩精气；山药健脾补虚、涩精固肾，补后天以充先天；枸杞子平补肝肾、益精明目，共为臣药。泽泻淡渗泄浊，并防熟地黄之滋腻恋邪；牡丹皮清泻相火，并制山茱萸之温涩；茯苓渗湿健脾，既助泽泻以泻肾浊，又助山药之健运以充养后天；当归、白芍养血敛阴；蒺藜、石决明平肝明目；菊花疏散风热、平肝明目，均为佐药。或加减驻景丸（《银海精微》），方中熟地黄、枸杞补肝滋肾，菟丝子、楮实子益精强阴，五味子敛耗散而助金水，当归和气血而益肝脾，川椒补火，以逐下焦虚寒，车前利水而泻肝肾邪热也。本证选此二方，取其补虚治本。

（6）据兼症化裁：若加牛膝、麝香之类通络开窍，则有标本兼治之功。

2. 心营亏虚证

（1）抓主症：视力渐降，甚至失明。

（2）察次症：面白无华，头晕心悸，失眠健忘。

（3）审舌脉：舌淡，脉细。

（4）择治法：养心补血，宁神开窍。

（5）选方用药思路：本证为心营亏虚，血虚失荣，目窍失养，神光衰竭所致，故方用人参养荣汤（《太平惠民和剂局方》）。方中人参、白术、黄芪、茯苓、炙甘草健脾补气；桂心温补阳气，鼓舞气血生长；当归、熟地黄、白芍滋补心肝；五味子酸温，既可敛肺滋肾，又可宁心安神；陈皮理气健脾，调中快膈；远志安神定志；姜、枣助参、术入气分以调和脾胃，全方有益气补血、宁心安神之效。或天王补心丹（《校注妇人良方》），方中重用甘寒之生地黄，入心能养血，入肾能滋阴，故能滋阴养血，壮水以制虚火，为君药。天冬、麦冬滋阴清热，酸枣仁、柏子仁养心安神，当归补血润燥，共助生地黄滋阴补血，并养心安神，俱为臣药。玄参滋阴降火；茯苓、远志养心安神；人参补气以生血，并能安神益智；五味子之酸以敛心气，安心神；丹参清心活血，合补血药使补而不滞，则心血易生；朱砂镇心安神，以治其标，以上共为佐药。桔梗为舟楫，载药上行以使药力缓留于上部心经，为使药。前方重在益气补血，养血宁神，适用于血虚气弱者；后方长于滋阴补血，养心宁神，适用于阴血亏虚者；如热病后阴血亏耗，视力渐降者，即宜此方加减。

（6）据兼症化裁：头晕心悸加牛膝、川芎、麝香、石菖蒲之类药物，以增通络开窍的作用。

3. 脾肾阳虚证

（1）抓主症：眼外观无异常，视力渐降，视物昏朦。

（2）察次症：面白形寒，腰膝酸冷，少气乏力，食少便溏。

（3）审舌脉：舌淡苔白，脉沉细。

（4）择治法：补脾益肾，温阳通窍。

（5）选方用药思路：本证为久病虚羸，或禀赋不足，脾肾阳虚，目失温养所致，故方用补中益气汤加减（《脾胃论》）。方中黄芪味甘微温，入脾肺经，补中益气，升阳固表，故为君药。配伍人参、炙甘草、白术，补气健脾为臣药。当归养血和营，协人参、黄芪补气养血；陈皮理气和胃，使诸药补而不滞，共为佐药。少量升麻、柴胡升阳举陷，协助君药以升提下陷之中气，共为佐使。炙甘草调和诸药为使药。原方重在补脾益气升阳，加附子、肉桂、补骨脂、熟地黄以温补肾阳，入川芎配肉桂、当归、熟地黄，则有养血活血、通脉利窍的作用，故诸药合用共奏补脾益肾，温阳通窍之功。

（6）据兼症化裁：如肢冷畏寒症状不明显者，可去肉桂、附子。

4. 肝气郁结证

（1）抓主症：目视不明，眼底有视神经萎缩之病变。

（2）察次症：情志不舒，头晕目胀，口苦胁痛。

（3）审舌脉：舌淡苔薄，脉弦细数。

（4）择治法：清热疏肝，行气活血。

（5）选方用药思路：本证为郁怒伤肝，气滞血瘀所致，故方用丹栀逍遥散加减（《内科摘要》）。方中柴胡能升，所以达其逆也；芍药能收，所以损其过也；牡丹皮、栀子能泻，所以伐其实也；木盛则上衰，白术、甘草，扶其所不胜也；肝伤则血病，当归所养其血也；木实则火燥，茯神所以宁其心也。原方清热疏肝，理脾和营，若加香附、郁金、川芎，则可增强行气活血通络的作用。

（6）据兼症化裁：郁热不重者，方中酌减牡丹皮、栀子。若口干，舌光少苔者，可加桑椹、女贞子、生地黄以滋阴明目。

5. 气血瘀滞证

（1）抓主症：外眼无异常，视物昏矇，或头眼部外伤后，视力渐丧。眼底有视神经萎缩的病变，视网膜血管明显变细。

（2）察次症：全身或见头痛健忘。

（3）审舌脉：舌色瘀暗，脉涩。

（4）择治法：行气活血，化瘀通络。

（5）选方用药思路：本证为邪气或外伤致气滞血瘀，脉道阻塞，目失所荣，神光泯灭所致，故方用血府逐瘀汤（《医林改错》）。方中当归、川芎、赤芍、桃仁、红花活血化瘀；牛膝祛瘀血，通血脉，引瘀血下行。柴胡疏肝解郁，升达清阳；桔梗开宣肺气，载药上行，又可合枳壳一升一降，开胸行气，使气行则血行；生地黄凉血清热，合当归又能养阴润燥，使祛瘀而不伤阴血；甘草调和诸药。全方的配伍特点是既行血分瘀滞，又解气分郁结，活血而不耗血，祛瘀又能生新。合而用之，使瘀去气行，则诸症可愈。行气活血，化瘀通络之力较强。

（6）据兼症化裁：久正虚，不胜攻逐者，可去方中牛膝、枳壳、桔梗，酌加黄芪、党参、白术、陈皮益气扶正，取其攻补兼施的作用。

六、中成药选用

（1）疏肝解郁胶囊：适用于肝气郁结证。组成：贯叶金丝桃、刺五加。用法：每次2粒，每日2次，口服。

（2）血府逐瘀丸：适用于气滞血瘀证。组成：桃仁（炒）、红花、赤芍、川芎、枳壳（麸炒）、柴胡、桔梗、当归、地黄、牛膝、甘草。用法：大蜜丸每次1～2丸，每日2次，口服。

（3）丹红化瘀口服液：适用于气滞血瘀证。组成：丹参、当归、川芎、桃仁、红花、柴胡、枳壳。用法：每次1～2支，每日3次，口服。

（4）明目地黄丸：适用于肝肾不足证。组成：熟地黄、山茱萸（制）、牡丹皮、山药、茯苓、泽泻、枸杞子、菊花、当归、白芍、蒺藜、石决明（煅）。用法：水蜜丸每次6g，每日2次，口服。

（5）石斛夜光丸：适用于肝肾两亏，阴虚火旺证。组成：石斛、熟地黄、枸杞、菟丝子、牛膝、菊花、蒺藜、青葙子、决明子、水牛角浓缩粉。用法：水蜜丸每次 6g，每日 2 次，口服。

（6）八珍丸：适用于气血两虚证。组成：党参、白术（炒）、茯苓、熟地黄、当归、白芍、川芎、甘草。用法：水蜜丸每次 6g，每日 2 次，口服。

（7）归脾丸：适用于心脾两虚证。组成：党参、白术（炒）、黄芪（炙）、茯苓、远志（制）、酸枣仁（炒）、龙眼肉、当归、木香、大枣（去核）、甘草（炙）。用法：水蜜丸每次 6g，每日 2 次，口服。

（8）人参养荣丸：适用于心脾不足，气血两亏证。组成：人参、白术（土炒）、茯苓、炙甘草、当归、熟地黄、白芍（麸炒）、炙黄芪、陈皮、远志（制）、肉桂、五味子（酒蒸）。用法：水蜜丸每次 6g，每日 1～2 次，口服。

七、单方验方

（1）通窍明目 4 号（孙河自拟经验方）：组成药物有柴胡、牡丹皮、葛根、当归、郁金等。柴胡、牡丹皮为君药，以疏肝解郁，通窍明目，其他药物以通窍明目为主，可应用于青光眼继发的视神经萎缩。

（2）内障 1 号方（石守礼自拟经验方）：由柴胡 10g，当归 12g，白芍 15g，丹参 15g，石菖蒲 10g，远志 10g，茯苓 30g，炒山药 30g，香附 10g，葛根 20g，枸杞子 15g，五味子 10g，木贼 10g，防风 10g，甘草 6g 组成，具有疏肝解郁，养血明目之功，视神经萎缩无特殊情况可守方治疗。若气虚可加入党参、炙黄芪以益气养血。

（3）益气明目丸（李传课自拟经验方）：由党参、黄芪、白术、山药、茯苓、菟丝子、黄精、柴胡、葛根、当归、丹参等组成，按照现代工艺制成丸剂。具有补脾益气，活血化瘀之功。可用于脾胃气虚之青盲。

（4）银杞明目汤（民间验方）：将银耳先发泡开，鸡肝切片，枸杞子同入砂锅，加水和佐料烧沸去浮沫，待鸡肝刚熟，装入碗内，用茉莉花撒入碗内即可食用。作用是补肝益肾、明目养神，用于肝肾阴虚之视神经萎缩、视力减退、腰膝酸软、遗精、消渴等病证。

（5）参归炖猪心（民间验方）：猪心去脂，与党参、当归同入砂锅，文火炖烂，放入味精、食盐等佐料。

八、中医特色技术

（一）针刺治疗

（1）体针：以取头颈部奇穴及足三阳经、足厥阴肝经、足少阴肾经穴位为主。主穴：睛明、球后、上明、承泣、丝竹空、太阳、风池；配穴：养老、肝俞、脾俞、肾俞、足三里、光明、三阴交等。每次取 2～3 个主穴，3～4 个配穴，每日针 1 次，10 次为 1 个疗程。间隔 3～5 日进行下一疗程。久病阳虚者，远端穴位可施灸法，或针灸并用。

（2）头针：取视区（枕骨粗隆上 4cm，左右旁开各 1cm），两针对侧向下方刺入，每日或间日针 1 次，10～15 次为 1 个疗程，疗程之间休息 3～5 日。

（3）电针：是将毫针的针刺作用与电刺激的生理效应综合作用于人体的针刺方法。可选上述不同穴位，每日 1 次，每次 20 分钟，15 次为 1 个疗程。

（4）"窍明穴"针刺："窍明穴"是孙河根据多年临床经验总结并命名的穴位。窍明穴位于枕视皮质对应区，下界是枕骨粗隆下 0.5cm，向上、左、右各 2cm 的区域，该区域是足太阳膀胱经、足少阳胆经及督脉三条经络的走行。可配合体针或其他头针针刺，治疗视神经萎缩。

（二）穴位注射

取上述体针腧穴，用复方丹参注射液作穴位注射。每次局部选 1 穴，远端配 1～2 穴，每穴注入药液 0.5ml 左右，每日或间日 1 次，一般 10 次为 1 个疗程，疗程之间休息 3～5 日。

（三）直流电药物粒子导入

利用电学上同性相斥的原理和直流电场作用，将药物离子不经血液循环而直接导入眼内，多选用维生素 B_1、维生素 B_{12}、丹参注射液等药物。

九、预防与调护

（1）防止外伤碰撞头部、眼部，慎用对视神经有害的药物。

（2）明确病因，如颅内肿瘤压迫造成的视神经下行性萎缩，应及时摘除颅内肿瘤，再积极治疗已受损的视神经萎缩，可能改善视功能，对视神经仅轻度受损者，甚至能恢复正常视力。又如因鼻源性感染导致视神经炎，继则视神经萎缩者，应努力控制鼻源性感染，避免视神经继续萎缩。

（3）针灸辅助中药及必要的西药，对病程长、病情重，有一定视力的视神经萎缩患者仍可能有效。

（4）应用某些对视神经有眼毒性的药物，如乙胺丁醇、羟氯喹、链霉素、氯霉素、巴比妥、保泰松、奎宁等要定期做眼科检查，如有视觉异常立即到眼科就诊。

十、各家发挥

（一）辨治思路

1. 从瘀论治

孙河以活血通络为治则，自拟通窍明目 1 号以三七为君药，活血通络，用于外伤性视神经萎缩。

2. 从肾阳虚论治

孙河以温补肾阳为治则，自拟通窍明目 2 号以熟地黄、枸杞子为君药，温补肾阳，用于视网膜色素变性、视神经萎缩。

3. 从阴虚火旺论治

孙河以滋阴降火为治则，自拟通窍明目 3 号以石斛、黄柏为君药，滋阴降火，用于视神经炎性视神经萎缩。

4. 从肝郁论治

孙河以疏肝解郁、通窍明目为治则，自拟通窍明目 4 号以牡丹皮、柴胡为君药，疏肝解郁、通窍明目，用于青光眼性视神经萎缩。且本方是临床应用最广泛的经验方，组成药物有柴胡、牡丹皮、葛根、当归、郁金等。柴胡、牡丹皮为君药，以疏肝解郁，通窍明目，其他药物以化瘀散结通络为主。祖国医学的整体观念认为眼与人体的五脏六腑、气血津液之间有着密切的联系。《内经》中有"肝开窍于目""肝气通于目，肝和则目能辨五色矣"的观点，中医认为只有肝气的冲和条达，眼才能辨色视物。青光眼是七情所犯，导致肝气郁结，气郁不得疏泄，气郁无以助血前行，致使眼部气血瘀滞，脉道阻塞，因此宜采用疏肝解郁、通窍明目之法。通窍明目4号正是采用调畅气机、疏通经络，使五脏六腑之精气皆能上注于目，从而改善视功能。全方具有疏肝理气，通络明目的作用。

孙河还系统地对通窍明目4号做了多方向的临床研究，已有临床观察证实通窍明目4号对原发性闭角型青光眼术后视神经损伤具有稳定视力、眼压，改善视野，增强视神经电活动的作用，增加青光眼患者神经纤维层厚度，在改善视野平均光敏度及增强视神经电活动方面优于神经营养剂对照组；与改善微循环药物、神经营养剂联合应用治疗青光眼视神经萎缩的效果明显优于各种药物单独应用。对通窍明目4号治疗原发性闭角型青光眼和原发性开角型青光眼所致的视神经萎缩进行了临床观察，都取得了满意的临床疗效，说明了该药方对青光眼视神经萎缩的治疗价值。

为深入探讨药物的作用机制，孙河从动物实验方面研究本药方对青光眼视神经萎缩的保护机制，结果表明通窍明目4号有能减轻视网膜、视神经超微结构损伤，促进高眼压状态后视网膜谷氨酸的清除，降低兴奋性谷氨酸诱发的细胞内钙离子过载，减轻视网膜微结构损伤，降低视网膜NO的合成，上调视网膜抗凋亡基因（Bcl-xl）和神经营养因子（BDNF）的表达，保护视神经节细胞。

（二）特色治法及用药

1. 特色穴位

"窍明穴"是孙河根据多年临床经验总结并命名的穴位。窍明穴位于枕视皮质对应区，下界是枕骨粗隆下0.5cm，向上、左、右各2cm的区域，该区域是足太阳膀胱经、足少阳胆经及督脉三条经络的循行区域。临床研究表明，窍明穴不仅能提高青光眼患者主观视力及视野，改善视功能，从客观角度也可增强视神经电位生理活动，提高生活质量。对治疗青光眼继发的视神经萎缩疗效显著。

2. 电针治疗视神经萎缩

孙河、黄春娟、张慧通过临床研究电针能修复损伤的视神经细胞，肯定了电针治疗青光眼视神经萎缩的显著疗效。

（董霏雪）

第三节 青 光 眼

青光眼是以视力障碍和视野缺损为共同特征，以病理性眼内压增高为主症的眼病。其最典型和突出的表现是视神经乳头萎缩和视野的特征性缺损。青光眼是高致盲眼病。青光眼分为原发性青光眼、继发性青光眼和先天性青光眼。本章我们主要阐述的是原发性青光眼，包括闭角型青光眼和开角型青光眼。

本病属中医学"五风内障"范畴，即绿风内障、青风内障、黑风内障、黄风内障、乌风内障。本章阐述绿风内障、青风内障。

一、临床诊断要点与鉴别诊断

青光眼的诊断参考"十二五"规划教材《眼科学》第 8 版。

（一）原发性闭角型青光眼

原发性房角关闭所导致的急性或慢性眼压升高，伴有或不伴有青光眼性视盘改变和视野损害称为原发性闭角型青光眼。根据临床表现可分为急性和慢性两种类型。属于中医学"绿风内障"范畴。

1. 诊断标准

（1）急性闭角型青光眼的诊断要点：眼胀、眼痛、虹视、视力减退、同侧偏头痛及眼眶和鼻根部胀痛等典型症状，伴有眼前节改变，如结膜充血，角膜上皮水肿，前房浅及瞳孔半开大、眼压升高、房角关闭等。

急性闭角型青光眼的临床分期（2014 年《我国原发性青光眼诊断和专家共识》）如下。

临床前期：具有浅前房、窄房角、短眼轴的解剖结构特点。该眼尚未发生青光眼，而另一眼有急性闭角型青光眼发作病史，或有明确的闭角型青光眼家族史，暗室及俯卧试验阳性，是为临床前期，有急性发作的潜在危险。

先兆期：在精神刺激，或情绪波动，或过度劳累后，特别是较长时间在暗环境中或近距离阅读后，有眼胀、头痛、鼻根发酸、虹视等现象，眼压在 30～50mmHg，发作间隔逐渐频繁。最后可导致急性发作。

急性期：发作前多有精神刺激，或情绪波动，或过度劳累等诱因，或较长时间在暗环境中或近距离阅读后，突发性剧烈眼胀痛、反射性头痛、恶性呕吐等；视力急剧下降，以至仅存光感，或伴有虹视；眼压突然升高，眼压可达 40mmHg 以上，严重者可达 100mmHg 以上；结膜睫状充血或混合性充血，严重者合并结膜及眼睑水肿；膜毛玻璃样水肿，大疱性改变，失去正常透明而光滑的表面；孔对光反应消失，瞳孔散大；虹膜节段性萎缩。

缓解期：此期诊断很重要，眼压虽属正常，局部无充血，但青光眼没有治愈，仍有再发可能。其诊断要点：急性发作史，常有 1～2 次典型发作，经治疗或休息后缓解；角膜轻度水肿；瞳孔对光反应迟钝或消失；急性发作后，前房角都会遗留一些虹膜周边前粘连及色素残留，青光眼三联征（角膜后色素沉着；虹膜有节段性萎缩及色素脱失；晶状体前囊下点片状灰白色混浊）部分或全部出现；眼压波动或正常。

慢性期：由急性发作期转变而来，眼压呈中度持续性升高，自觉症状较轻。房角广泛粘连关闭；眼底有视杯扩大，盘沿变窄，视野缺损，视神经纤维层变薄，视力逐渐下降；青光眼三联征出现。

绝对期：急性发作后视力完全丧失，眼压持续升高，因长时间高眼压，眼组织发生一系列变性改变，瞳孔散大，晶体混浊，虹膜新生血管，眼内出血，视神经纤维层薄变显著。

（2）慢性闭角型青光眼的诊断要点：①具备发生闭角型青光眼的眼部解剖特征（浅前房、窄房角、短眼轴）；②有反复轻度至中度眼压升高的症状或无症状；③房角狭窄，高眼压状态下房角关闭；④进展期至晚期可见类似原发性开角型青光眼视盘及视野损害；⑤眼前段不存在急性高眼压造成的缺血性损害体征。

2. 鉴别诊断

（1）闭角型青光眼急性发作期与急性虹膜睫状体炎：闭角型青光眼在急性发作时，有典型表现者，其诊断并不困难，但如果表现不够典型，检查又不细致，常把青光眼的急性发作误诊为虹膜睫状体炎。两者均有眼痛、头痛、白睛红赤的特点，而两者的治疗完全相反，如诊断错误，治疗不当，可造成严重后果，故应注意鉴别。

主要鉴别点是前房深度、瞳孔、眼压。闭角型青光眼前房浅，瞳孔散大，眼压升高；而急性虹膜睫状体炎前房深度正常，瞳孔缩小，或有后粘连，瞳孔呈不规则形，眼压正常或偏低。此外，急性虹膜睫状体炎患者的角膜内皮有较多灰白色沉着物，房水混浊，闪辉征阳性；而急性闭角型青光眼，角膜内皮可有少量色素性沉着物、角膜水肿及大疱性病变。

（2）慢性闭角型青光眼与窄角性开角型青光眼：两者均中央前房变浅，房角狭窄。①两者均可眼压升高，若高眼压状态下房角关闭则为慢性闭角型青光眼；若房角虽然狭窄但高眼压下完全开放，又有视野缺损及视神经的损害，则为窄角性开角型青光眼。②房角检查或超声生物显微镜房角检查有助于鉴别诊断。慢性闭角型青光眼有房角关闭，而窄角性开角型青光眼房角虽窄但不会关闭。

（3）全身其他系统疾病：因闭角型青光眼急性发作时，或因剧烈头痛、恶心、呕吐而忽视了眼部检查，以致把青光眼误诊为内科疾病，如脑血管疾病或胃肠系统疾病，忽略了眼部的检查而延误青光眼的治疗，造成严重后果甚至失明。应详细询问病史，想到可能是青光眼，只要做必要的眼部检查，不难做出正确诊断。

1）急性闭角型青光眼与胃痉挛：大多闭角型青光眼急性发作，和内科疾病的胃痉挛均有恶心呕吐的症状，胃痉挛胃痛剧烈，首选阿托品解除痉挛。而闭角型青光眼会有明显的视力障碍、眼胀、头痛等，绝对禁用阿托品，否则会引起瞳孔散大，眼压更高，要用毛果芸香碱缩瞳，拉开房角，降低眼压。

2）急性闭角型青光眼与脑血管病：两种疾病均可有头痛、恶心呕吐，或伴有视力障碍。脑血管疾病球结膜不充血，没有角膜水肿，眼压正常；急性闭角型青光眼眼压显著升高，球结膜睫状或混合性充血，角膜水肿。

（二）原发性开角型青光眼

具有前房角开放，病理性眼压增高，发生视盘损害和视野缺损的眼病称为原发性开角型青光眼，包括高眼压型、正常眼压型和高眼压症。原发性开角型青光眼类似于中医学"青风内障"范畴。

1. 诊断标准

（1）原发性开角型青光眼高眼压型：①早期无明显症状，视力逐渐减退，可有轻度眼胀不适，头晕头痛，眉棱骨、前额、眼眶胀痛，视力疲劳。②早期中心视力不受影响，但视野逐渐缩窄。早期视野表现为生理盲点扩大和视野缺损、中心外暗点等；晚期视野缩窄，甚至呈管状，最后中心视力完全丧失。③前房角为开角。④眼底检查：视盘有青光眼特征性改变（色淡或苍白、盘沿窄、生理凹陷大且深、血管偏鼻）；视网膜神经纤维层缺损。⑤病理性高眼压（一般 24 小时眼压峰值超过 21mmHg），或 24 小时眼压波动≥8mmHg。

（2）正常眼压型青光眼：前房角开放，虽然 24 小时眼压峰值不超过正常值上限（眼压≤21mmHg），但眼底有青光眼的特征性损害（色淡或苍白、盘沿窄、生理凹陷大且深、血管偏鼻；视网膜神经纤维层缺损）；或视野出现青光眼性损害。

（3）高眼压症：房角开放，角膜厚度正常，眼压>25mmHg，但眼底无青光眼特征性损害，需定期随访，并需要给予降眼压治疗。

2. 鉴别诊断

开角型青光眼与某些头部占位性病变，或酒精中毒性视神经萎缩等均有视力逐渐下降、视神经萎缩的特点，应加以鉴别。

（1）头部占位性病变：对视觉的影响，多见于蝶鞍区占位，眼压正常，患者视力逐渐下降。视野检查可见象限性同侧或对侧缺损，头部蝶鞍区 CT 或 MRI 可发现占位。

（2）酒精中毒性视神经萎缩：表现为视力下降，无其他不适反应，眼压正常，视功能受损多较为严重。眼底视盘色苍白，有酗酒史，每当大量饮酒，会引发视力明显减退。

二、审析病因病机

（一）原发性闭角型青光眼

（1）肝胆火邪亢盛，热极生风，风火攻目。

（2）情志过伤，肝失疏泄，气机郁滞，化火上逆。

（3）脾湿生痰，痰郁化热生风，肝风痰火，流窜经络，上扰清窍。

（4）劳神过度，真阴暗耗，水不制火，火炎于目或水不涵木，肝阳失制，亢而生风，风阳上扰目窍。

肝失疏泄，横逆克脾，造成脾失健运，脾阳被遏，饮邪留置加之肝气郁滞，郁久化火，又可耗血伤阴，造成真阴暗耗，风阳夹饮邪上扰于目窍；肝失疏泄，气机不畅，阻遏阳气的升发，造成肝胃虚寒，饮邪上逆。

（二）原发性开角型青光眼

（1）肝郁气滞，肝失疏泄，目中经脉不利，神水瘀滞。

（2）素体脾肾阳虚，脾失健运，则痰湿内生，阻遏气机，目中经脉不利，神水瘀滞；肾阳虚，则温煦无力，水谷精微不能滋养于目，而致神光渐泯。

（3）青风内障日久，肝肾亏虚，目系失养，神光渐泯。

总之，青风内障的病机，一方面是因脏腑虚损，生化不利，精血不足，目系失养；另一方面是因虚致瘀，温煦推动无力，阳气不得敷布，阻遏气机，致目中经脉不利，神水瘀滞，失治误治可导致神光泯灭。

三、明确辨证要点

（一）原发性闭角型青光眼

1. 辨脏腑

眼部症状伴有烦躁、口苦、口干、胁痛，舌红苔白厚，脉弦者，病位在肝胆，为肝胆火炽；眼部症状伴体型偏胖、头重如裹、动辄眩晕，舌红胖大有齿痕，苔黄，脉弦滑，病位在脾，为脾失健运，痰热上扰；眼部症状伴有口干、身热面赤、眩晕、便秘，舌红苔黄，脉弦细数，病位在肝肾，为阴虚阳亢，风阳上扰；眼部症状伴有巅顶头痛、四肢厥逆、呕吐痰涎，舌苔白滑，脉弦，病位在肝胃，为肝胃虚寒，饮邪上逆。

2. 辨虚实

本病有实证，或由实致虚，或虚实夹杂之证。由于肝失疏泄，致肝胆火炽，上扰清窍，为实热证；肝失疏泄，横逆克脾，导致脾失健运，痰浊中阻，郁久化热，痰热上扰，为湿热证，也属实证；肝失疏泄，肝郁化火，耗血伤阴，致肝肾阴虚，阴不制阳，风阳上扰，此为本虚标实之证；肝失疏泄，气机不畅，阻遏阳气生发，致肝胃虚寒，饮邪上逆，为真实假虚证，此证并不是阳气虚，而是由于肝调畅气机失司，致阳气不能升发、敷布、温煦。临证时，要辨明虚实，以求其本。

3. 辨瞳神

此处瞳神指瞳孔。本病在高眼压作用下，瞳孔多为散大不收，瞳孔是否能够缩回，对病的转归及预后有重要意义。若瞳孔回缩，可有效控制眼压。因此，临证时，要注意瞳孔的状态，积极内外兼治，回缩瞳孔。

（二）原发性开角型青光眼

1. 辨虚实

青风内障以虚证为主，虚实夹杂，也有实证。阴虚者，可见头晕，目眩，耳鸣，健忘，腰膝酸软，口燥咽干，失眠多梦，五心烦热等；阳虚者，可见腰膝、下腹冷痛，畏寒肢凉，久泄久利，完谷不化，便质清冷等；实者可见情志抑郁，善太息，胸胁、少腹胀满疼痛，走窜不定等表现。

2. 辨脏腑

青风内障主要涉及肝、脾、肾。因情绪波动，情志不舒，视力渐降，伴善太息，心烦，脉沉弦，为肝郁气滞，肝失疏泄；素体阳虚，纳呆，畏寒，肢冷，神光渐泯，舌淡苔薄，脉沉弱，为脾肾阳虚；久病或失治误治，盲不见物，失眠健忘，腰膝无力，舌红少苔，脉沉细，为肝肾不足。

3. 辨视觉

青风内障视力渐降，不能仅看中心视力来评判疾病的轻重，往往中心视力尚好，而视野损害已很严重了，视野损害往往同时伴有视神经纤维层的缺损，更能客观地反映视神经损害的情况。所以，青风内障对于视功能的评定，除中心视力的检测，定期检测视野及视神经纤维层非常重要。早期视野缺损表现为旁中心暗点、弓形暗点及与生理盲点相连的阶梯状暗点；进展期视野缺损表现为环状暗点、扇形暗点等；晚期视野缺损表现为管状视野，甚至仅存颞侧视岛，最终有可能视野完全缺损。

四、确立治疗方略

本病治疗由两部分组成，即视神经保护与控制眼压。

（一）原发性闭角型青光眼

绿风内障是眼科急症，眼压急剧升高，若不能迅速控制眼压，解除肝郁，则会严重损毁视功能，甚至导致不可逆性失明。病既急者，当标本兼治，中西医结合，内外兼用，辨证准确，精准治疗。当急性期过后，应以调养为主，疏肝调肝养肝、益气养阴、健脾和胃、通窍明目。

（二）原发性开角型青光眼

青风内障是相对慢性视力损害的过程，高眼压仍然是视力损害的因素之一，但即使眼压得到有效的控制，仍会有视力、视野的损害，视神经保护的治疗就显得尤为重要。辨证施药，辨证施针有良好的视神经保护作用。

由于本病为肝郁气滞，肝失疏泄，目中经脉不利，或脾肾阳虚，脾失健运，则痰湿内生，阻遏气机，或目中经脉不利，或青风内障日久，肝肾亏虚，神水瘀滞，目系失养，神光渐泯。治疗应疏肝通窍、温阳化痰、补益肝肾，并通过针灸疏通经络，将五脏六腑之精微通过经络输送至眼，温煦、濡养目系。

青风内障的房角是开放的，但房水的滤过仍然不好，眼压升高。应尽量用一种眼药水控制眼压，必要时可用两种以上，少数情况下，眼药水不能控制眼压，需要加用口服药物降压。中医辨证论治，可稳定患者的情绪，纠正体质的偏颇，有助于控制眼压。如果药物不能很好地控制眼压，也可以手术治疗。治疗方法：点眼药水法；内服西药法；中药内服，疏肝通窍、温阳化痰、补益肝肾。

五、辨证论治

（一）原发性闭角型青光眼

1. 肝胆火炽证

（1）抓主症：发病急剧，头痛如劈，眼珠胀痛欲脱，连及目眶，视力急降，抱轮红赤或白睛混赤浮肿，黑睛呈雾状混浊，前房极浅，瞳神散大，展缩不灵，瞳内呈淡绿色，眼珠变硬，甚至胀硬如石。

（2）察次症：情志不舒，胸闷嗳气，恶心呕吐，口干口苦，耳鸣，胁痛，便秘等。

（3）审舌脉：舌红苔黄，脉弦数。

（4）择治法：疏肝清热，通窍明目。

（5）选方用药思路：本证由肝郁气滞，郁久化火，或暴怒伤肝，致肝胆火炽，气机不畅，经脉不利，致目中玄府闭塞，故方用丹栀逍遥散。方中柴胡为主药疏肝解郁；牡丹皮、栀子清肝泻火；当归、白芍养血柔肝；白术、茯苓、甘草、生姜理脾渗湿，和胃止呕；薄荷辅助主药，疏散条达肝气。

（6）据兼症化裁：眼胀痛，头痛剧烈者，酌加川芎、郁金、龙胆草、车前草疏肝解郁，调畅气机，行气祛风止痛；胸闷胁肋胀甚者，加枳壳、香附疏肝理气；口干、口苦、便秘甚者，加生地黄、玄参滋阴清热，润肠通便。

2. 痰热上扰证

（1）抓主症：发病急剧，头痛如劈，眼珠胀痛欲脱，连及目眶，视力急降，抱轮红赤或白睛混赤浮肿，黑睛呈雾状混浊，前房极浅，瞳神散大，展缩不灵，瞳内呈淡绿色，眼珠变硬，甚至胀硬如石。

（2）察次症：体型偏胖，身热面赤，头重如裹，动辄眩晕，恶心呕吐。

（3）审舌脉：舌红胖大有齿痕，苔黄腻，脉弦滑数。

（4）择治法：疏肝理脾，降火逐痰。

（5）选方用药思路：本证由肝失疏泄，横逆克脾，脾失健运，痰热上扰，致玄府闭塞，故方用将军定痛丸加柴胡、牡丹皮、茯苓。方中柴胡、牡丹皮、茯苓疏肝理脾；重用大黄为主药，配黄芩、礞石、陈皮、半夏、桔梗等，大力降火逐痰；以白僵蚕、天麻合礞石平肝息风；白芷协助主药，定头风目痛；薄荷辛凉散邪，清利头目。此方用于本证，使上壅之痰火得降，诸症方能缓解。

（6）据兼症化裁：若动辄眩晕、呕吐甚者，加天竺黄、竹茹、藿香等以清火化痰、降逆止呕。若加丹参、泽兰、车前子更增活血通络、祛痰利水之功。

3. 风阳上扰证

（1）抓主症：发病急剧，头痛如劈，眼珠胀痛欲脱，连及目眶，视力急降，抱轮红赤或白睛混赤浮肿，黑睛呈雾状混浊，前房极浅，瞳神散大，展缩不灵，瞳内呈淡绿色，眼珠变硬，甚至胀硬如石。

（2）察次症：口干，身热面赤，眩晕，便秘，恶心呕吐，或恶寒发热，溲赤便结。

（3）审舌脉：舌红苔黄，脉弦数。

（4）择治法：滋阴清热，凉肝息风。

（5）选方用药思路：本证由肝失疏泄，郁久化火，耗血伤阴，真阴暗耗，风阳上扰于目窍，致玄府闭塞，故方用绿风羚羊饮加柴胡、牡丹皮。本方以滋阴清热为重，方中重用羚羊角（山羊角代）、玄参、知母滋阴清热、平肝息风，为主药；柴胡、牡丹皮疏肝理气；黄芩、大黄清热泻火，凉血活血，泻热通腑，导热下行；车前子、茯苓清热利水，导热由小便出；防风助主药搜肝风，散伏火；桔梗清热利窍；细辛开窍明目，治头风痛。诸药组方，共呈清热泻火，凉肝息风，利窍明目之功。

（6）据兼症化裁：加丹参、赤芍、地龙等，则更增凉肝息风之力；头痛剧烈且有眩晕者加钩藤、菊花；头痛不甚者，将羚羊角剂量酌减；恶心呕吐甚者，加陈皮、竹茹健脾清热止呕；口渴引饮者加天花粉；眼球赤甚者加蒲公英、赤芍；大便难解者加枳实。

4. 饮邪上泛证

（1）抓主症：发病急剧，头痛如劈，眼珠胀痛欲脱，连及目眶，视力急降，抱轮红赤或白睛混赤浮肿，黑睛呈雾状混浊，前房极浅，瞳神散大，展缩不灵，瞳内呈淡绿色，眼珠变硬，甚至胀硬如石。

（2）察次症：巅顶头痛，四肢厥逆，呕吐痰涎，或见食少神疲。

（3）审舌脉：舌苔白滑，脉弦。

（4）择治法：疏肝降逆，温中散寒。

（5）选方用药思路：本证由肝失疏泄，阻遏阳气升发，肝胃虚寒，饮邪上逆，上扰清窍，导致玄府闭塞，故方用吴茱萸汤。方中吴茱萸大辛大热，温中散寒，下气止痛，直入厥阴；生姜辛温，散逆止呕，使胃浊随吴茱萸而下泄；大枣、人参甘温以益气和中，振奋阳气，共奏温降开胃、补中泄浊之功。

（6）据兼症化裁：头痛甚者，加藁本祛风止痛；畏寒肢冷，食少神疲者，加干姜、白术温中散寒；干呕或泛吐清水者，加旋覆花降逆和胃。

（二）原发性开角型青光眼

1. 肝郁气滞证

（1）抓主症：情绪波动后或劳倦后，头目胀痛，瞳神略有散大，视物昏朦，或眼前白雾，或有虹视，眼珠胀硬。

（2）察次症：情志不舒，胸胁满闷，食少神疲，心烦口苦。

（3）择治法：疏肝解郁，通窍明目。

（4）审舌脉：舌红苔薄，脉沉弦。

（5）选方用药思路：本证由肝郁气滞，肝失疏泄，目中经脉不利，神水瘀滞所致，故方用逍遥散加香附、路路通。方中重用柴胡、香附疏肝解郁，使肝气得以调达，为君药；当归甘辛苦温，养血和血；路路通以通窍明目；白芍酸苦微寒，养血敛阴，柔肝缓急为臣药；白术、茯苓健脾祛湿，使运化有权，气血有源；炙甘草益气补中，缓肝之急，为佐药；用法中加入薄荷少许，疏肝郁遏之气，透达肝经郁热；烧姜温胃和中，为使药。

（6）据兼症化裁：若用于肝郁而阴血亏虚较甚者，可加熟地黄、女贞子、桑椹子以助归、芍滋阴养血。若用于肝郁而化火生风者，可去薄荷、生姜，选加夏枯草、菊花、钩藤、山羊角、赤芍、地龙等以增清肝息风、通络行滞之力。

2. 痰湿泛目证

（1）抓主症：劳累后视物昏朦，或瞳神稍大，眼珠胀硬。

（2）察次症：头昏眩晕，食少痰多，胸闷恶心，欲呕。

（3）审舌脉：舌淡苔白腻，脉缓。

（4）择治法：温阳化痰，利水渗湿。

（5）选方用药思路：本证为素体脾肾阳虚，脾失健运，则痰湿内生，阻遏气机；肾阳虚，则温煦无力，水谷精微不能滋养于目所致，故方用温胆汤合五苓散。方中桂枝、白术、半夏温阳化痰；陈皮、茯苓、猪苓、泽泻健脾利水渗湿；枳实行气以助化湿；竹茹降逆止呕；甘草调和诸药。

（6）据兼症化裁：若头目胀痛，加川芎、蔓荆子行气通络止痛；若胸胁痞满，加瓜蒌壳、薤白、厚朴以宽胸理气开郁。

3. 肝肾两亏证

（1）抓主症：病久盲无所见，瞳神渐散，眼珠胀硬。

（2）察次症：头晕耳鸣、失眠健忘、腰膝酸软。

（3）审舌脉：舌红少苔，脉沉细无力。

（4）择治法：补益肝肾。

（5）选方用药思路：本证为青风内障日久，肝肾亏虚，目系失养，神光渐泯所致。故方用杞菊地黄汤加菟丝子、车前子。方中枸杞、菊花、菟丝子平补肝肾明目；六味地黄汤滋阴补肾；车前子利水明目。

（6）据兼症化裁：视力日减，视野缩窄者，加党参、白芍、当归以益气血；眼珠胀硬较甚，伴头痛，加蔓荆子、藁本、川芎、柴胡以疏肝活络，祛头风。

六、中成药选用

（1）龙胆泻肝丸：适用于痰火郁结证。组成：龙胆草、黄芩、栀子、车前子、泽泻、木通、当归、地黄、柴胡、甘草。用法：水丸每次 3～6g，每日 2 次口服。

（2）丹栀逍遥丸：适用于肝郁化火证。组成：牡丹皮、栀子（炒焦）、柴胡（酒制）、白芍（酒炒）、当归、茯苓、白术（土炒）、薄荷、甘草（蜜炙）。用法：水丸每次 6～9g，每日 2 次口服。

（3）石斛夜光颗粒（丸）：适用于肝肾两亏，阴虚火旺证。组成：石斛、天冬、麦冬、生地黄、熟地黄、枸杞子、肉苁蓉、菟丝子、五味子、牛膝、人参、山药、茯苓、甘草、水牛角浓缩粉、羚羊角、黄连、决明子、青葙子、菊花、蒺藜（盐炒）、川芎、防风、苦杏仁、枳壳（炒）。用法：颗粒剂，每次2.5g，每日2次开水冲服；水蜜丸，每次6g，每日2次口服。

（4）石斛明目丸：适用于肝肾两亏，阴虚火旺证。组成：石斛、天冬、麦冬、生地黄、熟地黄、枸杞子、肉苁蓉（酒炙）、菟丝子、五味子（醋炙）、牛膝、人参、山药、茯苓、甘草、水牛角浓缩粉、石膏、黄连、磁石（煅、醋、淬）、决明子（炒）、青葙子、菊花、蒺藜（去刺、盐炒）、川芎、防风、苦杏仁（去皮炒）、枳壳（麸炒）。用法：每次6g，每日2次口服。

（5）黄连羊肝丸：适用于风火攻目证。组成：黄连、龙胆草、胡黄连、黄芩、黄柏、密蒙花、木贼、茺蔚子、夜明砂（炒）、决明子（炒）、石决明（煅）、柴胡、青皮（醋炒）、鲜羊肝。用法：每次1丸，每日1～2次口服。

（6）复明片：适用于肝肾阴虚证。组成：山茱萸、枸杞子、菟丝子、女贞子、熟地黄、生地黄、石斛、决明子、木贼、夏枯草、黄连、菊花、谷精草、牡丹皮、羚羊角、蒺藜、石决明、车前子、木通、泽泻、茯苓、槟榔、人参、山药。用法：每次5片，每日3次口服。

（7）知柏地黄丸：适用于肝肾两亏，虚火上炎证或阴虚阳亢证。组成：知母、黄柏、熟地黄、山茱萸（酒制）、牡丹皮、泽泻、山药、茯苓。用法：每次2丸，每日2次口服。

（8）参苓白术丸：适用于痰湿上犯兼有脾虚证。组成：白扁豆、白术、茯苓、甘草、桔梗、莲子、人参、砂仁、山药、薏苡仁。用法：水丸每次6～9g，每日3次口服。

（9）五苓胶囊：适用于痰湿上犯证。组成：茯苓、猪苓、泽泻、白术（炒）、桂枝。用法：每次3粒，每日2次口服。

（10）杞菊地黄丸：适用于肝肾亏虚证。组成：枸杞子、杭菊花、熟地黄、酒萸肉、牡丹皮、山药、茯苓、泽泻。用法：水蜜丸每次6g，每日2次口服。

（11）血府逐瘀胶囊：适用于血瘀水停证。组成：桃仁（炒）、红火、赤芍、川芎、枳壳（麸炒）、柴胡、桔梗、当归、地黄、牛膝、甘草等。用法：每次6粒，每日2次口服。

七、单方验方

（1）防治青光眼验方（谢培仁自拟方）：取牛胆1～2只，将100g黑豆装进牛胆内，然后用小绳扎紧牛胆口，放置在阴凉处晾20日左右，待黑豆吸干牛胆汁即可，再将黑豆蒸熟，每日吃3次，每次吃黑豆5～7粒。

（2）谢地福自拟方：芦荟、丁香、牵牛子各50g，磁石100g。共研细末，混匀装入空心胶囊内，早晚饭后1小时服用，每次5粒。服完一次为1个疗程。

（3）镇青汤（谢渊自拟方）：龙胆草、草决明、石决明、槟榔、生白芍、刺蒺藜、泽泻、王不留行、丹参。肝肾阴虚加桑叶、黑芝麻、熟地黄；伴恶心呕吐加法半夏、黄芩。5剂诸证若失，继续以上方加桑叶、黑芝麻、山茱萸共30剂。

（4）平肝健脾汤（陈恩自拟方）：石决明15g，菊花9g，泽泻9g，陈皮3g，桂枝3g，茯苓12g，苍术6g，白术6g，猪苓6g，柴胡10g。若发病急剧，有眼胀、头痛剧烈、视力急降症状，伴恶心呕吐、口苦咽干、舌红，加黄芩、大黄、羚羊角、钩藤；若呕吐严重，可酌加半夏降逆止呕。

（5）明目汤（夏向军、李进自拟方）：柴胡 10g，栀子 9g，牡丹皮 10g，当归 10g，川芎 10g，灯盏细辛 10g，黄芪 10g，刺蒺藜 10g，葛根 10g，银杏 10g，丹参 10g，红花 10g，防风 3g。

（6）益损退翳颗粒方（陈小娟、陈俊等自拟方）：熟地黄 12g，当归 12g，川芎 6g，白芍 12g，女贞子 15g，旱莲草 12g，菊花 12g，决明子 12g，防风 12g，蝉蜕 6g，车前子 10g，甘草 3g。

（7）抗青汤（武祯、魏富荣自拟方）：当归 10g，白芍 15g，柴胡 10g，生地黄 15～30g，茯苓 15～30g，车前子 30～45g，泽泻 18g，菊花 30g，羚羊角 1～3g，茺蔚子 15g，夜明砂 15g，甘草 6g。眼胀疮疼痛甚者加夏枯草 15～30g，香附 6～10g，僵蚕 15～30g；患眼视物模糊，视野缩小加女贞子 15g，桑椹子 30g，丹参 15g，五味子 15g，枸杞子 15g；恶心头疼、呕吐痰涎者，加天麻 10g，半夏 10g，竹茹 15g。

（8）羊肝治青光眼（出自中国中医药报《治青光眼验方》）：羊肝 100g，谷精草、白菊花各 15g，煮服，每日 1 剂。

（9）槟榔治青光眼（出自中国中医药报《治青光眼验方》）：槟榔 9～10g，水煎服，服后轻泻为度，若不泻可稍大用量。如有呕吐腹痛等为正常反应。

（10）向日葵治青光眼（出自中国中医药报《治青光眼验方》）：向日葵 3～4 朵。水煎，一半内服，一半熏洗眼部。

（11）羌活治青光眼（出自中国中医药报《治青光眼验方》）：羌活 15～25g。水煎服，粟米适量。共煮粥服食。

（12）猪肝苍术治青光眼（出自中国中医药报《治青光眼验方》）：猪肝 1 具，苍术 15g，粟米适量。共煮粥服食。

（13）决明子治青盲与夜盲（出自中国中医药报《治青光眼验方》）：决明子 10g。研末，米汤饮服。

（14）菊花治青光眼（出自中国中医药报《治青光眼验方》）：菊花 15g，夏枯草 15g，黄芩 10g。水煎服，每日 2 次。

（15）水牛角治青光眼（出自中国中医药报《治青光眼验方》）：水牛角 60g，白菊花 30g。水煎服，每日 2～3 次。

（16）口服茯苓合剂（出自庄小平《中西医结合眼科》1983 年）：茯苓 15g，当归 9g，法半夏 12g。水煎取汁，再浓缩至 10ml，1 次口服。

（17）绿风安（出自李纪源《河南中医》1983 年）：芦荟、丁香、黑牵牛子各 50g，磁石 100g。共研细末，混匀装入胶囊，每日早晚饭后 1 小时服 3～5 粒（2～4g）。

八、中医特色技术

（一）针刺疗法

1. 原发性闭角型青光眼

（1）体针：主穴取睛明、球后、窍明、太阳、风池、百会、三阴交、行间等。配穴：风火攻目证选用曲池、外关；气火上逆选太冲；痰火郁结证选丰隆、足三里等；恶心呕吐时可配内关、胃俞。以上均施泻法，得气后留针 40 分钟。

（2）耳针可取耳尖、眼等穴。

放血疗法：若头眼疼痛严重者可于大敦、合谷、角孙、太阳等穴位点刺放血。

2. 原发性开角型青光眼

常用穴：主穴同绿风内障。配穴：痰湿泛目证选脾俞、肺俞、丰隆；肝郁气滞证选丰隆、内关或太冲；肝肾亏虚选肝俞、肾俞、太溪等。根据虚实选用补泻手法，每日 1 次，留针 40 分钟，1 个月为 1 个疗程。

（二）外治法

1. 滴眼液

（1）缩瞳剂：局部滴 1%～2%毛果芸香碱滴眼液，急性发作时每 3～5 分钟滴 1 次，共 3 次；然后每 30 分钟滴 1 次，共 4 次；以后改为每小时滴 1 次，待眼压下降至正常后改为每日 3～4 次。

（2）β-肾上腺素受体阻滞剂：可以抑制房水生成，但患有心传导阻滞、窦房结病变、支气管哮喘者忌用。如局部滴 0.25%～0.5%马来酸噻吗洛尔或盐酸倍他洛尔，每日 2 次。

（3）碳酸酐酶抑制剂：如局部滴 1%布林佐胺滴眼液，每日 2～3 次，全身不良反应较少。

2. 手术治疗

原发性闭角型青光眼经上述治疗后，根据眼压恢复情况及房角粘连的范围来选择手术方式。若眼压恢复至正常范围内，房角开放或粘连不超过 1/3 者，可行周边虹膜切除术或 YAG 激光虹膜切开术；若眼压不能恢复到正常范围，房角广泛粘连者，可行小梁切除术或其他滤过性手术。

（三）全身用药

（1）高渗脱水剂：可选用甘露醇、山梨醇及甘油等，如用 20%甘露醇溶液快速静脉滴注。

（2）碳酸酐酶抑制剂：能抑制房水分泌，可选用乙酰唑胺（醋氮酰胺）或醋甲唑胺等口服，注意磺胺类药物过敏。肾功能及肾上腺皮质功能严重减退者禁用。

（四）中药离子导入

丹参注射液 4ml，每日 1 次，离子导入机导入。

九、预防与调护

（一）早期发现是保存有用视力的关键

掌握青风内障的相关知识，一旦出现不能解释的视疲劳及不明原因的视力下降，特别是戴镜或频换眼镜仍感不适者；家族中有本病患者，而本人兼有不明原因的视力下降或其他可疑症状者；一眼已患本病者之"健眼"及视神经乳头或视野出现可疑变化者；在 24 小时内眼压波动幅度大于 1.07kPa（8mmHg），或眼压高于 3.2kPa（21mmHg）者，应在眼科做进一步青光眼排查，明确诊断，非常重要。

（二）定期复查

如果已确定为青光眼患者，要遵医嘱定期复查，监测眼压、视野等，及时控制眼压，并定期做视神经保护治疗。

（三）健康生活方式

避免长时间应用电子产品，避免久处暗室内，以防激发绿风内障。避免脑力目力的过劳，调整好情绪，营养均衡，适度锻炼，增强体质。对于预防和护理都具有积极的意义。切记不可误点散瞳药或使用某些抗癫痫类药品，避免引起绿风内障的急性发作。

十、各家发挥

（一）辨治思路

从肝郁阻窍论治：孙河提出肝郁是本病发病的根本病因，玄府闭塞是发病的病理机制。绿风内障是由于肝郁气滞，郁久化火，或暴怒伤肝，致肝胆火炽，风火上扰于目，肝失疏泄，气机不畅，经脉不利，气滞血瘀，致目中玄府闭塞，神水瘀积，酿成本病。在急性发作期，肝郁气滞、肝胆火旺者占91%。研究发现青光眼患者大多是交感神经偏亢型体质，即中医所说肝胆火热，风火上攻证，发作时有口苦、口干、耳鸣、便秘的表现，这是一组交感神经偏亢的症状。通过疏肝通窍法治疗，能够缓解或消除肝郁症状，有较好的视神经保护作用。

（二）特色治法及用药

孙河以疏肝通窍法为治则，自拟针刺组穴：球后、窍明、风池、百会、光明、行间等穴，用于青光眼视神经保护治疗。并自拟通窍明目Ⅳ号，以柴胡、牡丹皮、当归、路路通、茯苓等药，共奏疏肝通窍之功。

（孙　河）

第十六章 急重症疾病

第一节 重症肺炎

重症肺炎是由各种病原微生物所致的肺实质性肺炎，可造成严重血流感染。临床上伴有急性感染的症状。多见于老年人，青壮年人也可发病。重症肺炎可分为重症社区获得性肺炎（SCAP）和重症医院获得性肺炎（SHAP），其中后者又可称为万人患肺炎，年发病率约为2/1000。在 SHAP 当中，呼吸机相关性肺炎（VAP）占有相当大的比例。据估计我国每年 SCAP 的死亡率为 21%～58%，而 SHAP 的死亡率为 30%～70%。

本病属中医学"风温""肺热病""咳嗽"等病证发展到严重阶段的重症范畴。

一、临床诊断要点与鉴别诊断

（一）诊断标准

重症肺炎通常被认为是需要收入重症加强护理病房（ICU）的肺炎，关于其尚未有公认的定义，现国内多参照中华医学会呼吸病学分会 2006 年公布的诊断和治疗指南。

（1）出现意识障碍。

（2）呼吸频率≥30 次/分。

（3）呼吸空气时，$PaO_2<60mmHg$，$PaO_2/FiO_2<300mmHg$，需行机械通气治疗。

（4）动脉收缩压<90/60mmHg，并发脓毒性休克。

（5）X 线胸片显示双侧或多肺叶受累，或入院 48 小时内病变扩大≥50%。

（6）血尿素氮>7mmol/L，少尿，尿量<20ml/h，或<80ml/4h，或并发急性肾衰竭需要透析治疗。

晚发性发病（入院>5 日、机械通气>4 日）和存在高危因素者（如老年人，慢性肺部疾病或其他基础疾病、恶性肿瘤、免疫受损、昏迷、误吸、近期呼吸道感染等患者），即使不完全符合重症肺炎规定标准，亦视为重症。

（二）鉴别诊断

1. 肺结核

肺结核与急性干酪性肺炎、大叶性肺炎的临床表现、X 线特征颇相似，但前者病程较长，一般抗生素治疗无效，痰中可找到结核分枝杆菌，以资鉴别。

2. 肺脓肿

肺脓肿在胸部影像学上可见含气液平面的脓腔，易于鉴别。

3. 非感染性呼吸系统急症

由于本节主要讨论的是感染引起的重症肺炎，因此，在鉴别诊断时，亦需与一些非感染原因引起的呼吸系统急症进行鉴别，如吸入性损伤、非感染原因引起的急性呼吸窘迫综合征（ARDS）、急性放射性肺炎等。

二、审析病因病机

（一）卫外不固，风热犯表

《灵枢·百病始生》有云："卒然逢疾风暴雨而不病者，盖无虚，故邪不能独伤人。此必因虚邪之风，与其身形，两虚相得，乃客其形。"春季风气当令，阳气升发，风热合邪而发本病。风热之邪乘体虚侵袭，多从口鼻而入，先犯上焦肺卫，外则卫气与邪抗争，卫气郁阻，皮毛开合不利，内则肺气清肃宣降失职。

（二）邪传气分，进而入营血

肺卫邪热不解，入里灼液为痰，痰热内阻，壅盛于肺，肺热下移大肠，与肠中燥屎搏结而成阳明腑实证。如邪热进一步深入，则内陷营血，深入下焦，可致热厥神闭，热盛动风，耗气动血。

（三）邪热逆传心营

邪热由肺卫直入心包或营血，热灼营阴，扰乱心神，甚则热陷心包，蒙蔽清窍，生风动血。

总之，寒冷、饥饿、劳累、失眠等致使脏腑虚弱的因素，以及素患旧疾兼之痰浊内蕴，遇外感风热或温热邪毒传变入里犯肺，均可导致本病。

三、明确辨证要点

（一）辨虚实

实者多由痰热闭肺所致，此时机体处于正邪两争之际，多见发热、无汗或汗出不多、咳吐黄白黏痰、胸闷气急、甚至呼吸急促吃力等症状，治疗上应遵"必伏其所主，而先其所因"之旨，治以清热化痰、开宣肺气。虚者多由痰热蕴毒、阴阳耗竭所致，多属热病后期危重之候，由于感染消耗或久治不愈，或见于高龄患者，或患长期慢性消耗性疾病如肿瘤等。若症见面色潮红、低热盗汗、口燥咽干、无痰或痰少而黏、舌红少苔等，多为阴虚肺热；若症见腹胀便溏、久咳不止、气短而喘、声低懒言、舌淡苔白等，多为脾肺气虚；若症见面色苍白、口唇肢端青紫发绀、呼吸困难甚至四肢厥冷等，则为心阳虚衰。治宜辨清不同证型，施以清热化痰解毒或调补阴阳之法。

（二）辨营血

病邪初起在肺卫，可出现发热、咳痰等卫分证候，随着疾病传变，病邪可由肺卫顺传气分、营分甚至血分。传至气分则见汗出口渴、咳喘胸痛、心烦懊侬等症；传至营分则导致营阴受损，心神被扰，可出现身热夜甚、神昏谵语、斑疹隐隐等症；传入血分则致耗血动血，扰动心神，可出现烦躁不眠甚或神昏、发狂等症；最终也可由肺卫逆传心包，出现高热、脉数、舌绛等症，应辨清证候所处阶段，辨证施治。

四、确立治疗方略

本病治以祛风化痰、时或佐以活血化瘀；扶正当益气养阴或补益肺脾。若出现热入心包，邪陷正脱，当以祛邪扶正为大法。祛邪当分表里，在表者应疏风清热或宣肺散寒；在里者宜清热化痰或燥湿化痰，以清心开窍，扶正固脱。

五、辨证论治

1. 痰热壅肺证

（1）抓主症：高热面赤，汗出不解，咳喘胸痛，痰多，痰鸣。

（2）察次证：咳黄痰或痰带血丝，或咳铁锈色痰，烦渴，便秘，小便黄赤。

（3）审舌脉：舌红，苔黄或腻，脉滑数。

（4）择治法：清热化痰，宣肺平喘。

（5）选方用药思路：本证为肺卫邪热不解，入里灼液为痰，痰热内阻，壅盛于肺所致，故方用麻杏石甘汤（《伤寒论》）。方中麻黄与石膏共为君药，共同调节肺气宣发功能；石膏倍于麻黄使本方不失为辛凉之剂；同时杏仁为臣药与麻黄相配，宣降相宜；甘草益气和中，又与石膏相合，生津止渴。

（6）据兼症化裁：痰热盛加桑白皮、知母；喘甚加葶苈子、射干；便秘加大黄、大青叶；痰黄稠加胆星、天竺黄；依据病情可酌情加入牛蒡子、黄芩、桔梗、虎杖、白花蛇舌草等。

2. 热陷心包证

（1）抓主症：神志异常，烦躁不安，面红，发热，咳嗽，喘息。

（2）察次证：皮疹，唇绀，谵语，喉间痰鸣，痰黄或黏，口干渴。

（3）审舌脉：舌红或绛，苔黄或干，脉滑数。

（4）择治法：清心泄热，豁痰开窍。

（5）选方用药思路：本证为邪热由肺卫直入心包或营血，热灼营阴，扰乱心神，甚则热陷心包，蒙蔽清窍，生风动血所致，故方用清营汤加减（《温病条辨》）。方中水牛角清解营分之热毒，为君药；生地黄凉血滋阴，麦冬清热养阴生津，玄参滋阴降火解毒，三药共用，既可甘寒养阴保津，又可助君药清营凉血解毒，共为臣药；银花、连翘、竹叶清热解毒，轻清透泄，使营分热邪有外达之机，促其透出气分而解，此即"入营犹可透热转气"之具体应用；黄连苦寒，清心解毒，丹参清热凉血，并能活血散瘀，可防热与血结，均为佐药；又加牡丹皮清热凉血，石菖蒲开窍醒神，天竺黄化痰，甘草调和诸药、顾护脾胃。

（6）据兼症化裁：昏迷者加服安宫牛黄丸或紫雪丹；抽搐者加全蝎、蜈蚣等；便秘者，可加大黄3g（冲服）；热盛动血、呈现斑疹者加羚羊角、牡丹皮等。

3. 肺热腑实证

（1）抓主症：咳嗽，咳痰，喘息。

（2）察次证：痰黄或黏，腹胀，便秘，发热。

（3）审舌脉：舌红，脉滑数。

（4）择治法：清肺定喘，泻热通便。

（5）选方用药思路：本证为肺热下移大肠，与肠中燥屎搏结而成阳明腑实证，故方用宣白承气汤（《温病条辨》）。方中生石膏清泄肺热；生大黄泻热通便；杏仁粉宣肺止咳；瓜蒌皮润肺化痰，诸药同用，使肺气宣降，腑气畅通，痰热得清，咳喘可止。

（6）据兼症化裁：患者喘息严重，可与平喘化痰药物合用；若出现高热昏迷者加服安宫牛黄丸或紫雪丹。

4. 邪陷正脱证

（1）抓主症：呼吸短促，或气短息弱；神志恍惚、烦躁、嗜睡、昏迷。

（2）察次证：面色苍白或潮红，大汗淋漓，四肢厥冷。

（3）审舌脉：舌质淡或绛、少津，脉微细欲绝或疾促。

（4）择治法：益气救阴，回阳固脱。

（5）选方用药思路：本证为热盛动风，耗气动血所致。阴竭者，方用生脉散加山茱萸、煅龙骨、煅牡蛎等；阳脱者，方用四逆加人参汤加煅龙骨、煅牡蛎、炙甘草等。前方中生晒参、麦冬、五味子，养阴生津、气阴双补；山茱萸、煅龙骨、煅牡蛎补肾精、潜阳固阴。后方中红参、制附子、干姜，回阳救逆；煅龙骨、煅牡蛎潜阳固阴；炙甘草调和诸药。

（6）据兼症化裁：依据患者病情变化酌情对方药进行加减，病情紧急可灌服独参汤。

六、中成药选用

（1）醒脑静注射液：主要成分为麝香、郁金、冰片、栀子，辅料为聚山梨酯80、氯化钠。使用时以本品10～20ml，用5%～10%葡萄糖注射液或氯化钠注射液250～500ml稀释后每日1次静脉滴注。适用于热陷心包证。

（2）血必净注射液：主要成分为红花、赤芍、川芎、丹参、当归等。使用时以本品50ml加生理盐水100ml，每日2次静脉滴注。适用于痰热壅肺证。

（3）参附注射液：主要成分为红参、附片（黑顺片）等。使用时以本品20～100ml，加入5%～10%葡萄糖注射液250ml静脉滴注。适用于正虚喘脱证。

（4）痰热清注射液：主要成分为黄芩、熊胆粉、山羊角、金银花、连翘，辅料为丙二醇。使用时以本品20ml（重症可用到40ml）加入5%葡萄糖注射液或0.9%氯化钠注射液250～500ml，每日1次静脉滴注，每分钟不超过60滴。适用于肺热腑实证。

（5）参芪扶正注射液：主要成分为党参、黄芪等。使用时以本品250ml（即1瓶），每日1次静脉滴注。适用于邪陷正脱证。

七、单方验方

（一）名医专家经验方

1. 托补排痰汤治疗重症肺炎（杨志旭）

组成：生黄芪、黄芩、丹参、竹茹、生地黄、白术、金银花、瓜蒌、蒲公英。

主治：气虚痰阻所致重症肺炎。

加减：兼夹脾气亏虚、失于运化者，佐以健脾益气之品，加用炒薏苡仁、怀山药、白扁豆等；兼夹毒邪久居、热势甚高者，佐以清热生津之品，加用生石膏、知母、玄参等；兼夹大便秘结、腑实内停者，佐以通腑泄热之品，加用生大黄、厚朴、枳实等；兼夹气血亏虚、机体失养者，佐以益气养血之品，加用当归、枸杞子、制首乌等；兼夹肝气郁结、气机阻滞者，佐以疏肝解郁之品，加用川楝子、枳实、金钱草等；兼夹胸阳不振、瘀血内结者，佐以祛瘀止痛之品，加用丹参、薤白、延胡索等；兼夹肺气上逆、喘促明显者，佐以平喘止咳之品，加用杏仁、白果、麻黄等；兼夹络脉不畅、血脉瘀阻者，佐以活血化瘀之品，加用牡丹皮、鸡血藤、赤芍等。

2. 清肺组方（孙仁华）

组成：肺形草、野荞麦根、浙贝、黄芩、胆南星、桔梗、瓜蒌、冬瓜仁、杏仁、桑白皮、金银花、枳壳、黑豆等。

主治：呼吸机相关性肺炎（VAP）。

3. 宣壅清肺汤（黄婧文）

组成：苇茎、薏苡仁、冬瓜仁、杏仁、瓜蒌、桃仁。加水 300ml 煎至 150ml，分 3 次口服，每日 1 剂。

主治：痰热壅肺型重症肺炎。

4. 清热宣肺汤（孙以民）

组成：金银花、黄芩、连翘、杏仁、柴胡、僵蚕、牛蒡子、前胡、桑皮、桔梗、麦冬、川贝母、鲜芦根、鱼腥草、甘草。中药煎剂 500ml 缓慢直肠滴注。

主治：呼吸机相关性肺炎。

加减：喘甚者加地龙、细辛；痰盛者加远志、瓜蒌；痰黄稠、大便秘、肺热腑实者加大黄；乏力、心悸者加太子参、五味子。

（二）其他单方验方

（1）独参汤：人参 30g，红糖 30g。将人参切片，放入锅中，加水约 100g，煎约 30 分钟，取汁，加入红糖搅化即可服食。适用于病程日久，迁延不愈，气阴俱脱者。

（2）贝母瓜蒌散合清金降火汤：瓜蒌、浙贝母、石膏（先煎）、苦杏仁、知母、白头翁、连翘、鱼腥草、黄芩、炙甘草等。适用于痰热壅肺者。

（3）半夏厚朴汤合三子养亲汤：法半夏、厚朴、陈皮、苦杏仁、茯苓、枳实、白芥子、紫苏子、莱菔子、生姜等。适用于痰湿壅肺、气喘憋闷者。

（4）参苓白术散：党参、茯苓、白术、莲子、白扁豆、山药、苦杏仁、陈皮、枳壳、豆蔻、炙甘草等。适用于肺脾气虚、痰湿不化者。

（5）生脉散合沙参麦冬汤：太子参、南沙参、麦冬、五味子、川贝母、百合、山药、玉竹、桑叶、天花粉、地骨皮、炙甘草等。适用于邪陷正脱、气阴两伤者。

（6）清营汤合犀角地黄汤：水牛角（先煎）、生地黄、玄参、麦冬、赤芍、金银花、连翘、黄连、栀子、天竺黄、丹参、石菖蒲等。适用于热毒壅盛者。

八、中医特色技术

（一）外治法

1. 穴位贴敷

选取肺俞、天枢、气海、膻中等穴。将白芥子、甘遂、细辛、丁香、苍术等研成细末，加入基质调成糊状，放在空贴中制成直径 1cm 的圆饼，贴于所选穴位上，3 日更换 1 次，5 日为 1 个疗程。

2. 推拿

对于重症肺炎，意识障碍或较长时间卧床患者应给予推拿按摩治疗，以帮助患者肌力的恢复。

（二）针刺疗法

1. 毫针刺法

依据患者出现的临床症状进行中医辨证分析，选定穴位行针刺治疗。取穴：天突、肺俞、太渊、三阴交、阴陵泉、丰隆、鱼际、定喘、气海、关元、足三里、水沟、涌泉、百会、神阙等。天突穴先直刺 0.2 寸，然后针尖转向下方，靠紧胸骨后刺入 1~1.5 寸，小幅度提插有针感后留针，其余穴位应用毫针刺法，进针 0.5 寸，留针 40 分钟。

2. 三棱针法

应用三棱针选十宣、曲泽、委中，于寒战高热时在穴位处浅刺，放出黑血数滴至数毫升。

（三）穴位注射

依据病情需要可选用穴位注射治疗疾病。例如，足三里穴位注射新斯的明 0.5ml 可促进排便；肺俞、定喘穴注射维生素 B_1 0.5ml 可治疗咳嗽咳痰。

九、预防与调护

（一）预防

（1）养成良好的生活习惯，如戒烟、避免过度饮酒、保持良好的营养状态等，同时注意口腔清洁、呼吸和耐寒锻炼。注射肺炎链球菌和流感病毒疫苗。

（2）减少交叉感染，包括医护人员洗手、医疗器械消毒、严格遵守感染控制操作规程、隔离耐药菌感染的患者等，减少口咽和胃部的细菌定植，防止呼吸道误吸，以硫糖铝代替制酸剂和 H_2 受体拮抗剂预防急性胃黏膜病变，避免消化道污染，减少镇静剂的使用等。

（二）调护

（1）心理护理：稳定情绪，做好人工气道和机械通气管理。

（2）饮食宜清淡易于消化，忌吃油腻、生冷、辛辣等刺激食物，以免生痰助热。

（3）定时变换体位，轻拍背部，以利痰涎咳出，促进炎症吸收。

十、各家发挥

（一）辨治思路

1. 从脾肾阳虚论治

王雪慧、隋博文等认为肺炎重症者久病及肾可导致肾阳虚。肾主水，肾阳虚气化无力，水液运行输布障碍，聚而成痰。脾气虚，运化水液功能下降，亦可导致痰的生成。痰生于脾肾而贮藏于肺，痰阻于肺，使肺气不能肃降而上逆为咳喘，导致肺气虚，无力肃降，肺气上逆加重咳喘。本证为本虚标实，虚实夹杂之证，故治以温补肾阳，健脾补肺，祛痰平喘。

2. 从痰火论治

刘建秋认为，肺炎喘嗽病理因素主要为"痰"与"火"，但其分别有寒热虚实之分，痰可郁而化热为火，火能炼液为痰，痰火互化。该病的发生与发展，主要与外邪侵袭和内脏亏损有关，基本病机为"外邪引动伏痰"，导致肺失宣降发为咳、痰、喘等症。由于机体正气不足，则卫表不固，抗御外邪能力低下，外邪乘虚而入，肺卫首当其冲，外感引动宿疾，如此内外应邪，郁遏肺脏而发病。故无论外感、内伤，均可伤及肺脏而引发疾病，更与脾、肾等脏腑的功能失调密切相关。

（二）特色治法及用药

1. 燥湿化痰，理气止咳

刘建秋针对相应症状、药物配伍特点及多年临证经验总结而自拟止咳汤，意在燥湿化痰，理气止咳，佐以清热。药物组成：桔梗 20g，苦杏仁 15g，瓜蒌 15g，清半夏 15g，白前 15g，枇杷叶 15g。方中桔梗宣畅肺中痰阻；苦杏仁配桔梗宣发肃降；瓜蒌消除肺经痰结；清半夏培土生金化湿痰；白前下气降痰治咳喘；枇杷叶降气止咳化顽痰。如若患者咳声重浊，伴咳黄痰、舌红苔黄腻、脉濡滑者，可加黄芩 15g；如若患者咳嗽剧烈，咳痰，痰中带血，可加仙鹤草 15g。

2. 中药雾化吸入

人体的肺大约由 3 亿个肺泡构成，平静呼吸时肺的表面积有 50～60m²；深呼吸时表面积甚至达到 100m² 之大。肺的生理特点为中药雾化提供优势条件，可以使药直达病所，直接吸收，也体现了中医学中急则治标的治疗理念。梁群等研究证实清肺化痰汤雾化疗法能降低 VAP 患者的白细胞计数、降钙素原水平，危重病评分系统（APACHE Ⅱ）评分结果较治疗前有统计学差异。赵慧芳运用小青龙汤加味雾化治疗 VAP，研究结果与梁群的结果基本一致。吴丽丽通过临床治疗证实，痰清宁雾化治疗具有改善重症社区获得性肺炎患者证候的作用，可以使此类患者的血清 P 物质含量明显降低。以上均为中药开展雾化治疗重症肺炎提供了临床数据支持。

3. 推拿手法治疗小儿肺炎

张伟认为推拿法配合口服中药法治疗小儿肺炎恢复期疗效较单纯口服中成药疗效为好，在缩短恢复期疗程及有效改善恢复期症状方面均具有明显优势。由于小儿肺炎喘嗽恢复期时多见脾失健运，脾不能运化水湿，聚湿成痰，痰湿内盛，壅塞气道，导致肺失宣肃，肺气上逆，故咳嗽痰多；脾虚不能为胃行其津液，胃失和降，故食少纳呆；脾虚气血生化乏源，故面色萎黄，少气懒言。对于肺炎恢复期治疗西医主要给予抗生素、激素或根据不同症状给予支持对症处理，进行不同物理疗法超短波及红外线等治疗。中医在此期的治疗上方法众多，疗效显著，且能够有效地避免因一味使用抗生素而带来的诸多不良反应。现代研究表明推拿可以调整呼吸系统的功能，通过加强膈肌运功提高肺活量，增加有效肺泡通气量，减少残气量，改善肺活动功能。消除气急、气短症状，是改善肺功能的有效方法。同时推拿可以调整体液免疫和细胞免疫功能，有效促使免疫功能恢复正常状态。

操作手法：补脾经、清补肺经、运内八卦、退六腑、按揉肺俞、揉掌小横纹、清天河水、摩中脘。

（王　丛　梁　群）

第二节　急性肝衰竭

肝衰竭是由多种因素导致肝功能发生严重障碍或失代偿，出现黄疸、腹水、凝血功能障碍的一种肝病症候群，属于肝病中的急危重症之一。肝衰竭分为四类，急性肝衰竭是其中起病最急、病情最重的一类。目前国内尚没有关于急性肝衰竭年发病率的研究。急性肝衰竭在发达国家的发病率少于 10 例/（百万人·年），最常见于既往健康的 30 多岁成年人，其严重者可导致肝性脑病。急性肝衰竭发病率在发达国家较发展中国家低，其中病毒感染（甲肝、乙肝和戊肝）是主要的原因。公共卫生措施（如接种疫苗和改善卫生条件）等是导致这些感染在美国和许多西欧国家的发生率降低的重要因素。发达国家急性肝衰竭的最常见原因是药物性肝损伤。

本病属中医学"急黄""瘟黄""肝厥"等范畴。

一、临床诊断要点与鉴别诊断

（一）诊断标准

急性肝衰竭的诊断参照中华医学会感染病学分会和中华医学会肝病学分会 2006 年制定的《肝衰竭诊疗指南》。

1. 临床诊断

急性起病，2 周内出现Ⅱ度及以上肝性脑病（按Ⅳ度分类法划分）并有以下表现者：①极度乏力，并有明显厌食、腹胀、恶心、呕吐等严重消化道症状；②短期内黄疸进行性加深；③出血倾向明显，凝血酶原活动度（PTA）≤40%，且排除其他原因；④肝脏进行性缩小。

2. 组织病理学表现

肝细胞呈一次性坏死，坏死面积≥肝实质的 2/3；或亚大块坏死，或桥接坏死，伴存活肝细胞严重变性，肝窦网状支架不塌陷或非完全性塌陷。

（二）鉴别诊断

1. 胆汁淤积性肝炎

胆汁淤积性肝炎与急性肝衰竭有许多相似之处，特别是由于其他原因引起严重消化道症状时，因此应注意鉴别。胆汁淤积性肝炎凝血功能一般正常或轻度异常，肝脏不缩小，甚至肿大，一般不会发生肝性脑病。

2. 急性妊娠脂肪肝

此二者重叠出现时难以鉴别，但是治疗方法相同，均应终止妊娠。

3. 败血症

败血症亦可出现神志改变、黄疸、凝血功能异常，主要鉴别点在于检测Ⅷ因子。急性肝衰竭时Ⅷ因子正常，败血症时则降低。

二、审析病因病机

（一）外感时邪

外感湿浊、湿热、疫毒等时邪自口而入，蕴结于中焦，脾胃运化失常，湿热熏蒸于脾胃，累及肝胆，以致肝失疏泄，胆液不循常道，随血泛溢，外溢肌肤，上注眼目，下流膀胱，使身、目、小便俱黄，而成黄疸。若疫毒较重者，则可伤及营血，内陷心包，发为急黄。

（二）饮食所伤

饥饱失常或嗜酒过度，皆可损伤脾胃，以致运化功能失职，湿浊内生，随脾胃阴阳盛衰，或从热化，或从寒化，熏蒸或阻滞于脾胃肝胆，致肝失疏泄，胆液不循常道，随血泛溢，浸淫肌肤而发黄。如《金匮要略·黄疸病脉证并治》曰："谷气不消，胃中苦浊，浊气下流，小便不通……身体尽黄，名曰谷疸。"

（三）脾胃虚弱

素体脾胃虚弱，或劳倦过度，脾伤失运，气血亏虚，久之肝失所养，疏泄失职，而致胆液不循常道，随血泛溢，浸淫肌肤，发为黄疸。若素体脾阳不足，病后脾阳受伤，湿由内生而从寒化，寒湿阻滞中焦，胆液受阻，致胆液不循常道，随血泛溢，浸淫肌肤，也可发为黄疸。

总之，本病基本病机为肝失疏泄，胆液不循常道，泛溢肌肤，骤然发为急黄。本病病位在肝，与脾胃密切相关，与全身多个部位和脏腑相互影响。

三、明确辨证要点

（一）辨急黄

急黄为湿热夹时邪疫毒，热入营血，内陷心包所致。在证候上，急黄与一般阳黄不同，急黄起病急骤，黄疸迅速加深，其色如金，并出现壮热神昏、吐血衄血等危重证候，预后较差。

（二）辨阳黄与阴黄

阳黄由湿热所致，起病急，病程短，黄色鲜明如橘色，伴有湿热证候；阴黄由寒湿所致，起病缓，病程长，黄色晦暗如烟熏，伴有寒湿诸候。

（三）辨阳黄中湿热的偏重

阳黄属湿热为患，由于感受湿与热邪程度的不同，机体反应的差异，故临床有湿热孰轻孰重之分。区别湿邪与热邪的孰轻孰重，目的是同中求异，使治疗分清层次，各有重点。辨证要点是：热重于湿的病机为湿热而热偏盛，病位在脾胃肝胆而偏重于胃；湿重于热的病机是湿热而湿偏盛，病位在脾胃肝胆而偏重于脾。相对来说，热重于湿者以黄色鲜明，身热口渴，口苦便秘，舌苔黄腻，脉弦数为特点；湿重于热者则以黄色不如热重者鲜明，口不渴，头身困重，纳呆便溏，舌苔厚腻微黄，脉濡缓为特征。

四、确立治疗方略

根据本病湿浊阻滞，脾胃肝胆功能失调，胆液不循常道，随血外溢的病机，其治疗大法为祛湿利小便、健脾疏肝利胆。并应依湿从热化、寒化的不同，分别施以清热利湿和温中化湿之法。急黄则应在清热利湿基础上，合用解毒凉血开窍之法；黄疸久病应注意应用扶助正气之法，如滋补脾肾、健脾益气等。

五、辨证论治

（一）阳黄

1. 湿热兼表证

（1）抓主症：黄疸初起，白睛微黄或不明显，小便黄。

（2）察次症：脘腹满闷，不思饮食，伴有恶寒发热，头身重痛，乏力。

（3）审舌脉：舌苔黄腻，脉浮弦或弦数。

（4）择治法：清热化湿，佐以解表。

（5）选方用药思路：本证为湿热内蕴，兼有表邪所致，故方用麻黄连翘赤小豆汤合甘露消毒丹，意在解除表邪、芳香化湿、清热解毒。二方中麻黄、薄荷辛散外邪，使邪从外解；连翘、黄芩清热解毒；藿香、白蔻仁、石菖蒲芳香化湿；赤小豆、梓白皮、滑石、木通渗利小便；杏仁宣肺化湿；茵陈清热化湿、利胆退黄；生姜、大枣、甘草调和脾胃；川贝、射干可去而不用。

（6）据兼症化裁：表证轻者，麻黄、薄荷用量宜轻，取其微汗之意；目白睛黄甚者，茵陈用量宜大；热重者酌加金银花、栀子、板蓝根清热解毒，并可加郁金、丹参以疏肝调血；若湿热日久不愈，蕴结于里，出现两肋胀痛，或引及肩背，伴有脘闷纳呆，恶心呕吐，口干口苦，腹胀尿少，或有黄疸，舌苔黄腻，脉弦滑者，宜用龙胆泻肝汤治之。

2. 热重于湿证

（1）抓主症：初起白睛发黄，迅速至全身发黄，色泽鲜明。

（2）察次症：右肋疼痛而拒按，壮热口渴，口干口苦，恶心呕吐，脘腹胀满，大便秘结，小便赤黄、短少。

（3）审舌脉：舌红，苔黄腻或黄糙，脉弦滑或滑数。

（4）择治法：清热利湿，通腑化瘀。

（5）选方用药思路：本证为湿热互结，热重于湿所致，故方用茵陈蒿汤。方中茵陈味苦微寒，入肝、脾、膀胱经，为清热利湿、疏肝利胆退黄之要药；栀子清泄三焦湿热，利胆退黄；大黄通腑化瘀，泄热解毒，利胆退黄；茵陈配栀子，使湿热从小便而去；茵陈配大黄，使瘀热从大便而解。三药合用，共奏清热利湿、通腑化瘀、利胆退黄和解毒之功。

（6）据兼症化裁：本方可酌加升麻、连翘、大青叶、虎杖、田基黄、板蓝根等清热解毒；加郁金、金钱草、丹参以疏肝利胆化瘀；加车前子、猪苓、泽泻等以渗利湿邪，使湿热分消，从二便而去；若病程日久，湿热蕴结于肝胆，出现右胁胀满疼痛，胸闷纳呆，恶心呕吐，口苦心烦，大便黏滞，舌红苔黄腻，脉弦滑者，可以茵陈蒿汤治之。

3. 湿重于热证

（1）抓主症：身目发黄如橘，无发热或身热不扬。

（2）察次症：右胁疼痛，脘闷腹胀，头重身困，嗜卧乏力，纳呆便溏，厌食油腻，恶心呕吐，口黏不渴，小便不利。

（3）审舌脉：舌苔厚腻微黄，脉濡缓或弦滑。

（4）择治法：健脾利湿，清热利胆。

（5）选方用药思路：本证为湿热互结，湿重于热所致，故方用茵陈四苓汤。方中茵陈清热利湿，利胆退黄；猪苓、茯苓、泽泻淡渗利湿；炒白术健脾燥湿。

（6）据兼症化裁：若右胁疼痛较甚，可加郁金、川楝子、佛手以疏肝理气止痛；若脘闷腹胀，纳呆厌油，可加陈皮、藿香、佩兰、厚朴、枳壳等以芳香化湿理气；若湿困脾胃，便溏尿少，口中甜者，可加厚朴、苍术以健脾燥湿；纳呆或无食欲者，再加炒麦芽、鸡内金以醒脾消食；若湿热日久，气血运行不畅，气滞血瘀，出现右胁刺痛较剧，痛有定处而拒按，面色晦暗，口干口苦，舌质紫暗或舌边有瘀斑，脉弦细涩者，以四逆散合失笑散治之。

4. 胆腑郁热证

（1）抓主症：身目发黄鲜明，右胁剧痛且放射至肩背。

（2）察次症：壮热或寒热往来，伴有口苦咽干，恶心呕吐，便秘，尿黄。

（3）审舌脉：舌红苔黄而干，脉弦滑数。

（4）择治法：清热化湿，疏肝利胆。

（5）选方用药思路：本证为胆腑郁热，阻遏气机所致，故方用大柴胡汤。方中柴胡、黄芩、半夏、生姜和解少阳，和胃降逆；大黄、枳实通腑泻热，利胆退黄；白芍和脾敛阴，柔肝利胆；大枣养胃。

（6）据兼症化裁：胁痛重者，可加郁金、枳壳、木香；黄疸重者，可加金钱草、厚朴、茵陈、栀子；壮热者，可加金银花、蒲公英、虎杖；呃逆恶心者，可加炒莱菔子；若胆腑郁热日久，郁而气血运行不畅，肝气郁结，出现胁肋胀痛，走窜不定，甚则连及胸肩背，且情志不舒则痛增，胸闷，善太息，得嗳气则舒，饮食减少，脘腹胀满，舌苔薄白，脉弦者，以柴胡疏肝散治之。

5. 疫毒发黄证（又称急黄）

（1）抓主症：起病急骤，黄疸迅速加深，身目呈深黄色。

（2）察次症：胁痛，脘腹胀满，疼痛拒按，壮热烦渴，呕吐频作，尿少便结，烦躁不安，或神昏谵语，或衄血尿血，皮下紫斑，或有腹水，继之嗜睡昏迷。

（3）审舌脉：舌质红绛，苔黄褐干燥，脉弦大或洪大。

（4）择治法：清热解毒，凉血开窍。

（5）选方用药思路：本证为疫毒内侵所致发黄，故方用千金犀角散。方中犀角（以水牛角代之）是清热解毒凉血之要药，配以黄连、栀子、升麻则清热解毒之力更大；茵陈清热利湿，利胆退黄。

（6）据兼症化裁：可加生地黄、玄参、石斛、牡丹皮以清热解毒，养阴凉血；若热毒炽盛，乘其未陷入昏迷之际，急以通涤胃肠热毒为要务，不可犹豫，宜加大剂量清热解毒药如金银花、连翘、土茯苓、蒲公英、大青叶、黄柏、生大黄等，或用五味消毒饮，重加大黄；如已出现躁扰不宁，或伴出血倾向，需加清营凉血解毒药，如神犀丹之类，以防内陷心包，出现昏迷；如热入营血，心神昏乱，肝风内动，法宜清热凉血、开窍息风，急用温病"三宝"：躁扰不宁，肝风内动者用紫雪丹，热邪内陷心包，谵语或昏愦不语者用至宝丹，热毒炽盛，湿热蒙蔽心神，神志时清时昧者，急用安宫牛黄丸；若疫毒日久入里，耗伤阳气，阳气亏虚郁滞，出现右胁隐隐胀痛，时作时止，脘腹胀痛，呕吐清涎，畏寒肢凉，神疲乏力，气短懒言，舌淡苔白，脉弦弱无力者，以理中汤加味治之。

（二）阴黄

1. 寒湿阻遏证

（1）抓主症：身目俱黄，黄色晦暗不泽或如烟熏。

（2）察次症：右胁疼痛，痞满食少，神疲畏寒，腹胀便溏，口淡不渴。

（3）审舌脉：舌淡苔白腻，脉濡缓或沉迟。

（4）择治法：温中化湿，健脾利胆。

（5）选方用药思路：本证为寒湿互结，肝胆失疏所致，故方用茵陈术附汤。方中茵陈除湿利胆退黄；附子、干姜温中散寒；佐以白术、甘草健脾和胃。

（6）据兼症化裁：胁痛或胁下积块者，可加柴胡、丹参、泽兰、郁金、赤芍以疏肝利胆，活血化瘀；便溏者加茯苓、泽泻、车前子以实脾；黄疸日久，身倦乏力者加党参、黄芪以健脾益气。

2. 脾虚湿郁证

（1）抓主症：身目俱黄，黄色较淡而不鲜明。多见于黄疸久郁者。

（2）察次症：胁肋隐痛，食欲不振，肢体倦怠乏力，心悸气短，食少腹胀，大便溏薄。

（3）审舌脉：舌淡苔薄白，脉濡细。

（4）择治法：健脾益气，祛湿利胆。

（5）选方用药思路：本证为脾虚生湿，湿邪内郁所致，故方用六君子汤加茵陈、柴胡。方中人参、茯苓、白术、甘草健脾益气；陈皮、半夏健脾燥湿；茵陈、柴胡利湿疏肝利胆。诸药合用，共奏健脾益气，疏肝利胆，祛湿退黄之功。

（6）据兼症化裁：血虚者可加当归、地黄以养血；湿重苔腻者可少加猪苓、泽泻以祛湿；若脾虚湿郁日久，瘀血阻络，出现胁肋刺痛，痛处固定而拒按，疼痛持续不已，入夜尤甚，或胁下有积块，或面色晦暗，舌质紫暗，脉沉弦者，以血府逐瘀汤治之。

3. 脾虚血亏证

（1）抓主症：面目及肌肤发黄，黄色较淡。

（2）察次症：面色不华，睑白唇淡，心悸气短，倦怠乏力，头晕目眩。

（3）审舌脉：舌淡苔白，脉细弱。

（4）择治法：补气养血，健脾退黄。

（5）选方用药思路：本证为脾虚血亏，失以濡养所致，故方用小建中汤。方中桂枝配生姜、大枣辛甘生阳；白芍配甘草酸甘化阴；饴糖缓中健脾。

（6）据兼症化裁：发黄明显者可酌加茯苓、泽泻以利湿退黄；气虚明显者可加黄芪、党参以补气；便溏者可加白术以健脾；血虚明显者可加当归、阿胶以养血；若血亏日久伤阴，肝阴不足，出现胁肋隐痛，绵绵不已，遇劳加重，两目干涩，心中烦热，舌红少苔，脉弦细数者，可以一贯煎治之。

六、中成药选用

（1）安宫牛黄丸：主要成分为牛黄、水牛角、麝香、珍珠、朱砂、雄黄、黄连、黄连、黄芩、栀子、郁金、冰片等。服用时以本品1丸，每日1次，口服。适用于热闭神昏证。

（2）神犀丹：主要成分为石菖蒲、黄芩、地黄、忍冬藤、连翘、板蓝根、淡豆豉、玄参、天花粉、紫草、水牛角等。本品用法为口服，每次9g，每日2次。适用于热身毒重证。

（3）紫雪丹：主要成分为石膏、寒水石、磁石、滑石、犀角、羚羊角、木香、沉香、玄参、升麻、甘草、丁香、朴硝、硝石、麝香、朱砂等。服用时以本品1～2g，每日2次口服。适用于四肢抽搐，神昏谵语者。

（4）苏合香丸：主要成分为苏合香、安息香、冰片、水牛角、麝香、檀香、沉香、丁香、香附、木香、乳香、荜茇、白术、诃子肉、朱砂等。服用时以本品1丸，每日1次口服。适用于窍闭神昏证。

七、单方验方

（一）名医专家经验方

1. 重肝1号（韦艾凌）

组成：水牛角、茵陈、丹参、赤芍、生地黄、板蓝根、大黄、知母、郁金、莲子心、甘草等。

主治：热毒炽盛型急性肝衰竭。

2. 凉血化瘀退黄汤（邱菊江）

组成：大黄、茵陈、赤芍、丹参、虎杖、牡丹皮、田基黄、黄柏、赤小豆、连翘、柴胡、鸡骨草、鸡内金等。

主治：各型急性肝衰竭。

加减：恶心、呕吐者加生姜、砂仁；胁痛者加延胡索、郁金、醋香附；口苦、小便黄少者加木通、泽泻、车前子；大便溏烂者将大黄改为先煎1小时；肝脾肿大者，酌加醋鳖甲、䗪虫；湿热邪毒偏重者加猪苓、茯苓、滑石；肝郁脾虚者加白芍、当归、香附、郁金；脾虚为主者加党参、白术、厚朴、白扁豆；脾肾亏虚者加白术、女贞子、茯苓；肝肾阴虚者加山茱萸、熟地黄、女贞子、旱莲草；或可配合中药灌肠（大黄20g，黄柏20g，白花蛇舌草30g，茵陈20g）水煎200ml保留灌肠，每日1～2次。

（二）其他单方验方

（1）鸡骨草60g，红枣8枚，水煎代茶饮。适用于急性黄疸型乙型肝炎。

（2）溪黄草60g，猪肝50g，水煎服。适用于急黄，或阳黄急性起病者。

（3）丹参30g，灵芝15g，田鸡（青蛙）250g。将田鸡去皮洗净同煲汤，盐调味，饮汤食肉。适用于阴黄脾虚血亏者。

（4）茵陈60g，丹参60g，红糖适量。将前两味药加水浸泡40分钟后，再煎煮（加水总量为800ml）约半小时，出汁约400ml，加入红糖即可。首次服200ml，第二、三次各服100ml，间隔4小时。适用于阴黄脾虚湿郁者。

（5）茵陈60g，夏枯草20g，大枣10g。将前两味药加水浸泡，将大枣剥开待药煮沸时放入，煎半小时后，去渣，滤出400ml左右。首次服200ml，第二、三次各服100ml，间隔4小时。适用于阴黄者。

（6）虎杖30g，甘草15g。加水浸泡30分钟，煎30分钟，去渣，滤出300ml，放置15分钟后即可服用。适用于乙型肝炎。

八、中医特色技术

（一）外治法

（1）用茵陈30g，生姜两片，同捣，贴敷胸前，24小时后取掉。

（2）石蒜根10g，蓖麻仁3g，共捣如泥，贴敷涌泉穴，外用纱布固定。主治急黄伴有膨胀者。

（3）用毛茛茎根10~20g，捣烂，贴敷于列缺穴24小时，使局部产生水疱。若水疱过大，可抽干疱内液体。

（4）田螺5个，食盐少许，捣烂如泥，贴敷石门穴，久盖纱布，可治疗急黄伴呕吐者。

（二）针刺疗法

1. 神昏闭证

主穴：人中、十宣、合谷、太冲；配穴：大椎、内关、丰隆、涌泉。强刺激，选用2寸毫针，不留针，用泻法，每日2次。

2. 神昏脱证

主穴：素髎、太渊、复溜。配穴：合谷、劳宫、足三里。平补平泻法，选用2寸毫针，每次留针20分钟，每日2次。

九、预防与调护

（一）预防

（1）接触乙肝患者后及时注射乙肝高效免疫球蛋白。

（2）隔离接触者。

（3）可疑患者应去医院检查，并做有关肝功能系列检查，以及时明确诊断。

（4）保持心情舒畅，勿气恼忧思。

（二）调护

（1）因本病病情凶险多变，随时都可能进行抢救，故应住单人房间，严密观察并保持病室内外安静，阳光柔和。

（2）密切观察病情，如黄疸色泽的深浅、体温变化、呼吸情况及精神神经等方面的特征，发现异常，及时通知医生，并做好病情记录和抢救前的准备工作。

（3）患者应绝对卧床休息，做好基础护理。待病情减轻并稳定后，再慎重、缓慢地增加活动量，以免复发。

（4）烦躁不安或精神失常者，应加床档，派专人护理，防止发生意外。

（5）注意患者二便情况，观察有无腹水和出血情况，如有上述病情，应参照有关病证护理法护理。

（6）患者可有恶心呕吐或不思饮食等症状，补充营养以静脉输入葡萄糖为主，可给予随意流质，不能强迫患者进食，待病情好转后再逐渐增加进食量。

十、各家发挥

（一）辨治思路

1. 从湿热论治

杨沈秋认为，湿热疫毒内侵是黄疸发生的根本原因，其病机以邪气盛、湿热熏蒸、瘀热发黄为主。仲景曾有"瘀热在里，身必发黄""脾色必黄，瘀热必行"的说法，《临证指南医案》认为黄疸的产生是由于"胆液为湿所阻，渍于脾，浸淫肌肉，溢于皮肤，色如熏黄""瘀热在里，胆热液泄"所致，治疗宗"治黄先治血""治黄需解毒"原则，从清热解毒，利湿退黄，兼顾活血化瘀入手。

2. 从瘀热论治

王雪华认为，对于湿热发黄的病机，仅仅理解为湿热之邪蕴含于脾胃，湿热熏蒸所致是不准确的。比如《金匮要略》中湿热内蕴脾胃，又虫毒感染的狐惑病，临床所见以肝心病变为主，上下蚀烂为特征，并不发黄。《温病学》中的湿热病，更是以脾胃病变为中心，尤以中焦湿热病为邪蕴脾胃者，却很少发为黄疸，证明湿热邪气只郁阻气机，而血分不受其影响时，则为一般的湿热病，唯黄疸病必是"瘀热以行"所致。

（二）特色治法及用药

1. 小便通利，湿有出路

王雪华对病毒性肝炎（甲、乙、戊型）急性黄疸辨证为湿重于热证或介于阳黄、阴黄之间者，均用汤剂茵陈五苓散为基础方。临证时，对瘀热在里不去，湿重难化，病程尚短，谷丙转氨酶等诸项指标急剧升高，黄疸严重者，即以茵陈蒿汤与五苓散两方合用，并酌加活血化瘀、疏肝解郁、芳化健脾等药物。对其瘀热不重者，需酌减大黄、栀子用量。对湿多热少、小便不利、黄色暗滞，或年轻有腹水者，均以倍用茵陈（50～100g）与五苓散合方，仍需芳化健脾、活血行气药配伍，切不可中西药并用，利水利尿致阴伤燥化，则弊端甚多。

2. 生脉散保肝

程艳刚等通过临床研究证实，生脉散对肝衰竭患者有良好的治疗效果。现代药理学研究表明，生脉散通过对肝衰竭内毒素血症大鼠模型细胞因子如肿瘤坏死因子（TNF）、白细胞介素-6（IL-6）、ICAM-1等含量的调节，降低内毒素水平，从而达到治疗效果。

3. 复方茵陈注射液

杨沈秋治疗本病，以保肝、降酶、退黄、恢复肝功能为重点，治疗方法多采用中西医结合策略。在临床上，选用院内自制制剂复方茵陈注射液，方中茵陈蒿、栀子、黄芩、黄连、黄柏清利三焦湿热疫毒，利湿退黄；大黄活血通经，利胆退黄。上药可使湿热速祛，祛瘀生新，肝气疏泄复常，脾气运化有权，以免湿热久羁，而变生他症。配合复方丹参注射液养血活血通络，使肝体得养，肝用复常。

（何春来　梁　群）

第十七章　少见疑难病验案选析

第一节　呼吸系统疑难病验案

一、成人呼吸窘迫综合征

　　患者，男，37岁。平素体健，于1979年7月31日晚7时来诊，因9小时前被马踢伤腹部，腹痛不止，面色苍白，四肢发凉，全身冷汗，由外院转至我院外科住院治疗。住院时查体：心率90次/分，呼吸24次/分，血压110/70mmHg。全腹肌紧张，压痛及反跳痛。曾自两侧下腰部抽出血性液体，放置后不凝。住院时诊断：内脏破裂，弥漫性腹膜炎。于住院后约14小时（即8月1日晨8点15分）剖腹探查。术中自腹腔内吸出大量草绿色大便样液体，并发现距回盲部约150cm处的回肠已接近完全性横断，距横断处20～30cm的范围内有一处穿孔及多处暗紫色挫伤。遂将病变部肠管切除并作端-端吻合。放置腹腔引流管后，分层缝合腹壁，手术结束。术后24小时内曾补液7600ml（其中包括5%苏打300ml）。于术后24小时（即8月2日上午）出现进行性吸气性呼吸困难。经集体会诊后考虑为急性呼吸窘迫综合征（ARDS）。于8月2日下午4时转入急性三衰监护病房。转入时查体：体温39℃，脉率140次/分，呼吸浅快44次/分，血压80/40mmHg，神志不清，双侧瞳孔等大，约0.6cm。巩膜无黄染，皮肤无出血点，颈软。胸部无伤痕，双肺呼吸音粗糙。左下肺有少许中小水泡音。胸片显示两侧肺纹理增重。腹部胀满，肠鸣音不清。四肢发凉，未引出病理反射。中医症见：大热口渴，神志淡漠，皮肤瘀斑，气促痰黏，周身酸疼，腹疼，拒按，便干溲赤，舌淡暗，苔黄褐干，脉弦数，证属热蕴三焦，气阴两伤，血瘀阻络。实验室检查：血红蛋白105g/L，白细胞$16.8×10^9$/L，分类：中性粒细胞0.86，血小板$96×10^9$/L，非蛋白氮62.5mg/dl，血钠77mmol/L，血钾2.9mmol/L，血氯48.4mmol/L，出凝血时间正常。凝血相检查正常。动脉血气分析（鼻管给氧FiO_2 40%）；pH 7.43，PaO_2 45.3mmHg，$PaCO_2$ 21.2mmHg，BE–4mmol/L，SB 9.2mmol/L，肺泡-动脉血氧分压差（$A-aDO_2$）吸空气时测定58.7mmHg，肺内分流（QS/QT）为心输出量的11%，潮气量320～340ml，每分通气量9～11L/min，无效腔量（VD/VT）0.5，经SWAN-GANZ气囊漂浮导管进行血流动力学检查：平均肺动脉压（MPAP）开始时为9mmHg，以后升至26.5mmHg，平均肺动脉嵌压（MPAWP）为7～10mmHg，转入后除继续原有的外科治疗及控制感染外，给予肝素100mg/d×4日；地塞米松60mg/d×4日；血浆500～600ml/d×4日，并于转入后44小时，因PaO_2进行性下降，予气管切开，用定容型呼吸机辅助呼吸连续 9 日。

中医治疗：以清泻三焦，补益气阴，活血化瘀，依证施治，随证加减治疗 9 日。于转入后第 10 日呼吸频率为 18～22 次/分，吸空气时 PaO_2＞80mmHg，潮气量为 450ml，分流量为 3%。据此，按常规脱机，ARDS 治愈。因腹部伤口仍有大量分泌物外溢，乃于转入后 20 日转回外科继续治疗。于住院后 94 日（即 9 月 2 日）自外科痊愈出院。

按：对 ARDS 的早期诊断及早期治疗是降低其病死率的关键。如何早期诊断？根据 ARDS 的发病特点，在缺乏血气设备的基层单位，以下三点可做参考：①有诱发 ARDS 的原发病；②突然出现呼吸窘迫，呼吸频率＞28 次/分。原无心肺疾病或不能用原有的心肺疾病解释；③无唇甲发绀；无肺部啰音，无胸片异常。如临床上具备上述三点，可疑诊为早期 ARDS。本例患者临床上具有如下特点：①原无心肺疾病，腹部马踢伤术后 24 小时出现进行性吸气性呼吸困难；②呼吸急促，频率达 44 次/分；③肺部检查：仅左肺下少许水泡音，余无异常。因此，转入前考虑为 ARDS。

关于 ARDS 的治疗问题，近年来国外的进展主要是"膜肺"及高频正压通气（HFPPV）的应用。此外，为用于治疗婴儿呼吸窘迫综合征（IRDS），还开展了人工合成肺表现活性物质的研究。根据我们的经验，对 ARDS 的治疗总的目标是：去除致成 ARDS 的病因和积极纠正低氧血症。因二者互相影响可形成恶性循环。治疗中应用呼吸机等措施纠正低氧血症的同时采用中西医结合方法去积极治疗原发病，即标本兼治，可以缩短疗程，促进痊愈。为纠正低氧血症，治疗措施主要是呼吸管理和机械通气。除此之外，尚应注意改善氧的输送量和减少肺内分流及无效腔。概括起来主要是针对肺水肿的治疗：①激素的使用；②液体的输入；③利尿剂的使用；④血管解痉药；⑤肝素，不作为常规用药；⑥改善心功能，纠正贫血以增加氧的输送。除以上所述尚应注意纠正水、电解质、酸碱失衡，改善营养状态和免疫功能。此例经中西结合综合治疗 10 日后，ARDS 基本治愈，说明中医在 ARDS 治疗中起到了一定作用。据此，中医治疗不可忽视。

本例患者于术后 3 日开始中医治疗。依病历所载中医见症：其外伤、手术、大热、舌淡、苔干属气阴虚耗，大热、痰黏、溲赤、便干属热毒充斥三焦，气促是为肺失宣降，痛、斑、舌暗是瘀血见证，故本证例属热蕴三焦，肺失肃降，血瘀阻络，气阴两伤。故而法当清热解毒，宣降肺气，活血化瘀，补气益阴，拟用下方：杏仁、桔梗、葶苈、桑皮（宣降肺气）；血竭、当归、郁金（舒肝化郁）；生黄芪、玄参、花粉（补益气阴）；桔梗、桑皮、玄参、花粉合西药抗生素类共奏清热解毒之功，使其血瘀、热毒之邪实一廓而清。气阴之虚，得以双补，三焦通达。肺气肃降，喘促自消。

参考文献

天津第一中心医院急性三衰抢救研究室. 1982. 腹部马踢伤所致回肠断裂穿孔、化脓性腹膜炎并发进行性吸气性呼吸困难[J]. 中国急救医学，（4）：22-26+31.

二、肺动脉栓塞

患者，男，70 岁。于 1990 年 11 月 24 日因脑梗死、高血压、冠心病收入院。经中药、针灸治疗后肢体功能恢复，于 12 月 8 日上午排便后，突然出现右侧胸部刺痛难忍，痛位固定不移，呼吸困难，有窒息感，痰中带血，色鲜红，面色苍白，大汗出，烦躁不安，舌质紫暗，边有瘀点，脉沉涩。查体：体温 38.6℃，呼吸 28 次/分，呼吸表浅，血压 70/50mmHg，口唇、指甲紫绀明显，颈静脉怒张，两肺散在干湿啰音，右肺中部呼吸音低，心率 126 次/分，心尖部可闻舒张期奔马律。心电图示：Ⅱ、Ⅲ、aVF 导联上 P 波高尖，电轴右偏 210°，T 波 V_1～

V$_3$ 倒置，V$_4$ 双向，V$_5$、V$_6$ 低平，Ⅱ、aVF 平坦，Ⅲ倒置。X 线胸片示右肺中部可见一楔状阴影，右膈抬高，左下肺感染。初步考虑为"肺栓塞"，后请天津市胸科医院专家会诊，同意该诊断。

治疗经过：①红参 20g/d 急煎频服。②鸡蛋黄油调冰片、七厘散外敷疼痛部位，针刺期门、郄门穴。③膈下逐瘀汤合复元活血汤加减治疗。处方：穿山甲 10g，皂刺 10g，桃仁 10g，红花 10g，当归 10g，川芎 10g，延胡索 10g，川楝子 10g，木香 10g，没药 10g，柴胡 6g，橘络 10g。每日 2 剂，每 4 小时服药 1 次。④5% 葡萄糖 500ml，复方丹参注射液 10ml 静脉滴注。⑤配合支持疗法，对证处理。

治疗 3 日后胸痛、呛咳减轻，咯血止，体温正常，口唇及指甲紫绀较前减轻，中药改为每日 1 剂，分 4 次服用。痰多加竹茹 10g，远志 10g，大便干加熟军 10g，瓜蒌 15g。红参使用 1 周后改用西洋参每日 15g 煎服。每日针灸 1 次，留针 30 分钟，外敷药 1～2 日更换 1 次，2 周后经拍背间断咳出暗红色血块 10 余口，3 周后咯血止，全身症状明显好转。心电图示窦性心律，慢性冠状动脉功能不全。X 线胸片示右肺中部阴影消失，膈肌下降至正常水平。

按：肺动脉栓塞属于急危重症，死亡率高。肺动脉栓塞是内源性或外源性栓子堵塞肺动脉或其分支引起肺循环障碍的临床和病理生理综合征。最常见的栓子是来自静脉系统中的血栓。当栓塞后产生严重血供障碍时，肺组织可发生坏死。发生肺出血或坏死者称肺梗死。起源于肺动脉原位者称肺动脉血栓形成。堵塞两个肺叶动脉以上或伴有血压下降者称大块肺动脉栓塞。临床上，肺动脉栓塞与肺梗死或肺动脉栓塞与肺血栓形成有时难以区别。肺动脉栓塞的常见症状包括呼吸困难、胸痛、咯血、惊恐、心动过速、咳嗽、晕厥、腹痛、下肢疼痛，这些症状对急性或慢性肺血栓栓塞的诊断是非特异的和不敏感的。一旦确定诊断，即应积极进行治疗，其目的是使患者渡过危急期，缓解栓塞引起的心肺功能紊乱和防止复发；尽可能地恢复和维持足够的循环血量与组织供氧。对大块肺动脉栓塞或急性肺心病患者的治疗包括及时吸氧、缓解肺血管痉挛、抗休克、抗心律失常、溶栓、抗凝及外科手术等治疗。对慢性栓塞性肺动脉高压和慢性肺心病患者，治疗主要包括阻断栓子来源，防止再栓塞，行肺动脉血栓内膜切除术，降低肺动脉压和改善心功能等方面。

本案采用中医治疗方法，中药内服、外敷，静脉输入，针灸，配合支持疗法。标本同治。以独参汤大补元气，使气运血有力，并用膈下逐瘀汤合复元活血汤加减及外敷中药，以达活血化瘀、疏通经络之功，使瘀血去、新血生，气行血活，则胁痛自平。患者病情虽然重笃，但是由于治疗方法得当，终而转危为安。

参考文献

马金然. 1996. 中医治疗肺动脉栓塞 1 例[J]. 中医杂志，（6）：334.

三、肺脑综合征

董某，男，70 岁，教师。1985 年 8 月 16 日初诊。病史：患者有 20 余年的咳嗽、咳痰、气喘史。半月前，因冒雨感寒，咳嗽，咳白色泡沫痰，量多，喘息不能平卧，心悸。在门诊经用青霉素、链霉素、氨茶碱等治疗，病情未见好转，住某县医院。入院第 4 日，出现昏迷、谵妄等意识障碍，四肢肌肉抽动，腱反射亢进，潮式呼吸。西医诊为"肺脑综合征"，给予大剂量抗生素、激素、呼吸兴奋药、脱水利尿剂及给氧等抢救措施，病情仍危殆深重，乃邀中医会诊。症见喘逆欲脱，冷汗淋漓，神昏谵语，目不识人，四肢厥冷，抽搐不止，小便失禁。

舌质淡白、苔水滑，脉结代、微细欲绝。辨证：心肾阳衰，肺气将竭，虚风内动之厥证。

处方：急用大剂参附龙牡汤合生脉散加菊花、钩藤、全蝎以回阳救逆，固脱复脉，息风止痉。红参 15g（另煎），制附块、煅龙牡各 30g，麦冬、五味子各 10g，菊花、钩藤各 12g，全蝎 6g。水煎服。嘱其家人，予患者昼夜频频服用。

翌日晨，阳气已回，厥冷自止，抽搐已停，目能识人，唯语言低微，呼吸微弱，虚肺气极虚，宗气衰竭，元阳虚衰，肾不纳气。再用补肺汤、三子养亲汤加沉香、肉桂、五味子，以补肺益气，温补肾阳，纳气定喘。连服 6 剂，患者度过危险期。

按：患者咳嗽、气喘多年，久则肺气耗散而亏虚，迁延日久，母病及子，穷必及肾而肾阳衰竭。心肾阳衰，肺气将竭，心神颓败，阳浮于上，阴竭于下，阴阳有离绝之势，故见上述诸证。病情危笃，故治以回阳救逆、固脱复脉为急，兼以息风止痉，用参附龙牡汤、生脉散化裁，续以补肺汤、三子养亲汤调理肺肾，终使危情回转、减轻。

参考文献

董硕丰，疗子君. 1991. 参附龙牡汤治验肺脑综合征一例[J]. 江苏中医，（1）：20.

四、肺泡蛋白沉积症

刘某，男，69 岁。主因"反复咳嗽，咳痰，胸闷气短，喘促 3 月余，间断发热 2 个月，加重 2 日"，于 2009 年 5 月 8 日入院。患者于 1 月份感冒后出现咳嗽、咳痰，活动后胸闷、气喘；2 月份因症状加重，动则喘甚，来我院门诊就诊。查胸片、胸 CT 示：①双肺间质性病变伴感染；②双侧胸膜病变，左膈升高。门诊抗炎治疗 1 周后，症状无明显缓解。查 B 超示左侧大量胸腔积液，遂收住入院。住院后检查：胸腔积液中未见瘤细胞，结核菌素试验阴性，血结核抗体阴性，血 CEA18.9μg/L。诊断：①胸腔积液原因待查；②间质性肺炎；③肺纤维化。经胸腔穿刺引流积液，病情好转出院，但建议前往专科医院继续随诊治疗。

出院后不久患者开始出现反复低热，于是前往某胸科医院就诊并住院治疗，经治疗有所好转而出院。诊断：①双肺间质性炎症；②肺纤维化；③风湿性肺疾病待查。出院后口服泼尼松、二羟丙茶碱、标准桃金娘油胶囊治疗，症状仍有反复，伴间断发热，自行服用吲哚美辛缓释片以退热。本次入院前 2 日咳喘症状加重，咳吐白黏痰，发热，体温最高达到 39℃。追问病史了解到患者近 4 个月来食欲较差，体重明显减轻。患者吸烟 40 年，1 包/日，否认其他病史。入院后查体：唇甲无明显发绀，无杵状指，浅表淋巴结未触及，胸廓对称，双侧触觉语颤正常，双肺叩诊呈清音，双侧肺底可闻及少许湿啰音，无胸膜摩擦音。舌暗红，苔薄黄腻，脉滑。辅助检查：CRP 122 mg/L，ESR 18 mm/h，血常规：WBC 6.78×10^9/L，N 0.86，L 0.08，抗链球菌溶血素 O（ASO）<100IU/ml，RF 29IU/ml，CEA 17.49μg/L，肝肾功能正常。血气分析：pH 7.415，PO_2 61.7mmHg，PCO_2 32.9mmHg，抗中性粒细胞胞浆（ANCA）阴性，抗 GBM 抗体阴性，ANA 阴性，抗 dsDNA 阴性，抗可溶性抗原（ENA）阴性，痰涂片 3 次未见抗酸杆菌，血培养未见细菌生长。肺功能检查提示：混合性通气功能障碍，弥散量降低，呼吸总气道阻力增高，FEV1.00%预计值 46.60%。FEV1.00%，FVC62.7%，肺一氧化碳弥散量（DLco）实测值占预计值百分比 46.6%。胸部 CT 显示：两肺间质纤维化，呈纤维条索状及毛玻璃样改变，两肺片状高密度影，呈"地图样"改变，病变区内可见大小不等的"碎石路"征象，双侧少量胸腔积液。考虑患者胸部影像学表现与临床体征不平衡，遂行纤维支气管镜检查。镜下可见气管通畅，双侧各叶段管口通畅，黏膜轻度充血。支气管肺泡灌洗液呈"牛奶"状，过碘酸雪夫染色阳性。

西医诊断为"肺泡蛋白沉积症"。中医诊断为"肺痿"，证属痰热夹瘀。治疗以抗感染、平喘、化痰为主。药用头孢哌酮 2g，2 次/日；二羟丙茶碱 0.5g，1 次/日；沐舒坦 60mg，2 次/日。疗程 20 日。在此基础上配以中药汤剂以清热化痰，益气活血化瘀。处方：桑白皮 20g，黄芩 16g，前胡 10g，桔梗 10g，浙贝母 10g，赤芍 20g，三棱 10g，莪术 10g，知母 20g，白花蛇舌草 20g，金荞麦 20g，党参 20g，白术 10g，黄芪 20g，陈皮 10g，半夏 10g，甘草 6g。此方加减变化，共服 20 剂。

经过治疗后复查胸部 CT 提示病灶有所吸收，血常规：WBC 9.69×10^9/L，N 0.71，L 0.2。血气分析：pH 7.421、PO_2 75.2 mmHg、PCO_2 31.5mmHg。患者病情较入院明显好转出院，同时嘱其门诊随诊，定期复查，注意病情变化。

按：肺泡蛋白沉积症（PAP）是指肺泡和细支气管腔内充满不可溶性富磷脂蛋白质物质的疾病。属于少见病，近年来诊断例数有所增加。该患者主要临床表现、影像学和支气管肺泡灌洗液（BALF）检查结果均符合 PAP 的诊断。本例患者采用中西医结合的方法治疗后症状很快好转，虽然观察时间有限，确切疗效仍需长期随访，但为无条件进行全肺灌洗治疗的基层医院提供了可参考的有效治疗途径，节省了医疗费用，明显改善患者生活质量，值得进一步研究。

本病属于中医"咳嗽""喘证""肺痿"范畴。治疗关键在于扶正补虚，清热化痰，活血化瘀。方中桑白皮泻肺平喘，利水消肿；前胡降气化痰；桔梗宣肺祛痰；浙贝母清热化痰；赤芍清热凉血散瘀；三棱、莪术活血化瘀；知母、白花蛇舌草、金荞麦、黄芩清解肺热；党参、黄芪、白术扶正益气；半夏、陈皮理气健脾，燥湿化痰；甘草调和诸药。诸药协同，共奏清热化痰、益气活血化瘀之功，疗效确切。

参考文献

郭思佳，廉富. 2010. 中西医结合诊治肺泡蛋白沉积症 1 例[J]. 甘肃中医，23（1）：49-50.

五、煤肺病

患者，男，65 岁。1996 年 11 月 27 日初诊。患者自诉长期身体不适，咳嗽胸痛，偶有痰中带血，气短喘促，口渴咽燥。查患者面色枯黄，舌红而干，少苔，脉虚数无力。询问职业史，患者曾经从事煤矿井下采煤工作 30 余年，1989 年曾诊断为"Ⅰ期煤工尘肺"，合并"肺气肿"。血常规、肝肾功能正常。B 超显示肝、胆、脾、肾均未见异常。X 线检查示两肺透亮度增加，纹理增多，两下肺呈网格状改变，肋间隙增宽，膈穹窿平坦，位置下降。中医诊断为"肺痿"。方用琼玉膏加减：红参 15g，生地黄 20g，白茯苓 20g，紫菀 12g，知母 12g，川贝母 15g，甘草 5g，麦冬 12g，杏仁 12g，苏子 12g，天花粉 20g，田三七 12g。5 剂。

二诊：患者咯血、胸痛消失，咳嗽气短喘促改善，续用本方去田三七，加玉竹 12g，仍予 5 剂。

三诊：患者诸证均明显改善，嘱患者可守方间歇服药。2 年后随访，患者面有光泽，咳嗽和气短喘促消失，自觉良好。

按：煤肺病是由于长期吸入煤和炭粉尘所引起的以肺组织纤维性病变为主的疾病。病变发展较慢，早期临床症状多不明显，或仅有轻微咳嗽和咳黑色痰；随着病程的发展，症状可出现胸痛、呼吸困难，甚至不能平卧。胸部 X 线检查以致密的网状和蜂窝状肺纹理阴影为主，夹有小点状的结节状阴影。早期肺野内中带可见纤细的绒毛状阴影，晚期粗网增多，呈蜂窝状，或为"白圈黑点"的阴影。常合并支气管感染或支气管扩张，亦可伴有肺气肿，亦可因合并类风湿关节炎而称为 Caplan 综合征。煤肺病目前尚无理想的治疗方法。

中医由于历史原因，历代名家对本病的专项论述甚少，其机制与中医学"肺痿"相似。如合并有支气管感染、肺气肿等，又可根据临床表现而归之于"咳嗽""肺胀""哮喘"等。但其基础病理仍不脱离肺痿。肺痿是肺脏的一种慢性虚损性疾患，病变机制为肺虚津气失于濡养所致，《医门法律·肺痿肺痈门》曰："肺痿者，其积已非一日，其寒热不止一端，总由肾中津液不输于肺，肺失所养，转枯转燥，然后成之。"治疗总以补肺生津为原则。本例患者咳嗽、气短、喘促是由于肺阴亏耗，虚火内炽，肺失肃降所致；燥热伤津，津液枯竭则见口渴咽燥；阴虚火旺，灼伤肺络，则胸痛，痰中带血；阴津枯竭，不能充养，故面色枯黄；舌红而干，少苔，脉虚数无力，乃阴枯热灼之象。治以滋阴清热、润肺生津。对其选用琼玉膏为基本方，原方组成：人参、生地黄、白茯苓、白蜜。方中生地黄滋阴壮水；白蜜养肺润燥，二者合用，有金水相生之义，壮水制火之功；佐以人参、茯苓补脾益气，不仅培后天之本，且可使土旺金生；茯苓又能化痰，以消肺失输布所聚之痰。诸药相合，共奏滋阴润肺、益气补脾之效，使水盛则火制，土旺则金生，肺得濡养，治节有权。根据其寒热之不同而随证加减。虚热者，治以生津清热，可加麦冬、玉竹、沙参、知母、川贝母、天花粉、竹叶等；虚寒者，治以温肺益气，可加白术、五味子、甘草、干姜、大枣、蛤粉等；咳嗽甚者加紫菀、杏仁、桔梗以化痰止咳；气短喘促加苏子、莱菔子以降气平喘；咯血者加田三七、白及以化瘀止血。

参考文献

郜志宏. 2003. 煤肺病中医辨治经验[J]. 基层医学论坛，（12）：1182.

六、睡眠呼吸暂停综合征

王某，女，72 岁。2014 年 11 月 2 日初诊。患者 20 余年前始因体重增加，劳累后出现夜间打鼾，鼾声与说话声音相当，次日精神差，偶有嗜睡现象，未引起重视未进行治疗。2 个月前因外感后出现夜间睡觉时打鼾加重，鼾声大于说话声，并出现睡眠过程中憋醒，白天精神倦怠，自觉活动后胸闷气短及心前区不规律疼痛，注意力不集中，记忆力明显下降，遂至我院专科门诊求诊。首诊时症见：患者精神不佳，疲乏无力，少气懒言，自汗，静息状态下心悸心慌伴胸闷气喘。自诉夜间出现睡眠打鼾，鼾声响亮且不规律，易出现呼吸暂停并憋醒，多梦，夜尿频，晨起头痛，咽部有异物感，痰多，身体困重，白天嗜睡明显。患者自发病以来精神差，记忆力下降，纳差，尿量少，大便调。体格检查：血压 150/96mmHg（未服药），神清精神差，形体肥胖，颈项粗短，轻度缩颌，双肺听诊呼吸音粗，未闻及干湿啰音，心率78 次/分，律不齐，心音低钝，未见明显杂音，肝区叩击痛（－），双下肢无浮肿，舌胖体大有齿痕、质暗红、苔白腻，脉虚软无力。患者平素嗜食肥甘厚腻，既往有高血压病史 10 余年，无烟酒史。心电图检查示：①窦性心律；②心率 78 次/分；③心电轴左偏；④室性期前收缩；胸部 X 片检查：肺动脉段突出。睡眠呼吸监测：睡眠呼吸暂停低通气综合征，重度阻塞型；呼吸暂停低通气指数（AHI）20.1，最长呼吸暂停 18 秒，最长低通气 10 秒，夜间重度低氧血症，睡眠中平均血氧饱和度 95%，最低血氧饱和度 85%，BMI 27.5。

中医诊断：①鼾证（气虚型）；②心悸；③眩晕。西医诊断：①阻塞性睡眠呼吸暂停综合征；②室性期前收缩；③高血压，2 级，极高危。治法：补气祛痰化瘀。处方：补中益气汤加二陈汤加减，黄芪 30g，党参 15g，升麻 9g，柴胡 12g，陈皮 15g，当归 12g，白术 15g，川芎 12g，枳壳（麸炒）15g，姜半夏 10g，茯苓 15g，厚朴 10g，石菖蒲 15g，川牛膝 15g，龙骨 30g，牡蛎 30g，益母草 10g，甘草 10g。共 9 剂，水煎分服，早晚 2 次服用，每日服 1

剂。嘱患者加强锻炼，运动减肥，饮食清淡，规律服用降压药，不适随诊。

二诊：患者诉服上药 7 日后精神状态较前有所改善，夜梦减少。9 剂服完后打鼾症状减少，夜间憋醒次数有所减轻，仍有活动后心悸、胸闷气短不适，心前区无明显疼痛，偶有自汗，头晕不适，无视物旋转，无恶心呕吐，无口干口苦，纳食可，小便调，大便干。舌体胖大有齿痕、质暗红、苔白腻，脉虚软。依患者症状，于上方中加桃仁 12g，桂枝 12g，红花 6g。9 剂继服。

三诊：患者神清精神佳，夜间睡眠打鼾症状减少，鼾声明显减小，未发现憋醒，夜寐安，运动后心悸气喘，晨起后自觉喉间异物感减轻，咳白黏痰，无口干、口苦，纳食可、二便调。前日与人争吵后近 2 日血压控制不良，今晨测血压 145/93mmHg，舌体胖大、质暗红、苔白，脉虚。继用 11 月 2 日方，去龙骨、牡蛎，加山茱萸 12g，薏苡仁 15g，浙贝母 15g，桔梗 9g，麸炒白术 12g，黄芪加至 50g，14 剂。

四诊：服上药前 7 日，患者神清精神佳，自诉晨起咽部异物感逐渐好转，偶有咳痰。继服上药 10 日后咳嗽咳痰症状消失，劳累后夜间偶有打鼾，鼾音小，白天无嗜睡，无头昏头痛，无明显心悸、胸闷气短，舌体胖大，舌质淡红，苔薄微黄、脉沉滑，血压控制平稳。继服 11 月 2 日处方 14 剂。

五诊：患者神清精神佳，饮食可、夜寐安、二便调，无明显特殊不适。舌体胖，舌质淡红，苔薄白、脉沉。睡眠中打鼾现象明显减轻，心电图示：①窦性心律；②心率 76 次/分；③心电轴左偏；患者拒绝再次行多导睡眠监测（PSG）检查。嘱患者继服降压药物，宜清淡饮食，加强运动锻炼，控制体重，避风寒，慎起居。

按：患者老年女性，脏腑功能减退而元气自衰，故出现神疲乏力，少气懒言。加之平素嗜食肥甘厚腻，损伤脾胃，使脾失健运，运化失司，以致痰湿凝聚，体态臃肿，痰气交阻，瘀血内生，痰瘀胶结，肺气不利，上阻于气道，痰气搏结，气流出入不利发为鼾证。痰浊日久，困于脾胃则成日渐肥胖，日久气机不畅，气血运行受阻，血液瘀滞停积而为瘀血，痰瘀互结，则为痰瘀同病。本次因外邪侵袭为诱因发病，痰瘀迫溢喉间，阻塞不利则作声为鼾。气虚则气血运化无力，不能上奉于心，又因瘀阻脉络、血运不畅，故而梦多，白天则神疲乏力嗜睡，晨起觉头痛，不能集中注意力，记忆力减退。舌体胖大有齿痕、质暗红、苔白腻，脉虚软无力均为气虚痰瘀互结之证。

本病病程中气虚与痰瘀互为病因病机，故选用补中益气汤益气补脾，二陈汤化痰祛瘀，并加用石菖蒲豁痰、开窍醒神；龙骨、牡蛎重镇安神，收涩止汗；益母草活血祛瘀。二诊时患者主症有所减轻，而出现心悸、胸闷气短不适加重，考虑乃痰浊中阻，阻滞筋脉，心气运化失调所致，故而加用桂枝、红花温通经脉，活血通经，祛瘀止痛。三诊时患者打鼾减少，胸闷气短较前好转，血压升高，晨起后自觉喉间异物感减轻，咳白黏痰，故而加用薏苡仁利水健脾排痰，桔梗、浙贝宣肺排痰，麸炒白术健脾益气，燥湿利水，从而达到健脾利水化痰之功，使痰无所生，无处储；黄芪加至 50g 再加用山茱萸降压。治疗 3 周后患者夜间打鼾偶尔出现，未见咳嗽咳痰，依患者目前症状及舌象脉象故用 11 月 2 日原方治以补气、祛痰、化瘀巩固疗效。

参考文献

李琳婵，李应东.2015. 补中益气汤加减治疗阻塞性睡眠呼吸暂停综合征 1 例[J]. 中医药临床杂志，27（7）：1012-1013.

七、特发性肺含铁血黄素沉着综合征

黄某，男，12 岁。3 年前无明显诱因出现咳血痰，贫血。经抗炎止血无效，最后诊断为"特发性肺含铁血黄素沉着症"。用泼尼松治疗，仍时好时发，最长有 2 个月不发病。本次因受凉发病，微热、咳嗽、胸闷气促、咳血痰 1 日，门诊以咯血、虚劳收住院。入院查：神清，面色苍黄，满月脸，唇舌爪甲苍白，心悸气促，口唇微青紫，动则喘甚不能平卧，痰中带血，量一般。查体温 37.6℃，脉搏 96 次/分，呼吸 23 次/分。咽充血。心律整，未闻及病理性杂音，心界稍向左下扩大。双肺呼吸音粗，未闻及啰音。腹平软无压痛，肝脾未触及。舌质淡红、苔薄白微黄，脉细略数、重按无力。X 线胸片示两肺中下肺野布满小点片状边界模糊阴影，肺野透亮度减低，心脏轻度扩大。痰培养：找到含铁血黄素细胞。血常规：血红蛋白 47g/L，红细胞 2.96×10^9/L，白细胞 8.6×10^{12}/L，中性粒细胞 0.8，血小板 304×10^9/L，出血时间（BT）2 秒，凝血时间（CT）3 秒。心电图示：窦性心律，正常心电图。中医诊断：①咯血（瘀血阻肺型）；②虚劳（气血亏虚型）。西医诊断：①特发性肺含铁血黄素沉着症；②Ⅰ度心力衰竭；③重度贫血。予中药祛瘀止血兼降气止咳。处方：当归 10g，川芎 8g，赤芍 12g，黄芪 20g，丹参 12g，牡丹皮 10g，青黛 8g，茅根 20g，桑白皮 10g，黄芩 8g，瓜蒌壳 9g。每日 1 剂，复煎合取汁 200ml，分 3 次服。予低流量氧气吸入，输血 200ml，按 1mg/（kg·d）予泼尼松片 35mg。

二诊：患儿服药后第 2 日发热退，咯血止，气促渐平，停输氧。服药 5 剂后气促平，未见咳血痰。

三诊：患儿精神好，胃纳增，无咳嗽气促能平卧，痰少色淡黄无血丝，复查血常规：血红蛋白 7.0g/L，红细胞 3.61×10^{12}/L，白细胞 7.6×10^9/L，中性粒细胞 0.7。继服上方 5 剂。

四诊：患儿精神好，无咳嗽，无咯血，时有困倦乏力。胸片复查：两中下肺野散在小点片状连片模糊阴影，病灶与前片比较有吸收。

住院半月，临床控制出院，继续门诊治疗。根据患儿病情稳定，无咳嗽，无咯血，但仍贫血、困倦乏力，在原方基础上加益气健脾生血之品以固本，易方为：当归 10g，川芎 8g，赤芍 12g，黄芪 20g，牡丹皮 10g，丹参 12g，党参 12g，茯苓 12g，白术 8g，熟地黄 12g，阿胶 12g（烊化）。每日 1 剂，复煎混合分 3 次服。泼尼松每半月减 5mg，继续口服。每周门诊 1 次，观察至今已过半年，未见复发。贫血纠正。胸片复查：原病灶阴影与前片比较有明显吸收。

按：小儿乃稚阴稚阳之体，肺气常虚，脾常不足。先天禀赋不足，后天调养失宜，则肺脏虚损。本虚易遭外感，凡感风热燥气或情志内伤都能直接或间接地损伤肺络，使血液离经而咳出，故见咯血、痰中带血。出血之后，离经之血留积肺内，蓄结为瘀血。瘀血的存在可使所涉部位失去正常的血液濡养，又造成气滞、出血、停水等继发病变。故曰：瘀血不去则出血不止，新血不生。

本病既表现为咯血的出血瘀血症；又表现为气血亏虚的虚劳症。虚实夹杂，互为因果，反复发病，缠绵难愈。正如朱震亨所说："壅于肺者易治，不过散之、清之而已，不比内伤门损于胃之难治矣！"气与血相关，有形之血生于无形之气，故补气能生血。但若瘀血不去又可造成出血不止，新血不生等继发病变。故应活血化瘀止血及补脾益气生血并用，攻补兼施或先攻后补治本。

西医对本病无特异疗法，急性期肾上腺皮质激素可能有一定效果，但服激素不良反应大，不宜久服。而用中医辨证治疗，攻补兼施、标本兼治，无毒副作用，从长调治，虽是难治之病，亦可重获痊愈。

参考文献

张彩玲. 1996. 中西医结合治疗特发性肺含铁血黄素沉着症两例[J]. 广西中医学院学报，（1）：23.

八、吸入性肺炎

李某，男婴，4个月。去年冬令，床榻之暖炉燃着被褥，烟雾缭绕，咫尺难辨，患儿啼吵呛咳，家人方觉之。次日患儿喘急不安，咳声嘶哑，遂来我院诊治，拟吸入性肺炎收住入院，治以抗感染、止咳化痰、吸氧等法。于当日下午患儿症状加重，伴有心力衰竭。又给予强心、呼吸兴奋剂。至夜10时许，患儿上述症状未能缓解，而邀中医会诊。症见患儿躁乱不安，呼吸急促，唇周面部紫绀，鼻煽，哮如拽锯，暴喘如吼，声闻室外，胸高腹胀，溲少便秘，舌红少津，苔黄腻脉滑数，指纹色紫升至命关。

此乃烟雾挟痰蕴于肺络，气道壅塞，肺失清肃，宣降失司，致成马脾风重症。急以通腑泄热、宣降肺气、化痰平喘治之，拟宣白承气加味：生石膏10g，生军（后下）、杏仁、瓜蒌皮各5g，甜葶苈4g，甘草2g。一剂煎成浓汁，频频喂之。至子夜时，患儿拉稀黏垢大便甚多，遂安。后以桑杏二陈调治而愈。

按：本例具备暴喘、闷乱不安、胸满腹胀三大特征，属马脾风重症。《卫生宝鉴》云："风热喘促，闷乱不安，俗谓之马脾风。"《幼幼集成》谓："或胸膈积热，心火凌肺，热痰壅盛，忽然大喘者名马脾风。"宣白承气汤加葶苈子通腑泄热，宣降肺气，腑气得通，肺气得宣则肺中之积热痰滞随便而下，咳喘随之而平。

参考文献

龚华平. 1988. 儿科医话二则[J]. 江苏中医，（1）：21.

（吴丽丽　高　阳）

第二节　循环系统疑难病验案

一、原发性肺动脉高压

患者，男，66岁。2013年12月4日初诊。动则气促半年余，胸痛，平卧时亦见气短，咽部为有棉絮状，清晨痰白黄灰，量不多，胃纳一般，大便略干，小便频而腰痛，测血压140/85mmHg，心脏彩超示（2013年12月2日）左室舒张顺应性降低，左室壁稍增厚，左房形态饱满，三尖瓣少量反流（压差20.5mmHg）；肺动脉收缩压30.5mmHg。脉细而小数，右寸无力，舌紫苔薄白，诊断为"肺动脉高压"，辨证为宗气不足之证。处方：生黄芪30g，党参9g，苍术、白术各10g，蔓荆子10g，葶苈子（包煎）18g，瓜蒌皮10g，丹参15g，枳壳6g，桔梗6g，赤白芍各15g，桂枝5g，五味子6g，乌贼骨10g，小茴香3g，潼白蒺藜各15g，炙甘草5g。14剂，水煎服，每日1剂。

二诊：2013年12月18日。患者气促稍轻，早晨手足乏力，大便日行3次，先干后溏，咳嗽减少，入夜难以入眠，动则心悸，脉右寸弱，关部细弦，舌红苔薄白，宗气不足，血脉失和之证。处方：生黄芪 30g，党参 9g，苍术、白术各 9g，蔓荆子 10g，葶苈子（包煎）18g，法半夏 10g，陈皮 6g，茯苓 10g，五味子 6g，乌贼骨 10g，白芍 10g，小茴香 3g，黄连 3g，肉桂 2g，川芎 10g，炙甘草 5g。28 剂，水煎服，每日 1 剂。

三诊：2014 年 1 月 15 日。咽部阻塞感，尿频，动则气促，易于疲劳，入夜打鼾，痰白量少，胃纳一般，大便一日二行，脉两寸弱，舌红苔薄黄稍干，诸气膹郁，皆属于肺，故原方加入肃肺之品。处方：生黄芪 30g，党参 9g，苍术、白术各 9g，蔓荆子 10g，葶苈子（包煎）18g，紫菀 9g，杏仁 9g，紫苏子 9g，枳实 6g，桔梗 6g，白豆蔻 6g，五味子 6g，桃仁 9g，升麻 6g，白芍 9g，生甘草 5g。如此加减治疗 2 年余。

随诊：2015 年 4 月 7 日，活动后疲劳气促较前改善，咳痰、胸痛、口唇、手指紫绀较前好转，复查肺动脉收缩压 20mmHg。

按：原发性肺动脉高压，是一种原因不明的累及中、小肺动脉的闭塞性疾病。以持续性肺动脉压力升高为特征，早期可出现乏力，病情进展后常见症状有呼吸短促、易于疲劳、眩晕、心悸、晕厥、胸痛、浮肿。常被误诊及漏诊，治疗反应性差且预后不良。祖国医学关于本病的记载，散在于"喘证""胸痹""眩晕"等疾病中。近现代医家认为肺动脉高压病机多为"脾肾阳虚、水湿不化"及"痰凝血瘀"等。亦有医家认为本病的根本病机为"宗气不足"，盖因宗气"积于胸中，出于喉咙"，具有"贯心肺而行呼吸"之效，如《灵枢·邪客》云："五谷入于胃，其糟粕、津液、宗气分为三隧。故宗气积于胸中，出于喉咙，以贯心肺而行呼吸焉。"

本案患者肺病日久，久病宗气不足，故见动则气促，平卧气短，如张锡纯《医学衷中参西录》云："此气（指宗气）一虚，呼吸即觉不利。"气虚血瘀，虚实夹杂，不通不荣，故见胸痛。痰浊内阻可见咽部不适，少量咳痰。本方中以黄芪、党参补表里之气以充宗气；以二术、桂枝温阳化痰、健脾除湿；又以蔓荆子配葶苈子，其中蔓荆子辛温轻散、浮而上行，而葶苈子苦寒辛散，降逆止喘，一宣一降，宣肃肺气；以枳壳配桔梗调理气机，升降相因；以赤芍、丹参活血化瘀；瓜蒌皮宽胸理气化痰；再配五味子、白芍、乌贼骨收敛肺气。

二诊：腰痛改善，仍有咳痰，心悸明显。伴失眠，去潼白蒺藜，加用二陈汤健脾化痰，交泰丸交通心肾、安神定悸。

三诊：咳痰减少，故再配伍紫菀、杏仁、紫苏子、五味子、升麻、白芍等宣肃肺气之品。本案通过生发长养胸中之气，充盈宗气，使肺气得疏，重启宣发肃降之功，恢复肺主气之功能；同时兼顾祛除痰瘀等宿根，取"去菀陈莝"之意，终使肺气得顺，诸证得愈。

参考文献

刘珺，王博，颜琼枝，等. 2016. 颜乾麟教授从调补宗气法治疗原发性肺动脉高压经验[J]. 中国中医急症，25（10）：1886-1887+1910.

二、病态窦房结综合征

徐某，男，56 岁。1991 年 9 月 13 日以不明原因晕厥 3 次伴心悸乏力入院。入院后心电图（ECG）示：窦性心动过缓，心率 46 次/分，交界性期前收缩，窦性停搏 2 秒以上；食管调搏窦房结恢复时间 2500 毫秒；诊断：病态窦房结综合征、阿-斯综合征。刻下：精神萎靡，面色少华，头昏乏力，心悸气短，胸闷心痛；时有突然发作意识恍惚，黑矇，形寒怕冷，舌质淡暗，脉细迟伴结代。证属阳气亏虚，心脉泣涩，治拟温阳益气，活血通脉。处方：制附片、党参、五味子、麦冬、川芎、降香各 10g，丹参 20g，麻黄、炙甘草各 6g，细辛 3g，炙黄芪 15g。14 剂，水煎服，每日 1 剂。

二诊：1991 年 9 月 28 日。诉精神转佳、头昏乏力好转、黑矇偶发，口干，舌淡暗，脉细迟，脉率 52 次/分，原方加玉竹 10g，继服。

三诊：1991 年 10 月 15 日。精神佳，诸证大减，近 1 周未发作黑矇或突发性意识恍惚，舌淡红、苔薄白，脉沉缓。ECG 示窦性心律，心率 58 次/分，原方去麻黄，巩固 1 周后出院。继以门诊调治 2 月余，诸症基本消失。多次复查 ECG 示窦性心律，心率 65 次/分左右。食管调搏复查：窦房结恢复时间缩短至 1400 毫秒。

按： 病态窦房结综合征（sick sinus syndrome，SSS），又称窦房结功能不全、窦房结迟钝综合征、快-慢综合征、病窦综合征等，1909 年 Laslett 首次报道 1 例窦性心动过缓伴有阿-斯综合征案例，1967 年 Lown 将其命名为病态窦房结综合征。早期临床表现不典型，逐渐出现头晕、短暂意识障碍、昏厥甚至 Adams-Stokes 综合征。有的伴有头痛、失眠、兴奋、心悸、心绞痛发作、心力衰竭等。心率 35～50 次/分。伴房性、室性异常心率。快-慢综合征时心动过缓与心动过速交替出现，或有室上性心律失常。此病属中医学"心悸""怔忡""胸痹"等范畴。根据近代医家的论述，病态窦房结综合征的病机以阳虚为本，尤其以心、肾阳虚为主，寒邪凝滞、气机不畅、瘀阻脉络、痰浊阻滞为标，故多为本虚标实之证，是比较常见的心血管疑难病症。

该患者初诊时，因心之阳气不足，心气展布失常，心血滋养有异，导致精神萎靡，面色少华，心悸气短，形寒怕冷；又因阳气不足，无力温化水饮，停滞于内，上犯于心，阻滞气血运行，导致胸膈清窍失去气血濡养，故而胸闷心痛，时有突然发作意识恍惚，黑矇；又营卫不足，气血运行失常，故有舌质淡暗，脉细迟伴结代等气滞血瘀表现。正如成无己在《伤寒明理论》中提出："其气虚者，由阳气虚弱，心下空虚，内动而为悸也；其停饮者，由水停心下，心主火而恶水，水既内停，心不自安，则为心悸也。"故本案为本虚标实证，其发病机制为心肾阳气亏虚，兼有血脉瘀阻，并间或有心脉、脑脉失养，故急以麻黄附子细辛汤，该方原为少阴感寒方，虽微发汗，但无损阳气。且麻黄配伍附子，其药性分属一表一里，归经分布一肺一肾，二者相合肺肾同治，兼有细辛一药入肺肾两脏，共达温阳散寒之功，奏表里皆调之效，乃宣通气血、振奋阳气、鼓动血脉之要方。合以保元汤、生脉饮，方中党参、黄芪、麦冬、五味子补益心气，以期气阳并补、心肾同治，清代张璐《张氏医通》指出保元汤可"治营卫气血不足"；方中辅以丹参、川芎、降香活血化瘀以治其标，如此标本缓急兼顾，相辅相成，故收效益彩。

参考文献

孔繁立. 1994. 成启予教授治疗病态窦房结综合征的经验[J]. 新中医，（2）：4-5+3.

三、预激综合征

李某，男，48 岁。1994 年 6 月 2 日入院。2 年前因惊恐致心悸不止，之后每遇心情紧张即发作。伴大汗淋漓，发作过后，一如常人。曾到天津、唐山等地大医院就诊，经查脑 CT、心脏多普勒、心电图检查（就诊时未犯病）均正常。被诊为"心脏神经官能症"，给予地西泮、谷维素、维生素 B_1、普萘洛尔等药物治疗。开始尚能缓解症状，之后渐无效果，近又心悸发作，故入院。检查：心率 200 次/分，律整，无病理性期前收缩，余脏器无异常。心电图示预激综合征。刻诊：心悸恐惧，眩晕，大汗淋漓，夜寐不宁，舌质红，苔薄白，脉细数无力。脉证合参，乃心气阴两虚兼心神不宁之证。拟益气养阴，镇心安神为治。平补镇心丹加减：红参 12g，麦冬 15g，五味子 10g，朱砂 1.5g（冲），龙齿 30g，枣仁 15g，远志 12g，茯神 15g，生地黄 15g，天冬 15g，苦参 30g，炙甘草 15g。2 剂，水煎服，每日 1 剂。

二诊：1994 年 6 月 5 日。患者服药后，心悸迅速好转，大汗止，夜能成寐，纳可，小便微赤、大便稠。舌质红，苔薄白，脉虚细。上方继服 5 剂，诸证消失。复查心电图：正常。为巩固疗效，上方继续加减服用。其间，曾发作 2 次，但症状较轻，共服药 56 剂，病情痊愈出院，1 年后随访未再复发。

按： 预激综合征指心房冲动同时经由正常及异常房室传导途径向心室传导，提早激动心室的一部分或全部，是先天存在的旁路传导异常，具有特征性的心电图表现，是一种心电图综合征，有以下三个基本特征：缩短的 P-R 间期、增宽的 QRS 波群及 δ 波。预激综合征可分为显性、间歇性、不完全潜在性、潜在性及隐匿性预激等。Kent 氏束的存在形成了目前典型的预激综合征（W-P-W 综合征），此外，合并器质性心脏病患者常为先天性心脏病，如 Ebstein 畸形，故心电图中预激现象是永久性的。祖国医学认为，本病属"心悸""怔忡"范畴，常见于体质虚的患者，多由惊恐引发。

明代陶华《伤寒六书》云："心悸者，筑筑然动，怔怔忡忡，不能自安是也。"其发病与心胆密切相关，盖因"心者君主之官，神明出焉"，而"胆者中正之官，决断出焉"，若心气安逸，胆气不怯，则决断思虑，得其所矣，若因事有所大惊，惊忤心神，气与涎郁，遂使惊恐心悸，变生诸证。该患者初诊时心悸恐惧，为 2 年前受惊恐刺激所致心虚胆怯之证。若平素心气不足，且受惊后气机逆乱，导致心神失养，则夜寐不宁。同时心在液为汗，心气虚则一身之气亦虚，气虚不能敛汗，则汗漏不止。又汗血同源，二者均为阴液，若大汗淋漓，则阴血亦伤，不能濡养清窍则发为眩晕。其舌质红，苔薄白，脉细数无力亦为阴阳两虚之舌脉。属心气阴两虚兼心神不宁之证，治之以法，宁其心以壮胆气，气阴双补，宁心安神。方用生脉饮加天冬、生地黄、枣仁益气养阴安神，取天王补心丹养阴宁心之意；配伍朱砂、远志、茯神、炙甘草，取定志丸补养心气、定志安神之意，配合龙齿潜镇安神；此外，配苦参以泻心邪，清代陈士铎《本草新编》指出苦参能"疗狂言心燥""止卒暴心疼"，用之可除阴虚火旺之虑，且据现代药理研究发现苦参有抗心律失常作用。诸药合用，则心悸止，神自安。

参考文献

陈群曼，李乔华. 2013. 预激综合征的诊断及治疗原则[J]. 江苏实用心电学杂志，22（4）：708-715.

段连昌，段连瑞. 2000. 预激综合征的中医治疗[J]. 实用中医内科杂志，（3）：24.

牛晓霞. 1996. 中药纠正预激综合征 1 例报告[J]. 中医药研究，（6）：38.

四、阵发性室上性心动过速

祁某，女，38 岁，玻璃厂工人。因反复发作心动过速 17 年就诊。初病时，患者病情轻度发作时间短，服药即可控制。几年后，病情逐渐加重，心动过速可发作数日以上，如果不用药控制，可随时发生心力衰竭。从 1980 年开始，先后在省内五个大医院治疗，诊断为"阵发性室上性心动过速"。但疗效均不佳，乃于 1981 年 6 月初到医院中医门诊求治。患者表情痛苦，头昏，心悸，呼吸困难，胸闷不舒，手足发麻，自觉有气上冲咽喉，冷汗淋漓，烦躁不安，四肢冰冷，口唇发绀，双面颊青紫，下肢浮肿，按之起凹陷，小腹及会阴部浮肿，尿黄少，脉沉细数，不易诊得，心率 180～200 次/分，口干苦，苔白干，少津，舌质淡，边缘有齿印。中医辨证：阳气虚脱及心阴不足，宜回阳益气固脱，补心阴，宁心安神。拟参陈汤合生脉散加减，处方：制陈皮 15g，人参 9g，麦冬 15g，五味子 10g，茯苓 15g，柏子仁、酸枣仁各 15g，黄芪 30g，龙牡各 15g，干姜 10g，炙甘草 6g，石斛 15g，沙参 15g，黄芩 10g，红花 5g。服上方 6 剂后，患者心慌，心悸好转，冷汗减少，气上冲咽喉消失，口唇发绀及面部青紫减轻，下肢水肿及小腹会阴部水肿消失，手足转温，脉搏减慢，心率由 200 次/分下降至 120 次/分，尿量增多。后又继服上方 3 剂，汗止，口唇及面部转红润，心率由 120 次/分下降至 84 次/分，精神好转，仍以原方加减，调理善后。此后一般情况好，患者能独自到医院就诊，在家里能胜任一般家务劳动，随访 4 年，由于患者常以上方加减服用，病情稳定，未见复发。

按：阵发性室上性心动过速（paroxysmal supraven tricular tachycardia，PSVT），又称 Bouveret 综合征、房性阵发性心动过速、阵发性交界性心动过速及特发性房性心动过速等，为常见的心律失常，可发于任何年龄，发病突然，常由于情绪激动、过劳、用力过猛、饱餐、吸烟等诱发，亦有无任何诱因而发病者。主要症状为心悸、心前区不适或胀痛、气短、乏力、血压下降，心率常在 160～250 次/分，同时伴有颈部发胀、出汗、头晕、恶心、呕吐等临床表现。若原有器质性心脏病，可出现心功能不全、心绞痛甚至昏厥。祖国医学认为，本病多属"心悸""怔忡"范畴，为虚实夹杂之证，病位主要在心，亦与肝、脾、肾等脏腑相关。

该患者有 17 年病史，其反复发作，可见病情比较顽固。初诊时头昏、心悸，为心气不足、心血失养所致；冷汗淋漓为阳虚不能敛阴所致；呼吸困难、胸闷不舒，为心胸气虚、宗气不布所致；手足发麻、四肢冰冷，为阳气不足、无力推动血行而瘀阻经脉，血行不畅，又无法承载阳气以濡养四末所致，盖因四肢末端为手足阴阳经交汇之处，若经脉气血虚损，日久成瘀，则无法再四末交汇，遂转为手足发麻、四肢冰冷等虚实夹杂之证；口唇发绀及双面颊青紫亦为阳气不足、阴血凝滞、清窍失荣所致；自觉有气上冲咽喉、烦躁不安、口干苦，为冲气上逆、肝胆不平所致，其病日久不愈必然影响患者情志，导致气机失调，又久服药物，伤及脾胃，脾胃不和，升降失调，故而产生此类自觉症状；下肢浮肿、按之起凹陷、小腹及会阴部浮肿、小便黄少，为久病及肾所致，肾主水液功能失常，故水液停聚于内，又肾与膀胱相表里，膀胱司气化的功能失常，导致小便少，同时水液停聚日久化热故而小便黄；脉沉细数，苔白干，少津，舌质淡，边缘有齿印等为阴阳两虚，气血不足，虚实夹杂之象。

针对阳气虚脱，心阴不足，脾肾两虚，肝气郁滞的特点，此案以益气生津，养心安神，理气活血为治法，方选参陈汤合生脉散加减，使其气血两虚之本得顾，气滞血瘀之标得解。方中制陈皮配人参、黄芪补一身之气而不壅滞；麦冬、五味子配合人参益气养阴，升压平悸；以茯苓、柏子仁、酸枣仁、龙骨、牡蛎以定志宁心，潜镇安神；用茯苓干姜、炙甘草，可温脾肾以除水湿；佐以石斛、沙参、黄芩养阴清热；加红花活血。全方标本同治，气血通调，寒热并用。

参考文献

谭明. 1985. 阵发性室上性心动过速治验一例[J]. 贵州医药，（6）：4.

五、阿斯综合征

杨某，男，36 岁。主因"突然意识不清伴四肢抽搐 10 分钟"于凌晨 4 点送入某医院急诊抢救室，入院时患者意识转清，对答切题，失忆，不能回忆近期事件，查体：神清，精神弱，颈软，无抵抗，心肺、腹部检查均无异常，生理反射正常，肌力、肌张力均正常，病理反射未引出。急查心电图提示窦性心动过缓（52 次/分），轻度 T 波改变，急查脑电图未见明显异常，头颅 CT 提示筛窦炎。患者既往体健，体检多次提示"窦性心动过缓"，血常规、肝肾功能、淀粉酶、肿瘤标志物、凝血功能均未见明显异常。追问病史，患者家属诉该患者半年来已发作数次，1~2 周发作 1 次，其诊断多为"昏迷待查""意识障碍待查"，头颅 CT、MRI 均未见异常，长期未能明确诊断。恐患者再次发作，转入急诊留观观察病情，考虑患者既往"窦性心动过缓"病史，嘱安排 24 小时动态心电图，2 日之后患者动态心电图报告提示窦性心律不齐、偶发房性期前收缩（部分成对出现），间歇性 T 波改变，间歇性窦性停搏，间歇性 Q-T 间期延长，间歇三度房室传导阻滞，偶发窦性停搏，其中最慢心率在 25 次/分，P-R 间期延长及窦性停搏发生在将醒之时，与患者意识不清发作时间接近，诊断为"阿-斯综合征"。患者本人及家属拒绝起搏器治疗，遂予中药治疗，诊见患者面色泛红，口唇紫黑，小便清长，大便略稀，夜眠欠安，多梦易醒，舌质红，以边尖为甚，苔黄腻，舌下络脉粗、黑，脉象弦涩，细问病史，患者每次发作均在凌晨，结合发作时间，考虑病在厥阴，辨证属厥阴，虚实夹杂之证，处方乌梅丸原方化为汤剂使用，乌梅 30g（陈醋浸泡 30 分钟），细辛 3g，生姜 9g，桂枝 12g，蜀椒 15g，黄连 9g，黄柏 9g，当归 6g，炮附子 9g（先煎），水蛭 9g，地龙 9g，胆南星 15g，紫苏子 9g，蜂蜜 15g（兑服）。共计 7 剂，水煎服。服药期间未复发，复诊告之守方续服再用 2 周，三诊时诉凌晨偶有四肢抽搐，呼之能应，未再发生晕厥。诊查患者舌质略红，苔腻渐退，转为薄黄，舌下络脉几乎与常人无异，将乌梅减量至 20g，减胆南星、紫苏子、水蛭，同时加用煅龙骨、煅牡蛎各 20g，蜜制成丸，服用 2 个月，后随访半年，未再发作。

按： 阿-斯综合征（Adams-stokes 综合征）是指心源性脑缺血缺氧综合征，是由心搏骤停或快速型心律失常导致大脑供血中断而产生的。任何年龄均可发病，平时无症状，发作时间一般在几秒到 2.5 分钟之间，时间长短决定其严重性。轻者眼前发黑、眩晕、眼花、两眼固定等；甚则肌肉颤动，意识丧失，面色苍白，瞳孔散大；重者产生强制性阵挛性抽搐和括约肌松弛。祖国医学认为本病分属于"厥证"范畴。其病因病机为阴血耗伤，情志失常，痰火扰心。

该患者初诊时，小便清长，大便略稀，责之脾胃阳虚寒盛；夜眠欠安，多梦易醒，为心神不安、阴阳不交所致；舌质红，以边、尖为甚，苔黄腻，属于痰热内蕴；面色泛红，口唇紫黑，舌下络脉粗、黑，脉象弦涩，属气滞血瘀之象，故本病属虚实夹杂，为寒热错杂之证。细问病史，多为凌晨将醒时发作，与夜半阴尽阳生相符合，且在未发作时，形如常人。其证属厥阴，故选用乌梅丸，重用乌梅滋养阴液，二则引诸药入厥阴，其中黄连、黄柏、胆南星、紫苏子清热、降气、化痰；蜀椒、桂枝、生姜、炮附子以温其寒；同时防其滋养太过，加水蛭以逐瘀血；地龙则通行经络兼息肝风。三诊时，患者痰热已退，瘀血尚消，故减胆南星、紫苏子、水蛭，加煅龙骨、煅牡蛎安其神。由此，该病转愈。

参考文献
彭健. 2015. 乌梅丸加减治疗阿斯综合征临床探讨[J]. 中国中医急症，24（10）：1780-1782.

六、颈-心综合征

林某，男，45 岁。于 1999 年 4 月 28 日入院。主诉：发病前有外感病史，外感愈后，因工作需要有些疲劳，于夜间突然出现阵发性胸闷痛，有紧束及濒死感，伴有头晕，汗出，颈项不适，双下肢痿软无力，遂以急诊到北京大学第三医院，拟诊"冠心病""心绞痛"，经治疗及休息病情略好转，但旋即又复发，且呈逐渐加重趋势，经查冠状动脉造影、心电图、24 小时动态心电图、生化 40 项、血常规、尿常规、肝功能、超声心动图、心肌酶、24 小时动态血压测定等，除血压为 140～150/90～100mmHg 及右冠状动脉起源异常外，其他无明显异常，用扩血管药物如硝酸甘油及抗凝药物、小剂量阿司匹林、肝素等无缓解，遂又至中国中医科学院西苑医院治疗，主要症状为胸闷时痛，持续 2～3 小时，心悸，头晕呈阵发性发作，伴双下肢无力，重时有濒死感，汗出，颈项不适，时连及双上肢麻木，入院后除做上述检查及体检外，加拍颈椎片，提示"颈椎病"，经多次发病时查心电图均无异常，遂中医诊断为"胸痹（胸阳不振）"，西医诊断为"高血压 2 期""颈椎病（颈-心综合征）"，先以瓜蒌薤白半夏汤合桂枝加葛根汤加减，服药 1 周，病情明显好转，发病次数减少，项背拘急感消失，胸闷紧束感亦消失，余症减轻，继以枳实薤白桂枝汤加减，胸闷、心悸、头晕、汗出均减轻；后半月配合牵引，静脉滴注葛根素，症状完全消失，其住院 1 个月，病愈出院。

按：颈-心综合征（cervici cardiac syndrome）又称颈源性心脏病，是指因颈椎病发作而引起心脏方面主诉及心电图改变等一系列复杂临床症候群的疾病。多见于老年患者，除有颈椎病的临床症状外，还有肩、臂、胸、背等胀痛表现，并伴有胸部活动受限和紧缩感，亦可出现气急、胸闷和类似心绞痛的症状，甚至发作为心律失常。临床误诊率较高，中医治疗该病常常能取得良好效果，根据临床表现，祖国医学认为本病分属于"胸痹""颈痹"范畴。以本虚标实为纲，本虚以阳气不足、精血亏少为主，标实以痰湿浊瘀为主，相互作用而发病。

该患者初诊时，胸闷时痛，且持续 2～3 小时，重时有濒死感，此为胸阳不振，无法输布痰湿，痰湿闭阻，气滞血瘀所致，正如清代张璐《张氏医通》云："胸中为阳气所居之位，今胸中之阳，痹而不舒，其经脉所过，非缓即急，失其常度，总由阳气不运故也。"心血瘀阻兼心气不足，无以上荣清窍，故而心悸、头晕；心气虚无以推动血行，不能濡养经脉，脾气虚无以荣养肌肉，故下肢无力；加之素有颈项筋骨之疾，颈项部筋脉不畅，故颈项不适，上肢麻木不仁；气虚不能固摄津液，故而汗出。遂以瓜蒌薤白半夏汤合桂枝加葛根汤宣痹通阳、散寒化痰、生津疏筋，方中主药瓜蒌性润，可涤垢腻之痰；薤白辛散，用以通秽浊之气；辅以半夏祛痰积之痹逆；取桂枝辛散温阳之力，合葛根生津疏筋，阴阳通调；炒白芍缓急止痛，合炙甘草酸甘化阴；生姜、大枣顾护脾胃。诸药合用，使心阳得充，胸阳得布，血脉得通，全方标本兼顾，虚实同治。此外配合颈部牵引，以及静脉滴注葛根素，内外同治，诸症消失。

参考文献

孟爱霞，刘艳伟，曲宝亮，等. 2017. 中医药辨治颈心综合征[J]. 实用中医内科杂志，31（6）：39-41.

王萍，程宪文. 2000. "颈—心综合征"治验 2 则[J]. 中医药学报，（1）：23.

熊和平，邹卫兵，王海燕. 2014. 温阳化饮和健脾利湿法治疗颈心综合征[J]. 中国中医药现代远程教育，12（13）：29.

七、脑-心综合征

刘某，女，86 岁。2011 年 4 月曾因"肺炎合并脑梗死"住院治疗 1 个月后好转，无明显后遗症。2011 年 12 月 25 日因腰椎压缩性骨折住院治疗 5 日，症状略好转，2012 年 1 月 2 日突然腰痛加重，下肢无力，伴言语不利，再次入院。急查 CT 示"双侧基底节区腔隙性病灶，右侧脑室旁脑梗死，双侧室旁白质脱髓鞘改变"。诊断为"大面积脑梗死"，予对症治疗 1 周，症状未好转。1 月 10 日患者突发胸痛，神志不清，呼吸困难。心电图示：急性下壁心肌梗死，ST-T 改变，左前分支传导阻滞。超敏肌钙蛋白 I 1406ng/L。生化：BUN 14.13mmol/L，

Cr 179.00μmol/L。胸部 CT："右上肺炎变；双侧胸腔中量积液"。诊断：急性下壁心肌梗死；大面积脑梗死；肺部感染；肾功能损伤。予溶栓抗凝、扩血管、抗感染等治疗 2 日，症状改善不明显。其后中医开始参与治疗，由家属通过电话、照片汇报病情变化及舌象。

初诊：2012 年 1 月 12 日。患者神昏晨轻暮重，言语不清，呼吸困难，咳嗽，痰黏难咳，吞咽困难，纳差，小便可，大便 5 日未行，双下肢轻度凹陷性水肿。舌短缩，苔中部薄腻，边缘少苔。予生脉饮合菖蒲郁金汤加减：红参 100g，麦冬 90g，五味子 30g，石菖蒲 100g，郁金 30g，山药 60g，茯苓 60g。浓煎频饮。

二诊：1 月 15 日。服上方 2 剂，神志稍清，然昨起呻吟，常诉腰痛，胸闷，痰黏难咳，纳差，大便 7 日未行，小便短赤，少尿，四肢及面部凹陷性水肿。舌仍短缩，干燥，无苔。复查生化：BUN 14.63mmol/L，Cr 156.00μmol/L，K^+ 4.95mmol/L。予西洋参 50g 当即浓煎频饮，至晚 10 点舌上津回，舌体能伸出口外，中后部有圆片状腐苔。再拟前方加减：生晒参 100g，麦冬 90g，五味子 30g，石菖蒲 100g，郁金 30g，生白术 30g，生白芍 30g，茯苓 60g，全瓜蒌 20g。浓煎频饮。

三诊：1 月 17 日。服药后呕吐痰涎，尿少，尿中沉淀物多。因呕恶无法继续服药，先服小半夏加茯苓汤：法半夏 30g，生姜 30g，茯苓 60g。浓煎频饮，待呕止后进适量山药粥，继服前方。

四诊：1 月 18 日。药后呕吐渐止，仍神昏，常昏谵，咳嗽，痰黏稠，午后五心烦热，常掀被，口干不欲多饮，皮肤干燥脱屑，全身凹陷性水肿。胸部叩诊浊音。予呋塞米静脉注射后当日尿量 3000ml，水肿略减，口干加重。复查生化：BUN 23mmol/L，Cr 23μmol/L，K^+ 3.17mmol/L，A/G 0.96。超敏肌钙蛋白 I 522.5ng/L。脑钠肽（BNP）＞35 000ng/L。补充西医诊断：心力衰竭、低钾血症。拟加减复脉汤合千金苇茎汤：麦冬 30g，干地黄 30g，赤芍 15g，白芍 15g，太子参 10g，炙甘草 5g，生白术 20g，当归 10g，芦根 30g，桃仁 10g，生薏苡仁 15g，冬瓜仁 10g。浓煎频饮。

五诊：1 月 21 日，大寒。1 月 18 至 20 日下午精神转佳，肺部哮鸣音明显减轻，胸部浊音界缩小。20 日下午开始，患者尿量减少，尿色深黄，予半支呋塞米注射液静脉注射，尿量未明显增多。今日晨起，突然神志不清，语言不利加重，双眼睑水肿，嘴角溃疡，大便失禁，为黑褐色稀便，量多。下午开始四肢厥冷渐过肘膝，血压由 120/90mmHg，逐渐下降至 90/50mmHg，唇干，舌短缩肿大，舌淡少津，脉沉无力。拟方：红参 100g，山茱萸 100g，生黄芪 100g。浓煎频服。生黄芪逐渐增至 200g。

六诊：1 月 22 日。昨夜服药后血压可短时间内回升，但不稳定，血压随服药波动，断断续续服中药至子时身体逐渐回温，下利渐止，血压稳定于 110/60mmHg 左右。今日晨起血压正常，精神好转，能进食，语言稍清，口腔溃疡加重，口渴欲饮，改用四诊方药，服后血压再次下降，下利复作，故复用五诊方药回阳固脱。

七诊：1 月 25 日。服药后血压再次回升，维持稳定，纳增，但口角溃疡加重，尿量仍少，四肢重度水肿。昨起出现轻微肉眼血尿，有红色沉淀。BUN 15.96mmol/L，Cr 154μmol/L，K^+ 2.58mmol/L，Na^+ 132.9mmol/L，肾小球滤过率 29.83ml/min。拟全真一气汤加减：生地黄 30g，熟地黄 30g，麦冬 20g，炒白术 30g，茯苓 20g，怀牛膝 20g，五味子 20g，制附片（先煎）15g。水煎服，2 日服 1 剂，每 2 日附子增加 5g。

八诊：2 月 2 日。服上方 4 剂，附子量渐增至 30g，病情稳定，纳可，大便调，小便量稍增，颜色正常。复查生化：BUN 6.41mmol/L，Cr 92μmol/L，K^+ 4.41mmol/L。总蛋白（TP）44.70g/L，白蛋白（Ab）22.70g/L，球蛋白（Gb）22g/L，A/G 1.03。拟加入阿胶 30g。

九诊：2 月 5 日。患者精神转佳，但进食后痰涎上涌，常呛咳，纳减，全身水肿减轻，二便调。复查：BUN 8.26mmol/L，Cr 99.00μmol/L，K^+ 3.23mmol/L，A/G 1.07，肾小球滤过率 33ml/min。拟茯苓杏仁甘草汤合二陈汤加减：僵蚕 10g，桔梗 6g，枳壳 8g，茯苓 12g，杏仁 6g，陈皮 8g，石菖蒲 9g，生黄芪 10g，法半夏 8g，炒白术 15g，砂仁 6g（后下），生姜 2 片。水煎服，每日 1 剂。待纳食增加后再服用全真一气汤。

十诊： 2 月 10 日。患者痰涎减轻，继用全真一气汤 3 日，病情好转，今日出院。精神可，神志较清，言语较前清晰，可辨认部分家人，仍轻微腰痛，可搀扶下站立数秒，尚不能行走，纳可，便调，出院前生理指标基本恢复正常。拟出院后全真一气汤每周服用 5 日，再用茯苓杏仁甘草汤合二陈汤 1 日，以此类推。

2013 年 1 月随访，患者可准确辨认家人，语言稍有不利，无明显半身不遂、口眼㖞斜等后遗症，可拄拐杖行走，纳可，二便调且可自理。

按： 脑-心综合征（cerebrocardiac syndrome，CCS）最早由 Byer 在 1947 年提出，指颅脑损伤引起继发性心脏损害。有广义、狭义之分，其中广义的 CCS 是指各种颅内疾病，即急性脑血管病、急性颅脑损伤、脑肿瘤、颅内炎症等引起的继发性心脏损伤。而狭义的 CCS 是指急性脑血管意外引起的类似心肌缺血、急性心肌梗死、心律失常或心功能不全的一系列症状、体征、心电图表现及心肌酶异常。本案例患者所患疾病即为狭义的 CCS，为急性脑卒中后最重要的致死因素之一。其发病机制大体分为四种，一者为脑对心脏活动调节作用的紊乱，二者为神经体液调节作用的紊乱，三者为血流动力学改变及水、电解质平衡紊乱，四者为脑、心血管病变的共同病理基础。祖国医学认为，本病属于"中风合并胸痹"，或"中风合并心悸"，或"中风合并厥证"等范畴。脑与心在结构与功能方面密切相关，脑病中风与心病胸痹亦有相同的病因病机，即外邪侵袭，饮食失常，情志失调，本虚标实。

本例患者初诊时神昏舌謇，苔中腻而痰黏，为痰浊内闭、正气将脱所致，故急当开闭固脱，故取大剂生脉饮以益气固脱，合菖蒲郁金汤以化浊开闭。服药后神窍渐开，心志转清，舌可伸出口外。然而痰浊闭阻虽可以骤然散开，但正虚未能迅速恢复，其舌苔光剥，可知阴伤已极，遂先予西洋参浓煎频饮，以救其阴伤之势，再减去温燥之红参，而代以性平之生晒参，可减伤阴之弊。因腑气未通，浊阴不降，故重用白术、白芍，此二药重用可达通腑泻浊之功，配以瓜蒌清热涤痰通便。因药后呕吐痰涎，遂以《金匮要略》之小半夏加茯苓汤，降逆止呕以治标。四诊时患者阳气渐回，但痰浊未净，且伴有阴伤虚热之象，故以养阴化痰为法，处方加减复脉汤合千金苇茎汤。五诊时恰逢大寒节气，天人相应，人体之阴阳变动，故病情急转直下，阳气呈外越之势，故急以大量红参、山茱萸固元气。药后阳气渐回，脱散之势渐收。然若独用温阳固元之剂，则伤阴而口烂渴饮，若独取益阴之方，则体内残阳难耐诸阴。故经云："阴平阳秘，精神乃治；阴阳离决，精气乃绝。"因此治疗之时，须阴阳并调，故七诊方取《冯氏锦囊》全真一气汤。此外患者进食之时痰涌上逆，乃脾胃失其升降，痰浊阻于胸膈，方取《金匮要略》茯苓杏仁甘草汤合枳桔散以降胸膈之痰，合二陈汤以杜绝生痰之源。诸药合用，疗效良好，值得借鉴学习。

参考文献

姜思竹，陈腾飞，谷晓红．2014．中医参与救治脑心卒中病例 1 则[J]．现代中医临床，21（2）：43-44.

八、胆-心综合征

李某，女，50 岁。患有"胆囊结石"合并"慢性胆囊炎"5 年，既往无冠心病史。近 5 日因生气诱发阵发性心前区疼痛，进食后加重，胸膈胀闷，右背部隐痛不适，口苦纳呆，大便干，舌质暗红，苔黄腻，脉弦。心电图示：Ⅱ、Ⅲ、aVF 导联 T 波倒置，$V_4 \sim V_6$ 导联 ST 水平下移 0.1mV，T 波低平。B 超示胆囊结石、慢性胆囊炎。心肌酶谱示阴性。曾服用硝酸异山梨酯等，疗效不明显。西医诊断：①胆-心综合征；②胆石症；③慢性胆囊炎。中医诊断：胆心痛，辨证为肝气郁结，心脉瘀阻。治宜行气开郁，化瘀利胆，清热祛湿。予柴胡疏肝散加大黄、郁金、佛手、鸡内金、丹参、降香等药物治疗。服药 3 日，心前区疼痛消失，大便通畅。继续加减服用 1 个疗程，诸证消失，心电图恢复正常，随访半年未见复发。

　　按：胆-心综合征由 Hersters 在 1953 年提出，是指由胆囊疾病（胆囊炎、胆石症等）所引起的心绞痛、心律失常及心电图缺血性改变等一系列心功能紊乱的症候群，现代医学认为其发生与胆道扩张、胆囊高压反射性引起冠状动脉痉挛有关。本病属于祖国医学"胆心痛""心腹痛""心胁痛"范畴。《灵枢·经脉》曰："胆足少阳之脉……是动则病口苦，善太息，心胁痛不能转侧……是为阳厥"，指出胆经受邪，会产生心腹不适的病证。又因《内经》有"心是五脏六腑之大主"及"十一脏都取决于胆也"等论述，可知心主神志思维，胆主决断谋虑，故当人体情志不畅之时，精神、意识、思维亦为之改变，五脏六腑气血亦产生相应变化，尤其以心、肝、胆为主，最终发生病理变化而为情志疾病。且肝（胆）属木，心属火，肝为心之母，且胆腑内寄相火，相火妄动即可扰动君火（心火），正如《医贯》曰："脾胃肝胆各有一系，系于包络之旁，以通于心。"故胆与心生理功能相生互补，经脉亦相通连属，故胆气上犯于心，发为胆-心综合征。

　　该患者初诊时，因生气诱发阵发性心前区疼痛，且在进食后加重，此为情志不畅，肝胆不舒，疏泄失常，气机郁滞，肝郁克脾，胆气袭胃所致；尚有胸脘胀闷难忍，右背部隐痛不适，口苦纳呆，大便干的临床表现，此由枢机不利，气滞血凝，胆胃不和，经脉不通所致；素有胆囊结石合并慢性胆囊炎等疾患，可见其正气不足、邪气已成实。舌质暗红，苔黄腻，脉弦，此皆肝脾不调，胆胃不和，心脉瘀阻之证。治宜行气开郁，化瘀利胆，清热祛湿。以使胆气升发，胆道疏利，心脉宣通。予柴胡疏肝散，方中四逆散去枳实，加陈皮、枳壳、川芎、香附，以疏肝理气、活血止痛，加大黄、佛手，开气血之郁，以郁金、鸡内金利胆消石，辅以丹参、降香引药入心，活血行气。诸药合用，心电图恢复正常，随访半年未见复发。

参考文献

黄平，程志清. 2013. 程志清教授治疗胆心综合征经验[J]. 湖南中医杂志，29（7）：27-28.

李爱国，汪冬梅. 2001. 胆心综合征的中医病机浅识[J]. 北京中医，（5）：6-7.

王春才，白显伦. 2006. 胆心综合征的中医辨治体会[J]. 四川中医，（3）：14-15.

九、胃-心综合征

　　顾某，女，45 岁，教师。2009 年 8 月初诊。由于多年来工作负担较重，心情忧郁，思虑过度而出现胸脘部隐隐闷痛，伴心慌失眠，随情志改变，且嗳气泛酸，胃纳失常，口苦，舌边质红、苔薄黄，脉弦。心电图提示"心肌缺血"，胸前导联 ST-T 广泛压低，T 波倒置，冠状动脉 CT 无异常。曾于心内科门诊服用硝酸异山梨酯、麝香保心丸等效果不显。胃镜示："食管下段黏膜充血、轻度糜烂"，诊断为"反流性食管炎"。证属肝胃郁热，痰气交阻。治拟疏肝和胃，降气化痰。处方：柴胡、半夏各 6g，白芍、厚朴、陈皮（醋炒）、川芎、枳壳、黄芩、山栀各 10g，甘草（炙）3g，香附 15g，延胡索、郁金各 10g，夜交藤、珍珠母各 30g，7 剂连服。1 周后二诊：胸脘部隐隐闷痛及嗳气泛酸均明显好转，再予 7 剂，上证平复。

按：胃-心综合征（gastrocardiac Syndrome）也称 Roemheld 综合征，是由食管或贲门痉挛、鼓肠及膈高位引起消化系统和心血管系统功能紊乱而产生的一系列综合症状。男女发病情况相似，多见于 40 岁以下有吸烟史及溃疡病患者。典型的心脏症状是左侧绞窄性胸痛，常向左肩放散，戒烟可使胸痛消失。心电图检查可出现 ST-T 改变、心律不齐等，常可误诊为冠心病，心脏检查多无异常发现。祖国医学认为本病属于"胃痛""胸痹""腹痛""呕吐"等范畴。

该患者胸脘部隐隐闷痛，伴心慌失眠且随情志改变，此由工作压力大，心情忧郁，思虑过度所致。盖因心属火，脾胃属土，"火曰炎上""土爰稼墙"，火土乃母子关系，联系密切，若子病及母或子盗母气，均可因脾胃之失调而波及心脏，并且脾之志为思，思发于脾而成于心，与心主神明有关。此外，《素问·平人气象论》曰："胃之大络名曰虚里，贯膈络肺，出于左乳下。"《灵枢·经脉》亦言："脾足太阴之脉……其支者，复从胃，别上膈，注心中。"可见心居膈上，为君主之官，胃居膈下，为水谷之海，脾亦注入心中。由于脾胃与心经络相连，位置毗邻，相互络属，一者受邪，则其他二者亦受邪扰。本患者亦有嗳气泛酸，胃纳失常，口苦，舌边质红、苔薄黄，脉弦的表现，此为中焦气机升降失常，气郁化热所致。故而疏肝和胃、降气化痰。以柴胡疏肝散为主方，方中柴胡疏肝理气，白芍养肝敛阴，和胃止痛，二者相伍一散一收，相反相成共为主药，配枳实泻脾气之壅滞，调中焦之运动与柴胡同用一升一降，加强疏肝理气之功，以祛郁邪；白芍、甘草配伍缓急止痛，疏理肝气以和脾胃；川芎行气开郁，活血止痛；厚朴、半夏以宽胸畅通宣泄郁气；枳壳、香附、陈皮理气和胃止痛，且有助于消除上腹痛不适等证。诸药合用辛以散结，苦以降通，使气滞郁结得以解除，诸证平复。

参考文献

李俭胜. 2016. 中医论治胃心综合征 82 例临床体会[J]. 中国社区医师, 32（17）：100+103.

张平. 2011. 中医治疗胃心综合征体会[J]. 光明中医, 26（8）：1671-1672.

十、肝静脉反流障碍综合征病

方某，男，74 岁。"下腔静脉阻塞型布加综合征"介入术后 3 月余，伴有"肝硬化失代偿并门脉高压"。食管及胃底部静脉曲张，腹腔积液，门静脉血栓形成，肝囊肿，甲状腺功能减退，胆囊并发结石。纳差，尿量少且偏黄，大便日行 1 次。舌质红，苔薄黄，脉弦。处方：炒枳实 15g，制香附 10g，柴胡 10g，丹参 20g，赤芍 30g，桃仁 6g，红花 10g，炒鳖甲 15g，茵陈 20g，五味子 15g，云苓 20g，车前草 15g，泽泻 15g，大腹皮 15g，陈皮 15g，茅根 20g，威灵仙 15g，炒山楂 15g，生甘草 10g。7 剂，每日 1 剂，水煎服。

二诊：唯感腹脘胀气，大便 1～2 日行 1 次，尿量少，舌质红，苔薄黄，脉弦。续上方加猪苓 15g，炒二芽各 10g。7 剂，每日 1 剂，水煎服。

三诊：上证有所减轻，小便量较前通利，舌质红，苔薄黄，有剥落苔，脉弦。续一诊方加炒白术 15g，金钱草 30g，猪苓 15g，厚朴 12g，炒二芽各 10g。7 剂，每日 1 剂，水煎服。

四诊：腹脘胀气明显好转，小便较前通利，舌质淡红，苔薄黄，脉弦。续一诊方加金钱草 30g，砂仁 6g，厚朴 15g，炒白术 15g，猪苓 15g，炒二芽各 10g。7 剂，每日 1 剂，水煎服。

按：布加综合征（Budd-chiari's Syndrome）又称肝静脉反流障碍综合征，是指由肝静脉或涉及其开口以上段的下腔静脉阻塞所致门脉高压综合征，以肝脾肿大及腹水为主要临床表现。布加综合征目前病因尚不明确。常见有下腔静脉发育异常，或肝静脉、下腔静脉近心端血栓形成，或由肝外机械性压迫等致使肝静脉或下腔静脉阻塞或狭窄引起门脉高压综合征。该病的治疗关键在于改善静脉血管的阻塞和狭窄状况，故介入手术治疗便成为布加综合征治疗的主要手段，但介入术后仍会出现相关的并发症。术后需长期服用药物辅助治疗的周期长，不良反应大，病情常顽固难愈。本病属于中医学"积聚""臌胀""黄疸""血证""癥瘕"等范畴。

　　该患者为本虚标实之证，肝郁气滞，气滞血瘀，肝病日久及脾，导致脾虚湿盛，湿浊积聚。则予以香附、柴胡疏解肝郁，枳实、陈皮理气健脾；丹参、赤芍、桃仁、红花、炒山楂养血活血化瘀，以改善血液循环；云苓、车前草、泽泻、大腹皮、茵陈利水渗湿；威灵仙性咸温配伍咸寒之炒鳖甲，软坚散结，又炒鳖甲滋补肝肾之阴，配伍五味子防止疏泄太过；茅根凉血止血、清热解毒。后随病情变化随诊加用金钱草、猪苓利水渗湿；厚朴、白术、炒二芽健脾利湿，化食消积。终能明显改善患者的不适症状。

参考文献

陈婕，李家庚. 2015. 李家庚治疗布加氏综合征介入术后经验[J]. 湖北中医杂志，37(11)：27.

姜淑芳，汪忠镐. 1998. 布加氏综合征的中医辨证施治[J]. 北京中医，(5)：18-19.

十一、下腔静脉阻塞综合征

　　患者，男，51岁。1994年10月7日初诊。脘腹胀满、少尿、下肢浮肿4个月，加重20日，伴体倦乏力、纳差，某医院先后诊为"肝硬化腹水""肝肿瘤"，服用保肝利尿药，水肿等症暂时缓解，停药依然。刻下：形体消瘦，舌暗红苔白，舌下静脉迂曲，脉沉细弦。查心肺无异常，肝肋下4.5cm，质较硬，表面光滑，脾未触及，腹部膨隆，有移动性浊音，腹壁静脉曲张，静脉血流方向自下而上，与肝硬化之静脉曲张血流方向相反，双下肢呈凹陷性水肿。化验肝功能正常。尿液检查：色黄，浑浊。肝胆B超示肝大，左叶厚8.4cm，右叶厚13.2cm，肝静脉近端变细，下腔静脉肝后段有3.2cm狭窄段，双期搏动消失，胆囊变小。血管造影确诊为"下腔静脉阻塞综合征"。中医诊断"臌胀"，辨证属肝郁气滞血瘀，水湿内停，脾肾气虚。治宜疏肝理气、活血化瘀消癥、健脾益肾利水。给以血府逐瘀汤合苓桂术甘汤加减：柴胡6g，赤芍、白芍各12g，枳实12g，丹参30g，红花、川芎、桃仁、莪术各12g，水蛭、地龙各10g（研碎分2次冲服），白术、茯苓、山药、车前子（包煎）各30g，泽泻20g，砂仁10g，炮附子10g，甘草6g。水煎2次浓缩至400ml，早晚温服，每日1剂。嘱低盐饮食。

　　二诊：10月18日。食欲增加，脘痞胁胀减轻，小便次数、量增多，肝肋下2.5cm，下肢水肿基本消失，腹部叩诊仍有移动性浊音。上方继服。

　　三诊：10月27日。饮食正常，腹部膨隆明显变小，叩诊有少量移动性浊音，肝未触及，仍体倦无力，稍活动则气短。B超复查：肝明显变小，左叶厚7.2cm，右叶厚9.4cm，下腔静脉狭窄段变粗。上方减桃仁、砂仁、枳实，加黄芪30g，党参15g，当归12g，枳壳12g。

　　四诊：11月6日。症状、体征基本消失。B超复查：下腔静脉有2cm轻度狭窄段，余未见异常。将上方中药研细末，炼蜜为丸，每次服1丸（重10g），每日3次，服至30日，B超检查肝胆未见异常。1年后随访未复发。

　　按：下腔静脉阻塞综合征，又称柏-查综合征，是临床少见疑难病，易误诊为肝硬化腹水。其病因目前尚未清楚，认为与机体免疫、血管本身病变（血栓、栓塞性静脉炎）和病毒、细菌感染有关，西医尚无有效药物，多采用手术治疗。祖国医学认为本病属"臌胀""癥积"范畴。

该患者初诊时腹部膨隆胀满、少尿、双下肢呈凹陷性水肿，多由于肝郁气滞，气行不畅则血瘀，血不利则为水，水湿内停所致，此为标实；而体倦乏力、形体消瘦、纳差等属于脾肾气虚所致，故为本虚；加之舌脉辨证，其舌暗红苔白，舌下静脉迂曲，脉沉细弦，为气滞血瘀，痰湿内阻之象。中医诊断为臌胀，辨证属本虚标实。治宜疏肝理气、活血化瘀消癥、健脾益肾利水。给以血府逐瘀汤合苓桂术甘汤加减，方中柴胡、白芍、枳实、甘草即四逆散，是疏肝理脾的基础方剂；赤芍、丹参、川芎、红花、莪术、水蛭、地龙活血化瘀，散癥积；党参、黄芪、白术、当归、茯苓、山药、砂仁、附子健脾补肾助阳，以恢复脾主运化、升清降浊和肾主水湿排泄的功能；车前子、泽泻利水消肿。全方共奏疏肝理气、活血化瘀、利水消肿、健脾温肾之功效。本方攻补兼施，标本同治，药证合拍，故疗效显著且巩固。

参考文献

刘继生，刘树鹏.1996.下腔静脉阻塞综合征[J].山东中医杂志，（12）：37.

十二、上腔静脉综合征

患者，男，76岁。于1997年8月25日至1997年9月30日住院。主诉：咳嗽5个月伴面颈青紫浮肿4个月。5个月前因受凉后出现喷嚏、鼻塞、咳嗽，以干咳为主，偶有少量黏白痰，无咯血，亦无潮热、盗汗、胸痛等症。在当地诊所自购"复方感冒灵"服用后，鼻塞、喷嚏症状缓解，但咳嗽持续存在，痰少，痰中偶带少量血丝。4个月前家人发现患者面颈部紫红，轻微肿胀，患者自觉头昏，未予重视。3日前再次咳少许血丝而来本院门诊诊治。胸部CT检查示："右上肺中央型肺癌（4.6cm×3.5cm）伴肺门纵隔淋巴结转移。"于1997年8月25日收入院治疗。症见咳嗽，晨起咳少许血丝痰，活动后觉气促、胸闷，面颈青紫浮肿，纳食减少，二便调，眠可。既往无慢性支气管炎、肺结核病史。家族中无肿瘤病史。有吸烟史50余年，20支/日，已戒烟3个月。入院查体：面部青紫肿胀，颈部皮肤青紫，浅表静脉怒张，胸壁皮肤青紫，见散在毛细血管扩张。叩诊上纵隔增宽，听诊右肺呼吸音增粗。舌紫暗，苔白微腻，舌底络脉迂曲，脉弦滑。

入院诊断：中医诊断为"肺积（肺脾气虚，痰瘀互结，水饮上犯）"；西医诊断为"原发性支气管肺癌伴肺门淋巴结肿大"。住院后纤维支气管镜检查示："右上叶支气管开口可见分叶状新生物堵塞"，于该处取活检病理为"小细胞肺癌"。住院治以抗癌攻毒、化痰祛瘀、利水消肿为法。处方：浙贝母12g，太子参30g，桃仁10g，蜈蚣2条，三七粉1.5g（冲服），茯苓12g，泽泻10g，白术10g，仙鹤草30g。水煎服，每日1剂。予中成药华蟾素20ml+0.9%葡萄糖盐水250ml静脉滴注，每日1次，21日为1个疗程。由于肺癌肿块压迫上腔静脉导致面颈青紫浮肿，中药或中成药抗癌作用较弱，结合其病理类型为小细胞肺癌，予CE方案化疗（卡铂300mg，d1+鬼臼乙叉苷100mg，d1～3），21日为1个疗程。化疗中加强利水消肿治疗，予五苓散化裁，并重用黄芪、党参益气健脾。经1个月治疗，患者面颈浮肿完全消退，咳嗽减轻，气促缓解，食纳增加。继以基本方加红花10g，川芎10g继续治疗。复查胸部CT示：右上肺肿块缩小为2.1cm×2.3cm。于9月30日诸证好转出院。此后第45日面颈再次出现轻度浮肿而入院。以上述中西药方案治疗2个疗程，其间加强化瘀利水治疗。患者面颈胸部青紫浮肿消退，偶见咳嗽，食纳明显增加，体力增强。继续门诊以健脾益肺、软坚攻毒缓图之，随访6个月无复发，生活自理，后去外地省亲，失访。

按： 上腔静脉综合征（superior vena cava syndrome，SVCS）是由外来压迫、浸润或上腔静脉内血栓形成等各种不同病因引起的上腔静脉血液回流受阻、静脉压力升高及代偿性侧支循环开放所产生的一系列临床症状。有约97%的患者为恶性肿瘤所致，其中由肺癌所致者约占75%。祖国医学认为本病属于"肺积"范畴，多由肺脾气虚、痰瘀互结、水饮上犯所致。

该病例既往长年吸烟，出现咳嗽伴面颈青紫浮肿，查体上纵隔增宽，胸部CT示：右上肺中央型肺癌，纤维支气管镜活检为小细胞癌。综合四诊，中医辨证为肺脾气虚、痰瘀互结、水饮上犯，治以化痰祛瘀、利水消肿，并加华蟾素抗癌攻毒。由于小细胞肺癌对化疗敏感及中药攻毒缓慢，故予CE方案化疗，患者症状缓解迅速，疗效满意。在此类患者的治疗中：若仅有利水，则面颈浮肿消退慢，结合化瘀药同用则效果更优。但值得注意的是，利水、化瘀均为治标之法，须以抗癌攻毒、缩小肿块为治本之法。抗癌攻毒应选用全蝎、蜈蚣及三棱、莪术之属，同时注意采用西医放疗、化疗等治疗措施，以取得良好疗效。在组方配伍方面，应以抗癌攻毒为君药，利水消肿为臣药，活血化瘀为佐药，方能取得效专力宏的作用。

参考文献

刘宇龙. 2000. 肺癌所致上腔静脉综合征病机及中医治疗探讨[J]. 山东中医杂志，（2）：69-71.

邵兴，山广志. 2011. 山广志治疗肺癌并上腔静脉综合征经验[J]. 吉林中医药，31（4）：287-288.

十三、变异型心绞痛

李某，女，57岁。1994年11月9日入院。患冠心病6年余。2年前曾因"前间壁心肌梗死"住院治疗，平时长期服用单硝酸异山梨酯、肠溶阿司匹林等药。近1周来频发心前区疼痛，均在夜半子时左右发作。发作时胸部憋闷，心慌气短，手足厥冷，心中烦躁，持续10～15分钟，口服硝酸甘油不能缓解。曾在外院以硝酸甘油、肝素静脉滴注并口服中药温阳散寒化瘀剂治疗，收效不显，而转我院。刻下：情绪抑郁，胸闷不舒，心烦少寐，头昏乏力，纳差，手足不温。舌质红、苔薄，脉弦细。发作时描记心电图示：V_1、V_2、V_3导联ST段上抬0.6mV，心绞痛好转后ST段降回基线。诊断为"变异型心绞痛"。鉴于心绞痛固定发于夜半子时，中医辨证为阴阳失调、气血凝滞。治拟调和阴阳，行气活血。方用小柴胡汤加减。处方：柴胡、黄芩、桂枝、白芍、当归、桃仁、陈皮、枳壳各10g，丹参30g，党参15g，甘草3g。服药3剂，心痛减轻。继服5剂，心痛未作。祖国医学认为本病属于"厥心痛""卒心痛"范畴。

按： 变异型心绞痛（the variant form of angina pectoris）是心绞痛的一种类型，与典型心绞痛不同，多系冠状动脉大的分支有粥样斑块病变使管腔狭窄，同时由于血管张力增加而诱发。本类型心绞痛往往在休息时发生，并常在夜间固定时间发作，正如《素问·藏气法时论》曰："心病者，日中慧，夜半甚，平旦静。"

该患者近1周来频发心前区疼痛，均在夜半子时左右发作，根据天人相应，"子时一阳生"，夜半子时为阴寒盛极，阳气萌生，阴阳交更之际。天人相应，此时正处于阴阳失调之时，导致气血凝滞，心脉痹阻，故心痛固定于夜半子时而作。前医仅从温阳散寒化瘀着手，故不能建功。投以小柴胡汤加减，因时治宜，调和阴阳，行气和血。方中柴胡、黄芩和解阴阳；桂枝、白芍调和营卫；当归、丹参、陈皮、枳壳行气活血，调畅心脉；党参、甘草益气复脉，鼓舞气血运行。诸药相配，阴阳调和，气畅血行，故获良效。

参考文献

陈端，洪允祥，包玮. 1979. 变异型心绞痛（附中医辨证治疗二例报告）[J]. 浙江医科大学学报，（1）：42-44+50+59.

谈文峰. 2002. 因时辨治变异型心绞痛[J]. 湖北中医杂志，（3）：27.

十四、肩-手综合征

刘某，女，62岁。2015年3月27日初诊。患者于2015年2月12日出现右侧肢体活动不利，右手不能持物活动，行走向右歪斜，伴言语謇涩。在平谷区中医医院拍头颅磁共振提示"左侧基底节急性脑梗死"。给予抗栓等治疗。发病2周后，出现右手指及手背肿胀，皮温升高，色泽变暗，潮红多汗，右手背及右肩部疼痛，被动活动时尤明显。诊断肩-手综合征Ⅰ期、中风恢复期。患者间断口服止痛片，并配合针灸及康复物理因子等治疗，但效果欠佳。近1周患者右手及肩部疼痛加重，右手肿胀明显，疼痛严重以致影响肢体康复训练，导致患者拒绝继续康复治疗，口服止痛片无效，来诊以求口服中药治疗。观其舌质淡，有瘀点，苔白厚，脉弦滑。揆诸病情，辨证属风痰瘀阻，治以祛风化痰，活血通络。方选疼痛三两三方加减，药物组成：全当归30g，川芎30g，忍冬藤30g，炮山甲9g，桂枝10g，白芍10g，羌活10g，秦艽10g，防风10g，黄柏10g，炒白芥子15g，黄芪30g，木瓜10g，防己10g，法半夏10g，三七粉（冲）1g。水煎服，每日1剂，早晚分服。

二诊：2015年4月3日。患者诉右手及右肩部肿胀减轻，皮温较前下降，趋于正常，活动后右手仍有明显疼痛感，但程度较前减轻。另患者中风后出现焦虑状态，烦躁易怒，胸胁胀满。舌质淡，有瘀点，苔白略厚，脉弦滑。前方去黄柏，加入白花蛇1条，柴胡10g，醋香附10g。14剂，水煎服，服法同前。

三诊：2015年4月17日。患者服上药后精神状态良好，右肩手疼痛明显减轻，偶尔于夜间有轻度疼痛，可耐受，右手背肿胀消失，皮温皮色正常，右手肌肉群无萎缩，右手能持物活动。舌质淡，有瘀点，苔薄白，脉弦细。予前方，去木瓜、防己、法半夏、防风，加入赤芍10g，地龙10g。继前煎服法4周。半年后随访，症状缓解，生活基本能自理。

按：肩-手综合征（shoulder hand syndrome，SHS）又称Steinbrocker综合征，是指患者患侧于突然浮肿、疼痛及肩关节疼痛，并使手功能受限。由Steinbrocker在1947年首先报道，因其发病与患肢交感神经系统功能障碍有关，故又称反射性交感神经性营养不良综合征（reflex sympathetic dystrophy，RSD），是脑血管病患者的常见并发症。症状主要发生在瘫痪侧上肢，临床典型的表现为肩、肘、腕、手指关节的疼痛，手及腕部的水肿，活动时疼痛加重。肩手综合征，属中医学"中风""痹证""痿证""水肿"范畴。

该患者处于中风恢复期早期，风邪犹存，中风后营卫不固，脾肾亏虚，气机不利，气不行血而致瘀，脾失健运而生痰，痰瘀互结，携风阻滞经络而致病。经云："治风先治血，血行风自灭"，故治疗当以理气和血、调和营卫为主，兼以祛风化痰、通络止痛为辅。方中当归甘温，能补血活血；川芎辛温香窜，能行气活血，二者同为血中气药，走而不守。忍冬藤清热解毒，祛风通络；炮山甲活血化瘀，通络消肿；三七粉可通脉祛瘀，活血止痛；黄芪通阳运阳，益气固表，兼可利水消肿，与当归、川芎搭配，以达益气和血之功。桂枝解肌祛风、温通经络，白芍养血和营，二者一散一收，使营卫调顺。患者中风不久，体内风证犹存，加秦艽、防风、羌活以祛风；痰湿内盛，外溢肌肤，加木瓜、防己、法半夏消肿化痰祛湿；风痰郁久化热，加黄柏清热利湿；炒白芥子利气散结，通络止痛，善搜皮里膜外或筋骨间之痰结，善治手指关节肿痛。待疾病后期，风痰证候逐渐减弱，以气虚血瘀、瘀血阻络明显，故减少祛风化痰药物，酌加赤芍、地龙以活血化瘀，通经活络。

参考文献

姜道新，马得旅，王楠，等. 2016. 肩手综合征的流行病学及病因病机研究进展[J]. 中西医结合心脑血管病杂志，14（1）：47-49.

王磊，刘福奇. 2017. 刘福奇主任医师应用疼痛三两三方加减治疗肩手综合征验案举隅[J]. 光明中医，32（14）：2015-2017.

杨海燕. 2013. 王新志教授治疗肩手综合征临床经验总结[J]. 光明中医，28（5）：901-902.

（杜　琳　李文昊）

第三节　消化系统疑难病验案

一、食管裂孔疝

张某，男，26岁。2017年3月20日初诊。初来心烦意乱，嗳气频作，无胃脘胀痛，无泛酸，纳可，二便正常，舌淡苔薄，脉细弦。患者曾在外院查胃镜示：①食管裂孔疝；②浅表性胃炎。当时未给予治疗。患者以嗳气为主诉，当属中医"胃痞"，因肝气郁结，横逆犯胃，胃气不和，和降失司所致，治宜疏肝理气，和胃降逆。处方：苏梗10g，制香附10g，郁金10g，陈皮10g，旋覆花10g（包煎），代赭石10g，刀豆壳10g，沉香4g，川牛膝10g，木蝴蝶5g，合欢花10g。7剂，水煎服。

二诊：2017年3月27日。心情舒畅，嗳气减轻，余无不适。复查胃镜未见食管裂孔疝。药方有效，毋庸更张，仍从前议巩固。

按： 食管裂孔疝是指膈下的食管和胃底部分通过膈食管裂孔滑入胸腔所致的疾病。食管裂孔疝在膈疝中最常见，平常多无症状或症状轻微，女性多于男性，属于消化内科疾病。其病因是食管发育不全、膈食管裂孔部位肌肉萎缩或张力减弱、长期腹腔压力增高如妊娠、腹水、慢性咳嗽、习惯性便秘等可使胃体疝入膈肌之上，以及手术因素导致等。其症状常见胃内容物反流、上腹饱胀、嗳气、疼痛等，如疼痛性质多为烧灼感或针刺样疼痛，可放射至背部、肩部、颈部等处。有时会出现出血、反流性食管狭窄、疝囊嵌顿等严重症状。在诊断方面以上消化道钡餐或胃镜可确诊。中医无食管裂孔疝病名，根据其症状，归属于中医"胃脘痛""胃痞""嘈杂""噎证""呕吐"等范畴。

食管裂孔疝的中医病机以胃中气滞，和降失司为主，并可随证加减。方中苏梗、香附、郁金、陈皮疏肝和胃，苏梗其性平和，宽胸膈，和胃气；配旋覆花、代赭石、刀豆壳、沉香降逆行气。加用木蝴蝶、川牛膝两味药，木蝴蝶舒肝和胃，清肺利咽；川牛膝活血通经，引火（血）下行。两药一升一降，相须为用，鼓舞脾胃气机，调其升降枢纽，气机顺畅，裂疝自愈。情志不畅者，加合欢花、绿梅花等疏肝解郁；有气滞血瘀的，加当归、丹参、橘络等行气化瘀；湿浊重者，加藿香、佩兰、石菖蒲等芳香化湿行气。

参考文献

杨爱国，张恩树. 2017. 食管裂孔疝治验一则[A]. 中国中西医结合学会消化系统疾病专业委员会. 第二十九届全国中西医结合消化系统疾病学术会议论文集[C]. 中国中西医结合学会消化系统疾病专业委员会：2.

二、消化道息肉

江某，女，48 岁。第四胎产后，胃痛呕吐，多饮水即腹泻，腰背酸痛。此后经常胃痛、腹泻、便血十余年。1985 年 9 月 4 日于海军某医院检查：降结肠有豆粒大息肉 9 枚，医生嘱其手术摘除，患者有顾虑，要求中医治疗。

初诊：1985 年 9 月 14 日。胸闷太息，痛引腰背，甚至连及左小腹亦痛，左侧头痛；口苦纳呆，食后脘腹胀满，食量减半；上午蜷卧不振，下午稍佳，汗出形寒，大便有时带血，脉象缓慢。舌苔白而厚腻。辨证：此乃阳虚寒湿中阻，气机运化失常，营卫不和。治法：温阳化湿，和中理气，调和营卫。处方：淡附片、干姜、良姜各 5g，太子参、炒苍术、炒枳壳、制香附、荜澄茄、云茯苓、桂枝、炒白芍、当归各 10g，厚朴 5g，炙甘草 3g，生薏苡仁 15g，青皮、陈皮各 6g。5 剂。

二诊：9 月 28 日。上方服后，自觉症状减轻，胸闷除，头痛止，口仍苦，食后仍脘腹胀满。乃信守原方连服 10 剂。舌苔已化，脉象和缓，未再有腹痛便血。于 26 日在某海军医院复查：结肠息肉已无。宗原方去附子、荜澄茄，再服 6 剂。

三诊：10 月 5 日。诸证相继消失，饮食增加，精神振作，舌苔脉象如常，要求带回原方进一步巩固治疗。

按：患者起病于产后，当时体虚未复，元阳不足，嗣后饮水即泻，乃脾阳不振，水饮不化，食后脘腹胀满，属脾胃气滞。汗出形寒，神疲蜷卧，为心阳、卫阳俱虚之象。舌苔白而厚腻，系阳虚气滞、寒湿壅阻之征。据证立法，采用温阳化湿，和中理气，调和营卫之剂，尚属合适。处方以附子理中汤、平胃散、枳术汤、良附丸等方为基础，用桂枝、附子、干姜、荜澄茄温阳去寒，厚朴、香附、枳壳、青陈皮和中理气，苍术配厚朴、茯苓、薏苡仁化湿利水，太子参、当归益气养血，桂枝、芍药调和营卫，炙甘草和中养胃。前后三诊，变化不大。调治二旬，竟收全功。

参考文献

江克明. 1987. 结肠息肉治验[J]. 上海中医药杂志，（4）：29.

三、耻骨直肠综合征

杨某，男，34 岁。2009 年 12 月 10 日初诊。患者于 2001 年 8 月 10 日以排便困难、粪便细小逐渐加重，伴左下腹疼痛 4 年首诊于某三甲医院。患者无明显诱因出现排便困难，每次排便时间约 30 分钟，每日排便 12～14 次，便时溏，偶带黏液，排便时左下腹疼痛，便后稍缓解，伴勃起功能障碍。直肠指诊检查示：肛管张力增高，耻骨直肠肌肥大、触痛，见内外混合痔。排粪造影提示：排便时肛管不开，静止排便时有"阁楼征"，直肠黏膜内套叠；肠镜检查示"结肠炎"。诊断为"耻骨直肠肌综合征、混合痔、结肠炎"。给予肛门栓剂（具体不详）治疗 7 日未效。

患者于 12 月 18 日在当地医院住院治疗。肛管压力测定示："缩窄压均增高，有异常排便曲线，括约肌功能长度 5.2cm"；气囊逼出试验："50ml 气囊不能自直肠排出"。遂行"指法扩肛及耻骨直肠肌部分切断术"，术后灌肠治疗 7 日（具体不详），因无明显疗效而出院。患者出院后自服马齿苋粥，大便黏液消失，余证同前。于 2005 年 1 月在某医院行"耻骨直肠肌部分切断术"，术后给予左氧氟沙星等药，术后排便增快，但仍有排便不净感，且腹痛无改善。

患者出院 1 个月后诸证如旧，又多方求治，迭经中西医治疗无效。2007 年 1 月行结肠功能检测提示：内括约肌运动迟缓，有直肠内潴留。直肠指诊：直肠耻骨肌肥厚；肛乳头肥大。行"直肠耻骨肌肥厚切断术及肛乳头肥大结扎切除术"，并于局部注射 A 型肉毒素（6U）。治疗后，排便通畅，时间缩短，但排便次数未减少，于 3 月出院。出院后 2 个月大便情况又逐渐恢复至治疗前。后间断服用中药，治疗未效，遂来求治。刻下：形体偏瘦；排便困难，便形细小，质溏，偶带黏液，有排不净感；每次排便时间 30 分钟以上，每日排便次数 11～14 次；伴小腹坠胀，左下腹隐痛，小便频数，焦虑，头昏，困倦乏力，性功能障碍，饮食正常；舌淡红、苔白腻，脉虚缓。辨证：脾虚肝旺，腑气不畅。治法：补脾泻肝，通腑导滞。处方：党参 15g，白术 12g，白芍 30g，木瓜 15g，三棱 15g，莪术 15g，枳实 30g，槟榔 12g，广木香 6g，炒莱菔子 15g，合欢皮 15g，炙甘草 4g。6 剂。每日 1 剂，水煎，早晚分服。

　　二诊：12 月 17 日。左下腹疼痛减轻，排便稍畅。每日排便约 10 次；小腹仍坠胀，食纳增；舌淡红、苔薄黄，脉虚偏缓。辨证为脾虚寒凝、湿热滞肠。予以温脾导滞法治疗。处方：党参 15g，炒白术 15g，炮姜 15g，黄连 8g，三棱 12g，莪术 12g，枳实 30g，槟榔 15g，木香 10g，炒莱菔子 15g，木瓜 15g，白芍 30g，补骨脂 10g，炙甘草 6g。12 剂。

　　三诊：12 月 29 日。大便窘迫感缓解，腹痛显减；每日排便 8～10 次，未见黏液便；小腹坠胀，便后头晕；舌淡红、苔薄白，脉虚缓。辨证为脾气虚陷、腑气不通。予升补脾气、通腑导滞法治疗。处方：黄芪 30g，党参 15g，炒白术 15g，炒升麻 6g，枳实 40g，三棱 15g，莪术 15g，槟榔 10g，炒莱菔子 15g，广木香 6g，木瓜 15g，白芍 30g，肉苁蓉 15g，炙甘草 6g。12 剂。

　　四诊：2010 年 1 月 11 日。排便通畅，每日排便 4～5 次，窘迫感消失；偶有小腹隐痛，坠胀感减轻；精神好转，勃起功能改善，食纳增；舌红、苔白腻，脉沉细。辨治有效，守法调治，上方加白蔻仁 5g，陈皮 10g。12 剂。

　　五诊：1 月 24 日。排便通畅，每日排便 2～3 次，首次排便已成形，偶有便后腹坠胀感。继以上方调理。2010 年 2 月 28 日电话随访，患者诉排便通畅，每日排便 1～2 次，未再复发。

　　按：耻骨直肠肌综合征（puborectalissyndrome）由美国学者 Wasserman 首先提出，是一种以耻骨直肠肌痉挛性肥大、致使盆底出口处梗阻为特征的排粪障碍性疾病。本病较少见，病因不明。如保守治疗无效，目前西医主要采用肛管扩张术、耻骨直肠肌部分切除术等手术治疗。但回顾性研究表明，手术治疗虽然可在短期内有效缓解患者症状，但其复发率高。本案患者曾进行 3 次手术治疗，术后排便时间有所缩短，但 2 个月后排便时间又逐渐延长如初，其他症状未能见效，且病情逐渐加重。排粪造影是有效简单、非侵入性诊断方法。"阁楼征"对诊断本病有重要价值，是特征性 X 线表现。本例经排粪造影、直肠指诊、肛管压力测定等检查，发现直肠造影"阁楼征"，直肠耻骨肌肥厚，肛管压力增高等，故耻骨直肠肌综合征诊断明确。患者形体偏瘦、焦虑、困倦乏力，且排便困难而质溏，有排不净感，伴小腹坠胀，左下腹隐痛，舌淡红、苔白腻，脉虚缓，故辨为脾虚肝旺、腑气不畅之证。依据"腑气以通为降""脾主运化"等中医学理论，一诊、二诊治以补脾、泻肝、通腑导滞等，方用痛泻要方、连理丸、枳实导滞丸化裁治疗，患者腹痛明显减轻，但其他症状无明显改变。三诊后湿热渐退，而虚象显。小腹坠胀为脾阳虚陷，大便滞涩难下为腑气不降，在脾胃升降理论指导下，用黄芪、党参、白术、炒升麻升举脾气，枳实、三棱、莪术、槟榔、炒莱菔子通腑导滞，升降合用，取得良效。升脾降胃（肠）是本案例取效的关键治法。脾主升清，升发清阳之气，输转水谷精微；胃（肠）主降浊，疏导谷粕下泄。脾升胃（肠）降是脾胃气机运动形式，也是消化功能表现形式之一。胃肠降赖以脾气升。本案前三诊只着眼腑气不降，以通腑导滞为主，兼补脾、泻肝等均未能显著奏效，而当升脾降胃（肠）合用后才显示了通降腑气、缓解排便窘迫的功效。本例经中医药治疗仅 1 个月余，疗效显著；且随访 1 个月，患者未复发。提示中医药疗法对本病疗效良好。

参考文献

姬军风，沈舒文.2011.沈舒文辨治耻骨直肠肌综合征验案 1 则[J].上海中医药杂志，45（3）：27-28.

四、先天性巨结肠

徐某，男，出生 21 日。1990 年 3 月 3 日初诊。腹胀，夜啼伴便秘 2 日。曾服中西药无效。刻下：腹部膨隆，板硬如鼓，腹壁青筋显露，扪之如荆条，并呕吐频繁，呼吸气粗，不思乳食，口气秽臭，头额部微汗、精神欠佳，大便 3 日未解，小便黄少。舌质红、苔薄黄，指纹过气关，色紫暗。体温 37.2℃，心率 140 次/分，呼吸 46 次/分。血常规：白细胞 8.7×10^9/L，中性粒细胞 0.68，淋巴细胞 0.13。X 线腹透提示：肠腔充气样改变。邀外科会谈结论是先天性巨结肠，建议施行手术，其父不从，求治于中医。辨证为乳食壅滞中州，气机受阻，腑气不通。治宜行气泄满，荡涤积滞。方用《金匮要略》厚朴三物汤加味。处方：厚朴 5g，枳实、大黄、槟榔各 3g。煎汤频服。

二诊：上方 1 剂服完，患儿矢气频频，腹泻 5 次，为黄色稀便，其气酸臭，腹胀减半，扪之张力减轻，吐止，欲乳，精神转佳，舌质红、苔薄黄而干。此为积滞未尽，气滞津伤之候。仍宗前方去槟榔，加天花粉 5g，再投 1 剂，诸证悉除。随访 1 年未再发。

按： 小儿脾常不足，乳食不能自节，其母少乳，人工喂养不当，以致乳食壅滞中州，故见腹满便秘，腹壁青筋显露之征。肺与大肠相表里，今肠胃气闭，腑气不通，肺胃之气上逆，故呕吐频繁，气粗似喘。方用《金匮要略》厚朴三物汤以行气去积通便，佐以槟榔，助厚朴行气泄满之力。积滞去，腑气通，气顺肠安而获效。

参考文献

龙亚林.1991.婴儿先天性巨结肠治验[J].江苏中医，（6）：6.

五、吸收不良综合征

李某，男，26 岁，农民。因持续泄泻伴消瘦、浮肿、阳痿 1 年多，于 1989 年 4 月 20 日入院。1951 年行胃大部分切除术。入院前曾在某医学院附院留医 2 个多月，诊断为"吸收不良综合征、胃吻合口周围炎、胆汁反流性胃炎、慢性直肠炎"。经用抗生素和静脉高营养替代疗法，以及大量输血等，病情无明显改善。转回本地求助中医治疗。刻下：极度消瘦，精神萎靡，面色苍白，皮肤干槁脱屑，头发稀疏枯槁，但双足仍有轻度浮肿。

自觉头晕耳鸣，心悸，畏寒。粪便呈油腻状，有大量未消化食物。每日上午腹鸣即泻，或餐后 3～4 小时即泻，无脓血及里急后重。舌质淡润，苔少，脉细弱。大便常规：食物渣（+++），脂肪球（++）。辨证为脾肾阳虚。因病重进食少，予静脉补液，加维生素、水解蛋白等。处方：党参 20g，白术 10g，茯苓 15g，薏苡仁 20g，砂仁 4g，菟丝子 12g，补骨脂 10g，陈皮 6g，甘草 4g。20 剂，水煎服。患者精神、食欲好转，但腹泻未减。改予痛泻要方合四神丸加味：白术 12g，防风 12g，陈皮 10g，白芍 30g，补骨脂 10g，五味子 12g，肉豆蔻 10g，吴茱萸 6g，党参 12g，甘草 5g。15 剂，水煎服。腹泻渐少，未见食物残渣及油腻物排出。药已对证，上方再服半月。大便正常，胃纳大增，体重增加，但双足仍有轻度浮肿。改予健脾补肾化湿之剂调理2个月，浮肿全消，毛发长出，阳痿自愈。体重较入院时增加20kg，其余诸证悉除。出院后1年随访，无复发，恢复正常劳动。

按：本例西医诊断为"吸收不良综合征"，但病因欠明，西药治疗未效。中医辨证属脾肾阳虚，内风与外风相合客于肠道所致。与五更泻及肝旺脾虚之肠鸣痛泻不尽相同。以四君子汤、四神丸、痛泻要方并用。使患者久泻得止，因久泻而致诸多虚损证候随之消失。

参考文献

潘向荣.1992. 重症吸收不良综合征治验[J]. 广西中医药，（5）：33.

六、结肠曲综合征

李某，女，40岁。2009年11月12日初诊。3年前，因家庭不和，情绪不佳而出现，腹胀胸满，时有腹痛腹泻，嗳气太息，失气后略有好转，3年来反复发作，日渐加重。曾在某三甲医院行结肠镜、胃肠造影及动力学检查，诊断为"结肠曲综合征"，予以胃肠动力药、调节神经药等治疗，初服有效，渐渐无效；近2月来诸证加剧，转求中医。刻下：胃脘痞满，腹胀胸闷，纳差嗳气，口干苦，大便时干时溏，舌质暗，舌苔薄白微腻，脉弦滑。西医诊断：结肠曲综合征。中医诊断：息积病。证属痰阻中焦，气机不畅。治以理气化痰，消胀散结。处方：半夏泻心汤加味。半夏12g，黄芩9g，黄连4g，干姜9g，人参9g，旋覆花12g，代赭石30g，川朴12g，陈皮9g，甘草6g。5剂，每日1剂，水煎服。服药后嗳气脘痞、胸闷腹胀明显减轻，舌质仍淡，苔转薄白，脉弦滑。守方继服5剂。三诊时主症基本消失，予以原方进退加减10剂以巩固疗效，半年后随访未复发。

按：结肠曲综合征是由于结肠脾曲或肝曲积气过多引起的腹部疼痛、腹胀或向胸部肩部放射等一系列症候群；多由情志不畅、消化不良产气食物摄入过多或便秘等诱发。本病相当于中医学"腹胀""息积"范畴，《素问·奇病论》云："病胁下满，气逆，二三岁不已……病名曰息积。此不妨食，灸刺不能治，亦导引服药。"本病多因劳倦、中寒、风冷或气郁伤及脾胃，而使其功能失常，浊气壅滞不通；病机为脾胃升降失调，浊气不降，上攻胸胁，则胀满作痛。治以健脾和胃，调理升降，通腑行气。方用半夏泻心汤寒热并用，辛开苦降，补脾和胃，斡旋中机，加旋覆花、代赭石、川朴、陈皮等取旋覆代赭汤义，以增通腑行气之功。方证相合，自然功成。虽然半夏泻心汤原为少阳病误治成痞而设，其方中寒热兼用，苦辛同进，补泻兼施，具有和阴阳、调虚实、通升降的作用。只要认准病机，灵活应变，投之定多获良效。

参考文献

朱超，常凤玲.2011. 半夏泻心汤临床应用举偶[J]. 四川中医，29（3）：121-122.

七、伪膜性肠炎

林某，女，22岁。会诊日期：1964年7月27日。患者因心悸气短2周，发热5日，于1964年6月22日入院。经检查确诊为"急性心肌炎"。体温高达41℃，持续不退，使用大量青霉素、链霉素及阿司匹林等药。7月21日全身出现弥漫性粟粒状红色丘疹，压之褪色，口腔黏膜出现溃疡及出血点，体温仍不降，经会诊考虑为"过敏性药疹"，停用原药。7月26日面部皮损融合成水疱，时有恶心呕吐，大便日泻10余次。27日大便无数次，呈水样便（后经大便培养，结果为金黄色葡萄球菌，诊为"伪膜性肠炎"）。刻下：体温39.4℃，神志模糊，喃喃自语，声音低微，头面部浮肿，红色疱疹融合成片，遍身红斑，上半身尤重，按之不褪色，口不渴，时有泛呕，吐出为食物，便泄无数次，尿短赤，舌质绛紫、无苔，脉弦数。辨证：暑湿外感化热入营，毒热炽盛欲犯心包。治以清热解毒，凉血化斑，佐以分利。处方：银花60g，连翘18g，牡丹皮24g，赤芍9g，公英15g，败酱草30g，玄参18g，麦冬12g，天花粉18g，茜草根12g，滑石块60g，生甘草12g，车前子（包）15g，生薏苡仁30g，白鲜皮30g。

7月29日服上方2剂后，体温逐渐下降至正常，神志转清，原红斑见退，但仍有新斑出现，头面肿渐消，口腔黏膜出血点渐消，大便日解5次。心率仍快（132次/分），舌质绛，苔心薄白，脉同前。上方加木通6g，鲜生地黄60g，鲜芦根30g，鲜藿香6g。3剂。

8月1日复诊时体温正常，食纳转佳，小便自利，大便正常，红斑消退，皮痒脱屑，身有潮汗。再以养阴清热之剂以尽余邪。处方：银花60g，连翘18g，牡丹皮24g，赤芍9g，公英15g，败酱草30克，鲜生地黄15g，玄参9g，霍石斛12g，凌霄花6g，苦桔梗3g，木通4.5g，车前子（包）15g，生甘草12g，白鲜皮30g。3剂。另用滑石粉30g，黄柏粉9g，冰片3g，共研细末外扑。

8月4日复诊时，精神饮食转佳，二便如常，红斑退尽。前胸出现白瘖，刺痒。化验检查均属正常，继以养阴清化之剂善其后，经调养痊愈出院。

按： 患者素体心脾两虚，值此夏秋感受暑湿之邪而发病。湿热之邪留恋不解，阻于中焦，蕴郁化毒，毒热炽盛，深窜内陷，燔灼营分，伤血耗气，故见高热不退、身发红斑。热扰神明内迫心包，故见神志模糊。湿毒热邪阻滞气机，以致升降失司、清浊不分而暴注下利。治以清热解毒、凉血化斑，佐以分利。方中银花、连翘、蒲公英、败酱草清热解毒以折火势；赤芍、牡丹皮、茜草凉血活血化斑和营；生薏苡仁、车前子、滑石、生甘草清热利湿、分利清浊；玄参、天花粉、麦冬养阴清热、生津护液。此方重在清热解毒，故药后热退神清，辅以凉血化斑，故疹退热平，同时抓住清热利湿以分利清浊，故小便自利，肿势消退而泄泻得止。继以养阴清化善后，不但症状改善，化验检查正常，原发病也告愈出院。

参考文献

郗需龄，高益民. 1980. 伪膜性肠炎中医辨证施治的体会[J]. 中医杂志，（3）：12-15.

八、局限性肠炎

杨某，男，45岁，军队干部。1983年8月19日初诊。自诉：1970年9月在野外训练时，曾因腹痛、腹泻，伴呕吐发热而入医院治疗，诊断为"急性局限性肠炎"。以后又急性发作过2次，虽经多方治疗都未能治愈而转为慢性疾患，每晨必腹痛，腹痛必大便，便后腹痛即可缓解，每日2~3次，粪便呈稀糊状。就诊时查体：一般情况好，形体羸弱，腰膝酸软，喜温喜按，面色无华，纳差，大便稀溏，舌质淡嫩，苔薄白腻，脉沉细无力，证属脾肾阳虚。经推罐法治疗1疗程后，纳谷觉香，面露红光，舌质红润，腹痛消失，大便次数降至每日1~2次，唯便溏未痊，继之以桂附理中丸调治而愈。

方某，男，34岁，地质队员。1983年6月12日初诊。自诉：腹痛泄泻4年余。患者4年来大便时泄时溏，纳食少，食后脘闷神疲乏力。经某医院诊断为"慢性局限性肠炎"，曾服黄连素、参苓白术散、桂附理中丸等药物未愈。就诊时症见腹痛肠鸣，泻下溏薄，日行3~4次，常有矢气，食少面黄，体倦神疲，舌淡苔白滑，脉濡弱，属脾胃虚寒。予以推罐法治疗

6 次后，病减大半，遂再予治疗 1 周而康复。慢性局限性肠炎属中医"下利、泄泻"范畴，主要由于脾胃功能障碍所致，历代医家治疗多采用"温补脾肾，健脾和胃，理气疏肝"为治则。此类患者多数病史绵延，且生活环境多有变迁，几剂药物一般很难奏效。推罐法是利用火罐内形成的负压，沿经络分布走向进行推摩运动，可产生较强的热刺激，使治疗部位的皮肤充血，以达到舒经活络，加快血液循环，调理脾胃，温补肾阳，促进慢性病灶修复和愈合的效果。

按： 慢性局限性肠炎的中医推拿治疗方法：患者取俯卧位，先在背正中线两侧 5～10cm 处，第 1 颈椎至第 4 胸椎之间涂少许润滑剂。将玻璃火罐用闪火法拔在第 4 胸椎处的华佗夹脊穴上，由此穴往上推至大椎穴旁，然后再返回原处，这样反复操作 4～6 次，局部皮肤出现潮红或少量瘀血时，再把火罐按序推至关元俞、三焦俞、脾俞穴上，每穴停留 2～3 分钟，取下火罐再进行另一侧的治疗。做完背部治疗，患者再取仰卧位，将火罐拔在关元穴上停留 2～3 分钟，缓慢沿腹正中线上推至阴交穴，以阴交穴为始向左推至胃上穴，再向右推至中脘穴，然后向右下推至同侧胃上穴直至返回阴交穴为 1 次治疗操作，如此反复 2～3 次即完成 1 次全部治疗。隔日 1 次，每 6 次为 1 个疗程。注意事项：伴有高血压、消化道出血、肠梗阻、腹部肿瘤等疾病患者禁用此法。病史较长者可辅以必要的药物治疗。

参考文献

蒋绍义. 1989. 推罐法治疗慢性局限性肠炎[J]. 云南中医学院学报，（2）：37.

九、坏死性胰腺炎

患者，女，41 岁。因上腹部持续性疼痛、阵发性加剧伴恶心呕吐 8 小时于 1986 年 6 月 16 日急疹入院。病史：患者入院前晚进鱼类饮食，翌晨突感上腹部剧烈疼痛，面色苍白、大汗淋漓，四肢厥冷，恶心呕吐多次，急诊于某医院。尿淀粉酶 1805U/L，白细胞 10.2×10^9/L，中性分叶 54%、杆状 6%，拟诊"急性胰腺炎"收住病房。经抗感染（庆大霉素）、补液、抗休克、止痛解痉等处理，休克好转而证候加剧，转到本院内科治疗。内科检查：体温 36℃，脉搏 72 次/分，呼吸 22 次/分，血压 90/60mmHg，神志清醒，表情痛楚，形体肥胖转侧不利，心肺正常，腹部稍胀，全腹疼痛拒按，肠鸣音减弱。舌淡红，苔薄微黄，脉弦细。白细胞 16.8×10^9/L，中性分叶 85%，淋巴 17%，尿淀粉酶 21.00U/L，血淀粉酶 603U/L。给肌内注射延胡索，并以小承气汤加减治疗。处方：柴胡、瓜蒌、枳实、大黄、川朴、延胡索、金铃子、蒲公英、佛手、郁金、半夏。浓煎，每日 1 剂。病情渐次加剧，呼吸急促、腹痛难忍、频频呕吐，将服的中药全部吐出，腹胀更明显，全腹性压痛与反跳痛，有移动性浊音。腹腔穿刺出血性液，诊断为"合并弥漫性腹膜炎"，转我科观察治疗。检查：体温 36.8℃，脉搏 135 次/分，呼吸 22 次/分，血压 100/72mmHg，急性病容，神志淡漠，心率快而齐，呼吸稍促，腹部重度膨胀，移动性浊音明显，肠鸣音消失。

初诊：证属湿热内蕴，壅结肠胃，腑气不通，治宜清泻湿热、理气止痛，以承气汤加减治之（川厚朴、盐枳壳、制大黄、蒲公英、瓜蒌），每剂浓煎 200ml，由胃管注入，因患者呕吐频繁，改由保留灌肠法，每日 2 次。加针灸足三里双侧、内关、中脘，电针刺激，留针 30 分钟，每日 4 次。

二诊：晨起自觉稍好，诸恙俱存，仍用前法。入晚病情加重，口干、心悸、气促、气少。体温 37.2℃，脉搏 150 次/分，呼吸 32 次/分。神清，面颊潮红，左肺呼吸音降低，腹部症状同前。血淀粉酶 194U/L，心电图提示：窦性心动过速，肢体导联低电压。心率虽快，心电图未提示中毒性心肌炎。继续电针，中药保留灌肠，缓慢静脉注射 10%葡萄糖酸钙 10ml 后心率降为 130 次/分。未做其他强心处理。

三诊：诸恙同上，呼吸更为急促。胸腹联合透视提示：左胸腔中等量积液，符合麻痹性肠梗阻。胸腔穿刺抽液 270ml 后呼吸稍平。舌红，苔薄黄，脉弦细。此乃湿热化火伤津，余邪未清，仍以养阴清热为主，拟沙参麦门冬汤方化裁：沙参 15g，麦冬 15g，芦根 60g，连翘 9g，银花 9g，川朴 4.5g，枳壳 4.5g，神曲 6g，青皮 4.5g，川楝子 gg，腹皮 9g，山栀 9g。浓煎，保留灌肠。电针等疗法继续进行。

四诊：已排便 2 次，拔除胃管，守前方前法。

五诊：排便 4 次，气促缓解，腹痛减轻，小便量增加。

六诊：体温 37.5℃，排便十几次，患者甚感疲乏，左上腹部阵发性疼痛，时时干咳，口干不欲饮，溲利，夜难入寐。胸透示：左胸腔少量积液。舌质淡红，苔白腻，脉细弱，病有转机，可进清流质。中医证属脾虚湿郁、肺气不宣，宜健脾理气化湿，佐以宣肺安神，方用太子参、黄芩、沉香、黄连、川朴、百合、白芍、甘草、延胡索、乳香、没药。改为口服法。

七诊：病趋好转，便带黏液，日 3 次，咳嗽、腹痛均减，夜寐能安，舌脉同前，仍守前法，治疗 6 日。

八诊：体弱无力，夜寐欠佳，偶现躁烦，转身左腹背部疼痛，二便尚调。守前法加活血化瘀、补气之品。药用：太子参、延胡索、黄连、黄芪、赤白芍、归尾、砂仁、丹参、乳香、没药、僵蚕、鳖甲。

九诊：药后腹背疼痛减轻，转侧灵便，夜寐安宁，无低热。乃于上方去鳖甲加厚朴。

十诊：病情逐日好转，以平胃散加活血祛瘀药善后。共住院 34 日，基本痊愈出院。出院体检：左上腹轻压痛，余恙尽消。胸透：胸腔积液吸收。B 超示：肝脏形态正常，实质回声均匀、胆囊壁稍毛糙，胰腺未发现异常。出院诊断：急性坏死性胰腺炎合并麻痹性肠梗阻，左胸腔反应性积液。

按： 急性坏死性胰腺炎病情凶险，病死率极高。单纯的西药治疗死亡率高达 60%～100%。手术治疗死亡率为 40%～50%。这是胰腺坏死，胰蛋白酶激活了弹力纤维酶、磷脂酶 A、胰舒血管素。这些酶参与释放或将体内某些成分转变为血管活性物质或细胞毒物质，从而发生自身消化。细胞毒性物质可经血液或淋巴途径运送到全身引起多脏器损伤，击现中毒性休克，甚至死亡。因而清除腹腔内毒素是治疗本病的关键。祖国医学对此症虽无专述，但在"脾心痛""胃脘痛""结胸""隔痛""肝胃不和"等中有类似记载。如《灵枢·厥病》曰："腹胀胸满，心尤痛甚、胃心痛也……痛如锥针刺其心，心痛甚者，脾心痛也。"《伤寒论》曰："腹满痛者，急下之，宜大承气汤。"中医称胰腺为暴脏，与肝胆关系非常密切，其功能属于肝脾两脏。肝、胆、脾病变时可发生本病。治疗关键在于通，"通则不痛"，以清热理气攻下为主。使湿气热毒随粪便而排出。实践证明：肠道功能恢复对清除腹腔内的毒素起着极为重要的作用。国外 Ranson 主张，胃肠减压至少 14 日，本案例第 5 日口服中药，更有助于排气排便，热毒通过肠道而泄。配合以补液、抗感染、抑肽酶等进行对症与支持治疗，获良效，且无后遗症。

参考文献

袁维森，黄小宾，李维中，等. 1987. 中医结合治疗急性坏死性胰腺炎[J]. 福建中医药，（1）：49-50.

十、狼疮性肝炎

方某，女，30岁。1993年3月2日初诊。自1986年3月始面颊部出现蝶形红斑，乏力低热，骨节痛，肝脾肿大，在某医院诊断为"狼疮性肝炎"。辗转多家医院治疗，来诊时每日服泼尼松20mg。刻下：面颊、鼻背处红斑紫暗，呈蝶形，疲倦乏力，头晕气短，腰膝痛，右胁胀疼，低热（T 37.5℃），月经量少，前后无定期，小便黄少，大便干结，舌暗红，苔薄黄，脉沉细。实验室检查：Hb 70g/L，WBC 2.9×10⁹/L，ALT 155U/L，G 60g/L，乙肝病毒标志阴性，乙肝核心抗体（HBcAb）(＋)，红细胞沉降率（ESR）90mm/h，红斑狼疮细胞（LEC）显示（＋），肝实质影像呈慢性肝炎损害。诊断：狼疮性肝炎。证属肝肾阴虚，毒瘀阻络。治宜滋养肝肾，解毒通络，以秦艽丸加减治疗。处方：秦艽、漏芦、女贞子、青蒿各15g，乌梢蛇、大黄、防风、柴胡、甘草各10g，丹参、生地黄各30g，黄芪35g，苦参、黄连各6g。每日1剂，同时口服泼尼松15mg/d。上方随证加减连服30日后，体温恢复正常（T 36.5℃），面部红斑消退过半，精神好转，肝区胀疼减轻，小便量增多，大便变软，舌红，苔少薄，脉沉细。再以上方加减，每日1剂，泼尼松递减为5 mg/d。至6月4日服药90余剂，面部红斑基本消除，乏力、胁痛、关节痛等症状明显好转，月经周期及经量均正常，舌红，苔润，脉缓和。实验室检查：Hb 105g/L，WBC 4.3×10⁹/L。肝功能正常，HBcAb（－），ESR 20mm/h。拟停服泼尼松，改原汤剂为蜜丸剂，每日3次，每次10g，坚持服用6个月以巩固疗效。随访至1995年5月，原病未复发。

按：秦艽丸源于《医宗金鉴·外科心法要诀》，由秦艽、苦参、大黄、黄芪、防风、漏芦、黄连、乌梢蛇等组成。原为治疗脓窠疮而设。有清热除湿、祛风止痒、凉血解毒的功效。著名中医皮肤病专家赵炳南先生运用此方治疗慢性湿疹、神经性皮炎、皮肤瘙痒症等取得效果的同时，又以此方为基本方随证加减治疗系统性红斑狼疮，同样获得佳效。本方妙在于大队苦寒清热药中，重用黄芪益气扶正，走而不滞，托毒外出，助血行而化瘀；配防风祛风胜湿止痛；漏芦软坚通经排毒；乌梢蛇搜风通络止痒。全方寒温并用，刚柔相济，动静结合，攻补兼施，恰与狼疮性肝炎的湿热毒瘀虚实夹杂的病机相投。临床以其为基本方，辨证加减更能提高疗效。

参考文献

黄骏. 1999. 秦艽丸加味治疗狼疮性肝炎[J]. 中医杂志，（1）：31-32.

十一、应激性溃疡

尹某，男，42岁。1998年5月20日初诊。小脑瘤术后5日吐血、便血，诊断为"消化道应激性溃疡"。每日出血量1500ml，经过大量输血，并用止血药奥美拉唑、酚磺乙胺、血凝酶、云南白药等治疗5日未见效。详细询问患者素体健康，无消化道溃疡史，刻下：吐血、便血不止，疲乏，口干，脉沉缓，查血压正常。辨证为热伤胃络出血兼气虚。治以清热凉血，收敛止血，益气摄血，方用黄连阿胶汤合黄连解毒汤加减：生地黄20g，黄芩10g，黄连9g，白及10g（打碎），三七9g，栀子10g，炒地榆20g，阿胶9g（烊化），太子参20g，仙鹤草20g。3剂，每日1剂，水煎服。

二诊：5月24日。吐血、便血止，又进7剂巩固疗效。痊愈出院后，随访半年未再出血。

按：本例为术后应激性溃疡大出血，每日出血量达 1500ml，经用输血及止血收敛等药治之，持续 5 日而血不止。细析其因，病由胃热损伤胃络血溢脉外，首宜清除胃热、凉血止血，故用生地黄、栀子、黄芩、黄连清热凉血为君药；白及、阿胶收敛溃疡而止血，共为臣药；三七、太子参益气摄血止血而不留瘀滞为佐药；地榆、仙鹤草凉血止血为使药。诸药配伍，切中胃热伤络出血之病机，并能促进溃疡愈合，从而达到血止病愈之目的。

参考文献

张永康，原道昱. 1999. 原明忠治疗血证经验举隅[J]. 山西中医，（3）：2-3.

十二、肠易激综合征

曾某，男，33 岁，工人。1987 年 5 月 21 日初诊。主诉：反复腹痛、腹泻 2 年余。曾在某省中医院治疗月余无效，现腹痛无定处，隐痛为主，腹胀纳差，日解稀液便 3～5 次，平素口干喜热饮。查体：一般情况好，无阳性体征。舌淡胖嫩，舌苔白腻，脉缓细弱。X 线钡餐透示小肠蠕动增强，功能亢进。大便常规及培养均阴性。西医诊断：肠易激综合征。中医辨证：脾胃虚弱，气滞湿阻。治法：健脾益气，和胃燥湿。方药：白术 15g，茯苓 15g，黄芪 15g，厚朴 6g，佛手 10g，木香 6g，枳壳 10g，苍术 6g，补骨脂 10g，白花蛇舌草 15g，防风 10g，白芍 10g，延胡索 10g，甘草 6g，沉香、砂仁各 5g（后下）。每日 1 剂，水煎服。14 剂后诸证大减，仅存每日解烂便 1 次，纳食不佳，舌质淡润。按上方去佛手、木香、枳壳、白花蛇舌草、白芍、延胡索，加怀山药 15g，泽泻 6g，焦麦芽 15g，神曲 15g，7 日后喜诉症状皆消，纳谷颇香，后调理巩固而告愈，随访 2 年未见复发。

按：患者久泻，腹部隐痛，纳差便溏，为脾胃虚弱运化失常所致，当属虚泻，腹痛无定处，腹胀，黏液便，为气滞湿阻，治以扶脾为主，抑肝为辅。组方效果颇佳，症状大减后去行气止痛等药，加泽泻助茯苓分消，加怀山药、麦芽、神曲而善后。

参考文献

冯丹丹. 1991. 肠易激综合征治验 3 则[J]. 实用中医内科杂志，（1）：29-30.

十三、倾倒综合征

顾某，男，45 岁，教师。患者因"胃溃疡伴上消化道出血"而于 1982 年 4 月在某医院行"胃大部切除及胃十二指肠吻合术"，术后又再次大出血，经保守治疗血止，住院 2 个月。出院后发现进食牛奶、糖水、菜汤等后感觉头晕心悸，肢凉汗出，脘腹不适，泛泛欲呕，需平卧半小时才好转。同年 10 月钡餐摄片报告："胃排空增快，饮钡后 10 分钟排空，上段小肠较扩张"。诊断为"胃手术后倾倒综合征"。采用中西药治疗无效后，前来我院诊治。

初诊：1982 年 10 月 18 日。患者述手术 2 月后，每次进食约 10 分钟后感头晕眼花，心悸怔忡，频频出汗，绵绵欲倒，急需卧床，大便溏薄，易脱肛，脉沉细，舌胖苔薄白。辨证为脾胃气虚，中气下陷之证。治以益气健脾，固涩滑脱。治以六君子汤合赤石脂禹余粮汤加味：党参、白术各 9g，赤石脂 30g，禹余粮 30g，五味子 4.5g，五倍子 9g，陈皮 9g，白薇 9g，茯苓 15g，炙甘草 9g。7 剂。

二诊：10 月 24 日。药后恶心、头晕、汗出症减，夜寐欠安，大便濡泻次数减少。上方去陈皮，加生龙骨 30g，石榴皮 9g。7 剂。

三诊：11 月 8 日。汗出已止，进食后"直通"感较前大减，大便日二行，再予原方加白芍 12g。7 剂，同时嘱其每日进食糯米粥 2 次，每次一小碗。随后又续方 10 余剂，诸证已平，随访时，患者谓："现在一切正常，已恢复全天上班工作了。"

按： 现代医学认为"倾倒综合征"是胃大部切除术后缺乏幽门的正常控制时，大量高渗性食糜容易倾入肠腔而使其膨胀，经过神经反射机制，肠黏膜立即渗出大量液体，以稀释为等渗性食糜便于同化，于是引起急剧的血浆容量下降，发生头晕，心悸，泛泛欲呕，大量汗出，腹鸣腹泻，急需卧床等一系列症状。黄秉良认为这些症状与仲景之赤石脂禹余粮汤主治泻利日久，滑泄不禁的症状大致相同。黄秉良指出：胃手术后，脾胃之气大伤，而脾胃为后天之本，"胃主受纳"是指接受、容纳水谷，在整个消化道中，胃腔容量较大，有"水谷之海"之称。脾胃互为表里，脾主为胃行其津液，胃病不能纳食或进食较少，水谷来源不足，则脾何来营养精微输送到其他脏腑及全身各部？由此诸证百出矣！故采用赤石脂禹余粮汤加味实胃涩肠，以培中宫之本。

柯韵伯曰："夫大肠之不固，仍责在胃；关门之不闭，仍责在脾。"而赤石脂、禹余粮二味"皆土之精气所结，能实胃而涩肠"，固脂膏之脱，加用五倍子、诃子、石榴皮以助其收涩之力，党参、白术、甘草、陈皮甘温益气，健脾养胃，补脾胃气虚；生龙骨、白芍敛阴潜阳；而糯米粥性黏，一方面食后使药液在胃内停留时间延长，促进在胃内吸收；另一方面长期食用，有益气和中、补胃弱血虚之功。

参考文献

董明和.1984. 黄秉良老中医治疗倾倒综合症[J]. 陕西中医，（8）：17-18.

十四、肠系膜上动脉综合征

患者，男，14 岁。以"间断性呕吐 3 月余，加重半月"为主诉，于 2012 年 1 月入院。呕吐物为宿食、胆汁，量约 1500ml，仰卧呕吐明显，右侧卧位可缓解，伴纳差、胃脘胀满、嗳气，无发热，无反酸烧心，服多潘立酮片、四磨汤可缓解，10～15 日发作 1 次，15 日前上述症状加重，2～3 日呕吐 1 次，呕吐性质及量同前，惧怕饮食，服多潘立酮等无效，至某医院诊治，查胃镜示：慢性浅表性胃炎，胃下垂；彩超示：胃内大量潴留物，诊断为"十二指肠瘀滞"；上消化道造影示：肠系膜上动脉压迫综合征。给予胃肠减压、护胃止呕、黄芪针（具体用量不详）等治疗 5 日，呕吐止，可进食，身感有力后出院。出院 3 日后再次出现上述症状，发病以来体重减轻 5kg 左右。详询病史，患者 7 岁左右始就读于一武术学校，饮食无规律，纳少，而活动量多。入院症见：间断呕吐，胃肠减压时引流物为隔夜宿食、胆汁，量约 1000ml，时恶心，伴胃脘胀满、嗳气、纳差、消瘦、乏力、大便量少、排便无力，质可，眠可，舌质淡嫩，苔薄白，脉缓无力。祖国医学根据患者舌、脉、证，辨证为脾胃气虚型，辨病属"胃痞"范畴；西医诊断"肠系膜上动脉压迫综合征"。入院后，禁食、胃肠减压、纠正水电解质平衡、营养支持，考虑患者呕吐，未予中药汤剂，治疗 10 日，仍无明显改善。2012 年 1 月 29 日复查胃镜示：胃内大量黄绿色潴留液，抽吸后见胃底、胃体黏膜充血水肿，胃角锐利，幽门圆、不闭合；十二指肠球部及降段扩张，镜身未能达到水平段，诊断为"胃潴留"，十二指肠水平段梗阻。立即查上消化道造影示：胃呈"钩形"，无力型，位置低，角切迹位于双侧髂嵴连线下方，形态规则，胃黏膜欠光整，钡剂充盈良好，通过顺畅，见造影剂明显反流，无龛影、充盈缺损及其他异常征象，十二指肠球部、降段扩张，余各部形态结构消失，未见显示，40 分钟后造影剂仍未见进入下段肠腔。患者出现情绪低落，经多次沟通、心理疏导，同意尝试中医中药治疗。具体方案如下：①中药方选补中益气汤加味：黄芪 10g，太子参 20g，生白术 50g，当归 12g，橘皮 12g，升麻 9g，柴胡 9g，川朴 10g，炒莱菔子 20g，连翘 12g，郁金 10g，枳壳 10g，半夏 9g，砂仁 10g，焦三仙各 10g，甘草 3g。②辅以电针（中脘、足三里、内关、脾俞、胃俞），每日 1 次；甲氧氯普胺针 10mg 足三里穴位注射，每日 1 次；黄芪针 2ml 脾俞与胃俞交替注射，每日 1 次。③每日胸膝卧位或左侧卧位 15～30 分钟。上述方法治疗 5 日后，患者精神好转，可排大便，排气，肠鸣音 2～3 次/分，饮食渐恢复至正常（但嘱少食多餐，食易消化食物），体重增加约 0.5kg，继续治疗半月后，体重较前增加约 1.5kg，无明显不适，复查消化道造影提示钡剂顺利通过，患者要求出院。

按： 本病无确切的发病率，但非临床罕见病，病因尚不十分清楚，包括病理解剖上的先天因素如肠系膜上动脉从腹主动脉分出位置过低或两者之间的夹角过小（＜15°）对横过其间的十二指肠形成机械性压迫，以及十二指肠上升段过短，或屈氏韧带过短形成肠系膜上动脉对十二指肠的纵向压迫；后天性致病因素如十二指肠周围炎症和粘连，或发育期营养不良因消瘦导致胃肠下垂，从而形成对肠系膜上动脉的牵拉，引起十二指肠受压，形成瘀滞梗阻。该患者自幼体弱，食少，由于营养不良、消瘦，导致胃肠下垂从而形成对肠系膜上动脉的牵拉加重导致本病，为瘦长无力型。目前，治疗本病经保守治疗效果不显著及无效的患者多给予手术治疗，以恢复胃肠道通畅。而该患者经内科保守治疗无效时，未考虑手术。除每日生理需要热量外，给予中医中药治疗。根据李东垣提出的"脾胃内伤说"，人赖天阳之气以生，而此阳气须并于脾胃。分析患者由于饮食失节、寒温不适，脾胃乃伤，导致气血生化乏源，中气亏虚，脏腑不得升举而下陷，致使肠道壅滞。看似实证，实由虚致实，治宜健脾益气，升发胃气是关键，酌以行气，体现了中医"塞因塞用""因势利导"的思想。其中，黄芪、人参、白术益气健脾之主药，当归和血脉，橘皮导滞气、益元气，升麻引胃气上腾而复其本位，柴胡引清气、行少阳之气上升。加川朴、炒莱菔子，取六腑以通为用之意；连翘清热之余，可消积；郁金、枳壳疏肝理气；半夏、砂仁和胃而获良效。

参考文献

李严严，郭淑云. 2012. 中医治疗肠系膜上动脉压迫综合征 1 例[J]. 中医临床研究，4（18）：99-100.

（李富震）

第四节　泌尿系统疑难病验案

一、多囊肾

梁某，男，43 岁。患者于 1952 年起，常有腰腹胀痛，时有少量尿血，经某陆军医院静脉肾盂造影，证实为双侧多囊肾。回忆少时并无感觉，从 9 岁以后逐渐肿大。

此后又经武汉医学院附属第一医院诊断为"先天性双侧多囊肾"。上述症状每年冬季尤甚，至 1957 年 2 月病情加重，因连续尿血 12 日，每日 6～7 次，又前往湖北医学院附属第一医院住院检查，两侧肾脏可摸到，边缘整齐，右肾较大，X 线照相证实为"双侧多囊肾"，右侧纵径 20cm，左侧纵径约 11cm。肾功能检查：非蛋白氮 27.4mg/dl，酚红排泄试验 2 小时 57%。尿常规：褐色混浊，蛋白（＋），镜下红细胞满视野。经中西医多方治疗，效果不明显。即回家休养，腹部日渐肿大，状如怀子，腰间冷痛，时有尿血，腹胀难忍，不得俯仰，食欲减少，睡眠不安，矢气，多梦，四肢疲乏，厥冷而麻木，面色灰暗，形体瘦削。于 1957 年 5 月 16

日请蒋院长治疗。

初诊：5月16日。症如上述，腹部肿亮，疼痛拒按。诊得脉象紧迟，舌苔白滑，脉证参合，诊为"肾阳虚损，瘀结成瘤"。初以温养肾脏、逐瘀散瘤之法为主。针穴处方：肾俞、天枢、膀胱俞、足三里。治法：补肾俞，泻膀胱俞，补足三里，泻天枢。汤剂处方：熟地黄、附片、桂心、杜仲、鹿角霜、补骨脂、生蒲黄、血余炭、五灵脂、薏苡仁、茯苓、甘草。

二诊：5月30日。经服上方15剂及施针3次（隔5日1次）。腹皮渐松，囊肿略见缩小，腰痛减轻，手足觉温。依前方加广木香、海螵蛸，以行气止痛，祛瘀软坚。日服1剂。照上穴针，每周1次，续针3次。

三诊：6月30日。续服上方30剂及续针3次后，近觉少腹微痛，小便混浊腥臭，色如浓茶。依原方再加茜草以消瘀活络。每日服1剂。照上穴针，每周1次，再针3次。

四诊：8月1日。续服前方加味42剂及再针3次后，患者于昨日小便排出多量血尿，前后3次，共约1800ml。色呈暗红，带脓浆腥臭，囊肿此时亦随之缩小，腹部已平。嘱其服尽剂，停针。

五诊：8月8日。服余药3剂后，又排出约2000ml脓浆腥臭之血尿，随即腹部肌肉松弛，平坦柔软。经西医复查，囊肿已消，未有触及。患者自述已恢复9岁以前的情况。近日仍有少量血尿，腹胀消失，腰痛明显减轻。诊得两尺脉数而疙，关脉虚弱，此乃正不胜邪，所谓"大积大聚，衰其大半而止"，不可过于攻伐，伤其正气。故拟用行瘀止血散瘤，兼补脾肾之法。针穴处方：肾俞、足三里、阴陵泉、三阴交，四穴皆用补法，留针20分钟，隔日1次，连针3次。汤剂处方：薏苡仁一两，五灵脂（半生半炒）二钱，血余炭五分，大丹参三钱，降香木二钱，川杜仲三钱，海螵蛸三钱，粉丹皮三钱，生甘草二钱，白术五钱，炒阿胶三钱，党参五钱，蒲黄（半生半炒）二钱。5剂，每日服1剂，饭前服。

六诊：9月25日。患者经服上方5剂及施针3次后，尿中恶血已停，色淡黄清亮，腰腹胀痛消失，但觉脾区闷胀，诊其脉细涩，依前方去五灵脂之破血，加当归三钱以养血，醋制莪术一钱半以行脾瘀，5剂，每日服1剂。停针。

七诊：10月5日。经西医数次触诊已摸不到囊肿。近觉心悸，脉仍细涩，证属气血双亏。当从末治之法，以补气和血强肾调理以善后。

处方：薏苡仁一两，漂冬术五钱，全当归三钱，炒阿胶三钱，黄芪五钱，杜仲三钱，丹参五钱，没药二钱，茜草二钱，沙参五钱，续断二钱，炒蒲黄粉二钱，醋牡蛎五钱，海螵蛸三钱。每日服1剂，饭前，连服15日。

按： 多囊肾，又名Potter综合征、先天性肾囊肿瘤病，其发病机制未明，与遗传有关。本病一旦出现症状，病变已达晚期，且常为双侧性，若囊肿化脓或大量出血，应考虑外科手术。本病属于祖国医学"癥瘕"范畴。

该患者初诊时临床症状乃先天禀赋不足，肾阳虚损、精血不足所致。精血不足无以养脏，日久气血凝滞，渐渐瘀结肿大，成为囊状，故现腰间冷痛，腹部肿胀，血尿等症。《灵枢·本藏》有云："肾大则善病腰痛，不可以俛仰，易伤以邪。"治法：此证有初、中、末三种治法，当邪气初客，所积未坚，先宜消瘀，后补肾气。迨所积日久，血郁渐多，瘤肿渐大，法从中治，当祛瘀消痈，削之软之，以底于平。如邪气久客，正气必虚，须补泻迭相为用，此中治之道也。至瘤肿消及半，便从末治，不用攻伐，应补气调血，使气血流通则囊肿自然消散。

本例初诊系邪气久客，正气虚弱，治宜攻补兼施。治以温养肾脏，逐瘀散瘤之法，针药并治。针灸以强肾健胃，扶养正气，佐以逐瘀散瘤。方以补肾俞，泻膀胱俞。膀胱为肾之腑，脏病治腑，表里兼治。肾俞能强肾，治小腹急痛，腰冷如冰。膀胱俞主小腹满痛，小便赤，瘕聚。补足三里，泻天枢。二穴皆属足阳明经。足三里主脏气虚衰，其气不足，心腹胀满，腰痛不得俯仰，上顶至胃。天枢主久积冷气，绕脐切痛，腹胀，瘕痕，血结成块（见《针灸大成》）。故可强肾健胃，治腹胀满，逐瘀散瘤。汤剂方中以熟地黄、附片、桂心、杜仲、鹿角霜、补骨脂温养肾脏；生蒲黄、血余炭、五灵脂逐瘀散瘤；以薏苡仁、茯苓、甘草健脾利湿、消肿毒。

此后在初诊处方基础上加减，患者症状均明显减轻。五诊时调整处方，针以补法，补肾俞、足三里、阴陵泉、三阴交四穴，以强肾健胃，扶养正气。汤剂处方为初诊方之变通，方中不用桂枝、附子、补骨脂之辛温，而用牡丹皮、丹参以凉血活血；去生蒲黄之行血，而用半生半炒之蒲黄、五灵脂；血余炭则减半，加海螵蛸以行瘀止血；去鹿角霜、熟地黄之温滞，加炒阿胶合杜仲滋阴补肾；木香改用降香以通络行气止痛；去茯苓之淡渗，加党参、白术合甘草以扶中气、补脾统血；重用薏苡仁以消肿毒。

经过调理，患者症状明显减轻，七诊时调整处方，方中以薏苡仁、冬术补脾消肿毒；黄芪、阿胶、丹参、沙参以补气和血，则疏通而不燥，润泽而不滞；海螵蛸、茜草、没药、炒蒲黄以去余邪、行瘀止血、去瘀生新；醋牡蛎以治血虚心慌，取其收敛可防血脱，久服强骨，除老血，消疝瘕积块。其方实宗《素问》四乌贼骨一藘茹丸，乌贼骨即海螵蛸，能行瘀固脱；藘茹即茜草，能通瘀活络；雀卵则以阿胶代之，故能治小便血淋，崩漏下血。

患者自 1957 年 5 月 16 日至 9 月 25 日，治疗 4 个月零 10 日，共服中药 115 剂，施针 12 次，囊肿完全缩小，腰腹胀痛、血尿等症状消失。手足觉温，精神、气色均好。由不能工作已恢复工作岗位。当时曾劝其本人做 X 线静脉肾盂造影，惜因患者拒绝未做。除 1958 年 1 月曾有 1 次小便带血外，1959～1964 年先后随访数次，尿化验多次均正常，触诊肾脏虽可摸到，但未继续肿大，无腹胀、尿血等症状已达 6 年之久，远期效果良好，仍照常工作。

参考文献

蒋玉伯，梁赐明. 1965. 多囊肾一例治验报导[J]. 中医杂志，（6）：29-30.

二、挤压综合征

刘某，男，13 岁。1976 年 7 月 30 日入院。诊断：①右前臂上臂软组织挤压伤，软组织缺血性坏疽；②右颅顶部头皮撕裂伤（长 12cm，深达颅骨外板）；③挤压综合征。救治经过：由于伤势重，伤员入院后，立即组织医护人员认真讨论，经领导批准，行右肱骨高位截肢术。

随着伤后时间推移，患者一般状态更加严重，精神萎靡、烦躁、尿少而比重低。血压高达 150/120mmHg，非蛋白氮 250mg/dl，尿蛋白（+++），血钾为 6.45mmol/L。于入院后 48 小时无尿，心电图提示高血钾及右束支传导阻滞，心室自搏性心率，伴频发的短阵的室性心动过速。于入院后 120 小时病情恶化，气短不能平卧，无尿：脉搏 140 次/分，数而有力，面色苍白，呼吸困难，唇周发绀，烦躁不安，四肢厥冷。两肺中下密集中小水泡音，心率 140 次/分，出现奔马率及急性左心衰竭、急性肺水肿。当"急则治其标"，急煎桃红生脉散，以活血化瘀、益气复脉；加用茯苓、车前子、葶苈子、大枣，同时（即 8 月 5 日）冲服大黄面 5g，芒硝面 15g，以通利二便；同时也用输液疗法，纠正水、电解质平衡紊乱；用抗生素控制感染；用能量合剂、葡萄糖等补充营养。服中药后一夜共排便排尿 2300ml（排便的同时排尿），呼吸平稳，血钾很快降低。8 月 7 日血钾低到 2.85mmol/L。泻后第 3 日（即 8 月 8 日）给补钾后于 8 月 9 日恢复到 4.4mmol/L，这样就解决了高血钾和水中毒的问题。患者进入多尿期，但肾功能恢复很慢，非蛋白氮由 8 月 5 日约 250mg/dl 直到 8 月 17 日才下降到 43.5mg/dl，以后维持正常，但患者口渴严重、皮肤干燥，仍有烦躁，按中医辨证为阴虚阳浮之证，宜以育阴潜阳，用三甲复脉汤治疗。

以后患者胸闷口渴、咽干、舌红无苔、多尿、脉沉弦而数，表现为心、肺、脾、肾俱虚之证，治宜补心润肺、健脾助肾。处方：党参 50g，寸冬 25g，沙参 25g，云苓 25g，陈皮 20g，焦白术 15g，五味子 25g，炙甘草 10g。

患者处于恢复阶段，但仍有皮肤干、无汗，能进食，便秘，小便正常，脉细数无力。治宜养阴清热生津。处方：沙参 25g，麦冬 20g，玄参 15g，生地黄 15g，牡丹皮 15g，白芍 15g，连翘 25g，双花 30g，花粉 15g，焦栀子 25g，甘草 10g。

按： 挤压综合征（Bywater 综合征），又名挤压性肾衰综合征、急性肾小管坏死、下肾单位肾病、外伤性无尿综合征等，于 1909 年由 Messina 首次报道，是指软组织尤其是肌肉丰富部位受重物挤压，在重物移去后随之产生以急性肾衰竭为主的全身和局部的综合病证。主要在战时、工伤、意外事故、地震、一氧化碳中毒、酒精中毒、麻醉剂所致昏迷时发生，可分为三期，即少尿无尿期、多尿期及恢复期。本病相当于祖国医学"癃闭""关格""虚劳"等范畴。本病之"原"在于受挤压的肢体，关键在于肾不能化气行水；"标"在水浊逆犯，故以活血化瘀、通里攻下、通利二便为治疗原则。进入多尿期后，则根据患者具体情况进行辨证，用温阳利水、扶正固本、清热养阴等方法。恢复期调理气血、通经活络对外伤肢体修复也有很大帮助，这是单用西医疗法难以收效的。

该患者为唐山大地震伤员，初诊时患者因地震而突然精神紧张，异常惊恐，《素问·举痛论》曰："恐则气下……惊则气乱。"必然导致脏腑功能失调，气机升降失常，肾不藏精，肝不藏血，脏腑功能失常，阴阳气血俱虚，加之瘀血阻滞，为阴阳隔绝之危重急症，故急煎桃红生脉散加用茯苓、车前子、葶苈子、大枣，以活血化瘀、益气复脉，并冲服大黄面、芒硝面以通利二便，配合西医抢救治疗。药后危急证候减轻，而转变为阴虚阳浮之证，故以育阴潜阳之法，用三甲复脉汤治疗。药后上亢之虚阳得以潜降，阴阳得以相济，但心、肺、脾、肾仍虚，治宜补心润肺、健脾助肾，方用六君子汤合生脉散加减。药后患者仍处于恢复阶段，表现为气血俱虚，尤其以阴虚为主的症状，故以养阴清热生津之沙参麦门冬汤加减，经以上治疗，患者逐渐康复。

参考文献

辽宁中医学院抗震救灾挤压综合征治疗小组. 1977. 中西医结合治疗挤压综合征[J]. 赤脚医生杂志，（9）：9-11.

章一松，贺兼善. 1985. 挤压综合征中医辨证论治[J]. 河北中医，（4）：22-23.

三、难治性肾病综合征

黄某，女，57 岁，退休人员。患者因水肿 3 日，于 2009 年 12 月 3 日到广州某三甲医院门诊检查发现：尿蛋白（+++），5.472g/24h，血浆白蛋白降低（20.6g/L）；"丙肝"相关检查：HCV（+），HCV-RNA 1.0×10^6IU/ml，诊断为："肾病综合征，急性丙型病毒肝炎"。经西医非免疫治疗后，效果不明显，遂于 2011 年 5 月转至门诊就诊。刻下：疲乏、腰酸、纳差、肢肿、手麻、夜尿 5～6 次/晚。查体：舌质淡暗，舌苔薄白，脉象关弦尺沉。双下肢中度浮肿。实验室检查：尿蛋白（+++），尿蛋白定量 7.266g/24h，白蛋白（ALB）14g/L，血清总胆固醇（TC）12.22mmol/L，甲状腺球蛋白（TG）4.26mmol/L，低密度脂蛋白胆固醇 LDL-C

9.14mmol/L；乙肝抗体（＋）。肝纤4项：Ⅱ型前胶原5.1ng/ml，Ⅵ型胶原81.1ng/ml，层粘连蛋白191.6ng/ml，透明质酸118.5ng/ml。肾活检示不典型膜性肾病伴FSGS（顶端型）。西医诊断：肾病综合征，不典型膜性肾病伴FSGS（顶端型），丙型肝炎。中医辨证：水肿，证属脾肾两虚，水湿瘀阻。治疗方案中降压、降脂、护肝西药不变，中药黄葵胶囊改用昆仙胶囊每日3次，每次2粒，中药处方改为：自拟仙芪补肾健脾汤加减。淫羊藿15g，黄芪30g，杜仲25g，菟丝子15g，女贞子15g，枸杞子15g，芡实25g，茯苓皮50g，丹参20g，灵芝15g，石斛15g，藿香15g，甘草5g。

　　药后精神体力逐渐康复，腰酸手麻逐渐减轻，水肿缓慢消退，夜尿明显减少。1年后，病情明显改善，尿蛋白定性（＋＋＋～＋＋＋＋），定量由5～7g/24h，降为正常；血清白蛋白由20.6g/L，升至35.8g/L，其他指标，除丙肝HCV-RNA之外，均基本恢复正常。

　　按：难治性肾病综合征的定义尚未统一，一般指原发性肾病综合征经泼尼松正规治疗8周无效者，是临床较为常见的肾小球疾病的一组临床综合征，应与频繁复发者及激素依赖者严格区别。其病因可能与合并感染引起免疫损伤、凝血机制异常、低蛋白血症、免疫功能低下等因素有关，具有对激素无治疗反应、对激素依赖、频繁发作的临床特点。相当于中医"水肿""虚劳"等范畴，本病发病以气、阴、阳虚损为本，以血瘀为标，治疗当标本兼顾。

　　该患者初诊时，主要特点为大量蛋白尿、低白蛋白血症（＜20g/L），高度浮肿。此病属于难治性肾病综合征，属于中医"阴水"范畴，法当平治于权衡、调理脏腑阴阳，缓缓图治，以健脾、补肾、养肝三法同用，方用仙芪补肾健脾汤加减，方中淫羊藿、黄芪、灵芝等以补肾、健脾养肝（抑制肝炎病毒，防昆明山海棠的肝损害）；用杜仲、菟丝子、女贞子、枸杞子、芡实以固肾摄精（调节不正常免疫、减轻免疫性炎症、消减尿蛋白）；用茯苓皮健脾利水消肿；用藿香化浊，一助茯苓利水，二防补益药之滋腻；血不利则为水，方中取丹参活血以助水湿之清利，用石斛养胃生津，防诸补药之温燥；甘草协同诸药，以助发挥补肾健脾、养肝活血、利水消肿之效。全方可改善低白蛋白血症、保护肾功能。

　　参考文献

邹川，刘旭生，卢富华，等. 2013. 黄春林教授治疗难治性肾病综合征低白蛋白血症的中医用药经验探讨[J]. 世界科学技术-中医药现代化，15（5）：952-957.

四、肾小管性酸中毒

　　沈某，女，44岁。因反复尿频、尿急、尿痛15年，于1995年3月14日在上虞市中医院门诊就诊。患者于15年前开始出现尿频、尿急、尿痛及腰酸。曾去当地卫生院就诊，查尿常规："红细胞（＋）、白细胞（＋＋）。"当时诊断为"急性尿路感染"，经用"诺氟沙星"及"金钱草冲剂"等治疗，尿痛消失，但仍常有腰痛及尿频、尿急。此后一直间断服药（诺氟沙星、金钱草冲剂等）治疗，症状时作时止。1年前在骑自行车时突然感到恶心欲呕、胸闷、肢体发软。即到上虞市人民医院急诊，查血电解质发现低血钾、低血钙、高血氯，经经补钾、补钙等治疗后，症状缓解。患者平时常感头晕、神疲、肢倦等。近半年来常发觉晨起有眼睑浮肿，午后出现小便频、急，量少、黄赤，并有灼热感，伴恶心欲呕，胃纳差，口苦喜温饮，饮水不多，形寒肢冷，腰酸膝软，神疲乏力。在医院门诊查体：体温36.8℃，心率80次/分，呼吸20次/分，血压105/75mmHg。精神差，眼睑微肿，心肺听诊无异常，腹软，肝脾肋下未触及，双肾区轻叩击痛，双下肢无水肿。舌质红，苔薄黄腻，脉细滑数。血常规检查显示：Hb 110/L，WBC 9.4×10^9/L，N 0.70，L 0.30，PLT 87×10^9/L。尿常规显示：pH 4.5，蛋白（－），白细胞（+），红细胞（+）。血电解质：钾 3.0mmol/L，钠 146mmol/L，氯 116mmol/L，钙 9.0mg%。血气分析显示：pH 7.33，碳酸氢根 19.0mmol/L。肌酐、尿素氮在正常范围。肝功能正常。诊断：慢性肾盂肾炎、肾小管性酸中毒。中医辨证：热淋（肾虚下焦湿热）。为肾虚下焦湿热蕴结，膀胱气化失司所致。治则：清热通淋，利水消肿，处方：瞿麦、扁蓄、黄柏、泽泻、知母各 10g，焦山栀 15g，生甘草 5g，淡竹叶 12g，金钱草、车前草、茯苓各 30g，每日服 1 剂。3 日后复诊，尿频、尿急、尿痛消失，眼睑浮肿消退，尿量增多，但腰酸、恶心欲呕、神疲乏力等症仍未改善。继以清化补肾为主，兼以益气温阳。处方：知母、黄柏、生地黄、萸肉各 10g，杜仲、桑寄生、枸杞子、淫羊藿各 12g，黄芪、怀山药、茯苓各 15g。服药 5 日，病情明显好转，原方加减续服 20 日，腰酸肢软、恶心欲呕、形寒肢冷、神疲乏力等症消失，精神转佳，饮食如常。复查血钾上升到 4.1mmol/L，血氯下降到 97mmol/L，钠、钙、磷均正常。血气分析：pH 7.40，血碳酸氢根 23.2mmol/L。尿 pH 5.5，白细胞（−）、红细胞（−）、蛋白（−）。血肌酐、尿素氮正常。

按：肾小管性酸中毒（renal tubular acidosis，RTA）是指近端肾小管对碳酸氢根再吸收障碍或远端肾小管对氢离子排泄障碍引起代谢性酸中毒的临床表现。1935 年 Lightwood 首次报道小儿病例，可分为近端肾小管性酸中毒、远端肾小管性酸中毒、混合型肾小管性酸中毒（亦称缓冲缺乏型远端肾小管性酸中毒）、低肾素性低醛固酮血症（亦称弥漫型远端肾小管性酸中毒），亦有暂时性及持续性、婴儿型及成人型、完全型和不完全型、原发性和继发性等分类方法。相当于"淋证""虚劳"等范畴。

该患者初诊时，反复尿频、尿急、尿痛多年不愈，精神倦怠，眼睑微肿，舌质红，苔薄黄腻，脉细滑数。属肾虚下焦湿热型。依据中医急则治标、缓则治本原则，以清热通淋，利湿消肿为主要治法，用瞿麦、扁蓄、知母等使下焦湿热得除，药后尿频、尿急、尿痛等症状消失。改用清化补肾治法，以固本为治要，药用杜仲、桑寄生、枸杞子、淫羊藿等，既可以补肾之阴阳，益气生精，又可以强筋骨，达到增强肾功能之效；用知母、川柏、生地黄等以养阴兼清下焦余热；加黄芪、萸肉、怀山药、茯苓等益气温阳化湿。诸药配伍，肾虚得补，湿热得祛，故获效较佳。在治疗时，必须重视辨证施治，根据每个患者的临床表现、诱因、体质等不同，采取不同的治则方药，且必须分清主次、缓急，随证立方，变应无穷。本病在以肝脾肾虚为主。可兼有胃热湿滞中焦或湿热内蕴下焦，故中药补虚为治疗本病的根本。如遇肝血不足型患者，在主用四物汤治疗时，可加用制首乌、女贞子等滋养肝血，使肝血充足，灌溉四肢及经络；如脾虚湿滞中焦，则可重用白术、茯苓等培补脾土，益气建中；如脾肾阳虚为主，则可用金匮肾气丸加减，以取阴中求阳之效。

参考文献

章福宝. 1997. 肾小管性酸中毒的中医诊治[J]. 四川中医，（12）：29-30.

五、髓质海绵肾

张某，男，36 岁，工程师。因 5～6 年来间断性腰痛、尿血，近 1 年内加重，伴尿道灼热感，尿频、尿急、尿痛，反复发热，多方医治无效，1970 年春进京求医。经首都各大医院会诊确诊为"髓质海绵肾、双肾钙化症"。于 5 月 6 日转入北京中医医院门诊治疗。刻下：腰痛，尿涩不畅，尿道灼热，血尿，少腹隐痛，五心烦热，自汗，神疲，肢软无力，饮食少思，时有恶心，舌苔薄黄而腻，舌质紫绛，脉象沉弦而数。检查：非蛋白氮 54.8mg/dl，酚红排泄率 29%/2h，血红蛋白 116g/L，血压 110/70mmHg，尿培养 3 次阴性，尿结核菌培养 3 次阴性。X 线检查：与某大医院会诊，诊断为"髓质海绵肾、双肾钙化"。1969～1970 年体重由 75kg

降至 66kg。证属脾肾两虚、下焦湿热。治以滋阴清热，利尿通淋。处方：地骨皮散合通淋涤石汤化裁。地骨皮 30g，生地黄 18g，杭白芍 12g，当归 15g，党参 12g，川续断 12g，扁蓄 30g，瞿麦 30g，冬葵子 30g，海金沙 15g，鸡内金 24g，鱼枕骨（鱼脑石）24g，川萆薢 15g，芒硝 12g（入煎），车前子 30g（包煎），金钱草 90g（煎汤代水煎群药）。共煎 2 次，取药液 800ml，分 2 次服。

上方连服 10 剂，尿中排出麦糠样碎屑和砂粒、猪血色豆渣样污垢等，每尿必有，多少不等。续服 10 剂，尿中排出物同前而逐渐减少，且排出黄褐色结石两块，质较硬，不光滑。精神逐渐好转，食欲见增，烦热、自汗减轻，尿量增加，腰痛、尿道灼热等症状时好时差。在治疗近 2 月时，复查非蛋白氮 25mg/dl，酚红排泄率 50%/2h。半年后复查酚红排泄率 60%/2h。

以上方加减，经治 9 个月，除有时腰部皮痛外，尿中已不再排出异物，自觉症状基本消失，精神、体力逐渐恢复。已收集到的结石共 8 块，最大者 1.2cm×0.8cm×0.6cm。之后又以原方去生地黄、甘草，加炒川楝、炒麦芽，并人参归脾丸、六味地黄丸，调理 3 月余，腰痛日趋好转，食欲恢复，体重复原，精神日增，可以上班工作。1971 年患者又突然发病，复用前方。身体很快恢复。

按：髓质海绵肾（medullary sponge kidney）于 1948 年由 Cacchi 和 Ricci 首先报道，国内仅有少数病例报道。其原因不明，可能为先天性发育异常所致。通常表现为肾钙质沉着或肾结石、肾小管酸化和浓缩功能障碍、髓质集合管囊性扩张及尿路感染等。在合并感染或肾功能不全时，方出现异常表现，如腰痛、尿频、夜尿增多、烦渴等，并发肾小结石亦较常见。相当于祖国医学"淋证"范畴。

该患者初诊时，腰痛，少腹隐痛，尿涩不畅，尿道灼热，血尿，此为湿热阻滞下焦，热邪灼伤血络，迫血妄行所致；又五心烦热，自汗，神疲，肢软无力，饮食少思，时有恶心，此为脾肾两虚，脾虚则气血生化无源，日久累及于肾，阴阳俱虚所致；舌苔薄黄而腻，舌质紫绛，脉象沉弦而数，此为湿热之邪内阻，血脉不畅，气滞血瘀之象。此外，肾属水，水能生木，若肾阴不足，而乙癸同源，故肝血亦不足。综上所述，本证属于脾肾两虚、下焦湿热，法以滋阴清热，利尿通淋。方用地骨皮散合通淋涤石汤化裁，方中地骨皮入足少阴、足厥阴经，可退热除蒸、祛骨热消渴；生地黄滋养肾阴，清热凉血，配合地骨皮补肾滋阴；杭白芍、当归、党参，养血和血、补气健脾；以川续断补肝肾；扁蓄、瞿麦、冬葵子、川萆薢，清热利湿、利尿通淋；海金沙、鸡内金、鱼枕骨（鱼脑石），化石通淋；芒硝软坚散结；车前子、金钱草利尿通淋。诸药合用共达祛邪扶正之功。以上方加减，并人参归脾丸、六味地黄丸，连服数剂，恢复正常。10 余年来共排石百余块。

参考文献

宗言顺. 1986. 中医治疗"髓质海绵肾、双肾钙化症"1 例[J]. 中医杂志，（12）：21.

（李文昊　任鹏鹏）

第五节　精神及神经系统疑难病验案

一、风湿性舞蹈病

王某，女，51 岁。2008 年 7 月 4 日初诊。反复发作性头部及四肢不自主舞蹈样动作 6 年。最长持续约 3 分钟，可自行缓解，发作频繁，肢体活动可，曾于当地医院就诊，诊为"脑梗死，小舞蹈病"。予病因及对症治疗（具体不详），效果不明显。患者平素经常全头胀痛，月经期加重，伴恶心呕吐，血压 140/90mmHg，纳可，夜间噩梦，二便调。中医体征：舌质瘀红，苔薄黄，脉沉滑。证属阳热炽盛，瘀血阻络，治疗以四妙勇安汤加减。处方：金银花30g，玄参30g，赤芍20g，牡丹皮21g，蒲公英30g，桑枝30g，络石藤15g，白花蛇舌草30g，防己12g，黄芩12g。6剂，水煎服，每日1剂。

二诊：2008 年 7 月 11 日。患者自觉症状减轻，发作次数及程度较前减轻，梦多，纳可，二便调，舌质淡暗，苔薄白，脉沉滑。在上方基础上加郁金20g，茵陈12g，白头翁30g。6剂，水煎服，每日1剂。

三诊：2008 年 7 月 22 日。患者症状较前进一步减轻，经期头痛，双腿自觉有蚁行感，夜间重，纳眠可，二便调，舌质淡暗，苔薄白，脉沉滑。在二诊方基础上加丝瓜络 21g，败酱草18g。6剂，水煎服，每日1剂。症状缓解。随访4个月，病情无复发。

按：风湿性舞蹈病又称小舞蹈病、Sydenham 舞蹈病或感染性舞蹈病。由 Thomas·Sydenham 首先描述，是风湿热在神经系统的常见表现。多见于儿童和青少年，特征是不自主舞蹈样动作，肌张力降低，肌力减弱，自主运动障碍和情绪改变等。按 Aldrich 可分为四型：普通型、重度型、麻痹型、妊娠舞蹈病。本病可自愈，但复发者不少见。

该患者初诊时，体丰肉满，双目有神，舌质瘀红，苔薄黄，脉沉滑。此为阳热内蕴之证，患者属阳热体质，即《灵枢·二十五人》所述之"火形人"。素体阳热，易操劳，忧思焦虑较常人为多，体内火热炽盛，动风动血，则出现头部及四肢不自主舞蹈样动作。"火为阳邪，其性炎上"，火热易于上攻，故出现头胀痛，经期血蓄于下焦，头部血行减少，故头痛加重。热扰心神，则夜间噩梦多。患者所表现的中风病及小舞蹈病皆为内热炽盛的外在表现，治疗宜大胆应用苦寒和甘寒之剂，适当配伍滋阴通络类，内热清则诸症愈，无须因其为中风则用祛风化痰、平肝息风药，有抽动阵颤症状则用息风药。这是中医治疗的特色与优势，是辨证论治的精髓，舍去表象，直指病机，用药直达病所，从而起到兼顾疗效与体质调理之功。

此案以清热解毒，活血凉血通络为治法，方选四妙勇安汤加减。方中重用金银花，甘寒清热解毒且不伤胃，玄参清热养阴，凉血止血；因当归性偏温，且重在补血，故舍去不用；牡丹皮、赤芍凉血活血；蒲公英、白花蛇舌草、黄芩配合金银花、玄参清热解毒；桑枝、络石藤、防己清热通络。使内热清，脉络畅，症状及体质得以调理。患者二诊时症状明显减轻，舌质已由瘀红变为暗淡，舌苔由薄黄变为薄白，表明热邪有减退，治疗在上方基础上加用郁金、茵陈、白头翁，以清热解毒，利关节。且郁金能顺气降火止头痛，正如《本草经疏》所言："郁金，本入血分之气药，其治以上诸血证者，正谓血之上行，皆属内热火炎，此药能降气，气降则血不妄行"。三诊时，症状已基本缓解，患者自觉双腿蚁行感，乃内热外透之征，无须处理，在二诊方基础加用丝瓜络、败酱草清热通络，服6剂，内热基本清除，患者症状亦趋痊愈。本病常用治法有散风除湿、镇肝息风、活血通络等。

参考文献

王雪娟. 2009. 齐向华教授诊治小舞蹈病验案 1 例[J]. 云南中医中药杂志，30（8）：71.

二、不宁腿综合征

患者，女，79 岁。主诉：双下肢不适伴抽搐半年。刻下：双下肢游走不定的胀痛，时有抽搐，蚁行感，夜间或休息时加重。偶有头晕、心悸，焦虑状态，纳少，寐差，大便 3~4日一行，大便干，小便可，舌红、苔黄腻，脉弦细。西医诊断：不宁腿综合征。中医辨证为肝血不足，血虚络痹，筋脉失养。治以酸枣仁汤合厚朴温中汤加减。处方：火麻仁 30g，川芎、茯苓、当归、厚朴、酸枣仁、何首乌、郁李仁各15g，龙胆草、焦栀子、远志各10g。每日1剂，水煎服。

二诊：服药2周后双下肢抽搐的次数减少，心悸、头晕症状均减轻，纳可，寐尚可，大便1～2日一行，软便，小便调，舌红、苔白，脉弦。辨证为血虚络痹，筋脉失养。守上方去何首乌、龙胆草、川芎，加石菖蒲、佩兰各15g，莲子心10g，炒白术20g，当归改为30g。如法服药15日，腿部未出现抽搐症状，现服膏剂巩固疗效。

按： 不宁腿综合征在现代医学中属于睡眠障碍的一种，症状与体征分离，安静状态下表现严重，活动时反而消失。主要是睡眠质量、时间的紊乱，是在静息或夜间睡眠时出现双下肢难以名状的感觉异常和不适感，以及强烈活动双下肢的愿望，睡眠中下肢频繁活动或躯干辗转反侧，症状于活动后缓解，停止后又再次出现。临床上来就诊的患者常合并焦虑等精神症状。现代医家常常根据患者来就诊时的症状将此病归为"痹证""郁病""麻木"等病，多从痰、湿、瘀等方面论治。

该患者为脾胃失和，血虚络痹，筋脉失养证，故以酸枣仁汤合厚朴温中汤加减治疗。方中火麻仁、郁李仁润肠通便，酸枣仁养血补肝、宁心安神，共为君药。茯苓、远志宁心安神，当归养血兼润肠，佐以厚朴宽中降气，川芎疏达肝气、调畅气机，龙胆草清肝胆，焦栀子清三焦火，何首乌补肾填精，诸药酸收辛散并用，相反相成，具有养血调肝、清热除烦、通络润肠之功。药后症状明显减轻，随证加减，最终病愈。

参考文献

李海萧，童伯瑛，赵建国. 2011. 赵建国教授治疗不安腿综合征经验简介[J]. 新中医，43（10）：145-146.

三、腹型癫痫

肖某，女，10岁。2006年8月6日初诊。患儿1年前起病，经常不明原因腹痛，以脐周为甚，痛时哭闹不安，伴汗出，面色苍白，四肢冰凉，数分钟后可自行缓解，每月发病3～4次，屡经中西药以"肠道寄生虫病"治疗无效，赴黄石某医院检查，脑电图报告，两侧各导联有较多4～6c/s慢波，偶见阵发高幅3.5c/s慢波，舌质淡红，苔薄白，脉沉细无力。辨证属中焦虚寒，脏腑失却温养。治宜温中补虚，和里缓急，活血止痛。方用黄芪建中汤加减。处方：黄芪12g，桂枝6g，白芍12g，延胡索6g，郁金6g，木香6g，生姜2片，大枣5枚，炙甘草3g。水煎服，每日1剂，分3～5次口服。

二诊：服上方5剂，腹痛较前明显减轻，腹痛时间也较前缩短，效不更方，守原方续服30剂，1个月后复查，症状完全消失。脑电图复查：各导联仍有散在中波幅慢波，随访2年无复发。

按： 腹型癫痫属胃肠性发作癫痫范畴，以发作性腹痛为主，无躯体抽搐。隶属于中医学"腹痛"范畴，此病例证属中阳不足，脏腑虚寒，治以黄芪建中汤温中补虚，和里缓急而止腹痛，方中黄芪温中健脾，补一身之气，以桂枝汤调和营卫，加延胡索、郁金、木香行气止痛，诸药合用，切中病机，收效甚捷。

参考文献

陈绪忠，陈仔华. 2010. 特殊型癫痫中医治验三则[J]. 医学信息（上旬刊），23（8）：2699-2700.

四、肝豆状核变性

林某，男，27 岁。于 1989 年 4 月 14 日入院。患者于 1986 年起病，始见肢软无力，继而迈步不稳，四肢颤抖，经某西医院诊治，查血清酮氧化酶活力降低，双角膜缘见 K-F 环，肝功能轻度异常，明确诊断为"肝豆状核变性"，接受青霉胺、硫酸锌治疗。近来病情稳定。3 日前因感冒而病情加剧，由原来的四肢震颤发展为四肢频繁抽搐，颈项强直，头部痉挛而扭转，口眼㖞斜，浊唾外流，吞咽不利，神情呆滞，彻夜不寐，恶心呕吐，大便秘结，小便不能自理，舌质黄腻，舌苔红起刺，脉弦劲。中医辨证：痰热内盛，热极化火动风，风火交织。经脉失约，内扰心神，夹有痰火，而发为痉证。急拟清热解毒，泄热通腑之法，方用大黄黄连泻心汤加减。处方：生大黄（后下）12g，黄连 6g，半枝莲 30g，半夏、陈皮、炙远志、制南星各 10g。1 剂煎汤频服，同时黄连粉 1g，每日 3 次吞服，生大黄 20g，加温水保留灌肠，须臾即解大便 2 次，稀薄量多臭。次日，病情依照，四肢头部每间隔 1～2 分钟抽搐 1 次，持续半分钟后方缓解，颈项强直，表情淡漠。此乃腑气虽通，内热炽盛，邪实之伤，攻不可缓，予原方汤剂每日 2 剂，多次分服，加琥珀抱龙丸 1 粒，每日 2 次，苦参糖浆 50ml 晚上顿服，脐敷数层粉（蜜调）。多方以制之，而无丧身琐命之忧。守方 4 日，病有起色，抽搐明显减轻，口眼稍㖞，颈软，舌能外伸，面见悦色，舌上起刺减少，舌边见瘀斑，苔黄腻。此乃邪热渐衰，痰瘀互阻。治当兼顾循古人之法，病方衰，必穷其所之，更益精锐，捣其穴。故守原方加化瘀之品丹参 30g，赤芍 10g，化痰开窍之品石菖蒲 10g，使热退，清风静动自停，痰瘀兼化脉络宁。1 周后，口眼㖞斜、颈项强直均除。四肢轻微颤动，反应灵敏，吐字见清，能独自扶持行走，病情日轻一日。2 周后，诸证基本缓解，用脑时肢体轻微抖动，生活自理，苔薄黄，守原方治疗 1 个月。出院后随访 1 年，未见反复。

按：肝豆状核变性征，是一种常染色体隐性遗传性铜代谢障碍性疾病，主要是胆管排铜缺陷和铜蓝蛋白合成障碍，使过量的游离铜沉积于组织中和经尿排出。特异性指标为：血清铜氧化酶活力下降、尿铜高、血清总铜下降。临床症状以四肢不自主震颤，构音障碍为主。祖国医学认为"诸禁鼓慄，如丧神守，皆属于热""诸暴强直，皆属于风"，阐明了风热痰火相合为病，是本病病因、病情变化的根源。

患者为青年男子，气血充沛，阳气亢盛之际，素体阳有余而阴不足，时值春令，风木之际，人应四时，外感时邪，内外合病，痰热内盛，化火动风，风动则摇，居高为害，经脉失约，心窍被拢，出现抽搐、强直、口眼㖞斜和神志改变症状，以此特征，属古之"痉证"范畴。热贯穿于整个病程中，是本病病理变化所在，因热极而风动，故主张重用清热泻火之剂，使邪有去路，热清而风静。由于方药合拍，1 周后病情稳定，唯有四肢甚微颤动，吐字渐清，病由痉证转为颤证，即重症转轻，然不论痉证还是颤证，其病机是一致的。发作期、邪实期均为"热甚动风"，只是疾病所处阶段不同，随着邪热盛衰轻重的不同，而出现不同的症状，诊断不一。此体现了中医辨证论治原则，即是"异病同治"，异中有同。另外，在本例治疗中，体现了中药内服与外治，多渠道给药的方法，发扬了祖国医学优势，治疗中医急震症。由于辨证妥帖，切中病机，故获得满意疗效。

参考文献

瞿伟黎. 1991. 肝豆状核变性一例治验[J]. 辽宁中医杂志，（6）：31-33.

五、周期性瘫痪

刘某，女，11 岁。主因"双下肢无力间作 7 个月余，发作 1 日"于 2014 年 12 月 17 日就诊。患者 7 个月前因感冒出现双下肢肌肉酸痛，继而软瘫，无法行走，就诊于当地医院，诊断为"周期性瘫痪（低血钾型）"。予激素、氯化钾等治疗，症状好转出院。后常因疲劳或寒冷后间断出现上述症状，每次持续 2～3 小时，曾服用补钾片（具体不详），每次症状缓解后停药。昨日因天气变冷突发双下肢酸痛、颤动，伴有麻木感，继而无力伴头晕于门诊就诊。症见患者情绪紧张，头晕，偶有心前区不适，双下肢乏力、麻凉酸痛，纳差，寐安，小便可，大便稀溏，舌胖有齿印、苔白腻，脉细略滑。查体：发育良好，营养中等，甲状腺未触及肿大，双下肢呈松弛性瘫痪，肌力 4 级，双上肢肌力 5 级，肌张力正常，无感觉障碍，腱反射减弱，病理反射未引出。心电图示：窦性心律，ST 段低平，出现 U 波。双下肢肌电图示：运动单位电位时限短，波幅低，电刺激反应差。头颅 MR 示：脑实质未见明显异常。查急症七项示：血钾 3.0mmol/L，血钠 140mmol/L。甲状腺功能示：TT_3、TT_4、FT_3、FT_4、TSH 均正常。西医诊断：周期性瘫痪（低血钾型）；中医诊断：痿证（脾胃阳虚型）。病机：脾胃阳虚，阳虚不化，聚湿生痰，痰阻脉道，遂致痿证。治法：益气健脾，燥湿化痰。予针灸治疗：①取穴人中、内关、髀关、伏兔、梁丘、丰隆、阳陵泉、足三里、阴陵泉、绝骨、三阴交、解溪、太冲、足临泣、四神聪、头维、太阳、神庭、率谷穴。②操作：患者平卧位，选用华佗牌 0.3mm×40.00mm 不锈钢毫针，穴位处皮肤常规消毒后刺入，足三里、阴陵泉、三阴交、悬钟、太溪采用补法，余穴用平补平泻法，进针得气后，留针 30 分钟，外加特定电磁波谱疗法（TDP）照射 30 分钟。治疗 1 次后患者情绪平复，自觉下肢酸痛感缓解，但尚不能行走。针刺 3 次后，头晕缓解，酸痛感消失，下肢稍有力，可搀扶下地行走。针刺 7 次后，下肢无力感消失，可自行行走。后巩固治疗 3 个疗程后，下肢发凉麻木及纳差、便溏明显改善，复查血清钾 3.8mmol/L，心电图正常，随访至今未复发。

按：周期性瘫痪是一组临床常以反复发作的骨骼肌弛缓性瘫痪为特征的肌病，与钾代谢异常有关。根据发作时血清钾的浓度，可分为低钾、高钾和正常血钾，其中以低钾型周期性瘫痪最为常见。其又分为原发和继发，后者继发于甲状腺功能亢进、肾小管酸中毒、原发性醛固酮增多症、库欣综合征等，国内以散发多见。目前西医治疗是急性发作时予补钾对症治疗为主，尚无有效的预防性治疗方法。由于本病多数患者病情平稳，发作时间不长，故可在急性期单独使用针灸治疗，即通过中医辨证施治对机体的气血、阴阳、寒热、虚实进行全面调整，从而达到一个新的机体内环境的相对平衡状态。

中医学认为本病属于"痿证"范畴，是指肢体筋脉弛缓，软弱无力，甚至痿废不用的病证，多见于下肢痿弱不用。《素问玄机原病式·五运主病》曰："痿，谓手足痿弱无力以运行也。"对于痿证的治疗，《素问·痿论》载有"治痿独取阳明"的理论，故采用针刺治疗，取阳明胃经穴为主。由于该患者仅表现为双下肢无力，故取下肢穴位为主，取阳明胃经穴髀关、伏兔、梁丘、足三里、解溪，依据阳明多气多血之经，主宗筋通利气血；肝主筋，故取筋会阳陵泉；肾主骨，故取髓会悬钟；太溪穴补益肝肾、坚强筋骨；头维、太阳、神庭、率谷疏利头部经气从而治疗头晕。同时胃的功能又与脾的运化密不可分，如《素问·太阴阳明论》所载："四肢皆禀气于胃而不得至经，必因于脾，乃得禀也。今脾病不能为胃行其津液，四肢不得禀水谷气，气日以衰，脉道不利，筋骨肌肉皆无气以生，故不用焉。"脾主运化，主肌肉四肢，本病与脾的关系也十分密切。碳水化合物的代谢和细胞内外钾离子浓度的变化，均有赖于脾消化饮食和输送水谷精微的功能。脾气阳虚，阳虚不化，脾不健运，则精微不布，聚而为湿，湿聚成痰，痰湿为患，脉道不利，遂致痿证。阳虚和痰湿均为本病之本，益气健脾、燥湿化痰为本病治疗大法，故选用丰隆穴健脾化湿，脾经穴阴陵泉健脾祛湿、通经活络，三阴交健脾补肝益肾。外加 TDP 照射，利用选定的 33 种与机体相关的微量元素，致使机体内之相应的元素谐振，而发生有益的生物效应，达到补益脾胃、平衡阴阳之效，使阴阳、气血津液能濡养筋骨肌肉，痿病自除。同时应注意周期性瘫痪的患者大多为年轻人，由于对疾病的认识不足，容易对肢体瘫痪产生极大的恐惧感，导致情感障碍，对疾病的预后不利。因此选用人中、内关、三阴交以调神醒脑，缓解患者的焦虑恐惧或者抑郁情绪，起到事半功倍的效果。同时对患者进行心理疏导是十分必要的。

参考文献

支宝华，杨白燕. 2016. 针刺治疗原发性低血钾周期性麻痹验案 1 则[J]. 湖南中医杂志，32（6）：116-117.

（周雪明 石伯伦）

第六节 血液系统疑难病验案

一、真性红细胞增多症

律某，女，52 岁。患者主诉头晕、头痛 2 个月，加重 1 周就诊。自述 2014 年 8 月初体检发现白细胞、血红蛋白增高，遂就诊于中国医学科学院血液病医院，查骨髓细胞形态学示增生活跃，粒、红、巨核细胞显著增生，以幼红细胞为主，骨髓活检示三系血细胞增生，JAK2V617F（＋）。经血常规、骨穿及活检等检查诊断为"真性红细胞增多症"，予羟基脲200mg/d 治疗。既往有高血压及冠心病病史。1 周前患者头晕、头痛症状加重，为求中医治疗，遂来我院门诊。

初诊：9 月 4 日。症见神志清，精神可，体力尚可，头晕，头痛，面红，口干，时有胸闷憋气，偶有右胁下疼痛，纳少，寐差，二便调，舌红、苔薄黄，脉弦细。血常规示：WBC 11.53×10^9/L，RBC 6.23×10^{12}/L，Hb 180g/L，PLT 294×10^9/L。中医辨证属肝阳上亢，瘀血内阻。治以平肝潜阳、活血化瘀为主。方拟天麻钩藤汤合活血化瘀之品并随证加减治之。处方：天麻 15g，钩藤 15g，苦参 15g，菊花 15g，金银花 15g，连翘 15g，蒲公英 15g，败酱草15g，赤芍 15g，川芎 15g，牛膝 15g，龙胆草 15g，枸杞 15g，首乌藤 10g，焦山楂 10g，焦麦芽 10g，焦神曲 10g。

二诊：9 月 11 日。服药后患者头痛、头晕、口干、胁痛较前好转，时有胸闷憋气，偶感乏力，二便调，寐差，舌红少苔，脉细。查血常规示：WBC 11.08×10^9/L，RBC 5.67×10^{12}/L，Hb 172g/L，PLT 266×10^9/L。此为肝阴不足，无以荣养，不荣则痛，故遵原方之意去银花、连翘，加黄精 10g 以补气养阴，白芷 10g 祛风止痛以治疗头痛。

三诊：9 月 25 日。患者乏力及头痛头晕症状均较前好转，时有胸闷憋气，口干咽干，时有胁痛，夜寐尚可，纳食可，小便可，大便干，舌红少苔，脉沉细。查血常规示：WBC 9.76×10^9/L，RBC 4.66×10^{12}/L，Hb 165g/L，PLT 270×10^9/L。患者症状较前好转，以滋补肝阴为原则，故遵原方之意，去苦参、焦麦芽、焦神曲、焦山楂，加牡丹皮 15g，生地黄 15g，沙参20g。牡丹皮、赤芍配伍加大清热凉血散瘀止痛的功效，以减轻头痛胁痛症状；生地黄、沙参清热凉血，滋阴生津。

四诊：10月9日。服药后患者自感体力尚可，头痛头晕、胸闷憋气、口干咽干等症均较前好转，偶有胁痛，夜寐尚可，纳食可，二便调。舌红、少苔，脉沉细。查血常规示：WBC 7.82×10^9/L，RBC 4.66×10^{12}/L，Hb 165g/L，PLT 270×10^9/L。由于本病始于肝失调达，疏泄失常，故以气机郁滞不畅为先，遵原方之意，加檀香10g，以舒畅气机，行气止痛。

五诊：10月23日。患者神志清，精神可，胸闷憋气，胁痛，口干咽干较前明显好转，偶有头晕头痛，夜寐安，纳食可，二便调。舌红、少苔，脉沉细。查血常规示：WBC 7.52×10^9/L，RBC 4.66×10^{12}/L，Hb 150g/L，PLT 266×10^9/L。患者病情基本平稳，以平肝潜阳、活血化瘀为治疗原则，经过治疗，患者血象恢复正常，但由于患者病程较长，继续服用中药以巩固治疗。

3个月后，患者感觉良好，未有不适，血常规正常。随访2个月，病情未复发。

按：真性红细胞增多症，是一种克隆性以红细胞异常增生为表现的骨髓增殖性肿瘤。常见临床表现有面红如醉酒样、头痛、眩晕、耳鸣、脾大、皮肤紫红、出血、血栓形成等。本病虽然进展缓慢，但未治疗者生存时间仅为18个月，主要死因为血栓、栓塞和出血。西医治疗主要以静脉放血、放疗及骨髓抑制药物为主。放血虽可缓解症状，但缓解期短，放疗不良反应较大，而骨髓抑制药物羟基脲对本病骨髓抑制较好。如再辅以中药辨证治疗，患者临床症状可明显改善，血常规更易控制平稳，预后较好。

中医学一般将其归属于"蓄血证""瘀证""眩晕""积证""血证"等范畴。如《温疫论补注·蓄血》载："邪热久羁，无由以泄，血为热搏，留于经络，败为紫血。"与现代临床所见颇为相似。其病因主要为嗜酒与恣食肥甘、情志内伤、外感邪毒等，其病机主要为血瘀，而导致血瘀的因素归结起来不外气阴亏虚、肝火、热毒诸方面。因此，活血化瘀是治疗本病的主线，依据瘀滞的轻重，分别采用养血活血、活血化瘀、破血逐瘀药物，并且结合造成瘀滞的因素，分别选用清泻肝火、滋补肝肾、健脾益气方药，果因同治。

本案患者素体阴虚，肝阴暗耗，阴虚阳亢，风阳升动，上扰清窍，则发为眩晕。天麻、钩藤相配以平肝潜阳，苦参、菊花、金银花、连翘、蒲公英、败酱草清热解毒，赤芍清热凉血、活血化瘀，川芎行气止痛，牛膝补肝肾、活血通络、引血下行，龙胆草清肝疏肝，枸杞补肾阴，首乌藤养心安神，焦山楂、焦麦芽、焦神曲健脾和胃，诸药合用，共奏平肝潜阳、活血化瘀通络之功。

参考文献

佘春薇，史哲新. 2016. 史哲新治疗真性红细胞增多症验案1则[J]. 湖南中医杂志，32（10）：119-120.

二、遗传性球形红细胞增多症

患者，男，72岁，定居山东多年，祖籍福建。2015年11月初无明显诱因出现面黄、乏力，未予特殊治疗，后血液检查示：WBC 8.2×10^9/L，Hb 127g/L，PLT 367×10^9/L；肝功能：总胆红素40μmol/L；间接胆红素33.9μmol/L，给予叶酸片、甲钴胺口服。2016年1月出现上呼吸道感染，后面黄、乏力加重，伴浓茶色尿，查血常规：Hb 88g/L，网织红细胞占20.8%，肿瘤标志物正常，以"溶血性贫血"收入院。患者幼年父母双亡，其兄弟有类似贫血病史，查体脾轻度肿大，行骨髓细胞学检查：可见球形红细胞，增生性贫血；直接抗人球蛋白试验阴性；糖水试验、酸溶血试验弱阳性；血涂片球形细胞增多，约25%；PNH检测阴性。诊断考虑遗传性球形红细胞增多症，给予甲强龙治疗，患者住院期间快速性心房颤动发作，予胺碘酮后转复，出院后给予口服甲强龙片 4mg×6 片/日。因患者为老年男性，身体状况差，不考虑切脾，故求治于中医。

2016 年 7 月 7 日到山东中医药大学附属医院首诊，症见：面黄、乏力，双手抽搐频繁，无发热，自觉口干，无恶心呕吐，食欲减退，眠一般，大便正常，小便呈酱油色。舌淡，苔白，脉弦滑。血常规示：WBC $18.55×10^9$/L，Hb 104g/L，PLT $398×10^9$/L。西医诊断：遗传性球形红细胞增多症。中医诊断：黄疸（阳黄）。治法：清热利湿，补肾健脾。予茵陈蒿汤加减治疗。处方：茵陈 60g，田基黄 15g，焦栀子 15g，淡豆豉 9g，白扁豆 30g，茯苓 30g，盐杜仲 15g，白茅根 15g，炒麦芽 15g，麸神曲 15g，连翘 9g，柴胡 25g，黄芩 12g，清半夏 9g，醋鸡内金 30g。28 剂，水煎服，每日 1 剂，分早晚 2 次温服。

二诊：2016 年 8 月 4 日。患者面黄，乏力较前好转，双手抽搐症状消失，纳眠可，小便色黄，大便调。中药上方加鸡血藤 20g，小蓟 15g，继服 28 剂，水煎服。

三诊：2016 年 9 月 1 日。患者面黄，体力尚可，无发热，无咳嗽咳痰，纳眠可，小便颜色较前变浅，大便调。续进前方以巩固疗效，并逐渐撤减西药，定期复诊。

按：遗传性球形红细胞增多症（hereditaryspherocytosis）是红细胞先天性膜缺陷引起的溶血性贫血中最常见的一种类型。因外周血中出现球形红细胞而得名，系常染色体显性遗传，男女均可患病，父母一方患有同病，患者出生即患病。临床表现有贫血、溶血性黄疸、脾大，感染可使病情加重，常伴胆石症。血涂片见球形红细胞增多为本病的特征，可占红细胞的20%～40%，少数可达到80%以上。

本例患者为老年男性，年过半百，素体脾肾亏虚，不能运化水湿，湿邪困遏脾胃，壅塞肝胆，疏泄失常，以致胆汁不循常道，胆汁外溢故皮肤发黄；湿热下注故见小便呈酱油色；湿邪内盛，中元虚故倦怠乏力、饮食减少；湿邪困脾，津液不能输布故自觉口干；舌淡苔白，脉弦滑，均为脾虚内湿之象。故辨证属于本虚标实，虚实夹杂，以脾肾亏虚为本，湿热内盛为标。方以茵陈蒿汤加减，以茵陈、田基黄清热利湿退黄；焦栀子清热利湿；淡豆豉清热宣郁和胃；白扁豆、茯苓健脾化湿；盐杜仲补肝肾、强筋骨；茅根凉血止血、清热利尿；连翘清热解毒；柴胡、黄芩疏肝理气清热；清半夏燥湿化痰；麦芽、麸神曲理气和胃；醋鸡内金健胃消食。诸药配伍，以奏全效。

参考文献

刘月莉，徐瑞荣. 2017. 茵陈蒿汤加减治疗成人遗传性球形红细胞增多症验案举隅[J]. 中国民族民间医药，26（18）：71-72.

三、血小板无力症

邢某，女，17 岁。2006 年 1 月 17 日入院。间断性鼻出血、牙龈出血及皮肤瘀点瘀斑 13 年，经血不止 13 日，面色苍白 1 周。患者于 1 周岁时牙龈磕碰后出血难以自止，于某医院对症处理后好转，后间断鼻出血、牙龈出血，皮肤搔抓、磕碰后有瘀点瘀斑，无咯血、呕血及便血，无发热，无头痛、头晕、心慌及气短等不适。4 岁时于某医院就诊，化验血小板正常，血小板聚集试验提示血小板不聚集，有巨大血小板，诊断为"血小板无力症"，予输血小板支持治疗后出血好转。13 日前月经来潮，量多，不能自止，伴面色苍白、头晕、恶心及纳差，再次就诊于某医院，查血常规示：WBC $11.1×10^9$/L，Hb 61g/L，PLT $280×10^9$/L。诊断为"血小板无力症；失血性贫血"。予输机采血小板 1 个治疗量（200ml）、去白悬浮红细胞 1 个单位（200ml）支持治疗，氨基己酸注射液 4g，每日 1 次静脉滴注，病情无明显好转，住院治疗 10 日自动出院，为求进一步治疗入我院。

入院体检：体温 36.9℃，心率 96 次/分，呼吸 22 次/分，血压 100/60mmHg，神志清，精神差，重度贫血貌，皮肤黏膜无黄染及出血点，浅表淋巴结未触及肿大，胸骨无压痛，心肺（－），肝脾未及，双下肢不肿。入院后查血常规示：WBC $6.6×10^9$/L，Hb 50g/L，PLT $231×10^9$/L，血小板不聚集，有巨大血小板。血小板抗体（流式细胞仪法）示抗 IgG 抗体 0.8%（参考范围<5.05%），抗 IgM 抗体 5.09%（参考范围<5.00%），抗 IgA 抗体 10.55%（参考范围<4.98%）。凝血六项未见异常。子宫、附件 B 超未见明显异常。西医诊断为"血小板无力症；失血性贫血"。中医辨证为肾阴亏虚，阴虚内热，热迫血行之血证。

治宜滋阴补肾，清热凉血，收敛止血。处方：生地黄 10g，熟地黄 10g，川芎 6g，人参 10g，当归 15g，阿胶 10g，三七粉（冲服）5g，荆芥穗炭 15g，黄芪 15g，茯苓 10g，白术 10g，地骨皮 10g，栀子 10g，山药 15g，海螵蛸 10g，仙鹤草 15g，血见愁 10g，牡丹皮 15g，侧柏炭 10g。水煎服，每日 1 剂。地黄止血胶囊（院内制剂，组成：水牛角、生地黄、牡丹皮、紫草、蒲公英、金银花、太子参、三七等）5 粒，每日 3 次口服；速力菲片 0.1g，每日 2 次口服；去氧孕烯雌醇片 1 片，每日 1 次口服；叶酸片 5mg，每日 3 次口服；丙酸睾酮注射液 50mg，每日 1 次肌内注射；氨基己酸注射液 4g，每日 1 次静脉滴注；地塞米松注射液 5mg，每日 1 次静脉滴注；输配型血小板 1 个治疗量（200ml）、去白红细胞 2 个单位（400ml）支持治疗。

住院治疗 1 周，经血较前明显减少，经期 10 日，乏力、头晕、恶心及纳差较前好转。患者因经济原因住院 15 日出院，出院时查血常规示：WBC $5.2×10^9$/L，Hb 80g/L，PLT $206×10^9$/L。院外继续坚持口服我院中药汤剂及地黄止血胶囊，停用其他药物。随访至 2009 年 11 月，患者用地黄止血胶囊 3 粒，每日 3 次，口服维持，一般状况良好，无出血表现，多次月经来潮时间及出血量均正常，未再输血小板。

按：血小板无力症，又称 Glanzmann 病（Glanzmann thrombasthenia，GT），是一种遗传性出血病。特点为血细胞对多种生理诱聚剂反应低下或缺如，由血小板膜糖蛋白Ⅱb（GPⅡb）和（或）Ⅲa（GPⅢa）质或量的异常引起。1990 年国际血栓与止血学会标准化委员会将 GT 定义为由于 GPⅡb 或 GPⅢa 基因缺陷引起的血小板对多种诱聚剂（如腺苷二磷酸、凝血酶、胶原等）的先天性遗传性无聚集或反应减低。

关于 GT 的病因病机，《素问·六元正纪大论》云："木郁之发……故民病胃脘当心而痛，上支两胁，膈咽不通，食饮不下。"《临证指南医案·胃脘痛》云："宿病中气胃痛，今饱食动怒痛发、呕血，是肝木侵犯胃土，浊气上踞，胀痛不休，逆乱不已……夫痛则不通。"《知医必辨·论肝气》云："肝气一动，即乘脾土，作痛作胀，甚则作泻，又或上犯胃土，气逆作呕，两胁痛胀。"中医学认为，胃脘痛的病变脏腑主要在胃与肝，肝郁气滞、胃气不降是本病发生、发展的关键环节。笔者在多年的临床实践中发现，肝胃气滞是 CT 最常见的证型。

本例患儿幼年起病，以牙龈出血、皮肤瘀点瘀斑为起病表现。月经来潮后出血量较大，出现失血性贫血，为内脏出血，病情较重。入我院后予输血、输血小板支持治疗，给予对症止血、补铁、雄性激素等综合治疗，予地黄止血胶囊、中药汤剂口服，经血停止。停用西药后，继续地黄止血胶囊、中药汤剂口服。此后未再输注血小板。

参考文献

袁炜，刘清池，武大勇. 2011. 中药为主治疗血小板无力症 2 例[J]. 河北中医，33（12）：1805+1807.

四、血卟啉病

胡某，女，26岁，农民。因腹痛每隔1～2周反复发作3年多，顽固性便秘，伴精神狂躁，哭笑无常，在当地医院多次按胆石症、胆道蛔虫症和神经官能症治疗无效，于2003年4月来我院就诊。查体：精神差，皮肤粗糙，有色素沉着，心肺听诊无异常，全腹压痛，痛点不固定，无反跳痛，肝脾未触及，肠鸣音活跃。实验室检查：血常规示Hb 111g/L，WBC $5.35×10^9$/L，N 0.67，L 0.31，E 0.02；尿常规示Pr（+～++）、RBC 1～2/HP、WBC 3～5/HP；大便未发现虫卵；谷丙转氨酶52U/L；全消化道钡餐检查：排除迟缓；腹部平片示：小肠中有积气，未见液平面。入院后给予解痉止痛、润肠通便、利胆消炎等西药治疗12日，效果不理想。发现小便呈紫红色，久置颜色加深，查尿卟胆原阳性，结合临床症状及化验检查确诊为"急性间歇性卟啉病"。改以中西医结合治疗，方以桃仁承气汤加减：桃仁10g，生大黄30g，川桂枝6g，炒川楝15g，延胡索10g，枳实9g，生甘草3g。每日1剂，煎2次，早晚分服。同时，西药予以5%葡萄糖生理盐水250ml+地塞米松20mg+氯丙嗪25mg静脉滴注。用药5日，腹痛明显缓解，大便通畅，精神恢复正常。当患者症状基本消失时，继续以桃仁承气汤加减，巩固疗效，停用西药，10日后症状完全消失。查尿卟胆原阴性，符合卟啉病缓解标准。出院后随访半年，未见复发。

按： 急性间歇性卟啉病是常染色体显性遗传性疾病，是由于肝内卟啉代谢紊乱引起的间歇性发作腹痛、呕吐、便秘及神经精神症状等一系列证候群。发病以青壮年为多，属少见病种，极容易误诊。临床表现差异很大，以小腹部绞痛和神经精神症状的间歇发作为特征，另一个很重要的特点是由于δ-氨基酮戊酸和卟胆原从肾脏排出增加，患者尿液暴露于阳光下可转变为红色或茶色。本病可因服用巴比妥、磺胺类药物或应激状态所诱发。腹部表现为剧烈绞痛，伴便秘、恶心呕吐，类似急腹症表现，腹痛无固定部位，亦无腹部反跳痛和肌紧张。外周运动神经障碍表现为四肢软弱无力，甚至软瘫。精神症状为忧郁、精神错乱、幻觉等。症状常反复发作，可持续数日至10余日。另外可有自主神经功能失调表现，如心动过速、高血压、尿潴留等。

本例患者以腹痛及精神异常为主要表现，其证属瘀热互结，当属中医下焦蓄血证。因桃仁承气汤主治下焦蓄血证，见少腹急结、小便自利、谵语烦渴、至夜发热，甚则其人如狂等表现。故以桃仁承气汤加减治疗此病，祛瘀泄热、行气止痛，配以西药，效果满意。

参考文献

姜志华，王亚俊.2008.桃仁承气汤加减治疗急性间歇性卟啉病1例[J].青岛医药卫生，（2）：134.

五、免疫性全血细胞减少病

笪某，女，24岁，江苏无锡人，护士。因不规律发热7个月，近3个月来，反复出现紫斑，于1963年9月14日入院。

患者于1963年3月开始，常有间歇性发热，每隔1～2周发作1次，每次持续4～5日，每次发热伴有头部钝痛，但无畏寒抖颤与出汗，体温在38℃以上，3个月来全身反复出现紫斑，时消时现，月经周期缩短，约10日1次，量多色淡，1个月来发热时伴有腹泻，为稀便无脓血，每日2～4次，稍有腹痛，曾用合霉素40g后而愈，但1个月后又出现上列症状，于1个月前又服土霉素，效果不显著，并伴有白细胞逐渐减少，由$7×10^9$/L降至$3×10^9$/L左右，

ESR 为 40mm/h。过去无同样病史可询。

体格检查：营养发育佳，神志清楚，自动体位，全身黏膜未见黄染，左下肢大腿内侧有铜钱大小紫斑，压之不退，其他处未见出血点，心肺无重要异常发现，肝在肋下 2cm，剑突下 4cm，脾未扪及，四肢无畸形，病理反射未引出，束臂试验阳性，红细胞 $3.43×10^{12}$/L，血红蛋白 62g/L，白细胞 $3.3×10^9$/L，中性粒细胞 0.66，淋巴细胞 0.29，大单核 0.02，嗜伊红 0.03，出血时间 1.5 分钟，凝血时间试管法 4 分钟，血小板 $150×10^9$/L，血块 18 小时完全收缩，网织红细胞 0.4%，ESR 15mm/h。肝功能：麝香草酚浊度试验 7 麦氏单位，麝香草酚絮状（＋），脑磷脂絮状（＋），球蛋白 30g/L，白蛋白 30.8g/L，血清谷丙转氨酶 10 单位，凡登白直接、间接均为阴性，胆红素值正常，黄疸指数 6 单位。狼疮细胞未找见，血培养阴性，骨髓象检查，涂片中有核细胞增生明显活跃Ⅱ极，粒细胞系统均有明显的增生，活跃状态，从幼稚到成熟，以及嗜酸性细胞均较为活跃，除涂片中可看到几个退化型细胞外，细胞形态无其他改变，系统增生较活跃，在整个涂片中，以早、中、幼红为多，并且可看到一个早幼红分裂型，红系中未见到染色过浅及中央苍白压扩大之成熟红细胞，粒红比例为 3.5：1，其他无改变，白细胞形态尚正常，且核细胞在涂片中看到 11 个，形态较小，产生血小板型巨核细胞少见，血小板数量减少，形态尚正常。

患者入院后给予泼尼松治疗，红细胞及血红蛋白都见有上升，但一经停用后，则又复低降，如此治疗 23 日终未获得满意效果，于 10 月 17 日邀中医会诊，改以中药治疗。间歇性发热，已半载余，大便软而溏泻，皮肤出现紫斑，头晕而痛，经不应期，旬日一至，量多延绵，精神怠倦，舌苔薄白，脉息濡弱，良由营血交耗，阴损及阳，气馁不摄，阴阳俱虚，虚生内热，迫血妄行所致。拟方当归补血汤加味治之。处方：黄芪一两，当归三钱，白芍三钱，大熟地黄三钱，阿胶三钱，粉草一钱，白术三钱，茯神三钱，女贞子三钱，旱莲草三钱。

二诊：10 月 25 日。叠进益气补血，养阴制阳，佐以培土之剂 9 剂后，精神渐振，大便正常，紫斑色淡，检查红细胞、网织红细胞及白细胞均有上升，脉息濡细有神，拟宗原法增易治之。处方：黄芪一两，当归三钱，白芍三钱，大熟地黄三钱，阿胶三钱，粉草一钱，白术三钱，酸枣仁三钱，女贞子三钱，旱莲草三钱。

三诊：11 月 18 日。紫斑已退，精神食欲转佳，前曾停药 3 日作观察，检其血象仍稳定于正常，拟以前法出入进治。处方：黄芪六钱，党参三钱，当归三钱，白芍三钱，大熟地黄三钱，阿胶三钱，粉草一钱，白术三钱，怀山药三钱。

11 月 21 日，患者经服中药 33 剂，症状渐次消失，血常规稳定于正常而出院。

1964 年 9 月 29 日曾在本院血液检查：血红蛋白 76g/L，红细胞 $3.85×10^{12}$/L，白细胞 $6.15×10^9$/L，中性粒细胞 0.55，大单核 0.02，嗜伊红 0.15。

按：全血细胞减少症又名再生障碍性贫血（再障），是骨髓造血功能衰竭所导致的一种全血减少综合征。50%～75%的病例原因不明，为特发性，而继发性主要与药物及其他化学物质、感染、放射线有关。可以分为先天性和获得性两大类，以获得性居绝大多数。获得性再障可分原发和继发性两型，前者系原因不明者，约占获得性再障的 50%；又可按临床表现、血象和骨髓象不同综合分型，分为急性和慢性两型。慢性再障的特点为起病缓、病程进展较慢、病程较长。贫血为首起和主要表现，输血可改善乏力、头晕、心悸等贫血症状。出血一般较轻，多为皮肤、黏膜等体表出血，深部出血甚少见。病程中可有轻度感染、发热，以呼吸道感染多见，较易得到控制；如感染重并持续高热，往往导致骨髓衰竭加重而转变为重型再障。

该患者初诊时，已有不规律发热 7 个月的病史，并且近 3 个月来，反复出现紫斑，经过西医治疗后，中医诊察时，其症见便溏，头晕而痛，精神怠倦，舌苔薄白，脉息濡弱，此皆是中焦虚羸，气血不足所致，详询病史，更有经不应期，旬日一至，量多延绵之症状，盖其营血交耗，脾虚羸弱，气馁不摄，更有阴阳俱虚，虚生内热，迫血妄行之弊。因而拟方当归补血汤加味治之。李东垣之当归补血汤，为补气血、退虚热之良好方剂，其用药量黄芪倍于当归，盖气能生血，亦阳气旺而阴血自生，乃阳生阴长之意。正如《素问·阴阳应象大论》所言："阴在内，阳之守也；阳在外，阴之使也。"方内增以熟地黄、阿胶、当归、白芍、女贞子、旱莲草养阴清热，补血止血；白术、茯神有助健脾强食，以资化源之本。

10 月 25 日复诊，经过累日的补益，滋阴补阳，其正气减复，处方以枣仁易茯神，更增酸收敛阴之效。11 月 21 日，患者经服中药 33 剂，症状渐次消失，血检稳定于正常而出院。于出院后 1 年复诊，其血常规皆示良好，停药后保持较好。纵观本次治疗，其治法仍以气血不足为切入点论治，从脏腑论，以中焦脾胃为核心，调度有方，步步为营，紧抓病机，从气虚入手，补益气血，转危为安。

参考文献

任达然，沈詹岳，陈玉华.1965. 当归补血汤加味治疗自家免疫性全血细胞减少症一例系统观察报告[J]. 江苏中医，（2）：8-12.

六、红白血病

曾某，男，22 岁。1980 年 1 月 19 日初诊。患者近半年来反复发作上腹部疼痛，以凌晨 2 点左右为甚。每次发作与饮食、季节无明显关系，无恶心呕吐、冒酸打呃、便血史。此次上腹部持续疼痛 1 日，逐渐加重。查体：T39℃，P94 次/分，R25 次/分，BP 80/30mmHg。急性失血病容，上腹部剑突下轻度压痛。入院 3 日，因血红蛋白和白细胞进行性下降（Hb 35g/L→26g/L→20g/L；WBC $12.9×10^9$/L→$7.4×10^9$/L→$3.4×10^9$/L），骨髓穿刺检查：骨髓增生活跃，以红细胞系统增生为主，粒红比例倒置（1：1.3）。在增生的有核红细胞中，以早期为多数。在白细胞系统方面，也表现有越前期者，其比例相对越高，越接近成熟期，比例越低的裂孔现象。诊断为"红白血病"。住院经抗感染、输血、对症处理，血压好转，建议外出治疗而出院，始邀余诊治。

症见面色苍白，唇无华，头晕目眩，气短懒言，食欲不振、心悸、怔忡，腹部剧痛，面部和足踝关节部浮肿，畏寒肢冷，便秘，脉浮大无力，舌淡苔白。此乃气血俱虚，五脏虚损所致。急宜大补气血佐以温阳，用十全大补汤：党参 60g，黄芪 60g，当归 15g，川芎 12g，熟地黄 15g，茯苓 12g，白术 12g，白芍 30g，桂枝 12g，大枣 12g。炙草 6g，生姜 3 片。5 剂。

药后食欲大增，大便已解，精神倍增，但仍畏寒、腹痛。守原方去桂枝，加附片 12g（先煎），肉桂 6g（研末冲服）。服 20 剂后外周血象：Hb 34g/L，RBC $1.54×10^{12}$/L，WBC $7.1×10^9$/L。分类：幼稚粒细胞 0.09（早幼粒 0.02，中幼粒 0.06，晚幼粒 0.01），淋巴细胞 0.20，中性粒细胞 0.48，嗜酸粒细胞 0.01，有核红细胞 0.22（早幼红 0.06，中幼红 0.11，晚幼红 0.05）。患者血细胞明显回升，食欲、体力明显好转，大小便正常，但上腹部时有隐痛，脉微弦。此系肝血不足，失于疏泄所致，用疏肝理气，养血和营法。柴胡疏肝散加减：柴胡 12g，川芎 10g，广木香 12g，香附 12g，当归 15g，白芍 12g，茯苓 12g，白术 12g，枳实 12g，川楝 12g，甘草 10g。

3 剂后腹痛消失。后用十全大补汤和柴胡疏肝散两方加减交替服用，调治 3 个月。其间，曾加板蓝根 30g，夏枯草 30g，丹参 15g 以清热解毒，活血散结；用砂仁 10g，山楂 30g，神曲 30g，莱菔子 12g，消上腹部胀闷感；加玉屏风散和龙牡治自汗。

这期间，曾化验 4 次。5 月 29 日血常规：Hb 99g/L，WBC 6.2×10^9/L。分类：中性粒细胞 0.68，淋巴细胞 0.32。停药观察。7 月 11 日，血常规又出现幼稚细胞：中幼粒 0.02，晚幼粒 0.06，中幼红 0.02，晚幼红 0.04。患者除自汗外，无任何不适。宜益气固表敛汗，用玉屏风散合牡蛎散化裁。5 剂后，自汗消失。继用下方善后。

处方：党参 30g，黄芪 30g，防风 12g，白术 12g，当归 22g，生地黄 12g，柴胡 12g，广木香 18g，川芎 10g，大枣 10g，甘草 10g。8 月 12 日外周血象已无幼稚细胞，停药观察。随访 5 年仍健在。

按：红白血病是白血病中的一种。急性白血病按国际 FAB 分类标准，分为急性淋巴细胞白血病（ALL）及急性髓性白血病（AML）。其中 AML 又分为粒细胞白血病未分化型（M1）、粒细胞白血病分化型（M2）、颗粒增多的早幼粒细胞白血病（M3）、粒单核细胞白血病（M4）、单核细胞白血病（M5）、红白血病（M6）及巨核细胞白血病（M7）。在骨髓象中可见红细胞系显著增生，幼红细胞往往大于 0.50，且伴有形态异常，表现为巨幼样变、多核、巨形核、母子核、核碎裂等。同时有白细胞系的异常增生，原粒细胞（原、幼单核细胞）大于 0.30（NEC），如外周血中原粒细胞（原、幼单核细胞）大于 0.05 时，骨髓中原粒细胞（原、幼单核细胞）大于 0.20（NEC）。

该患者初诊时，面色苍白，口唇无华，头晕目眩，气短懒言，食欲不振，心悸，怔忡，腹部剧痛，面部和足踝部浮肿，畏寒肢冷，便秘，脉浮大无力，舌淡苔白。《素问·生气通天论》有言："阳气者，若天与日，失其所则折寿而不彰……阴者，藏精而起亟也，阳者，卫外而为固也。"阴阳失和，九窍气争，阳不化气，阴不敛形，此所表现俱是气血大虚，五脏羸弱之象。故而急投以十全大补汤大补元气，益气养血，温通阳气。方中重用党参、黄芪，以"有形之血不能速生，无形之气所当急固"为其用意，气生则血生，气存则血存。

二诊时，查患者服药后食欲大增，大便已解，精神倍增，此是胃气恢复之象，正是有一分胃气便得一分生机。患者仍有畏寒、腹痛的症状，此是阳气未复，阴寒内聚所致。因此，谨守原方，去桂枝之辛温，加附片、肉桂温补阳气，引火归元，以壮命门。

继而连续服用 20 剂后，患者血细胞明显回升，食欲、体力显好，二便正常，但上腹部仍时有隐痛，脉微弦。此时，胃气已复，肾阳尚盈，其腹部隐痛与弦脉相合，乃是肝血不足，肝气失濡，致使气机疏泄失司，克犯脾土，并循经作痛。因此采用疏肝理气，养血和营之法，以柴胡疏肝散为方化裁。

腹痛消失后，继用十全大补汤和柴胡疏肝散两方加减交替治疗，调治 3 个月，并针对病情变化加减用药，对证选方，收效颇佳。经近 5 个月的治疗后，患者血常规检查结果日趋正常。停药观察 2 个月后，患者病情有所反复，其症状除自汗外，无任何不适。此乃是气虚失于固摄所致，宜益气固表敛汗，用玉屏风散合牡蛎散化裁。

自汗消失后，用玉屏风散合柴胡善后巩固，以期益气实卫、理气养血。服药 1 个月后，外周血检查已无幼稚细胞，遂停药观察。随访 5 年仍健在。本例医案，体现了气与血之互生关系，可为相似病例提供参考、理清思路。

参考文献

赵玉森，李淮桂. 1986. 治疗红白血病一例[J]. 四川中医，（1）：39.

七、骨髓增生异常综合征

张某，女，35 岁。2009 年 12 月初诊。确诊骨髓增生异常综合征 1 月余，血常规：WBC

1.88×10^9/L，RBC 2.59×10^{12}/L，Hb 76g/L，PLT 28×10^9/L。骨髓细胞学：增生明显活跃。①粒系：增生尚活跃，中晚粒细胞比值偏低，部分粒细胞浆内颗粒增多、粗大；②红系：增生明显活跃，早幼红以下各期幼红细胞均见，比值明显增高（占 59%），多呈团分布，部分幼红细胞形态呈巨幼样变，部分幼红核畸形（小于 5%），RBC 大小不一，多数偏大；③淋巴系：比值减低，形态大致正常；④全片见巨核细胞 38 个，PLT 少见；NAP：阳性率 70%，积分 95 分；Fe：外铁（+），铁粒幼红细胞占 40%；PAS：幼红细胞（−），意见：MDS-RCMD。流式细胞术：CD55 98.91%、CD59 98.79%。骨髓活检：增生性活组织象，红系增生明显，可见少数不典型异常局限性发育未全髓细胞样先质（ALIP）样结构。

刻下：面色萎黄晦暗，乏力倦怠，腰脊酸软，偶有头晕、胸闷、心悸，时有无明显诱因出现牙龈出血，皮下散在出血点，自觉低热，无盗汗，体温正常，舌苔白，关尺脉细弱，纳眠差，二便尚可。证属脾肾气虚，气不摄血。治以健脾益气，养血止血，补肾填精益髓。予以补气益髓经验膏方加减治疗。处方：红参 90g，西洋参 150g，黄芪 500g，当归 100g，茯苓 300g，灵芝 180g，炒白术 200g，桂枝 60g，薏苡仁 300g，赤小豆 300g，炒山药 200g，淡竹叶 100g，炒谷麦芽各 60g，鸡内金 100g，砂仁 30g，补骨脂 150g，骨碎补 150g，甘草 60g，白花蛇舌草 300g，半枝莲 300g，小蓟 300g，蒲公英 300g，牡丹皮 300g，清半夏 150g，苍术 200g，阿胶 350g，饴糖 500g。收膏，1 料。服法：1 袋，温水冲服，每日 2 次（30 日用量）。

1 个月后二诊：患者面色略黄，乏力、腰脊酸软较前减轻，仍偶有头晕、胸闷、心悸，目前无牙龈出血，皮下出血点较前减少，无发热、盗汗，舌苔白，关脉缓尺脉细，纳可眠差，二便尚可。血常规：WBC 2.01×10^9/L，RBC 2.65×10^{12}/L，Hb 82g/L，PLT 50×10^9/L。上膏方去清半夏，调炒麦芽 300g，蒲公英 100g。服法：1 袋，温水冲服，每日 2 次（30 日用量）。

2 个月后三诊：患者面色略黄，偶有乏力、腰脊酸软感，时有头晕，无胸闷、心悸，目前无牙龈出血，皮下少量出血点，无发热、盗汗，体温正常，舌苔白，尺脉细弱，纳可眠差，二便尚可。血常规：WBC 2.10×10^9/L，RBC 3.0×10^{12}/L，Hb 90g/L，PLT 73×10^9/L。上膏方去苍术，调茵陈 200g，佛手 300g，酸枣仁 300g，远志 100g。服法：1 袋，温水冲服，每日 2 次（30 日用量）。

3 个月后四诊：患者面色略黄，无乏力，偶有腰脊酸软，无头晕、胸闷、心悸、牙龈出血，皮下无出血点，无发热、盗汗，舌苔白，脉象较前缓和有力，睡眠质量改善，纳可，二便尚可。血常规：WBC 2.70×10^9/L，RBC 3.2×10^{12}/L，Hb 95g/L，PLT 92×10^9/L。上膏方调小蓟 150g，牡丹皮 100g。服法：1 袋，温水冲服，每日 2 次（30 日用量）。嘱患者继续服用膏方。

患者坚持服用膏方至今，每个月调整 1 次组方用药，截至 2016 年 7 月，患者体力尚可，面色正常，无乏力，无头晕、胸闷、心悸，无牙龈出血、皮下出血点，无发热，舌苔白，纳眠可，二便调。血常规：WBC 2.99×10^9/L，Hb 120g/L，PLT 101×10^9/L。

按：骨髓增生异常综合征（myelodysplastic syndromes，MDS）是起源于造血干细胞的一组异质性髓系克隆性疾病，特点是髓系细胞分化及发育异常，表现为无效造血、难治性血细胞减少、造血功能衰竭，高风险向急性髓系白血病（AML）转化。MDS 治疗主要解决两大问题：骨髓衰竭及并发症、AML 转化。就患者群体而言，MDS 患者自然病程和预后的差异性很大，治疗宜个体化。

该患者初诊时，面色萎黄晦暗，乏力倦怠，腰脊酸软，此是脾肾不足，中焦气虚之象；时有牙龈出血，皮下出血点，此是脾不统血，血不循经；头晕、胸闷、心悸，乃是心血不足之象；低热，舌苔白，关尺脉细弱，是湿蕴发热，此亦与脾肾虚弱相关。因此其证属脾肾气虚、气不摄血，治宜健脾益肾、养血止血。予以补气益髓经验膏方加减治疗。及至二诊时，患者诸症见好，已无发热舌苔白，关脉缓尺脉细，血常规检查亦有好转，前方治疗有效，遂于原膏方去清半夏，调炒麦芽300g，蒲公英100g。三诊、四诊，症状进一步好转，脉象较前缓和有力，实验室检查亦有好转，因而根据症状调整膏方用药与剂量。保持原法治疗继续治疗。

纵观此病，由于脾肾亏虚、髓内毒瘀贯穿于MDS的发病始末，遂于MDS治疗中补肾健脾法不可忽视。肾主骨生髓通脑，为先天之本，生命之源；脾主运化，为后天之本、气血生化之源。脾土健旺则气血生化充足，气血运转，方能滋养五脏六腑、四肢百骸。可应用炒山药、炒谷麦芽、鸡内金、补骨脂、骨碎补等药补益脾肾，先后天之本充盛，有利于恢复脏腑虚损状态。同时亦应清髓去瘀，应用白花蛇舌草、半枝莲、牡丹皮等药清毒化瘀，才能清补结合，标本兼治。同时MDS临床症状多以贫血、发热、出血为主，临证变化多端，对于这些兼症的处理，须益气、养阴、清热、补血、生血、止血。对于MDS发热的患者可应用黄芪、西洋参、蒲公英等药益气养阴，清热解毒来改善症状，贫血患者适当辅以阿胶等血肉有情之品，同时需顾兼补气，《脾胃论》载："血不自生，须得生阳气之药，血自旺矣。"气为血之帅，血为气之母，补血的同时补脾益气亦能摄血止血，改善患者出血症状。徐教授在临床中善用李东垣之当归补血汤益气、养血、摄血，在上膏方中黄芪与当归比例为5:1就是这种思想的体现，正是徐教授用药之妙。徐教授在中药剂型上选择膏方，是因为膏方自古以来用于防病治病、强身健体。秦伯未在《膏方大全》中云："膏方者，盖煎熬药汁成脂溢而所以营养五脏六腑之枯燥虚弱者，故俗亦称'膏滋'药"，膏方又因其口味怡人而乐于被患者所接受。临床上常用以补脾滋肾，调畅气血阴阳。但膏方不唯补，正如秦伯未所云"膏方非单纯补剂，乃包含救偏却病之义"，此为对膏方含义的恰当诠释。验案中以健脾益气、养血止血为主，兼以清髓化瘀，既体现了中医辨证论治的特点，也说明了膏方寓攻于补，攻补兼施的特色，使全方"气血兼补，补而不滞"，改善了患者的症状和生存质量，对于MDS这种恶性血液疾病，达到了长期带病高质量生存的目的。

参考文献

张芮铭，徐瑞荣.2017.徐瑞荣膏方治疗骨髓增生异常综合征1例[J].湖南中医杂志，33（11）：98-99.

八、骨髓纤维化

张某，女，52岁。2006年7月16日初诊。主诉：左上腹积块3个月余。现病史：患者平素情绪烦躁易怒，善太息，3个月前发现左上腹积块，左胁肋疼痛，乏力，时恶心，就诊于天津医科大学总医院，查血常规示：WBC $7.1×10^9$/L，RBC $2.6×10^{12}$/L，Hb 78g/L，PLT $168×10^9$/L。血涂片可见"泪滴样细胞"。骨髓片示：髂骨骨髓干抽，胸骨骨髓增生低下，粒红淋巴细胞比例大致正常，巨核细胞不少，骨髓活检示骨髓纤维化。查腹部彩超示：脾大，脾下缘位于胁下10cm。查染色体核型分析、BCR/ABL融合基因未见异常。确诊为"骨髓纤维化"。予口服司坦唑醇2mg，每日3次，症状未见明显好转，因不愿继续口服西药雄激素，遂就诊于门诊，希望进一步治疗。

刻下：左上腹积块，质韧，固定不移，左胁疼痛，脘腹胀满，食则益甚，烦躁易怒，时有嗳气，面色晦暗，肌肤甲错，舌暗红，苔薄白，脉弦涩。血常规：WBC $6.6×10^9$/L，RBC $3.0×10^{12}$/L，Hb 74g/L，PLT $189×10^9$/L。中医诊断：髓癥，气滞血瘀。西医诊断：骨髓纤维化。

治法：活血化瘀，行气通络。处方：膈下逐瘀汤合四君子汤加减。当归15g，川芎15g，桃仁 15g，红花 15g，川楝子 10g，延胡索 20g，牡丹皮 15g，赤芍 15g，木香 10g，香附 10g，党参 15g，白术 15g，茯苓 20g，甘草 10g，浙贝母 15g，蒲公英 30g。7 剂，水煎服 150 ml，每日 1 剂，分 2 次服。中药外用方：青黛 20g，大黄 20g，乳香 15g，没药 15g 研末外用。嘱患者口服中药汤剂期间继续口服司坦唑醇 2mg，每日 1 次。

　　二诊：1 周后，患者诉左胁疼痛症状较前明显减轻，仍觉左上腹胀满不舒，乏力，舌质暗红苔薄白，脉弦细。复查血常规：WBC 7.1×10^9/L，RBC 3.3×10^{12}/L，Hb 84 g/L，PLT 216×10^9/L。治法：活血化瘀，益气通络。处方：膈下逐瘀汤合当归补血汤加减。川芎 15g，丹参 15g，当归 15g，红花 10g，桃仁 12g，木香 10g，黄芪 30g，茯苓 20g，白术 15g，浙贝母 15g，重楼 15g，瓜蒌 15g，鸡血藤 30g，砂仁 15g，阿胶（烊化）10g，甘草 10g。14 剂，水煎服 150ml，每日 1 剂，分 2 次服。中药外用方同前，嘱患者服药期间停用司坦唑醇。

　　三诊：14 日后，患者症状较前明显好转，纳可，二便调，舌淡红，苔薄白，脉弦细。复查血常规：WBC 6.9×10^9/L，RBC 3.5×10^{12}/L，Hb 96g/L，PLT 222×10^9/L。查腹部彩超：脾大，脾下缘位于胁下 6cm。患者停用司坦唑醇后病情平稳，通过中药内服外敷治疗后，症状明显减轻，治疗在活血化瘀，行气通络的基础上，适当加入补益类调节免疫中药，提高疗效，预防转白。处方：血府逐瘀汤合四物汤加减。生地黄 15g，桃仁 15g，红花 15g，枳壳 10g，柴胡 15g，牛膝 30g，当归 15g，川芎 15g，木香 10g，桔梗 10g，白芍 15g，浙贝母 15g，甘草 10g，重楼 15g，仙鹤草 30g，阿胶（烊化）10 g。14 剂，水煎服 150ml，每日 1 剂，分 2 次服。

　　经随访发现患者脾较前减小，未见衄血，进食逐渐增多，后继续以扶正祛邪为大法治疗，根据患者体力恢复情况，以四君子汤、四物汤、血府逐瘀汤为主方加减，半年后诸证悉平，症状明显改善，Hb 一直稳定在 100～110g/L，余项正常。至今患者长期生存，间断口服中药调理，自述进食、睡眠均如常，生存质量较好。

　　按：骨髓纤维化（MF）简称髓纤，是一种由于骨髓造血组织中胶原增生，其纤维组织严重地影响造血功能所引起的一种骨髓增生性疾病，原发性髓纤又称"骨髓硬化症""原因不明的髓样化生"。本病具有不同程度的骨髓纤维组织增生，主要发生在脾，其次在肝和淋巴结，典型的临床表现为幼红细胞及幼粒细胞性贫血，并有较多的泪滴状红细胞，骨髓穿刺常出现干抽，脾常明显肿大，并具有不同程度的骨质硬化。

　　该患者初诊时，患者以左上腹积块为主症，属中医肝脾失和，气机阻滞，瘀血内结，肝主疏泄，肝气不舒，则气逆于上，可见脘腹胀痛，嗳气时作，气滞则血瘀，血气凝涩，滞不宣通，故致本病发生。积块日久不散，伤及气血，气血伤则瘀血痹阻更甚，本病病位在骨髓，与肝脾密切相关，治疗上攻补兼施，应以攻邪为主。与此同时，应用中药研末，脾区外敷治疗。

　　1 周后二诊，患者将雄激素减量口服后，症状未见加重，且红细胞、血红蛋白较前有所提升，考虑中药治疗起到很大作用，患者仍诉腹胀不舒，乏力，应继从本病虚实夹杂病性着手治疗，在活血化瘀、行气通络的基础上，适当加入益气养血类中药，扶正祛邪。继予中药外敷治疗。采用活血化瘀、益气通络的治法。其后，继续以扶正祛邪为法治疗，保持良好疗效，病情平稳。

　　参考文献

王鸣，杨文华.2017. 杨文华辨治骨髓纤维化经验[J]. 河南中医，37（10）：1718-1721.

九、多发性骨髓瘤

　　患者，女，55 岁。2005 年 9 月因反复腰骶部疼痛在外院确诊为"多发性骨髓瘤（IgG 型，

Ⅲ期B组）"，经过2次VAD（长春新碱、阿霉素、地塞米松）方案化疗，未获缓解，且无法耐受化疗不良反应遂寻求梁老师以中医药治疗。症见面色萎黄，腰骶疼痛，双膝酸软，倦怠乏力，纳眠可，二便调。舌淡暗，苔白腻，脉弦细略滑。查WBC $3.01×10^9$/L，Hb 100g/L，PLT $118×10^9$/L。骨髓：骨髓增生活跃，可见6.5%幼稚浆细胞，CRP正常，$β_2$-微球蛋白 3.9mg/L。中医诊断：骨髓瘤（脾肾亏虚，瘀血内阻）。施以补骨脂30g，巴戟天15g，三七片10g，丹参15g，黄芪45g，党参25g，山慈菇15g，白术10g，猫爪草10g等。水煎服，每日1剂，连服15剂。泼尼松8mg口服，每日1次，沙利度胺100mg口服，睡前1次。

二诊：患者腰膝酸软较前缓解。但腰痛间断发作，乏力，大便已有3日未解，口苦，在上方基础上，加延胡索15g，枳壳15g，杜仲10g，黄芪改为60g，白芥子10g，自然铜10g等以通络止痛；并加用生地黄30g，熟地黄30g，大黄10g，黄芩10g，侧柏叶10g。每日1次，连续内服中药治疗3个月，复查血象、骨髓象、CRP、LDH、$β_2$-微球蛋白等，进入平台期，病情稳定。

10年来，患者坚持定期梁老门诊治疗，生活能自理如常人。

按：多发性骨髓瘤（MM）是一种恶性浆细胞病，其肿瘤细胞起源于骨髓中的浆细胞，而浆细胞是B淋巴细胞发育到最终阶段的细胞。因此多发性骨髓瘤可以归到B淋巴细胞淋巴瘤的范围。目前WHO将其归为B细胞淋巴瘤的一种，称为浆细胞骨髓瘤/浆细胞瘤。其特征为骨髓浆细胞异常增生伴有单克隆免疫球蛋白或轻链（M蛋白）过度生成，极少数患者可以是不产生M蛋白的未分泌型多发性骨髓瘤。多发性骨髓瘤常伴有多发性溶骨性损害、高钙血症、贫血、肾脏损害。由于正常免疫球蛋白的生成受抑，因此容易出现各种细菌性感染。发病率估计为2～3/10万，男女比例为1.6∶1，大多患者年龄>40岁。

脾为后天之本，肾为先天之本，补肾是治疗血液病的一大法则。脾为阴血之源泉、中焦气机斡旋枢纽及五脏精微的供给仓库。血虚的发生亦与脾脏相关。脾为后天之本、气血生化之源，后天化生之气血填补先天之精、血液充养，脾胃和肾有着密切的关系。多发性骨髓瘤的发生脾肾亏虚占主要地位，多在治疗中更强调调补脾肾，即一方面补脾胃以充养后天肾精，达到以后天调先天的效果；另一方面适当增加补肾药物，补益肾气。"留一分胃气，则留一分生机"，适当增加黄芪等益气之品，并使用补骨脂、巴戟天等补肾填髓。党参、三七、西洋参、猫爪草等作为多发性骨髓瘤所用之药，配合应用，共奏益气健脾、活血化瘀止痛之效。

参考文献

范腾，周红，梁冰. 2017. 梁冰老师从调补消三法论治多发性骨髓瘤[J]. 时珍国医国药，28（6）：1469-1471.

十、淀粉样变性

患者，女，37岁。四肢活动无力伴麻木、疼痛2～4年，于2001年5月6日就诊。4年前无明显原因始出现双下肢活动无力伴麻木、疼痛，以右下肢为重，并缓慢加重，2年后双上肢又出现类似症状。到北京某大医院就诊，肌电图检查：神经源性损害，双侧腓总神经及右正中神经、尺神经运动纤维传导速度轻度减慢，波幅均降低，提示："周围神经病变"。腓肠神经活检报告：光镜下正常神经结构消失，神经外膜下均为结节状增生纤维样组织，未见有髓神经和无髓神经，间质内可见均质样粉红色无结构样沉积物。刚果红染色为强阳性。电镜下神经结构消失，仅见数个残存髓鞘残体，大量纤维样细胞增生神经束膜内为大量均质淀粉样蛋白沉积。确诊为"淀粉样变性神经病"。给予激素、青霉胺等药治疗，症状改善不明显。

故来我院求治。刻下：四肢活动无力且有麻木、疼痛，双下肢尤重，间有纳差，腹胀。舌淡略显紫色，脉沉细缓。专科查体：双上肢肌力4级，双下肢肌力4级，四肢腱反射明显减弱，肌张力降低，右侧伴有轻度足下垂。双侧膝关节以下痛温觉减退，踝关节以下明显。病理反射阴性。中医诊断：痿证。辨证为脾气虚弱，血虚络滞。治以益气健脾，养血活络之法。予以四君子汤合黄芪桂枝五物汤加减。处方：黄芪30g，鸡血藤30g，人参12g，桂枝9g，当归、赤芍各12g，白芍、茯苓、白术各15g，丹参21g，炙甘草6g。每日1剂，煎30分钟，每煎300ml，分早晚各服1次。连服15剂。

二诊：药后无效，考虑为慢性之疾，短期治之难以奏效。上方加赤灵芝15g，续进15剂。

三诊：药后仍未见证脉有变。思虑再三，患者为淀粉样变性疾病，淀粉样物质实际上是异常蛋白的沉积。从中医学研究认识此病，蛋白的生成、生理作用的发挥，以及代谢这一过程应该看作是脾胃摄入与运化水谷的功能表现之一，脾运失健，升降失常，清浊相混，浊物沉积为患。故在上方中加入了升清降浊之药，柴胡、葛根各12g，升麻6g，大黄9g，槟榔12g。继服15剂。

四诊：药后症状小有改善。又用三诊方据证加减调理2个月，诸症大有好转，麻木、疼痛消失，双上肢肌力恢复正常，双下肢肌力亦有明显改善。继服肌萎灵胶囊（由人参、杜仲、菟丝子、丹参、当归、肉桂等药组成）以善其后。

按： 淀粉样变性是由多种原因造成的淀粉样物在体内各脏器细胞间的沉积，致使受累脏器功能逐渐衰竭的一种临床综合征。组织内有淀粉样物质沉着称为淀粉样变性，也称淀粉样物质沉着症。淀粉样物质是蛋白样物质，由于遇碘时，可被染成棕褐色，再加硫酸后呈蓝色，与淀粉遇碘时的反应相似，故称之为淀粉样变性。淀粉样变性为大量的各种可溶性纤维可溶性蛋白（淀粉样）组织而损伤正常的组织功能。

淀粉样变性神经病是一种代谢性疾病，主要是由于淀粉样物质沉积在血管壁及组织中而引起病变。该沉积物主要是微纤维蛋白。而蛋白沉积在中医学则认为是脾失健运，小肠泌别清浊失职所致。食物的消化、吸收与排泄和蛋白生成、生理作用的发挥，以及代谢这一过程应该认为是脾胃摄入与运化水谷的功能表现之一。脾居中州，斡旋气机，主运化，具有升清降浊之能，泌别清浊之职，体内水谷的正常吸收、利用及排泄，其正常代谢过程有赖于脾胃运化功能，以及升清与降浊的机制正常与否。脾气健运，升降有序，水谷之清（精气）输布全身发挥其滋润濡养作用；水谷之浊（废物）排出体外。若脾运失健，升降失常，清浊相混，是以浊物沉积为患，从而导致气血虚弱，络脉瘀滞，机体失于温煦、濡养，是以痿证形成。故淀粉样变性神经病，中医病机之本在于脾失健运，升降失常。故治当健脾助运，升清降浊，益气养血，佐以活血通络。予以补中益气汤加减治疗，方中黄芪、人参、茯苓、白术健脾助运；柴胡、葛根、升麻、大黄、槟榔升清降浊；当归、赤白芍合黄芪、人参益气养血；鸡血藤、丹参、桂枝活血通络。方证相符，故能获效。

参考文献

路凤月，王殿华. 2008. 痿证辨治2则[J]. 陕西中医，（8）：1073-1074.

十一、地中海贫血

患者，男，29岁。2015年10月17日因"左上腹疼痛4日"入院就诊。查CT示：脾脏低密度影，考虑脾梗死可能性大。刻下：患者精神差，面色㿠白，左上腹部剧烈疼痛，无肩背部放射痛，无发热恶寒，头晕目眩，声低气短，四肢乏力，纳眠较差，舌质淡，苔薄白，脉细弱。体征：形体消瘦，贫血面容，睑结膜、爪甲苍白，皮肤黏膜无黄染，腹平软，腹肌紧张、左上腹压痛、无反跳痛，腹部无包块，肋下约 2cm 处触及脾脏，余无异常。2015 年 10 月 18 日查血常规示：N 0.76，RBC $3.18×10^{12}$/L，Hb 57g/L，血细胞比容 0.18，D-二聚体 4291ng/L。生化 8 项+肝功能 8 项示：白蛋白 23.8g/L。贫血组合示：血清铁 7.8μmol/L，转铁蛋白 1.02g/L，铁蛋白 1467ng/ml。尿组合示：隐血（+++），红细胞数 58 个/μL。地贫检查示：血红蛋白 A 94.2%，血红蛋白 A_2 5.8%。葡萄糖 6 磷酸脱氢酶测定和凝血功能正常。肝胆胰脾彩超示：脾稍大，脾脏上极片状低回声区，不排除脾梗死。上腹部 CT 示：肝大，脾大、部分梗死。急输红细胞悬液 3U 后复查血常规示：Hb 79g/L。

治疗经过：常规予抑酸护胃、护肝、抗感染、改善血循环等治疗后，患者面色唇甲苍白、神疲乏力、头晕、纳眠差，舌淡，苔薄白，脉细弱。中医辨证为气血亏虚。患者脾梗死伴有尿血，乃气不摄血，溢于脉外；同时气虚血瘀，致脾梗死。予气血双补之十全大补汤：党参 20g，茯苓 15g，白术 15g，炙甘草 6g，当归 15g，白芍 15g，川芎 10g，熟地黄 15g，肉桂 5g，醋延胡索 10g，陈皮 10g，黄芪 15g。每日 1 剂，水煎服。患者服药 5 剂后稍感乏力，精神好转，左上腹疼痛减轻，食欲好转，夜间烦热，盗汗出，舌红，苔少，脉弦细。此属气血亏虚之中显露肝肾亏虚之象，多乃肾虚髓损，精血化生无源。精血久亏，非血肉有情之品不能生，故守方去陈皮，肉桂减量，倍用熟地黄，加醋龟甲、牡丹皮、山茱萸。处方：党参 20g，茯苓 15g，白术 15g，炙甘草 6g，当归 15g，白芍 15g，川芎 10g，熟地黄 30g，肉桂 3g，醋延胡索 10g，黄芪 15g，牡丹皮 10g，山茱萸 15g，醋龟甲 15g。继服 2 剂后，患者腹痛减轻，精神好转，食欲渐佳，仍夜间烦热，盗汗出，舌脉如前。守方加枸杞子 15g，以加强滋阴补肾之功，继服 2 剂。

二诊：2015 年 10 月 27 日复查血常规示 RBC $4.01×10^{12}$/L，Hb 78g/L，血细胞比容 0.254；D-二聚体 2582ng/L。尿组合示：隐血（+++），红细胞数 53 个/μL。患者腹痛较前减轻，精神较前佳，食欲增进，仍夜间烦热，盗汗，舌红，苔中后部黄腻，脉弦滑数。此乃大补气血后加用填补肾阴之品滋腻化痰生湿之象，故守方去肉桂，加黄柏、知母、泽泻。处方：党参 10g，茯苓 15g，白术 15g，炙甘草 6g，当归 15g，白芍 15g，熟地黄 30g，醋延胡索 10g，黄柏 10g，知母 15g，黄芪 15g，牡丹皮 10g，山茱萸 15g，醋龟甲 15g，枸杞子 15g。继服 10 剂后，患者面色已红润有光泽，无腹痛，精神佳，余无异常，舌淡红，苔薄黄，脉滑，予以出院。

按：地中海贫血又称海洋性贫血，是一组遗传性溶血性贫血疾病。由于遗传的基因缺陷致使血红蛋白中一种或一种以上珠蛋白链合成缺如或不足所导致的贫血或病理状态。缘于基因缺陷的复杂性与多样性，使缺乏的珠蛋白链类型、数量及临床症状变异性较大。

本案患者表现为腹痛、面色㿠白、声低气弱、头晕目眩、四肢乏力、纳差等。气血亏虚日久，故见面色㿠白；脾气亏虚，脾运化升清，故见头晕目眩、声低气弱、纳差。气为血之帅，血为气之母，气能生血，血能载气，又脾胃为后天之本、气血生化之源。故治当健脾和胃、益气生血。虽急输血使血红蛋白得到快速补充，但并未从根本上纠正贫血病因，乃无本之源。故治当气血双补，相得益彰，予十全大补汤加减，同时重视补益脾胃，使脾气健旺，食欲增进，则气血生化有源；脾主升清，气血得以输布，则头晕目眩、肢倦乏力等自然得以改善。方中党参、茯苓、白术、黄芪补气健脾；陈皮行气，补而不壅；当归、白芍、熟地黄补血；因患者同时伴有脾梗死引起的腹痛，考虑乃血栓所致，为瘀血阻滞脏腑经络，不通则痛，故加行气活血之延胡索、川芎及少量肉桂，鼓舞气血生长。服药后患者出现夜间烦热、盗汗，舌红，苔少，脉弦细，乃肝肾阴虚之证。遂守方并重用熟地黄，加醋龟甲、枸杞子、山茱萸等填精益髓、补益肝肾。

参考文献

孙锋，谢伟. 2016. 气血双补法治疗 β 地中海贫血 1 例[J]. 中国中医药信息杂志，（11）：117-118.

十二、嗜酸粒细胞增多

陈某，男，52 岁。因"周身皮疹半年，反复低热 5 个月，皮疹加重伴高热 5 日"于 2008 年 10 月 13 日入院治疗。2008 年 4 月患者无明显诱因下出现周身散在皮疹，伴腰酸痛，尿中泡沫增多，经过治疗，病情反复。5 日前周身皮疹加重，皮肤潮红，大量脱屑，少许渗出，瘙痒难忍，午后低热，夜间高热，遂来就诊。症见颜面及双下肢轻度浮肿，口干，腰酸乏力。中医体征：舌质红，苔黄腻，脉细滑数。血常规检查：Hb 158g/L，WBC 11.84×10^9/L，RBC 4.17×10^{12}/L，PLT 311×10^9/L，N 0.564，L 0.219，EO% 12.2%，EOS 1.45×10^9/L。ESR 76mm/h。血压 120/80mmHg。尿常规：Pr（+++）。肾脏病理诊断：轻度系膜增生性肾小球肾炎。西医诊断：①嗜酸粒细胞增多性皮炎；②慢性肾小球肾炎（轻度系膜增生性肾炎）。治以醋酸泼尼松龙片，每次 30mg，每日 1 次；氯沙坦钾每次 50mg，每日 1 次；止痒润肤霜每次外用 10g，每日 3 次。中医诊断：①红皮病；②内伤发热。证属阴虚内热，风湿袭表。治以清骨散合消风散加减。处方：秦艽 15g，鳖甲 15g，龟甲 15g，青蒿 15g，银柴胡 12g，知母 12g，胡黄连 12g，地骨皮 15g，生地黄 12g，生石膏 20g，白鲜皮 15g，荆芥 12g，防风 12g，蝉蜕 9g，苦参 15g，苍术 12g，甘草 6g。7 剂，水煎服，每日 1 剂。

二诊：2008 年 10 月 20 日。患者仍有午后低热，夜间高热（体温最高 38.5℃），发热前恶寒，伴口干、身热、心烦、周身皮肤潮红，皮疹、渗出明显，瘙痒难忍，颜面及双下肢浮肿加重。舌质红绛，苔黄，脉数。请上级医生会诊讨论后，辨证为营分证，治以清营汤合猪苓汤加减。处方：水牛角 30g，生地黄 15g，玄参 12g，麦冬 15g，竹叶 3g，丹参 12g，金银花 9g，连翘 9g，猪苓 9g，茯苓 9g，泽泻 9g，黄连 6g，滑石 20g，阿胶 15g，甘草 3g。7 剂，水煎服，每日 1 剂。

三诊：2008 年 10 月 27 日。患者体温转为正常，水肿减轻，但皮疹仍明显，全身皮肤潮红、瘙痒、肿胀、渗出，舌质红，苔薄黄，脉细滑数。证属阴血亏虚，湿热内蕴。治以消风散加减。处方：荆芥 12g，防风 12g，牛蒡子 9g，蝉蜕 6g，苍术 12g，苦参 30g，生石膏 20g，知母 12g，当归 12g，生地黄 15g，火麻仁 12g，通草 3g，甘草 6g。7 剂，水煎服，每日 1 剂。

四诊：2008 年 11 月 4 日。患者皮肤转为暗红，肿胀、渗出明显减轻，腰酸乏力，口干，舌质偏红，苔薄黄，脉细略数。证属气阴两虚，夹湿夹瘀。治以参芪地黄汤合二妙丸加减。处方：生黄芪 15g，太子参 12g，生地黄、熟地黄各 15g，牡丹皮 12g，山药 12g，山茱萸 12g，茯苓 12g，泽泻 9g，知母 12g，黄柏 12g，苍术 15g，苦参 20g，丹参 15g，桃仁 12g。泼尼松每次口服 30mg，每日 1 次，8 周后逐渐减量。停用其他西药。2008 年 11 月 6 日出院。2008 年 12 月 31 日复诊，皮疹明显减轻，其他病证也明显好转。

按：嗜酸粒细胞增多皮疹呈多形性损害，包括水肿性或浸润性红斑、丘疹、结节、水疱等，也可引起红皮病，剧痒。外周血 EC 增多，在 1.5×10^9/L 以上，持续 6 个月以上。骨髓中嗜酸粒细胞增多。具有多系统受嗜酸粒细胞浸润之症状和体征（心脏、肺、神经系统、肝、脾、肾、胃）等。嗜酸粒细胞增多皮炎中医称之为红皮病。中医文献中无相应病名的记载，临床辨证多属于"风热发斑"证。《辨证录·发斑门》载道："人有满身发斑，非大块之红赤，不过细小之斑，密密排列，斑上皮肤时而作痒，时而作痛，人以肺火之盛也，谁知肺火之郁乎。"临床可分为两型：火毒炽盛型、气阴两虚型。

红皮病极少继发肾脏损害，该患者的肾脏损害考虑为原发性。患者初诊时，周身皮疹加重，皮肤潮红，大量脱屑，少许渗出，瘙痒难忍，午后低热，夜间高热，颜面及双下肢轻度浮肿，口干，腰酸乏力。舌质红，苔黄腻，脉细滑数。辨证为阴虚内热，风湿袭表。方用清骨散合消风散加减，治以滋阴清热，祛风除湿。但效果不明显。用药 1 周后，患者仍有午后低热，夜间高热，周身皮肤潮红，皮疹、渗出明显，瘙痒难忍，颜面及双下肢浮肿加重。考虑患者以发热及皮肤损害为突出表现，采取卫气营血辨证。患者发热前恶寒，伴口干、身热、心烦、舌质红绛，苔黄，脉数。辨证为营分证。治以清营汤合猪苓汤加减，以清热解毒透热养阴。治疗后体温转为正常，水肿减轻，但皮疹仍明显，全身皮肤潮红、瘙痒、肿胀、渗出，舌质红，苔薄黄，脉细滑数。证属阴血亏虚，湿热内蕴。治以消风散加减，以养血祛风，清热除湿。1 周后，患者皮肤转为暗红，肿胀、渗出明显减轻，腰酸乏力，口干，舌质偏红，苔薄黄，脉细略数。证属气阴两虚，夹湿夹瘀。治以参芪地黄汤合二妙丸加减，以祛风除湿、活血化瘀。患者出院后复诊皮疹明显减轻，其他病证也明显好转。

参考文献

占永立. 嗜酸性粒细胞增多性皮炎、系膜增生性肾炎病案[J]. 中医杂志，2010，51（1）：62-63.

十三、肠源性青紫症

1969 年春，某日下午 2 点，乡人抱一十一二岁患儿来诊，云系从河边发现孩子晕倒。观患儿全身青紫，看不出呼吸，摸不到脉搏，以耳贴胸尚能听到微弱心音，知其未死。当即针刺人中，捻到 6 下时见患儿眉头略皱一下，在针柄上悬一棉丝可见微微飘动，为患儿针气海、足三里，灸关元，未效。继针内关后 5 分钟，脉即从无到有，由小到大，患儿能哼出声。再刺十宣出血，10 分钟后紫绀全消。后追问病史，方知患儿中午食大量菜粥后去放鸭，先感到脘痛，呕吐一阵后便失去知觉。

按： 肠源性青紫症，又称肠源性紫绀（enterogenous cyanosis），是因食入过多含有大量硝酸盐的食物而形成的一种中毒性疾病，食用大量含硝酸盐的食物后，经肠道细菌将硝酸盐还原为亚硝酸盐，经吸收后导致高铁血红蛋白血症，如血中高铁血红蛋白含量增至 20%～50%，患者出现头痛、无力、呼吸困难、心动过速、昏迷及皮肤黏膜呈青紫色。

患者初诊时，全身青紫，呼吸、心跳皆不明显，昏不知人，一派危象，此乃心气抑、血气瘀之象，当务之急须回阳救逆、醒脑开窍。故针刺人中急开心窍，通神明；再取内关、足三里、气海升提阳气，振奋心主，灸关元以回阳固脱。后来患儿脉象从无到有，由小到大，进而可以发出声音，知是正气来复，遂再刺十宣出血，十宣放血则可放瘀血、通脉道、泄毒救逆。清窍疏通，阳气得扶，心主振奋，毒邪得泄，故厥症除而病愈。

对于肠源性青紫症，中医学认为，此是禀赋体虚，食入不洁，以致脾胃运纳功能失司，机枢不利，升降无常。浊邪上扰则可清窍闭塞，神明失守，重者甚至厥脱。对于这种重症，针灸之法，醒神开窍，可获良效。

参考文献

陈安，马小平. 2006. 夏治平老中医针灸治疗急症验案举隅[J]. 针灸临床杂志，（11）：41.

（王 兵 李皓月）

第七节　内分泌系统疑难病验案

一、皮质醇增多症

　　杨某，男，12岁。1997年9月6日初诊。1年前发觉身体逐渐发胖，面容改变，身高停止增长，外生殖器发育停止，在县医院未能明确诊断。1997年2月28日经武汉市某医院行血浆皮质醇测定，结果为8AmH 236nmol/L，4PmH 230.7nmol/L。1997年3月24日血染色体全套化验报告为"正常男性核型"。1997年8月21日MRI检查报告为"左侧肾上腺内胶轻度增厚，考虑为轻度肾上腺皮质增生"。诊见患者身体矮小，肢体肥胖，头大面浮，形似满月，皮肤微紫，头昏健忘，学习能力下降，外生殖器幼稚，舌胖苔白滑腻，脉缓无力。

　　辨证为脾肾两虚，湿困痰阻证。诊断：五迟、虚劳。治法：先健脾益气、化湿祛痰，后补肾填精。方用六君子汤合五皮饮加减。党参、山药、炒薏苡仁各12g，白术8g，炙甘草5g，陈皮、半夏、白芥子、苏子各7g，姜皮6g，茯苓皮、茯苓、当归各10g。15剂，每日1剂，分2次煎服。

　　二诊：服药后精神好转，肥胖略减，仍投原方15剂，精神更佳，满月脸开始消退，改为补肾填精为主。处方：熟地20g，山药12g，山茱萸8g，牡丹皮、泽泻各6g，茯苓、覆盆子、枸杞子、肉苁蓉、菟丝子各10g，五味子3g，车前子7g，巴戟天、远志各8g，肉桂、附子（先煎）2g。12剂。每日1剂，分2次水煎，早晚饭前服。

　　三诊：服药后不再头昏，记忆力有所好转，改丸剂缓以图之。处方：熟地黄300g，山药、枸杞、菟丝子、白术、芡实各150g，山茱萸、茯苓、覆盆子各120g，牡丹皮、泽泻各60g，附子、肉桂各20g，鹿茸50g，巴戟天、肉苁蓉、车前子、当归各100g，神曲80g。各药合研细末，炼蜜为丸，如绿豆大，每次服7g，每日早晚饭前服。连服3剂，方药用量略有增减。

　　2001年9月追访，患儿肢体、头面浮肿退尽，身高已达1.63m，外生殖器发育正常，并有性欲和遗精现象，唯学习成绩较差。

　　按：皮质醇增多症也被称为库欣综合征，是一类由糖皮质激素分泌过多所致的综合病证，根据导致皮质醇增多症的原因不同，分为ACTH依赖性和非ACTH依赖性两大类，①ACTH依赖性皮质醇症，指由于ACTH分泌过多，刺激双侧肾上腺皮质增生，分泌大量皮质醇的病证。因ACTH来源不同，又分为内源性和外源性两类。内源性是指垂体分泌大量ACTH所致，即库欣病，占70%～80%，多为垂体腺癌或微腺癌所致。外源性即异位ACTH综合征（占15%）是由于某些疾病如肺癌、胰腺癌、胸腺癌、支气管腺癌或嗜铬细胞癌等异位分泌过多的ACTH导致。②非ACTH依赖性皮质醇症，由肾上腺皮质腺癌或腺癌分泌大量皮质醇导致（占15%），因血中皮质醇水平高，反馈抑制的垂体分泌ACTH，使无病变的肾上腺皮质萎缩。

　　结节性肾上腺增生是一种特殊类型，起病时可能与ACTH过渡分泌有关，但又自主分泌皮质醇，其形成机制尚不明确。其预后与腺癌相仿。中医认为本病属于"虚劳""五迟"等范畴。

　　本例患者，发育缓慢，头昏健忘，学习能力下降，舌胖苔白滑腻，脉缓无力。此乃脾肾两虚，湿困痰阻之证，病属五迟、虚劳。因此在治法上，适宜采用健脾益气、化湿祛痰之法，并配合补肾填精。第一次治疗，方用六君子汤合五皮饮加减。肿胀消失一定程度后，精神状况也有所好转，遂改用补肾填精法，方中菟丝子、肉苁蓉、山药、山茱萸、熟地黄等皆可益精填髓。服药后，头昏无，记忆力加强，于是改丸剂治之，经随访，身体发育有所恢复，日趋正常。

参考文献

乐永清.2003. 中药治疗皮质醇增多症 1 例[J]. 实用中医药杂志，（5）：269.

二、原发性醛固酮增多症

彭某，女，54 岁。5 年前无明显诱因出现持续血压升高。实验室检查双肾及肾上腺 CT 平扫加强化符合左肾上腺腺瘤表现；立位醛固酮 426.18pmol/L（正常值：138～415pmol/L）；血钾 4.72mmol/L。于山东省某医院诊断为"原发性醛固酮增多症"。间断服用氨氯地平、美托洛尔、螺内酯等药物治疗，效果欠佳，血压最高达 210/120mmHg。现患者口服螺内酯、氨氯地平，血压控制在 150/100mmHg 左右。

初诊：2012 年 12 月 13 日。患者面色暗黄，语声低微，头晕，头痛，疲倦乏力，时胸闷、心慌，手足发凉，纳可，眠差，多梦，小便正常，大便不成形。舌质暗，苔薄白，脉沉。血压 140/91mmHg。中医诊断：①眩晕（气虚血瘀型）；②胸痹。西医诊断：①原发性醛固酮增多症；②高血压（3 级，极高危）；③冠心病；④高脂血症。治以益气升提、补血活血之法。方用升陷汤加减：黄芪 30g，知母 20g，葛根 18g，升麻 6g，柴胡 12g，桔梗 12g，陈皮 12g，冰片（冲服）0.2g，当归 12g，三七粉（冲服）3g，炙甘草 9g。上方 4 剂，水煎服，每日 1 剂。

二诊：2012 年 12 月 17 日。患者面色萎黄，语声低微，头痛、头晕消失，胸闷、心慌明显减轻，仍疲倦乏力，不思饮食，眠可，小便正常，大便稀，不成形，每日 1 次。舌质暗，苔薄白，脉沉细。血压 142/92mmHg。患者气虚下陷症状减轻，反而出现面色萎黄、不思饮食、大便溏，考虑冰片芳香碍脾，通行之力太过，伤及中焦气机，嘱上方去冰片，加白术 20g，延胡索 20g，防风 6g，以健脾燥湿、利水行气。继服 7 剂。

三诊：2012 年 12 月 24 日。患者面色改善，无头痛头晕，无胸闷，时有心慌，乏力较前明显减轻，纳眠可。舌质红，苔薄白，脉弦细。血压 119/80mmHg。嘱停氨氯地平，患者血瘀症状明显改善，仍有气郁之象，嘱上方去延胡索，柴胡改 6g。继服 7 剂。

四诊：2013 年 1 月 1 日。患者诉面色好转，精神佳，无头痛头晕，胸闷、心慌消失，疲倦乏力缓解，纳眠可，二便调。舌质红，苔薄白，脉细。血压 132/87mmHg。实验室检查：血钾 4.29mmol/L；立位醛固酮 420.37pmol/L。效不更方，再服巩固。随诊半年，状况良好，患者满意。

按： 原发性醛固酮增多症指肾上腺皮质分泌过量醛固酮，导致体内潴钠、排钾、血容量增多、肾素-血管紧张素系统活性受抑。临床主要表现为高血压伴低血钾。原发性醛固酮增多症主要分为 5 型，即醛固酮瘤、特发性醛固酮增多症（特醛症）、原发性肾上腺皮质增生、家族性醛固酮增多症、分泌醛固酮的肾上腺皮质癌、异位醛固酮分泌瘤或癌。研究发现，醛固酮过多是导致心肌肥厚、心力衰竭和肾功能受损的重要危险因素。与原发性高血压患者相比，原发性醛固酮增多症患者心脏、肾脏等高血压靶器官损害更为严重。

本案属本虚标实之候，气虚为本，血瘀为标。患者年老阳气自半，气虚则清阳不升，清窍失养而发眩晕，症见头晕，头痛。气虚致温煦之力减弱而见手足发凉；脾胃虚衰，气血生化乏源则见面色暗黄、语声低微、疲倦乏力等证；宗气运行不畅，气虚运血无力而见血瘀表现，发为胸闷、心慌、舌暗、脉沉等。因此该患者当属气虚血瘀型。本案所用之升陷汤出自张锡纯《医学衷中参西录》，主治胸中大气下陷等诸证，功在益气升阳。近年来，除运用于胸中大气下陷所致之胸闷、气短等证外，也常用于眩晕、厥证等病。方中黄芪味甘、性微温，

《医学衷中参西录》言其"能补气，兼能升气，善治胸中大气即宗气下陷"，故用之补气、升气。升麻、柴胡升举阳气，助君药以升阳举陷；并以知母、冰片之凉润，以制黄芪之温；桔梗载药上行，用为向导；当归补血活血；三七粉活血化瘀；陈皮理气；甘草调和诸药。诸药组方，体现了寒热并用、标本兼顾、刚柔相济的配伍特点。全方共奏升补宗气、调和营卫兼以活血化瘀、健脾和中之功。

参考文献

江孟梅，乔鹏，李晓. 2013. 升陷汤加减治疗原发性醛固酮增多症验案1则[J]. 湖南中医杂志，29（12）：82-83.

三、肢端肥大症

晏某，男，20岁，农民。因手足进行性增长，在1年中鞋袜由25cm增至26.5cm。经CT检查，提示"垂体微腺瘤"，因不愿手术，于1995年11月12日来诊。患者近1年来除手足增长外，常感头昏痛，头顶有一过性烘热上冲，肢端发凉，渐至头痛加剧，失眠，入寐时或因惊掣致醒。食欲旺盛，食后稍感嘈杂，或兼呃逆，口苦干，大便干结，脉弦滑，舌红色晦、瘀斑隐隐、苔黄厚欠润。诊属"肢端肥大症"。此乃痰热阻气、血脉瘀阻、肝阳偏亢之候。法宜理气涤痰，参以活血通络平肝，用宣气涤痰汤（自拟方）加减。处方：旋覆花（布包）10g，石菖蒲6g，茜草10g，茯苓20g，半夏10g，山栀10g，地栗（切）20g，胆星4g，黄连5g，瓜蒌仁20g，青黛10g，蛤粉30g，竹沥（冲）50ml，生姜3g。水煎服，每日1剂。

二诊：服上方20剂，头痛轻，已能入寐，肢端转温，脉数亦减，舌苔变松浮，尚觉头顶烘热微作，神疲乏力，舌上瘀斑较前更显。此痰热虽减，肝阳未降，痰瘀仍阻脑络，于上方稍事加减。处方：旋覆花（布包）10g，茜草10g，茯神20g，石菖蒲6g，半夏10g，青黛10g，蛤粉30g，瓜蒌皮10g，黄连6g，胆星3g，生牡蛎20g，生石决20g，生姜3g，竹茹10g。每日加服复方水蛭散（生水蛭、三七、红参等份为末）5g，分3次药汁送。连服120余日，诸证消失，脚已能着26cm之鞋，于1996年3月26日复查CT，病灶消失。随访至1997年5月，无不良反应。

按：肢端肥大症（acromegaly）是腺垂体分泌生长激素（GH）过多所致的体型和内脏器官异常肥大，并伴有相应生理功能异常的内分泌与代谢性疾病。生长激素过多主要引起骨骼、软组织和内脏过度增长，在青春期少年表现为巨人症（gigantism），在成年人则表现为肢端肥大症，可出现颅骨增厚、头颅及面容宽大、颧骨高、下颌突出、牙齿稀疏和咬合不良、手脚粗大、驼背、皮肤粗糙、毛发增多、色素沉着、鼻唇和舌肥大、声带肥厚和音调低粗等表现。生长激素异位分泌较罕见，过多的生长素释放激素促使垂体GH细胞增生常见于癌性肿瘤，罕见于下丘脑错构瘤、胶质瘤和神经节细胞瘤等。

本例患者所见诸证，系痰热阻气，血络瘀阻，肝阳偏亢。因病程短，正气所伤不甚，仅予宣气涤痰汤（旋覆花、石菖蒲、茯苓、半夏、胆星、竹沥、黄连、瓜蒌仁、生姜），参以活血通络平肝之品。由于病属痰热阻络，肝阳偏旺，故加青黛、蛤蚧、地栗（荸荠）、山栀子、茜草加强清热涤痰、凉肝通络之功。继因肝阳尚未宁静，瘀阻更显，故于方中加生石决、生牡蛎平肝阳，更增服复方水蛭粉活血化瘀。在治疗过程中药味虽有增损，始终未离宣气涤痰、活血通络、凉肝清热之法。

参考文献

彭慕斌. 1998. 彭景星从痰瘀论治肢端肥大症2例[J]. 中医杂志，（1）：13-14.

四、黑尿酸综合征

李某，男，44 岁。主诉：尿久置后变黑已 40 年，腰痛加重 13 年，自幼发现尿常变黑色，无任何自觉症状。1963、1967 年曾两次切开膀胱取石，取出之结石，遇空气风化变碎，均诊为"泌尿结石"。1904 年开始感觉腰部疼痛，逐年加重，按类风湿治疗无效。1975 年以来先后在上海、广州、北京等多家医院诊为"黑尿酸症"。经用维生素 C、辅酶 A 等药治疗好转出院。近年来，身高比原来矮 6cm，近月余腰膝关节疼痛加重。

体格检查：体温 36℃，脉搏 62 次/分，血压 118/90mmHg，发育正常，营养中等，五官端正，手背、耳廓褐黄，色素沉着，颈部无特殊，两肺呼吸音正常，心界稍向左扩大，心尖区可闻及 I 级收缩期杂音。腹部平坦柔软，肝脾未触及，脐至耻骨之间，可见长 2.5cm 手术瘢痕，脊柱活动受限，胸腰椎压痛明显，叩击痛阳性，拾物运动阳性，X 线片脊柱生理弯曲度消失，僵直变形，椎体边缘骨质增生唇样变，椎关节面密度增高，椎间隙可见层状改变，密度不匀有透光区，裂隙状，气泡状，形如圆形或椭圆形-真空现象（Knutssonl）。心电图示：窦性心动过缓，化验血常规正常，尿内红细胞 9～11/高倍镜，白细胞 1～3/高倍镜，血钙 10mg%，血钾 23mg%，血钠 310mg%，血氯 630mg%，血糖 85mg%，总胆固醇 178mg%，β-脂蛋白 473.5mg，三酰甘油 122mg%，留尿 20ml 加 10%氢氧化钠和斑氏液 10 滴 30 秒尿变黑色，尿静置 24 小时变黑色。

治疗经过：入院后即给能量合剂加中药治疗 21 日，尿加 10%氢氧化钠液由 30 秒延长至 60 秒，尿静置变黑时间无变化，说明疗效不明显，即停用能量合剂。根据患者皮肤色素沉着，关节变形，腰痛，脉沉迟等症，认为证属肝肾两虚，气滞血瘀。治以补肝益肾、活血化瘀之法。处方：丹参 15g，当归 12g，郁金 12g，牛膝 12g，山药 30g，炒枣仁 15g，五味子 10g，山楂 15g，陈皮 10g，枳壳 10g。水煎服，每日 1 剂，配服维生素 C。服 23 剂后，查尿加 10%氢氧化钠液 10 滴由 60 秒延长至 6 分钟变黑色，提高疗效 5 倍，尿静置由 24 小时变黑色延长至 1 周变为棕褐色，比原来 24 小时变黑色疗效提高了 6 倍，继续间断治疗。随访 1 年，疗效巩固。

按：黑尿症（alcaptonuria），又称黑尿病、黑尿酸症、伽罗德综合征，是人类的一种罕见常染色体隐性遗传代谢缺陷病，因患者的尿色发黑而得名，该病和酪氨酸、苯丙氨酸的代谢障碍有关，早期除了尿色发黑，多无表现，成年后会造成骨关节及脏器的损害。Kostra 综合文献 36 例较详细地描述了黑酸尿性骨关节病。国内仅见 4 例报道，而且偏重于诊断。关于黑尿酸症治疗尚无特效治疗方法。

本案患者皮肤有色素沉着，腰酸，脉沉等症，证属肝肾两虚，气滞血瘀。治疗过程中，用丹参、当归、郁金、牛膝、山楂活血化瘀，补血养血，壮筋骨利关节；陈皮、枳壳行气，消除皮肤色素沉着，并辅助活血化瘀；五味子、山药、炒枣仁补肾益阴安神。诸药共起补肾益肝、行气活血化瘀之作用，故收到一定疗效。

参考文献

叶太然. 1981. 中西医结合治疗黑尿酸症一例[J]. 河南中医，（4）：37.

五、垂体前叶功能低下

王某，女，29 岁。2003 年 6 月初诊。顺产一女已 5 岁。2000 年又因 3 胎妊娠，在外院行剖宫产术，术中大出血，行子宫切除术。产后无乳，闭经已历 2 年。妇科检查：子宫轻度萎缩，乳房瘦瘪，毛发稀少。促卵泡素（FSH）和促黄体素（LH）测定均低于正常。现头晕眼花、心悸气短、神疲肢倦、食欲不振，舌淡苔薄白，脉沉缓。证属气血虚弱，冲任失养，血海空虚，血虚不荣，气虚不布所致。在西药替代疗法基础上，治以补气养血调经，方用乌茜养荣汤加鹿角霜（冲）2g，紫河车（冲）30g。每日 1 剂，水煎服。经治 2 个疗程，临床症状好转，激素、甲状腺素用量递减。6 个疗程后撤掉激素，续服人参养荣丸治疗。随访 18 个月未复发。

按：席汉综合征（女性垂体前叶功能减退）有 65% 为产后出血所致。产后出血 2 周即出现极度衰竭、无乳、贫血，并感染，渐进性出现性征退化、毛发脱落、闭经、性器和乳房萎缩等性功能减退和更年期综合征。现代医学证实，生乳激素分泌不足表现为乳腺分泌缺乏；促性腺激素分泌不足表现为闭经、性欲减退、副性征萎缩；促肾上腺皮质激素分泌不足表现为乏力、厌食、消瘦，甚或晕厥；促甲状腺素分泌不足表现为畏寒、皮肤苍白、干燥、心动过缓、血压低下、反射迟钝及伴有精神改变。垂体前叶功能减退后，上述各种激素分泌不足，而出现席汉综合征。治疗上常采用激素替代治疗、甲状腺制剂和营养支持疗法。

本病属于中医学的"闭经""血枯""虚劳"范畴。产时血崩，血虚气弱，冲任虚损，血海枯竭，以至月经停闭。余证均为血虚不荣、气虚不布所致。治应补气养血调经，用人参养荣汤合四乌贼骨一蘆茹丸组成之乌茜养荣汤治疗。人参养荣汤方出《太平惠民和剂局方》，方中人参大补元气，配以黄芪、白术、茯苓、陈皮、甘草补中益气；当归、白芍、熟地黄养血调经；五味子益气养心；远志宁心安神；桂心温阳和营。全方补气生血养营，以益生发之气。阳生阴长，精血充旺，经行如常。四乌贼骨一蘆茹丸方出《内经》，治疗血枯，即精血枯竭、月经闭止不来之症。方中乌贼骨气味咸温下行，主女子赤白漏下及血枯经闭；茜草气味甘寒，能止血治崩，又能和血通经。诸药合用，共奏补气养血调经之效。

参考文献

孙宽斌，时长忠，张萍. 2005. 乌茜养荣汤治疗席汉氏综合征[J]. 四川中医，（12）：69-70.

六、闭经溢乳综合征

王某，女，42 岁，超市售货员。2009 年 6 月 25 日初诊。患者自觉发热，但体温不高，平素周身疼痛，乏力、嗜睡，但睡眠质量差，多梦，易怒，食欲尚可，晨起大便多次，有不净感，尿黄，月经淋漓量少，一度闭经年余，伴有乳房溢乳，舌紫暗，胖大，有齿痕，脉弦而有力。曾用过西药人工周期治疗，可潮经，但停药后又闭经，对黄体酮反应不敏感。X 线检查，蝶鞍未见异常。血清性激素测定：血清泌乳素（PRL）78.7μg/L。西医诊为"闭经溢乳综合征"。西医治疗无效，经人介绍寻中医求治，中医辨证为肝郁脾虚所致之闭经、乳泣。处方：炒麦芽 100g，川楝子 20g，龙胆草 25g，栀子 20g，白芍 30g，生山药 30g，生龙骨、生牡蛎各 40g，益母草 30g，三棱 20g，莪术 20g。3 剂，水煎服。

二诊：6 月 29 日。患者自述周身疼痛减轻，但仍嗜睡，多梦，心情略较以前舒畅，仍溢乳，舌色略有改观，脉仍弦大有力。见药已对证，仍守前方，再进 7 剂，以观后效。

三诊：7 月 7 日。患者自述嗜睡、多梦好转，但仍有昏沉感，周身仍有不适，略有发热感，晨起大便次数减少，尿黄减轻，溢乳减少，不挤则不见，舌脉仍同前次，另服药后胃部觉不适，略有嘈杂、胀痛。由此可见，经前两次治疗，肝火已泄大半，瘀滞有所通畅，然脾胃尚需补养，故立扶脾抑肝、化痰通络之法，将前方略行加减。处方：炒麦芽 70g，当归 30g，柴胡 15g，白芍 20g，石菖蒲 20g，清半夏 20g，焦白术 20g，桂枝 15g，龙胆草 20g，三棱 15g，莪术 15g，黄芪 30g，益母草 20g。7 剂，水煎服。

四诊：7 月 16 日。患者自述诸证已大见转机，此 3 日睡眠甚好，日间亦未见头昏感，大便也已正常，不净感减轻，溢乳虽手挤亦甚少，且阴道有少量黑血流出，舌已由暗转红，脉仍弦大，心情甚好。由此知药已对证，效不更方，略为加减，将方中黄芪加至 50g，焦白术 30g。10 剂。

五诊：7 月 27 日。患者来时大喜，自述服药后睡眠甚好，且日间亦神清气爽，并见月经来潮，量可，色红，溢乳已消失。且前日于齐齐哈尔市中医医院做血清泌乳素检测为 16.5μg/L，已属正常范围。后又以上方加减损益继服月余，以巩固疗效。

按： 闭经溢乳综合征又称高泌乳素血症，是指非产褥期妇女乳腺异常溢乳或产妇停止哺乳 6 个月至 1 年后，仍持续溢乳，并伴有闭经。本病属妇科疑难病，疗效欠佳，疗程较长。患者常以闭经、不孕就诊时发现本病。

根据临床表现特点，本病可散见于中医"闭经""乳泣"等病证中。闭经者，"月水不通"也，"乳泣"者，如陈自明《妇人大全良方·产后乳出方论》所云"未产而乳自出"，此二证古人虽多有论述，然二者兼具之"闭经溢乳"则论之甚少，至清代王旭高于其医案方有专述。后世医家于本病治疗中多责之于肝失条达、肾精亏虚、脾胃失运、气血不足、痰湿阻络等，立益肾疏肝、养血调经、健脾化痰等法。中医学认为，无论乳汁、经血皆为人体气血化生，正如《女科摄要》所云："夫经水阴血也，属冲任二脉主，上为乳汁，下为月水。"其能否正常运行，与肝脾两脏关系密切，脾主生血，肝主藏血；脾主统血，肝主疏泄，且乳房属脾，乳头属肝，若脾胃健运生化有源，肝气条达运行舒畅，则乳汁、月事运行有时，当至则至，当止则止。若肝旺不舒，郁而化火，一则克伐脾土，生化乏源则血海亏虚，月事当至不至而见闭经；二则疏泄失常，气血不能下行以为经血，反而上冲化为乳汁，故乳汁当止不止而见溢乳。本证即由肝郁火旺、脾虚生痰所致。肝郁化火，热扰心神故见烦躁易怒；肝火炽盛，灼血成瘀，经脉瘀阻，气血运行不畅，故见周身疼痛；肝火下攻，热伤血海，故见月经量少淋漓，甚则经闭；又肝郁克脾，脾虚清气不升，卫气不出于外，反下陷阴中，而见自觉身热；脾气不升，故见晨起多次大便，且有不净感；四肢失养，故见乏力；脾虚运化不利，痰饮内生，随肝火上升，阻塞清窍，而见嗜睡、多梦；舌紫暗胖大有齿痕，脉弦而有力，皆为肝郁之证。故治疗当疏肝泻火、健脾化痰为法，以龙胆泻肝汤加减。初诊时，因本患者主证以"闭经""溢乳"两端为主，故方重用炒麦芽，其味甘平，既可回乳消积，治其溢乳，又能补助脾胃，益气和中；再加川楝子、龙胆草、栀子，皆大苦大寒之品，三者相伍，疏肝泄热、苦寒直折，以制炽盛之肝火，且川楝子又有行气止痛之功，疏肝气以助清肝火；又因本证兼具瘀血阻络之身痛、闭经，故又臣以三棱、莪术，皆破血行气之品，其中三棱苦平，吴仪洛谓其"可破血中之气，散一切血瘀气结"；莪术苦辛而气温，主一切气，通肝经聚血，行气消瘀通经，陈世铎谓其"专入于气分之中以破血，虽破血，然不伤气"，二者相合，攻破之力尤强，用治肝火日久，煎熬阴血而成之瘀滞；再参以辛苦微寒之益母草，消水行血，祛瘀生新，三味相合，活血行气通经；又肝为刚脏，喜条达而恶抑郁，故治肝火上冲之证既当苦寒清泄，更应甘寒益阴，正如叶天士所云："非柔润不能调和也"，故方中又以酸寒之白芍，滋阴养血柔肝；甘平之生山药，质润多汁，补脾肺肾，二药益阴以柔肝，补肝体以助肝用，且可制川楝、龙胆草、栀子苦寒之性，防其伤阴；最后伍以生龙骨、生牡蛎，二者既具收涩之力，又有化痰之能，张锡纯谓其可"敛正气，而不敛邪气"，陈修园更赞生龙骨为"治痰之神品"，其收涩之力可防诸苦寒清泄之品疏泄太过，化痰之能亦可治痰阻清窍之嗜睡、多梦。如此诸药相合，清肝火、疏肝气，通瘀滞、化痰涎，恰中病机。上方服用 10 剂后，诸证均有好转，尤以清泄肝火为佳，邪气已减，故三诊时去苦寒清泄之川楝、栀子，并减龙胆草之量，又加入石菖蒲、半夏、白术、黄芪，化痰健脾。四诊时邪气已去大半，但虑其久病之人必有正虚，且治疗过程中屡用苦寒开破之品，亦有伤正之虞，故加大黄芪、白术之量，增其扶正之力。

综上，本证初看虽症状纷绘，无从入手，然若能准确辨证，合理用药，亦可效如桴鼓，可知"辨证论治"确为中医疗效之根本。

参考文献

于海，李秀文. 2013. 龙胆泻肝汤加减治疗闭经溢乳综合征 1 例[J]. 光明中医，28（2）：366-367.

（李皓月　和鹏飞）

第八节　妇儿科疑难病验案

一、卵巢过度刺激综合征

患者，女，32 岁。1996 年 3 月初诊。结婚 7 年未妊娠。1988 年曾在某医院采用氯米芬促排卵治疗，出现卵巢过度刺激综合征（OHSS）而中止治疗。1990 年曾行"双卵巢楔形切除"，1992 年起再次行促排卵治疗，同样诱发 OHSS。1992 年同时期人工授精（AIH）中止，改用体外受精与胚胎移植（IVF-ET）治疗。1996 年来诊，因对 OHSS 的恐惧，以及对 IVF-ET 产生绝望，要求服中药调治。初诊见月经期腹痛，腰痛，四肢不温，带下偏多，面色苍白兼黄，测 BBT 显示黄体功能不全，遂用中药调整治疗。月经期采用折冲饮加减，卵泡期用当归芍药散加桂枝茯苓丸，黄体期用八味地黄丸。2 个月后，BBT 高温相可维持 11 日左右，再采用 IVF-ET，同样促排卵药物，未出现 OHSS，同年 10 月 ET 后妊娠，翌年妊 34 周时，因双胎横位，母体呼吸困难，急诊行剖宫产术，产女婴 2286g，男婴 1994g。此后婴儿顺利成长。

按：卵巢过度刺激综合征（ovarian hyperstimulation syndrome，OHSS）为体外受孕辅助生育的主要并发症之一，是一种人体对促排卵药物产生的过度反应，以双侧卵巢多个卵泡发育、卵巢增大、毛细血管通透性异常、异常体液和蛋白外渗进入人体第三间隙为特征而引起的一系列临床症状的并发症。OHSS 主要临床表现为卵巢囊性增大、毛细血管通透性增加、体液积聚于组织间隙，引起腹水、胸腔积液，伴局部或全身水肿。OHSS 可分为四型：肝郁气滞血瘀型、脾虚水湿停滞型、肾阳虚衰型、气阴衰竭型。

该患者初诊见月经期腹痛，腰痛，四肢不温，带下偏多，面色苍白兼黄。此为阳虚寒凝之证。患者本身黄体功能不足，考虑患者系肾气虚。《素问·上古天真论》记载："女子……二七而天癸至，任脉通，太冲脉盛，月事以时下，故有子。"王冰言："肾气全盛，冲任流通，经血渐盈，应时而下，天真之气降，与之从事，故云天癸也。"该患者结婚 7 年未妊娠，且 BBT 示黄体功能不足，故治以温肾阳以助孕。

叶天士《临证指南医案》中述"女子以肝为先天"，女子的经、带、胎、产之生理现象虽与肾、肝、脾胃的功能均有密切关系，但三者之中又以肝为枢纽。肾精虽是月经产生的根本，且有"经水出诸肾"之说，但精必须化以为血，藏之于肝，注之于冲脉，始能转化为月经。同时，精虽能化血，亦赖血之充养；精与血，肝与肾之间，相互滋生，相得益彰。故历来就有"肝肾同源""乙癸同源"之说。女子属阴，以血为本，在生理上有经、带、胎、产之特点；同时，又屡伤于血，使机体处于"有余于气，不足于血"的生理欠平衡状态。临床上肝郁气滞的患者往往不在少数。该患者属于易感体质，曾经 6 次接受 AIH 和 3 次使用 IVF-ET，采用促排卵药物克罗米酚和绒毛膜促性腺激素后，即反复出现 OHSS，且每次均有不同程度的浮肿、腹胀、腹痛、卵巢增大之象，甚则恶心呕吐，属于肝郁气滞之证。

由于患者本身黄体功能不足，存在着肾阳不足因素，加之表现的肝郁气滞之证，所以治疗需要补肾阳的同时注意疏肝解郁，以调整月经周期，改善其个体的内分泌环境，变更敏感体质等诸多因素之后，达到助孕的效果。在中药理气、养血、补阳、活血的综合治疗原则下，给予月经期用折冲饮加减，以温肾补阳、活血养血；卵泡期用当归芍药散加桂枝茯苓丸，以活血化瘀、疏肝健脾、消癥；黄体期用八味地黄丸，以温阳补肾益气。最终达到改善患者体质和内分泌状态，以使 OHSS 不再发生，使得妊娠成功。

参考文献

谭勇，夏桂成. 2005. 卵巢过度刺激综合征的中医证治探讨[J]. 山西中医学院学报，（4）：24-26.

二、小儿暑热综合征（夏季热）

简某，女，2 岁半。1992 年 7 月 13 日初诊。患儿 4 周前突发高热、咳嗽，经当地卫生院治疗 3 日后咳嗽好转，但发热持续不退，时高时低，后转市某医院治疗。经抗生素、激素、抗病毒口服液等治疗无效。体温稽留于 39.5～40.1℃。就诊时见：形体消瘦，腋温 39.6℃，肤热灼手，头及四肢尤甚，无汗，口渴，小便如常，胃纳尚可。易发脾气，唇干，舌嫩红，指纹深红。X 线胸透检查心肺未发现异常，血及大小便常规检验均正常。细询其家长，谓患儿去年夏季亦曾有类似发热史近 2 个月。诊为小儿夏季热（暑伤肺胃之气阴两伤）。治宜育阴益气，清暑透热。方拟二至生脉散加味。处方：花旗参（另炖兑入）、五味子、竹叶各 6g，麦冬、地骨皮、银柴胡、女贞子、旱莲草、青蒿、白薇各 10g，生石膏 12g。3 剂，清水煎服。

二诊：1992 年 7 月 16 日。患者服药后，腋温 37.8℃，烦渴略减，舌嫩红，指纹红。效不更方，原方加荷叶 12g。续服 5 剂。

三诊：1992 年 7 月 22 日。患者体温降至正常，诸证已除，唯口微渴，舌嫩淡红，指纹淡红。三伏时节，虑其复发，予以养阴健脾巩固疗效，治以参苓白术散去陈皮、砂仁，加石斛、玉竹。连服 1 周而愈。

按：小儿暑热综合征，又称夏季热、暑热症，为婴幼儿时期特有的非感染性发热的疾病，尤以我国中南地区及东南沿海地区 6 个月至 2 岁的婴幼儿多见。临床以长期发热不退、口渴、多饮、多尿、汗闭或少汗为主症。因其发病具有很强的季节性，多发生于夏季，故名夏季热。秋凉之后，症状自然消退。部分患儿可连续发病几年，但除第一年外，其后发病症状都相对较轻，病程亦相对较前缩短。本病以小儿体弱为本，以热为标的本虚标实的病机，可分为四型：伤食停瘀型、伏燥伏火型、暑伤肺胃型、脾肾阳虚型。

患儿初诊时，症见形体消瘦，发热，肤热灼手，头及四肢尤甚，无汗，口渴，小便如常，胃纳尚可。易发脾气，唇干，舌嫩红，指纹深红。实验室及辅助检查未发现异常。此为暑伤肺胃，气阴两伤之证。患儿虽持续高热，却不出现神昏痉厥，而秋凉可不治自愈，翌年夏日再发，且实验室检查未发现异常，说明其属内伤而非外感。程杏轩《医述》有言："夏月人身之阳以汗而外泄，人身之阴以热而内耗，阴阳两有不足。"小儿稚阴未充，稚阳未长，若禀赋薄弱，或脾胃功能失调，或病后体虚，肌肤柔脆者，则不能适应炎热的气候而患此病。《素问·经脉别论》云："饮入于胃，游溢精气，上输于脾。脾气散精，上归于肺，通调水道，下输膀胱。"若肺脾为热所伤，则津液不能敷布全身，则水液代谢失常，故见无汗、口渴等症。患儿形体消瘦，易发脾气，唇干，舌嫩红，指纹深红，则提示气阴已伤。

为此，虽是热病但不可疏散发表，以免气随汗脱；更不可清利泻下，否则正气更虚。小儿脏腑柔弱，故用药需清灵。此案以育阴益气、清暑透热之法，方拟二至生脉散加味。花旗参有补气养阴、清热生津之效，补而不燥，可健脾养胃，故生脉饮中人参选用花旗参；麦冬可养阴清热，五味子收敛生津，三药合用，一补，一清，一敛，共同发挥益气生津、敛阴的作用；女贞子、旱莲草两药合用可滋补肝肾之阴；竹叶、生石膏合用可清热生津，除烦止渴；加入地骨皮、银柴胡、青蒿、白薇可入阴分而达到清虚热的效果。二诊时患者病情较前好转，效不更方，加入荷叶加强清热解暑、益气生津的功效。三诊时改用参苓白术散以养阴健脾，去除陈皮、砂仁等香燥之品，加入石斛、玉竹加强养阴生津的效果。

参考文献

梁宏正，孙晓生. 1993. 梁剑波老中医治疗小儿夏季热经验介绍[J]. 新中医，（7）：5-7.

马凤彬. 1997. 何炎燊老中医治疗小儿夏季热经验[J]. 新中医，（10）：7-8.

三、婴儿肝炎综合征

黄某，女，2个月，体重5kg。因"皮肤黄染1月余"住院治疗。入院时患儿小便色黄染尿布，大便呈绿色糊状。患儿系母乳奶粉混合喂养，吃奶较少，易哭闹。查体神清，精神反应一般，皮肤、巩膜中度黄染、黄色晦暗不鲜，肝脏肋下3cm，剑突下1cm，质地适中，脾肋下1cm。入院后查血常规：WBC 9.3×10^9/L，N 0.58；大便常规：脂肪（+++）；生化：谷草转氨酶（AST）186U/L，谷丙转氨酶（ALT）143U/L，总胆红素（TBil）182.6μmol/L，直接胆红素（DBil）128.7μmol/L，γ-谷氨酰转肽酶（GGT）583U/L；乙、丙肝病毒：阴性；尿巨细胞病毒：阳性；肝胆ECT：肝脏摄取及排泄功能受损征；FQPCR-CMV-DNA（尿液）：2.95E+05IU/ml。给予抗感染、保肝治疗效果欠佳，后加用更昔洛韦抗巨细胞病毒治疗，患儿出现厌奶、恶心，精神欠佳，黄疸晦暗加重，遂请中医科会诊。接诊时患儿纳少便溏，皮肤及巩膜色黄晦暗，舌质淡红，舌苔白腻，指纹青紫。辨证为脾虚湿滞，肝郁血瘀，治以健脾活血。处方：太子参6g，生黄芪3g，炒白术6g，茯苓6g，山药6g，莲子6g，炒麦芽6g，茵陈3g，炒薏苡仁6g，丹参3g，当归2g，炙甘草3g。每日1剂，煎2次，30ml/次，共60ml，分3次服用。患儿服药1周后黄疸明显减轻，吃奶量较前增多，大便渐成黄色糊状，复查肝功能AST 86U/L，ALT 43U/L，TBil 104.2μmol/L，DBil 63.2μmol/L，GGT 53U/L，出院后继续以此法调治2周后痊愈。

按： 婴儿肝炎综合征（简称婴肝征），是指1岁以内（包括新生儿期）起病，伴有血清胆红素升高，肝脏肿大（或肝脾肿大）和肝功能损害的临床症候群。婴肝征，为儿科常见病，见于6个月以内，尤其3个月内最为多见，是一组婴儿期（包括新生）起病，伴有黄疸、病理性肝脏体征和血清丙氨酸转氨酶增高的临床症候群。以肝内病变为主，病因复杂，除部分与肝内胆管发育障碍及遗传代谢性缺陷有关以外，绝大多数由各种感染所致，其中尤以巨细胞病毒感染多见。若治疗不当或病情迁延不愈将严重影响婴儿健康，甚至造成死亡。婴肝征临床可分为三型：湿热内蕴型、脾虚湿困型、气血瘀滞型。

该患儿初诊时，纳少便溏，皮肤及巩膜色黄晦暗，舌质淡红，舌苔白腻，指纹青紫。此为脾虚湿滞之证。《素问·玉机真藏论》云："肝受气于心，传之于脾。"《难经·七十七难》言："所谓治未病者，见肝之病，则知肝当传之于脾，故先实其脾气，无令得受肝之邪。"《金匮要略》载道："夫治未病者，见肝之病，知肝传脾，当先实脾，四季脾旺不受邪，即勿补之；中工不晓其传，见肝之病，不解实脾，惟治肝也。"《金匮要略·黄疸病脉证并治》曰："黄家所得，从湿得之。"小儿脏腑清灵，需慎用苦寒药物。清热利湿药物容易损伤小儿娇嫩的脏腑，影响脾胃的运化功能，进而进一步加重脾虚，故在治疗婴肝征时，以健脾化湿为大法。

此案中以健脾化湿、疏肝活血为治法，方用参苓白术散加减，佐以活血退黄药物。药选参苓白术散补脾胃，去除桔梗、扁豆、陈皮、砂仁，作用更偏中焦，补益之效更强，加炒麦芽增加健脾开胃、行气导滞的功效。丹参具有活血化瘀、推陈出新、祛瘀不伤正之功，配合当归活血养血，可改善肝脏微循环，起到保护肝脏细胞和促进肝细胞再生的作用。茵陈可清热利湿，退黄疸，为利湿退黄的要药。《名医别录》记载茵陈可治疗"通身发黄，小便不利，除头痛，去伏瘕"。患儿服药 1 周后黄疸明显减轻，吃奶量也较前增多，大便渐成黄色糊状，复查肝功能较前好转，故效不更方，出院后仍用此方，服药 2 周后痊愈。

参考文献

赵珊珊.2014. 健脾活血法在婴儿肝炎综合征中的应用[J]. 中医临床研究，6（10）：73-74.

四、新生儿寒冷损害综合征

患儿，女，出生 5 日。2000 年 12 月 17 日就诊。睡眠差，夜间啼哭逐渐增多，哭声弱、吮乳差，时而呕吐清水乳液，腹泻，大便次数从 3～4 次/日，到 8～10 次/日，先为绿色，后色淡青白，伴有蛋花样不消化物。查体：肛温 33℃，面色苍白略带青色，唇及口周发绀，四肢冰凉。证属寒邪中阻。治疗以匀气散合木香散加减。处方：木香 6g，茴香 6g，砂仁 3g，陈皮 6g，白芍 6g，干姜 6g，高良姜 3g，法半夏 3g，建曲 6g。每日 1 剂，频频温服。

3 剂后，症状明显好转，大便次数减至每日 5～6 次，色转淡黄，吮乳较前有力，乳量增加，呕吐止，仍夜间啼哭。查体：肛温 35.7℃，面色略苍白，四肢末微凉。前方去法半夏，加炒二芽各 6g，再进 3 剂。5 日后随访患儿，肛温升至 36.6℃，面色红润，乳食及大便正常，夜间睡眠安稳。症状消失。

按：新生儿寒冷损害综合征（简称新生儿冷伤），主要由受寒引起，其临床特征是低体温和多器官功能损伤，严重者出现皮肤硬肿，此时又称新生儿硬肿症或新生儿硬化病。本病多发生在冬、春寒冷季节。以出生 3 日内或早产新生儿多见。发病初期表现为体温降低、吮乳差或拒乳、哭声弱等症状；病情加重时发生硬肿和多器官损害体征。新生儿冷伤，中医属于"胎寒"范畴，孕妇在妊娠期间因嗜食冷饮，而损伤脾胃功能，因而出现腹痛啼哭、不乳等症。脾胃功能受寒邪而导致脏腑的升降功能失常，因而出现四肢厥冷，甚者昏迷等危重症状。此外，《颅囟经·脉法》言："凡孩子三岁以下，呼为纯阳。"《宣明方论·小儿门》亦曰："大概小儿病在纯阳，热多冷少也。"由此可见，婴幼儿生病，盖热症为多，如同此病案中的寒邪中阻之证少见。然而《格致余论·慈幼论》云："儿之在胎，与母同体，得热则俱热，得寒则俱寒，病则俱病，安则俱安。"因此临床中亦有因寒而生者。

此案患儿，诊断为新生儿冷伤。中医辨证属寒邪中阻，方用匀气散合木香散加减，治以温中止泻，理气止痛。用高良姜、干姜直逐脾胃之寒，以散寒止痛；木香、陈皮、茴香温中降逆，行气止痛；法半夏温胃降逆止呕；砂仁、建曲醒脾消食助运，诸药合用能温中理气，除脾胃之寒凝，寒凝除而腹痛自止，脾胃气机畅达则吐泻自除，胎寒之病自愈。二诊时患儿呕吐止，考虑患儿脏腑娇嫩，治病需中病即止，故去除法半夏，加入炒二芽，减少药物的毒副作用而加强健脾开胃、和中消食的作用。

参考文献

陈焕琳.2004. 新生儿寒冷综合征的中医治疗及护理[J]. 护士进修杂志，（2）：190.

五、新生儿硬肿症

刘某，男，出生 6 日。1997 年 12 月 18 日初诊。其母素体虚弱，妊娠 34 周无明显诱因出现腹痛，胎儿早产，出生体重 2200g，不会吮乳，哭声无力。生后第 4 日，患儿面色青白，手足发凉，进行保温，1 日后发现小儿下肢发硬，来医院诊治。患儿四肢、臀部、项部、面颊皮肤发硬，全身冷凉，气息微弱，哭声低怯无力，患处皮肤色暗发青，面色晦暗，唇舌暗红，入院后给予中药外敷治疗。处方：当归、川芎、吴茱萸、黄芪各 10g，细辛、附子各 5g，桂枝 7.5g，党参 15g。上药共为细末，温水调和后用纱布包好，热敷于硬肿部位，注意局部保温，热敷 1 小时，停 2 小时，再敷 1 小时，反复应用。2 日后，患儿皮肤硬肿明显减轻，手足稍温，面色转红，继续用药外敷 1 日，患儿硬肿消失，面色正常，哭声有力，正常吮乳，痊愈出院。

按：新生儿硬肿症是新生儿时期特有的一种严重疾病，是由多种原因引起的局部甚至全身皮肤和皮下脂肪硬化及水肿，常伴有低体温及多器官功能低下的综合征。其中只硬不肿者称新生儿皮脂硬化症；由于受寒所致者亦称新生儿寒冷损伤综合征。患儿多有"三不"症状，即不吃、不哭、体温不升。硬肿多从下肢、阴阜和会阴开始，延及躯干、上肢和面颊，分轻、中、重三度。硬肿病情分度：轻度<20%，中度 20%～50%，重度>50%。新生儿硬肿症属中医"五硬""胎寒""血瘀"范畴。此病的发生是由于先天禀赋不足，气阳虚弱，感受寒邪所致。所以此病多发生于生活能力低下，或体重较轻的新生儿和早产儿，常发生在出生不久，多见于 1 周以内发病。患儿由于生活能力低下，产热不足，皮肤的脂肪层薄，不能有效地保存热量，体温调节中枢发育不完善，所以遇到寒冷的环境，即可加速皮下脂肪的凝固而发生硬肿症。因此，对早产儿及低体重儿应注意保暖。本病临床可分为两型：寒凝血涩型、阳气虚衰型。

该患儿 34 周早产，出生体重 2200g，体重过轻，不会吮乳，哭声无力。症见四肢、臀部、项部、面颊皮肤发硬，全身冷凉，气息微弱，哭声低怯无力，患处皮肤色暗发青，面色晦暗，唇舌暗红。此为寒凝血涩之证。《诸病源候论·胎寒候》指出："小儿在胎时，其母将养取冷过度，冷气入胞，伤儿肠胃。"寒为阴邪，最易伤人阳气。该患儿早产，系先天禀赋不足，感受寒邪之后，最易直中脏腑，伤脾肾之阳。阳气受损，致寒邪凝滞；寒凝则气滞，气滞则血凝血瘀，产生肌肤硬肿。

此案以益气温阳，活血温经为治法。用当归、赤芍养血活血化瘀；细辛、桂枝温经散寒通脉；党参、黄芪益气；吴茱萸、附子温经通阳。《幼科发挥》载道："初生小儿，内外脆薄，药石针灸，必不能耐也。"故采用外敷的方法，诸药为末，调和温敷，以达到元气充实，血气通畅，硬肿消失之目的。2 日后，患儿皮肤硬肿明显减轻，手足稍温，面色转红，继续用药外敷 1 日，患儿硬肿消失，面色正常，哭声有力，正常吮乳，痊愈出院。因小儿服药困难，且"脾常不足"，治疗中可首选外治法。

参考文献

赵庆云，张英，张云龙，等.1999. 中药外敷治疗新生儿硬肿 13 例[J]. 中医药学报,（1）:48.

（和鹏飞　陈天玺）

第九节　皮肤科疑难病验案

一、肠病性肢端皮炎

李某，男，16 岁。于 2014 年 2 月 12 日入院。发作性皮损、毛发脱落、腹泻 16 年，加重 3 个月。患儿出生时因母乳缺乏代以牛乳喂养，出生 3 个月后，出现反复腹泻，伴双手、肘、趾关节等骨突出处水泡状皮损，伴头发、眉毛、睫毛脱落，腹泻多在皮损恶化时加重。曾以家族性良性天疱疮、幼儿湿疹、营养不良继发感染、锌缺乏等治疗，病情反复发作。入院查体：发育迟滞，营养不良，智力正常，全身皮损呈脓疱状，在头皮、口、鼻、眼、耳周、甲周、臀部、阴囊处皮损糜烂渗液，其他皮损融合成斑块，潮红，表面覆盖片状鳞屑、干痂，趾甲部分皮损呈疣状角化性损害，头发、睫毛、眉毛皆脱落，无阴毛生长。家族史：叔父有类似发病史，父母亲为近亲结婚。入院诊断：肠病性肢端皮炎。治疗：补锌，口服葡萄糖酸锌 7mg/kg，配合富锌食物如动物肝脏、瘦肉、海鱼等。证属禀赋不足、脾胃虚弱、湿邪浸润、日久蕴毒，治以健脾利湿解毒，补肾温阳化浊，方用参苓白术散加减。处方：太子参 15g，茯苓 15g，炒白术 15g，炒扁豆 15g，陈皮 15g，莲子 12g，炒山药 30g，炒薏苡仁 30g，桔梗 9g，马齿苋 15g。10 剂，水煎服，每日 1 剂。外敷利湿解毒中药：双花 30g，蒲公英 30g，紫花地丁 30g，紫草 30g，土茯苓 30g，黄连 15g，黄柏 15g，白花蛇舌草 30g，败酱草 30g，白及 30g，苦参 30g，蛇床子 30g，生牡蛎 30g。水煎外洗患处，每日 2 次。

二诊：2014 年 2 月 22 日。患者皮损渗出减少，仍纳差、乏力，舌淡，苔薄，脉细。证属脾不健运，胃失摄纳，治以健脾利湿和胃：党参 9g，炒白术 12g，茯苓 9g，炒薏苡仁 15g，陈皮 9g，木香 6g，九香虫 6g，焦三仙各 15g，砂仁 6g，巴戟天 9g。7 剂，水煎服，每日 1 剂。

三诊：2014 年 2 月 28 日。患者食欲好转，皮损好转，渗出减少，干燥，四肢活动好转。述怕冷，舌淡脉沉细，给予温补肾阳、化浊利湿：熟地黄 15g，山药 15g，山茱萸 12g，巴戟天 15g，茯苓 9g，泽泻 6g，黄芪 15g，桂枝 6g，炮附子 3g，炒白术 12g，蛇床子 9g。10 剂，水煎服，每日 1 剂。10 日后诸证消失，2 周后全身皮损明显减轻，病情缓解出院。为巩固病情，嘱早服参苓白术散 6g，晚服金匮肾气丸 9g，以巴戟天 30g，水煎 300ml 送服，另服百令胶囊 5 粒，每日 3 次。随访 1 年病情稳定。

按：肠病性肢端皮炎又称 Brandt 综合征、Danbolt-Closs 综合征、肠源性肢端皮炎、非典型性肠原性肢端皮炎、异型大疱性表皮松解症等。本病是一种发生在婴幼儿期罕见的常染色体隐性遗传性疾病。发病年龄最早在出生后数日至数周，最晚 10 岁，平均为生后 9 个月，尤其在断奶前后发病率最高。患者对乳糖和果糖不耐受，90%的患者有胃肠道症状，表现为厌食、呕吐、腹胀、腹泻，患者消化道症状与皮损程度一致。患者常有情绪和精神障碍，严重者可有发育迟缓、营养不良。临床诊断主要根据皮炎、腹泻、脱发三联征，结合实验室检查、病理组织学及补锌治疗有效来诊断。本病按临床表现当属祖国医学"湿热疮毒"之类。

患儿叔父有类似发病史，父母亲为近亲结婚，乃先天禀赋不足；出生时因母乳缺乏而代以牛乳喂养，为后天喂养不当。先后天因素相合，致脾胃虚弱，水湿浸淫，日久蕴毒，外迫肌肤，发为本病。患儿反复腹泻，伴双手、肘、趾关节等骨突出处水泡状皮损，伴头发、眉毛、睫毛脱落，腹泻多在皮损恶化时加重。《疡科纲要》曰："脾主肌肉四肢，湿邪淫溢则渐渍于肌肉，走窜于四肢。"内湿伤脾则泄泻，毒蕴于脾则四肢、肌肉疮疡缠绵。

本案以先天禀赋不足为本，脾胃虚弱、湿邪浸润、日久蕴毒为标。治疗急则治其标，健脾利湿解毒，方选参苓白术散加减；待病情稳定，补肾温阳、填精固元以治本，方选金匮肾气丸加减；恢复期以丸缓治，巩固疗效。现代药理研究证实：生牡蛎、紫花地丁、巴戟天、诃子富含微量元素锌。在辨证用药基础上配合富含微量元素锌的中草药可增加疗效。其中，巴戟天含锌量最高（385μg/g），《张氏医通》载："巴戟天生精，温肾阳。"这与本病先天禀赋不足、后天失养病因病机相吻合。百令胶囊含冬虫夏草，补肾精，益肺气，对体液免疫功能有双向调节作用。本病患者有不同程度的免疫功能低下，服用百令胶囊3周后，患者体力改善明显，记忆力显著提高。

参考文献

陈富医，张兆霞，刘忠玲.2015. 肠病性肢端皮炎1例（附家系调查）[J]. 世界最新医学信息文摘，15（52）：123-124.

二、手足口病

廖某，男，5岁。2014年11月7日初诊。发热1日，伴手、足部疱疹。患儿1日前出现发热，体温40℃（肛温），手、足部少许疱疹，自予藿香正气水滴脐。现发热，体温39℃（肛温），自服泰诺林，恶寒，偶咳，流清涕，呕吐胃内容物1次，腹痛，手足部少许疱疹，纳减，寐安，大便干，每日1行。查体：精神尚可，咽红，口腔内少许疱疹，心肺听诊未闻及异常，双手掌及足部散在少许疱疹。中医体征：舌质红，苔薄黄，脉浮数。证属湿温袭表，热重于湿证，治以辛凉解表、清热解毒之剂，葛根银翘散合白虎汤加减。处方：葛根10g，荆芥5g，芦根10g，连翘5g，桔梗5g，牛蒡子5g，淡竹叶10g，紫花地丁5g，蒲公英5g，生石膏20g，知母5g，板蓝根10g，地骨皮5g，玄参10g，甘草2g。5剂，水煎服（不宜久煎），每日1剂，早晚温服。医嘱：若患儿高热不退，可每4～6小时服药1次；解热之剂，热退更方，不必尽剂。

二诊：2014年11月11日。服上方第3日热退，手足部及口腔内疱疹基本消退，偶有干咳，无发热，无喘息，纳眠正常，二便调。查体：精神可，咽红，心肺听诊未闻及异常，舌红，苔薄白，脉浮数。证属肺中郁热，湿毒未尽，治以清泻肺热、化湿解毒之剂，泻白散加减。处方：桑白皮5g，地骨皮5g，玄参10g，牛蒡子5g，桔梗5g，葛根5g，佩兰3g，薏苡仁10g，紫花地丁5g，蒲公英5g，淡竹叶5g，生石膏10g，甘草2g。服5剂后痊愈。

按：手足口病是由肠道病毒（以柯萨奇A组16型、肠道病毒71型多见）引起的急性传染病，多发生于学龄前儿童，尤以小于5岁年龄组发病率最高。主要症状表现为手、足、口腔等部位的斑丘疹、疱疹。本病对症处理，无特效疗法，预后良好。手足口病属中医"时疫""温病""湿温"等范畴。

患儿初诊时因外邪袭表，正邪相争故见发热恶寒，考虑其精神及纳食尚可，此正气尚耐攻伐之象，宜先祛邪，给邪以出路。故首诊处以葛根银翘散合白虎汤加减。葛根银翘散参照《内经》中"风淫于内，治以辛凉，佐以苦甘；热淫于内，治以咸寒，佐以甘苦"之言配伍，且此方预护其虚，纯然清肃上焦，不犯中下，无开门揖盗之弊，有清以祛实之能；白虎汤为解热退热的经典名方，解热作用迅速，就像秋季凉爽干燥的气息降临大地，一扫炎暑湿热之气；此外，考虑毒热搏结，热由毒生，毒解则热清，加用蒲公英、紫花地丁、板蓝根以清热解毒。清透退热、泻火退热、解毒退热，三管其下，故退热迅捷，服药3剂而热退。二诊时虑其肺中郁热，湿毒未尽，处以清泻肺热、化湿解毒，以清剿余邪。

参考文献

张南，张涤.2015. 张涤教授辨治手足口病验案选释[N]. 湖南中医药大学学报，35，（2）：

40-41.

三、丘疹坏死性皮肤结核病

王某，女，47岁。2016年11月24日初诊。患者半个月前无明显诱因下左上肢出现少量红色丘疹，上有脓疱，瘙痒较重，于当地医院诊断为"皮炎"，给予口服自制药粉（具体成分不详）及外用复方樟脑乳膏治疗，病情未得到有效控制，遂来我院治疗。患者既往体健，发病前无发热、咳嗽、盗汗等症状，否认家族性结核病史，饮食、睡眠、二便均可。查体：患者四肢躯干出现鲜红色丘疹，上有脓疱，皮疹以四肢伸侧为主，部分丘疹中心出现坏死、结痂、火山口样凹陷，面部无任何皮疹，遇热瘙痒加重。中医体征：舌质淡，苔黄，脉细无力。诊断：丘疹坏死性结核疹待查。证属湿毒化火、血瘀阻络证，予以健脾除湿、清热凉血：水牛角20g，牡丹皮15g，白芍10g，生地黄15g，金银花10g，蒲公英10g，枳壳（炒）15g，木香10g，熟大黄6g，栀子10g，黄芩10g，防风10g，荆芥10g，地肤子15g，苦参12g，升麻6g，甘草10g。7剂，水冲服，每日1剂，早晚饭后30分钟内温服；枸地氯雷他定胶囊（贝雪）1粒，睡前口服；马来酸氯苯那敏片1片，裸花紫珠片（海南九芝堂）2片，复方甘草酸苷胶囊（美能）2粒，均3次/日；复方黄柏液（山东汉方）外用适量。嘱患者拍肺部CT，查结核菌素试验；不适随诊。

二诊：2016年12月1日。患者皮损明显减轻，大部分丘疹已消退，见皮肤轻度萎缩，伴有褐色色素沉着。舌质淡，苔黄，脉弦小滑。某医院检验报告示：11月28日PPD阴性，血结核感染T细胞检验阳性（A6B7）。故明确诊断：丘疹坏死性结核疹。续服前方加龙胆草10g，14剂；余药同前。

三诊：2016年12月15日。患者皮疹消退，留有淡褐色色素沉着斑，舌质淡，苔薄白，脉沉小滑。嘱患者停药观察，不适随诊。

按：丘疹坏死性结核疹（papulonecrotic tuberculid）是一种少见的体内潜在性无症状结核感染灶经血行播散至皮肤，并在皮肤被迅速消灭所致的疾病。本病发病机制尚存争议，一般认为是结核杆菌引起的皮肤黏膜感染，另有人根据组织病理变化认为是一种血管炎反应。近年有不少学者报告采用聚合酶链反应（PCR）等技术在丘疹坏死性结核疹的皮损中检测到结核分枝杆菌DNA，这证明了结核感染在本病发生中的重要作用，同时也为其应用抗结核治疗提供了依据。目前西医主要治疗手段为抗结核治疗：口服利福平等抗结核药物，外用阿米卡星等局部封闭治疗。

本例患者皮疹初起发展较快，经实验室辅助检查怀疑有结核感染，属于中医湿毒邪侵犯机体。湿毒合邪蕴结于皮肤，湿毒化火，血脉瘀阻，故见鲜红色丘疹皮损；该患者素体脾虚，脾失健运，致使湿热内蕴，又外感毒邪，内外两邪搏结于腠理，浸淫肌肤、热盛肉腐则见皮肤脓疱疹、坏死溃疡；血热内扰较甚，故皮肤瘙痒剧烈。

治拟健脾除湿，清热凉血，方选凉血解毒汤。方中水牛角清热凉血解毒，生地黄清热凉血、养阴生津，白芍养血敛阴，牡丹皮清热凉血、活血散瘀，四者（即犀角地黄汤加减）共为君药，合用既能清热解毒凉血，又能散瘀，防止热与血结成瘀。枳壳（炒）长于健脾除痞消积，木香行气健脾、疏理肝胆，熟大黄清热泻火、泻下攻积，三者（即枳壳木香丸加减）相配奏健脾行气，泻腑除热之效；金银花清热解毒，黄芩清热泻火解毒，栀子泻火除烦、清热凉血解毒，蒲公英清热解毒、消痈散结，四药合用增强全方泻热解毒功效，是为臣药。荆芥、防风相伍，相辅相成，善于走窜，载药行于血分气分，清泄血分气分郁热；苦参、地肤子具有清热利湿止痒之功，缓解患者瘙痒的症状，是为佐药。升麻清热解毒、升举阳气，该患病发于立冬前后，人体阳气处于闭藏状态，据五运六气理论，用升麻提举自身阳气抗击邪气；甘草益气补中、清热解毒、调和诸药，是为使药。另现代药理研究证明，苦参煎剂对结核杆菌有抑制作用，并有抗过敏的疗效；蒲公英能够激发机体免疫功能。配合中成药裸花紫珠片（海南九芝堂）消炎解毒，复方甘草酸苷胶囊（美能）提高机体免疫力；西药枸地氯雷他定胶囊（贝雪）、马来酸氯苯那敏片抗过敏治疗，缓解机体瘙痒症状；外用复方黄柏液（山东汉方）清热解毒、消肿止痒去腐。二诊时患者皮疹减轻明显，情绪略焦躁，舌质淡苔黄，脉弦小滑，故加龙胆草泻肝胆火，余方不变。2周后患者复诊时皮疹消退，超出预期效果，现随访中。

参考文献

刘瑛琦，王泽明，刘美杰，等.2015.中医中药治疗丘疹坏死性结核疹1例[J].世界最新医学信息文摘，17（52）：216-217.

四、Kaposi 头部乳头状皮炎病

苏某，男，58岁。1979年9月29日初诊。患者10年前在头后起小疙瘩，时痒痛，多次用青霉素等抗生素治疗无效，遂来就诊。患者头后部可见散在高粱、黄豆大小的炎性结节，质硬，有压痛，部分顶端有浆痂。诊断为头部乳头状皮炎，治以解毒燥湿，化瘀软坚。处方：皂角刺25g，川椒30g，蛇床子25g，黄柏30g，苦参30g，马齿苋50g，加水2000ml，煮沸，溻洗。每晚1次，每剂可用2~3次，每次均须煮沸后使用。共用药10剂，治疗48日后痊愈。半年后随访未见复发。

按：Kaposi头部乳头状皮炎又称瘢痕疙瘩性毛囊炎、枕骨后硬结性毛囊炎，是以纤维增生为特征的枕部慢性毛囊周围炎，愈后形成瘢痕疙瘩样增殖。致病菌大多为金黄色葡萄球菌，其皮损可能为组织对致病菌和异物的一种反应。该病初发为粟粒大小毛囊性丘疹，逐渐化脓，增大融合，最后结缔组织增生，形成表面光滑较硬的扁平结节。结节呈淡红色，形状不规则，孤立或相连如条索状，凹凸不平，呈乳头状硬结或硬块样瘢痕疙瘩。毛发稀疏或全部脱落，表面有少数深陷的毛囊，可见数根或数十根束状发穿出，常继发化脓性小瘘孔。好发于头枕部及项部发际。本病与《疡医大全》所说的"肉龟"相似，其曰："项后发际肉厚而多折纹，其发反刺疮内，因循日久不瘥，又兼受风寒凝结形如卧瓜，破烂津水，时破时敛，故俗名谓之肉龟"。临床可分为四型：风热夹毒型、湿热蕴结型、寒凝瘀滞型、正虚邪恋型。

此患者初诊时头后部可见散在高粱、黄豆大小的炎性结节，质硬，有压痛，部分顶端有浆痂。此为湿热蕴结之证。因患者10年前起病，在头后起小疙瘩，时痒痛，且多次用青霉素等抗生素治疗无效。叶天士在《临证指南医案》中，多次提及"初病在经，久病入络，以经主气，络主血""初为气结在经，久则血伤入络"，故治以解毒燥湿，化瘀软坚。方中重用马齿苋解毒消肿，凉血散瘀。《本草纲目》指出马齿苋可"散血消肿，利肠滑胎，解毒通淋，治产后虚汗"。《本草正义》亦载道："马齿苋，最善解痈肿热毒，亦可作敷药。"皂角刺消肿托毒，排脓杀虫，如《医学入门》言："皂刺，凡痈疽未破者，能开窍；已破者能引药达疮所，乃诸恶疮癣及疠风要药也。"苦参清热燥湿，杀虫利尿。黄柏清热燥湿，解毒疗疮。方中用川椒一味温中止痛，杀虫止痒。川椒辛温走窜，因患者病程长达10年，且局部散在结节较多，质地坚硬，故用川椒增强方药对局部的结节起到温通作用，从而加强全方的散结作用。患者共用药10剂，治疗48日后痊愈。半年后随访未见复发。

参考文献

王俊芳.1982.头部乳头状皮炎的中医疗法[J].吉林中医药，（4）：31.

五、巨大尖锐湿疣

患者，女，26 岁。伴疣物增生进行性加重 3 月余，患者面色无华，消瘦，行走困难，身上散发出强烈的恶臭味。会阴检查见：整个会阴部全被疣物覆盖，大小约 22cm×11.5cm×3.2cm，表面呈深灰褐色，分泌物多，奇臭。分开疣体中央方见阴道口和肛门，阴道口内也有少许散在淡红色乳头状疣物，自感疼痛，痒甚。取少量疣体病检示：良性乳头状瘤，未发现鳞状细胞癌。曾多次用激光、冷冻、电灼等治疗无效，中医辨证属气滞血瘀，血热搏结。治以清热解毒、凉血止痒之剂。内服方：土茯苓 60g，白头翁 30g，薏苡仁 20g，败酱草 15g，当归 12g，盐柏 10g，蜈蚣 4 条，龙胆草 10g，地肤子 10g，佩兰 10g，白蔻仁 6g，甘草 20g，随证加入焦山楂、茵陈、紫草等。外用方：熟附片 30g，鹿角霜 10g，苦参 30g，乌梅 30g，黄芩 30g，生黄柏 30g，白矾 30g，黄精 30g，蛇床子 30g，马齿苋 30g，巴豆 20g，榔片 30g，随证加入山豆根、鸡内金、香附等。

二诊：用药后 1 月余后疣明显缩小、变薄。续用中药内服外洗。2 个月后，外阴疣物全部消失，无任何痕迹，全身情况良好，随访 3 年无复发。

按：巨大尖锐湿疣，又名尖圭湿疣、尖圭疣赘、癌样湿疣、疣状癌肿、Buschke-Löwenstein 瘤。由 Buschke 首先报道，系为人类疣病毒传染导致的皮肤病。男女老幼均可患病，常发生于阴茎包皮、肛门周围皮肤及女性阴道口，初起为针头大至核桃大的孤立性的乳头状隆起，质尚软，呈粉红色或淡黄色，以后迅速进展，相互融合，表面粗糙，状如鸡冠，大者如菜花样瘤，常有恶臭的脓汁分泌。一般无自觉症状，炎症明显者有瘙痒或疼痛。根据疣的特征及好发部位不难诊断。但疣的外形往往很像恶性肿瘤，如表皮样癌，应慎别之。中医称尖锐湿疣为"臊疣"或"臊瘊"。

患者内服方中以土茯苓、白头翁为主药，清热解毒，凉血除湿；辅以薏苡仁、败酱草、当归除湿止痛；佐以蜈蚣、盐柏、龙胆草、地肤子、佩兰等，清热燥湿，行气止痒；甘草调和诸药，解药毒，为使药。加入焦山楂、茵陈、紫草等增加皮肤抵抗力，抑制皮肤真菌。外用药中则用熟附片、鹿角霜两味温性药为主，内托升陷、收敛；辅以苦参、乌梅、黄柏燥湿，收敛解毒，杀虫止痒；佐以白矾、黄精、蛇床子、巴豆、榔片收湿止痒，疗疮；加入山豆根、鸡内金、香附等去疣专药，疗效更佳。以上药物从归经上看大多分别归属肾、肝、肺三经，肾经开穴于会阴（《千金翼方》），肝经绕会阴部，肺主皮毛，有归经所引，药效直达病所，故疗效明显，且治疗过程中未发现不良反应。因此中药治疗尖锐湿疣大有潜力可挖。

参考文献

王松. 2001. 中医中药治愈会阴部巨大尖锐湿疣 3 例[J]. 皮肤病与性病，（4）：46.

六、白色萎缩综合征

王某，女，54 岁。2016 年 10 月 9 日初诊。患者 6 年前无明显诱因下躯干出现 2 个铜钱大小的白斑，就诊于某医院诊断为"白癜风"，给予地塞米松膏外用，后白斑逐渐增多、扩大、泛发至全身各处。症见患者全身泛发多处皮损，损害处皮肤颜色减退、变白。颜面部左侧眼睑下有一蚕豆大小白斑，呈淡白色，界限不清；四肢散在数个白斑，大小不等，最大的为铜钱大小，界限不清；腹部皮肤白斑较为密集，界限不清，大小不等，形状不规则，部分融合成岛屿状。平素自觉心悸心慌，神疲乏力，汗多，脱发，夜寐多梦，容易早醒。已经绝经 1 年。纳差，二便调，舌红苔薄黄，脉弦细。证属肝郁气滞型，治疗以逍遥散加减。处方：白术 12g，柴胡 9g，当归 12g，茯神 15g，白芍 15g，炙甘草 6g，刺蒺藜 12g，蔓荆子 10g，党参 15g，制首乌 12g，夜交藤 30g，丹参 15g，制远志 9g，防风 9g，鸡血藤 15g。7 剂，水煎服，每日 1 剂。外用他克莫司乳膏。

二诊：2016 年 10 月 16 日。患者皮损处淡白色，出虚汗、乏力症状减轻，舌红苔薄黄，脉弦细。上方基础上加煅龙骨 30g，煅牡蛎 30g。7 剂，水煎服，每日 1 剂。外用他克莫司乳膏。

三诊：2016 年 10 月 23 日。患者诉心悸、心慌、出汗症状减轻，睡眠较前好转，继续服用上方 14 剂。外用他克莫司乳膏。

四诊：2016 年 10 月 30 日。患者皮损处颜色淡白，左眼睑下白斑消失，腹部几个白斑处出现黑色色素点。偶有腰酸，舌红苔薄黄。上方加黄芪 12g，女贞子 6g。患者陆续服药 3 个月后，皮损基本消失，后继续服药月余以巩固疗效。

按： 皮肤白斑是指皮肤、黏膜处出现比正常肤色浅的斑片，主要是皮肤色素减退或色素脱失所造成的。白斑可以是先天性的，也可以是获得性的。白斑可发生于全身任何部位，但以面部、颈部、手背等暴露部位，以及外生殖器等皱褶处皮肤多见。多数为局限性，孤立存在，也可呈现对称分布，或沿神经呈带状分布，还可以泛发至全身。根据白斑的颜色，可分为色素减退斑和色素脱失斑。本病与中医典籍中记载的"白癜""白驳""斑白""斑驳"等相似。《诸病源候论·白癜候》中记载："白癜者，面及颈项身体皮肉色变白，与肉色不同，亦不痒痛，谓之白癜。"《圣济总录》言："论曰白癜风之状，皮肤皱起，生白斑点是也。由肺脏壅热，风邪乘之，风热相并，传流营卫，壅滞肌肉，久不消散故成此也。"临床可分为三型：肝郁气滞型、肝肾不足型、气血瘀滞型。

患者初诊时全身泛发数个白斑，边界不清楚，平素自觉心悸心慌，神疲乏力，汗多，脱发，夜寐多梦，容易早醒。已经绝经 1 年。纳差，二便调，舌红苔薄黄，脉弦细。证属肝郁气滞型，治以疏肝理气，活血祛风，方用逍遥散加减。

方中柴胡疏肝解郁，使肝气得以调达，为君药；当归甘辛苦温，养血和血；白芍酸苦微寒，养血敛阴，柔肝缓急，为臣药；白术、茯神健脾去湿，使运化有权，气血有源，改茯苓为茯神以增加安神的作用；炙甘草益气补中，缓肝之急，为佐药；刺蒺藜平肝疏肝、祛风，《备急千金要方》中用单品研末冲服以治疗白癜风，《本草求真》中记载"宣散肝经风邪……并通身白癜瘙痒难当者，服此治无不效"；党参平补气血以扶正；夜交藤、制远志、茯神宁心安神；制首乌补益精血以固发；蔓荆子、防风祛风，蔓荆子又可清利头目，防风与党参、白术相配伍为玉屏风散的变方以改善出虚汗症状；丹参、鸡血藤入血分以活血散瘀。《素问·风论》载道："风气藏于皮肤之间，内不得通，外不得泄。"久而血瘀，皮肤失养而变白，故治疗上可用养血活血和祛风药物。

患者二诊时皮损处淡白色，出虚汗、乏力症状减轻，舌红苔薄黄，脉弦细。上方基础上加煅龙骨、煅牡蛎以潜阳敛汗，重镇安神。患者三诊时诉心悸、心慌、出汗症状减轻，睡眠较前好转，继续服用上方 14 剂。患者四诊时皮损处颜色淡白，左眼睑下白斑消失，腹部几个白斑处出现黑色色素点。偶有腰酸，舌红苔薄黄。上方加黄芪 12g 以补气推动血液运行，女贞子 6g 补肝肾之阴。患者服药 3 个月后，皮损基本消失，后继续服药月余以巩固疗效。

参考文献

白彦萍，周冬梅.1979. 中医皮肤病临证心得[M]. 北京：人民卫生出版社：15-18，31.

曹元成.2017. 皮肤白斑的中医治疗[N]. 中国中医药报，2017-08-30（005）.

七、色素性紫癜性苔藓样皮炎

贾某，女，75 岁。因双下肢反复起红色瘀点半年，于 2013 年 4 月 10 日初诊。患者半年前无明显诱因双小腿出现散在红色瘀点，皮疹对称分布，无脱屑，轻微瘙痒，就诊于北京某医院，给予苦参素静脉滴注，外用卤米松乳膏、青鹏软膏治疗时皮疹减轻。来我院就诊时，双下肢较密集鲜红色针尖大小瘀点，不高于皮肤，压之不褪色，膝关节周围瘀点密集，皮肤干燥粗糙，少量细碎脱屑，纳可，夜寐安，大便秘结，2～3 日一行。中医体征：舌质红苔白，舌下脉络迂曲，脉沉。证属血热妄行，血瘀阻络。治以清热解毒，凉血活血，化瘀通络。处方：金银花 30g，凌霄花 10g，草河车 12g，马齿苋 30g，桑白皮 15g，鸡内金 10g，焦三仙各 30g，冬瓜皮 15g，麦冬 15g，茯苓 15g，荷叶 6g，炒栀子 4g。14 剂，水煎服，每日 1 剂。脑血康胶囊，早晚各 1 粒口服。

二诊：2013 年 4 月 24 日。患者双下肢瘀点减轻，颜色转淡，个别新发皮疹，大便仍干燥，在上方的基础上去除荷叶、炒栀子，加生地黄 10g，赤芍 10g，薄荷 10g。14 剂，水煎服，每日 1 剂。

三诊：2013 年 5 月 8 日。患者皮疹明显好转，瘀点稀疏，颜色淡红，无新发皮疹。在上方基础上加益母草 15g。14 剂，水煎服，每日 1 剂。14 日后，下肢皮疹基本消退，遗留少量色素沉着。随访 3 个月未见新发皮疹。

按：色素性紫癜性苔藓样皮炎又称 Gougerot-Blum 病、伴苔藓样损害的瘙痒性血管硬化性紫癜。常发于小腿，为红棕色小丘疹性紫癜，相互融合成为边界清楚的苔藓样斑片。初为 0.25～2mm 的散在性、表面光滑、圆或多角形丘疹。往往为紫癜性，鲜红至棕红色，最后演变为黄褐色，压之不褪色。其表面可见红点或毛细血管扩张，有或无鳞屑，往往排列成簇，有时融合形成边缘不规则的斑片，此时边缘较模糊。常伴有明显瘙痒。一般对称地发生于小腿、股部及躯干下部，也可发生于臀部，但不侵犯颜面、胸部及黏膜。根据临床特征为铁锈色苔藓样紫癜性丘疹。色素性紫癜性苔藓样皮炎统属中医"紫癜"的范畴，临床可分为五型：风热犯表型、血热妄行型、湿邪阻滞型、气不摄血型、血瘀气滞型。

患者初诊时双下肢较密集鲜红色针尖大小瘀点，不高于皮肤，压之不褪色，膝关节周围瘀点密集，皮肤干燥粗糙，少量细碎脱屑，纳可，夜寐安，大便秘结，2～3 日一行，舌质红苔白，舌下脉络迂曲，脉沉。证属血热妄行，血瘀阻络。《灵枢·百病始生》中载道："阳络伤则血外溢……阴络伤则血内溢。"《外科启玄·血风疮》曰："此疮多在两小腿里外，上至膝，下至踝骨，乃血分受风邪而生也。"该患者皮疹密集色鲜红，为热邪迫血妄行溢出脉外，皮肤干燥粗糙，伴有细碎脱屑，乃血虚不濡养肌肤，血虚则生风。《医宗金鉴》认为紫癜多为风病，"由热体风邪湿气侵入毛孔，与气血凝滞毛窍闭塞而成"《黄帝内经太素》亦曰："人之生也，感风气以生；其为病也，因风气为病。是以风为百病之长，故伤人也，有成未成。"又血不行常道，皆谓之离经之血，故本病亦属于瘀血范畴。

本病案治以清热解毒，凉血活血，化瘀通络。处方：金银花 30g，凌霄花 10g，草河车 12g，马齿苋 30g，桑白皮 15g，鸡内金 10g，焦三仙各 30g，冬瓜皮 15g，麦冬 15g，茯苓 15g，荷叶 6g，炒栀子 4g。

金银花、草河车清热解毒疏风；草河车又有凉血止血的功效；凌霄花、马齿苋凉血散瘀。茯苓、鸡内金、焦三仙健脾消食；麦冬、荷叶、炒栀子养阴清热；考虑本病发病在双下肢，湿邪重浊，最易侵袭阴位，故用冬瓜皮、桑白皮利湿消肿。配合脑血康胶囊口服，增强活血化瘀的功效。

患者二诊时双下肢瘀点减轻，颜色转淡，个别新发皮疹，大便仍干燥，在上方的基础上去除荷叶、炒栀子，加生地黄10g，赤芍10g，清热凉血活血，薄荷10g，疏风清热。三诊时皮疹明显好转，瘀点稀疏，颜色淡红，无新发皮疹。在上方基础上加益母草15g活血祛瘀，利水消肿。三诊共服药42剂后，下肢皮疹基本消退，遗留少量色素沉着。随访3个月未见新发皮疹。

参考文献

李芸芸. 2014. 中西医对色素性紫癜性皮病的探讨及导师临床经验总结[D]. 北京：北京中医药大学.

八、毛细血管内扩张性环状紫癜

陈某，男，60岁。因下肢出现瘀斑、瘀点半年，加重1个月，于2012年12月10日初诊。患者半年前无明显诱因双下肢出现多处瘀点，瘙痒不明显，主要集中于小腿外侧，就诊于当地某医院。给予口服中药治疗，治疗期间仍有新发瘀斑瘀点，皮损逐渐蔓延至大腿及臀部。为进一步诊治前来就诊。症见双下肢、臀部、躯干群集性暗红色针尖大小瘀点，呈胡椒粉样，不高于皮面，压之不褪色，周身散在半环状、环状损害，中间有轻微萎缩，纳可，夜寐一般，二便尚调，乏力，耳鸣，性情急躁易怒。中医体征：舌质红苔黄，脉弦。证属血热妄行，治以清热凉血。处方：金银花30g，凌霄花10g，草河车10g，马齿苋30g，桑白皮15g，焦三仙各30g，冬瓜皮30g，茯苓皮15g，益母草15g，麦冬15g，淡竹叶6g。14剂，水煎服，每日1剂。

二诊：2012年12月24日。患者皮疹较前减轻，躯干皮疹颜色变淡，下肢瘀斑仍较红，新发皮疹少，夜寐欠安，大便略稀软，腰膝乏力，舌质暗红，脉弦。在上方的基础上去除冬瓜皮、茯苓皮，加茯苓15g，金银藤30g，草河车加量至12g。14剂，水煎服，每日1剂。

三诊：2013年1月7日。患者躯干及臀部皮疹基本消退，遗留少量色素沉着，下肢皮疹颜色转暗，无新发瘀点，口干，腰酸，夜寐安，乏力减轻，舌质暗红苔薄黄，脉弦。上方基础上加水蛭3g，薄荷10g，益母草加量至20g。21剂，水煎服，每日1剂。21日后周身瘀点及瘀斑基本消退，遗留少量色素沉着。随访3个月，皮疹未复发。

按：毛细血管内扩张性环状紫癜可发生于任何年龄段，女性多见，以青春期及青壮年多见。本病初为对称发生的各种形状的毛细血管扩张，往往排列成环状、半环状，亦可呈线状、纹状、匐行状，片状的直径可达1～3cm。毛细血管扩张在斑的边缘显著，随后在其内部（中央）出现点状出血和淡褐色色素沉着。经过一定时期后斑的色调变淡而呈黄褐色，此后色素沉着消失往往遗留轻微的皮肤萎缩。本病皮损下肢伸侧多见，以浅褐色斑疹及斑丘疹多见。毛细血管内扩张性环状紫癜统属中医"紫癜"范畴，临床可分为五型：风热犯表型、血热妄行型、湿邪阻滞型、气不摄血型、血瘀气滞型。

本病多为风热阻络，血行凝滞，血不行常道，溢出脉外所致。《金匮要略》载道："风伤皮毛，热伤血脉……热之所过，血为之凝滞。"《诸病源候论》曰："斑毒之病，是热气入胃。而胃主肌肉，其热挟毒，蕴积于胃，毒气熏发于肌肉，状如蚊蚤所咬，赤斑起，周匝遍体。"

该患初诊时双下肢、臀部、躯干群集性暗红色针尖大小瘀点，纳可，夜寐一般，二便尚调，乏力，耳鸣，性情急躁易怒。舌质红苔黄，脉弦。证属血热妄行，治以清热凉血。方中金银花、草河车清热解毒疏风，草河车又有凉血止血的功效；凌霄花、马齿苋凉血散瘀；冬瓜皮、茯苓皮、桑白皮利水祛湿；焦三仙健脾消食；麦冬、淡竹叶养阴清热；益母草活血化瘀、利水消肿。诸药合用，随证加减，最终周身瘀点及瘀斑基本消退，遗留少量色素沉着。

参考文献

李芸芸.2014. 中西医对色素性紫癜性皮病的探讨及导师临床经验总结[D]. 北京：北京中医药大学.

九、进行性色素性紫癜

牛某，男，31 岁。因双小腿多发辣椒粉样瘀点 1 年，躯干四肢泛发 3 个月，于 2013 年 4 月 17 日初诊。患者 1 年前无明显诱因双下肢出现多处针尖大小密集斑点，不高于皮面，伴瘙痒，就诊于当地某医院。于当地治疗后皮疹增多，并逐渐由小腿向上蔓延。3 个月前斑疹泛发至躯干、四肢，瘙痒明显，为进一步诊治前来就诊。症见躯干、四肢群集性暗红色针尖大小瘀点，呈胡椒粉样，不高于皮面，压之不褪色，皮疹瘙痒，凌晨明显，皮肤温度不高，周身散在点状暗褐色色素沉着斑点及斑片，纳可，夜寐欠安，大便溏稀。中医体征：舌质暗红，有瘀点，苔白略腻，脉沉。证属脾虚湿蕴，治以健脾利湿。处方：金银花 15g，凌霄花 10g，草河车 8g，马齿苋 30g，桑白皮 15g，鸡内金 10g，焦三仙各 30g，冬瓜皮 15g，生薏苡仁 15g，茯苓皮 15g，旱莲草 15g，菟丝子 15g，炙黄芪 30g。14 剂，水煎服，每日 1 剂。

二诊：2013 年 4 月 30 日。患者躯干及上肢大部分瘀点消退，遗留色素沉着，小腿少量暗红色至黄褐色胡椒粉样瘀点，未见新发瘀点、瘀斑。在上方的基础上去除生薏苡仁，加怀牛膝 15g，水蛭 3g。21 剂，水煎服，每日 1 剂。21 日后，皮疹基本消退，遗留色素沉着。随访 3 个月，色素沉着逐渐消退，未复发。

按：进行性色素性紫癜是由过敏引起的一组以紫癜样丘疹及含铁血黄素沉着为主的慢性皮肤病。该病常不对称地发于小腿伸面，为针尖至针头大瘀点组成的大小、形状不一的斑片。临床表现初为群集、粟粒至针帽大的淡红色瘀点或瘀斑，逐渐增多后密集成片而成为形状不规则的橘红或棕红色斑片。进行性色素性紫癜统属中医"紫癜"等疾病的范畴，临床分型同"毛细血管内扩张性环状紫癜"。

《医宗金鉴》认为紫癜多为风病，"由热体风邪湿气侵入毛孔，与气血凝滞毛窍闭塞而成"。《黄帝内经太素》曰："人之生也，感风气以生；其为病也，因风气为病。是以风为百病之长，故伤人也，有成未成。"本病最主要的发病部位在腰部以下，以足部、下肢较为明显，因湿邪重浊，最易侵袭阴位。故该病的治疗中，以疏风化瘀法与健脾化湿法相配合。

该患初诊时可见躯干、四肢群集性暗红色针尖大小瘀点，呈胡椒粉样，不高于皮面，压之不褪色，皮疹瘙痒，凌晨明显，皮肤温度不高，周身散在点状暗褐色色素沉着斑点及斑片，纳可，夜寐欠安，大便溏稀。舌质暗红，有瘀点，苔白略腻，脉沉。证属脾虚湿蕴型。治疗以健脾利湿为主，配以活血化瘀。方中金银花、草河车清热解毒疏风，草河车又有凉血止血的功效；凌霄花、马齿苋凉血散瘀；冬瓜皮、薏苡仁、茯苓皮、桑白皮利水祛湿；鸡内金、焦三仙健脾消食；旱莲草、菟丝子滋阴补肾，配合炙黄芪补中益气健脾，阴阳双补。诸药合用，病愈症消。

参考文献

李芸芸.2014. 中西医对色素性紫癜性皮病的探讨及导师临床经验总结[D]. 北京：北京中医药大学.

十、重叠综合征

唐某，女，47 岁。因"反复颜面红肿、多关节疼痛、四肢乏力 1 年余"于 2006 年 10 月

26 日入院。患者于 1 年余前无明显诱因出现双眼睑红肿，面部淡红色红斑，在当地县医院就诊，曾考虑为"肾炎""红斑狼疮"等病，以激素及中药治疗后眼睑浮肿可缓解，但停药后症状反复。半年前颜面浮肿加重，伴红斑增多，四肢大关节疼痛，乏力，到市级医院就诊，查肌酶增高（CK 221U/L，CK-MB 19U/L，LDH 587U/L，HBDH 359U/L），诊断为"皮肌炎"，予甲强龙等治疗，症状缓解后出院，但仍反复发作。3 个月前患者开始出现气促、发热、吞咽困难，在外院以激素及抗生素等治疗，效不佳，遂来我院。患者颜面红肿，以眼睑为甚，颈部潮红，发热恶寒，光敏感，吞咽困难，抬颈困难，四肢乏力不能行走，四肢大关节疼痛，纳眠欠佳，大便溏，近 1 年来体重减轻约 25kg。既往史无特殊。查体：精神疲倦，形体消瘦。T 37.6℃，P 108 次/分，R 24 次/分，BP 98/76mmHg。全身近关节处皮肤可见大片红色皮损，肤温较高，面部红肿，双眼睑重度水肿。双下肢轻度凹陷性水肿，四肢肌张力降低，双上肢肌力 5 级，双下肢肌力 3 级，自身抗阻力试验阳性。舌暗红，苔黄腻，脉滑数。辅助检查：ESR 40mm/h，AST 99U/L，ALT 64U/L，GGT 53U/L，TBA 22μmol/L。CK 223U/L，CK-MB 26U/L，LDH 520U/L，HBDH 390U/L。血中狼疮细胞未见。抗核抗体（＋），抗双链 DNA 抗体（＋）。西医诊断：皮肌炎。中医诊断：痹证，毒热炽盛证。西医治疗予口服泼尼松 40mg/d，同时以联苯双酯护肝、埃索美拉唑护胃、辅酶 Q10 营养神经等。中医治疗以凉血解毒为法，处方：水牛角 30g（先煎），青天葵 10g，地骨皮 30g，田基黄 20g，川萆薢 30g，白背叶根 30g，黄芪 20g，太子参 15g，薏苡仁 30g，苍术 10g，龙骨 30g（先煎），牡丹皮 10g，赤芍 15g，当归 5g。7 剂，每日 1 剂。

二诊：11 月 4 日。患者无气促，关节疼痛稍减，吞咽困难好转，仍有颜面红肿及颈部红斑，四肢乏力，手扶墙可行走，但下蹲后不能起立，双手指端发绀。舌暗红，苔黄腻，脉滑。肌电图示：右股四头肌、胫前肌、趾长伸肌、三角肌运动单位电位明显减少，未见明显自发电位。胸片提示双肺感染或间质性肺炎。建议会诊以明确"系统性红斑狼疮"诊断。西医治疗暂按原方案。中医治疗继续以凉血活血为主，兼益气通络，处方：在原方基础上加牛大力 15g，千斤拔 15g，毛冬青 20g，五爪龙 30g。7 剂，每日 1 剂。

三诊：11 月 11 日。患者颜面红肿减轻，双眼睑浮肿消退，指端发绀减轻，双下肢肌力增强，下蹲后能自行起立，但仍觉乏力明显，活动后气促、胸闷，舌暗红，苔白腻，脉细数。经院内外会诊后考虑诊断为"重叠综合征（皮肌炎合并系统性红斑狼疮）"，已停用口服激素，改为甲强龙 500mg 静脉滴注连续冲击治疗 3 日。同时予输注新鲜血浆及丙种球蛋白提高免疫力。此期证属热毒瘀结于内，中医治疗以清热解毒，化瘀通络为法，处方：水牛角 30g（先煎），太子参 30g，蒲公英 15g，紫花地丁 15g，野菊花 15g，金银花 15g，青天葵 15g，赤芍 15g，牡丹皮 15g，毛冬青 30g，千斤拔 15g，牛大力 15g，五爪龙 30g，龙骨 30g（先煎），甘草 5g。14 剂，每日 1 剂。

四诊：11 月 25 日。患者颜面浮肿消失，面部及颈部红斑减退，关节疼痛明显减轻，双下肢肌力有所改善，无吞咽困难，查体：原关节处皮损开始结痂，四肢肌张力正常，双上肢肌力 5 级，双下肢肌力 3+级，双下肢水肿消退。舌红，少苔，脉细。复查：ESR 19mm/h，肌酶下降（AST 73U/L，CK 121U/L，CK-MB 20U/L，LDH 390U/L，HBDH 302U/L），抗核抗体（＋），抗双链 DNA 抗体（－）。胸片提示符合系统性红斑狼疮肺部表现。现口服泼尼松减量至 60mg/d，并予免疫抑制剂环磷酰胺 400mg/d 静脉滴注，每 2 周使用 1 次。中医证属肾阴亏虚，脾虚湿蕴，治以滋阴清热，健脾化湿为法，处方：茵陈 30g，白豆蔻 10g（后下），淡竹叶 10g，牡丹皮 10 g，生地黄 15g，石膏 30g（先煎），太子参 30g，大青叶 15g，青天葵 15g，龙骨 30g（先煎），知母 10g，地骨皮 30g，砂仁 6g（后下），甘草 5g。14 剂，每日 1 剂。

五诊：12 月 9 日。患者皮肤红斑基本消退，无关节疼痛，皮损恢复，仍觉行走后双下肢乏力。纳眠正常，二便调。舌红，苔薄白，脉细。已应用环磷酰胺 3 次，监测血常规及肝肾功能无明显异常。继续口服泼尼松 60mg/d，同时补钙、补钾、护胃等治疗。中医证属气虚血瘀，兼有热毒，治以益气活血，兼清热毒为法，处方：黄芪 30g，五爪龙 30g，太子参 15g，鸡血藤 15g，牡丹皮 10g，赤芍 15g，紫草 15g，紫花地丁 15g，龙骨 30g（先煎），地骨皮 20g，千斤拔 15g，甘草 5g。14 剂，每日 1 剂。

六诊：2007 年 2 月 10 日。患者出院 2 个月后门诊复诊，复查肌酶示 CK 351U/L，余各项正常；自免六项各抗体指标均正常；血中狼疮细胞未见。患者诉腰酸痛，四肢关节疼痛已消失，红斑消退，无颜面浮肿，纳眠正常，二便调。舌质暗红，苔白腻，脉涩。证属脾肾亏虚，湿热内蕴，治以补脾益肾，清热化湿为法，处方：杜仲 15g，桑寄生 30g，川草薢 20g，薏苡仁 30g，五爪龙 30g，龙骨 30g（先煎），茵陈 30g，白豆蔻 10g，巴戟天 15g，茜根 15g，北芪 15g，黑老虎 15g，当归 10g，蒲公英 15g，甘草 5g。14 剂，水煎服。患者症状控制良好，随访 2 年余至今尚无复发。

按：重叠综合征（overlap syndrome，OS）亦称为重叠结缔组织病，指的是指同时或先后患有两种或两种以上结缔组织病的重叠，结缔组织病的重叠发生通常以传统的几个结缔组织病间最常见，如系统性红斑狼疮、硬皮病、皮肌炎和多发性肌炎、类风湿关节炎、结节性多动脉炎等。也有以其中的一种或两种与其他结缔组织病或自身免疫性疾病发生重叠。本案患者为皮肌炎与系统性红斑狼疮重叠。OS 将本病分为 Ⅰ、Ⅱ、Ⅲ 型，因其临床表现的复杂性和多样性，往往容易误诊或漏诊。西医治疗一般采用皮质激素，根据病情轻重激素用量不同，也可并用免疫抑制剂治疗，但疗效不一，总体预后欠佳，而且极易反复发作，属于内科难治病。根据其临床表现，可归入中医学"痹证"范畴。

患者西医治疗以激素为主，从中医角度看，激素为温热之品，特别在使用激素冲击疗法时阳热之证甚为明显，可配合中药以清热解毒、凉血化瘀之法遏制其病情，以防热毒之势太过而出现热盛神昏，方药选用水牛角、青天葵、大青叶、牡丹皮、赤芍等。在激素冲击结束或激素减量之时，应注意阴虚热盛，虚火伤津，治疗以滋阴清热为主，选用淡竹叶、生地黄、石膏、太子参、知母、地骨皮等。同时兼顾滋补脾肾，以防清热太过损伤脾肾，气血化生乏源，难以恢复。在应用免疫抑制剂之时，以扶正为主，重用健脾益气之品，如黄芪、五爪龙、太子参等以顾护胃气，以防免疫抑制剂损伤脾胃，加重病情。疾病缓解期应以补益脾肾为主，选用白豆蔻、北芪、薏苡仁、五爪龙、桑寄生、杜仲、巴戟天等。健脾化湿则湿毒无以化生；补肾强体则正气充实，病邪无以入侵。此外，因本病热毒瘀结于内的病机，清热之法应贯穿疾病的主要过程。从初期的清热凉血到中期的清热解毒，再到后期的滋阴清热，并根据患者的病情变化兼以健脾、化湿、祛瘀、通络等，以奏其效。

参考文献

黄晓燕，刘友章，宋雅芳．2009．刘友章中西医结合治疗重叠综合征临床思路探析[J]．环球中医药，2（6）：445-446．

十一、血管神经性水肿

徐某，男，19 岁。2009 年 12 月 3 日初诊。1 周前外感风寒，口唇突肿，口服盐酸西替利嗪片无明显缓解，求中医诊治。刻下：口唇肿胀，紧张发亮，正常肤色，压之无凹陷，微恶风寒，舌质淡，苔薄白，脉浮紧。西医诊断：血管神经性水肿。中医诊断：赤白游风。证属外感风寒，肌肤失养。治予疏风散寒，利水消肿之剂：九味羌活汤加减。处方：羌活 10g，防风 10g，苍术 10g，细辛 3g，川芎 5g，生地黄 10g，狗脊 10g，泽泻 30g，猪苓 10g，炙甘草 5g。3 剂，每日 1 剂，水煎取汁 200ml 分 2 次口服，第 3 遍煎液每日 2 次局部湿敷。

二诊：2009 年 12 月 6 日。水肿消退。上方去细辛，又服 3 剂巩固疗效。随访 1 年，未见复发。

按：血管神经性水肿，又称巨大性荨麻疹。血管性水肿的病变累及皮肤深层（包括皮下组织），多发生在皮肤组织疏松处，发生局限性水肿。常见病因：摄入食物及食物添加剂；吸入物；感染；药物；物理因素如机械刺激、冷热、日光等；昆虫叮咬；精神因素和内分泌改变；遗传因素等。临床多表现为急性局限性水肿，多发生于组织疏松处，如眼睑、口唇、包皮和肢端、头皮、耳廓、口腔黏膜、舌、喉亦可发生。治疗首先应找寻病因，对症治疗常采用抗组胺受体 H$_1$ 拮抗剂、拟交感神经药物、活性减弱的雄性激素。

本病多由水湿停聚，腠理失密，风寒之邪乘虚而入，与水湿相搏，郁于肌肤而发肿胀。治宜疏风散寒，利水消肿。九味羌活汤（《此事难知》）功效为发汗祛湿，兼清里热，主治外感风寒湿邪兼有里热证。方中羌活解表散寒、祛风胜湿止痛；防风祛风解表、胜湿止痛；白芷解表散寒、祛风止痛；细辛解表散寒、祛风止痛、通窍、温肺化饮；苍术燥湿健脾、祛风散寒；川芎活血行气、祛风止痛；生地黄清热凉血、养阴生津；黄芩清热燥湿、泻火解毒；甘草补脾益气、缓急止痛、清热解毒，调和诸药。整体看本方疏风散寒除湿，兼清里热，如去掉黄芩、生地黄则只有疏风散寒除湿之功。无里热者，只去黄芩即可，生地黄在方中能兼制辛温香燥之品助热伤津。取九味羌活汤疏风散寒除湿之功，治疗证属风寒湿邪为患的皮肤病，每获良效。

参考文献

周宝宽，周探. 2012. 九味羌活汤治疗皮肤病验案[J]. 河北中医，34（2）：218-219.

十二、限界性神经性皮炎

夏某，男，58 岁，2015 年 10 月 5 日初诊。主诉：双侧眼睑及颈部起疹伴瘙痒 2 年，加重 1 个月。门诊诊断为"神经性皮炎"，刻下：双侧眼睑及颈部淡红色扁平丘疹，表面附着少许鳞屑，诉瘙痒不适，反复发作，纳食可，眠差，大小便正常。舌红，苔黄腻，脉数。证属湿热内蕴证，治宜清热凉血、消风止痒。治疗方法：①中药处方。赤芍 15g，牡丹皮 20g，大青叶 15g，黄芩 15g，紫草 20g，苦参 20g，土茯苓 30g，白鲜皮 15g，黄连 10g，黄柏 15g，栀子 15g，当归 15g，川芎 15g，全蝎 6g，白僵蚕 10g，蝉蜕 10g，蜈蚣 3 条。7 剂，每日 1 剂，水煎服。②刺络疗法。用 11 号刀片局部刺络，轻划皮损处，点刺放血。

二诊：10 月 12 日。原有皮损颜色减退，皮肤变薄，诉瘙痒明显减轻，但仍诉少许瘙痒，纳食可，眠可，大便每日 2～3 次，舌红，苔薄黄，脉弦。此乃肝火郁结，宜清肝疏肝。处方：初诊方中去黄连、黄柏、栀子，加柴胡 10g，川芎 15g，威灵仙 15g，丹参 20g。7 剂，每日 1 剂，水煎服。继续初诊方案刺络疗法。

三诊：10 月 19 日。服上方 2 剂及局部刺络后，患者原有皮损渐退，诉轻度瘙痒，纳食可，睡眠可，大小便正常，舌淡红苔白，脉缓。此乃病久及肾，宜佐以补肾之品。处方：二诊方加菟丝子 15g，枸杞 15g。7 剂，每日 1 剂，水煎服。继续初诊方案刺络疗法。

四诊：10 月 26 日。患者原有皮损消退，遗留少许色素沉着，偶伴少许瘙痒，纳食香，睡眠可，大小便正常，舌淡红苔白，脉缓。佐以护胃之品继续巩固治疗。处方：守初诊方加六一散 15g，陈皮 15g，茯苓 15g，苍术 15g，白术 15g。7 剂，每日 1 剂，水煎服。

五诊：11 月 3 日。患者原有皮损消退，未诉明显瘙痒，纳食睡眠可，大小便正常，复查肝功能正常，继续四诊方剂，7 剂，每日 1 剂，水煎服。嘱患者若症状消失，无须复诊。后随访，患者诉神经性皮炎痊愈，无其他不适。

按：限界性神经性皮炎，又称 Vidal 病、神经性皮炎、慢性单纯性苔藓、慢性苔藓病、皮肤病性白内障、银币样湿疹等。本病病因尚不清楚，可能与神经精神因素、胃肠功能障碍、内分泌失调、饮食及局部刺激等有关。其临床特点是皮损多呈圆形或多角形的扁平丘疹，剧烈瘙痒，搔抓后皮损肥厚，皮沟加深，皮嵴隆起，极易形成苔藓样病变。好发于中青年。慢性经过，时轻时重，多在夏季加剧，冬季缓解。本病相当于中医学上的牛皮癣或摄领疮。《诸病源候论》云："摄领疮，如癣之类，生于颈上，痒痛，衣领拂着即剧，云是衣领揩所作，故名摄领疮也。"

该患者初诊之时，双侧眼睑及颈部生淡红色扁平丘疹，表面附着少许鳞屑，诉瘙痒不适，反复发作，舌红，苔黄腻，脉数。此风湿之邪阻滞肌肤，郁而化热，使营血失和，充斥于肌肤，发为丘疹。治以清热凉血，祛风止痒，配以燥湿之剂。二诊之时，患者原有皮损颜色减退，皮肤变薄，诉瘙痒明显减轻，但仍诉少许瘙痒，舌红苔薄，脉弦。此肝郁化火之证。情志内伤是本病的诱发因素，肝郁化火可使气血运行失职，凝滞肌肤。故患者皮损虽有好转，宜加清肝疏肝之品，既调畅情志，又防病变发展。三诊之时，患者出现肾虚之象，此病久及肾，故佐以补肾之品。

此案以清热凉血、祛风止痒为治法。"治风先治血，血行风自灭"，故本案运用大量清热凉血之品，如赤芍、牡丹皮、大青叶、紫草等；本病营血失和、气血凝滞为基本病机，故加当归养血活血，川芎行气活血。针对风湿之邪，亦对因祛之。白鲜皮、全蝎、白僵蚕、蝉蜕、蜈蚣祛风，黄连、黄芩、黄柏、苦参、土茯苓除湿。其中虫类药窜透而搜剔风邪，切中肯綮。湿郁化热，加栀子清热利湿。同时合以刺络疗法，内病外治。该法通过使病灶部位出血，促使邪气外泄，加速疏通经络气血，能改善皮损处的微循环，促进组织再生，提高患处皮肤的免疫、抗炎作用，并对神经、内分泌、免疫有良好的调整作用。

参考文献

肖翩，皮先明. 2017. 皮先明运用中医特色疗法治疗神经性皮炎验案 1 则[J]. 湖南中医杂志，33（5）：119.

十三、妊娠痒疹综合征

张某，女，29 岁。2013 年 5 月 10 日初诊。末次月经 2013 年 1 月 29 日，孕 1 产 0。患者自诉孕 4 个月余，全身皮肤瘙痒 1 周。查体可见全身大小不等的疹块，红色，手触摸有烧灼感，上半身尤为明显，剧痒，坐卧不安，伴有咽喉肿痛，失眠，头痛，无发热，舌红，苔黄，脉浮滑数。证属妊娠身痒之风热外侵，治以疏风清热、养血安胎，方选消风散加减治疗。处方：荆芥 10g，防风 10g，地肤子 15g，白鲜皮 15g，黄柏 10g，黄芩 10g，凌霄花 10g，柴胡 10g，白芍 10g，栀子 10g，炙甘草 6g。2 剂，每日 1 剂，水煎服。

二诊：5 月 12 日。自诉全身皮肤瘙痒感较前减轻，疹块逐渐消退，但偶感夜间痒甚，继前方加生地黄 15g，玄参 15g，合欢皮 15g。1 剂，水煎服。3 剂告愈。

按：妊娠痒疹是妊娠期间孕妇出现伴有剧烈瘙痒的小风团样斑丘疹及慢性疱疹样皮肤损害的疾病，其特点是以痒为主，皮损为淡红色或正常肤色、绿豆大小、圆形、顶端略扁平的斑丘疹。好发于躯干、四肢末端，伸侧较多，两侧对称，严重的皮疹可蔓延至全身，剧烈瘙痒，以夜间尤甚。此病分娩后可自行消退，留暂时性色素沉着。因痒甚患者难忍，严重影响孕妇的日常生活及睡眠，更容易造成孕妇的焦虑和烦躁情绪，进而影响胎儿的健康发育。中医古籍中无此病名，依据临床症状和体征可归属中医学"湿疹""瘾疹"等病证范畴。

妊娠后胎元初期需阴血养之，阴血相对亏虚；女子以血为用，妊娠后阴血聚于冲任以养胎，致母体阴血甚亏，阴血虚则易生风生燥，肌肤失于濡养；胎体增大易阻碍母体气机运行，三焦气机失调则水湿内停，易化湿生热；孕后特殊生理改变是妊娠病发生的条件和基础，加之孕后体质易虚，易感外界之风湿热邪，内外之邪相互搏击于肌肤而发为本病。因此，本病多由风、湿、热客于肌肤，气血不和，或血虚生风化燥，肌肤失于濡养所致。孕后阴血养胎，阴血相对亏虚，风热之邪易乘虚侵入肌表，阻于皮肤而发身痒。热为阳邪，其性上炎，故红疹以上半身为甚。咽喉肿痛、头痛、舌红、苔黄、脉浮滑数均为风热之证。

此案治宜疏风清热、养血安胎，佐以利湿止痒。消风散首载于《外科正宗》，由荆芥、防风、当归、生地黄、苦参、炒苍术、蝉蜕、木通、胡麻仁、生知母、生甘草、牛蒡子等组成，主治风热证。选用此方治疗，取其疏风清热、养血安胎之功。方中荆芥、防风、地肤子、白鲜皮祛风胜湿止痒，所谓"湿淫所胜，助风以平之"；黄柏、茵陈、栀子清热利湿；黄芩清热凉血以安胎；凌霄花凉血祛风；白芍养血和血、滋阴润燥；柴胡理气解郁；炙甘草调和诸药。其中蝉蜕为《妊娠用药禁忌歌》中禁忌药，考虑其有致畸、致癌、致突变等毒副作用，故临床中不用此药。因风邪浸淫血脉，损伤阴血，夜间身痒较甚，故配生地黄、玄参养血和血，滋阴润燥，寓有"治风先治血，血行风自灭"之意；合欢皮安神解郁。诸药合用，共奏疏风清热、养血安胎、清热润燥、调和气血之功。同时注意精神饮食调护，避免搔抓、摩擦、热水烫等方式止痒，宜穿舒适棉制品。总之，只有防治结合才能取得良效，促进疾病痊愈。

参考文献

冯美娜，夏阳. 2015. 妊娠痒疹症治验 1 则[J]. 湖南中医杂志，31（3）：111-112.

十四、疱疹样脓疱病

王某，女，32 岁。疱疹样脓疱病 8 年。2003 年第一次怀孕，人工流产。后 5 年内 3 次不良妊娠均因在孕 2 月余出现疱疹样脓疱病被迫终止妊娠，或流产，或死胎。2008 年流产后，每于月经前腹部、胸肋部起红斑丘疹、脱屑，有小脓疱。

2010 年 5 月，因皮疹加重，收住入院。症见胸腹部、四肢大片水肿性红斑，小脓疱疹，呈群集环形排列，可见结痂，少量脱屑。证属热毒壅盛，外发肌肤，治疗以清营汤加减。处方：水牛角 30g，生地黄 30g，赤芍 12g，牡丹皮 12g，鲜茅根 30g，金银花 15g，马齿苋 30g，连翘 15g，生地榆 15g，益母草 15g，生薏苡仁 30g，甘草 6g。14 剂，水煎服，每日 1 剂。同时用清开灵注射液 40ml，加入 5%葡萄糖注射液 500ml，静脉滴注，每日 1 次；10%葡萄糖酸钙 200ml、维生素 C 2g，加入 5%葡萄糖注射液 250ml，静脉滴注，每日 1 次。住院治疗 2 周，皮疹消退，出院。出院期间，间断服用中药及清开灵输液控制病情。

2011 年 7 月，患者怀孕。2011 年 10 月 17 日患者前来就诊。妊娠 13 周，腰腹部、乳房下有淡红色斑丘疹，少量脱屑，无脓疱。舌淡红，苔白，脉滑数。证属冲任血热，湿热蕴结。治疗以犀角地黄汤加减。处方：水牛角 15g，金银花 10g，连翘 10g，生地黄 15g，赤芍 12g，牡丹皮 12g，黄芩 10g，马齿苋 30g，知母 10g，黄柏 10g，白术 10g，茯苓 15g，甘草 6g。7 剂，水煎服，每日 1 剂。外用黄连膏。治疗后皮疹消退。

二诊：2011 年 12 月 31 日。妊娠 24 周多。患者近日皮疹增多，腰腹部、两肋、乳房下有红斑、斑丘疹，脱屑，无脓疱。舌淡红，苔白，脉滑。效不更方，仍用上方随证加减。10

剂，水煎服，每日 1 剂。用药后病情控制。

三诊：2012 年 2 月 24 日。妊娠 32 周多。近日有新发皮疹，少量脓疱，体温正常。继用上方。10 剂，水煎服，每日 1 剂。

2012 年 3 月顺产一男婴。产前全身脓疱增多，体温正常，用泼尼松 80mg/d。产后减激素，加新体卡松 40mg/d。现母子健康。

按： 疱疹性脓疱病是一种好发于孕妇的严重性皮肤病，多发生在妊娠后 3 个月，分娩后病情逐渐缓解，再次妊娠时本病还可以复发。基本损害是在红斑基础上出现无菌性脓疱，常伴有严重的全身症状。本病虽罕见，但较严重，甚至可危及生命，重症病例多有较明显的全身症状、低钙血症及手足抽搐。通常认为疱疹样脓疱病、脓疱性银屑病、连续性肢端皮炎可能为同一无菌性脓疱性疾病。疱疹样脓疱病可分为急性期和慢性期。急性期属血热毒盛证；慢性期属湿毒证和脾虚湿毒证。

《诸病源候论·时气疱疮候》言："夫表虚里实，热毒内盛，则多发疱疮。重者周布遍身，其状如火疮。若根赤头白者，则毒轻；若色紫黑则毒重。其疮形如蚕豆，亦名蚕豆疮。"巢元方所说的蚕豆疮与疱疹样脓疱病十分类似。

患者初诊时症见胸腹部、四肢大片水肿性红斑，小脓疱疹，呈群集环形排列，可见结痂，少量脱屑。证属热毒壅盛，外发肌肤。热毒炽盛，入营血，壅滞肌肤，化腐成脓，而致皮肤生红斑脓疱。《灵枢·痈疽》曰："大热不止，热胜则肉腐，肉腐则为脓。" 《素问·至真要大论》中提到"诸痛痒疮，皆属于心"，故治以清热凉血解毒，方用清营汤加减。"营"者，心之宫城也。药方中去丹参，加牡丹皮、生地榆、马齿苋、赤芍、益母草加强清热凉血、活血化瘀的功效；去玄参、麦冬以防助湿碍邪，加鲜茅根、益母草、生薏苡仁以利水渗湿。生甘草据现代药理研究有类激素作用，对于免疫系统疾病有很好的效果。清开灵注射液中含有胆酸、珍珠母、猪去氧胆酸、栀子、水牛角、板蓝根、黄芩苷、金银花。有清热解毒、化痰通络、醒神开窍的作用。

患者怀孕后再次出现腰腹部、乳房下有淡红色斑丘疹，少量脱屑，无脓疱。舌淡红，苔白，脉滑数。证属冲任血热，湿热蕴结。冲为血海，任主胞胎，患者妊娠期发病属冲任伏热，热毒壅盛，发于肌表。治疗以清热凉血，解毒除湿，方用犀角地黄汤加减。加入金银花、连翘清热解毒，知母、黄柏清下焦热毒，马齿苋清热凉血、活血散瘀。毕竟患者在怀孕期间，故加入黄芩清热安胎，白术健脾安胎，甘草调和诸药，缓解药物毒副作用。患者于 2012 年 3 月顺产一男婴。生产后热亦外泄，故病证也会相对减轻。

参考文献

瞿幸. 2013. 疱疹样脓疱病经中医治疗顺产 1 例-脓疱性皮肤病的中医辨证治疗[A]. 中华中医药学会皮肤病分会.2013 中华中医药学会皮肤病分会第十次学术交流大会暨湖南省中西医结合皮肤性病第八次学术交流大会论文汇编[C]. 中华中医药学会皮肤病分会：2.

十五、重症多形性渗出性红斑

于某，男，7 岁。因发热伴皮疹 3 日，加重 1 日，于 2000 年 1 月 18 日入院治疗。查体：神志清，精神软，周身皮疹呈丘疹样，面部及胸部皮疹融合成大片。大部分成水泡，双眼睑红肿、结膜充血有渗出、睁眼困难，口唇黏膜有疱疹、咽部充血、扁桃体Ⅰ度肿大，双肺可闻及大中水泡音、心音有力、律齐、无杂音。胸片显示肺炎，心电图大致正常。入院后给予常规对症治疗 3 日，患儿仍持续高热，体温在 38～39℃，以夜晚尤甚。中医体征：面部及周身皮疹破溃，有渗出，高热，面赤，大便干，舌红少苔、舌面有溃疡，脉细数。证属热入营血证。治以清营汤加减。处方：水牛角粉（冲服）3g，羚羊角粉（冲服）0.3g，生地黄、丹参、连翘、金银花、麦冬、玄参各 10g，淡竹叶 6g，板蓝根 15g。每日 1 剂，水煎服，每日 2 次。服药 3 剂后，体温降至 37～38℃，皮疹同前，双眼睑红肿减轻，咳嗽有痰，大便调，舌红少苔，舌面溃疡较前好转，脉细数。于前方基础上去羚羊角粉，加前胡、白前各 10g。继续服用 3 剂后，患儿体温降至正常，咳嗽减轻，皮疹明显好转，双眼睑分泌物减少，结膜充血及口腔溃疡明显好转，舌红少苔，舌面破溃消失，脉细。前方基础上去板蓝根，加芦根 15g，继续服用 6 剂。泼尼松龙逐渐减量至停用。患儿入院时症状及体征消失，复查胸片及实验室指标均正常，遂出院。

按： 渗出性多形红斑又名多形红斑，重症称斯-琼综合征、恶性大疱性红斑，是一种原因尚不明了的急性非化脓性炎症性皮肤病。临床特点为多形性皮疹，对称性好发于手足背、前臂及小腿等部位，多见于春秋季节。皮肤黏膜损伤严重且累及多个脏器，甚至发生中毒性休克、死亡。本病与祖国医学文献中记载的"雁疮""猫眼疮"相类似。《诸病源候论·雁疮候》记载："雁疮者，其状生于体上，如湿癣病疮，多着四肢，乃遍身，其疮大而热疼痛，得此疮者，常在春秋二月八月雁来时，则发。雁去时便瘥，故以为名。"《医宗金鉴·外科心法》对于猫眼疮记载曰："初起形如猫眼，光彩闪烁，无脓无血，但痛痒不常，久则近胫。"本病可分为四型：风寒阻络型、风热蕴肤型、湿热蕴结、火毒炽盛型。

患儿初诊时面部及周身皮疹破溃，有渗出，高热，面赤，大便干，舌红少苔、舌面有溃疡，脉细数。证属热入营血证。治以清热解毒，透热养阴，方用清营汤加减。叶天士在《温热论》中提出"温邪上受，首先犯肺，逆传心包""卫之后方言气，营之后方言血。在卫汗之可也，到气才可清气，入营犹可透热转气，如犀角、玄参、羚羊等物，入血就恐耗血动血，直须凉血散血，如生地、丹皮、阿胶、赤芍等物"。根据"入营犹可透热转气"的理论，方用清营汤。方中犀角用水牛角代替咸寒清解营分之热毒为主药，配合以羚羊角加强清热解毒之效；热盛伤阴故以玄参、生地黄、麦冬甘寒清热养阴；以苦寒之金银花、连翘、淡竹叶、板蓝根清心解毒并透热于外，使邪热转出气分而解；丹参清热凉血并能活血散瘀，以防热与血结。诸药合用达到清热解毒、透热养阴之效。

患儿服药后体温降至 37～38℃，皮疹未减轻，双眼睑红肿减轻，咳嗽有痰，大便调，舌红少苔，舌面溃疡较前好转，脉细数。叶天士《温热论》言："然斑属血者恒多，疹属气者不少。斑疹皆是邪气外露之象，发出宜神情清爽，为外解里和之意。"肺主皮毛，加上患儿咳嗽有痰，故在前方基础上去羚羊角粉，加前胡、白前止咳化痰，宣肺。

服用 3 剂后，患儿体温降至正常，咳嗽减轻，皮疹明显好转，双眼睑分泌物减少，结膜充血及口腔溃疡明显好转，舌红少苔，舌面破溃消失，脉细。患儿舌红少苔属阴虚之象，热病须顾护其津液，在前方基础上去板蓝根，加芦根清热生津。继续服用 6 剂患儿病情好转出院。

参考文献

吴颖萍. 2002. 中西医结合治疗小儿重症渗出性多形性红斑 1 例[J]. 陕西中医，（6）：533.

十六、鱼鳞病

万某，男，15 岁。2009 年 11 月 5 日初诊。患者 10 余年前开始出现皮肤粗糙，生褐色斑片，先在四肢，后全身均成蛇皮状，冬季病情较重，夏季病情稍有缓解。病情较重时使用外用软膏涂抹，但久治不愈。症见四肢及躯干均可见褐色多角形鳞屑，鳞屑中央固着，周围微微翘起，如鱼鳞状，四肢伸侧较重，面色无华，舌质淡苔薄，脉弦细。证属血虚风燥证。治疗以自拟养血润燥熄风汤。处方：当归10g，川芎10g，熟地黄10g，生地黄10g，麦冬10g，黄精10g，何首乌10g，鸡血藤10g，白术10g，刺蒺藜10g，白鲜皮10g，地肤子10g，炙甘草5g。14剂，水煎，口服加外洗，每日1剂。外涂当归膏。

二诊：2009年11月10日。患者皮肤明显润泽，鳞状皮肤大部分消失。效不更方，继续使用上方口服加外洗，外涂当归膏。

三诊：2009年12月1日。上方使用28剂后，皮肤基本恢复正常，只有少许隐约鱼鳞状皮纹。又用上方21剂，痊愈。

按： 鱼鳞病是一组遗传性角化障碍性皮肤疾病，主要表现为皮肤干燥。伴有鱼鳞状脱屑。本病多在儿童时发病，主要表现为四肢伸侧或躯干部皮肤干燥、粗糙，伴有菱形或多角形鳞屑，外观如鱼鳞状或蛇皮状。寒冷干燥季节加重，温暖潮湿季节缓解。易复发。多系遗传因素致表皮细胞增殖和分化异常，导致细胞增殖增加和（或）细胞脱落减少。西医学将本病分为六型：寻常型鱼鳞病、性联隐性鱼鳞病、板层状鱼鳞病、表皮松解性角化过度鱼鳞病、先天性非大疱性鱼鳞病样红皮病、迂回性线状鱼鳞病。中医古籍称鱼鳞病为"蛇身""蛇体""小儿鳞体""鱼鳞病"等。《诸病源候论》曰："蛇身者，谓人皮肤上如蛇皮而有鳞甲，世谓之蛇身也。"临床可分为三型：血虚风燥型、肺脾两虚型、气血瘀阻型。

患者初诊时四肢及躯干均可见褐色多角形鳞屑，鳞屑中央固着，周围微微翘起，如鱼鳞状，四肢伸侧较重，面色无华，舌质淡苔薄，脉弦细。证属血虚风燥证。《诸病源候论》记载："此由血气痞涩，不通润于皮肤故也。"又曰："蛇皮者，则风邪客于腠理也。入腠理受于风则闭密，使血气涩浊，不能荣润皮肤，皮肤斑剥，其状如蛇鳞，此呼蛇体也，亦谓之蛇皮也。"故治以养血活血，滋阴润燥，方用自拟养血润燥熄风汤。

患者起病时年幼，肾精虚衰，肌肉失于精血的濡养，血虚生风。方中用当归养血活血、润肤。《证类本草》中记载当归可"主咳逆上气，温疟寒热洗洗（音癣）在皮肤中……补五脏，生肌肉"；黄精、何首乌、生地黄、熟地黄以滋肾阴，补精血固肾；黄精又可润肺燥，补脾阴，益脾气；麦冬养阴，润燥生津；川芎行气活血；鸡血藤行血补血，舒筋活络；刺蒺藜平肝疏肝，祛风止痒；白鲜皮、地肤子止痒；白术健脾益气；甘草调和诸药。此方口服加外洗，加强养血润肤的功效，配合当归膏外用，以补血生肌。

患者二诊时皮肤明显润泽，鳞状皮肤大部分消失。效不更方，继续使用上方口服加外洗，外涂当归膏。使用28剂后，三诊时皮肤基本恢复正常，只有少许隐约鱼鳞状皮纹。又用上方21剂，痊愈。

参考文献

周宝宽. 2012. 鱼鳞病证治经验[J]. 辽宁中医药大学学报，14（4）：19-20.

十七、脂膜炎

张某，女，20岁。1990年7月11日初诊。患者右侧膝关节髌骨外下缘处皮肤下可见红斑，直径约2.5cm，灼热疼痛难忍，不能行走。患者于1个月前于小腿中部前外侧出现红斑。10余日后，晨起忽见原处红斑消失而转移至膝盖外侧，之后病位固定，未再移动，但灼热疼痛较前更为严重。曾被诊断为"结核结节""风湿结节"，经过抗结核和抗风湿治疗均未见效。后经某医院病理科活检，提示局部组织炎性变化，有少量淋巴细胞浸润，余未见异常。症见红斑色浓，质略硬，局部平坦无明显隆起。局部灼热疼痛，但不伴全身发热或其他胃肠道症状，大便干，小便黄。舌苔薄黄，脉弦紧有力。诊断为"单纯性间隔性脂膜炎"。证属热毒湿浊壅盛型。治以清热解毒，利湿泄浊。处方：苍术30g，黄柏12g，蛇床子12g，牛膝15g，苦参 15g，白鲜皮 15g，地肤子 15g，土茯苓 15g，连翘 10g，地丁 10g，黄芩 10g，黄连 5g。水煎服，每日 1 剂。共服药 21 剂而愈。随访 2 年未复发。

按：皮下脂肪层由脂肪细胞所构成的小叶及小叶间的结缔组织间隔所组成。按炎症的主要发生部位可将脂膜炎分为小叶性脂膜炎及间隔性脂膜炎两大类。脂膜炎是一谱宽的综合征，随临床特点、关联的疾病、病理改变不同而可分为不同亚类。诊断除尽量发现引起疾病的病原外，最早期的病理活检、病理切片（以定间隔性、小叶性或混合性）为重要依据。本病多认为与脂肪的代谢障碍、变态反应、自身免疫反应及药物因素等有关。中医古籍中记载的"恶核"与之相似。《诸病源候论》中记载："恶核者，肉里忽有核，累累如梅李，小如豆粒，皮肉躁痛，左右走身中，卒然而起……不即治，毒入腹，烦闷恶寒即杀人。久不瘥，则变作瘘。"临床可分为三型：湿热浊邪蕴积型、湿热浊邪壅盛型、湿瘀交阻型。

患者初诊时症见红斑色浓，质略硬，局部平坦无明显隆起。局部灼热疼痛，但不伴全身发热或其他胃肠道症状，大便干，小便黄。舌苔薄黄，脉弦紧有力。湿邪内蕴，久则化热生毒，阻滞经络，结于肌肤而成红斑。热毒壅盛则局部灼热疼痛。故诊断证属热毒湿浊壅盛型。治以清热解毒，利湿泄浊。方中重用苍术以健脾燥湿为君药。苍术，《本草纲目》论可"散风除湿解郁"，《本草从新》中提及其可"燥胃强脾，发汗除湿……逐痰水"，《名医别录》记载可"消痰水，逐皮间风水结肿"。牛膝引药下行，利关节；黄芩、黄连、黄柏清三焦热，燥湿泻火解毒；连翘、地丁清热解毒；地肤子、苦参、白鲜皮、清热利湿；蛇床子燥湿，《神农本草经》记载其可"利关节"；土茯苓解毒除湿，通利关节。患者共服药 21 剂而愈。随访 2 年未复发。

参考文献

苏建华. 1993. 清热解毒利湿泄浊法治疗单纯性间隔性脂膜炎 37 例[J]. 湖北中医杂志，（6）：24+40.

十八、结节性血管炎

龚某，女，25 岁，干部。1992 年 3 月 30 日初诊。患者自 5 岁起常出现两下肢散在红斑结节，时发时消，此次发病 1 周余，两小腿有 20 余个蚕豆大小红斑，伴皮下结节，轻压痛，兼有指、膝关节及小腿肌肉酸痛，舌质红、边多瘀斑，苔薄白，舌下瘀征（+），脉细。ESR 24mm/h，ANА1：80（+），ASO、黏蛋白（mpr）正常，血白细胞 51×10^9/L，中性粒细胞 0.72，淋巴细胞 0.28，血红蛋白 104g/L。血液流变学示：全血比黏度及血浆比黏度增高。诊断为结节性红斑，证属血热夹瘀，阻于肌肤。治拟凉血化瘀，软坚散结。处方：炮山甲、皂角刺、当归、赤芍、牡丹皮、浙贝母、白芷各 10g，黄芩、生地黄、牛膝各 15g，忍冬藤 30g，生甘草 9g。14 剂，水煎服，每日 1 剂，早晚温服。

二诊：1992 年 4 月 15 日。红斑结节明显减少，尚留 5 个未消，复查 ESR 18mm/h、ANA（-）。仍守原方服 14 剂。

三诊：1992 年 4 月 29 日。红斑结节已全部消退，仅留色素沉着，瘀血舌征亦明显好转。再服 14 剂。色素沉着亦消退，复查血液流变学已正常，随访 4 年无复发。

按：结节性血管炎，中医称之为"瓜藤缠"。本病多见于 30 岁以后的中年女性。结节可呈蚕豆至核桃大，颜色初呈鲜红，渐变为暗红或紫红色，皮损有疼痛及压痛。结节消退后，患处皮肤遗留色素沉着，纤维性结节或轻度萎缩。本病病因复杂，一般认为本病是一种由细菌（链球菌、结核杆菌）、真菌、病毒或药物所引起的变态反应，患者常伴有风湿病、扁桃体炎、真菌感染等。

该患者红斑属热，结节为瘀、为痰，乃湿热蕴结，导致脉络阻塞，气血凝滞，酿湿为痰，痰瘀互结而发病，故治疗当以清热化痰、凉血祛瘀、软坚散结为主。本患处方为仙方活命饮，此乃中医外科治疗痈疽疮疡初起的名方，具有清热解毒、化痰祛瘀、软坚散结、消肿定痛等作用，方中穿山甲、皂角刺搜风消肿、软坚散结，除有抑制血小板黏附及聚集作用，增强纤维蛋白溶解活性外，还有抗凝血作用；当归、赤芍功能活血化瘀，均有抑制血小板和红细胞聚集、抗血栓形成，改善微循环，并有抗炎及抑制免疫反应等作用；浙贝母化痰散结；生地黄、牡丹皮清热凉血，能降低毛细血管通透性，减少炎性渗出；金银花、黄芩、白芷、甘草等清热解毒，具有抗菌、消炎、抗过敏、调节免疫等功能，用以消除瘀结形成之原因。诸药配伍，标本兼顾，使热清、瘀化、痰消，痈肿得消。此外本方脓未成者，服之可使消散；脓已成者，服之可使外溃。

参考文献

蔡以生，孔昭遐. 2000. 仙方活命饮加减治疗红斑结节性皮肤病 76 例[J]. 中医杂志，41（6）：362.

十九、鳞状毛囊角化病

患者，女，22岁，工人。1996年3月12日初诊。患者2年前，在胸前区双侧腋下至乳房下，出现圆形、片状带有鳞屑的皮损，淡灰色，直径约2mm大小，境界明显，在片状鳞屑的中央有与毛囊一致的小黑点，其单个皮损稍游离，中央紧贴在皮肤上，边缘绕一色素减退斑。冬季加重，夏季减轻。舌瘦小，苔少质淡，有齿痕，脉左关及尺部细弱。2年来，月经每2～3个月1行，而且量很少、色浅。西医诊为"鳞状毛囊角化病"。中医证属气血两虚。予以八珍汤加减。处方：熟地黄20g，白芍20g，当归20g，川芎15g，党参15g，茯苓15g，白术15g，炙甘草5g。5剂，水煎服，每日1剂。

二诊：皮损鳞屑已脱落，仅存中央小黑点，又嘱守方10剂，皮损已退，嘱服八珍益母丸2个月。

三诊：月经正常，皮损未复发。随访半年未复发。

按： 鳞状毛囊角化病为西医少见的皮肤病，病因不清。本病皮肤损害的特点是毛囊口有坚实的针头大的黑点，以此黑点为中心，周围为淡灰色至褐色的圆形鳞屑，直径为数毫米至2cm，界明而鳞屑薄，边缘稍游离，脱落后中心点仍存，数日后又长出鳞屑，常呈对称性发生，多见于青年男女，好发于胸、腹、腰、臀及股外侧部，病程进展缓慢，冬季加重，夏季减轻，经过数年后，鳞屑方可完全脱落。无自觉症状，亦不影响健康。组织学检查：毛囊口过度角化。根据临床表现，结合组织学检查可确诊。

脾胃为后天之本，脾气不足，气血生化乏源，久延不愈，可致营血虚乏，而致气血两虚之证。该患者2年前，在胸前区双侧腋下至乳房下，出现圆形、片状带有鳞屑的皮损，此为气血亏虚，肌肤失养的表现。2年来，患者月经每2～3个月1行，而且量很少、色浅，乃脾虚生化乏源，冲任气血亏虚，血海满溢不足，致经行量少。此外，患者舌瘦小，苔少质淡，有齿痕，脉左关及尺部细弱，亦属气血两虚。可见，鳞状毛囊角化病从皮损上看属肌肤失养，与月经不调同属机体血虚、脾气虚状态下的两个征象。

此案以气血双补为治法，方选八珍汤。方中党参与熟地黄相配，益气养血，共为君药；白术、茯苓健脾渗湿，助党参益气补脾，当归、白芍养血和营，助熟地黄滋养心肝，均为臣药；川芎为佐，活血行气，使熟地黄、当归、白芍补而不滞，炙甘草为使，益气和中，调和诸药。本案在治疗后，取得极好收效，证明机体失衡状态，即血虚证、脾气虚状态存在的客观性，也证实了本例鳞状毛囊角化病与月经不调并发和机体状态的同一性。通过以上分析，我们认为祖国医学的理论思维，对目前西医尚无确切认识的皮肤病，是一种有益的启示。

参考文献

商刚，陈艳，张亚茹. 1998. 中医辨证治疗鳞状毛囊角化病 1 例分析[J]. 河北中医，20(3)：167.

二十、毛囊性扁平苔藓

安某，女，61 岁，退休工人。患者主因"头皮红斑、鳞屑伴瘙痒 2 年加重 1 个月"于 2012 年 11 月 19 日到医院门诊就诊。患者 2 年前因染发后头皮出现红斑，自觉瘙痒明显，其后延及后背部出现红色斑块，患者在宁夏医科大学附属医院皮肤科行背部皮肤活检术报告示"（背部）皮肤组织，表皮角化过度，棘层萎缩变薄，基底层灶性液化变性，真皮浅层毛细血管周围可见淋巴细胞、单核细胞浸润，个别细胞浆内含有色素颗粒"。患者一直就诊于西医、中医医院诊治，背部丘疹部分消退。1 个月前患者头部红斑融合成片，头顶部头发脱落，瘙痒明显，为求进一步诊治来我院皮肤科就诊。刻下：患者头皮泛发暗红色扁平斑块，形态不规则，上覆银白色鳞屑，头发花白、稀疏，头顶部头发缺失，口腔内无网状白斑，指甲未见损害。饮食可，睡眠可，二便调，舌质淡，舌体胖大，边有瘀点，脉沉涩。证属血瘀兼脾虚，治以活血化瘀，健脾益气。方以通窍活血汤加味。处方：降香 10g，川芎 10g，桃仁 10g，红花 10g，丹参 15g，葛根 15g，大枣 12g，葱白 15g，茯苓 15g，炒白术 12g，鬼箭羽 12g，细辛 3g，苍耳子 10g，生姜 6g。7 剂，水煎服，每次 200ml，每日 2 次，早晚温服。

二诊：患者皮损颜色由暗红变为淡红，瘙痒明显减轻。在原方基础上去掉丹参加入地鳖虫 15g，全蝎 10g。7 剂，服法同上。治疗 1 个月后患者头皮无瘙痒，皮损为淡红色斑片，无新发皮损，经治疗后痊愈。

按：毛囊性扁平苔藓又称毛发扁平苔藓，是扁平苔藓的一种亚型。本病多见于中年女性，主要好发部位为头皮，尤其是头皮前中部及顶部，也可累及颈部、肩胛部、胸部、四肢伸侧、腋窝。临床表现为毛囊性红斑、丘疹，可见毛囊角栓，进行性片状脱发，晚期可出现头皮萎缩及瘢痕性脱发。本病在临床上主要有三种类型：①头部瘢痕性脱发，在瘢痕性脱发周围可见毛囊角化性丘疹或红斑。此型皮损最为常见，约占毛囊性扁平苔藓的 50% 以上。在此种类型中约 50% 的患者出现扁平苔藓的皮损。头部脱发通常是永久性的。在该型中还有一种特殊临床类型，为 Graham-Piccardi-Lassueur 综合征，其表现为头部片状瘢痕性脱发躯干、四肢近端、头皮有毛囊性丘疹，腋毛、阴毛脱落，但无瘢痕出现；可出现典型的皮肤、口腔黏膜扁平苔藓的皮损。②躯干、四肢有毛囊性角化性丘疹，但无瘢痕性脱发。③皮损表现为斑块，伴有毛囊性丘疹，通常出现在耳后区域。本患者属于第 1 种类型。

本例患者因染发后头皮出现丘疹，为外感毒邪而诱发。本病与自身免疫、精神因素和感染有关。患者年逾 60，肝肾亏虚，心气始衰，血气懈惰，复染药毒，窜络损肤加上病程迁延，反复发作以致血滞经络。从患者皮损形态及色泽，头皮皮损为紫红色扁平斑块，压之不褪色，为典型之血瘀肌肤之象；舌质淡，舌体胖大，边有瘀点，脉沉涩，均为血瘀之征。四诊合参辨证为血瘀兼脾虚之证。

此案以活血化瘀，健脾益气为治法。方以通窍活血汤加味。通窍活血汤是清代王清任《医林改错》中著名方剂。该方降香代麝香为君，以气香辛散温通行滞，散瘀活络；桃仁养血，并红花活血化瘀通络，川芎行血活血，姜枣调和营卫，葱白通阳活络；佐以大枣缓和芳香辛窜药物之性。全方共奏活血通窍、散瘀健脾之功。复诊皮损好转，在原方基础上加入全蝎、地鳖虫加强活血化瘀通络作用。治疗1个月后患者头皮无瘙痒，皮损为淡红色斑片，无新发皮损，经治疗后痊愈。本案说明中医治疗毛囊性扁平苔藓具有独特的优势。

参考文献

廉凤霞，高如宏，徐静. 2014. 通窍活血汤治疗毛囊性扁平苔藓验案1则[J]. 内蒙古中医药，29：31-32.

二十一、掌跖角化病

赵某，女，17岁。2009年1月21日初诊。患者脚掌皮肤增厚15年，加重1年。患者自幼儿时起脚掌开始增厚变硬，经多家医院诊断为"掌跖角化病"，使用外用药膏治疗，无明显效果。遂来就诊。症见双脚掌呈弥漫性角化、淡黄色、蜡样外观，手掌无明显角化迹象，头晕目涩，口咽干燥，舌质红苔薄白，脉细数。证属肝肾阴虚。治疗以大补阴丸加减。处方：熟地黄20g，玄参15g，龟板10g，炒黄柏10g，知母10g，枸杞子10g，菊花10g，山茱萸10g，桑椹20g，女贞子15g，丹参10g，鸡血藤10g，全蝎5g，炙甘草5g。14剂，水煎服，每日1剂。中药煎煮第三遍外洗患处，每日2次。外用10%水杨酸软膏。

二诊：2009年2月4日。患者用药后皮损部分变软、变薄，阴虚诸症减轻。效不更方，继续用上方口服及外洗，21剂。10%水杨酸软膏外涂。

三诊：2009年2月25日。患者皮损大部分变软，已无蜡样外观，阴虚症状明显减轻，但出现腹胀。遂于上方基础上去熟地黄、黄柏，加白术10g，陈皮10g，木香10g，继续口服及外洗，14剂。10%水杨酸软膏外涂。

四诊：2009年3月11日。患者脚掌皮肤基本接近正常，阴虚症状消失。上方继续服用14剂，巩固疗效。

按：掌跖角化病是一组以掌跖皮肤增厚、角化过度为特征的一组慢性皮肤病，又称掌跖角皮症。本病包括遗传性和获得性两种类型，遗传性疾病占大多数，主要表现为掌跖皮肤角化的相关表现。本病与中医典籍中的"鹅掌风""厚皮疮"相似。《医宗金鉴·外科心法要诀》中描述："初起紫白斑点，叠起白皮，坚硬且厚，干枯燥裂，延及遍手。"《外科秘录》言："鹅掌风生于手掌之上……不独犯于手掌，而兼能犯于足面，白屑堆起，皮破血出，或疼或痒者有之。"临床可分为三型：肝肾阴虚型、脾肾阳虚型、脾虚血弱型。

患者自幼儿时起脚掌开始增厚变硬，初诊时症见双脚掌呈弥漫性角化、淡黄色、蜡样外观，手掌无明显角化迹象，头晕目涩，口咽干燥，舌质红苔薄白，脉细数。先天禀赋不足，故年幼时起病。肝藏血，肾藏精，精血同源，肝血肾精亏虚导滞肌肤失养。证属肝肾阴虚。治以滋补肝肾，养血润燥。方用大补阴丸加减。

方中重用熟地黄、龟板滋阴潜阳，壮水制火以培其本，共为君药；黄柏、知母清热泻火，滋水凉金，泻火保阴以治其标，均为臣药；玄参清热泻火，滋阴生津；菊花疏散风热，清肝明目，清热解毒；枸杞子、桑椹、女贞子、山茱萸滋补肾阴；丹参、鸡血藤补血行血；全蝎攻毒散结；甘草调和诸药。陈修园在《时方歌括》中评论："知、柏寒能除热，苦能降火，苦者必燥，故用猪脊髓以润之，熟地以滋之，此治阴虚发热之恒法也。然除热只用凉药，犹非探源之治。方中以龟板为主，是介以潜阳法。丹溪此方，较之八味地黄丸之力更优。"中药煎煮三遍，前两遍口服，第三遍外洗患处，内服加外洗可增强局部疗效。配合外用10%水杨酸软膏，软化局部角质。

患者用药14剂后，二诊时皮损部分变软、变薄，阴虚诸证减轻。效不更方，继续用上法治疗21剂。三诊时患者皮损大部分变软，已无蜡样外观，阴虚症状明显减轻，但出现腹胀。

遂在上方基础上去熟地黄、黄柏，加白术、陈皮、木香健脾理气。继续口服及外洗，配合 10% 水杨酸软膏外涂。14 剂后四诊，患者脚掌皮肤基本接近正常，阴虚症状消失。上方继续服用 14 剂，巩固疗效。

参考文献

周宝宽. 2011. 掌跖角化病证治举隅[J]. 广西中医药，34（5）：35-36.

二十二、化脓性汗腺炎

龙某，男，35 岁。于 1996 年 7 月 25 日住院。6 年前左臀部开始起疱，破溃感染，经当地医院静脉滴注药物及药物外敷，久治不愈，患处形成瘘道，流脓水，遂来我院就诊，既往病史有腰 1 椎体压缩性骨折 8 年，双腿肌肉萎缩，行走不便。刻下症：一般状态尚可，不发热，浅表淋巴结未触及，左臀部有 2 处 2～3cm² 大漏孔，其内外互相贯通，深达 10cm，有脓性分泌物流出，周边为增殖的瘢痕组织，无自觉症状，右臀部有 1 处 4cm×5cm 大浅表溃疡，少量渗出，舌质淡红，苔白，脉细弱。实验室检查：血常规示 WBC $8.2×10^9$/L，LY 0.44，GR 65.9%；尿常规示 WBC 5～10/HP，脓汁细菌培养 24 小时，见有大肠杆菌、摩根菌生长。药敏试验：头孢曲松钠、妥布霉素、氧氟沙星敏感。骨盆 X 线片无异常改变。诊断：化脓性汗腺炎。因体虚气弱，复感毒邪所致，治以益气活血，解毒散结，治疗：①四金刚合五虎下西川加减：双花 30g，黄芪 30g，当归 20g，甘草 20g，赤芍 30g，白芷 20g，炮甲 20g，连翘 20g，陈皮 20g，防己 20g，白术 20g，茯苓 30g。每日 1 剂，水煎，分 3 次口服。②头孢曲松钠注射液，每日 2 次冲洗瘘道。③溃疡处用一效膏（本院制剂）外敷，每日 1 次。结果：治疗 4 周后，瘘道变浅，无脓汁流出，1 个瘘孔愈合，另 1 个缩小，浅表溃疡愈合。出院后继服上述中药治疗 1 个月而愈。

按：化脓性汗腺炎是一种大汗腺慢性化脓性炎症，主要发生于腋窝、外生殖器、肛周等处，病原菌主要为金黄色葡萄球菌，而发生于肛周、外生殖器部的病程比腋窝部的更顽固，可持续多年，并有在晚期可并发鳞癌的报告。目前西医治疗本病主要是全身使用抗生素，局部保持清洁及切开放脓，亦可用浅层 X 线放射治疗。对顽固性病例进行手术切除病损处及皮下组织，并进行植皮。本病在中医学属"蜂窝漏""串臀瘘"范畴。

患者素有腰 1 椎体压缩性骨折，双腿肌肉萎缩，行走不便，必久坐久卧。《素问·宣明五气》云："久卧伤气，久坐伤肉。"久卧过度，则机体气血运行不畅，肌肤失养。久坐则劳脾伤肉，尤其是经常受压和摩擦的臀部肌肉。患者体虚气弱，又感受毒邪，致左臀部起疱，破溃感染，久治不愈，形成瘘道。

此案治以益气活血、解毒散结，方用四金刚合五虎下西川加减。方中黄芪、当归、白术、茯苓补益气血，扶正以祛邪；双花、连翘清热解毒；赤芍、炮甲活血化瘀；白芷、防己、陈皮散结排脓。诸药合用，共奏扶正祛邪之效。配合头孢曲松钠注射液冲洗漏道，以保持患处清洁，使数年沉疴 2 个月被治愈。

参考文献

隆庆昆. 1997. 化脓性汗腺炎治验 1 例[J]. 山西中医，13（2）：31-32.

二十三、黑色素瘤综合征

患者，女，48 岁。2015 年 1 月 22 日初诊。乳腺癌术后 5 年，1 年前发现肺转移，化疗 2 次；阴道壁恶性黑色素瘤术后 7 个月，达卡巴嗪+VCR+顺铂化疗 4 个周期。刻下症：心前区不适，眼干，口干口苦，肝区不适，右上肢及左下肢肿胀，夜尿频。舌淡红，苔薄黄，脉沉细。证属阴虚火旺，脾肾不足证；治以滋阴降火，健脾益肾，方用知柏地黄丸合生脉饮加减。

处方：制何首乌15g，太子参15g，麦冬10g，五味子10g，知母10g，生地黄10g，熟地黄10g，山药30g，山茱萸15g，牡丹皮10g，土茯苓30g，泽泻15g，炮山甲8g，鳖甲15g，桑椹30g，桑螵蛸10g，山慈菇10g，生龙骨、生牡蛎各15g，王不留行10g，路路通10g，绿萼梅10g，郁金10g，僵蚕10g，鼠妇10g，九香虫6g，浙贝母15g，重楼15g，白花蛇舌草30g，生甘草10g。14剂，水煎服，每2日1剂，每日2次，同时服用西黄解毒胶囊治疗。

二诊：服药后心前区不适缓解，夜间明显，口干口苦，舌淡红苔薄黄，脉细沉。上方加柴胡10g，黄芩10g，清半夏10g，去桑椹、桑螵蛸。14剂后症状缓解。

按：黑色素瘤，又称恶性黑色素瘤，是来源于黑色素细胞的一类恶性肿瘤，常见于皮肤，亦见于黏膜、眼脉络膜等部位。黑色素瘤是皮肤肿瘤中恶性程度最高的瘤种，容易出现远处转移。早期诊断和治疗尤为重要。黏膜黑色素瘤主要指来源于头颈部、消化道和泌尿生殖系统黏膜的黑色素瘤，其预后较皮肤黑色素瘤差。尤其阴道黑色素瘤占原发阴道肿瘤的3%，生长快，易血行扩散、早期远处转移。患者罹患恶性黑色素瘤的同时，伴有乳腺癌和肺部转移。黑色素瘤属于中医学"黑疗"范畴，其他亦包括"翻花""恶疮""厉痈""脱痈""阴疽""失荣"等范畴，其中以"黑疗"最为常见。

患者初诊之时眼干、口干口苦，为阴液不足、虚火上炎之证；夜尿频，乃肾气不足，司二便失职之象；右上肢及左下肢肿胀，为化疗伤脾，脾气虚致四肢不用。患者除患有黑色素瘤外，尚有乳腺癌病史，且并发肺转移，说明机体处于正虚邪实的状态。《素问·评热病论》有云："邪之所凑，其气必虚。"《医宗金鉴》亦曰："积之所成者，正气不足，而后邪气踞之。"可见，患者正气虚衰为癌邪发生发展的根本。在此基础上，气、血、瘀、痰、湿等外邪入侵，邪毒搏于机体，变生黑疗。故中药抗肿瘤以"扶正祛邪"为主要治疗原则。中西医结合治疗黑色素瘤，针对生物、手术及放化疗前后，主要用来改善患者身体内环境，提高患者抗肿瘤的体质。

此案以滋阴降火，健脾益肾为治法。首先，根据中医五色入五脏，黑属肾，黑色素瘤当从肾论治。补肾即补益先天，扶正固本，提高机体免疫力，在化疗期间发挥增效减毒作用，常用地黄类加减。因患者出现阴虚内热症状，故选知柏地黄丸加减，偏于滋阴降火。方中知母、黄柏滋阴降火；熟地黄滋阴补肾，山茱萸补益肝肾，山药补益脾阴，是为三补；牡丹皮清泄湿热，茯苓健脾渗湿，泽泻利湿泄浊，是为三泻。其次，肾属水，心属火。水虚火侮，肾病及心，补肾抑心，是从心论治，用生脉饮加减，取其益气养阴，气复津生，气充脉复之功。方中太子参补元气，生津液；麦冬、五味子养阴清热，润肺生津。此外，患者罹患黑色素瘤时同时伴有乳腺癌和肺部转移。故在从心、肾论治恶心黑色素瘤基础上，以山慈菇、生龙骨、生牡蛎、王不留行、路路通解毒通络，抗乳腺癌；以僵蚕、鼠妇、九香虫入肺，化痰散瘀。

参考文献

于彬，顾恪波，王逊，等.2016.孙桂芝治疗恶性黑色素瘤经验[J].北京中医药，35（12）：1155.

二十四、皮肤黄色瘤

患者，女，39岁。其双眼睑周围生有约3cm×2cm大小的黄褐色斑片，自诉神疲、乏力、食欲欠佳，舌淡苔白，脉沉细。证属肝郁脾虚，治以疏肝解郁，健脾理气，方用逍遥散加减。

处方：柴胡 15g，白芍 15g，陈皮 15g，党参 20g，茯苓 15g，白术 15g，川芎 10g，当归 15g，熟地黄 20g，白芷 15g，海藻 20g，昆布 15g，山慈菇 15g，青皮 15g，莪术 15g。仅 1 个月时间，眼睑的斑片缩小到 1cm×1cm，颜色几乎接近肤色，自诉整体情况明显改善。

按：黄瘤病是由于含有脂质的组织细胞和巨噬细胞局限性聚集于皮肤或肌腱，形成黄色斑片、丘疹或结节的一组疾病，常伴有脂质代谢的紊乱。对于本病的治疗，目前西医无特殊疗法，皮损较少者一般以外治为主，如激光、电灼、外科手术等。但如果皮损泛发或是发生在内脏的黄瘤病，用手术治疗则显得局限和困难。

患者双眼睑周围出现黄褐色斑片，主要由运化失职，气血痰瘀凝结而成。中医学认为本病病位在脾胃，而与肝、肺密切相关。脾主运化，饮食水谷需要在脾胃的运化作用下形成水谷精微，进而输送到其他脏腑，化为精气血津液以营养全身。肺主治节，通过肺的宣发和肃降作用，促进精气血津液的运行，使其输布全身而不停聚。肝主疏泄，疏通畅达全身的气机，因气行则津行，故使全身的精血津液能够上行下达，畅通无阻。而在病理上，脾胃运化失常，肺主治节失调，肝疏泄功能失司，均会导致水液失布，痰湿内生，痰湿蕴结，阻滞气机，气滞则血行受阻，日久导致气滞血瘀。如此，气、血、痰相结，阻于肌肤，最终发为本病。此外，患者神疲乏力，乃脾气虚，气血生化不足，脏腑功能衰退；食欲不振为脾失健运，输精、散精无力。舌淡白、脉沉细亦属气血亏虚之证。

本案以疏肝解郁，健脾理气为治疗原则，方选逍遥散加减。脾胃健运，水谷得化，则痰湿不生；肝疏泄有度，气机通畅，可促进有形痰湿的消散。方中柴胡疏肝解郁；当归、白芍养血柔肝；党参、白术、茯苓健脾益气；熟地黄、川芎养血活血，改善患者整体血虚的症状；同时配伍青皮、陈皮行气，莪术活血逐瘀；白芷疏风通络，又可引药入肺经；海藻、昆布、山慈菇等化痰散结，促进痰湿的进一步消散。此外，还可使用活血化瘀、软坚散结的外用药如积雪苷软膏、丹皮酚等中药软膏外涂，内外合治，效果更佳。而这些药的现代药理研究有抑制成纤维细胞增生的作用。

参考文献

王亚莎，甘炼，吴军. 2011. 浅谈黄瘤病的中医治疗[J]. 光明中医，26（4）：688.

二十五、暴发型蕈样肉芽肿

患者，女，61 岁。患者双下肢红斑 33 年，泛发全身 13 年，近日加重而就诊。患者于 1963 年始双下肢散发钱币大小浸润性红斑伴少量鳞屑，微痒，缓慢发展并渐增多。1980 年皮疹泛发全身。多次在本所及各级医院就诊，并于就诊前在某医院住院治疗 2 个月。先后 6 次做病理活检均符合“蕈样肉芽肿”诊断。前后用过维 A 酸、维胺酯、泼尼松、地塞米松、雷公藤及中药青黛丸、克银丸等，外用氮芥液、维 A 酸软膏、曲安奈德尿素膏、硅油霜等治疗一直未见明显好转。1993 年 12 月 1 日转来我科行中医治疗。患者一般情况尚可，但需人辅助上楼，有柯兴征，轻度气喘，浅表淋巴结未触及，心肺未见明显异常，肝脾无肿大。皮肤科检查：头、面部及四肢、躯干弥漫性浸润性红斑，皮肤潮红，无正常皮肤（皮损面积占体表面积的 100%），皮损表面有少量鳞屑，双侧下眼睑已向外翻。下肢皮肤浸润增厚如皮革，引起关节活动障碍，并在四肢躯干部可见散发性紫红色浸润性斑块，并高出表面，鳞屑增多，左小腿皮疹轻度溃破，未见渗出，心电图、肝功能、血尿常规检查均正常，病理报告符合蕈样肉芽肿诊断。望舌质暗红，稍胖，舌苔微黄，切脉数细弱。治以凉血活血解毒，养血益气宣肺。青黛 30g（包煎），凌霄花 12g，蛇舌草 30g，红花 12g，赤芍 12g，丹参 15g，当归 12g，熟地黄 12g，土茯苓 30g，黄芩 12g，黄芪 60g，浙贝母 12g，杏仁 12g，制首乌 12g，猪苓 12g，茯苓 12g，炙甘草 6g。每 2 日服 1 剂。

二诊：1994 年 4 月 14 日。患者连续服中药 70 余剂，一直未更改处方。泛发性红皮症皮损已全部消退，皮肤已恢复正常，仅四肢数小片浸润性红斑。嘱继服中药维持，以巩固治疗，随访 2 年，红皮症一直未复发。

按：蕈样肉芽肿又名蕈样霉菌病，是起源于记忆性辅助 T 细胞的低度恶性的皮肤 T 细胞淋巴瘤，约占所有皮肤 T 细胞淋巴瘤的 50%。病程呈慢性渐进性，初期为多种形态的红斑和浸润性损害，以后发展成肿瘤，晚期可累及淋巴结和内脏。典型的临床表现分为四期，即红斑期、斑块期、肿瘤期和红皮病型。组织病理学和免疫组化染色是该病诊断与鉴别诊断的主要方法。本病的临床证候相当于中医文献《医宗金鉴·外科心法要诀》记载的"乌白癞"。

患者初诊之时，出现弥漫性浸润性红斑，皮肤潮红，无正常皮肤，为血热炽盛，迫血妄行，弥漫全身。患者皮损表面有少量鳞屑，下肢皮肤浸润增厚如皮革，乃营血失和，肌肤失养所致。在四肢躯干部可见散发性紫红色浸润性斑块，并高出表面，此离经之血，停滞于肌肤。舌暗红，亦属血瘀之征；苔微黄、脉数，为体内有热；脉细，乃气血不足。

该患者因卫气不固、湿热毒邪外侵肌肤，长期留而不去，煎熬经脉气血所致，故治以凉血活血解毒，养血益气宣肺。方中青黛、凌霄花、蛇舌草、红花、赤芍、丹参凉血活血，黄芩、土茯苓、猪苓苓解毒利湿，黄芪、杏仁、贝母益气宣肺，当归、熟地黄、首乌养血补血，甘草和中调和诸药。共使湿毒得清，血脉以活，肌肤得养，顽疾终得康复。

参考文献

张怀亮，刘季和，陈正琴. 1997. 中医治疗蕈样肉芽肿性红皮病一例[J]. 中华皮肤科杂志，30（3）：200.

二十六、基底细胞上皮瘤

王某，女，81 岁。患者左鼻孔下方反复溃疡 5 年，加重 1 年。患者 5 年前左鼻孔下方出现绿豆大皮色丘疹，无自觉症状，外用多种药物治疗未见明显效果。皮疹逐渐增大至黄生米大小，中央破溃、结痂、出血，病情反复出现。近 1 年来皮疹发展迅速，形成较大、较深的溃疡，反复出血。皮损逐渐向上累及左鼻孔，向下侵犯唇红，导致部分唇红消失、上唇挛缩，口唇不能完全闭合，遂来就诊。症见左鼻孔下方至唇缘一 3.0cm×2.5cm 的不规则溃疡，深约 0.6cm。溃疡边缘隆起、堤状，向周围呈浸润性生长，向上破坏左鼻孔内皮肤，向下破坏唇红致口唇挛缩，难以完全闭合。溃疡表面干净无脓血，基地凹凸不平，呈粉红色似肉芽，表面可见扩张的毛细血管。皮损触之软、脆、易出血。口舌干燥，大便秘结，尿短赤，舌质红苔黄，脉细数。皮肤组织病理学检查提示：表皮溃烂缺失，真皮中上部可见基地样细胞组成的癌巢。该细胞细长，胞浆嗜碱，核呈细杆状，染色质强嗜碱性，癌巢周边呈栅栏状排列，可见黏液样变性。基地样癌巢中央及周边（位于真皮中下部）可见鳞状细胞癌成分，其细胞较大，呈多角形，胞浆透明，核大圆形或卵圆形，可见大核仁，核分裂现象多见，癌巢中央可见角珠及鳞状涡，诊断为"皮肤基地鳞状细胞癌"。证属肝郁化火证。治疗以丹栀逍遥散加减。处方：白术 12g，柴胡 9g，当归 12g，茯苓 15g，炙甘草 6g，牡丹皮 9g，焦山栀 9g，白芍 15g，赤芍 15g，金银花 15g，紫花地丁 15g，藤梨根 30g，太子参 15g，白及 10g，川芎 12g，车前草 15g，皂角刺 15g。因患者年纪较大，难以承受较大范围手术，目前采取放疗和中药支持疗法。持续随访中。

按：基底细胞上皮瘤又称基底细胞瘤，也称基底细胞癌，生长缓慢，有局部破坏性，但极少转移。暴光部位，可能与长期日晒密切相关，此外，如大剂量X线照射、烧伤、瘢痕、砷剂等，与本病的发生、发展亦有可能有关。本病多见于老年人，好发于暴光部位，特别是颜面部，皮损常单发，但亦有散发或多发，临床上常分为五型：结节溃疡型、浅表型、硬皮病样型或硬化型、色素型、纤维上皮瘤型。本病与中医典籍中记载的"翻花疮"较为相似。《诸病源候论·疮病诸候·反花疮候》曰："反花疮者，由风毒相搏所为。初生如饭粒，其头破则血出，便生恶肉，渐大有根，浓汁出，肉反散如花状，因名反花疮。"临床可分为五型：风毒蕴肤型、肝郁化火型、气虚毒滞型、肝虚血瘀型、肝肾亏损型。

患者症见左鼻孔下方至唇缘溃疡，边缘隆起、堤状，表面干净无脓血，基地凹凸不平，呈粉红色似肉芽，表面可见扩张的毛细血管。皮损触之软、脆、易出血。口舌干燥，大便秘结，尿短赤，舌质红苔黄，脉细数。证属肝郁化火证。本病为本虚标实，正气内虚，感受毒邪而发病，故方用丹栀逍遥散加减，以疏肝解郁、清热解毒、扶正祛邪。正如《外科枢要》曰："翻花疮者，由疮疡溃后，肝火血燥生风所致。或疮口肉突出如菌，大小不同，或出如蛇头效，不然，虽入而复溃。"《外科大成》亦曰："翻花疮疮口内肉突出翻如菌翻如蕈也，且无痛苦，由溃疡血燥生风所致，损流鲜血，久则虚人。治宜滋肝补血、益气培元，如逍遥散、归脾汤之类。"

本方柴胡疏肝解郁，使肝气得以调达，为君药；当归甘辛苦温，养血和血；白芍酸苦微寒，养血敛阴，柔肝缓急，为臣药；白术、茯苓健脾去湿，使运化有权，气血有源；炙甘草益气补中，缓肝之急，为佐药；牡丹皮以清血中之伏火；焦山栀善清肝热，并导热下行；赤芍、川芎入血分，散瘀止痛，赤芍可清热凉血，川芎可活血行气；金银花、紫花地丁清热解毒；太子参补气健脾、生津以扶正；白及收敛止血，消肿生肌；车前草利尿；皂角刺消肿排脓；藤梨根清热解毒，消肿利湿，现代药理学研究该药有抗肿瘤作用。

因患者年纪较大，难以承受较大范围手术，目前采取放疗和中药支持疗法。持续随访中。

参考文献

刘艳华，李冬梅，顾安康. 2017. 皮肤基底鳞状细胞癌1例[J]. 天津中医药大学学报，36（2）：121-122.

二十七、皮脂腺瘤

余某，女，30岁。患者3年前胸部出现数个米粒大的小丘疹，质硬。之后逐渐增多，增大，皮疹色红伴疼痛，诊断为"皮脂腺瘤"，经过一般治疗无明显变化。遂来就诊。症见胸部数个小丘疹，如绿豆或杏核大小，部分丘疹质硬，部分变软，皮疹呈红色，伴疼痛。证属瘀血阻滞。治疗以大黄䗪虫丸。处方：熟大黄300g，炒土鳖虫30g，制水蛭60g，炒虻虫（去翅足）45g，炒蛴螬45g，煅干漆30g，桃仁120g，苦杏仁120g，黄芩60g，地黄300g，白芍120g，甘草90g。以上十二味，粉碎成细粉，过筛，混匀。每100g粉末炼蜜80～100g制成大蜜丸。每日2次，每次1丸，连服10日为1个疗程。间隔3～5日后服用第2疗程。2个疗程后，皮疹明显缩小，用药3个疗程后，皮疹基本消失，无新发皮疹。

按：皮脂腺瘤又称为皮脂腺上皮瘤，有人认为是皮脂腺腺瘤的异型，或者介于皮脂腺腺瘤和基底细胞癌之间的状态，亦有人认为它就是向皮脂腺分化的基底细胞癌的同义词。多发于女性（男：女=1：4），各年龄段均可发生，但大部分患者在60岁以后发病。多见于头皮或面部，偶可发生于胸部，为孤立的丘疹、结节或肿瘤，黄色至橙色或肉色，有的发生于脂溢性角化病或皮脂腺痣的皮损上。本病与中医古籍中的"瘤""积聚""癥瘕"相似。《圣济总录》言："瘤之为义，留滞而不去也。"《诸病源候论·癥瘕病诸候》记载："其病不动者，直名为癥。"临床可分为痰湿内阻型和瘀血内结型。

患者症见胸部数个小丘疹，如绿豆或杏核大小，部分丘疹质硬，部分变软，皮疹呈红色，伴疼痛。气滞血瘀，寒凝经络，结聚而成，证属瘀血阻滞。治以大黄䗪虫丸，凉血清热，起破积聚，推陈致新。

方中土鳖虫，《本草经疏》论其"咸能入血，故主心腹血积癥瘕瘀血闭诸证，和血而营已通畅，寒热自除，经脉调匀"，可攻下积血，有破瘀血、消肿块、通经脉之功，合大黄通达三焦以逐瘀血，共为君药；桃仁、干漆、水蛭、虻虫、蛴螬活血通络，消散积聚，攻逐瘀血；黄芩配大黄，清上泻下，共逐瘀热；桃仁配杏仁降肺气，开大肠，与活血攻下药相配有利于祛瘀血；而地黄、甘草、芍药滋阴补肾，养血濡脉，和中缓急；黄芩、杏仁清宣肺气而解郁热。诸药合用共奏祛瘀血、清瘀热、滋阴血、润燥结之功。以达到以通为补，祛瘀生新，缓中补虚的功效。患者口服每次1丸，每日2次，连服10日为1个疗程。间隔3~5日后服用第2疗程。两个疗程后，皮疹明显缩小，用药3个疗程后，皮疹基本消失，无新发皮疹。

参考文献

吴仪珍，赵凡贵. 1987. 大黄䗪虫丸治皮脂腺瘤一例[J]. 新疆中医药，（3）：60.

二十八、表皮痣综合征

患儿，男，3岁。2010年2月20日初诊。因左大腿内侧及左上肢内侧皮肤发生红色丘疹及鳞屑性斑块，伴瘙痒3年。患儿出生6个月时，左下肢内侧发生米粒大小的红色丘疹，逐渐融合成片，增厚，呈条状，片状分布，瘙痒重，患儿经常因瘙痒哭闹不停。随年龄增长，皮疹向上臂及大腿内侧远端发展，形成密集的细小红斑丘疹及覆细鳞屑的红色条状斑块。家属否认银屑病及炎性线形疣状表皮痣（ILVEN）家族史。2年来患儿就诊于北京各大医院，做病理检查，均诊断为"ILVEN"。考虑患儿年龄幼小，虽经多家医院治疗未见好转，求治中医。皮肤科检查：左上臂及大腿内侧有密集的暗红色粟粒样丘疹，部分融合成片，上覆盖有细小鳞屑，皮疹沿blaschko线分布，皮肤表面干燥增厚，触之粗糙坚硬。皮肤基底炎性浸润。组织病理符合ILVEN。中医四诊：皮疹同上，诉瘙痒，寐欠安，易醒，二便稠，舌红苔薄黄，脉细数。证属阴虚内热证，治以清热凉血，滋阴润燥。处方：黄芩6g，赤芍6g，牡丹皮6g，地骨皮10g，玄参6g，沙参6g，麦冬10g，郁金6g，银花10g，银花藤10g，僵蚕6g，当归10g，生地黄10g，知母6g，木瓜10g，甘草6g。7剂，水煎，分早晚两次饭后服用。另外，擦黄连膏（医院制剂），嘱饮食清淡为主，减少皮肤刺激。

二诊：2010年2月27日。皮疹颜色较前变薄变浅，呈淡红色，皮肤表面触之稍变软，但仍诉瘙痒，夜眠欠佳。舌质红，苔薄白，脉细略数。原方去木瓜，加桃仁6g，瓜蒌皮10g，首乌藤15g，以活血润燥安神。

三诊：2010年2月12日。皮肤暗红色丘疹消失，皮疹处只留有白色色印，表面干燥，但触之柔软，瘙痒明显减轻，寐安。效不更方，上方再加天花粉10g，生牡蛎15g，以生津润燥止痒，巩固疗效，继服7剂，嘱皮肤干燥处继擦黄连膏。1月后复诊，皮疹颜色趋于正常，瘙痒消失。随访半年，未再复发。

按：线样疣状表皮痣为表皮痣的一个特殊类型，发生于婴幼儿期，其病变主要在左下肢，伴有剧烈瘙痒，组织病理有银屑病样炎症反应特征，并是对治疗反应较差的罕见病。临床表现为瘙痒重，皮损有渗出，结痂及鳞屑，酷似湿疹。据国外统计，至少有3/4的病例于5岁前发病，大部分在6个月前发病。由于发病年龄幼小，治疗上比较棘手。国外已尝试各种方法治疗 ILVEN，包括局部使用类固醇激素和卡泊三醇、骨化三醇、蒽林、维 A 酸类等药物，口服抗组胺药，外科治疗包括切除、冷冻和脉冲染料激光，但均只能改善一时症状，无确切疗效。因此，对小儿患者来说早诊断、早治疗，控制病情发展尤为重要。

　　本例患儿自幼发病，病情反复迁延日久，耗血伤阴，阴虚血燥而生风，肌肤营卫失调，肌肤失养。小儿乃纯阳之体，阳常有余，阴常不足。《小儿药证直诀》云："小儿纯阳，无烦益火。"《医学源流论》云："小儿纯阳之体，最宜清凉。"故在药物选择上使用清凉之剂。同时，注意在诊治过程中时时顾护津液。方中黄芩、银花善清内热，赤芍、牡丹皮、地骨皮清热凉血，生地黄、玄参、知母，寒而不峻，润而不腻，滋阴清热，沙参、麦冬生津润燥，银花藤、僵蚕引药直达病所祛风通络，木瓜健脾和胃，当归补血润燥，郁金清心降火，生草调和诸药。纵观全方，清热凉血滋阴并用，并兼顾小儿稚嫩之体，苦寒而不伤胃，故获效满意，未再复发。

参考文献

崔鸿，张池金. 2011. 中医辨治小儿炎性线样疣状表皮痣一例[J]. 中国城乡企业卫生，37（2）：117-118.

（张鼎顺　陈天玺）

第十节　五官科疑难病验案

一、虹膜角膜内皮综合征

　　患者，女，41 岁。无明显诱因左眼反复出现红赤胀疼，视物模糊及眼压升高 2 个月，眼压最高达 42mmHg。外院先后诊断为"虹膜睫状体炎""青光眼睫状体综合征"等，给予降眼压、散瞳、消炎等治疗，具体药物不详。治疗后症状缓解，但仍反复发作，视物模糊，眼压升高，于 2014 年 8 月 28 日来我院首诊。眼科检查：右眼视力 1.0，左眼视力 0.3，矫正无助。右眼眼压 12.7mmHg，左眼眼压 24.0mmHg，右眼未见异常。左眼下方球混合充血、水肿，角膜无明显水肿，色素性 KP（++），房水闪辉（++），丁达尔征（+），瞳孔散大不圆，直径约 6mm，并向颞上方向移位，虹膜多处局限性萎缩灶，并伴前粘连，晶体前囊色素沉着，眼底未见异常。房角镜检查：多处房角粘连，以鼻下与颞上最为显著。患者自述，每次发病先出现下方白睛红赤，逐渐视物模糊，胀痛。伴口渴口苦，大便干，舌红，苔薄黄腻，脉数。诊断：虹膜角膜内皮综合征（左）。治疗经过：中药以清热泻火、健脾利湿为主。处方：石膏 30g，知母 15g，甘草 6g，黄芩 10g，柴胡 12g，赤芍 10g，川芎 10g，当归 10g，白术 15g，车前子 15g，滑石粉 15g，细辛 6g，水煎服，每日 1 剂。喜炎平 10ml 加入 0.9 氯化钠 250ml，静脉滴注，每日 1 次；普拉洛芬眼药水点眼，隔日 1 次。1 周后复诊，左眼视物较前清晰，口干减轻，胀痛消失，仍口苦、大便干。眼科检查：右眼视力 1.0，左眼视力 0.5。右眼眼压 12.7mmHg，左眼眼压 17.3mmHg。左眼下方球结膜充血（+），色素性 KP（+），房水闪辉（+），丁达尔征（－）。上方改白术 30g，加大黄 6g 通便泄热，珍珠母 30g 清热平肝；普拉洛芬眼药水点眼，隔日 1 次，停用喜炎平。1 周后左眼视力 0.5，口干、口苦明显减轻，大便稍干，时有左颞侧头痛。原方去滑石，加瓜蒌 15g，牡丹皮 10g，龙胆 10g 清热凉血。7 日后头痛消失，无口干、口苦。左眼视力 0.6，眼压 13mmHg。结膜无充血，少量色素性 KP，房水闪辉（－），瞳孔不圆，直径约 5mm，晶体前囊少许色素沉着。原方去石膏、龙胆、细辛，加枸杞子 30g，菊花 15g 滋肾清肝明目，服用 7 剂后停药。又 1 个月后复诊，左眼视力 0.6，眼压 14mmHg，余未见明显变化。

按： 关于本病的治疗，主要是消除角膜水肿和控制眼压及眼内炎症以阻止视功能的进行性损害。此例患者来诊时炎症反应、虹膜萎缩明显，角膜尚未受到影响，眼压也渐致正常，所以治疗上以消炎为主，予普拉洛芬、喜炎平消炎。虹膜角膜内皮综合征以其发作时的表现可归属于中医学"瞳神紧小""瞳神干缺""绿风内障"的范畴，病位多以黑睛、瞳神为主，黑睛属肝，且发病较急，视障显著，眼部刺激症状明显，多从肝胆火热论治。然而此例患者的症状及体征则需从阳明论证。一是患者睫状充血局限于眼球下方，《灵枢·经筋》有云："足阳明之筋，起于中三指，结于跗上……上合于太阳，太阳为目上网，阳明为目下网"，瞳孔下方球结膜为阳明经所属；二是患者平素口干、喜饮，大便干、舌红，苔薄黄腻，脉数。结合其症状为阳明病变。所以治法上以清泻胃火，通便泄热为主，以白虎汤为基础方，清泻脾胃，酌情配伍泻肝胆火、活血、开窍之品。药物以石膏、知母、甘草、黄芩清热泻火为主，配伍茯苓、白术、车前子、滑石粉健脾利湿，佐以柴胡疏泄肝胆、细辛止痛通窍，当归、赤芍、川芎活血。1 周后因患者仍口苦、大便干，故加大黄泄热通便，加大白术剂量生津通便，珍珠母以平肝、清肝、明目。服药后口干、口苦明显减轻，大便稍干，时有左颞侧头痛（肝胆经所主），故去利水渗湿之滑石，加瓜蒌润肠以通便，同时加龙胆清泻肝胆火，牡丹皮清热凉血。再诊时患者头痛消失，无口干、口苦，表明邪退正虚，应减少清热药，去止痛药物，故去石膏、龙胆、细辛，同时加枸杞子、菊花滋肾清肝明目，服用 7 剂巩固疗效。后随诊病情未再复发。

参考文献

郭超红，郭承伟. 2015. 中西医结合治疗虹膜角膜内皮综合征 1 例[J]. 光明中医，30（12）：2664-2665.

二、眼挫伤综合征

李某，男，29 岁，保管员。患者左眼被足球击伤 2 日，左眼视物模糊，眼前黑影飘动，眼球胀痛，伴口干苦欲饮，小便黄。检查：右眼视力 0.9，左眼视力 0.5，不能矫正，眼睑微肿胀，外眦部皮肤裂伤，结膜充血（+），玻璃体散在黑色飘浮物，并可见薄膜状物向前隆起，眼底视乳头边清色正，网膜颞上方 1～4 点处透过混浊玻璃体，模糊可见视网膜呈灰白色放射状水肿，在此范围下见的小片红色斑块，边界清楚，黄斑中心反光可见。舌尖红，苔薄白，脉细弦。西医诊断：左眼钝挫伤：①玻璃体混浊；②视网膜震荡；③眼底出血；④视网膜脱离。中医诊断：撞击伤目。证属目络瘀滞，肝经郁热。治以活血化瘀，疏肝清热。处方：石决明散加减方。服 15 剂后，眼局部症状明显好转，玻璃体混浊明显减轻，网膜颞上方呈灰白色放射状水肿消除，网膜呈橘红色，视力提高为 0.8（患者经 B 超检查及三面镜检查排除网脱）。

按： 眼挫伤是眼科常见的眼外伤疾病，轻者视力下降，重者视力丧失。本病诊断依据为：①眼部有受钝力撞击或挫、擦所产生之损伤病史。②胞睑青紫，肿胀难开；白睛溢血或挫伤撕裂；黑睛上皮缺损或黑睛深层挫伤、混浊；黄仁展缩失灵，或散大或紧小，或根部断离，或神水混浊，黑睛后沉着物，或血灌瞳神；视衣震荡，水肿或出血，或血灌神膏，甚至视衣裂孔，视衣脱落；视神经乳头水肿，或视神经乳头色淡或苍白。

一般治疗过程中除全身给予活血化瘀，通络明目之中药针剂静脉滴注（复方丹参液或血塞通注射液或参麦注射液），局部对症治疗外，在临床上还将眼挫伤分为三型，进行辨证施治。

①目络瘀滞，肝经郁热型。主症：除局部眼挫伤症状外，伴性情急躁，口干苦欲饮，舌质红，苔薄黄，脉沉弦或弦数。治以活血化瘀、疏肝清热。处方：石决明散加减，药物组成：石决明 15g，草决明 15g，丹参 15g，茺蔚子 15g，栀子 10g，归尾 15g，川芎 10g，桃仁 10g，红花 6g，车前子 15g，赤芍 12g。上方随证加减，每日 1 剂。②目络瘀滞，肝脾不调型。主症：除局部眼挫伤症状外，伴情志不舒，口干苦，舌淡红，苔白腻，脉细弦。治以活血化瘀、疏肝健脾。处方：逍遥散加减。药物组成：柴胡 12g，苍术 12g，郁金 10g，桃仁 10g，红花 6g，川芎 10g，杏仁 10g，波蔻 10g，薏苡仁 30g，木通 10g，上方随证加减，每日 1 剂。③目络瘀滞，肝肾两虚型。主症：除局部眼挫伤症状外，伴平素体弱，腰膝酸软，舌淡暗，苔薄白，脉沉细。治以活血化瘀、滋养肝肾。处方：驻景丸加减。药物组成：枸杞 15g，菟丝子 15g，茺蔚子 15g，车前子 15g，太子参 15g，归尾 15g，麦冬 10g，赤芍 12g，丹参 15g，焦楂 15g，川芎 10g，上方随证加减，每日 1 剂。

对症治疗：①胞睑、白睛、黑睛挫伤者，局部给予抗生素眼液，眼膏包封患眼；如胞睑、白睛裂伤者，给予缝合。②黄仁挫伤，有外伤性虹睫炎者：局部给予扩瞳、滴激素类眼液，必要时球结膜下注射泼尼松龙 0.3～0.5ml，或地塞米松 5g。③血灌瞳神者：取半卧位，局部滴激素类眼液，必要时球结膜下注射泼尼松龙 0.3～0.5ml，或地塞米松 5g。

参考文献

孙丽平. 1998. 中医治疗眼挫伤[J]. 云南中医中药杂志，（6）：12-13.

三、青光眼-睫状体炎综合征

兰某，女，42 岁。左眼反复胀痛，虹视已 3 年。某医院检查诊断为"青-睫综合征"。初用可的松点眼，服乙酰唑胺有效。后每至劳累之时或睡眠不好均复发，且复发次数愈来愈频。近来几乎每月都发，加服泼尼松后，感心累心跳，睡眠不好，故来我院要求中医治疗。检查：视力右眼 1.5，左眼 0.8。左眼微充血，角膜后羊脂状后沉着 7～8 个，瞳孔略大。眼压：右眼 17.3mmHg，左眼 42.12mmHg。眼底正常。脉弦细，舌质正常，苔薄黄。诊断：少阳厥阴风热目病。药用石决明散加减：石决明 25g，草决明 25g，青葙子 15g，赤芍 15g，荆芥 10g，栀子 10g，麦冬 15g，木贼 15g，麻黄 6g，蝉蜕 6g，防风 15g，钩藤 15g，玄参 10g。每日 1 剂，水煎服。

二诊：服 6 剂后，眼胀、虹视现象消失，羊脂状沉着减少为 3～4 个，眼压降至 24.38mmHg。服药期间，大便次数增多，每日 2～3 次。继原方中去栀子，加菊花 10g，蒲公英 25g，再服 10 剂。

三诊：羊脂状沉着全部消失，眼压降为 15.88mmHg。停药观察 3 个多月后，患者因熬夜工作，左眼又感微胀及轻度虹视，眼压 28.97mmHg，角膜后出现羊脂状沉着 4～5 个。重服上方 5 剂后，上述症状迅速消失。后未复发。

按：青光眼睫状体炎综合征的病因尚未明确，多由于房水生成增多或房水流畅系数下降所致。临床采用中药石决明散治疗本病取得较好疗效。中医认为，睫状体络属于肝经，房水属胆经，病位在肝胆。本病系因肝胆二经功能失调，兼有风热潜伏，致使疏泄失职，气机阻滞，风火上攻，神水瘀阻，肝阳上亢为患。本病以轻度头痛、眼胀痛、雾视、虹视等最常见，甚者有恶心、呕吐。以下特点可资诊断：①有羊脂状后沉着，数目不多，大小不等；②眼压高而房角无改变，病愈之后，眼压常低于健眼；③瞳孔中度散大，房水闪光阴性，一般视野正常，很少发生视乳头杯状凹陷；④即使多次发作，亦不发生虹膜后粘连；⑤在间歇期对各种激发试验均为阴性，发作期视力稍有下降，随着眼压的恢复，视力亦恢复正常；⑥眼压高时，眼压描记系数低，眼压恢复，系数亦随之恢复。

本病多为足少阳胆经及足厥阴肝经风热实证，治宜平肝清热息风。方用石决明散加减，方中石决明平肝潜阳，草决明清肝祛风，二者虽名似，然本质不同，前者为鲍鱼之壳，后者为一种豆科植物，二者均入肝经，具有明目之功；青葙子、木贼为臣药，清肝热、明目，配钩藤平肝潜阳；栀子、大黄清热泻火，赤芍活血凉血；荆芥、蝉蜕、防风清疏风热；麦冬清心热以泻肝火，同时合玄参滋阴。配伍麻黄增强祛邪之功，因方中有大队清热疏风之凉药可抵制麻黄辛温之性，此为去性存用。诸药合用，使肝热得清，肝风得平，目睛得明。

参考文献

干健. 2006. 石决明散加减治疗青光眼睫状体炎综合征[J]. 湖北中医杂志，（10）：41.

四、白内障术后黄斑囊性水肿

郭某，女，57岁。2013年6月6日初诊。主诉：左眼白内障术后视力下降1个半月。患者1个半月前在某医院行左眼白内障超声乳化+人工晶状体植入术，手术顺利，术后视力提高到0.8（术前0.2～0.3），但4日后视力下降并逐渐加重，在该院做光学相干断层扫描（OCT）及眼底荧光血管造影（FFA）检查，诊断为"左眼黄斑蜂窝状水肿"，经改善微循环药物治疗无效，遂介绍到我院。刻下：症见左眼视物不清，纳可，二便调，眠差。既往否认高血压、糖尿病、冠心病史及过敏史。眼科检查：右眼视力0.6，矫正1.0，左眼视力0.15，矫正不提高。右眼眼压16mmHg，左眼眼压19mmHg，双结膜无充血，角膜清，右眼晶状体轻混，左眼人工晶状体位正，眼底：双视盘红，C/D=0.3，右眼黄斑中心凹反光存在，左眼黄斑欠清，轻度水肿，无赤光，侧照有蜂窝样改变，未见渗出和出血。OCT显示：左眼黄斑囊样水肿。西医诊断：左眼白内障术后，左眼黄斑水肿。中医诊断：左眼视瞻昏渺。中医四诊全身无特殊证候，故以眼底辨证为主。采用健脾利湿、祛痰化瘀消肿。选用加味苓桂术甘汤。处方：白术25g，炒薏苡仁25g，茯苓15g，泽泻10g，桂枝10g，生黄芪30g，丹参10g，当归10g，枳壳10g，酸枣仁30g。颗粒剂冲服，每日2次。

二诊：2013年7月3日。左眼视力提高到0.3。

三诊：2013年7月17日。左眼视力提高到0.5，眼底：左眼黄斑水肿消退。处方：陈皮10g，枳壳10g，炒薏苡仁20g，炒白术15g，生黄芪20g，炙甘草10g，五味子10g。颗粒剂冲服，每日2次。

四诊：2013年7月28日。右眼视力0.6，矫正1.0，左眼视力0.8，矫正不提高。右眼眼压17mmHg，左眼眼压18mmHg，双结膜无充血，双角膜清，右眼晶状体轻混，左眼人工晶状体位正，眼底：双视盘色红，C/D=0.3，右眼黄斑中心凹反光存在，左眼黄斑欠清，未见水肿及渗出。OCT示：左眼黄斑区无水肿。处方：女贞子10g，枸杞子10g，决明子10g，生黄芪20g，白术15g，枳壳10g，炒薏苡仁15g，当归10g，陈皮6g，巩固疗效。

2014年1月7日随诊时左眼视力仍能保持在0.8，OCT检查：左眼黄斑未见水肿。

按：黄斑水肿，中医属"视瞻昏渺"，治疗多从肝肾入手。韦企平教授则结合自己多年临床实践和借助OCT、FFA等现代眼底望诊微观化的疗效观察，提出黄斑水肿以祛痰化瘀消肿为基本治则，首选加味苓桂术甘汤，随证加减化裁。苓桂术甘汤是《金匮要略》所载温阳化饮的代表方。方中重用茯苓健脾渗湿；桂枝温阳化饮，化气利水，与茯苓相配，作为辅药可温化渗利消黄斑水肿；白术健脾燥湿，脾运健旺，水湿易除；陈皮辛开苦降，温通脾肺，理气通降，使气顺痰消；炙甘草补脾益气，润肺和中，兼调和诸药。若黄斑水肿隆起明显，可重用茯苓和白术达 25～30g，并加生黄芪补气升阳，利水消肿；薏苡仁淡渗利湿消肿。黄斑水肿减轻，有黄斑感光细胞损害的加女贞子、枸杞子、决明子类补肾清肝明目药。本例患者初诊时，因患病而略感焦虑，眠差，随证加酸枣仁以养心安神。

白内障手术后导致黄斑水肿的发病机制不清，相关因素可能有：①玻璃体嵌顿于伤口；②炎症，是引起血-视网膜屏障破坏的主要原因；③光损伤，混浊的晶状体可阻挡部分紫外线照射眼睛，当摘除晶状体后大量紫外线毫无阻挡地进入眼内照射视网膜后刺激产生自由基，后者又可诱导产生炎性介质促进前列腺素释放。本例患者没有术中并发症，考虑可能与后两种因素相关。目前西医关于白内障术后黄斑水肿的药物和手术治疗的临床报道各有利弊，有效治疗药物不多。韦教授运用益气化瘀利水为主的中药改善了视网膜缺氧状态，减轻了整个视网膜水肿，促进了视网膜下积液的吸收，从而达到标本兼治的目的，从整体上改善了视网膜所处的环境因而取得了较好的疗效。

参考文献

李蔚为，韦企平. 2014. 中药治愈白内障术后黄斑水肿 1 例[J]. 中国中医眼科杂志，24(5)：337-338.

五、中心性浆液性视网膜病变

施某，男，27 岁，工人。1997 年 8 月 2 日初诊。主诉：右眼视物模糊、弯曲半个月余。病史：半个月前，熬夜工作疲劳后起病，曾在当地医院检查视力 4.6，被诊为"右眼中心性浆液性视网膜脉络膜炎"，配用维生素 B_1、维生素 C、复方路丁片、地巴唑、地塞米松片等西药治疗 5 日，未见好转。检查：右眼视力 4.3，左眼视力 5.2。右眼底：视盘界清，色泽正常，网膜平伏，黄斑区中度水肿，有较多的黄白色点状渗出物，中心凹反光消失。左眼无殊。苔薄白腻，脉濡缓。眼底荧光血管造影提示右眼"中浆"。西医诊断：右眼中心性浆液性视网膜脉络膜病变；中医诊断：右眼视瞻昏渺（水湿上泛型）。治则：健脾温肾，利水化湿，佐以活血。处方：五苓散加减。猪苓、茯苓各 15g，泽泻 12g，炒白术 12g，桂枝 3g，制苍术 9g，大豆卷 15g，车前子（包）15g，丹参 15g，当归尾 12g。

二诊：上方进服 7 剂后，右眼视物转清，弯曲依旧，视力增至 4.8，黄斑部水肿减轻，点状渗出减少，原法有效，前方去车前子加石菖蒲 6g，陈皮 6g 再进 14 剂。

三诊：14 剂后，右眼视物变清，弯曲不显，视力 5.0，黄斑区不肿消退，点状渗出物极少量，中心凹反光可见，但较幽暗。病已转机，证属气血瘀滞，夹有湿聚，改拟活血祛瘀、行气理湿为法，方用桃红四物汤加减：桃仁（打）15g，红花 6g，生地黄 12g，当归尾 12g，赤芍 12g，川芎 12g，丹参 15g，茺蔚子 20g，陈皮 6g，茯苓 12g，生薏苡仁 30g。服用 10 剂后，自觉症状消失，眼底检查及视力恢复正常。

按：中心性浆液性视网膜脉络膜病变是一种常见的眼底疾病。其以黄斑部水肿渗出、视力下降及视物变形等为主要临床特征，好发于青壮年男性，单眼发病多于双眼，病程较长，常可复发。轻症病例可不药而愈，反复发作者，则视力受损，康复亦慢。依其自觉症状，归属中医学"视瞻昏渺"范畴。

西医学认为，本病的发生，一般有过敏、感染、血管痉挛、脉络膜病变、视网膜色素上皮功能失常等学说，至今未成定论。但通过眼底荧光血管造影，证实本病是脉络膜毛细血管通透性增加，渗出液透过玻璃膜，将色素上皮层向前推起，并通过异常的色素上皮，集聚于视网膜外层下的间隙内，形成黄斑视网膜扁平脱离，且在视网膜后常形成沉着物，以致视功能发生障碍。由于黄斑区聚集有大量的视锥细胞，且每个视锥细胞都与一个神经节细胞联系，是中心视力最敏感的部位。该处一旦病变，则视力下降，并出现中心暗点，同时因各个细胞的不均匀肿胀，使视网膜椎细胞间间隙彼此不一，有的增大，有的缩小，结果产生视物变形、变小、变曲等症状。

中医学则认为，本病的病因颇多，如明朝傅仁宇撰写的《审视瑶函》中说："视瞻昏渺症……一有神劳，有血少，有元气弱，有元精亏而昏渺者"，但就临床可见，最常见的主要有脾肾阳虚，水湿上泛，气血瘀结，脉络阻滞。因为"视瞻昏渺"系瞳神疾患，按五轮学说而言，瞳神属于水轮，内应与肾；再说脾土色黄，而黄斑区因色黄得名，故黄斑归脾。本病病位在黄斑，无疑与脾肾的关系最为密切。《素问·至真大要论》病机十九条有云："诸湿肿满，皆属于脾。"盖脾主运化水湿，肾主气化水液，若素体肾虚，或饮食伤胃，或劳思伤脾，或其他各种原因引起脾肾阳虚。前者脾失健运，后者肾不化水，则水湿内停，上泛于目，水湿阻遏气血，又气血失和，脉络瘀滞，从而使黄斑部渗出水肿，视物模糊、变形。由此看来，本病形成，主要责之脾肾，而水湿上泛，气血瘀滞为病机证结所在。

基于上述分析，故在治疗上，应根据辨证，把握病机，灵活施治。黄斑区水肿渗出期者，临床表现主要是黄斑部水肿渗出，证属水湿上泛，夹有气血瘀滞，故治以理湿为主，佐以活血，予健脾温肾利水化湿之剂，辅添活血之品，方用五苓散加制苍术、车前子、大豆卷、丹参、当归尾等药。对于黄斑区吸收恢复期者，黄斑共水肿业已消退，可是渗出仍在，中心凹反光幽暗，或有少量色素沉着，病已较久，"久病必瘀"，证属气血瘀滞，兼有水湿停聚，故治以活血为主，佐以理湿，予活血化瘀、行气消滞之剂，少加理湿之品，方用桃仁四物汤改白芍为赤芍、当归为当归尾，加丹参、莪术、茺蔚子、陈皮、海藻（或昆布）、茯苓、生薏苡仁等药。

现代药理研究证明：茯苓、猪苓、泽泻、车前子、白术、苍术等药，分别含有β-茯苓聚糖、麦冬甾醇三萜类化合物泽泻醇、黏液质、挥发油等多种化学成分，具有利尿作用。川芎、丹参、红花等药，分别含有生物碱、丹参醇、红花苷等多种化学成分，具有扩张血管和降血压的作用。这些药物的使用，能促使黄斑部水肿的消退，渗出物的吸收，有利于视功能的恢复。

参考文献

陈国孝. 2005. 中心性浆液性视网膜脉络膜病变的中医治疗[A]. 浙江省中医药学会眼科分会. 浙江省中医药学会眼科分会中医眼科现代化学术交流会暨继续教育学习班资料[C]. 浙江省中医药学会眼科分会：浙江省科学技术协会：4.

六、增殖性视网膜炎

陈某，男，20岁，未婚。于1978年1月25日收住院。主诉：6个月前左眼突然视物不清，眼胀不适，经本厂医务室检查，未作处理，后转保定某医院检查，诊为"左眼视网膜静脉周围炎"，经中西药治疗，视力恢复到0.9。后在保定某医院作针刺治疗，视力反而逐渐下降，即来我院就诊。症见头痛，眼胀，眼前有黑影，少寐，纳佳，大便干。既往史：1965年曾患"大脑炎"，1970年患"肺脓疡症"。患者精力充沛，面色红润，外眼未发现异常改变。视力：右1.5，左0.20。眼底：右眼底正常，左眼视神经乳头边界清晰，色泽正常，生理凹陷不见，视网膜静脉迂曲怒张，鼻上支静脉有白鞘伴行，可见大条索状白色机化物，直达周边部，颞上支静脉旁有白鞘及条形出血，黄斑中心凹反射不见。语言声高有力，呼吸调匀。脉弦细数，心率70次/分，血压120/80mmHg。心肺及肝脾未发现异常。化验：ESR 9mm/h，白细胞总数$4.9×10^9$/L，中性粒细胞0.45，淋巴细胞0.37，嗜酸细胞计数$0.038×10^9$/L。诊为

"左眼视瞻昏渺证"（视网膜静脉周围炎）。辨证：肝肾阴虚，相火上炎，血热妄行，溢于络外。治宜滋阴益肾，壮水制火，凉血解郁为主。方用滋阴解郁汤加减。处方：知母 12g，黄柏 12g，枸杞子 6g，怀山药 9g，生地黄 30g，木贼 9g，蝉蜕 9g，赤芍 3g，夏枯草 30g，生龙骨、生牡蛎各 15g。

二诊：服 9 剂后，左眼视力 0.2，眼底视乳头边界不清，乳头颞上方有黄豆大的出血灶，上方有散在点状出血，黄斑中心凹反射不清。原方加茜草 9g，白及 5g，珍珠母 6g，牡丹皮 9g。药后视力逐渐好转，眼底出血渐被吸收，至 3 月 4 日，左眼视力 0.3。3 月 11 日为 0.5，3 月 21 日为 0.8，4 月 16 日为 1.2，4 月 27 日为 1.5。左眼底：视神经乳头边界不清，色泽正常，视网膜动、静脉走行正常，颞上支及鼻上支出血全部吸收，黄斑中心凹反射可见，治愈出院。于 1979 年 2 月 14 日来本科复查左眼视力 1.5，眼底正常。

按：根据祖国医学眼科文献的记载，虽无"视网膜静脉周围炎"这一相应名称，但有类似本病的描述。由于历史条件所限，过去中医眼科未能直接窥视眼底的正常表现及病理变化，因而对眼底病的认识与治疗，难免有片面性和局限性，而利用现代医学可以补其不足。但根据本病不同阶段的自觉症状，可分别属于"视瞻昏渺""萤星满目""暴盲""青盲"等范畴。《眼科大全》关于"视瞻昏渺"有"此症谓目内外无症候，但自视昏渺蒙昧不清也"等记载。而此病的早期，眼局部及全身症状不明显，用眼底镜检查，视网膜有少量出血，渗透到玻璃体内引起尘埃状混浊，或晚期遗留的轻度玻璃体混浊，均可出现不同程度的视力障碍足以说明；又在"萤星满目"症中说："自视内外有无数细小如萤火飞扬缭乱也，甚则如灯火扫星"，此与临床上的新鲜少量的玻璃体积血浮游流荡时，患者自述眼前有红光隐见，或星状红影浮动相似。《证治准绳》关于暴盲症指出："平素无他病，外不伤轮廓，内不伤瞳神，倏然盲而不见也。"在临床上有眼内突然大量出血，于一瞬间突然失明的现象，大量出血或反复出血，并发多种影响视力复明的眼底改变，如增殖性视网膜炎、视网膜脱离等。

对内眼病的治疗均采用局部结合辨证施治的方法，一般情况下，内眼病的全身表现初期多实，中期虚中夹实，晚期多虚。在施治时根据全身症状及眼球变化，辨病与辨证相结合，按"急则治其标，缓则治其本"的原则。在视网膜出血期，采取滋阴益肾，壮水制火，凉血解郁之法；中期采用清肝解郁，益阴渗湿之剂，妙用夏枯草散结理气，使血脉通畅，有助于出血吸收；晚期视力恢复后在标本兼理，因果兼顾的基础上加强固本之品，"瘀者散之""虚则补之"，出血可止，瘀去生新，营卫调通，气血平和，正气存内，邪不可干，避免再次复发，巩固疗效。

参考文献

赵廷富. 1982. 浅谈视网膜静脉周围炎的中药治疗（附 20 例 28 眼报告）[J]. 新中医,（8）: 21-23.

七、葡萄膜大脑炎

陈某，男，52 岁。1981 年 1 月 5 日初诊。1979 年双眼患"葡萄膜大脑炎"，经 8 个月治愈。此次发病已 2 个月，当地治疗无效，经某医学院诊为"葡萄膜大脑炎"，要求中医治疗而来诊。患者双眼视蒙，目赤畏光，干涩胀痛，头痛耳鸣，失眠多梦，口苦咽干，大便稍结，小便黄。头发稀疏花白，双眼白睛红丝赤乱，抱轮尤甚，黑睛无光泽，风轮里层有棕色点状物，黄仁晦涩不泽，瞳仁不圆，边若锯齿，阴看不大，阳看不小，视力：右 0.1，左 0.08，舌红、苔薄黄，脉弦细数。证属肝肾阴亏，虚火上炎，内灼黄仁水轮。拟滋阴降火，益肾明目。方拟清肾抑阳丸加味：生地黄 30g，当归、白芍、黄柏、知母、独活各 10g，枸杞子、寒水石各 12g，草决明、女贞子各 20g，黄连 5g，桃仁 6g，茯苓、石决明各 15g。嘱用第三次煎液熏洗患眼。

二诊：服药 6 剂后，口干、目赤、眼痛减轻，大便润，视力：右 0.2，左 0.1。药已中病，原方去独活加白蒺藜 15g，黄柏、知母减量为 6g。服药 10 剂，仍干涩视蒙，头晕耳鸣，视力：右 0.3，左 0.2，舌淡红少苔，脉细弦。原方去黄连、寒水石，加炒山楂、玉竹各 20g，蝉蜕 6g。服药 15 剂后，视力：右 0.6，左 0.5，继续服上方 30 余剂后，视力：右 1.0，左 0.8，自觉症状消失。嘱服杞菊地黄丸以巩固疗效。3 年后门诊复查，视力：右 1.0，左 0.9，头发转黑。

按：葡萄膜大脑炎又称 vogt-小柳原田综合征，有原田病与 Vogt-小柳原田综合征两种类型，是眼科常见病，病情严重，病程长，易复发，难治疗，预后差。常因反复发作后继发青光眼并发白内障等而致失明。近年来以中医中药为主治疗葡萄膜大脑炎取得了一些可喜成果。

葡萄膜大脑炎属中医"瞳神紧小""瞳神干缺"范畴。多由肝经风热上攻或劳损肝肾，阴血耗伤，虚火上炎所致。《秘传眼科龙木论》曰："瞳神干缺水金无……名医拱手无方救，堪叹长年暗室居。"《世医得效方》亦曰："此证不可治"。因该病病情重、变化多，预后差，临床治疗上确实棘手，《审视瑶函》认为："久服此丸（指清肾抑阳丸），则阳平阴常……日后自无虑耳。"曾明葵曾用该方治疗多例，经较长时期服药，疗效尚称满意。本例用清肾抑阳丸改汤剂，久病多郁，故去独活加白蒺藜疏肝、平肝、明目，服药 2 月余治愈。

参考文献

曾明葵. 1986. 疑难眼证治验三则[J]. 新中医，（4）：40-41.

八、遗传性视神经萎缩综合征

患者，女，40 岁。双眼先后突然视物不清已 1 月，于 1989 年 5 月 8 日入院。眼科检查：右眼视力 0.08，左眼视力 0.1（均不能矫正）。色觉检查为色盲，双外眼无异常，双瞳孔直径约 5mm，对光反应稍迟钝，眼底检查：视乳头充血水肿，边界模糊，视网膜轻度水肿，无出血及渗出物视野呈向心性收缩，并有中心暗点，眼压 Tn。视神经孔及蝶鞍 X 线片：均无异常。舌质红，苔白，脉弦细。查阅 1988 年 4 月体检记录，右眼视力 0.5，左眼视力 0.6；矫正视力：右眼 0.9，左眼 1.0，既往常有习惯性头痛。其兄在 1 年前曾患"双眼视神经炎"。诊断：双眼遗传性视神经萎缩。治疗：西药用地塞米松 2.5mg 加 2% 普鲁卡因 0.5ml 球后注射，隔日 1 次。烟酸 50mg，每日 3 次，口服。维生素 B_1、B_6 各 20mg，每日 3 次口服。维生素 B_{12} 0.5mg 肌内注射，每日 1 次。肌苷 0.2g，每日 3 次，口服。辨证施治：以疏肝理气，健脾利湿为主，方用丹栀逍遥散加减：当归 10g，赤白芍各 10g，柴胡 10g，云苓 10g，焦白术 10g，薄荷 6g，牡丹皮 10g，栀子 10g，薏苡仁 20g，白茅根 20g，车前子（包煎）15g，生甘草 6g。水煎服，每日 1 剂，日服 2 次，连服 3 周。西药应用时间同中药。经治疗头痛明显减轻，双眼视力 0.2。眼底可见视乳头水肿较前好转，停用地塞米松及普鲁卡因球后注射，其他药物同前。中药治疗以前方去薏苡仁、白茅根、车前子，加黄芪 30g，生地黄 15g，丹参 20g，桃仁 10g，红花 6g，以加强活血祛瘀之功，继续用药 6 周，自觉症状明显好转，视力：右眼 0.3，左眼 0.4，矫正视力：右眼 0.7，左眼 0.8，双眼瞳孔直径约 4mm，对光反射存在，眼底检查：视乳头色淡，水肿消失，视网膜无水肿、出血及渗出物，余无明显异常。停用以上中西药，继以滋补肝肾为主，服杞菊地黄丸善后，半年随访，视力稳定。

家系调查：一家系两代人中 8 人受检，其中 3 人发病，第二代受检者 5 人中除本患及其子发生同样病变外，其余目前尚未见异常。其兄，于1988年4月发病，查阅1987年8月体检记录，双眼视力1.0，发病初期双眼视力0.1，症状和体征均与其类同，因其他原因未经治疗，任其病情自然发展，最后视力仅存光感，双眼瞳孔等大等圆，直径约5mm，对光反射迟钝，眼底检查可见双眼视乳头边界清楚，色苍白，黄斑中心凹反光不清。其父母、祖父母及外祖父母非近亲结婚，均已故多年，其母亲40岁时才因眼病致盲，但已无法证实何病。可见，此病有连续传代，男女均可发病的特点，似常染色体显性遗传。

按：遗传性视神经炎由Leber于1871年报道，又名Leber氏病。本病为家族遗传性对称性视神经萎缩，关于本病的病因，目前尚不肯定，有内分泌学说、神经受压学说、中毒学说等，认为如确诊为本病，则无有效疗法。此家族系3位患者在2年内先后双眼发病，发病症状及眼底的改变基本类似。该患者及其子发病初期即得到了及时的治疗，故恢复较好，视力稳定。

本病在中医学属"暴盲"范畴，多因情志抑郁，肝失条达，脾虚湿滞，气滞血瘀所致。所以在发病初期以疏肝理气，健脾利湿为主；中期则以理气活血为主；恢复期则滋补肝肾，培补根本，以巩固疗效。据报道本例经中西医结合治疗，视力恢复较好。其原理可能是通过治疗减少了局部炎性反应，加速了水肿消退，增加了局部血液循环，减少了神经细胞的损害。因此，在本病初期积极治疗是很有必要的。

参考文献

李怀善. 1992. 中西医结合治疗遗传性视神经萎缩2例[J]. 中国中医眼科杂志，（4）：53.

九、舌咽神经痛综合征

郭某，男，42岁。2015年11月27日初诊。患者2个月前与人争吵后出现舌部疼痛，声音嘶哑，咽喉干燥，吞咽不爽，服用一清胶囊无明显改善。刻下：舌前部疼痛难忍，呈烧灼样，饮食受限，咽喉吞咽不适，口干，偶有反酸，夜寐难以入睡，持续睡眠不超过1小时，大便干燥，小便调。查体：舌质红，舌苔黄腻，质燥少津，中见裂纹，裂纹处以压舌板刮之不痛，舌尖深红。舌面及口腔未见溃疡点，口唇干燥脱屑，脉细偏数，间接喉镜检查见声带稍有水肿，纤维喉镜检查未见明显异常。辨证：心火上炎证。治法：清心泻火，化浊止痛。处方：生地黄10g，白茅根10g，淡竹叶10g，莲子心3g，炒白术10g，甘草3g，连翘6g，黄连4g，吴茱萸3g，砂仁5g，夜交藤15g，酸枣仁15g。14剂。水煎服，每日1剂，早晚分服。

二诊：患者自述7剂服完，疼痛"80%好转"，而后7剂服完，疼痛又有反复，但较服药前改善明显。饮食较通畅；入睡容易，可持续睡眠数小时；反酸症状好转；大便略硬结。查体：舌质红，苔转白腻，不黄，质偏燥。舌中见裂纹，舌尖偏红。处方：生地黄10g，白茅根10g，淡竹叶10g，莲子心3g，炒白术10g，甘草3g，连翘6g，黄连4g，吴茱萸3g，砂仁5g，夜交藤15g，酸枣仁15g，泽泻10g，怀牛膝10g，肿节风6g。14剂，水煎。每日1剂，早晚分服。

三诊：无明显舌痛，进食如常人，咽喉部稍有不爽感。夜寐大有改善，持续睡眠数小时。偶有便秘。舌质红，苔薄白微腻。舌中裂纹变浅，舌尖少苔。患者因故外出，改为颗粒剂，巩固治疗。

按：舌咽神经痛是发生于舌咽部神经区的阵发性剧烈疼痛。其发病率约为三叉神经痛的1%。现代器械检查多无器质性病变，西医治疗多以镇痛剂、表面麻醉剂、手术治疗为主，疗效欠佳，并发症多，患者依从性低。舌咽神经痛属于中医"舌痛""舌痹"范畴，中医辨证治疗优势显著。

舌为心之苗，手少阴之别系舌本。《舌鉴辨证》曰："舌尖主心，心包络。"本案疼痛部位在舌前部，且舌尖处色深红，脏腑辨证可定位在心。患者与人争吵后，情绪急躁，心火旺盛，燔灼舌窍，可见舌痛。《素问·至真要大论》曰："诸痛痒疮，皆属于火（心）。"心火亢盛，扰乱神明，阳盛阴衰，则夜寐欠安。争吵暴怒引动肝火，肝火横逆，泛及脾胃可见反酸嘈杂。脏腑实热，伤津耗液，可见大便干燥，舌苔黄腻乏津。《舌鉴辨证》亦曰："舌色赤红厚苔腻而裂纹者，脏腑实热也。"故辨证当属心火实热证，治当清心泻火止痛。淡竹叶、莲子心、连翘专清心火；生地黄、白茅根清热凉血，亦有清心之功；白术健脾燥湿，砂仁醒脾化湿，以消舌苔之腻；配伍黄连、吴茱萸以效左金丸之意，清泻肝火、和胃抑酸。夜交藤、酸枣仁安神助眠。全方共奏清心泻火止痛，兼化湿浊之效。本案患者火热之象明显，热伤津液，故见大便干燥，舌苔乏津。而患者舌苔黄腻，腻苔本为湿邪停滞之象，这与实火伤津有矛盾之处。再察患者体格壮实，平素嗜食肥甘厚腻，易酿生痰湿，故舌苔偏腻不难解释。遣方用药以清心泻火为主，佐以化湿。二诊患者舌痛减轻，睡眠、反酸等均有明显好转，效不更方。视诊可见苔黄已去，舌色仍红，内热稍减，加用怀牛膝引火下行；苔质仍然偏腻，加泽泻渗湿。肿节风清热凉血，现代医学研究，肿节风有抗菌消炎止痛之效。嘱患者忌羊肉、狗肉等温热性食物。

《舌苔统志》曰："盖舌为五脏六腑之总使，如心之开窍于舌，胃咽上接于舌，脾脉挟舌本，心脉系舌根，脾络系于舌旁，肾肝之络脉，亦上系于舌本。"舌与五脏六腑联系紧密，舌诊在中医诊法里占据着极其重要的地位。故舌部本身病变，更需要联系全身脏腑，明确辨证。王肯堂在《医镜》里指出："舌尖主心，舌中主脾胃，舌边主肝胆，舌根属肾。"若舌尖及舌前部疼痛，伴有舌尖色红，心烦急躁，夜寐难安，证属心火亢盛，可用淡竹叶、莲子心、连翘、生地黄等清心泻火；若舌边疼痛，伴面红目赤，胁肋不舒，头晕头痛，口苦，辨证属肝胆火热；舌中部疼痛，伴有胃脘嘈杂，辨证当属脾胃湿热；舌根部疼痛，可询问有无伸舌过度病史，若伴腰膝酸软，潮热盗汗，辨证当属肾阴虚火旺证。

参考文献

马俊，马华安，陈国丰. 2017. 清心泻火法治舌咽神经痛[J]. 吉林中医药，37（10）：991-992.

十、带状疱疹-膝状神经节综合征

刘某，女，30岁。1993年11月20日初诊。患者7天前早晨起床时，突然发现左眼闭合不全，流泪，左侧鼻唇沟变浅，口角右㖞，尤以说话、露齿时明显，并伴有左耳轻微疼痛。诊为"左侧周围性面神经麻痹"。口服地塞米松、维生素 B_1、地巴唑，肌内注射维生素 B_{12}、硝酸一叶萩碱，并服中药牵正散。不料1日后，病情不但未减，且出现左侧外耳道粟粒状疱疹，灼热剧痛，伴头目昏沉，口干口苦。舌淡红、苔薄微黄而腻，脉滑。诊为"带状疱疹膝状神经节综合征"。证属湿热浸淫，脉络不利。予加味"升降散"，清热利湿，处方：制僵蚕15g、蝉衣、姜黄、大黄、栀子各10g，薏苡仁30g。服药5剂，诸证均减，继服5剂，病获痊愈。

按：带状疱疹膝状神经节综合征（Ramsay-Hunt syndrome）系神经科常见疾病之一，发病时每有面瘫-耳痛-疱疹三联症，治疗往往难以奏效。西医认为本病致病原为水痘-带状疱疹病毒，该病毒属疱疹病毒，为嗜神经病毒。水痘和带状疱疹，在临床上是两个不同的疾病，但是由同一种病毒所引起。本病是由于致病原侵犯了膝状神经节的后根导致的面神经、听神经、前庭神经受累所致。带状疱疹膝状神经节综合征根据受侵神经病变的范围，可分为四型：Ⅰ型为单纯疱疹而无明显神经系统症状；Ⅱ型为疱疹合并同侧面瘫；Ⅲ型为疱疹合并面瘫及听力减退；Ⅳ型合并有前庭功能障碍。中医辨证乃是七情内伤，情志不遂，肝郁气滞，邪郁少阳，湿热浸淫，循经上扰，壅遏经络，兼感毒邪而发病。

该患者之带状疱疹膝状神经节综合征为湿热浸淫，脉络不利所致，当用加味升降散。方中僵蚕为君，祛风化痰、解毒散结，其清化升阳之性能引清气上朝于口；蝉衣为臣，疏散风热、透邪外出；姜黄为佐，行气散郁、破血通经，可消肿散结、辟疫伐恶；大黄为使，清热泻火、引热下行，且可凉血散瘀，以助消肿，所谓"亢盛之阳，非此莫抑"，黄酒为引，通行上下；栀子清三焦之热，重用薏苡仁利湿。全方相合，有升有降，内外通和，而杂气之流毒顿消。

近几年来，朱树宽以加味升降散治疗本病 23 例，取得了满意疗效。治疗上，以制僵蚕15g，蝉衣、姜黄、大黄、栀子各10g 为基本方。Ⅰ型用基本方，Ⅱ型加薏苡仁30g，Ⅲ型加龙胆草10g，Ⅳ型加竹茹10g。每日 1 剂。此患者中医辨证为湿热上蒸，夹风郁遏清窍，浸淫脉络。故用加味升降散疏风清热，利湿通络，获得满意疗效。

参考文献

朱树宽. 1995. 加味升降散治疗带状疱疹膝状神经节综合征23 例[J]. 浙江中医杂志,（4）:179.

十一、花粉症

患者，女，36 岁。1981 年 2 月 14 日初诊。主诉从小有花粉过敏史，每年 2 月开始有鼻塞、频打喷嚏、流清涕，夜间因鼻塞影响睡眠，眼睛红痒，迎风流泪。二便如常，月经正常，有痛经史，舌质淡、略胖，苔薄白稍腻，脉弦滑浮细数，左寸沉。

治疗：体针取印堂、合谷、足三里。耳针取气管、神门、大肠、内鼻、肺、肝。留针25分钟。中药用加味苍耳子散 1 剂。处方：苍耳子、辛夷、防风、路路通、银花各10g，薄荷、白芷各1.5g，甘草3g。水煎服。2 月 21 日复诊，病情好转，守上法。每周针刺 1 次，服药 1 剂，共治疗 4 周，病愈。随访 4 年未复发。

按：花粉热/枯草热（Hay-Fever），为花粉引起的过敏性鼻炎及过敏性综合症，亦称"花粉症"。以眼痒、眼红、鼻腔奇痒、频打喷嚏、大量流清涕、前额痛、咳嗽、皮疹，甚则发热及哮喘等为临床常见表现。在美国加利福尼亚州，每年 2 月下旬至 6 月下旬期间多发，因这一时期大气中漂浮着各种各样的花粉。

本患为肺虚正气不足，风热之邪侵袭肺窍所致，方中苍耳子宣通鼻窍力强，且能散风止痛；防风可祛十二经之风；路路通、银花清热疏风；辛夷、薄荷散风通窍；白芷祛风宜肺；甘草调和诸药，顾护脾胃，补土生金。诸药合用，具有散风邪、通鼻窍之功。

参考文献

彭敬虔. 1986. 针刺合中药治疗花粉症165 例[J]. 新中医,（11）: 35-41.

十二、丛集性头痛

患者，男，48 岁。2013 年 7 月 9 日初诊。主诉：头痛反复发作 3 年余，加重 1 日。患者平素性情急躁，近 3 年来每因情绪激动即发头痛，每次发作持续 4～5 日，疼痛缓解后一如常人，曾行头颅 CT、MRI、脑电图等检查，未发现异常，于某医院诊断为"紧张性头痛"。头痛发作时服用盐酸氟桂利嗪胶囊、尼莫地平片、卡马西平片、镇脑宁胶囊、正天丸等效果均不明显，曾行针灸等治疗亦无明显疗效；1日前因恼怒诱发头痛，遂前来就诊。刻下：右额部、顶部刀劈样痛，疼痛剧烈，时欲以头撞墙，每不欲生，疼痛放射至同侧眼眶，眼球胀痛，结膜充血，流泪，流涕，视物昏花，头晕耳鸣，纳呆食减，舌质暗或紫暗，舌苔薄白或薄白腻，脉象弦。西医诊断：<u>丛集性头痛</u>。中医诊断：头痛，辨证为肝风内动、上扰清空。治宜祛风解痉，化瘀通络，缓急止痛。处方：天麻12g，生白附子12g，僵蚕（研、冲）6g，全蝎（研、冲）3g，川芎18g，当归20g，白芍30g，炙甘草10g，大枣8枚。7剂。每日1剂，白附子用文火先煎35分钟，再纳入余药煎25分钟，水煎2次，共取药液400ml，再将僵蚕、全蝎焙干研粉，用药液冲服，每日2次。

二诊：2013年7月16日。患者诉头痛大减，流泪、流涕、目昏等均明显改善，舌脉同前。上方加枳壳12g，白术15g。继服10剂，头痛止，数年沉病得愈。随访半年，未再复发。

按：中医学并无"丛集性头痛"之病名，根据本病的临床表现，可将其归为"偏头痛""头痛""头风"等范畴。韦绪性认为丛集性头痛虽然病位在头面部，但病本当责之肝。

本案患者素体阴虚肝旺，病久缠绵，反复发作，此次复因恼怒太过，激动肝火，风火上逆，扰乱清窍，而发头痛。治宜祛风解痉，化瘀通络。方中天麻为君药，味甘质润，药性平和，归肝经，具有息风止痉、平抑肝阳、祛风通络之效，对于各种病因引起的肝风内动，无论寒热虚实均可运用。白附子、僵蚕、全蝎三味药即为"牵正散"，其中白附子辛温燥烈，能升能散，善引药上行而止痛；"痛久入络"，寻常草木金石之药殊难搜逐，故借虫、蚁、僵、蝎之走窜，化瘀通络，以从速蠲痛。张秉成谓上三味药"皆治风之专药"，其中尤以生白附子祛风解痉为关键，无可替代。韦绪性强调：临证治风痰阻络、口眼㖞斜，切不可囿于该方。川芎辛温香窜，为少阳经之引经药，善上行头目，能散风邪，行血气，通血脉，古有"头痛不离川芎"之说，不拘外感内伤皆可重用；"白芍酸收而苦泄，能行营气；炙甘草温散而甘缓，能和逆气"，芍、甘相伍，缓急止痛，功专力宏，其比例以3：1为宜；当归味厚，为阴中之阴，功能养血活血，与酸敛和营之白芍共用，尚能防温燥诸药升散太过之弊；由于虫蚁搜剔之品必耗正气，故大枣与炙甘草合用，健脾益气。全方刚柔相济，气血同治，补散合施，共奏祛风解痉、化瘀通络、缓急止痛之效。

参考文献

崔敏，陈曦.2015.韦绪性教授治疗丛集性头痛经验[J].中医研究，28（9）：46-48.

十三、急性化脓性中耳炎

靳某，男，16岁。1995年8月23日初诊。病起4日，初起恶寒发热，咽痛，鼻塞。近2日感左耳疼痛有胀滞感，听力减退。五官科检查：鼓膜松弛部血管延伸至锤骨柄，咽鼓管及鼓室黏膜充血肿胀，鼓膜外凸。诊为"急性化脓性中耳炎"。患者因多种抗生素过敏而来中医治疗。诊见发热，体温38.1℃，寒热往来，耳痛鼻塞，头胀痛，口苦咽干，小便黄赤，大便正常舌质红、苔腻而黄，脉弦数。此系内蕴湿热，外受风邪，邪毒壅盛，循肝胆经上冲于耳窍所致。治以泻肝清火，清利湿热通窍。处方：龙胆草、焦山栀各9g，淡黄芩、柴胡、木通、苍耳子、僵蚕、石菖蒲各10g，夏枯草12g，车前子（包煎）、泽泻各30g，辛夷花、生甘草各6g，连翘15g。服3剂后，体温降至正常，诸证减轻，上方加当归再进10剂而告愈。

按：急性化脓性中耳炎系中耳黏膜、骨膜因化脓性致病菌侵入而引起的急性感染。中医学认为是由于正气不足，内蕴湿热，外受风邪，致热毒壅盛，循肝胆经上冲于耳窍所致，治当清热泻火，化湿利窍。而龙胆泻肝汤为泻肝火、清湿热的代表方。方中龙胆草乃足厥阴、少阳经之药，大苦大寒泻肝胆实火，清下焦湿热；黄芩、栀子协助龙胆草加强泻火利湿之功；佐木通、车前子清热利湿，生地黄、当归滋阴养血，以制诸药苦寒燥湿耗阴之弊；使以柴胡疏肝利胆，调气机而和寒热，生甘草清热解毒而和诸药。诸药相配，结构严谨，组方合理，故力专而效宏。

龙胆泻肝汤为治疗肝经湿热或肝经火热实证之良方。范铧用龙胆泻肝汤治疗急性化脓性中耳炎，是以中医经络学说为理论依据，临床发现，它不仅对急性化脓性中耳炎，且对其他循经所发的许多疾病，如急性虹膜睫状体炎、带状疱疹、外阴湿疹等凡具备肝经实火、肝胆湿热证之特征者，用之均可获良效。但本方为苦寒之剂，易伤脾胃，故脾胃虚寒者及小儿应慎用，同时应中病即止。

参考文献

范铧. 1999. 龙胆泻肝汤治疗急性化脓性中耳炎 52 例[J]. 浙江中医杂志，（10）：25.

十四、复发性多软骨炎

夏某，男，46 岁。1989 年 5 月 26 日初诊。1979 年 10 月出现双耳廓肿痛，用小剂量泼尼松（15mg/d）治疗后缓解，后每年双耳廓肿痛发作多次，伴双眼结膜充血，咽喉疼痛嘶哑夹有黏痰，同时有颞颌关节肿痛，掌指、腰骶、足背关节疼痛，活动欠利，气短乏力，面色晦暗，舌质暗红，舌苔薄黄腻，脉细滑。查 ESR 63mm/h，CRP 阳性，抗核抗体弱阳性，循环免疫球蛋白 IgG 12g/L，IgA 2.4g/L，IgM 1.3g/L，免疫复合物 0.04OD，蛋白电泳 γ 0.24。耳软骨病理切片示：软骨纤维增生、变性，软骨基质中见淋巴细胞浸润，血管扩张充血，部分区有钙盐沉着，符合复发性多软骨炎病理改变。中医辨证：血瘀夹痰阻滞脉络，流注关节，郁而化热。治拟活血化瘀，清热和营，蠲痹化痰通络。处方：炒当归 9g，赤白芍各 9g，炒牡丹皮 9g，茅莓根 30g，炒桑枝 15g，秦艽 9g，刘寄奴 9g，怀山药 9g，炒牛膝 9g，野荞麦根 30g，玉蝴蝶 6g，嫩射干 5g，白花蛇舌草 30g，香谷芽 12g。服用 14 剂，耳廓肿痛及颞颌关节肿痛减轻，咽喉疼痛嘶哑好转，上方加炒黄芩 9g，广郁金 9g，再服 20 剂，双耳廓肿痛、眼结膜充血及咽喉疼痛嘶哑均见瘥，颞颌、掌指、足背关节肿痛明显缓解，出院门诊随访。2个月后疾病又反复，出现双耳廓肿痛，眼结膜充血，咽喉疼痛嘶哑，双膝、足背关节肿痛。治疗继续予活血化瘀、清热和营、蠲痹化痰通络，用药在前方基础上加减，服 14 剂，症状缓解，疾病得以控制。

按：复发性多软骨炎是一种病因未明且少见的全身性结缔组织疾病，其病变主要侵犯软骨，表现为特殊器官耳廓、鼻、眼和呼吸道喉、气管及关节软骨反复发作性炎症。目前临床无特殊疗法，而主要用肾上腺皮质激素或免疫抑制剂治疗。本病所表现耳鼻肿痛、目赤、声嘶、关节肿痛等一系列病证，似中医"痹证"。本病多由先天禀赋不足，正气虚弱，卫外不固，或素体痰湿壅盛，外感热毒，致瘀血、痰热凝滞于经络，逆于肉里，流注关节，久则留连筋骨，损及内脏。本病与一般痹证不同，发病表现头面部诸窍肿痛、充血为主，可同时侵犯多个脏腑，或更重更深。疾病往往虚实夹杂，且易于反复。常有瘀热，或瘀热夹痰阻滞脉络、关节、眼睛、耳鼻、咽喉诸窍，同时该患者兼有肝肾亏损。治疗本病药用炒当归、赤芍、丹参、茺蔚子、刘寄奴、广郁金、茅莓根（又名红梅消，具有活血舒筋、散瘀止痛、清热解毒作用）、牡丹皮、仙鹤草活血散瘀，清热和络；炒黄芩、炒知母、野荞麦根、白花蛇舌草、嫩射干、炒滁菊、玉蝴蝶清热化痰，利耳鼻咽喉诸窍；炒桑枝、秦艽、独活、炒川断、炒牛膝、旱莲草、怀山药蠲痹通络，补益肝肾。本病在早期治疗尚容易，如病证反复，后期出现正虚邪恋、脏气亏损时，治疗则需扶助正气、祛除病邪，缓缓图治。

参考文献

周芳军，张镜人，杨虎天. 1996. 中医治疗复发性多软骨炎[J]. 中医杂志，（3）：149-150.

十五、颞颌关节综合征

张某，女，17岁，学生。1年多来双侧颞颌关节响、疼痛、不能大张口，咀嚼明显疼痛，只能进软食。曾作多次封闭、理疗无效。经1次按摩后，疼痛减轻，张口增大。8次后，张口已不受限，咀嚼正常，自觉舒适。10次后，除大张口偶有弹响外，余均正常。休息10日后，张闭口又有轻度弹响、疼痛和进硬食不适，又进行1个疗程按摩加理疗后基本痊愈。1年后复查，患者诉有时关节不适或不能进硬食时，本人即自行按摩，按摩后即痊愈。

按：颞颌关节功能紊乱症是一个病因复杂、难以根治的疾病。根据国内外的研究，一般认为本病系由咬𬌗创伤，外伤，关节囊松弛，关节盘受伤，以及神经、精神等因素引起。特别是因为神经、肌肉功能失调，其中尤以升颌肌群的痉挛和疲劳所引起。治疗方法甚多，计有调整咬𬌗、关节封闭、咀口肌封闭、关节囊内药物注射、咀嚼肌氯乙烷喷雾、磁疗、理疗等，都收到不同的疗效，但总有部分患者不能治愈，而有些经用中医按摩法治疗以后获得了满意的效果。

近年来有医家应用按摩疗法为数百名患者进行了治疗，并对其中101例进行了总结。现将按摩法及疗效介绍如下。

按摩手法计有三种，即分筋、理筋、镇定，此三法可同时应用，或只用一二种。

（1）分筋：有分离粘连、疏通经络、促进局部血液循环的作用。按摩时用食指由颞肌或咬肌的前缘（或后缘）开始，令指尖垂直于肌体纤维的方向用力捣分（即弹），直至后缘（或前缘）。如此，由该肌的起始部由上至下，一排一排地按摩之。但本法不能应用于翼外肌。

（2）理筋：有使肌纤维恢复正常解剖位置，使之适应生理功能的作用。按摩时用手掌或五指并拢，以其指端顺肌纤维方向用力揉滑过去如此反复之。翼外肌只能作理筋，但只能用一指顺舌腭弓由内向外上方进行。动作必须轻柔，最好带橡皮手套，否则易擦伤黏膜。

（3）镇定按摩：或称穴位按摩、痛点按摩。本法有解除痉挛、镇痛的作用。采用食指指端按压穴位或痛点10~20秒钟。常用穴位有下关、颊车、听宫。

注意：以上各种手法均不能应用于翼内肌，但该肌肯定与本病有关，偏待以后解决。

参考文献

宋彤. 1984. 中医按摩治疗颞颌关节紊乱症[J]. 陕西中医，（2）：21.

（张鼎顺　任鹏鹏）

参 考 书 目

鲍学全，仝小林. 1994. 疑难病中医治疗及研究. 北京：人民卫生出版社.

何绍奇. 1990. 现代中医内科学. 北京：中国医药科技出版社.

黄选兆. 2008. 实用耳鼻咽喉头颈外科学. 北京：人民卫生出版社.

江育仁，张奇文. 2005. 实用中医儿科学. 上海：上海科学技术出版社.

江载芳，申昆玲，沈颖. 2015. 诸福棠实用儿科学. 北京：人民卫生出版社.

姜德友. 2017. 中医临床思维方法. 北京：中国中医药出版社.

姜德友，常存库. 2018. 龙江医派丛书. 北京：科学出版社.

林果为，王吉耀，葛均波. 2017. 实用内科学. 北京：人民卫生出版社.

林丽蓉. 1994. 医学综合征大全. 北京：中国科学技术出版社.

刘家琦. 2010. 实用眼科学. 北京：人民卫生出版社.

刘敏如，欧阳惠卿. 2010. 实用中医妇科学. 上海：上海科学技术出版社.

沈舒文. 2002. 内科难治病辨治思路. 北京：人民卫生出版社.

王琦. 2012. 王琦医书十八种·王琦治疗 62 种疑难病. 北京：中国中医药出版社.

王永炎，严世芸. 2009. 实用中医内科学. 上海：上海科学技术出版社.

徐丛剑，华克勤. 2018. 实用妇产科学. 北京：人民卫生出版社.

张学文. 2005. 疑难病证治. 北京：人民卫生出版社.